老年脊柱疾病
微创治疗及最新技术

The Comprehensive Treatment of the Aging Spine
Minimally Invasive and Advanced Techniques

主编　**James J. Yue　Richard D. Guyer　J. Patrick Johnson**
　　　Larry T. Khoo　Stephen H. Hochschuler

主译　孙常太　张启维

人民卫生出版社

敬告

　　本书的作者、译者及出版者已尽力使书中的知识符合出版当时普遍接受的标准。但医学在不断地发展,随着科学研究的不断探索,各种诊断分析程序和临床治疗方案以及药物使用方法都在不断更新。强烈建议读者在使用本书涉及的诊疗仪器或药物时,认真研读使用说明,尤其对于新的产品更应如此。出版者拒绝对因参照本书任何内容而直接或间接导致的事故与损失负责。

　　需要特别声明的是,本书中提及的一些产品名称(包括注册的专利产品)仅仅是叙述的需要,并不代表作者推荐或倾向于使用这些产品;而对于那些未提及的产品,也仅仅是因为限于篇幅不能一一列举。

　　本着忠实于原著的精神,译者在翻译时尽量不对原著内容做删节。然而由于著者所在国与我国的国情不同,因此一些问题的处理原则与方法,尤其是涉及宗教信仰、民族政策、伦理道德或法律法规时,仅供读者了解,不能作为法律依据。读者在遇到实际问题时应根据国内相关法律法规和医疗标准进行适当处理。

图书在版编目(CIP)数据

　　老年脊柱疾病微创治疗及最新技术/(美)詹姆斯·
J. 余(James J. Yue)主编;孙常太,张啟维译. —北京:
人民卫生出版社,2017
　　ISBN 978-7-117-24087-1

　　Ⅰ.①老…　Ⅱ.①詹…②孙…③张…　Ⅲ.①老年人-
脊柱病-显微外科学　Ⅳ.①R681.5

　　中国版本图书馆 CIP 数据核字(2017)第 014937 号

人卫智网　www.ipmph.com	医学教育、学术、考试、健康,	
	购书智慧智能综合服务平台	
人卫官网　www.pmph.com	人卫官方资讯发布平台	

图字:01-2016-2172

老年脊柱疾病微创治疗及最新技术

主　　译:孙常太　张啟维
出版发行:人民卫生出版社(中继线 010-59780011)
地　　址:北京市朝阳区潘家园南里 19 号
邮　　编:100021
E - mail:pmph @ pmph.com
购书热线:010-59787592　010-59787584　010-65264830
印　　刷:北京顶佳世纪印刷有限公司
经　　销:新华书店
开　　本:889×1194　1/16　印张:35
字　　数:1133 千字
版　　次:2017 年 3 月第 1 版　2017 年 3 月第 1 版第 1 次印刷
标准书号:ISBN 978-7-117-24087-1/R·24088
定　　价:298.00元
打击盗版举报电话:010-59787491　E-mail:WQ @ pmph.com
　　(凡属印装质量问题请与本社市场营销中心联系退换)

老年脊柱疾病
微创治疗及最新技术
The Comprehensive Treatment of the Aging Spine
Minimally Invasive and Advanced Techniques

主编 **James J. Yue** **Richard D. Guyer** **J. Patrick Johnson**
Larry T. Khoo **Stephen H. Hochschuler**

主译 孙常太 张启维

译者（按姓氏笔画排序）

于峥嵘	北京大学第一医院 副主任医师	李国坤	北京大学第三医院 主治医师
王 林	北京医院 主治医师	张 良	北京医院 副主任医师
王 强	北京医院 副主任医师	张阳第	北京军区总医院 主治医师
王诗军	北京大学第一医院 主治医师	张志成	北京军区总医院 副主任医师
尹自龙	北京医院 主治医师	张启维	北京医院 副主任医师
石 磊	北京医院 主治医师	张道俭	北京大学第一医院 主治医师
申 剑	北京医院 副主任医师	周非非	北京大学第三医院 副主任医师
冯 硕	北京积水潭医院 主治医师	庞林涛	北京大学第三医院 主治医师
吕 振	北京博爱医院 主治医师	郎 昭	北京积水潭医院 主治医师
任大江	北京军区总医院 主治医师	赵 然	北京大学第三医院 主治医师
刘 驰	北京医院 主治医师	赵 耀	北京大学第一医院 主治医师
孙浩林	北京大学第一医院 副主任医师	洪 毅	北京博爱医院 主任医师
孙常太	北京医院 主任医师	袁 宁	北京积水潭医院 副主任医师
杨 滔	北京军区总医院 副主任医师	徐宏兵	北京医院 主任医师
李 放	北京军区总医院 主任医师	高 杰	北京军区总医院 主治医师

审校（按姓氏笔画排序）

王 强	北京医院 副主任医师	王晓滨	北京医院 主任医师
王英民	北京医院 主任医师	张启维	北京医院 副主任医师

人民卫生出版社

ELSEVIER

Elsevier(Singapore) Pte Ltd.

3 Killiney Road

#08-01 Winsland House I

Singapore 239519

Tel: (65) 6349-0200

Fax: (65) 6733-1817

The Comprehensive Treatment of the Aging Spine: Minimally Invasive and Advanced Techniques

James J. Yue, Richard D. Guyer, J. Patrick Johnson, et al

Copyright 2011 by Saunders, an imprint of Elsevier Inc.

ISBN-13: 978-1-4377-0373-3

This translation of The Comprehensive Treatment of the Aging Spine: Minimally Invasive and Advanced Techniques by James J. Yue, Richard D. Guyer, J. Patrick Johnson, et al was undertaken by People's Medical Publishing House and is published by arrangement with Elsevier (Singapore) Pte Ltd.

The Comprehensive Treatment of the Aging Spine: Minimally Invasive and Advanced Techniques by James J. Yue, Richard D. Guyer, J. Patrick Johnson, et al 由人民卫生出版社进行翻译,并根据人民卫生出版社与爱思唯尔(新加坡)私人有限公司的协议约定出版。

《老年脊柱疾病微创治疗及最新技术》(孙常太,张啟维 主译)

ISBN: 978-7-117-24087-1

Notice

This publication has been carefully reviewed and checked to ensure that the content is as accurate and current as possible at time of publication. We would recommend, however, that the reader verify any procedures, treatments, drug dosages or legal content described in this book. Neither the author, the contributors, the copyright holder nor publisher assume any liability for injury and/or damage to persons or property arising from any error in or omission from this publication.

《老年脊柱疾病微创治疗及最新技术》一书的中文译本即将出版。承蒙孙常太教授之邀,谈我读此书后的一点感想,甚感荣幸。

人生不同的年龄阶段,身体的结构、生理活动、功能状态等有着与年龄阶段相关的特征。人生中多种伤、病,各有其好发年龄。同一类或一种伤、病发生在不同的年龄阶段,其病因、病理解剖、病理生理、疾病的演变过程及转归都具有与年龄阶段相关的特点,其临床表现与诊疗方法必然不同。所以,在临床医学中,以年龄阶段为依据的"儿科学"在很早以前就逐渐地形成了独立的临床分支学科。一部分临床医生专门从事儿童疾患与损伤的防治和研究。儿科学形成了明晰的专业范畴,系统的专业理论和知识、专业的诊疗方法与技术、庞大的专业人才队伍,有力地推动着儿科疾患防治事业的发展和水平的提高。近年来,老年医学的专门研究机构、老年疾病的临床专科在国内、外许多综合医院中设立,相关的专业著作、杂志等出版物日益增多,相关的学术组织纷纷建立,学术交流活动日渐活跃。老年医学作为一个新兴学科呈现出蓬勃发展的趋势。

骨科范畴内的许多疾病,包括创伤、畸形、肿瘤、感染性或炎症性疾病都可以发生于或迁延于老年脊柱系统。骨质疏松症几乎完全发病于老年人。骨质疏松性骨折已经成为老年人群重大的健康问题之一。骨质疏松也为许多老年脊柱疾患的治疗造成了许多难以克服的难题。退行性颈、腰椎间盘病是一种常见病、多发病。虽然也见于青少年与中年人,然而在老年人群中更为常见与多发。其患病率之高、患病人群数量之大、诊断治疗上的难题之多已经成为骨科医生面临的巨大挑战,也构成老年人群健康和失能的重大疾病之一。那么,与青少年、中年人比较,老年脊柱在解剖学、生理学方面发生了怎样的变化? 老年脊柱损伤与疾病在病因学、病理学上有什么特点? 伤、病的临床表现、自然病程与转归有什么不同? 怎样的治疗原则、方法与技术更适用于老年脊柱呢? 本书就上述问题阐述了当今的认知,介绍了比较合理的治疗原则、方法与技术,指出了老年脊柱疾患的研究与临床方面存在的未知。我以为,如果想了解老年脊柱外科的现状和未来的方向,可从本书的阅读中得到有益的启迪。

党耕町

2016 年 10 月

前言

无论对医生还是患者,脊柱疾病的治疗都充满了挑战和需求。这些挑战和需求在老年患者中更加突出。骨质疏松、糖尿病、心血管病和脑血管病、营养不良以及其他并存疾病经常会导致脊柱疾病,治疗进程中不得不产生一个妥协折中的治疗方案。

将非手术/保守治疗方法例如理疗或水疗、针灸、注射、催眠和瑜伽等方法用于老年脊柱疾病早期治疗,尤其是合并多种内科并存疾病老年脊柱疾病患者的早期治疗,是进行手术治疗的必要的前提。

如果非手术治疗不能充分治愈患者症状,手术干预是必要的。针对不同的老年脊柱疾病例如椎管狭窄、滑脱、侧弯和颈椎病、骨质疏松骨折、脊柱肿瘤等情况,在治疗计划、手术方式、固定方法的选择等方面均需要制订精准的方案。作者在每个章节均详细阐述了在老年脊柱疾病手术治疗过程中相关病理、手术技术、疗效和并发症。

本书介绍了最新的理念和方法以帮助临床骨科医师解决老年脊柱疾病的复杂问题。另外,本书还精辟阐述了有关老年脊柱疾病的脊柱解剖学、脊柱胚胎学、脊柱生物力学、脊柱移植物的生物化学和放射影像方面的最新研究进展。同时也介绍了目前常用的射频、纳米材料、内镜及臭氧等技术。新的侧方入路手术即XLIF 及 OLIFF 也作了详细介绍。另外,关于老龄人口脊柱疾病治疗的卫生经济学最新研究结果在本书中也有介绍。

Khalid M. Abbed, MD
Assistant Professor of Neurosurgery
Chief, Yale Spine Institute
Director, Minimally Invasive Spine Surgery
Director, Oncologic, Spine Surgery, Neurosurgery
Yale School of Medicine
New Haven, CT, USA

Kathleen Abbott, MD, RPT
Interventional Physiatrist
Pioneer Spine and Sports Physicians, P.C.
Glastonbury, CT, USA

Nduka Amankulor, MD
Resident
Department of Neurosurgery
Yale University School of Medicine
New Haven, CT, USA

Carmina F. Angeles, MD, PhD
Clinical Instructor/Spine Fellow
Neurosurgery
Stanford University Medical Center
Stanford, CA, USA

Ali Araghi, DO
Assistant Clinical Professor
Texas Back Institute
Phoenix, AZ, USA

Rajesh G. Arakal, MD
Orthopaedic Spine Surgeon
Texas Back Institute
Plano, TX, USA

Sean Armin, MD
Neurosurgeon
Riverside Neurosurgical Associates
Riverside, CA, USA

Farbod Asgarzadie, MD
Department of Neurosurgery
Loma Linda University Medical Center
Loma Linda, CA, USA

Darwono A. Bambang, MD, PhD
Division of Orthopaedic and Spine
Gading-Pluit Hospital Senior Lecturer
Orthopedic Department
Faculty of Medicine, Taruma Negara University
Jakarta Utara, Indonesia

Jose Carlos Sauri Barraza
Department of Orthopaedics
Centro Médico ABC
Mexico City, Mexico

John A. Bendo, MD
Director, Spine Services
New York University Hospital for Joint Diseases
Assistant Professor of Orthopedic Surgery
New York University School of Medicine
New York, NY, USA

Edward C. Benzel, MD
Chairman, Department of Neurosurgery
Neurological Institute
Cleveland Clinic
Cleveland, OH, USA

Jason A. Berkley, DO
Staff Physician, Department of Nanology
Neurology/Interventional Spine Pain Management
Institute for Spinal Disorders
Cedars Sinai Medical Center
Los Angeles, CA, USA

Rudolf Bertagnoli, MD
Chairman
First European Center for Spine Arthroplasty and
Associated Non Fusion Technologies
St. Elisabeth Krankenhaus Straubing, KKH
Bogen, Germany

Obeneba Boachie-Adjei, MD
Weill Medical College of Cornell University
Professor of Orthopaedic Surgery
Hospital for Special Surgery
Attending Orthopaedics Surgeon
Chief of Scoliosis Service
New York Presbyterian Hospital
Attending Orthopaedics Surgeon
Memorial Sloan-Kettering Cancer Center
Associate Attending Surgeon
New York, NY, USA

Alan C. Breen, DC, PhD, MIPEM
Professor of Musculoskeletal Health Care
Institute for Musculoskeletal Research and Clinical Implementation
Anglo-European College of Chiropractic
Bournemouth, Dorset, UK

Courtney W. Brown, MD
Assistant Clinical Professor
Department of Orthopedics
University of Colorado
Denver, CO, USA

Chunbo Cai, MD, MPH
Spine Clinic
Department of Physical Medicine
Kaiser Permanente Medical Center
San Francisco, CA, USA

Charles S. Carrier
Clinical Research Coordinator
Orthopaedic Spine Service
Massachusetts General Hospital
Boston, MA, USA

Thomas J. Cesarz, MD
Instructor
Orthopaedics
University of Rochester Medical Center
Rochester, NY, USA

Boyle C. Cheng, PhD
Assistant Professor
University of Pittsburgh
Co-Director
Spine Research Laboratory
Pittsburgh, PA, USA

Kenneth M.C. Cheung, MBBS, MD, FRCS, FHKCOS, FHKAM(Orth)
Clinical Professor
Department of Orthoapedics and Traumatology
University of Hong Kong
Pokfulam, Hong Kong

Etevaldo Coutinho, MD
Instituto de Patologia da Coluna
São Paulo, Brazil

Reginald J. Davis, MD, FACS
Chief of Neurosurgery
Greater Baltimore Medical Center
Towson, MD, USA

Adam K. Deitz
CEO
Ortho Kinematics, Inc.
Austin, TX, USA

Perry Dhaliwal, MD
Department of Clinical Neurosciences
Division of Neurosurgery
University of Calgary
Calgary, Alberta, Canada

Rob D. Dickerman, DO, PhD
Neurological and Spine Surgeon
North Texas Neurosurgical Associates
Adjunct Professor of Neurosurgery
University of North Texas Health Science Center
Fort Worth, Texas;
Professor
Texas Back Institute
Plano, TX, USA

David A. Essig, MD
Department of Orthopaedic Surgery
Yale University School of Medicine
New Haven, CT, USA

Alice Fann, MD
Atlanata VA Medical Center
Department of Rehabiliation Medicine
Emory University School of Medicine
Decatur, GA, USA

Michael Fehlings, MD, PhD
Neurosurgeon
Toronto Western Hospital
Toronto, Ontario, Canada

Lisa Ferrara, PhD
President
OrthoKinetic Technologies, LLC and OrthoKinetic Testing Technologies, LLC
Southport, NC, USA

Richard G. Fessler, MD, PhD
Professor
Department of Neurosurgery
Northwestern University Feinberg School of Medicine
Chicago, IL, USA

Zair Fishkin, MD, PhD
Attending Surgeon
Department of Orthopaedic Surgery
Buffalo General Hospital
Buffalo, NY , USA

Amy Folta, PharmD

Kai-Ming Gregory Fu, MD, PhD
Spine Fellow
Neurological Surgery
University of Virginia
Charlottesville, VA, USA

Shu Man Fu, MD, PhD, MACR
Professor of Medicine and Microbiology
Margaret M. Trolinger Professor of Rheumatology
Division of Clinical Rheumatology and Center for Immunity, Inflammation, and Regenerative Medicine
University of Virginia School of Medicine
Charlottesville, VA, USA

Anand A. Gandhi, MD
Interventional Pain Management
Laser Spine Institute
Scottsdale, AZ, USA

Elizabeth Gardner, PhD
Resident
Department of Orthopaedic Surgery
Yale New Haven Hospital
New Haven, CT, USA

Steven R. Garfin, MD
Professor and Chair
Department of Orthopaedics
University of California, San Diego
San Diego, CA, USA

Hitesh Garg, MBBS, MS(Orth)
Fellowship in Spine Surgery
Yale University School of Medicine, USA
Associate Consultant
Spine Surgery
Artemis Health Institute
Gurgaon, Haryana, India

Avrom Gart, MD
Assistant Clinical Professor
Physical Medicine and Rehabilitation
UCLA, Medical Center
Medical Director
Spine Center
Cedars-Sinai Medical center
Los Angeles, CA, USA

Samer Ghostine, MD
Department of Neurosurgery
Loma Linda University Medical Center
Loma Linda, CA, USA

Brian P. Gladnick, BA
Weill Cornell Medical College
New York, NY, USA

Ziya L. Gokaslan, MD, FACS
Department of Neurosurgery
The Johns Hopkins Hospital
Baltimore, MD, USA

Jeffrey A. Goldstein, MD
Director of Spine Service
New York University Hospital for Joint Diseases
New York, NY, USA

Oren N. Gottfried, MD
Assistant Professor
Department of Neurosurgery
Duke University Medical Center
Durham, NC, USA

Grahame C. D. Gould, MD
Resident Physician
Neurosurgery
Yale New Haven Hospital
New Haven, Connecticut, USA

Jonathan N. Grauer, MD
Associate Professor
Department of Orthopaedics and Rehabilitation
Yale University School of Medicine
New Haven, CT, USA

Richard D. Guyer, MD
President, Texas Back Institute
Plano, Texas;
Associate Clinical Professor
Department of Orthopedics
University of Texas, Southwestern Medical School
Dallas, TX, USA

Eric B. Harris, MD
Director, Multidisciplinary Spine Center
Director of Orthopaedic Spine Surgery
Department of Orthopaedics
Naval Medical Center San Diego
San Diego, CA, USA

Christopher C. Harrod, MD
Resident
Harvard Combined Orthopaedic Residency Program
Boston, MA, USA

Paul F. Heini, MD
Associate Professor
University of Bern
Bern, Switzerland

Shawn F. Hermenau, MD
Spine Fellow
Orthopaedic Surgery
Yale University School of Medicine
New Haven, CT, USA

Stephen H. Hochschuler, MD
Chairman
Texas Back Institute Holdings
Paradise Valley, AZ, USA

Daniel J. Hoh, MD
Assistant Professor
Department of Neurosurgery
University of Florida
Gainesville, FL;
Department of Neurological Surgery
Keck School of Medicine
University of Southern California
Los Angeles, CA, USA

Wei Huang, MD, PhD
Assistant Professor
Rehabilitation Medicine
Emory University
Atlanta, GA, USA

R. John Hurlbert, MD, PhD, FRCSC, FACS
Associate Professor
Department of Clinical Neurosciences
University of Calgary
Calgary, Alberta, Canada

J. Patrick Johnson, MD, FACS
Neurosurgeon, Spine Specialist
Director of Education, Spine Fellowship and Academic Programs
Co-Director, Spine Stem Cell Research Program
Director, California Association of Neurological Surgeons
Los Angeles, CA, USA

Jaro Karppinen, PhD, MD
Professor
Physical and Rehabilitation Medicine
Institute of Clinical Sciences
University of Oulu
Oulu, Finland

Tony M. Keaveny, PhD
Professor
Departments of Mechanical Engineering and Bioengineering
University of California
Berkeley, CA, USA

Larry T. Khoo, MD
Los Angeles Spine Clinic
Los Angeles, CA, USA

Choll W. Kim, MD
Associate Clinical Professor
Department of Orthopaedic Surgery
University of California San Diego
Spine Institute of San Diego
Center for Minimally Invasive Spine Surgery at Alvarado Hospital
Executive Director, Society for Minimally Invasive Spine Surgery
San Diego, CA, USA

Terrence Kim, MD
Orthopaedic Surgeon
Cedars Sinai Spine Center
Los Angeles, CA, USA

Woo-Kyung Kim, MD, PhD
Professor and Chair of Neurosurgery
Gachon University
Gil Medical Center
Spine Center
Incheon, South Korea

Joseph M. Lane, MD
Professor of Orthopaedic Surgery
Assistant Dean, Medical Students
Weill Cornell Medical College
Orthopaedics
Hospital for Special Surgery
Chief, Metabolic Bone Disease Service
Hospital for Special Surgery
New York, NY , USA

Jared T. Lee, MD
Resident
Harvard Combined Orthopaedic Residency Program
Boston, MA, USA

Robert E. Lieberson, MD, FACS
Clinical Assistant Professor
Department of Neurosurgery
Stanford University Medical Center
Stanford, CA, USA

Lonnie E. Loutzenhiser, MD
Orthopaedic Spine Surgeon
Panorama Orthopedics & Spine Center
Golden, CO, USA

Malary Mani, BS
University of Washington
Seattle, Washington, WA

Satyajit Marawar, MD
Spine Fellow
Upstate University Hospital
Syracuse, NY, USA

Jason Marchetti, MD
Medical Director of Inpatient Rehabilitation
Mayhill Hospital
Denton, TX, USA

H. Michael Mayer, MD, PHD
Professor of Neurosurgery
Paracelsus Medical School
Salzburg, Austria;
Medical Director and Chairman
Schön-Klink München Harlaching
Munich, Germany

Vivek Arjun Mehta, BS
Medical Student
Department of Neurosurgery
The Johns Hopkins Hospital
Baltimore, MD, USA

Fiona E. Mellor, BSc (Hons)
Research Radiographer
Institute for Musculoskeletal Research and Clinical Implementation
Anglo-European College of Chiropractic
Bournemouth, Dorset, UK

Christopher Meredith, MD
Desert Institute for Spine Care
Phoenix, AZ, USA

Vincent J. Miele, MD
Neurosurgical Spine Fellow
Cleveland Clinic
Cleveland, OH , USA

Jack Miletic, MD
Interventional Spine/Pain Management
Institute for Spinal Disorders
Cedars Sinai Medical Center
Los Angeles, CA, USA

Christopher P. Miller, BA
Department of Orthopaedics and Rehabilitation
Yale University School of Medicine
New Haven, CT, USA

Florence Pik Sze Mok, MSc, PDD, GC, BSc
PhD Candidate
Orthopaedic & Traumatology
Li Ka Shing Faculty of Medicine
The University of Hong Kong
Hong Kong

Joseph M. Morreale, MD
Spine Surgeon
Center for Spinal Disorders
Thornton, CO, USA

Kieran Murphy, MB, FRCPC, FSIR
Professor and Vice Chair
Department of Medical Imaging
University of Toronto
Toronto, Ontario, Canada

Frank John Ninivaggi, MD, FAPA
Assistant Clinical Professor
Yale Child Study Center
Yale University School of Medicine
Associate Attending Physician
Yale-New Haven Hospital
New Haven, CT, USA

Donna D. Ohnmeiss, Dr.Med.
President
Texas Back Institute Research Foundation
Plano, TX, USA

Chukwuka Okafor, MD, MBA
Orthopaedic Surgery
Bartow Regional Medical Center
Lakeland, FL, USA

Wayne J. Olan, MD
Clinical Professor Radiology and Neurosurgery
The George Washington University Medical Center
Washington, DC;
Director
Neuroradiology/ MRI
Suburban Hospital
Bethesda, MD, USA

Leonardo Oliveira, BSc
Masters Degree (in course)
Radiology
Universidade Federal de São Paulo
São Paulo, Brazil

Manohar Panjabi, PhD
Professor Emeritus
Orthopaedics and Rehabilitation
Yale University School of Medicine
New Haven, CT, USA

Jon Park, MD
Director, Comprehensive Spine Neurosurgery
Director, Spine Research Laboratory and Fellowship Program
Stanford, CA, USA

Scott L. Parker, BS
Medical Student
Department of Neurosurgery
The Johns Hopkins University School of Medicine
Baltimore, MD, USA

Rajeev K. Patel, MD
Associate Professor
University of Rochester Spine Center
Rochester, NY, USA

Robert Pflugmacher, MD
Associate Professor
Department of Orthopaedic and Trauma Surgery
University of Bonn
Bonn, Germany

Frank M. Phillips, MD
Professor, Spine Fellowship
Co-Director, Orthopaedic Surgery
Head, Section of Minimally Invasive Spinal Surgery
Rush University Medical Center
Chicago, IL, USA

Luiz Pimenta, MD, PhD
Associate Professor
Neurosurgery Universidade Federal de São Paulo
São Paulo, Brazil;
Assistant Professor
University of California San Diego
San Diego, CA, USA

Colin S. Poon, MD, PhD, FRCPC
Assistant Professor of Radiology
Director of Head and Neck Imaging;
Director of Neuroradiology Fellowship
Department of Radiology
University of Chicago
Chicago, IL, USA

Ann Prewett, PhD
President and CEO
Replication Medical, Inc.
Cranbury, NJ, USA

Kamshad Raiszadeh, MD
Spine Institute of San Diego
Center for Minimally Invasive Spine Surgery at Alvarado Hospital
San Diego, CA, USA

Amar D. Rajadhyaksha, MD
New York University Hospital for Joint Diseases
Department of Orthopaedic Surgery
Division of Spine Surgery
New York, NY, USA

Kiran F. Rajneesh, MD, MS
Research Fellow
Department of Neurological Surgery
University of California, Irvine
Orange, CA, USA

Ravi Ramachandran, MD
Resident Physician
Department of Orthopaedics and Rehabilitation
Yale University School of Medicine
New Haven, CT, USA

Luis M. Rosales
Assistant Professor
School of Medicine
Universidad Nacional Autonoma de Mexico
Mexico City, DF, Mexico

Hajeer Sabet, MD, MS
Spine Surgery Fellow
Department of Orthopaedic Surgery
Rush University
Chicago, IL, USA

Barton L. Sachs, MD, MBA, CPE
Professor of Orthopaedics
Executive Assistant Director of Neurosciences and
Musculoskeletal Services
Medical University of South Carolina
Charleston, SC, USA

Nelson S. Saldua, MD
Staff Spine Surgeon
Department of Orthopaedic Surgery
Naval Medical Center San Diego
San Diego, CA, USA

Dino Samartzis, DSc, PhD (C), MSc, FRIPH, MACE, Dip EBHC
Research Assistant Professor
Department of Orthopaedics and Traumatology
University of Hong Kong
Pokfulam, Hong Kong

Srinath Samudrala, MD
Neurosurgeon
Cedars-Sinai Institute for Spinal Disorders
Los Angeles, CA, USA

Harvinder S. Sandhu, MD
Associate Professor of Orthopedic Surgery
Weill Medical College of Cornell University;
Associate Attending Orthopaedic Surgeon
Hospital for Special Surgery
Assistant Scientist
Hospital for Special Surgery
New York, NY, USA

Karl D. Schultz, Jr. MD, FRCS
Practicing Neurosurgeon
Northeast Georgia Medical Center
Gainesville, GA, USA

Stephen Scibelli, MD
Neurosurgeon
Cedars-Sinai Institute for Spinal Disorders
Los Angeles, California

Christopher I. Shaffrey, MD
Harrison Distinguished Professor
Neurological and Orthopaedic Surgery
University of Virginia
Charlottesville, VA, USA

Jessica Shellock, MD
Orthopedic Spine Surgeon
Texas Back Institute
Plano, TX, USA

Ali Shirzadi, MD
Senior Resident
Neurological Surgery Residency Program
Department of Neurosurgery
Cedars-Sinai, Los Angeles, CA

Josef B. Simon, MD
Division of Neurosurgery
New England Baptist Hospital
Boston, MA, USA

Kern Singh, MD
Assistant Professor
Orthopaedic Surgery
Rush University Medical Center
Chicago, IL, USA

Zachary A. Smith, MD
Department of Neurosurgery
UCLA Medical Center
Los Angeles, CA, USA

David Speach, MD
Associate Professor
Orthopaedics and Rehabilitation
University of Rochester School of Medicine
Rochester, NY, USA

Sathish Subbaiah, MD
Assistant Professor
Neurosurgery
Mount Sinai School of Medicine
New York, NY, USA

Deydre Smyth Teyhen, PT, PhD, OCS
Associate Professor, Doctoral Program in Physical Therapy
U.S. Army-Baylor University Doctoral Program in Physical Therapy
Fort Sam Houston, TX, USA

Gordon Sze, MD
Professor of Radiology
Section Chief of Neuroradiology
Yale University School of Medicine
New Haven, CT, USA

G. Ty Thaiyananthan, MD
Assistant Clinical Professor of Neurosurgery
Department of Neurological Surgery
University of California, Irvine
Irvine, CA, USA

William Thoman, MD
Northwestern University
Chicago, IL, USA

Eeric Truumees, MD
Adjunct Faculty
Bioengineering Center
Wayne State University
Detroit, MI, USA

Aasis Unnanuntana, MD
Fellow
Orthopaedic Surgery
Hospital for Special Surgery
New York, NY, USA

Alexander R. Vaccaro, MD, PhD
Professor of Orthopaedics and Neurosurgery
Co-Director
Thomas Jefferson University/Rothman Institute
Philadelphia, PA, USA

Sumeet Vadera, MD
Neurosurgery Resident
Cleveland Clinic
Department of Neurological Surgery
Cleveland, OH, USA

Shoshanna Vaynman, PhD
The Spine Institute Foundation
Los Angeles, CA, USA

Michael Y. Wang, MD, FACS
Associate Professor
Departments of Neurological Surgery and Rehabilitation Medicine
University of Miami Miller School of Medicine
Miami, FL, USA

Peter G. Whang, MD
Assistant Professor
Department of Orthopaedics and Rehabilitation
Yale University School of Medicine
New Haven, CT, USA

Andrew P. White, MD
Instructor in Orthopaedic Surgery
Harvard Medical School
Spinal Surgeon
Beth Israel Deaconess Medical Center
Boston, MA, USA

Timothy F. Witham, MD, FACS
Assistant Professor of Neurosurgery
Director, The Johns Hopkins Bayview Spine Center
Johns Hopkins University School of Medicine
Baltimore, MD, USA

Kirkham B. Wood, MD
Chief, Orthopaedic Spine Service
Department of Orthopaedic Surgery
Massachusetts General Hospital
Boston, MA, USA

Eric J. Woodard, MD
Division of Neurosurgery
New England Baptist Hospital
Boston, MA, USA

Kamal R.M. Woods, MD
Department of Neurosurgery
Loma Linda University Medical Center
Loma Linda, CA, USA

Kris Wai-ning Wong, PhD
Senior Lecturer
Discipline of Applied Science
Hong Kong Institute of Vocational Education
Hong Kong

Huilin Yang
Professor
Department of Orthopedics
Suzhou University Hospital
Suzhou, China

Weibin Yang, MD, MBA
Physical Medicine and Rehabilitation Service
VA North Texas Health Care System
University of Texas Southwestern Medical School
Dallas, TX, USA

Anthony T. Yeung, MD
Desert Institute for Spine Care
Phoenix, AZ, USA

Christopher A. Yeung, MD
Desert Institute for Spine Care
Phoenix, AZ, USA

Philip S. Yuan, MD
Memorial Orthopedic Surgical Group
Long Beach, CA, USA

James Joseph Yue, MD
Associate Professor
Yale School of Medicine
Department of Orthopaedic Surgery and Rehabilitation
New Haven, CT, USA

Navid Zenooz, MD
Musculoskeletal Radiology Fellow
Yale University School of Medicine
New Haven, CT, USA

Yinggang Zheng, MD
Desert Institute for Spine Care
Phoenix, AZ, USA

Linqiu Zhou, MD
Department of Rehabilitation Medicine
Jefferson Medical College
Thomas Jefferson University
Philadelphia, PA, USA

Dewei Zou, MD
China PLA Postgraduate Medical School
Orthopedic
Surgical Division
Beijing, China

目录

第1篇

老年脊柱介绍

第 1 章　脊柱胚胎学

Zair Fishkin and John A. Bendo

关　键　点

- 原肠胚形成期是内脏器官开始形成的时期,这个时期是胚胎组织最容易受到内源性和外源性的损害而导致畸形的时期。
- 脊柱的先天性缺陷往往伴随着心脏和肾脏系统缺陷,因为他们都起源于胚胎的中胚层前体,而且是同一时期起源的。
- 如果头端和尾端的神经孔在孕后的 25 天和 27 天内没有闭合,就会出现无脑畸形和脊柱裂畸形。
- 节段性体节移位会导致胚胎发育过程中的缺陷。
- 节段性缺损会导致半椎体畸形、椎间盘骨化和脊柱后结构的骨棘形成。具体畸形的种类是由缺损的位置和残余的活性生长中心的位置所决定的。

介绍

临床脊柱外科医师无需完整地了解胚胎学,但是有关脊柱和中枢神经系统胚胎发育的了解可以帮助脊柱外科医师深入理解脊柱疾病的病理解剖和病理生理。以下章节主要介绍胚胎形成异常导致的常见脊柱疾病。

原肠胚形成

人体在子宫内的发育过程可以分为两个时期,胚胎期和胎儿期。胚胎期是指从受孕到受孕后 52 天。胚胎期是器官形成的关键时期,比较容易发生内源性、外源性畸形。接下来的 7 个月是胎儿期,胎儿期是组织和器官分化的时期。

受精之后,受精卵马上开始快速的细胞分裂。分裂至 16 个细胞时形成球形的桑葚胚。在受孕后的第 8 天,桑葚胚形成两个充满体液的体腔——初级卵黄囊和羊膜囊。两个囊腔之间有 2 层细胞层分开。在这 2 层细胞层中,外胚层细胞靠近羊膜囊。外胚层最终

形成 3 个胚层,在这个过程当中 2 层细胞层转化为 3 层细胞层。

原肠胚在受孕之后 3 周开始生长,形成 3 个胚层——内胚层、中胚层和外胚层。原肠胚期生长的标志是原线的形成,原线也称为原沟(图 1-1)。细胞层中线部位的增厚最终形成原结。在胚胎生长因子的调节下,外胚层细胞通过内陷形成中胚层和内胚层。外

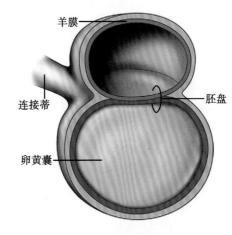

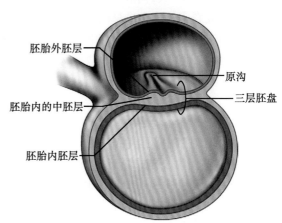

■ 图 1-1　上图:受孕后 8 ~ 12 天,胚胎有两个含液的体腔,原始的卵黄囊和羊膜囊,包含外胚层的双层胚盘细胞将其分开。下图:受孕后第 3 周开始时,外胚层形成原沟。胚盘的增厚代表着原肠胚期的开始,在这个时期双层的胚盘变为三层:内胚层、中胚层和外胚层

胚层的细胞迁移至卵黄囊形成内胚层。剩余的外胚层细胞分化形成外胚层(图1-2)。迁移的细胞像三明治一样夹在内胚层和外胚层之间,最终形成中胚层。调控细胞迁移的细胞信号通路同时也调控整个胚胎轴的形成。细胞信号通路和组织基因是由原沟和中胚层分泌的。胚盘的头端方向是由特定区域的细胞组成的,这些细胞是内胚层的前脏层,它们表达头部和大脑形成所需的基因。背侧腹侧轴是由肿瘤坏死因子-β家族调控的,包括骨形态发生蛋白4、成纤维细胞生长因子、Sonic Hedgehog(SHH)基因。

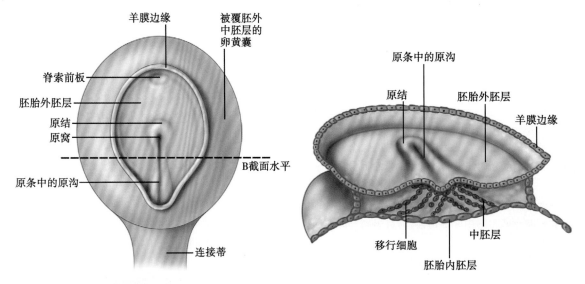

■图1-2　在内陷的过程中,细胞迁移从原沟开始按照预定的方式进行。深层的细胞形成内胚层,表层的细胞形成外胚层。在两层之间迁徙的细胞形成中胚层

两侧发育的控制是由成纤维因子-8、头节因子和左侧生长素-2控制的,所有这些因子均是由胚盘的左侧分泌的。另外一种生长因子,左侧生长素-1的作用是防止左侧分泌的生长因子迁移到右侧[1]。

在原沟的头侧是一簇特殊的细胞群,称为原结。向头端迁徙的原结细胞最终形成脊索前盘。向头端迁徙较慢的细胞最终与下胚层的细胞融合而形成脊索。在受孕后的第16~17天,内胚层的边缘内陷,最终两侧边缘融合形成脊索。这是最早的椎体和骨骼系统的形成。细胞的迁徙持续接近7天的时间,直到原沟的头端和尾端闭合。

体节期

脊索的出现刺激中胚层的发育。在受孕后的第17天中胚层厚度变为原先的两倍,与脊索相邻。最早形成的中胚层层次被称为近中轴中胚层,近中轴中胚层向外侧延伸发育成为近中轴中胚层、中间中胚层和外侧中胚层。体节期大约从受孕后第19天持续到第30天,这个时期近中轴中胚层在脊索的两侧发育成多个节段性的球形组织(图1-3)。第一对体节的出现邻近脊索,它持续地沿着头端尾端的方向生长,直到在受孕后第5周,第42~44对体节出现。前24个体节将来发育成为颈椎胸椎和腰椎。第25~29对体节将来发育成为骶骨,第30~35对体节将来发育成为尾椎。在受孕后的第6周,剩余的第42~44对体节退化消失。

体节继续分化成为两种不同的组织。腹侧内侧的细胞发育成为骨骼组织,而背侧外侧的细胞分化成为皮肤肌肉组织。后方的细胞形成体壁系统、背侧的肌肉系统,巩节迁徙包绕脊索最终形成脊柱。调节巩节形成的蛋白由sonic hedgehog基因编码,该基因是由脊索表达的。巩节的迁徙从受孕后的第四周开始。每一个巩节可以分为节段血管和一个疏松组织组成的节段间充质。另外,每一个生肌节与节段神经同巩节相伴。

在分化的过程中,巩节分为头侧端的相对疏松的细胞和尾端的相对致密增殖快速的细胞。在脊柱发育的这个阶段经典的胚胎学教科书都叙述了这样的现象:巩节增生速度很快,巩节尾端的增生速度超过头端,形成一个单个的团块组织,该组织将来形成椎体的软骨组织。Parker(*The Spine*,1999)提出这种重新节段化的理论是不准确的,他提出了椎体形成的另外的可能途径,并列举了强有力的证据。他总结了新近的证据,提出了脊柱发育的新的可能途径,他认为一个包绕脊索的单层的间充质形成椎体。巩节的组成包括节

成腰椎的横突和骶骨的前外侧部分[2]。

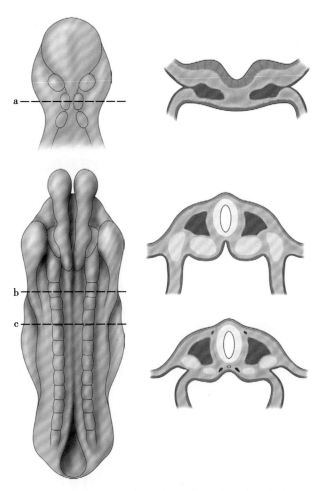

■图 1-3　受孕后 3 周的人类胚胎;胚胎在该发育阶段长度约 1.5 ~ 2.5mm。胚胎的头端方向较尾端方向宽,神经管的两端是开放的。该发育阶段有 10 对体节形成

段血管、神经和外周的真皮肌肉层。间充质经过分化疏松的组织变为致密组织。这些致密组织将发育成为椎间盘,包绕脊索的致密组织形成髓核组织。在椎间盘之间疏松组织会形成软骨核,这是将来椎体组织的前体。椎体的尾端部分增殖迅速,细胞迁移至周围包绕神经管,形成一个膜性的弓包绕和保护神经组织。总体上说每个椎体节段包含 5 个骨化中心,1 个中央骨化中心,2 个神经弓骨化中心,2 个肋骨骨化中心。

椎体的骨化在受孕后第九周开始,开始于脊柱的胸腰交界部位。骨化同时向头端和尾端两个方向进行,尾端的骨化速度较快。后弓的骨化几乎同时开始,但是骨化从颈椎开始向尾端方向进行。当两个神经弓接近中线时,两者融合形成椎板和棘突。直到 5 ~ 8 岁时融合才完全完成。肋骨骨化中心的骨化与椎体的骨化有所不同。在颈椎,该骨化中心的作用很小,仅仅参与部分颈椎横突孔的形成。在胸段脊柱,该骨化中心是肋骨形成的前体。在腰骶段脊柱,肋骨骨化中心形

上颈椎

上颈椎必须提供对颅骨的稳定的支撑,同时必须容纳脊髓。在物种进化的过程中,该部位是独特的。在人类该区域需适合于支撑巨大的颅骨,同时提供接近于 80°左右的侧方旋转和 45°左右的屈伸活动。

受孕后自第 8 周至第 16 周的颈椎胚胎学解剖研究在 O'Rahilly 和 Mayer 的书中详细叙述[3]。大多数研究认为最头端的 4 ~ 5 对体节形成寰枕关节复合体。该复合体的形成是由脊索穿入颅骨时分泌的。脊索通过中央或者椎体的腹侧稍前方向上穿过枢椎。脊索接着在齿状突水平穿入颅内。

这时脊椎被增厚的脊索所分隔,增厚的脊索将发育成为髓核组织。颅骨和脊柱之间的交界并没有被完全的了解,有的作者认为寰椎是一个独立的副颅骨,而颅骨和脊柱之间的连接是颈 1、颈 2 之间的关节。

O'Rahilly 和 Meyer 认为枢椎可以分为 XYZ 三个柱。在脊柱的最头端方向,枢椎在 X 柱与寰椎的前结节相关节形成寰齿关节[4]。在孕后的第 9 周齿状突就被横韧带和连接与枕大隆突的翼状韧带所固定。Y 柱和 Z 柱被椎间盘的残余部分所分隔,椎间盘的残余直到出生前后完全退化消失。通常认为 Z 柱将形成枢椎的中央部分,Y 柱最终发育情况目前仍不确定。有的作者认为 Z 柱将被包含于枢椎内,另外的胚胎学家基于对两栖动物的研究认为其将被包含于寰椎内。当胚胎长度达到 120mm 的时候该三柱开始骨化,直到6 ~ 8 岁才会出现三柱的融合。有时会出现齿状突单独的骨化而不与枢椎的其他部分相融合,这种情况被称为游离齿突。

神经发育

自受孕开始神经系统即开始发育。在脊索前盘分泌的生长因子的控制下,外胚层的头端增厚形成神经盘,生殖盘的外缘折叠形成神经脊。这个过程是最早的神经发生过程。如之前讨论的一样,神经脊在中线处汇合形成神经管。神经管有开放的两端,头端神经孔和尾端神经孔,两端均与羊膜腔相通。这种相通使得在神经管没有及时闭合的情况下,我们可以探测到相应的标记物升高。神经管的闭锁像关闭拉链一样逐步进行。头端的神经孔首先关闭,在受孕后 25 天关闭完成。尾端的神经孔较头端延迟 2 天关闭。头端神经

孔不闭合会导致无脑畸形、肋骨缺损和前脑缺失。尾端神经孔不闭合导致脊柱裂。神经孔关闭后神经管从外胚层分离。这个过程被称为功能障碍;这一步的过早分离会导致原始的间充质在神经管内发育,结果导致硬脊膜膨出或者脊髓硬脊膜膨出[5]。不完全的分离会导致皮肤组织与椎管相通。

神经管的增厚形成前脑、中脑和后脑。颈屈形成连接于后脑,将来发育成为脊柱。神经管包含一个腔,脊髓中央管与侧脑室是相通的。神经管的壁包含快速分裂的神经上皮细胞。这些细胞发育成为成神经细胞,形成一个厚层的被覆层。在被覆层内原始的成神经细胞是相对单极的。成神经细胞的分化包括单极细胞向双极的转化,细胞的一端延长形成轴突,而另外一端形成树突。在完全成熟后,该细胞成为神经元。神经元的轴突通过被覆层伸向外周,形成脊索的边缘层。在被覆层所包含的细胞核并不形成髓鞘,发育成为脊髓的灰质。在边缘层的轴突将会形成髓鞘,发育成为脊髓的白质。

当成神经细胞增殖的过程中,周围的神经管背侧和腹侧均增厚。成神经细胞被限制沟分为两个区域,这样可以阻止细胞在两层之间迁徙。腹侧的增厚形成的基底盘容纳前角运动神经元。背侧增厚形成翼状盘容纳背侧感觉神经元。交感链是由内侧角聚集的神经元组成的,这是一组在胸段和上腰段脊柱的基底盘和翼状盘之间的增厚的细胞。后角感觉神经元成为内神经元或者是连接神经元。这些细胞的轴突进入边缘区伸向远端和近端,成为传出神经元和传入神经元。

脊神经在受孕后第四周开始形成。每个神经包括腹侧的运动支和背侧的感觉支。腹侧前角运动神经细胞的轴突延伸至边缘区出神经管进入腹侧运动支。这些轴突继续进入相应体节的肌肉组织终板。

背侧感觉支由神经脊发生,起源于外胚层。这些细胞在神经管形成是向外侧迁徙,形成背侧支神经节,包含细胞体。轴突由神经节处的胞体向近端和远端延伸。近端轴突组成感觉神经背支,在背侧面进入。远端轴突加入腹侧运动神经纤维组成脊神经。他们终止于外周的目标器官以传输中枢神经系统的反射。

骶骨和马尾神经的发育

马尾神经的结构值得特别注意。在远端神经管和脊索融合成一团无法区分的细胞团块,该细胞团块将来发育成为尾骨、骶骨和第五腰椎。该过程是二次神经胚形成的开始。一个单一的管道在细胞团块内形成,该过程称为管道化。该神经管是初始时就与最终的神经管道相通的还是后来与之发生的融合,在文献中是有争议的。鸡的胚胎有两个不同的神经管道,在骶尾部两者之间发生融合,而鼠胚胎的第二个神经管是第一个神经管的延续。人类二次神经胚形成的通路目前还没有被阐述清楚,目前认为神经管和脊髓中央管在头端逐渐退化,该过程成为后退性分化。这将形成脊髓圆锥和马尾终丝。终丝增厚超过2mm将造成神经根的压迫。

在后退性分化的过程中,脊髓圆锥相对骨性脊柱的位置不断发生变化。脊髓圆锥的位置在胚胎发育早期时在尾椎水平,当出生时上升到腰2/3椎间隙水平。骨性脊柱的生长速率和脊髓生长速率的不同,导致了脊髓圆锥位置的迁移,在出生后几个月脊髓圆锥的位置最终固定在腰1/2椎间隙的水平。如果脊髓圆锥的水平低于腰2/3椎间隙会导致脊髓拴系。

相关畸形

当我们讨论脊柱胚胎学时,我们应该注意脊柱的发育不是一个独立的过程。多个器官与脊柱平行发育,而且来源于同样的组织。胚胎发育过程中任何内源性和外源性的损害都会影响到不同的器官。中胚层组织参与多个器官的形成。近中线的中胚层形成脊索和椎体,同时也形成头颅的皮肤、骨骼肌和结缔组织[6]。中间的和外侧的中胚层形成泌尿生殖系统、心脏系统和肾脏系统。在先天性脊柱疾患的儿童中,有以上相关系统疾病的几率文献报道为30%～60%。最常受累及的系统是泌尿生殖系统。形成脊柱的中胚层也参与肾的形成。中胚层的内侧部分形成椎体,腹侧外侧部分形成泌尿生殖系统[8]。在先天性脊柱异常中,心肺系统也常常会受到累及。这些畸形性疾病可能是致命的,必须在他们产生相应问题之前进行诊断和治疗。先天性脊柱疾患和相关的畸形可以通过产前的超声检查发现。

在胚胎发育过程中损害发生的时间与畸形的发生率也是相关的。Tsou(1980)将144位先天性脊柱畸形的患者分为两组:自受孕至受孕后56天这一时期的畸形定义为胚胎期畸形,从受孕第57天至分娩时发生的畸形称为胎儿畸形[9]。胎儿期脊柱畸形患者相关其他畸形的发生率是7%,而胚胎期脊柱畸形相关其他畸形的发生率是35%。相关的骨科畸形是 Klippel-Feil

综合征、髋臼发育不良、脚畸形、先天性短腿畸形、Spengel 畸形、髋内翻、桡侧畸形手以及多指畸形。非骨科系统相关畸形包括:右位心、尿道下裂、小耳畸形、肺发育不全、肺动脉狭窄、肛门闭锁、下颌骨异常、颚裂、偏侧膈[9]。

先天性脊柱畸形

正常的脊柱发育需要细胞组织和信号通路的配合。间充质提供脊柱的细胞构架,脊索提供信号分子以调控脊柱的正常发育。先天性脊柱畸形可能是间充质提供的细胞构架受阻、信号通路的基因缺陷或者是两者的共同作用。最常见的脊柱先天畸形的分类不是根据病因学分类,而是根据放射学表现。Moe 等人建议将先天性脊柱畸形分为三类:发育缺陷、节段缺如和复杂的神经管缺陷。

发育缺陷

发育缺陷被定义为椎体环的结构性缺损。最终的畸形是由于正常的解剖结构没有形成而造成的。最常见的形成障碍性畸形是半椎体畸形或者是楔形椎体畸形。半椎体畸形的分类取决于椎体两侧生长终板的存在。一个完整的节段性半椎体两侧均有生长终板,椎间盘在头端和尾端与相邻的椎体分开。半节段半椎体畸形仅仅有一个生长终板,因此仅仅有一个椎间盘将之与头端或者是尾端的椎体分开。一个非分节型半椎体畸形没有生长板或者是椎间盘与之将头端或者是尾端的椎体分开。这是一种稳定的状态,在生长的过程中畸形一般不会加重。另外一种可能的情况是头端或者是尾端椎体的椎弓根为了与其他的椎体的椎弓根维持在同一直线上,其形态的可塑性使得相邻的椎体发生半椎体畸形。在这种情况下半椎体是狭窄的,不导致严重的畸形,不需要治疗。

主流的观点认为半椎体畸形是一种发育缺陷,其确切的病理生理学并没有被阐明。将发育缺陷分为胚胎期和胎儿期是很有帮助的。发生在胚胎期的畸形,有的学者提出了节段移行的学说,这发生在巩节形成期。在体节向中线方向发育时,通常认为同一体节的对侧也在向着中线的方向发育。这种发育是按一种既定的从头端向尾端的方向进行的。同一体节两侧非同步的发育,将使其无法再中线处融合,使得同步发育的体节向尾端方向发生移行。这会导致一个中线处未融合的半椎体畸形(图1-4)。这种节段移行理论被双平衡半椎体的存在而证实了,我们可以在中线的一侧找

到非对称性的半椎体。最尾端的半椎体通常位于腰骶段,该段以下的体节再无代偿的空间。另外一种半椎体畸形形成的理论是在胚胎期体节前体受到生理性损害的结果。相应的体节会在中线处发生融合,但是受损的半椎体节段处的体节发育迟缓而不能融合,发育迟缓程度与受损的程度相关。轻度损伤导致半椎体畸形,半椎体的生长盘已经形成,但是其生长速度小于对侧。更严重的发育迟缓会导致不分节,这在以后的部分讨论。

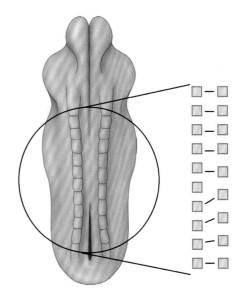

■ 图 1-4　体节半分节畸形:这是一种发育畸形,是指一侧的体节发育完整而对侧的相应的体节未发育。这导致体节的半分节畸形。有一个孤立的半体节。这种半椎体畸形可能通过其尾端的另外一个对策的半椎体而被平衡,从而仅仅导致很轻的畸形

脊柱生长胚胎期受到的损害会影响整个脊柱的发育,包括前方和后方的脊柱组成部分。脊柱生长在胎儿期受到的损害会特异性的影响脊柱的一部分,例如脊柱的一部分,经常受到影响的是椎体。Tsou 阐明了一种椎体发育不全或者椎体不发育,在受孕后的第 2～7 个月椎体经历过快速发育之后出现发育迟缓现象。Schmorl 和 Junghanns 提出了椎体发育不全或者不发育的血管理论,但是目前没有得到证实。正确诊断这些发育缺陷在临床上非常重要,因为他们常常会导致脊柱结构性畸形。椎体不发育或者是后方的半椎体畸形会导致脊柱局部的后凸畸形,而楔形椎体、后方角状半椎体、外侧半椎体常常会导致脊柱侧凸后凸畸形。

节段缺如

节段缺如通常由相邻的两个或者多个椎体没有完

全分节造成的,这种未分节是因为生长盘的部分的或者完全的缺如造成的。缺如的范围和位置决定了畸形的程度。节段缺如是一种更严重的发育不良。巩节细胞迁移首先形成椎体,而后形成神经弓。巩膜节质量的不足首先表现为神经弓的发育缺陷,因为神经弓是最后接受迁徙细胞的。最终的发育不全有一定程度的外显性。较轻的类型仅仅椎板和关节突关节发生融合。而严重的类型完全的半椎体畸形,整个后方相邻节段的椎板、关节突关节和椎弓根均融合成为一个单一的骨脊。

节段缺如也可能在椎间盘发育或者是相邻节段相互关节发育的过程中形成。在胚胎发育的较晚时期,中胚层细胞迁移至脊索周围所形成的致密组织将来会发育成为纤维环。节段缺损更为常见的是纤维环的前方如 Tsou 所说的先进行软骨化,继而进行骨化。随着儿童时期骨化的持续进行一个骨脊在两个或者是更多的相邻椎体形成。这种前方的拴绳会导致严重的后凸畸形,随着生长发育持续加重。

后方结构也容易出现不分节现象。关节突关节在椎弓根外形成间充质组织融合。在胚胎发育的较晚期组成神经弓的间充质组织受到损害后,会影响到正常关节突关节的发育。相邻椎体的上下关节突关节之间形成软骨桥。该软骨桥在儿童生长发育期会骨化,形成脊柱发育的后方拴绳。如果单侧受到累及会形成脊柱侧凸畸形,如果双侧受到累及会发生单纯的脊柱前凸畸形。

脊柱裂

该单词来源于拉丁语 bifidus,在文献中指脊柱被一分为二。该疾病的严重程度可以是仅仅在 X 线检查中发现或者是有神经损害体征,但是病因是一样的,就是胚胎发育时期的椎体弓不融合。这种不融合是多种因素导致的。Mitchell(1997)提出这可能是一种较弱的基因表达导致的,同胞兄弟中会面临较大罹患风险[10]。环境因素也是脊柱裂发生的一种风险因素。Mitchell 将发病率与季节、地理位置、民族、种族、社会经济状况、怀孕年龄、产次、母亲营养状况等因素进行了匹配分析,最终得出结论叶酸的摄入和酒精的摄入与之有密切关系。尽管叶酸在神经管关闭中的作用机制还不清楚,但是叶酸是 DNA 合成的底物这一点已经被阐明。在 DNA 合成代谢的过程中一种甲基四氢叶酸还原酶(MTHFR)参与其中。该酶的基因变化会导致其活性降低,在 DNA 合成中叶酸的需要量增加。因为神经管的关闭在胚胎发育的早期,因此在受孕后应该尽早补充叶酸,建议在计划受孕时即开始补充叶酸。

脊柱隐性裂是一种更轻类型的脊柱裂,是椎板未融合的结果。这是相对更为常见的,在人口中的发生率是 10% ~24%。该疾病仅脊柱后弓受到累及而脊髓和硬脊膜并未受到累及。脊柱隐性裂的患者一般并无神经体征。体格检查可以发现皮肤的凹陷或者是下腰部不规则生长的毛发。确定诊断需要做腰椎的 X 线检查。脊柱隐性裂很少存在相伴畸形。这些可能存在相伴畸形包括脊髓拴绳、纤维带导致的脊髓扭曲、脊髓瘘管、硬脊膜膨出、马尾终丝脂肪化、脊髓纵裂。总起来说这些相关疾病成为隐性脊髓营养失调。

脊柱裂囊状体是一种更为严重类型的脊柱裂,根据其所累及的组织层次可以分为几种类型。第一型,脊柱裂同时伴有硬脊膜膨出,累及的组织层次包括脊柱后弓和硬脊膜。囊袋包含硬脊膜但是不包括脊髓和神经根。患者通常无神经体征。体格检查的发现与脊柱隐性裂的患者类似,但是也可能同时存在皮下脂肪瘤和血管瘤。脊柱裂伴有脊髓硬脊膜膨出是脊柱裂的下一种较严重的类型。该疾病是脊柱后弓不融合同时累及了脊髓和硬脊膜。从定义来说,伴有脊髓硬脊膜膨出的脊柱裂患者,神经组织并不外露,而是被一层膜覆盖,膜囊内含有脑脊液成分。该疾病一般伴有不同程度的神经损害。相伴的畸形一般包括 Arnold-Chiari 畸形、脑积水、脊柱侧凸、脊柱后凸。脊柱裂囊状体最终的类型是伴有脊髓裂。在这种类型中脊髓是外露的。这种类型必定存在神经损伤而且常常伴有感染。

结论

对于诊治脊柱疾病的临床医生,了解脊柱的胚胎发生和脊柱常见疾病的胚胎起源是非常有帮助的。胚胎发生的过程非常复杂,但是有很强的同步性。很多事件序列同步发生,这些事件在信号通路的控制之下,这些信号通路已经慢慢被我们所了解。关于人和动物的脊柱发育的信号通路已经越来越多地被揭示出来,但是在分子水平上有很多未知的东西。很重要的脊柱疾患的发生不是单一的而是常常与其他器官有相伴的畸形发生。为取得良好的治疗效果,早期诊断和早期干预是非常重要的。

（王强　译）

参考文献

1. T.W. Sadler, Medical embryology, ninth ed., Lippincott Williams & Wilkins, Baltimore, 2004.
2. H.N. Herkowitz, S.R. Garfin, F.J. Eismont, G.R. Bell, Rothman-Simeone the spine, WB Saunders, Philadelphia, 1999.
3. R. O'Rahilly, D.B. Meyer, The timing and sequence of events in the development of the human vertebral column during the embryonic period proper, Anat. Embryol. (Berl) 157 (2) (1979) 167–176.
4. R. O'Rahilly, F. Muller, D.B. Meyer, The human vertebral column at the end of the embryonic period proper. 2. The occipitocervical region, J. Anat. 136 (1) (1983) 181–195.
5. J.D. Grimme, M. Castillo, Congenital anomalies of the spine, Neuroimaging Clin. N. Am. 17 (1) (2007) 1–16.
6. K.M. Kaplan, J.M. Spivak, J.A. Bendo, Embryology of the spine and associated congenital abnormalities, Spine J. 5 (5) (2005) 564–576.
7. D. Jaskwhich, et al., Congenital scoliosis, Curr. Opin. Pediatr. 12 (1) (2000) 61–66.
8. G.D. MacEwen, R.B. Winter, J.H. Hardy, Evaluation of kidney anomalies in congenital scoliosis, J. Bone Joint Surg. Am. 54 (7) (1972) 1451–1454.
9. P.M. Tsou, Embryology of congenital kyphosis, Clin. Orthop. Relat. Res. (128) (1977) 18–25.
10. L.E. Mitchell, Genetic epidemiology of birth defects: nonsyndromic cleft lip and neural tube defects, Epidemiol. Rev. 19 (1) (1997) 61–68.

第2章 正常脊柱和老年脊柱的应用解剖

2

Rajesh G. Arakal ,Malary Mani and Ravi Ramachandran

- 颈椎间盘突出一般影响相同节段的神经根。
- 后外侧的腰椎间盘突出一般影响下位神经根出孔的神经根。
- 上关节突增生往往是导致椎管侧隐窝狭窄的原因。
- 退变性腰椎滑脱最常发生在腰4/5节段,最常影响腰4神经根。
- 年龄的增长会影响脊柱的各个方面,从骨量减少,到椎间盘的生理状况,到脊柱周围的肌肉构架。

脊柱由33个椎体组成,其中包括7个脊椎、12个胸椎、5个腰椎。腰椎同骶骨相关节,而骶骨则与骨盆相关节。在骶骨的下方是4或5个尾骨。

椎体

椎体间关节的基础是滑膜和纤维软骨。除了颈1、2椎体和骶骨以外的其他脊柱所有椎体形态学上是有相似性的。每个脊椎包括一个由松质骨骨小梁组成的圆柱形的椎体、一个背侧的主要由皮质骨构成的椎弓。从颈椎到腰椎椎体的体积逐渐增大。一个例外的情况是颈6椎体,它的高度既小于第7颈椎又小于第5颈椎。在胸椎椎体有同肋骨之间的相互关节。椎体的后方有棘突或者是骨棘。棘突与椎板相连接,然后椎板通过两侧椎弓根与前方的椎体相连接。在椎板和椎弓根相交的部位相外侧伸展的突起为横突。在颈1~6椎体的横突上有椎动脉走行的横突孔。在胸椎横突与肋骨相关节。腰椎横突比较强壮,其上有突起的乳突。(图2-1)。

椎体间的相互关节靠下关节突(位于腹侧)和上关节突(位于背侧)。颈椎的关节突关节是冠状面的,这是颈椎可以屈伸运动、两侧屈和旋转运动的解剖基础。腰椎的关节突关节是矢状面的,限制了腰椎的

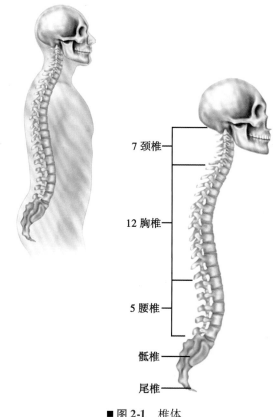

7 颈椎

12 胸椎

5 腰椎

骶椎

尾椎

■ 图2-1 椎体

旋转动作,允许一定范围内的屈曲和轴移运动[1]。在关节突关节的外侧是乳突,这是肌肉组织的起点和止点。

椎弓根是柱状的,将椎体的后结构连接至椎体。椎弓根的横径从中胸椎到腰椎逐渐增大,从下颈椎到上胸椎逐渐减小。椎弓根在矢状位的高度从颈3到胸腰段逐渐增加,然后从上腰椎到骶骨逐渐减小。椎弓根同椎体之间的角度随节段的不同而不同。椎弓根下方的椎间孔的大小也随脊柱节段的不同而不同。

椎体后方的椎弓和关节突关节在椎体间做轴移运动时所承受的压力最大。在临床上发生于颈2椎体后

弓的骨折为缢死者骨折（Hangman 骨折），在下腰椎往往会发生峡部裂椎体滑脱。向腹侧的剪切应力导致上关节突、椎弓根和椎体向腹侧部分移位，以保持其与上关节突的相互关系[2]。尸体解剖研究表明腰 5 椎体的峡部最容易发生骨折，因为其横截面积平方毫米，是腰 1 和腰 3 椎弓根峡部的横截面积的 1/4[3]。

颈椎

前屈和旋转动作主要发生在颈 1、2 椎体。第一颈椎称为寰椎。寰椎是一个骨性的环，由前弓后弓和两

侧巨大的侧块构成。侧块的上关节面向内侧倾斜与枕骨隆突相适配。下关节面向外侧倾斜，与枢椎关节面相适配。下关节面允许旋转动作而限制侧方滑移。颈 1 后弓侧方形成沟状以容纳椎动脉，椎动脉从横突孔穿出后上升至距中线 15～20mm 的寰枕膜处穿入颅内。因此建议在分离颈椎后弓时在距离中线 12mm 范围以内操作，以免误伤椎动脉[4]。颈椎前弓与两侧侧块相连接，前结节的最腹侧部位是颈长肌的止点。前弓的腹侧与齿状突之间形成滑膜关节。连接于两侧侧块的横韧带将齿状突固定在此位置（图 2-2）。

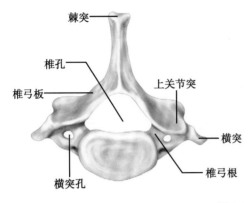
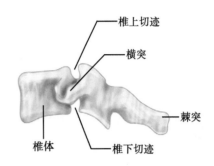

棘突

椎孔

椎弓板

上关节突

横突

椎弓根

横突孔

椎上切迹

横突

棘突

椎体

椎下切迹

■ 图 2-2　颈椎

第二颈椎称为枢椎。齿状突由颈 2 的上缘突起至颈 1 椎体的中部。这种解剖结构在颈椎是独一无二的，它允许颈椎在水平面做比较大范围的旋转运动。顶韧带在上方，翼状韧带在两侧将齿状突固定于颅底。颅底位于枕骨大孔的前方。侧块的外侧伸展向外侧并凸起以适应寰椎的关节面。枢椎的下关节突的角度与其他下颈椎是相同的，都是与矢状位成 45°角。

颈椎椎体的大小较腰椎小很多，因为颈椎承受的重量较腰椎小很多。颈椎冠状面的直径大于矢状面的直径。颈椎椎体外上缘形成钩突。侧方的突起有椎动脉走行的孔，称为横突孔。在放置侧块螺钉时应该注意从颈 2 到颈 6 横突孔的位置从侧块的中部越来越靠外侧。颈椎前方和后方的肌肉组织附着于侧方横突。颈 7 椎体是一个过渡性的椎体，棘突发育比较长。在很多情况下椎动脉跳过了颈 7 椎的横突孔直接进入颈 6 的横突孔。

胸椎

胸椎椎体的形态是心形的，它既同上下椎体相互关节又同肋骨相互关节。椎弓根的横径从胸 3 到胸 6 是最小的。在胸 1 水平椎弓根的横径比较大，男性平

均为 7.3mm，女性平均为 6.4mm[5]。第一胸椎的侧方有一个同第一肋骨头的完整的关节面和同第二肋骨头的半关节面。9～12 胸椎与相应的肋骨之间有相互关节。最后两个肋骨比较短小，不与胸骨相连接。胸椎关节突关节面在冠状位上向前旋转了 20°，与矢状位成 60°（图 2-3）。

腰骶椎

腰椎椎体的体积比较大。关节突关节面向内凹陷，与冠状面成 45°。与上位腰椎相比较，腰 4 椎体的横突是最小的，腰 5 椎体的横突是最强壮的（图 2-4）。

骶骨由 5 个骶椎融合而成，与腰 5 椎体相互关节。骶骨的背侧和腹侧均有孔。背侧面有各个骶椎的棘突融合形成的骨脊。骶骨上缘与腰 5 的关节突关节几乎是完全冠状位的。这有效阻止了腰 5 椎体向腹侧的滑移。

尾椎是尾巴的退化残余结构。尾椎是臀大肌和盆膈的止点。

椎体正常骨量的丢失会导致骨质疏松。原发性骨质疏松影响松质骨，与椎体压缩骨折密切相关。椎体压缩骨折在绝经后妇女最为常见，因为雌激素水平下

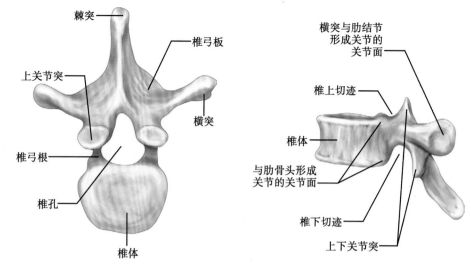

■ 图 2-3   胸椎

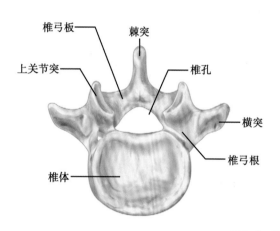

■ 图 2-4   腰椎

降而导致的骨量丢失是其原因[6]。继发性的骨质疏松会导致皮质骨和松质骨骨量均丢失,这一般是高龄或者是长期钙缺乏导致的。

椎间盘

椎间盘的纤维软骨特性使得整个脊柱在保持其构架结构稳定的情况下有一定的活动度。椎间盘由外周的纤维环和内部的髓核组织构成。纤维环是一个致密的网状结构,它包绕这髓核组织,起到抗张力的作用。单一的纤维层的走行方向可能是斜行的或者是与脊柱之间的方向是螺旋形的。同时纤维的方向也是有变异的。在矢状位上靠近内层的纤维方向轻微指向髓核组织,靠近中间层的纤维方向是垂直的,靠近外层的呈弓形。髓核的纤维和纤维环内层的纤维穿透至松质骨内。外层的纤维环纤维作为穿透纤维与脊椎的骨膜、前纵韧带、后纵韧带融合在一

起(图 2-5)。

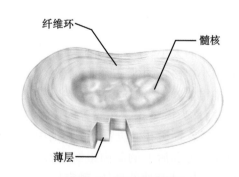

■ 图 2-5   椎间盘的解剖

髓核组织被限制在纤维环范围之内。在异质的基质中有大量的肥皂泡样细胞。这使得椎间盘可以在压力的作用下内陷和复位。在任何一个组织切面纤维的方向都是不一致的,这是脊索的胚胎残余。

从颈椎到腰椎椎间盘的解剖形态有比较大的变化。在颈椎有非包容性的关节,就是由下位椎体向上

伸出的钩突和上位椎体组成的钩椎关节。在颈椎和腰椎椎间盘前方的高度比较高,这使得颈椎和腰椎有40°~80°的前凸。胸椎的后凸角度是20°~50°,这是由于胸椎椎体的高度后方高而前方矮同时椎间盘前后方高度不同两方面的原因造成的,不是单一的椎间盘高度变化引起的。

椎间盘随着年龄增长而出现的退变可能是由于一种酶活性改变而导致的胶原蛋白、糖蛋白和纤维蛋白的弹性丢失。糖蛋白随着年龄的增长逐渐减少[7]。糖蛋白的退变通过不同的酶介导,包括:组织蛋白酶、基质金属蛋白酶、蛋白聚糖酶。不同的基因突变造成的基因错位会导致椎间盘退变,这些基因的缺陷包括:维生素 D 受体基因[8]、Ⅸ型胶原基因[9]、Ⅱ型胶原基因、蛋白聚糖基因。

韧带

背侧的椎板与相邻节段的连接是通过黄韧带、棘间韧带、棘上韧带和横突间韧带。黄韧带的上方止点是上位椎板的腹侧,侧方的止点是关节突关节的基底部,下方的止点是下位椎板的背侧。随着年龄的增长黄韧带的纤维会出现强度减弱,会出现在脊柱后伸体位时的松弛。黄韧带是双层结构,位置脊柱的两侧而脊柱的中间部位缺如。棘突通过斜行的棘间韧带连接。棘上韧带连接棘突的尖部,在颈椎该韧带被称为项韧带(图 2-6)。

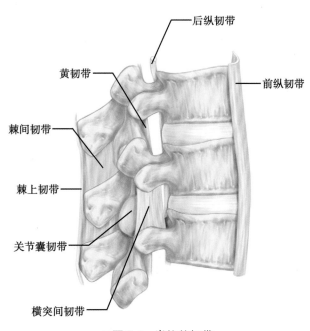

■ 图 2-6　脊柱的韧带

后纵韧带
黄韧带
棘间韧带
前纵韧带
棘上韧带
关节囊韧带
横突间韧带

脊柱内韧带

前纵韧带位于脊柱的腹侧,起于枢椎止于骶骨。韧带的浅层覆盖多个脊柱节段,韧带深层只附着于一个脊柱节段。后纵韧带(PLL)与之相似也有深浅两层。深层形成一个致密的中间垂直带与椎间盘相连接。椎间盘突出更容易发生在后外侧,原因之一也是椎间盘的中间部位坚强。在后纵韧带和硬膜之间的硬膜外周膜是后纵韧带的一个附加层[10]。

神经根

由于脊柱的下方节段和上方节段的生长速率不同,背侧和腹侧神经根融合形成的脊神经根以斜行的

角度穿出下方的椎间孔。在颈段神经根、脊神经与椎间盘和椎间孔在相应的节段。在腰段相应的神经根穿出下方的椎间孔。腰椎后外侧的椎间盘突出影响的是穿出下方椎间孔的神经根。在颈椎和胸椎脊神经根与相应的椎弓根的下缘紧邻,在腰椎与相应的椎弓根的下缘有 0.8~6mm 的距离[11]。腰骶神经根的神经节往往位于神经根出孔的区域,在神经根出孔的稍内侧或者稍外侧。

不同的文献报道神经根解剖变异的发生率为4%~14%。这些变异包括多个神经根的起源,不同神经根之间的异常连接,神经根分叉,在硬膜内和硬膜外都可能发生以上解剖异常。神经根运动支的组成可能由前角运动神经元的多个支组成。分叉神经常常被用来描述腰4、5 神经之间相互连接[12]。相对应的就存在腰丛

的股神经和闭孔神经与骶丛的腰骶干相互连接。压迫性病变会导致混合性的神经病理改变,需要仔细探究其潜在的病理改变原因。

椎间孔

神经根从椭圆形的垂直的椎间孔穿出。椎间孔的前壁是椎间盘的后方和后纵韧带。椎间孔的后壁是黄韧带和关节突关节的关节囊。往往是矢状位方向的狭窄导致神经根的压迫。神经根穿过椎间孔时被连接于关节囊、椎弓根和椎间盘的韧带所固定。

脊柱的神经支配

从背侧神经根发出的神经节与交感神经节相交通。从脊神经分出的窦椎神经从后方进入椎管,发出分支分布于后纵韧带和椎间盘的后方[13]。其分支可能支配多个椎间盘,因此是背痛定位不是很准确的原因。组织学检查可以明确看到窦椎神经痛觉传入纤维的分布。这些纤维也分布到硬脊膜的腹侧,由此可以解释硬膜撕裂导致的疼痛。正常情况下有脊柱间的 Hoffman 韧带拴绳在硬膜的腹侧。如果在硬膜的腹侧有粘连,则脊髓对外来的压迫会更加敏感(图 2-7)。

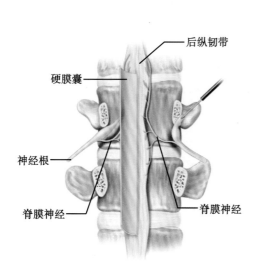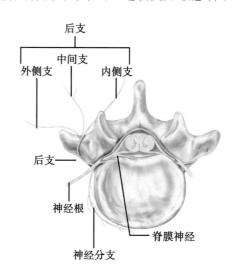

■ 图 2-7 脊柱的神经支配

椎体和椎间盘的营养支持

从主动脉的背侧发出的成对的椎体节段血管供应从胸2椎体到腰5椎体。这些节段血管到达椎动脉的中部时分为背侧支和外侧支。背侧支传出枕骨大孔后发出背侧支,支配背侧的肌肉组织。背侧动脉的脊支是支配椎体和椎管的主要动脉。其分出的节段血管支配后纵韧带和硬膜,并且进入椎体的背侧。在细小的分支左右侧和头尾端之间有很多的交通支。外侧段的分支再发出分支进入椎体的骨皮质和前纵韧带。

一个重要的变异是节段血管在下胸椎和上腰椎形成一个膨大的 Adamkiewicz 动脉在脊索圆锥水平加入脊柱前动脉[14]。椎间盘没有直接的血液供应,是通过弥散的方式来获得营养。髓核的中央部分有负电荷聚集,其通过终板弥散而来的糖原获得营养。随着年龄的增大和一些病变的发生营养弥散发生障碍会导致椎间盘退变的加重。

肌肉组织解剖

肌肉组织参与脊柱的运动,脊柱的肌肉组织是全身最强壮的。肌肉收缩的力量与肌纤维的尺寸、类型和数量有关,但也不是完全由这些因素决定的。随着年龄的增长一些其他的因素也参与肌肉系统的功能状态,这些包括神经刺激、激素水平和肌肉组织的状态。在腰椎竖脊肌在棘突两侧走行。多裂肌向上方走行,跨过 2 ~ 4 个脊柱节段。最长肌止于棘突尖部。髂肋肌止于肋骨,是脊柱内在肌群位于最外侧者。腰大肌位于脊柱的前方,是位置坐位和站立位置的重要肌肉。随着年龄的增长脊柱可能会出现畸形或者是运动方式出现一定的改变,所以脊柱的稳定结构也会受到一定程度的影响(图 2-8)。

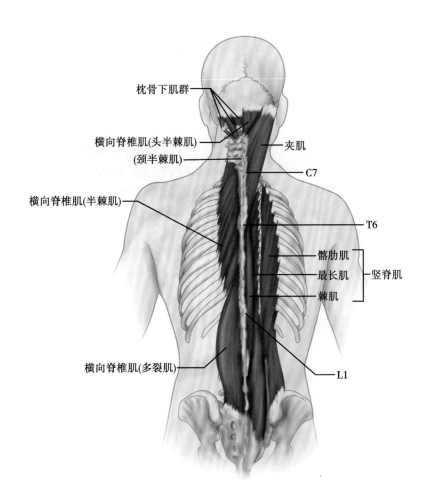

枕骨下肌群

横向脊椎肌(头半棘肌)

(颈半棘肌)

夹肌

C7

横向脊椎肌(半棘肌)

T6

髂肋肌

最长肌 ｝竖脊肌

棘肌

横向脊椎肌(多裂肌)

L1

■ **图 2-8**　脊柱后方的肌肉

老年的脊柱病理变化

随着年龄的增长,脊柱常见的退行性病理改变包括:椎管狭窄、滑脱、峡部裂、特发性弥漫性骨肥厚症和退行性脊柱侧弯。这些病理改变会在接下来的章节里详细讲述。关节突的关节的老年退化和神经周围组织的退化性病理改变会导致神经根的缓慢的进行性的压迫。在颈椎椎管狭窄可以是中央管狭窄也可以是椎间孔狭窄。中央管狭窄可以导致脊髓压迫性病变。关节突关节退化可以导致关节突关节松弛和不稳定。这种病理性的半脱位可以导致退行性脊柱滑脱。关节炎性病变可以导致机械刺激和疼痛。脊柱多种退化性表现可以导致退行性脊柱侧弯。

椎管狭窄

局部的疼痛和不适可能是由于椎管中央管狭窄或者是椎间孔狭窄导致的。硬膜囊和神经根的直接机械压迫可以导致疼痛和肢体力量减弱。轴性区域的疼痛可能来源于窦椎神经。颈椎管狭窄通常是由于退行性病变导致的。椎间盘高度丢失,纤维环隆起会导致椎管容积减小。另外,后方黄韧带的皱缩也会导致脊髓受压。骨赘可以位于椎体后缘的正中也可以在椎间孔,形成压迫。在腰椎的椎管狭窄也是同样分为中央型和侧方型。侧隐窝狭窄通常是因为上关节突增生形成的。椎间孔狭窄可能是由于骨赘的直接压迫,关节突关节半脱位或者是椎间盘塌陷造成的。退化性的关节突关节滑液囊肿可能造成压迫而导致轻微的椎管狭窄症状(图 2-9)。

椎体滑脱

退化性的椎体滑脱通常是由于关节突关节的病理性退化导致的。非对称性的退化可以导致滑脱和旋转畸形。腰 4/5 节段是最常发生退变性滑脱的节段,会导致腰 4 神经根的压迫。该神经根会在腰 4 的下关节突和腰 5 椎体之间被压迫(图 2-10)。

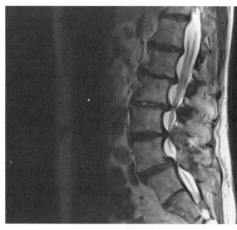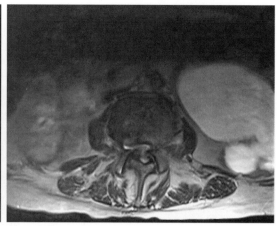

■ 图 2-9   磁共振检查的 T2 像矢状位和轴位片所显示的椎管狭窄

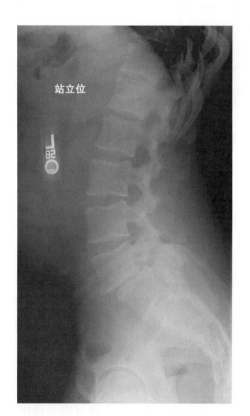

■ 图 2-10   腰椎 X 线侧位片所显示的椎体前方滑脱

弥漫性特发性骨肥厚症(DISH)

　　DISH 主要发生在中年男性患者中,会导致脊柱周围和肢体的骨质增生。最常受累及的部位是胸腰段脊柱。通常在椎体的前外侧形成巨大的骨赘,并且可以形成连续的骨棘。通常右侧更为常见。常见的主诉是僵硬。关节突关节和骶髂关节常会受到累及(图 2-12)。

退行性侧凸和后凸

　　既往无脊柱侧凸病史的成年脊柱侧凸患者通常是由于退化、骨质疏松或者是医源性因素(既往脊柱手术病史)造成的。尽管所有的侧凸都有可能会加重,但是大于 60°的侧凸进行性加重的可能性比较大。脊柱后凸的最大危险因素是骨质疏松症和陈旧的脊柱压缩骨折(图 2-11)。

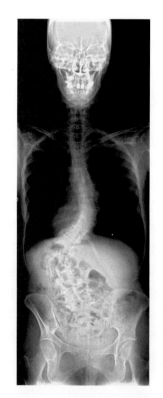

■ 图 2-11   成人退变性脊柱侧凸

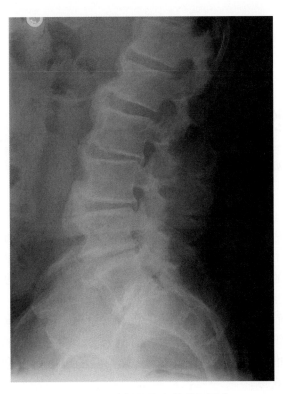

■图 2-12　弥漫性特发性骨肥厚症

（王强　译）

参考文献

1. J.P.J. Van Schaik, H. Verbiest, et al., The orientation of the laminae and facet joints in the lower lumbar spine, Spine 10 (1985) 59–63.
2. W.R. Francis, J.W. Fielding, Traumatic spondylolisthesis of the axis, Orthop. Clin. North Am. 9 (1978) 1011–1027.
3. J.A. McColloch, E.E. Transfelt, Macnab's backache, Williams & Wilkins, Baltimore, 1997.
4. E.C. Benzel, Anatomic consideration of the C2 pedicle screw placement (letters to the editor), Spine 21 (1996) 2301–2301.
5. P.V. Scoles, A.E. Linton, B. Latimer, et al., Vertebral body and posterior element morphology: the normal spine in middle life, Spine 13 (1988) 1082–1086.
6. B.L. Riggs, L.J. Melton III, Evidence for two distinct syndromes of involutional osteoporosis, Am. J. Med. 75 (1983) 899–901.
7. G. Lyons, S.M. Eisenstein, M.B. Sweet, Biochemical changes in intervertebral disc degeneration, Biochim. Biophys. Acta 673 (1981) 443–453.
8. Y. Kawaguchi, M. Kanamori, H. Ishihara, et al., The association of lumbar disc disease with vitamin D receptor gene polymorphism, J. Bone Joint Surg. Am. 84 (2002) 2022–2028.
9. T. Kimura, K. Nakata, N. Tsumaki, et al., Progressive generation of the articular cartilage and intervertebral discs: an experimental study in transgenic mice bearing a type IX collagen mutation, Int. Orthop. 20 (1996) 177–181.
10. G. Dommissee, Morphological aspects of the lumbar spine and lumbosacral regions, Orthop. Clin. North Am. 6 (1975) 163–175.
11. N.A. Ebraheim, R. Xu, M. Darwich, et al., Anatomic relations between the lumbar pedicle and the adjacent neural structures, Spine 15 (1997) 2338–2341.
12. J.A. McCulloch, P.H. Young, Essentials of spinal microsurgery, Lippincott-Raven, Philadelphia, 1998.
13. M.D. Humzah, R.W. Soames, Human intervertebral disc: structure and function, Anat. Rec. 229 (1988) 337–356.
14. M.T. Milen, D.A. Bloom, J. Culligan, et al., Albert Adamkiewicz (1850-1921)—his artery and its significance for the retroperitoneal surgeon, World J. Urol. 17 (1999) 168–170.

第3章　老年脊柱的病理改变

Kiran F. Rajneesh ,G. Ty Thaiyananthan ,David A. Essig and Wolfgang Rauschning

关　键　点

- 老年脊柱可能发生多种病变,后背疼痛是最常见的主诉。
- 老年脊柱最常见的病理变化是椎间盘退化。
- 椎体的骨质疏松是后背痛的常见病因。
- 关节突关节退化可以导致痛性关节突关节综合征。
- 更好的理解老年脊柱的病理变化对老年患者后背痛治疗有很大的帮助。

介绍

后背疼痛是患者门诊就诊的最常见原因之一。占所有门诊患者的2%,仅少于因常规体检、糖尿病和高血压而就诊的患者数量[1]。后背疼痛主要发生在老年患者中。生存率提高,医疗条件的改善,经济状况的改善导致社会的老龄化加重。目前65岁以上人口占人口总数的13%。30年后65岁以上人口将占美国人口的30%,到2050年将占到人口总数的60%[2]。认识到这种人口结构的变化趋势非常重要,要有计划的满足这部分人口的医疗需求。

衰老是一个自然的不可避免的过程,生理学的改变会导致生理、精神和功能状态的减退。在细胞水平,衰老是细胞再生和修复功能的减退,是细胞代谢的增加和功能的衰退。脊柱由作为构架结构的椎体和椎间盘以及包容于其内的脊髓所构成,对衰老是敏感的。脊髓的衰老会导致力量的减退、敏捷性的减退、反应时间的增加。但是脊柱的衰老最重要的是生物力学方面的。组织学方面脊柱的衰老可以分为椎间盘的老化、椎体老化、关节突关节老化和肌肉韧带组织的老化。

椎间盘

椎间盘是脊索退化的残余结构,连接脊柱相邻

的两个椎体,除了融合在一起的骶骨和尾骨。椎间盘由外周的韧性较大的纤维环组织和包容其中的胶装的髓核组织所构成(图3-1)。从生物化学角度来讲,纤维环组织和髓核组织都包含糖蛋白和水分。它们的功能和特性不同所以含水量也不同。椎间盘组织通过椎体终板弥散而得到营养。随着年龄的增长椎体终板的渗透性减退,椎间盘的健康状况会受到威胁。

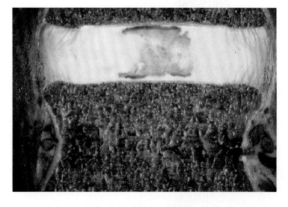

■ **图3-1**　椎间盘。外层的纤维环包绕着髓核

椎间盘是最重要的震荡吸收结构和抗压力结构。随着年龄的增长,椎间盘日常应力损伤和营养状况的减退以及水分的丢失而导致椎间盘组织的退化。除了这些局部因素以外,衰老的全身性改变例如结构蛋白的合成减少、水代谢的紊乱以及日常活动的减少会导致椎间盘内环境的紊乱。

椎间盘退变的病理生理改变包括细胞水平和生物化学水平的多个改变。与渗透压和水化相关的糖蛋白消失。椎间盘内含有Ⅰ型和Ⅱ型蛋白,Ⅰ型蛋白比例增加。另外就是酶的活性减退包括组织蛋白酶和基质金属蛋白酶(MMPs)。其结果是椎间盘的负重能力和生物力学强度减弱。

随着椎间盘营养和容积的减退,椎间盘退化的初

期出现辐射状的中心性的裂隙。椎间盘营养减退的代偿机制是原来无血管供应的椎间盘可能会在纤维环的周围出现微血管(图 3-2)。但是这种新生血管是有损害的,因为新生血管会带来水肿,同时使得椎间盘首次接触到机体的免疫细胞。同时可以看到纤维环的微结

构切面图。辐射状的裂隙最终沿着阻力最小的方向扩大,通向椎体的后外侧椎间孔的方向。在椎间盘退化的后期,髓核组织突向后外侧椎间孔的方向造成神经压迫,导致神经根性症状。

普通 X 线检查发现椎间隙高度降低,同时伴有终板的变形骨赘形成。但是这是椎间盘退化中晚期的表现,对椎间盘退化的早期诊断没有帮助。磁共振检查是诊断椎间盘退化的金标准。椎间盘失水(椎间盘在磁共振像上因含水量降低而变黑)、椎间盘因纤维环病变而膨出和椎间盘内破裂是椎间盘退化的三个早期征象[3](图 3-3,图 3-4)。新的磁共振成像技术例如磁共振离子成像可以测量椎间盘内的乳酸的含量(这是椎间盘早期退化的一种征象),张力弥散成像(DTI)可以测量椎间盘内的含水量,功能磁共振成像可以观察椎间盘负重时的情况,这些都是为了研究的方向。

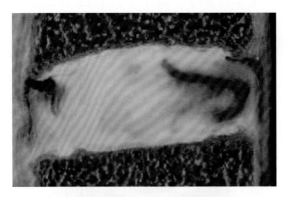

■ 图 3-2　纤维环撕裂处的新生血管

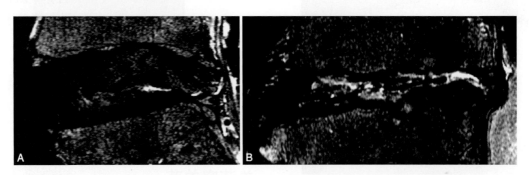

■ 图 3-3　椎间盘退变在磁共振 T2 像信号变化:显示椎间盘髓核亮度减低和椎间高度变窄

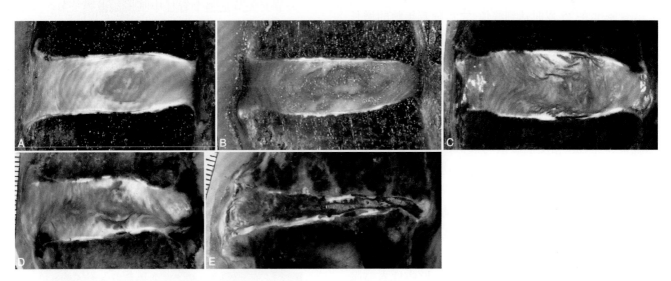

■ 图 3-4　尸体标本上椎间盘退变变化特征。A. 正常健康的椎间盘,髓核纤维环完整。髓核水分和蛋白多糖的丢失以及纤维环的受损、弱化导致椎间隙高度丢失和终板退变等一系列改变(B ~ E)

椎体

椎体是脊髓的骨性支撑结构。椎体由胚胎时期节段性的巩节分化而来,为脊髓和供应脊髓的血管提供骨性支撑。椎体由松质骨构成,可以很好的对抗压力负荷(图3-5)。随着老化加重椎体的松质骨变化较大。松质骨是由低灌注压的网状血管供应的,而皮质骨是由高灌注压的血管供应的。椎体内的血管组织丰富,血管内压力小,血管表面积大,使得它对激素水平和细胞外液细胞因子的变化非常敏感。从生物化学的角度讲松质骨是由胶原、非胶原蛋白和磷酸钙组成的。骨性的框架上有成骨细胞和破骨细胞,复查骨的吸收和重建,成骨和破骨是由甲状旁腺激素和降钙素调节的。

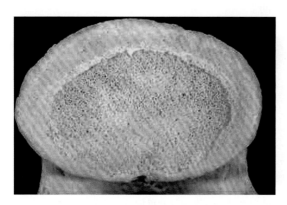

■ 图3-5   椎体由松质骨构成

骨密度在 25 岁时达到峰值,之后随着年龄的增长逐渐降低。骨质疏松的特点是骨密度降低同时伴有骨的形成和骨的矿化减低[4]。这是多种因素造成的。随着老化,钙和维生素 D 的摄入和吸收均减少。肾脏将维生素 D_2 转化为维生素 D_3 的能力减退,导致骨的矿物质含量降低[5]。各种影响骨形成的激素例如:甲状旁腺激素、雌激素、糖皮质激素均减低,从而导致成骨细胞活性减低。同时白细胞介素-6 和肿瘤坏死因子-α 等其他因免疫异常而导致的化学因子的增加会提高破骨细胞的活性。另外老年人日常活动量会减少,食物的摄入量会减少。所有这些因素一起造成了骨量减少的状态。

患者在突然的活动后、提举重物后、咳嗽或者弯腰之后出现突然的后背部疼痛。X 线平片检查会发现椎体高度的丢失和椎体的骨质疏松(通常骨量较正常丢失大于 30% 才会在 X 线平片检查时发现骨质疏松),可初步诊断为椎体压缩骨折(图3-6)。骨密度检查也就是通常所说的双光能 X 线吸收法骨密度检查(DEXA)是诊断骨质疏松的金标准。DEXA 的结果通常用 T 值,也就是标准差来表达。T 值小于-2.5 可诊断为骨质疏松症。定量 CT 是诊断骨质疏松症的另外一种手段但是需要高速 CT 扫描仪,这并不是每家医疗中心都具备的[6]。高分辨率核磁显像已经被推荐使用并且聚焦于直接评估骨结构而不是仅仅评估骨矿化[7]。

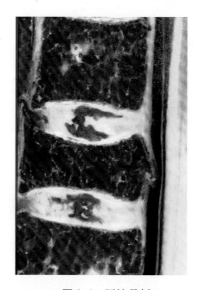

■ 图3-6   压缩骨折

关节突关节

关节突关节是整个脊柱中唯一的滑膜关节。关节突关节位于相邻的两个椎体间,上关节突朝向下内侧,下关节突朝向上外侧。关节突关节之间有一薄层软骨,外面包绕着关节囊和滑膜,关节囊和滑膜有丰富的神经支配(图3-7)。健康的年轻人椎间盘是前方的负重结构,关节突关节是后方的负重结构。关节突关节

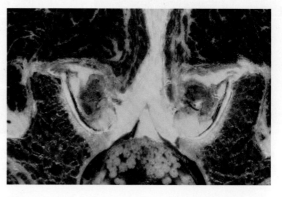

■ 图3-7   关节突关节是由关节滑膜和软骨构成的滑膜关节

是一个三关节复合体,包括两个关节突和椎间盘(图 3-8)。该关节可以做屈伸运动和少许旋转运动[8]。随着老化关节突关节的病理变化总之继发于椎间盘的病理变化。本来承受重量较少的关节突关节开始承受越来越多的重量。承受重量越来越多导致关节突关节退化加速。关节软骨首先受到累及,接着出现关节滑膜严重,关节间隙狭窄,骨赘增生,接着出现继发性椎管狭窄包括中央型椎管狭窄和椎间孔狭窄,也可以导致椎体滑脱(图 3-9,图 3-10)。炎症会导致神经末梢刺激,会出现腰背痛,有的人称为"关节突关节综合征"[9]。

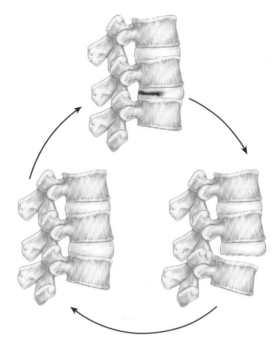

■ **图 3-9**　退变进程。椎间盘退变导致关节突负荷增加退变导致不稳和滑脱

在 X 线平片检查中发现关节突关节硬化和骨赘形成是关节突关节退化的晚期表现。磁共振检查发现局灶性的软骨软化是关节突关节退化的早期表现,这是适当康复锻炼可能有效。在 CT 检查中可以发现关节突关节增生、椎间关节对位不良和骨赘形成[10]。

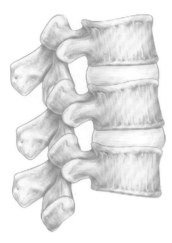

■ **图 3-8**　三柱运动复合体。轴向运动负荷的 70% 由椎间盘承载,另外 30% 由关节突关节承载

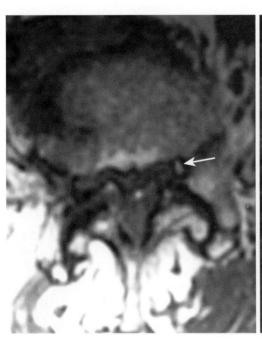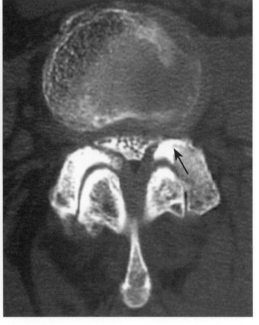

■ **图 3-10**　MRI 和 CT 显示由于退变导致关节骨赘增生形成椎间孔和中央椎管狭窄

肌肉和韧带

内在的和外部的肌肉组织和韧带维持脊柱合适的张力和合理的生理曲度[11]。黄韧带在椎板的前方连接相邻的椎体。黄韧带中的弹性纤维成分使其能够承受一定程度的张力。在老化的过程中肌肉的收缩能力减弱，收缩力减退，同时肌肉出现萎缩。这种萎缩是由于营养状况的减退、激素水平的变化以及活动的减少造成的。显微镜下可以观察到肌肉纤维减少而脂肪浸润增多。黄韧带的弹性纤维减少，变得松弛、增厚，脊柱的稳定性减弱[12]。预示脊柱将发生椎间盘退变、脊柱压缩骨折和椎管狭窄的病变是脊柱曲度的改变和脊柱张力的变化。

X线平片检查可能会发现脊柱的钙化和曲度的变化。磁共振检查可能会发现肌肉萎缩和脂肪浸润和韧带结构的变化。

小结

老化会给脊柱带来永久的不可逆的变化。脊柱的老化包括椎间盘、关节突关节、椎体和韧带结构的病理变化。因此对患者的处理必须考虑所有这些因素。进一步的治疗的挑战不仅仅是治疗最终的疾病，同时也是阻止疾病的进展。

（王强 译）

参考文献

1. B.I. Martin, R.A. Deyo, S.K. Mirza, et al., Expenditures and health status among adults with back and neck problems, Jama 299 (2008) 656–664.
2. V. Turkulov, N. Madle-Samardzija, O. Niciforovic-Surkovic, C. Gavrancic, [Demographic aspects of aging], Med Pregl 60 (2007) 247–250.
3. W. Johannessen, J.D. Auerbach, A.J. Wheaton, et al., Assessment of human disc degeneration and proteoglycan content using T1rho-weighted magnetic resonance imaging, Spine 31 (2006) 1253–1257.
4. Y.L. Lee, K.M. Yip, The osteoporotic spine, Clinical orthopaedics and related research (1996) 91–97.
5. T.L. Nickolas, M.B. Leonard, E. Shane, Chronic kidney disease and bone fracture: a growing concern, Kidney international, 2008.
6. H. Shi, W.C. Scarfe, A.G. Farman, Three-dimensional reconstruction of individual cervical vertebrae from cone-beam computed-tomography images, Am J Orthod Dentofacial Orthop 131 (2007) 426–432.
7. A. Zaia, R. Eleonori, P. Maponi, R. Rossi, R. Murri, MR imaging and osteoporosis: fractal lacunarity analysis of trabecular bone, IEEE Trans Inf Technol Biomed 10 (2006) 484–489.
8. A. Fujiwara, K. Tamai, M. Yamato, et al., The relationship between facet joint osteoarthritis and disc degeneration of the lumbar spine: an MRI study, Eur Spine J 8 (1999) 396–401.
9. P.P. Raj, Intervertebral disc: anatomy-physiology-pathophysiology-treatment, Pain Pract 8 (2008) 18–44.
10. M. Barry, P. Livesley, Facet joint hypertrophy: the cross-sectional area of the superior articular process of L4 and L5, Eur Spine J 6 (1997) 121–124.
11. M. Yamada, Y. Tohno, S. Tohno, et al., Age-related changes of elements and relationships among elements in human tendons and ligaments, Biological trace element research 98 (2004) 129–142.
12. H. Kosaka, K. Sairyo, A. Biyani, et al., Pathomechanism of loss of elasticity and hypertrophy of lumbar ligamentum flavum in elderly patients with lumbar spinal canal stenosis, Spine 32 (2007) 2805–2811.

第 4 章　脊柱退变的自然发展史

Ali Araghi and Donna D. Ohnmeiss

关 键 点

- 多年来,人们一直在研究脊柱的生物力学以及脊柱组织结构对应力负荷的反应,同时研究机械负荷对脊柱退变的影响。
- 随着对人体认知的不断深入,让我们对椎间盘内部发生的复杂的生物化学变化有了更深刻的理解。
- 脊柱节段的退变本身是一个非常复杂的过程,由于脊柱内部各结构的高度互相作用使整个退变过程变得更加复杂。
- 导致病人产生椎间盘源性疼痛临床症状机制的某些具体细节仍不清楚。
- 随着椎间盘退变,脊柱后方结构也会退变,可能出现小关节相关的疼痛或中央椎管、椎间孔狭窄导致的疼痛。

脊柱退变的自然史

退变过程涉及脊柱的每一个元素:韧带、小关节、椎间盘、终板和椎体。连续发生在不同层次上的变化,包括在肉眼可见层次、放射影像层次、生物力学层次和生化水平层次。但是,正常退行性脊柱变化和病理性退变变化两者引起的脊柱症状相似。因此,从正常退化的脊柱中区分病理性改变变得非常困难。只有找到正常退化的脊柱变化情况,我们才能明确病理性的改变。

椎间盘退行性疾病的自然演变已经研究了很多年。在 1963 年,Lees 和 Turner,对 51 名颈椎神经根病变的患者随访了 19 年,发现有 25% 的患者症状加重了,45% 的没有再复发,30% 的患者仅有轻微症状[1]。Nurick 研究随访了了 36 名采取保守治疗的患有脊髓型颈椎病的患者 20 年[2],66% 的表现为早期症状的患者没有加重,接近 66% 的表现为严重症状的患者也没有进一步加重。但年轻的患者症状有所加重。

解剖和疼痛产生的机制

为了解脊柱退变的发展过程,首先要了解脊柱正常结构和功能的相互关系。脊柱小关节承受了腰椎负重的 10% ~ 30% ,小关节负重受到患者体位姿势的影响。关节软骨依靠软骨下骨来承受负重。软骨下骨同时提供关节软骨的营养。小关节是有关节囊的滑膜关节。关节囊和韧带增加关节稳定,限制关节活动。关节囊内侧和前侧由黄韧带侧面部分组成。关节囊和韧带的神经支配来自于较大的外周神经的关节支和副关节支神经。这种神经包含本体感觉纤维和伤害感受纤维。这些纤维受中枢神经系统的控制,能够将关节的过度活动(由不稳定或外伤等造成的)判定为一种伤害性刺激,从而进行肌反射来对抗这种活动。伤害感受神经末梢和机械感受器在滑膜和小关节囊上是分别独立的。这些神经末梢能够感应到包括不稳定、创伤或关节囊过度牵拉等化学性或机械性刺激。经常能在 MRI 上看到的关节渗出液,能够通过关节囊的膨胀阻止这种反射,类似于膝关节的肿胀来抑制髌腱反射,滑膜上还发现了一种叫 P 物质的疼痛相关神经肽类物质。关节炎发作的关节中能发现 P 物质的浓聚。另外,关节炎发作的关节囊的游离神经末梢也会增敏。这会导致一些处于休眠状态的神经末梢变得对一些在非炎症状态下的情况更加敏感和有所反应。

椎间盘是退变过程另一个重要组成部分。窦椎神经支配分布在椎间盘的后侧面和后外侧,同时分布在后纵韧带和硬膜囊的腹侧面。椎间盘的前面和侧面来自于灰质交通支。这些游离神经末梢发源于纤维环外三分之一,并且对一些疼痛神经肽类物质有免疫反应。在纤维环中还发现了一些复合神经末梢。窦椎神经的分支末梢在相邻的一两个椎间盘上有相当多的重叠部分,这导致临床查体时定位确切疼痛部位困难。这些

23

神经肽类物质由于纤维环的破裂渗漏出来,靠近附近的背根神经节,能够诱发背根神经节的增敏,是疼痛产生的另一因素。后纵韧带的纤维紧挨着纤维环的后面部分。后纵韧带也包含有很多游离神经末梢。因此这些纤维环和椎间盘的刺激因素同样能够刺激到后纵韧带上的游离神经末梢。这些刺激因素包括脱出的椎间盘髓核压迫导致的机械性刺激,不稳定导致的异常活动或纤维环强度不足。化学性刺激物质也包括酸性液体、细胞因子,或从撕裂的纤维环渗漏出来的髓核神经肽类物质。

骨皮质、骨髓和骨膜的分布神经包含有降钙素、基因相关肽和 P 物质有关的疼痛感受神经肽类的末梢。骨膜在感染、肿瘤和血肿等情况下会出现疼痛。骨膜撕裂的情况一般发生在骨折、炎症和骨关节炎导致骨膜退化的情况下,导致疼痛出现。骨梗死导致的血管阻塞或镰状细胞贫血导致髓内神经纤维出现疼痛反应。腰椎峡部裂增生的纤维组织中也找到不同程度的痛觉感受神经纤维。

脊柱是由大量肌肉肌腱组织包绕覆盖的,这些肌肉肌腱组织中很多痛觉感受纤维是无包膜的。疼痛可能由化学或机械原因导致,也可能两者同时存在。原因可能来自组织受到拉伸或压力而发生损伤断裂。直接损伤能够导致束内神经纤维的血肿或水肿,能够导致化学性介导通路的疼痛。这一通路可以由损伤组织释放的组胺、钾离子和缓激肽等化学诱导痛觉感受增敏剂诱发。这些又能导致血管通透性增加和炎症细胞的聚集。通过痛觉感受器受体出现和间质水肿,能够造成早期的肌肉疼痛。有时肌肉条束的痉挛可以造成进一步的肌肉组织创伤,造成疼痛的级联反应。

腰椎退行性病变的病理机制

在童年或者 20 岁以内的时候,脊柱运动节段的功能基本在一个生理变化的范围,并且保持一定的静态力学特征。因此椎间盘能够维持高度,并且跟小关节一起能够负担一般生理范围内的负荷和运动状态。黄韧带和椎间孔通常是开放的,黄韧带的厚度一般是几个毫米厚。椎间盘陷入终板(Schmorl 结节)和一些小关节的不对称也经常能发现,但一般不造成症状。20岁之后的 20 年时间里,退化会逐渐发生,纤维环慢慢破裂导致椎间盘膨出和突出的出现,这又会造成椎间隙高度的下降以及静态稳定性的降低。这些又会进一步造成小关节负荷增加和关节增生肥厚,导致神经受压。当这种肥大增生和椎间隙高度下降一起发生后,

可能导致椎间孔狭窄。黄韧带也一样会增生肥厚,跟小关节肥厚增生一起导致中央椎管狭窄。椎间盘高度的下降也会导致老年人群身高的降低。

生化改变

随着年龄增长椎间盘出现很多种生化方面的改变。椎间盘髓核黏性富含弹性凝胶状的性质随着椎间盘内水分含量的降低逐渐变成纤维性的组织。正常的椎间盘髓核组织含有 80% 的水分和 20% 的胶原和蛋白聚糖的成分。带有负电荷的氨基葡萄糖是让髓核保持水分和维持渗透压的主要成分。髓核退化脱水的过程是按照以下程序的。首先,椎间盘的胶原成分逐渐增加,髓核和纤维环的区别逐渐减少,带有负电荷的氨基葡萄糖成分和水分组织逐渐减少,大大降低了蛋白多糖聚合物。事实上,随着氨基葡萄糖的逐渐崩解,硫酸软骨素含量跟硫酸角蛋白含量相比也有显著地下降。纤维环退化伴随着细胞组织构成和代谢活性的改变。纤维环是椎间盘组成部分中唯一有血供的部分。随着退化逐渐出现的血供减少会妨碍纤维环的自我修复过程。蛋白聚糖成分降低,大分子的胶原纤维成分增加。大分子胶原纤维成分的出现在纤维环里会增加纤维环的脆性程度,增加纤维环破裂的可能性。这种破裂往往由旋转暴力导致,并且出现在纤维环的后外侧部分。随着纤维环破裂,椎间盘本身也会出现改变。血管肉芽组织会沿着纤维环破裂的部位向内生长,有可能会长入髓核组织[3]。与一些无症状的标本不同,从患有下腰痛的患者身上提取出的椎间盘组织里边会有神经末梢长入纤维环,有些甚至会长入髓核组织。这些神经组织会产生 P 物质[4]。这些改变有可能会与椎间盘源性疼痛相关。同时这些改变有可能激发椎间盘的疼痛诱导的自我修复。

软骨终板是健康的椎间盘的营养供应者。终板的硬化和通过终板的弥散能力的下降与椎间盘的退化有关,并且会反过来进一步影响椎间盘的退化[5]。这被认为至少对椎间盘的生化机制有负面影响,如果不是直接原因的话。这种类型的退变和营养改变会对椎间盘修复性治疗带来显著地影响。

Kirkaldy-Willis 等人检查了 50 个尸体腰椎标本,同时分析了 161 个手术患者腰椎样本观察形态学的改变[6]。这些观察提供了不同方面的退行性改变的内容,使我们增进了关于正常腰椎到狭窄的腰椎之间的变化过程与腰椎滑脱、不稳定之间的关系的深入了解。

生物力学改变

Farfan 和他的合作者们提出了三关节复合体的理论,以及相互之间的相关性[7]。这些退变过程的顺序和相关性在图 4-1 中列出。另外人们发现由于小关节关节面的过度的倾斜性增加了对旋转暴力的受损,同时也发现了增加的脊柱前凸形态,会增加低位腰椎的退化风险。椎间盘退化的扩散机制主要包括以下两方面:较小的旋转损伤导致小关节损伤和纤维环破裂,反复的垂直压缩损伤会导致软骨终板损伤。这两种损伤因素会随时间进展而积累。另外也有一种假说认为已退变的节段带来的异常压力分布会影响到相邻节段。生物化学上的改变总是伴随并且影响着生物力学的因素。正常的椎间盘由于髓核的流体力学特性能够将轴向的压力转变为纤维环的张应力,并且将这些负荷均衡的施加于终板上。纤维环中倾斜较差分布的胶原纤维组织负责将轴向压力转变为纤维环纤维的张应力。事实上,纤维环大多数由肌腱组织中常见的Ⅰ型胶原蛋白组成因而能够提供牵拉力,而髓核组织大部分由Ⅱ型胶原蛋白用来构成。在退变过程中,纤维环和髓核都会失去静态稳定性,椎间盘的组织渗透压逐渐降低,会由于一两个因素导致微动增加。椎间盘不能吸收水分后,也不能平均的分配脊柱的负荷。这些由于胶原蛋白聚糖的分子网结构改变,纤维环破裂出现后,再受到反复的创伤、融合之后会更容易被纵向撕裂。纵向的撕裂使椎间盘更加不牢固。这些因素,尤其是当椎间盘生化成分发生改变时,导致椎间盘内组织重吸收,更易引发邻近的终板硬化。由于椎间盘内容物吸收导致的椎体自发融合比较少见。椎间隙压力升高导致的髓核疝出在早期椎间盘突出的阶段更容易出现。退变严重的后期更容易出现骨赘。

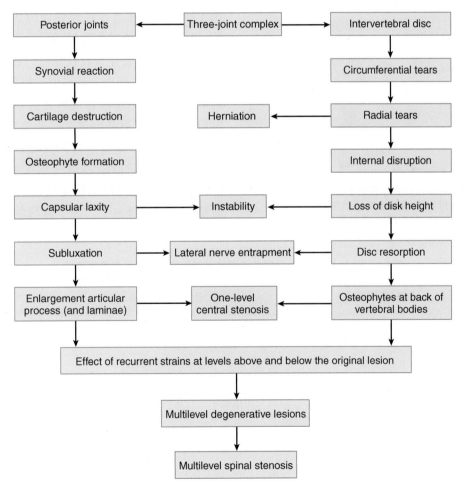

■ **Figure 4-1** * Overview of the interrelation of disc and posterior element degeneration. (From Kirkaldy-Willis WH, et al: Pathology and pathogenesis of lumbar spondylosis and stenosis, Spine 3:320, 1978.)

* 图 4-1 间盘和后柱结构在退变过程中相互关系。注:此图未获得中文翻译授权,文中保留原文

小关节囊的内侧和前侧由接近80%的弹性蛋白和20%的胶原蛋白组成。退化过程的开端是滑液炎症反应和关节面软骨的纤维化。退化过程包含大量的关节软骨的不规则化和骨赘形成过程。最终也许会有关节突的骨折或破坏，形成一个囊性的疏松的复合体，这种结构能够增加小关节活动范围，同时也导致出现不稳定性。小关节和椎间盘的变化导致一个运动节段的失能，出现矢状位滑移，进一步会影响神经节段(图4-2)。老

年性椎管狭窄的患者经常出现代偿性体位，使脊柱前屈增加椎管内容积。这种体位能够降低小关节的退化负担，并且缓解小关节疼痛。

不稳定的三个阶段

1982年Kirkaldy-Willis和Farfan首次提出了生物力学退变导致不稳定的理论[8]。明确的不稳定作为临床症状出现是指患者轻微活动或轻微刺激时就出现由轻微症状迅速的变成严重症状的时候。这解释了按压小关节形态异常的区域，会出现症状性的疼痛。影响不稳定的因素有两点，首先是关节过度活动，其次是反复损伤导致的物理改变。临床症状分为三个阶段：①一过性的临时功能受限；②短期的不稳定；③代偿稳定期。在一过性功能受限时期，伴随着急性炎症反应、肌痉挛，增加的异常活动事实上表现为活动总量下降。由于肌痉挛可能会导致棘突保持居中或者倾斜向一侧，以限制侧屈活动和旋转活动。脊柱倾斜和旋转经常一起出现，并会导致脊柱侧弯。在脊柱侧方屈伸位X线片上经常见到小关节移位。如果椎间盘依然健康的话通常很少出现显著地异常剪切和移位。第二个阶段，这些改变更常出现并且持续时间增加，脊柱运动受限更明显。第二阶段的病理性改变逐渐变得不可逆。第三个阶段随着退变程度的加重，椎间盘高度逐渐下降，出现代偿稳定性的骨赘。这个阶段一般稳定性反而增加了。各个阶段的特征性临床表现在表4-1中。

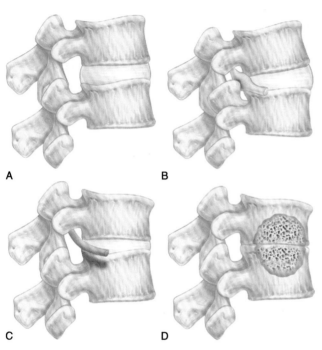

■图4-2　脊柱从一个正常脊柱功能单位(A)开始进入退变、脊柱过伸位可带来明显的神经卡压(B)，脊柱屈曲位可导致椎间孔容积变小(C)，最后导致脊柱功能单位的塌陷和骨赘形成(D)

表4-1   Kiekaldy-Willis分型关于脊柱退变的临床表现及影像学特征

分期	I期,功能障碍	II期,不稳定期	III期,稳定期
症状	腰疼常常局部疼痛时有牵涉痛 运动后疼痛	腰部功能障碍行走时打软腿 站立位弯腰诱发疼痛	腰疼很少 主要是腿痛
体征	局部压痛 肌肉痉挛 活动受限 腰部后伸疼痛 神经体征较少 活动度异常或减少	检查(望诊、查体)发现活动异常 可观察到打软腿、跛行，或走路偏等体征，尤其是由坐到站立行走时体征明显	肌肉压痛 僵硬 活动度减少 侧凸 可伴有神经压迫症状
影像学变化	棘突排列异常 关节对位不佳 间盘早期退变	前后位相:侧方移位旋转异常倾斜棘突排列 异常斜位相:小关节张开,对位不佳 侧位相:脊柱滑脱(屈曲位椎体后移过伸位椎体前移)椎间盘异常张开椎弓根高度异常 CT变化:椎间盘膨出	关节面肥大 椎间高度下降 骨赘形成 椎间孔变窄 活动范围变小 脊柱侧凸

在这种情况下,关节承受的外力不论大小都是一种损伤。在这种情况下外力损伤不一定是由于明显的举重物或严重的外伤导致,单纯由于患者自身体重导致的不协调的活动就有可能导致损伤。损伤因素可以导致小关节关节囊、关节面的创伤,同时导致纤维环和终板的损伤。另外,导致其他韧带组织和肌肉组织损伤的外部创伤因素要比这些暴力因素要强。小关节关节面的损伤一般从软骨纤维化开始,逐步进展为软骨侵蚀剥脱和软骨下骨硬化。正如本章前述提到的最终软骨下骨折可以导致完全骨折并出现游离体。由于同样的原因,小关节滑膜会随着这个炎症反应的过程而增厚和渗出增多,逐渐导致关节渗出液增多和纤维化。如果出现了关节囊撕裂,也会导致早期的不稳定。小一点的创伤有可能完全恢复,尽管会有一段时间的脆弱时期(不稳定阶段)。

严重的创伤发作与终板骨折或纤维环从终板上撕裂导致的损害不同。这种创伤更容易出现在不稳定时期的某些节段。机体的自我修复过程包括微血管长入和正常纤维环和髓核细胞的减少。这些同时又会导致椎间隙高度的下降。这些改变往往伴随着小关节的破坏、增生和重新塑形。这些跟黄韧带增厚一起会造成中央椎管狭窄和椎间孔狭窄。反复的损伤会造成纤维化和瘢痕增生,也会造成不稳定期的延长。随着不稳定期的延长,最终的椎间盘高度下降和终板骨赘形成将再次使相应的节段获得稳定。

外力作用的形式的不同,会使得脊柱的不同部位有不同的损伤和修复过程。这些不同类型的修复过程将会是加重脊柱节段的不稳定与否的决定性因素。这种不稳定有可能由于复合损伤导致也可能由于偶尔一次损伤导致。这些不同的损伤方式将跟脊柱出现的不同病理过程一起导致各种严重的功能障碍。这些力有轴向的直接压缩力。这些轴向的压缩力当椎间盘和小关节处于健康状态时一般不会有损伤因素,但随着退变过程的演进,椎间盘和纤维环逐渐退化后,这种压力便会造成损害。损伤也有可能来自于旋转方向。这种旋转的损伤有可能给小关节和外侧纤维环纤维造成更多的压力。小关节损伤更多的出现在下腰椎和腰骶椎的部位,因为这些部位的小关节面多处于冠状面方向更容易受到扭转暴力的损伤。另外,压力可以导致随时间逐步蔓延的退变。轴向蔓延会导致椎间盘膨出和椎间隙高度下降。尤其是腰骶部关节所受的压力与脊柱轴向呈一定角度。另外一个需要注意的问题是直立的病人腰骶椎关节的附加延伸会导致椎管和椎间孔的进一步狭窄。当患者处在半俯卧位受伤时

可能导致单侧椎间孔狭窄,伴随着之前存在的轴向退变,能够导致动态的神经根出孔狭窄受压。旋转方向受力将会导致一个椎体相对于相邻椎体的扭转,将会导致纤维环后外侧的膨出。这些因素跟小关节和纤维盘的旋转一起能够导致侧隐窝和椎间孔的狭窄。

不稳定的临床表现和影像学表现

如果有复发性下腰痛和坐骨神经痛没有神经系统疾病,由轻微的损伤引起并且能够在休息和佩戴支具后缓解,那么就需要考虑是否有腰椎不稳定。短期内反复发作是典型的临床表现。疼痛的症状是另一个可疑的表现,例如推拿或脊柱的运动训练能够缓解,但稍微多活动一些就再次发作。前屈疼痛伴有躯干伸展过程中的有疼痛的弹响是不稳定的表现之一。有些会伴有脊柱侧凸扭曲。大多数发作在下腰椎(L4-5比L5-S1常见,比率大约为2:1)腰5椎体相对骨盆较深的位置(髂嵴间线在L4-5椎间盘高度或L5椎体上缘)和比较长的L5横突,保护了L5-S1节段,并且增加了腰4~5阶段的损伤概率。相反的,L5椎体位置较高的(髂嵴间线在L5椎体下缘的或在L5-S1椎间盘的)并伴有短的L5横突的增加了L5-S1损伤的可能。

仔细地观察X线片可以找到不稳定的标志,例如椎体韧带牵引导致的骨刺,出现在终板边缘,或者椎间盘内的气体影,有时被称为特松标志。侧方的屈伸X线照相能够明确动态状态下是否有腰椎前移或向后滑脱。这种椎体错位能够导致神经孔狭窄,尤其是当有椎间隙高度下降的情况时。如果屈伸位X线跟其他节段对比显示椎间隙前方高度下降,后方高度增加,也是不稳定的一个标志。这种情况有时称作"摇椅"征。很少采用前后位左右侧弯来评估不稳定。因为这种图像有可能出现不对称的椎体倾斜,或向一侧侧弯时相反的椎间隙高度增加(由于对称的倾斜度减少)。当侧方弯曲时有可能会看到夸大的椎间盘融合。由于当侧方屈曲时椎体的异常旋转会导致侧方的滑移,也是不稳定的一个标志。在前后位X线片上也应当注意棘突排列不良的表现和椎弓根不对称。CT扫描当患者旋转向左侧或右侧时(跟Judet观相似的位置)能够看到椎体转向的对侧小关节面的分离。这导致上关节突移动靠前,从而导致旋转的这一侧侧隐窝狭窄。这一发现与侧隐窝位置动态神经受压是一致的。

结论

　　总的来说,我们描述了脊柱不同组成部分的退变过程,并且将之同三关节复合体的理论相关联。脊柱某一部分的损伤能够导致异常运动和负荷的转移,从而逐渐影响到脊柱的其他部分。椎间盘高度的下降使得后方的小关节半脱位,导致下位椎体的上关节突向上向前移动,引发侧隐窝狭窄并且可能挤压神经穿支。当伴有上关节突肥大增生的时候这种情况更为显著。由椎间盘高度下降程度的不同,神经根孔同时也会狭窄并导致根性刺激。如果一开始的小关节损伤因素是不对称的,则小关节的退变、增生和关节囊的拉伸均会与对侧不同,并且两侧松紧程度不同。在这种情况下,旋转不稳定能够同时导致椎间盘膨出,单侧的侧隐窝狭窄及旋转活动畸形受限。实验室工作支持这一观点:一个节段的异常活动能够非生理性的逐渐影响相邻节段,并引发多节段退变。这能够解释为何常见在脊柱退变的不同阶段均能见到多节段退变的表现(图4-3)。脊柱后方的松弛能够加重已经退化的椎间盘,导致相应节段不能负担生理性负荷,并且出现退行性的脊柱滑脱。可能会更常出现退化过程的顺序相反。

当给患者提供外科治疗时,首要的是诊断出患者的脊柱处于不稳定的哪一个阶段(图4-4)。大多数1期和2期早期的患者适合保守疗法。单纯减压可能会导致2期晚期的患者进一步增加不稳定性,也许更适合同时做融合手术。3期的患者最适合的治疗是单纯减压而不做融合手术。

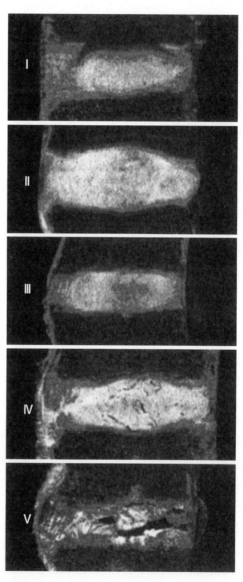

■ **Figure 4-4**^{**}   Stages I through V of degeneration in the lumbar spine, based on the Thompson classification. (From Thompson JP, et al: Preliminary evaluation of a scheme for grading the gross morphology of the human intervertebral disc, Spine 15:411-415,1990)

（王林 译）

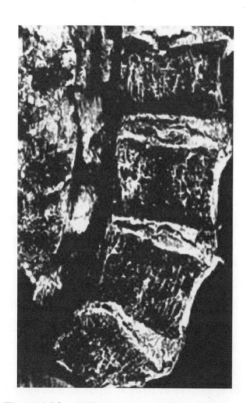

■ **Figure 4-3**[*]   Different stages of degeneration present in the same lumbar spine. (From Kiekaldy-Willis WH et al: Pathology and pathogenesis of lumbar spondylosis and stenosis,Spine 3:320,1978)

　　* 图4-3　同一脊柱的不同节段退变。注:此图未获得中文翻译授权,文中保留原文

　　** 图4-4　Thompson分型椎间盘退变 I ~ V期。注:此图未获得中文翻译授权,文中保留原文

参考文献

1. F. Lees, J.W. Turner, Natural history and prognosis of cervical spondylosis, BMJ 2 (1963) 1607–1610.
2. S. Nurick, The natural history and the results of surgical treatment of the spinal cord disorder associated with cervical spondylosis, Brain 95 (1972) 101–108.
3. B. Peng, J. Hao, S. Hou, et al., Possible pathogenesis of painful intervertebral disc degeneration, Spine 31 (2006) 560–566.
4. A.J. Freemont, T.E. Peacock, P. Goupille, et al., Nerve ingrowth into diseased intervertebral disc in chronic back pain, Lancet 350 (1997) 178–181.
5. J.P. Urban, S. Smith, J.C. Fairbank, Nutrition of the intervertebral disc, Spine 29 (2004) 2700–2709.
6. W.H. Kirkaldy-Willis, et al., Pathology and pathogenesis of spondylosis and stenosis, Spine 3 (1978) 319–328.
7. H.F. Farfan, Effects of torsion on the intervertebral disc lesions, Can J Surg 12 (1969) 336.
8. W.H. Kirkaldy-Willis, H.F. Farfan, Instability of the lumbar spine, Clin. Orthop. Relat. Res. 165 (1982) 110–123.

第5章 老年脊柱病史和查体

Couttney W. Brown and Lonnie E. Loutzenbiser

关 键 点

- 导致脊柱退变是一个多因素退变过程,包括软组织和骨性结构的退变。
- 退变过程影响整个脊柱平衡,包括矢状位和冠状位平衡,以及引起神经症状。
- 任何临床体征应于影像学检查发现相对应。
- 既往手术史会影响患者临床查体发现。
- 一些其他器官系统疾病可以表现为脊柱疾病的症状。

介绍

随着当今社会人均寿命的提高,老年脊柱已经成为一个普遍的问题。脊柱软组织和骨性结构的自然衰老过程会导致脊柱的退变进程。每个患者的脊柱退变过程受到遗传、家庭、环境和职业等因素影响,还有身体合并疾病的影响。这或许是概括或理解脊柱退变病因的最合适的文字。

既往史

先天/家庭/遗传因素

脊柱结构异常可以在先天、家庭或遗传等因素基础上出现。这些因素会导致脊柱在发育过程中出现发育异常,导致脊柱出现半椎体、脊椎融合短颈畸形(Klippel-Feil 综合征)及先天侧弯等异常。这些畸形会导致脊柱正常部分承受异常应力,出现异常磨损、撕裂,对正常结构的韧带、间盘也产生不利影响。最后导致进展性脊柱失稳和疼痛。

成人脊柱侧弯随着年龄增长会出现侧凸加重、神经压迫等症状,从稳定平衡脊柱退变成失平衡脊柱。通常这个过程缓慢进展,在侧凸水平会出现椎体半脱位并继发间盘退变。而临床症状可推迟到几年后才出现。患者不仅会出现脊柱侧凸角度增加和疼痛症状还会随着身材变矮出现胸廓由于侧凸倾斜导致肋弓撞击骨盆的症状。

职业/环境/心理因素

成人脊柱疾病中,职业因素对脊柱退变进程具有重要影响。很明显,与伏案工作者相比较,体力劳动者腰部负荷较重会容易导致间盘、韧带产生损伤。另外,吸烟会导致终板血供营养减少,对间盘修复产生不利影响。心理压力大也会对脊柱退变及脊柱退变引起的疼痛产生不良影响。患者心理不稳定,疼痛阈值低均会加重脊柱退变带来的疼痛,甚至出现抑郁症状。如果症状持续,症状由于心理因素加重,甚至会成为导致症状的主要因素。因此,脊柱退变带来的生理症状会完全受到心理因素所左右。酗酒和药物滥用也应该考虑作为一种导致症状的因素。

合并症

糖尿病、冠心病、肾脏疾病等也会导致神经源性疼痛及功能障碍。因此,如果脊柱退变合并上述疾病,将对是否需要施行手术带来困难。糖尿病周围神经病变也会导致肢体神经疼痛及功能障碍。心血管疾病,例如主动脉瘤或者外周血管疾病可以导致缺血性间歇性跛行。另外,神经系统疾病如进行性神经性腓骨肌萎缩症患者,也会出现肢体和膀胱直肠功能障碍。肺部疾病如 Pancoast 瘤(肺尖肿瘤)患者,也会出现颈椎退变疾病类似症状。

病史

疼痛

疼痛要从多方面描述。首先要确定疼痛的部

位、性质和程度。疼痛被描述是锐痛、钝痛、烧灼痛、麻痛、搏动性疼痛。疼痛是间断的还是持续的？导致疼痛加重或缓解的因素应该被记录。疼痛是加重还是进展加重了？体位改变会导致疼痛加重还是缓解？既往脊柱手术病史，尤其是手术后的效果，尤其重要关键，因为这些可能是导致疼痛的因素之一。另外，反复地进行疼痛评估可能会导致患者对疼痛反应过度。

神经症状

肌力减退、跌倒、步态失稳、精细动作障碍、直肠膀胱功能障碍及性功能障碍等都可能是脊柱退变带来的症状。握力减退、常掉杯子或手指有灼烧感并伴有上肢或下肢的放射痛症状常常成为疾病的早期症状。

既往手术史

既往手术史很重要，因为它可以影响脊柱。但是，最重要的是之前的脊柱手术史，包括手术原因、手术内容及手术后效果。手术后残留症状对于治疗尤其重要，有当时的手术记录、治疗经过记录非常重要。

查体

查体要考虑到患者的一般状况、生活习惯、是否应用辅助工具保持肢体平衡、步态和神经系统状况，有针对性检查。

整体平衡

包括整个脊柱的视诊和叩诊，评估局部或全身的后凸或前凸，包括颈椎、胸椎、腰椎、骶椎。矢状位平衡可通过 C7 铅垂线进行临床评估，正常的矢状位平衡应该是经头、颈的铅垂线落在骶骨前方，失衡条件下是落在骶骨后方。冠状位失衡是 C7 铅垂线偏离第一骶骨正中线。

步态

应该注意观察患者步态。椎管狭窄患者可能具有间歇性跛行步态。但如果步态正常，也可能存在由于既往脊柱手术、腰椎滑脱、椎管狭窄或脊柱畸形导致的脊柱失平衡。要观察患者走路时，足、膝关节的部位。如果下肢外旋步态，脊柱可能出现失平衡。患者通过下肢外旋和膝关节屈曲到达身体平衡。如果发生这种情况，应该让患者中立位站立、膝关节伸直，观察患者整体是否存在失平衡，通常患者会突然导向代偿侧以恢复平衡。脊柱站立位全长片应该作为常规检查。

神经体征

神经系统查体包括上下肢感觉、运动、反射检查。阳性结果尤其重要。感觉包括轻触觉、针刺觉、压力觉和本体感觉。局部或全身的肌肉力量和萎缩程度应该通过查体检查。可通过 Dr. Stanley Hoppenfeld 的《神经解剖图谱》可以快速查阅并获得有用信息。书中对同一神经支配的感觉区域、肌肉范围和反射以及神经功能均有简明扼要的标明。

专门颈椎神经节段检查

C5 神经功能检查

通过三角肌来检查 C5 神经的运动功能。三角肌功能障碍也可能代表腋神经受损。肱二头肌肌力通常代表 C6 神经。C5 神经支配的感觉区在肩关节外侧三角肌表面区域。肱二头肌反射代表 C5 神经功能，但也代表一部分 C6 神经功能。

C6 神经功能检查

由于和 C5、C7 存在交叉，C6 神经没有专门的肌力检查方法。评估 C6 肌力最佳的是肱二头肌和腕伸肌。C6 支配桡侧腕伸肌，C7 支配尺侧腕伸肌。C6 神经的感觉支配区为前臂桡侧、拇指、食指、前臂桡侧半，C6 反射检查可通过桡骨膜反射或二头肌反射代表。

C7 神经功能检查

多个肌群代表 C7 肌力。三头肌代表 C7 肌力和桡神经肌力。桡侧腕屈肌肌力代表 C7 神经和正中神经肌力。尺侧腕屈肌肌力代表 C8 神经和尺神经肌力。

C7 支配神经区域是中指。但也与 C6、C8 感觉区存在交叉。

肱三头肌反射通常代表 C7 反射。

C8 神经功能检查

C8 肌力检查主要通过手指屈指肌力检查。指深屈肌腱桡侧半受正中神经支配、尺侧半受尺神经支配。

C8 神经感觉支配区域是尺侧环指、小指范围。

C8 无腱反射支配。

T1 神经功能检查

T1 神经支配骨间肌,T1 感觉支配区域为前臂和上臂尺侧半。T1 神经不对应腱反射。

胸腹神经功能检查

胸腹神经主要支配感觉,对应是肋间区域。常提示胸椎间盘突出。不对应腱反射。检查腹壁肌肉、感觉及反射通常选择半坐位。观察脐周反应。如出现脐周反应提示椎管病变。

T12-L3 神经功能检查

T12-L3 的肌力检查主要通过坐位检查髂腰肌肌力。L1 神经感觉支配区域在腹股沟下方,L2 神经感觉支配区在大腿中 1/3,L3 支配区在大腿下 1/3 和髌骨周围。

T12-L3 无反射支配。

L2-L4 神经功能检查

L2-L4 肌力检查主要通过股四头肌和髋关节外展肌群检查。股四头肌肌力检查可通过膝关节伸直抗阻来检测。也可通过髋关节是否能完成外展到内收来检测。

L2、L3 的感觉支配区如前所述,L4 感觉及反射如下所述。

L4 神经功能检查

L4 神经支配胫前肌,胫前肌完成踝关节内翻和背屈。

感觉支配区在小腿前内侧。

L4 神经对应的是膝反射,L2、L3 神经也部分参与膝反射。

L5 神经功能检查

L5 神经肌力可通过多组肌群检查,包括踇趾长伸肌、趾总伸肌。

L5 神经感觉区域主要在大腿外侧和足背,专有支配区在第一趾蹼之间。

后方胫骨反射是检测 L5 反射功能的唯一方法,但事实上很不明确。

S1 神经功能检查

S1 支配腓骨长短肌(腓浅神经)、腓肠肌、臀大肌

(臀下神经)。腓总神经肌力可通过足跖屈外展检查。腓肠肌肌力可通过踝关节背伸检查。腓肠肌比较粗壮,最好可通过踝关节背伸让患者足尖走路来观察肌力。臀大肌肌力可通过髋关节外侧检查。

感觉支配区在足外缘。

S1 神经主要支配踝反射。

S2-4 神经功能检查

S2-4 主要支配膀胱及足内在肌功能。因此,要了解足部畸形。

感觉区域在肛门括约肌周围。

血管

患者病史和查体在区分是否存在血管源性间歇性跛行方面尤其重要。主动脉瘤可出现腰疼,但屈髋屈膝后,腹壁肌肉放松可触诊到动脉瘤搏动。周围血管病变可出现类似神经源性间歇性跛行症状。但可通过动脉触诊,检查毛发分布及瘀滞性皮炎来排除。

总结

下面介绍的是多种脊柱疾病的有效阳性体征,但必须与影像学检查相对应。

1. 椎管狭窄,中央或椎间孔型
   A. 脊柱整体失衡
   B. 神经源性间歇性跛行(检查可能是正常或有局部障碍)
   C. 进展性宽幅步态
2. 椎间盘髓核突出
   A. 颈椎:放射痛伴或不伴有脊髓压迫症状
   B. 胸椎:放射痛伴或不伴有脊髓压迫症状
   C. 腰椎:放射痛伴或不伴有肌力或马尾神经症状
3. 退变性间盘病/退变性滑脱
   A. 颈椎:神经痛/局部疼痛
   B. 胸椎:神经痛/局部疼痛
4. 滑脱
   A. 站姿
   B. 腘绳肌张力
   C. 增加的腰椎前凸
   D. 神经症状可以是动态的也可以是静态的
5. 成人特发性侧弯/继发侧弯
   A. 整体失平衡　包括冠状位,矢状位
   B. 选择失平衡

C. 剃刀背或腰椎后凸

D. 下肢长度差异/骨盆倾斜/骶骨倾斜

6. 骨质疏松椎体压缩骨折

　　A. 局部压痛

B. 局部叩击痛

C. 后凸/矢状位失衡

D. 神经功能障碍:神经或脊髓方面

（张启维　译）

第6章　营养、体重、锻炼对老年脊柱的影响

6

Kiram F. Rajneesh and G. Ty Thaiyananthan

关　键　点

- 腰疼的非药物治疗是治疗老年腰疼必不可少的一部分。
- 在过度营养和营养不良之间寻找到营养均衡是对抗脊柱衰老的要义。
- 充分合理的锻炼会为老年人减缓脊柱衰老提供多种益处。
- 肥胖可加剧老年人脊柱衰老。
- 营养均衡、充分锻炼和控制体重是老年人获得健康的重要条件,可作为老年腰疼的一级预防方法。

介绍

脊柱衰老是机体代谢减慢、力学磨损和免疫功能衰退等多因素共同所致。衰老是不可逆的,但衰老进程中会由于身体代偿而表现不明显。营养、控制体重和锻炼是对抗身体失代偿的重要因素。

营养

老年人由于各种原因导致的营养不良是很常见的。身体衰老伴随着血糖调节能力和内环境稳定状态的下降。身体会出现对营养素(碳水化合物、蛋白质和脂肪)和维生素吸收不良的状况[1]。而钴胺素、钙、维生素 D、维生素 B_2 和烟酸等维生素的吸收减少将导致脊柱衰老加剧。

钙吸收减少在老年男性、女性均可出现,这与维生素 D 水平直接相关。钴胺素(维生素 B_{12})的减少将导致慢性脊髓功能退变[2]。其他 B 族维生素减少,也会影响神经功能。老年人维生素 D 水平低是普遍现象。一项欧洲的研究表明,老年人在冬季普遍存在维生素 D 水平缺乏[3]。由于冬季日照减少及老年人肾脏衰老等因素,老年人体内内源性活性维生素 D 水平会降低。而西方饮食中每日提供的外源性维生素 D 只能占人体需要量的 25% ~ 50%。因此,老年人补充维生素 D 至关重要。

老年人在某些情况下也会导致继发的营养失衡。抗生素过度使用会导致钴胺素的缺乏。一些疾病如老年痴呆症会导致患者忘记正常饮食。帕金森病等运动系统疾病会导致患者自我消耗过度。糖尿病、高血压等其他慢性疾病会由于相应治疗药物的使用直接或间接导致老年患者出现厌食。

厌食和食物摄入不足是老年人普遍现象[4]。除之前提到的厌食原因以外,老年人还存在心理因素厌食。这可能由很多因素导致,例如孤独、死亡恐惧、缺乏社会生活、被家庭抛弃及缺乏独立性,等等。认识这些情况很重要,并且要提供给老年人心理咨询和支持。厌食也可能来源于自身衰老和中枢神经对失稳和水的需求改变。尽管这种内在变化是必然的和不可逆转的,但不一定会导致营养不良,而可能是对食物的摄入调整到一个新的水平。但是由于老年人会同时存在外在、并存疾病及心理因素等多方面的因素影响,导致老年人厌食的因素非常复杂,如果不加调控,衰老导致的生理性厌食也会导致营养不良。

社会经济因素是老年人营养不良常常被忽略的因素。医生和健康工作者并没有考虑到高龄老人对食物摄入量的控制可能是无意识的。老人可能生活在老年中心,获得的食物是统一的种类和数量,而不是专门针对他的胃肠功能的。另外,老年人可能没有足够的收入来购买膳食补偿剂。

老年人由于生理、社会、心理等因素容易导致营养不良。营养不良可以导致脊柱不同部分的衰老。钙和维生素 D 失衡会影响椎体,维生素 B 族例如维生素 B_6 缺乏会影响周围神经,蛋白摄入不足会出现椎旁肌肉萎缩,维生素 B 族缺乏会引起脊柱症状,已经在一些病例中得到证实。因此,预见这些问题,主动调控老

年人营养状况并制订可行、可靠的补充方案是至关重要的。

肥胖

老年人肥胖问题日益突出。肥胖定义为体重指数大于 $30kg/m^2$。体重指数在 $25\sim29kg/m^2$ 定义为超重。美国 CDC 年报中指出：2007 年，美国大多数州的人口肥胖率达到 25%～29%。欧洲的一项多中心研究中提示老年人口中肥胖率达 20%[1]。

通常，肥胖通过身高体重测量。随着年龄衰老，老年人会经历由于肌肉萎缩、骨质吸收带来的身高减少过程。评价每 10 年减少 1.5～2cm。因此，对于老年人来说，应用体重指数测量肥胖程度可能并不准确。通过测量腹壁脂肪层厚度来评估肥胖程度可能是更好的参数指标。但目前尚未明确统一。

老年人脊柱及其力学结构会随着年龄出现磨损、代谢减慢和损伤后修复，表现为间盘退变，骨质疏松和肌肉萎缩。脊柱生理功能之一就是将头、胸、腹脏器的负荷经脊柱、骨盆传导到下肢。肥胖和超重会加重脊柱传导负荷，加速脊柱衰老。

肥胖会导致脊柱负荷增加。过量负荷导致间盘退变，关节增生和过度骨化[5]。肥胖也可能导致脊柱和肢体神经受压症状例如出现腕管综合征[6]。相对于健康老人，肥胖老人的腰疼发病率更高[7]，腰疼程度也更严重。另外，患有腰椎疾病的肥胖组患者其 SF-36（短期）评分及 ODI 评分均高于对照组 1.5 倍[7]。肥胖也降低了老年人的功能状况会影响其他器官系统的功能。

美国 CDC 出版了关于肥胖的今后 10 年流行病学调查报告，显示全国每年 10% 的增长率。报告指出：针对肥胖和针对超重人群进行健康教育避免进入肥胖，两者均很重要。

锻炼

衰老对脊柱的影响是全方位的。脊髓也可导致脊柱局部甚至全脊柱退变。引起脊柱衰老的不同疾病可导致不同的衰老速度和程度。锻炼或良好的身体状况可减轻或预防衰老带来的痛苦。

锻炼或身体调整是将身体调节到达到最佳状况及最小痛苦的过程。生理方面，通过锻炼将体内代谢和细胞功能调整到最佳状况。

衰老过程中，脊柱会出现力学磨损和骨质疏松

（参照第 3 章 老年脊柱的组织学变化）。简言之，对于老年人来说，骨质疏松普遍存在，意味着脊柱骨量减少。提示轻微暴力即可引起骨折。骨质疏松患者应该积极锻炼避免骨折。

锻炼可预防骨质疏松并增加骨质量。骨质疏松锻炼原则基础是 Wolf 定律[8]。骨密度与骨骼承受的负荷大小、方向正相关[9]。因此，骨质疏松患者需要进行负重训练[10]。这些训练方式包括台阶训练，让患者登上、登下 15.24～20.32cm 的台阶 10 分钟。老年人锻炼过程中充分休息避免缺氧尤其重要。老年人提倡穿防震鞋，在安全环境下进行锻炼。负重训练有利于成骨和增加骨量。

正确锻炼对脊柱衰老具有重要作用。正确锻炼可促进脊柱恢复正常结构形态。对于合并后凸畸形的绝经妇女来说，锻炼有利于保护后背肌肉，减少后凸畸形加重。

对于腰疼患者，锻炼可以拉伸肌肉并增强肌肉力量。锻炼包括骨盆倾斜、屈膝、腰椎旋转及腘绳肌拉伸等。可以通过有针对性的稳定脊柱和增强肌力来缓解腰疼。

有氧运动和游泳有助于健康生活及对其他器官有帮助但对脊柱衰老无效[11]。

总结

衰老是伴随各种挑战的不可逆的过程。但是，与衰老有关的脊柱疾病可通过仔细地调控营养、体重和训练来达到预防。患者通过调整改变自身的营养、体重和训练等方法可以改善或预防疾病提高生活质量。

（张啟维 译）

参考文献

1. W.A. van Staveren, L.C. de Groot, J. Burema, et al., Energy balance and health in SENECA participants. Survey in Europe on Nutrition and the Elderly, a Concerted Action, Proc. Nutr. Soc. 54 (1995) 617–629.
2. G.M. Hunter, R.E. Irvine, M.K. Bagnall, Medical and social problems of two elderly women, BMJ. 4 (1972) 224–225.
3. R.P. van der Wielen, M.R. Lowik, H. van den Berg, et al., Serum vitamin D concentrations among elderly people in Europe, Lancet 346 (1995) 207–210.
4. I.M. Chapman, C.G. MacIntosh, J.E. Morley, et al., The anorexia of ageing, Biogerontology 3 (2002) 67–71.
5. H. Julkunen, O.P. Heinonen, K. Pyorala, Hyperostosis of the spine in an adult population: its relation to hyperglycaemia and obesity, Ann. Rheum. Dis. 30 (1971) 605–612.
6. N. Lam, A. Thurston, Association of obesity, gender, age and occupation with carpal tunnel syndrome, Aust. N. Z. J. Surg. 68 (1998) 190–193.
7. J.C. Fanuele, W.A. Abdu, B. Hanscom, et al., Association between obesity and functional status in patients with spine disease, Spine 27 (2002) 306–312.
8. E.H. Burger, J. Klein-Nulen, Responses of bone cells to biomechanical forces in vitro, Adv. Dent. Res. 13 (1999) 93–98.
9. H.M. Frost, From Wolff's law to the Utah paradigm: insights about bone physiology and its clinical applications, Anat. Rec. 262 (2001) 398–419.
10. K. Elward, E.B. Larson, Benefits of exercise for older adults. A review of existing evidence and current recommendations for the general population, Clin. Geriatr. Med. 8 (1992) 35–50.
11. G.C. Gauchard, P. Gangloff, C. Jeandel, et al., Physical activity improves gaze and posture control in the elderly, Neurosci. Res. 45 (2003) 409–417.

第7章　老年脊柱疾病心理学及治疗方案

7

Frank John Ninivaggi

关　键　点
• 老年化是以慢性进行性阈值显著性改变为特征。
• 身体上改变如疼痛和疲劳带来了一些限制，而针对这些限制需要一些可行的适应行为。
• 西方"科技医学（technomedicine）"提供了一系列药物及外科干预的证据。
• 补充性和选择性药物治疗可以提供额外的治疗方案。
• 印度传统医学——阿育吠陀（Ayurveda），最近在西方国家被作为一种新奇可行的治疗方式。

介绍

在本章节,把衰老和机能下降作为一种随着人类年龄增加所承受压力增加的一种表现形式并进行讨论,这种临床讨论带有丰富的感情色彩。本章还对东西方的传统医学(尤其是印度传统医学的阿育吠陀学)进行剖析和回顾。

年龄的增长常常意味着获得更多的成功、更健康及更为丰富有意义的人生,然而在医学上却不然。举个例子,老化的脊柱显著地降低了敏捷性、韧性及活动范围。疼痛和疲劳更显著。日常活动变得越来越困难。人们意识到这些机能方面的限制带来的心理微妙变化和忧虑。年龄和机能改变带来的影响往往是不可察觉的。随着老化的进展和所公认的进行性限制的增加,生活质量受到影响,我们需要采取干预措施。

老化是新陈代谢不可避免的一个过程,一切都有它的秩序。修复力更为脆弱。人们减少危险因素来达到改变的最小化。虽然每个人都无法逃避老化带来的改变,但还有更多各类因素。基因、环境、外伤及生活习惯等因素都与健康疾病密切相关。一个人所选择的生活环境影响着基因易感性和日常的损耗。获取和维持理想的健康状态包括摆脱疼痛及相关的烦恼。然

而,生物社会心理功能相关的损伤,特别是骨骼肌肉系统方面的事件,成为当前普遍的一个挑战。研究老年化有很高的实用价值。对新出现的功能障碍的筛查给医生提供了很有价值的临床观察。符合条件的患者将会在身体和精神功能上接受相关专家的正式评估。

之前健康的心理平衡失调将会显著地影响健全的机能。基于这一点,医生将会给予一个正式的诊断。疾病和诊断,诸如此类的并不意味着功能障碍。这些很少提及关于功能的影响。症状和体征的确能反映损伤的发生[1]。检测功能的下降需要量化心理平衡失调。接下来将会基于此观点进行简要讨论。

因此,好的临床护理的前提是对损伤的准确评估,这就要求专业人士运用标准化协议进行评估。影像学研究也是很有价值的。评估必须与专项指令相对应,或者与限定任务的复杂范畴内的总体表现相关联,尤其在行动指令是必需的情况下。"指令"即复合的有预期结果的身体或精神活动。举个例子,读书或骑车。复合指令例如一些能激起职业性行为或工作的活动,要求身体及精神系统的综合参与协作。其他例子,包括耗费时间操作电脑、举起特定重量物品的能力、行走、洗澡或者驾驶等。"限制"是有意而不能完成这些活动的反映。这里的"损伤"指器官或身体的部分的结构或功能的紊乱,在一定程度上可以被测量。然而,如果鲜有被定义的综合征的症状超出困难数据的测量,功能的评估可以通过多维度的临床证据来确定,这些临床证据与特定人群的特点相一致。当一个医生指出一个患者由于直接威胁(direct threat)而需要单方面或多方面行为限制,意味着需要提供强制限制措施。直接威胁指有自残或伤害他人的倾向。

随着一系列治疗干预和康复治疗实施,一项机能检测试验被用来检测患者在完成一项或多项指令时的损伤限度。功能受限称为"剩余功能障碍"(residual functional incapacity);相反地,患者能完成的特定指令

构成"剩余功能"（residual functional capacity）。能力指能够成功地实时完成一项指令。这些个体当前工作能力取决于不仅仅是其症状容忍度，还取决于对奖励和成功的期望。

"功能障碍"的概念很复杂。即在主要生活圈（个人-社会-职业）中活动丧失或部分受限。功能障碍主要是由于在个人层面上受到的药物或心理方面（包括主观感受的疼痛）的损伤，而不是指具体某一部分结构或器官功能。从功能的角度看，"职业功能障碍"指之前能完成的某项或多项职业任务，而新近出现的完成困难。最后，"handicap"是一种通过社会可观察到的某些方面受限的障碍。Handicap 指由外部观察者所观察到的患者功能受限或限制的某种看法和假设。Handicap 意味着社会自由功能的丧失。从这一点上看，诊断 handicap 的患者能够获得额外帮助。经过降低功能需求或存在障碍的住宿条件将会适用于此类人群。因此，在社会背景下的更多自由活动能够得到扩展。进而通过这种方式，消除参与限制。不可耐受的疼痛和疲劳是患者停止工作和残疾的最常见原因。

对于每个人来说，努力获得高质量的生活是基本人生价值观。这不仅仅包括具有好的体魄和心理，而且要求保持持久的好的状况。尽可能地防止功能受限和减少功能障碍。这包括保持直立稳定的姿势、灵活的平衡，避免活动受限或诱发疼痛的负荷。由于医学的进步，目前的医疗和专业护理提供了获得高质量生活的机会。而且，随着全球化的深入，之前不被知晓的东方的保健和养生方法来到西方大众面前。这种变化带来的好处是开阔了选择如何健康养生方式的视野。东西方医生和患者的文化和传统的差异让当代的健康养生从业者可以看到与西方传统经典的健康养生方式不同的医疗体系，从而做出理智的选择。谨慎的健康从业者必须从仍没有被证明但在未来的思想里将被证明是正确的健康养生理论里甄别什么是有益的思想。

作为印度的传统医学，阿育吠陀学被介绍作为一种管理衰老和骨科疾病的理论和干预解决方案。阿育吠陀学可以作为一种治疗方式以供选择，也可作为传统西医治疗的一种辅助。在这种条件下，每个人可以在评估自身的特殊要求和喜好后有机会作出自主选择。不同的方式可以单独应用，也可联合应用。在一个传统西医和其他东方不同养生方式并存的真实的现实环境中，以科学证据和可信的传统为基础的选择可以得到一个好的圆满的临床效果[2,3]。

理解患者的健康观念

充分理解患者内心的压力是如何产生的，是如何寻求帮助的，以及如何选择帮助者，是服务的基础。医疗服务者掌握和利用这种理解的程度本质上有助于患者接受并取得更好预期结果。

在患者最终认识到症状和体征，尤其是疼痛、疲劳、功能下降不是暂时的而是逐渐加重的时候，随之而来的思想压力、矛盾心情、惊恐、自我否定等心理问题也会相互交织接踵而来。这些会混淆患者的清楚思维和判断力。对于老人来说，对于功能丧失的恐惧和对生命的减少及死亡的恐惧是普遍存在的。焦虑、恐惧和压抑无时无刻都存在。

老龄患者可准确感知自身生理和心理机能的变化。既然衰老是必然的趋势，日常生活中一直在经历这种变化，对这些衰老性改变进行区分和充分调整是困难的，患者常常恐惧进行一系列的检验测试，某些测试过程很困难或很费时，有些测试还会带来痛苦（例如椎间盘造影）。患者的医疗保险可能不一定可以支付这些诊断性的或一些被推荐的手术。而老年人由于收入或赚钱能力的减少，这些测试不仅会带给他们经济上的压力而且会带来重大的心理压力。

在和医生咨询之前，患者经常会和家庭成员或朋友谈论病情。尽管现在许多患者由于互联网和媒体的发达，比过去更理解疾病机理及治疗方法，但患者性格和矛盾的心情会导致患者出现认知的差异和逃避。患者由于骨科疾病导致功能减退进而出现心理压力大导致抑郁症的情况是很少见的。例如，驼背越明显或脊柱后凸加重会影响患者的形象导致自尊心受损或丧失。许多患者会越来越孤独或离群索居。在上一代的老年患者中，常常用"封闭"来描述这种困境。

这些顾虑强调了医生最初诊断的重要性。外科医生需要考虑请心理医生会诊对患者可能存在的焦虑和抑郁，进行心理评估。医学是科学和艺术的结合，也是患者和医生关系的交叉点。与老年患者存在的问题对比，年轻患者的疼痛常常被忽略，无论是其有还是没有骨科创伤。在摩托车手或赛车手中，这种高风险的行为更普遍。既往有药物滥用病史，甚至装病史，必须引起临床的高度重视，以避免错误的诊断和治疗，这些诊断和治疗往往是失败或受到抵触的。

清晰的和微妙的因素有助于好的交流。注意力集中、镇静，主动倾听和敏锐的反应是好的交流的基础。一旦认识到患者在有压力的情况下一定出现焦虑和认知紧张就要提醒医生要慢慢的提问,说话要清晰并重复重要的诊断问题。多数患者,因为紧张,在和医生讨论问题时会出现交流困难。另外,由于衰老本身的原因,年纪越大接受能力越差。疼痛会导致患者容易激动和不耐烦。医生注意力过度关注这些症状会导致医生不容易准确把握患者病情。医生会有针对性的倾听患者主诉和所未提及的信息。仔细地评估患者对疼痛改善和功能恢复的预期非常重要。医生围术期的书面记录所提供的信息往往非常有用。当某一具体患者或具体情况下患者的信息被采集后,这些信息的可信度很高有助于诊断和治疗并可减少误会或错误。所有医生-患者之间的沟通都应有利于整个诊断和治疗过程。电话问询,候诊室,单独处置或护理都可以作为有效的沟通和准确信息收集的场合。管理好术前评估也可确保术后更好的依从性尤其利于术后需要理疗康复的及时进行。

最后要说的是,骨科手术团队治疗老年患者需要多学科共同参与。聪明的主刀医生往往做领头羊或"整个乐团"的指挥,在许多关注老年患者的团队中,负责整个流程及专门的某一部分。实际过程中,会有一个人通常把患者的个体需求记在心中,专门负责协调整个团队。患者了解整个过程,这提高了患者的依从性和临床疗效。

关于衰老心理学的西方观点

衰老预示着时间的流逝在身体的反映以及内心的理解,同时也是作为一种感情被感知。身体的变化和伴随的病理变化通常是有形的和可衡量的。情感的变化却是更加微妙。这些循序渐进的变化反映了持续的跨越"时间阈值"的过程。每个生命都是一个变化和连续的自传体。这种"被深思熟虑"的生命被认为是一种有目的的方式。在这个过程中,真正的机会出现了。你可以选择一个积极的角色而不是仅仅是被动的角色。持续的自省、自我探索和行动是基本的工具。如果带有目的性的深思熟虑,这种视角的转变对成功的跨越发生在整个生命中的不可避免的变化尤为重要。创造性和活跃的态度会带来有益的结果。

为什么一个人需要变得主动,这一章将阐明:正确生活方式的本质是达到最佳生理和心理健康。人变得主动的动机是具有生理和心理基础的。生理上的适应是指要尽可能以健康的方式适应持续变化的环境。心理上的适应是指为高质量生活而努力并获得充分的内心满足感。这种适应意味着智商、灵活以及对成功机会的洞察力。这导致了所有层次的生理、心理功能差异。

一个被称为生理心理模式[4]的新的概念被提出。它把身体、思想和精神相互联系起来,考虑到了对生命恐惧和人意识的局限性。它可以称得上是积极生活态度管理生命时光。这种方式中包含着对生命的尊重和更新的人类观点。这些考虑有实际的价值。它可以导致自身强大的积极主动性。这种积极主动性可让人在整个生命时光和挑战中产生合理的乐观治疗态度。

时间改变身体和思想的行程通常以一种混沌的方式存在。经过多年的积累后而更高的智商也会让患者对自身不断进展的医疗问题更加敏感。生物学意义的衰老包含内在心理变化过程。女性和男性更年期是广为人知的两种衰老阶段。"骨停滞"——发生在强健骨结构方面的退变——也是真实存在的。这种骨停滞,既包括骨本身功能的衰退,也包括对创伤、疾病、阳光、风、电离辐射、极端温度等骨骼外因素抵抗能力的减退。心理的衰老也受到自身和他人的影响:自我感觉和自我形象,早期的经历,以及他人对自己的感觉、印象等。观察会发现自己衰老时与自己的父母或祖父母衰老是多么的惊人一致。生理衰老的重要特征从来没有被改变。尽管我们的"生物时钟"不由我们自身控制,但我们的"心理时钟"是受自身调控的。例如,法定退休带来的心理痛苦和生理改变,是一个生理心理相互碰撞的最好的例子。

成年人在30岁以后机体功能即开始逐渐下降,到40岁时人体的积极方面和功能不足已开始显现,50岁之后精神灵活性的大幅降低使得人体缺乏改变不足的动力,同时此时其他人的健康问题显得很重要,爱人或配偶的死亡并不少见;60岁以后大部分人需要面对衰老和慢性疼痛,这导致了体力下降和活动不便;人的记忆能力也开始衰退。带来压力的因素增多,而老年人抗压能力已经下降;烦躁不安和忧郁症也可能成为年龄的负担。美国国立卫生统计中心数据显示65岁以上的人群自杀率升高,尤其是在高加索男性人群中。

在衰老的过程中焦虑和功能受限相伴而行;焦虑,通常被感觉成低度不适,也随着年龄增加而加重。非理性恐惧会加重,疼痛和渐进性的功能受限会加重孤独感。很多老年人希望继续工作,担心健康问题带来的职业的局限性。在职业相关研究中,专家发现保持工作带来的益处大于危险,从长远来看更是如此。除了经济回报外,工作还能够增强自信并保持社交能力。

随着老年化和疼痛的进展,孤独感变成需要关注的问题。孤独感并非仅仅和社交相关;更重要的是源于主观感受如受挫、丧失兴趣和缺乏快乐,无意识的羡慕和有意识的嫉妒使精神问题加重。这些复杂的情绪引起过度焦虑,影响判断。烦躁不安可带来欠佳的思考过程,决策能力降低和高度紧张状态。

不同程度的情绪满足也和衰老相关;生物心理的核心在于机体;有意识和无意识的反应称为"体象"。当体象是自我协调或感到愉快时,可以保持同一性、信心和情绪稳定。自尊心增强了。随着机体功能自然地退化,体象也遭到破坏,随之而来的是不同程度的情绪不安和不适。

患者对于身材紧致、有吸引力、美丽或帅气的感觉也是在衰老过程中逐渐改变的;功能的降低使这些感觉变差,审美是基于先天因素和进化过程以及个体的后天学习能力。吸引力源于对称性、比例和复杂性,同时受美和自信影响;衰老和疾病使体态不再匀称,吸引力降低,照镜子变成一种痛苦的暗示;当其他人对于不再具有吸引力的外表表现出蔑视,这种痛苦会加剧。这些变化提示我们应该做些什么;如何修复这些退化的问题变得重要。体力衰退改善越多,则个体的健康感觉更好。

60年代的十年介绍了机体疼痛、畸形的不可逆性,这种看法激起了失望和情绪不适;个体对于疼痛的情绪反应多为忍受状态,患者对于疼痛的描述通常不够清晰,但却经常对此敏感并不断询问医生。这些再次说明了当面诊断和积极治疗的关系;虽然自然衰退是不可逆的,但通过一些方法将这种衰退最低化则是可以实现的,可以将体态恢复到更加和谐的状态,而这是患者们最希望看到的,因为这样可以让他们更加自信。

老年化进程管理的西方视角

人们可感知和根据情境处理应激性生活事件;同时处理压力的方式随着时间变化。压力的累积效应和生活的复杂性可加重焦虑和慢性疾病的恶化。

随着衰老的发生,医学问题以及有效治疗变得重要。除了心脏疾病、高血压和糖尿病这些可能出现的负担外,老化的脊柱可能引起不同的结构、功能的变化。老年人的椎间盘退化并丧失其减震的功能;毗邻的骨和韧带变厚,柔韧性降低;椎间盘可能压迫周围的神经管和椎管,引起疼痛和功能失调。

年龄相关的骨塑建可引起韧带松弛、关节面肥大和椎体不稳定。椎间盘退化、椎体楔形变和椎体塌陷可导致背痛、畸形和身高缩短。背痛的成因可能来自

子宫颈、胸或腰椎;骨骼肌肉问题包括腰背扭伤和劳损、骨关节炎退行性椎间盘疾病、风湿性关节炎、椎关节强硬、强直性脊柱炎、腰椎椎管狭窄、脊柱前移和椎间盘突出。骨质疏松可导致椎体压缩性骨折、驼背和背痛;此外基因因素、创伤、衰老、缺乏营养和锻炼、吸烟都会导致骨骼问题。

西方医疗系统提供了一系列保守治疗和手术干预方案;保守治疗包括改变饮食、假期锻炼和使用药物如非甾体抗炎药物、止痛药(对乙酰氨基酚,阿司匹林)、阿片类药物、肌肉松弛药物、三环类抗抑郁药、抗癫痫药物、可的松注射和神经封闭。此外,运动疗法、按摩和矫正如脊柱支撑等也是可以采用的治疗方法;当以上疗法无法恢复功能时,手术可以为我们提供更多选择。骨科植入物可以帮助患者恢复功能并有效节约健康花费。

精神治疗可帮助减轻焦虑抑郁、调节压力,从而促进健康的积极性,生产力,有意义的生活,支持的关系,并最大限度地减少停滞。精神药物干预补充了精神治疗。

药物和心理学的东方视角

西欧和北美的循证传统医学被称为对抗疗法。这种"科技医学"("technomedicine"),建立在实实在在的数据。标准化协议客观地测试其假设,并提供实用的临床方法。通过几千年的希腊文和拉丁文的基础建设,它在过去几个世纪以来变得越来越科学,其方法和结论客观,可核实,使用了统计学上有效和可靠的参数。相比之下,起源于古印度和中国东方医疗系统已经存在了数千年,它们产生于西方进入前基督教时代之前。东方医疗系统是临床的,有时又和哲学相关,非常微妙。它们拥护公理本体假说,其中一些没有进过检验的结论。他们的认识论方法论,非常强大,但完全是经验主义。这种非西方的方向最好是由没有政治偏倚的西方人来理解。

中国传统中医(TCM)和印度医学阿育吠陀(Ayurveda)是东方医疗的两个最基本的系统。在西方过去的25年,中医针灸已经越来越多地被使用。Ayurveda最近才出现在西方国家。本章介绍Ayurveda作为一个主要的补充和替代治疗选择。

Ayurveda是印度传统医学(TIM),大约6000年前建立,通过其印度的旅行和佛教信徒,在1500~2000年前被传播到中国、日本、韩国等国家。今天,临床实践Ayurveda保留了许多原始的观点和方法。在过去

的 25 年中,欧洲已开始采用 Ayurveda。Ayurveda 在美国暂时处于起步阶段,需要将其古老的概念翻译成西方的思想和检验的假设。现代科学方法被用来检查已使用千百年的经验性治疗的安全性和有效性。西方的培训计划,特别是那些隶属于大型高新和医学院的,才刚刚开始提供标准化的课程。当代 Ayurveda 是 statu 医疗系统出现之前出现的。

在现代印度,生活在中部和南部(例如,喀拉拉邦)的部落居民被称为原住民,被考古学家认为是 Bhimbetkans 的后裔,印度原住民其起源可追溯到中石器时代时期,大约公元前 30 000 到公元前 7000 年。这些土著人民,占总人口的 8% 左右,一般不进入主流印度社会。他们用单味中药提炼他们所谓的"部落药",其中许多仍然由特殊的名称简称。目前的研究说明这些草药直接与 Ayurvedic 标准中草药使用直接相关,从过去几千年一直到现在。

Ayurveda 是一个优秀的健康和保健系统,从生物、心理、哲学和精神方面整合成为一个医疗系统。在许多方面,实用性是医学的理念。Ayurveda 的根源仍然深植在其文化渊源并可出现深不可测的,在西方的思想家眼里甚至是荒谬的。希望可理解 Ayurveda 认识论的风格,谈不上接受。它的本体论方向(例如,五大元素总值概念)将呈现挑战性,而不是仅仅是因为这是一种陌生的概念化的"外来者",而导致其自动出局。

Ayurveda 的医学始于个人。每个人都是三个主要维度组成一个不可分割的整体:身体,精神功能以及一种精神/意识基础。这种观点在本质上是一元论,因为其避开了各种二元论的双重性。为了了解这些组成成分的自然联系,需要通过探索进行仔细地区分。因此评估和治疗,是基于对复杂的动态互动的认识,包括生物,心理,社会,环境,精神/意识的因素。对于组织成经验模式的健康和疾病的演示,变化的能量是必需的。

Ayurveda:传统印度医学

阿育吠陀(Ayurveda)具有几乎 6000 年的史前史、历史和发展史,因此对其进行介绍是一项艰巨的任务。为了不歪曲或过度简化这个复杂的体系,以下进行专题介绍。

Ayurveda 的历史和发展跨越 6000 年,对于其中大部分时间,只有口头相传传统的存在。当神圣古印度经文在吠陀时期出现(约公元前 3000 到公元前 600年),在四吠陀——钻机、萨玛、雅育尔和阿塔发,

Ayurveda 逐渐成为正式组织。它的三个伟大的父亲,在各自的基础文本的名字,后来编纂:*Charaka Samhita*(约公元前 1000 年),*Sushruta Samhita*(约公元前 660年,并补充以 Nagarjuna,公元 100 年),以及 *Astanga Sangraha*(约公元 7 世纪)[5,6,7]。

"Ayurveda"这个词由两个梵文术语派生,Ayush 指生活或生活过程中,veda 意思是知识,科学和智慧。Ayurveda 作为生活的智慧,是指一个包含哲学、伦理、宇宙学、医学和治疗原则的组织的组成,旨在产生、维护、优化和恢复体力健康和心理健康。这意味着没有疾病和痛苦。瑜伽系统实际上最初是来自于 *Vedas* 和印度圣人法典帕坦加利(约公元 100 年)。瑜伽和 Ayurveda 重点不同,但是它的一个附属部分。它们补充了 Ayurveda 疗法。

作为一个医疗手术系统,Ayurveda 包括主要的亚专科:内科,外科,耳鼻喉科,眼科,产科,妇科,儿科,毒物学,精神病学,抗老化,年轻化,生殖和壮阳药。

三位一体的范围内每个个体被认为是一个整体,主动工作是为了身体的需要(*sharira*),细化整合心理能力(马纳斯),以及提高意识敏感性。对季节和不断变化的环境(黑热病 parinama)的反应,使 Ayurveda 非常清楚摆在面前的不可避免的不平衡和疾病过程,在这些时候需要注意。此处将这种自我环境连接称为"生态和谐"。

一个强有力的道德框架是 Ayurveda 的内在组成部分。标准护理的目的是为了持续改善和治疗精神和身体疾病。这不仅提供好的患者护理,也能诊断敏锐的细化和提高治疗干预的有效性。挽救生命和减轻痛苦是公认的价值。Ayurveda 的三个伟大的内容使之更为明确。患者受益,免受伤害与积极推动健康保护,尊重所有人和个人的自我导向,公平、公正的社会责任是 Ayurveda 医师培训标准。Ayurveda 誓言(*Sisyopanayaniya Ayurveda*),事实上早于希波克拉底誓言,这两者都具有重要的指引性。

Ayurveda 的概念模型意味着复杂的,多层次的世界观。主要观点经常作为隐喻出现,这些都是首要的规则;他们提到的内容对于西方物理和生理学概念始终保持开放性。

Ayurvedic 的基本主张包括以下内容:五大要素总值(*Pancha Mahabhutanis*)——乙醚,空气,火,水,地球;生物能量 doshas——*Vata*,*Pitta*,*Kapha*;*Agni*——细胞和组织的分子过程,消化和同化过程,代谢率和细胞传输机制;七个身体组织(*sapta dhatus*)——血浆,血液,肌肉,脂肪,骨,骨髓和神经组织,生殖组织;

Ojas——免疫,应力调制,疾病抵抗力;*Prakruti*——一个人的"生物心理精神"体质类型;*Samprapti*——病理过程;*Vikruti*——个体特定疾病症状;*Ahara*——饮食;*Vihara*——生活方式;*Dravyaguna Shastra*——药学,药理学,药物学和治疗。

五大元素是哲学、宇宙学和原子、分子的物质世界的边缘概念。这五大要素——乙醚,空气,火,水,地——被认为是主要素,元素物质在其所有不同的物质组成密度的状态。这些元素组成了机体组织。由于原物质,元素携带强大的隐喻和象征性的内涵暗示生理功能时表示从生物生活的观点出发。例如,每一个身体组织由不同的元素组成以显示其特性,这对于选择相同元素组成的草药治疗非常有用。例如姜(生姜)被认为是具有高火性能并用于刺激消化过程(Agni),而后者正需要这样的一个"热"(积极有效的)能量来促进其最佳功能。

这三个生物能量——*Vata*、*Pitta* 和 *Kapha*——是 Ayurveda 的支柱。这些能量在传统意义中被传统西方医疗系统如古希腊和罗马称为"幽默",来自东方的游客影响了这些医疗系统的发展;能量、生物和能源物质的起源此前在古印度。内科医生查拉卡的工作以及随后的外科医生 Sushruta 将这些汇编成文。Dosha 这个词的字面意思是溺爱、错误或黑暗化。这是指 *doshas* 中固有的变得污浊或破坏的能力。这种破坏可改变组织的状况和身体的平衡。这个动作实际上是健康机体的稳态调节机制。仅有三个 *doshas* 能量要素,作为生物能量物质和监管力量在生物有机体中运作。能量是结构和功能上的生物心理原则,组织和心灵的共同基础。

Vata 蕴含风、运动和流动。它的主要特点是推进。它负责从细胞到组织在体内的所有运动和肌肉骨骼系统,视力和感官的协调感知、组织、呼吸和神经传递的平衡。它拥有飘忽不定、寒冷、干燥和清晰的特质。*Vata* 是身体的对称性和比例的基础。当 *Vata* 通过身体的正常流动受损,机体会感受到疼痛和扭曲。

Pitta 被描述为生物火。它的词源来历与消化、加热、产热和转换有关。*Pitta* 的主要作用是通过细胞组织和器官水平发生消化或转化,认知和情感(马纳斯)。拥有热,流动性和清晰的特质。*Pitta* 能量来自于 *Ayurvedic* 中烈火的基本概念,消化系统的能量,是密不可分的生物容器。

Kapha 是生物水。它的主要特点是凝聚力并具有约束力。这个词 *Kapha* 是指痰和水的蓬勃发展,并建议指凝聚力和坚定的品质。*Kapha* 使身体组织保持稳定并赋予保护,结构和致密性。拥有重、致密、坚实和寒冷的品质和大众的属性。

每个单独的过程由所有三个能量中特定组合而成,每一个都贡献唯一的定性和定量特性。他们是健康和疾病心理功能的总体调节。

Agni 是 Ayurvedic 的核心概念之一,是指一个人的遗传组成方式的基本代谢过程,合成代谢和分解代谢的动态。它是仅次于能量的核心概念。*Agni* 在历史上被以不同的方式所描述(例如,火,太阳,神州力)早在 *Rig-Veda* 和 *Atharva-Veda*。在古代时,它被视为一切形式的转变,背后的力量宏观和个体之间的协调者。作为原始活力的 *Pitta* 能量,*Agni* 控制所有的生物和心理动态过程的速率和质量。Agni 十三亚种根据在细胞,组织和系统各自的动作水平而命名。Agni 在产热过程的热元素可以帮助人体自身的感染控制自我管理。

在 Ayurveda 体系中,*Agni* 和消化的概念是可以互换。但是 Agni 远远超越了消化在西方生理学中的表示(例如,脂肪,蛋白质和碳水化合物的腔内水解酶和胆汁盐,由刷状缘酶和终端产品摄取消化和营养物质的淋巴运输)。在 Ayurveda 体系中消化包括转换原材料,非人类的物质(食品,草药的过程,感觉曝光,等等),通过使用材料和心理"消化"机制。*Vata*、*Pitta*、*Kapha* 和 *Agni* 处理原始的营养成分使之可被积极利用。在临床上,患者的 Agni 状态与当前的健康或疾病相关。通过饮食、草药和生活方式优化 Agni 是所有治疗的基础。

机体是由七个身体组织(*sapta dhatus*):血浆,血液,肌肉,脂肪,骨,骨髓和神经组织,生殖组织。每个人都有微米级(微小和不可见的)和大尺寸(毛发和可见)渠道运作运送营养物质(*srotas*)、废物和其他物质到其他身体组织,器官和系统。体液(*rasa*)作为机体总水体内容被认为为机体提供必需营养成分和维持活力(*prinana*)。

Ojas 在梵语词中指的是生物能量身体物质免疫力、力量和重要的能源储备。它是 Ayurvedic 关键理论即机体具有自生对抗疾病的免疫能力。在中国传统医学中,阴和经的概念或"生活本质"被认为属于肾脏;一些当代印度草药研究人员建议 Ojas 及其影响的整个概念可能关联与下丘脑中的应激反应方面的运作,并与细胞线粒体提供能量相关。在 Ayurveda 本草为例,苍术南非醉茄(睡茄)已经作为一个强大的适应原使用了几千年,增加细胞,生理和精神压力阻力抵抗力,恢复动态平衡,增强体力和心理表现。它被认为可

以增强机体的 *Ojas*。

个性化的体质类型或 *prakruti* 是基础理论和实际治疗的基石,是构建个性化的治疗方案的必要条件。*Prakruti* 表示人的独特的心理(解剖、生理和心理)的倾向、能力、爱好、特长模板和漏洞。这是三个 *doshas*(*Vata*、*Pitta* 和 *Kapha*)的相互作用的结果。它是测量单靠临床表现决定的,包括身体外观,强度,消化过程的质量和心理属性。*Prakruti* 在生命中基本上没有实质性变化。它是确定和推荐个性化的饮食和生活方式的选择的重要标准。

Vikruti 是指临床显著的能量不平衡的病理流程,影响到 *prakruti*。疾病在患者(*vikruti*)过程中起作用。

疾病的病因(*nidana*)是多因素的,包括微生物(*krimi*)、外伤(*prodaja*)、遗传倾向(*sahaja roga*)、先天性(*garbhaja*)、获得性(*jataja*)、季节(*kalaja*)和不可避免的,例如,老化(*swabhava*)的影响。Ayurveda 有一个传统比喻"土地和种子",土地是个性化身体(*prakruti*)、心灵和意识力量的基础。疾病的种子是它的遗传性和易感性。如果 *prakruti* 和 *Ojas* 保持平衡,身体和心灵对于疾病不易感。不管疾病的诱发原因是什么,*doshas* 中的平衡和完整性不可避免被中断,而且,如果任其发展最终会导致疾病。

Samprapti 揭示病理过程。当 Agni 或消化和同化的力量受损,个人的能量补充不再平衡;例如,Pitta 的水平太低和 *Vata* 力量的太高。这导致有毒物质在体内的异常积累(AMA)。他们与先天和后天缺陷的组织和器官部位一起,启动致病过程。*Samprapti* 的六个阶段有以下几方面:

1. *Sanchaya* 或临床前阶段,能量开始异常聚集;

2. *Prakopa* 或临床前阶段2,能量加剧恶化,功能异常;

3. *Prasar* 或临床前阶段3,其中异常能量从正常部位中被驱除,开始蔓延至全身;

4. *Stana-Samshaya* 或临床阶段4,其中异常能量定位在一个已经有缺陷的组织或器官;可通过症状发现;

5. *Vyakti* 或临床阶段5期间,明确的疾病症状和体征;

6. *Bheda* 或临床阶段6中,实体疾病沿着能量路径分化(*prakruti*),伴随病理组织的参与。在此阶段,并发症出现。

Ayurveda 诊断方法本质上是临床的。诊断评估患者遵循最初由 Charaka 定义的十个步骤。它的一些特性包括评估 *prakruti*、*vikruti* 体征和疾病症状,通过形态学检查组织质量和功能状态、身体比例、精神和情感特征、消化力、能量水平和体力和年龄相关的能力和限制。1500 年前制定了一个额外的检查包括草药脉诊。

超过千百年来的过程中 Ayurveda 已开发营养学和具体食物摄入量(*ahara*)的系统。它是唯一的结合上述理论要素和匹配分析的系统,可为食物的选择提出建议。个人的特点和当时的季节性影响是 *vikriti* 考虑内容。食品的功能是保持和增进健康,并且在特定的场合用于治疗。Ayurveda 疗法的目的是平衡能量和恢复它们的最佳比例。当能量分配恰当时 Agni 的运行最优化并加强能量的稳定。

生活方式和行为规范(*vihara*)是 Ayurveda 追求健康的至关重要的功能,基于身体素质、长处、弱点、特定的年龄、特定的季节的需求,提供日常个人卫生、锻炼身体、智力发展的建议(例如:研究,瑜伽姿势,呼吸扩展/呼吸法,以及冥想)。高道德标准指南(*sadvritta*)密切相关的经典西方价值观认为正义和合理的行为都包括在内。没有需要宗教的仪式制约,Ayurveda 结合了业力的印度教和佛教教义,为个人的思想和行为负责。医疗指南中定义的主动式生活包括特定的饮食维护机体平衡,适当的反应能力的影响的时机(例如,实足年龄,昼夜变化和季节)和合适的生活方式。除了没有疾病和残疾,健康促进功能完整、力量、耐力、柔韧性和平衡。促进健康的变化也意味着获得的见解动机、态度、情感倾向和行为。此外,家庭归属感和最终的自然和谐使孤独、自恋等感觉变得不再实际。

Dravyaguna 是 Ayurveda 的古老的医学科学,一个金石草药类药典。草药补充剂(*aushadha*)同时用来预防和治疗疾病。约 700 种草药被使用,虽然有成千上万的更多品种在用不规范的方式使用着。

在 Ayurvedic 草药疗效的现代研究中,特别强调包含在这些传统草药和香料物质中的植物化学物质和天然抗氧化剂的作用。植物化学物质是非必要营养成分。这些微量营养素的功能是为了防止组织损伤和预防疾病。这些效应的机制包括抗氧化活性,抗炎行为,谷胱甘肽合成,生物转化上的影响参与致癌代谢酶,细胞周期停滞的诱导和凋亡,肿瘤侵袭和血管生成的抑制。

食用物质的具体成分含有植物化学物质。包括黄酮、异黄酮、烯丙基硫醚、儿茶素、花青素、多酚、类胡萝卜素、萜类,以及植物固醇。所有的植物营养素是来源于植物——水果、蔬菜、草药和香料。他们的目标不稳定的自由基,称为活性氧(原子,离子,或具有分子结合并破坏细胞成分的一个或多个未配对电子),通过一般和特殊的方式来清除它们并防止致病膜破坏。这项有益的行为通过中和有害离子减少氧化应激损害整个循环内皮细胞的完整性系统。例如,植物营养素使低密度脂蛋白(LDL 胆固醇)不被自由基氧化,防止其停留在血管内腔吸引钙形成狭窄的斑块导致血栓形成。另外,抗氧化活动减少胶原蛋白分子的过度交联,从而强化整个身体的结缔组织,使骨骼、韧带和关节受益。草药治疗的另一个重要机制是内皮产生的一氧化氮可增强血管舒张和动脉灌注。

最后,Ayurveda 的卓越激进的祛毒计划——*Panchakarma*——需要在几周的时间内完成 5 个步骤,它必须由一个合格的医生的密切监督。一些通常使用物质和改进的治疗方案将在后面涉及骨科问题时讨论。

Ayurveda 中关于衰老的看法

能量的规范性变化和具体能量的主导地位用来表示生命周期新时期。50 岁以后年龄影响逐渐显现出来。这是 *Vata* 能量主导相关。所有 *Vata* 的关键素质开始影响整个人:干燥、寒冷、刚度、硬度、硬度、粗糙度,收缩/痉挛与松动/过度活动周期,降低组织量,增加脆性。人体的和谐对称和比例减少。例如,椎间盘往往会变得脱水和施加压力在相邻的神经根。身材和姿态的变化。*Vata* 在异常组织流动引起疼痛。这会影响个人的外表,一般趋势走向(步态不稳、丧失信心和焦虑)变得很明显。认知,虽然基于多年的适应性经验,可能缺乏迅捷,活泼,一旦出现即消失。

衰老表现在脸上,身体姿势和态度。老年人可能看起来劳累,受压迫,干燥,甚至出现忧郁和愤怒。其中一些源于疼痛和从前的各级身体机能开始受限。

一个人的过去学习历史,成就和成功加之于物质,情感和精神层面是公平的。这些内在资源伴随着社会联系对抗孤立和孤独。在老年过程中它们加入到生活质量满意度使之更为有利。

Ayurveda 对骨骼衰老的看法

最佳年龄管理策略和 Ayurveda 独特治疗的全面讨论超出了本章的范围。Ayurveda 干预总是涉及多层次的方法,旨在调节增强与老化有关的劣化修复的能力。特别强调 *Vata* 通过饮食,季节和生活方式调节和规范化是各种治疗的基础。包括体育锻炼(*vyayama*)、精油按摩、轻柔的瑜伽伸展肌肉骨骼的灵活性和草药添加剂等。*Rasayanas* 或复兴医药的整个领域能

提供一个等候西方研究的尚未开发的宝库。因为 Ayurveda 是深刻全面的,所有上述是具有强烈的和医生一对一的治疗关系,教练有时也是心理治疗师。通过这种方式,焦虑、恐惧、抑郁、有时最深的潜意识疼痛和痛苦的来源,得到解决和管理。

骨(*asthi*)被认为是组成机体(*sharira*)的七大组织之一。骨,其膜覆盖物(*purishadhara kala*)、关节(*sandhi*)、软骨(*tarunashti*)、循环(*asthi vaha srotas*)的通道是骨骼系统的主要组成部分。它主要来自五大格罗斯元素的三个元素:水和地球(*Kapha dimension*)和空气(*Vata dimension*)。梵文词 *asthi* 代表站立和忍耐。骨的主要功能是支持(*dharana*);骨也用于保护生命器官,并构建了机体的轮廓。*Vagbhata*(约公元 700 年)声称,骨组织可通过关键途径滋养神经和骨髓组织(*majja dhatu*)。在 *doshas* 中而言,骨本质上是 *Kapha* 起源。*Kapha* 的两个亚分类:*Avalambaka Kapha*,以胸部和脊柱为中心;*Shleshaka Kapha*,包括关节液和并置结构、椎间盘和关节面。

骨是人体最大的 *Vata* 能量容器之一,特别是 *Vyana Vata*(搏动性,有节奏的伸缩)和 *Apana Vata*(向下,消去动作)。骨膜覆盖物被认为是遏制和促进了膜骨(*purishadhara kala*)的营养。

Vata 主要储存在大小肠或结肠。结肠自身的膜与所有骨膜共享功能联系和相同的名称。这一重要关系连接结肠与骨骼系统的健康和病理。其治疗的意义是深远的。西方科学认为结肠具有几个重要的功能,包括水,电解质和矿物质在体内的重吸收,进一步消化各种糖和纤维、生产的维生素尤其是维生素 K(用于血液凝固和骨营养),和存储不消化的食物如大便并最终清除。Ayurveda 的理论认为 *Prana Vata* 携带 *Prana* 主要的生命力量。印度 *Prana* 的概念等同于中国奇/驰的概念。*Prana Vata* 和食物及药材中的矿物质通过大肠膜被吸收,并直接供应给全身骨组织。此外,Ayurveda 认为骨髓与神经系统功能密切相关。此连接强调了骨和骨髓功能障碍相关的疼痛经验。

Ayurveda 的三大基本内容:*Charaka Samhita*,*Sushruta Samhita*,*Asthanga Sangraha* 描述骨相关疼痛综合征。此外,在以后的工作中,玛达瓦 Nidana(约公元 650—950 年)[8]介绍 *amavata* 的概念化。这种毒性 *vata* 情况在类风湿关节炎常见,并且以炎症和水肿为特征。

设置骨骼病理和疼痛的发展阶段包括一般和特殊的触发机制,如膳食导致 Agni 受损,消化过程被减弱(例如,冷食品和重饮食如过量的肉和乳酪),以及 *vata* 影响饮食(例如,寒冷,干燥食品,缺乏足够的油脂,

过量生蔬菜,传统的食品不兼容组合:牛奶和鱼,奶,水果,牛奶和肉,奶和酸味食品)。这种饮食习惯产生的代谢毒素叫 Ama,该物质可阻碍能量的正常流动,同时影响营养物质的分布和同化。Ama 和过量的自由基的产生以及炎症相关,特别是在内皮细胞的水平。

Vata 加重的生活方式(如过多的旅行和体力活动,过分关注电子媒体)、微生物成因(krimi)、外伤、遗传易感性(sahaja hetu)和年龄增加都作用于疾病的进展。不正确的呼吸可能会限制人体足量摄入和在肺及大肠吸收氧气及 Prana,两者随后都影响到骨。Ayurvedically-处方深呼吸的锻炼受益方式之一就是正确的氧合。这有助于自然感染控制。虽然 vata 是骨病理相关的能量,pitta 也有可能参与并表现为炎症;当 Kapha 介入后,水肿、骨赘和肿瘤会出现。

骨病理具体形式是遗传、体质、生活方式因素的结果。经过对上述因素的仔细评估和发病过程的划定后,具体的治疗方案建立起来。为了给出一个总体思路的治疗指南提出了下面的草案。它可能不是普遍适用的,因为每一个患者和每种疾病过程都具有独特特性。具体规定失代偿的个体化治疗方案。例如放射到小腿下的背痛(gridhrasi),在 Ayurveda 中已被很好的描述并治疗了几千年。一个合格的医生并不是一部自救指南,而是应该制定诊断和治疗建议。治疗可以发生在诊所或通过门诊膳食指南,药物处方建议和其他辅助技术。

印度草药疗法通常开始于 Ama 解毒和优化消化过程。在 Vata-pacifying 的内容中使用了不同的解毒草药,包括:Triphala(余甘厚朴,诃子,榄仁和 belerica)姜黄(姜黄),guduchi(癣茜草)[9],蓖麻油(蓖麻群落),姜(生姜)。减少炎症物质包括乳香(乳香)和 guggul(Commiphoramukul)。在骨关节炎中退化突出,ashwaganda(睡茄)等具滋补/营养的药物可在病情稳定后用于促进愈合和重建组织。姜黄(haridra,梵文)在印度医学与中国医学中都是用来刺激血液流动和减少炎症。单味药及几味草药组合都会被处方。

Ayurvedic 医师推荐酥油这种非常温和的高度提纯油脂来促进药材的同化性和有效性。酥油或黄油被认为是一种药物,而不是类似于对血脂和心血管系统可能有害的普通奶油。酥油具有特定的功效,是一种佐剂和其他药用物质的增强剂。酥油中含有高达27%的单不饱和酸和约66%的短链脂肪酸、约3%的共轭亚油酸(CLA)。这个组合是非常有益的。适量酥油可抗氧化、抗菌、抗癌、进行脂质调节[10]。酥油中含有脂溶性维生素 K、K-2 或 meanquinone-7 或甲萘醌-7

(MK-7)等成分。K-2 产生伽马羧基化骨钙素和便于钙沉积入骨基质。在日本,MK-7 高度集中在大豆食品。"纳豆",由枯草芽孢杆菌发酵。骨质疏松症患者和可从纳豆稀释血液的功效总收益的人群均会食用该食品。

Ayurvedic 治疗的饮食建议遵循 Vata-pacifying 准则,包括:定期、适量的饭菜;食物选择,包括温暖、湿润的食物,适度强调甜、咸和酸味;甜的水果;煮熟的蔬菜除了蘑菇和多余的豆类(蚕豆,豌豆,和小扁豆);米;所有坚果和种子;适量乳制品;温和的香料,如桂皮(锡兰肉桂)、罗勒(罗勒属)、豆蔻(Eletarria 豆蔻)和茴香(茴香)。这些膳食指南不是单纯的烹饪建议。他们是来源于 Ayurveda 对食物进行严格的分析并参考其治疗特性而制定的。钙丰富食品,是 Ayurveda 饮食的常见部分,包括鹰嘴豆、秋葵、杏仁、芝麻和乳饮料。对粮食和豆类的传统烹饪技术包括预浸泡和足够的烹调时间,以减少多余植酸(肌醇六磷酸,IP6)以螯合钙和灭活烟酸。美国医生建议海洋大型藻类或海藻作为膳食补充,尽管这并非 Ayurveda 的标准食物。例如,裙带菜(裙带菜)在日本(伊藤裙带菜)、中国(qundaicai)和韩国(miyeok)均作为食补药物,因为其每100g 约含 980~1300mg 可吸收钙。除了钙,海蔬菜中含有大量的钾、钠和镁;因此,食用高品质、纯化的海草对于钠摄入不受限的患者是非常有益的。

除了饮食和草药,精油也可用于按摩治疗(abhyanga),局部湿热热敷(swedana)是治疗方案的常规部分。这种间歇性的轻度升高体温有助于控制感染。常用的按摩治疗油包括芝麻、蓖麻和一种叫做 Mahanarayan 的特殊化合物。其功效在于动员僵硬组织,减轻疼痛,消肿散结。精油按摩是得到高度认可的治疗方式,患者均认为其有益和有价值。在印度,特制的草药油灌肠剂(basti)专门用于抗 vata 治疗。

结论

衰老的心理学是用于了解社会老龄化人群需求的重要方式。疾病,特别是骨科问题,使身体形态造成扭曲,并降低自尊。功能限制和疼痛降低了患者的生产、社会性和职业性。近期西方的科学进展给我们带来了一些希望。东方传统医学,如 Ayurveda 以其良好记录,已和西方医学形成互补。虽然目前现代科学方法并未完全解决这些问题,但可做到缓解症状和功能的恢复。由于这些原因,医生都可从新兴的医疗系统中获益,更何况他的患者。保持积极的产出可获得身心健康。

（张啟维　尹自龙　译）

参考文献

1. F.J. Ninivaggi, Malingering, in: B.J. Sadock, V.A. Sadock (Eds.), Kaplan & Sadock's comprehensive textbook of psychiatry, ed 9, Lippincott Williams and Wilkins, Baltimore, 2010.
2. J.J. Clayton, Nutraceuticals in the management of osteoarthritis, Orthopedics 30 (8) (2007) 624–629.
3. D. Khanna, G. Sethi, K.S. Ahn, M.K. Pandey, A.B. Kunnumakkara, B. Sung, A. Aggarwal, B.B. Aggarawal, Natural products as a gold mine for arthritis treatment, Curr Opin Pharmacol 7 (3) (2007) 344–351.
4. F.J. Ninivaggi, Ayurveda: a comprehensive guide to traditional Indian medicine for the west, Praeger, Westport, Conn, 2008.
5. A.C. Kaviratna, Charaka Samhita, 4 vols, Girish Chandra Chakravarti Deva Press, Calcutta, 1902–1925.
6. J. Trikamji, N. Ram, Sushruta Samhita of Sushruta, Chaukhambha Orientalia, Varanasi, India, 1980.
7. K.R.S. Murthy, translator: Ashtanga Samgraha of Vagbhata, Chaukhambha Orientalia, Varanasi, India, 2005.
8. K.R.S. Murthy, translator: Madhava Nidanam, Chaukhamba Orientalia, Varanasi, India, 1987.
9. T.S. Panchabhai, U.P. Kulkarmi, N.N. Rege, Validation of therapeutic claims of Tinospora cordifolia: a review, Phytother Res 22 (4) (2008) 425–441.
10. H. Sharma, Butter oil (ghee) – myths and facts, Ind J Clin Pract 1 (2) (1990) 31–32.

第2篇

老年脊柱的基础研究

第8章　衰老脊柱的生物力学

Boyle C. Cheng

8

关　键　点
• 不是所有骨密度测定为骨质疏松的患者均发生骨折,也不是所有骨密度测量正常的人群一定不发生骨折。 • 应用骨密度作为评估是否需要施行内固定手术的工具方面,尤其在预测复杂的疲劳负荷情况下,并不可靠。 • 包括 Modic 改变在内的其他因素,在确定患者出现新椎体骨折方面具有重要作用。

介绍

脊柱衰老出现微结构改变,可导致局部椎体及整个脊柱骨韧带结构(脊柱功能单位)出现显著改变。而且,随着衰老加重,颈椎、胸椎、腰椎结构、功能都会出现减退。衰老的结果是导致患者身体、机能及生活质量均发生改变,从影响轻微到产生严重影响。当临床医生面对衰老患者需要通过外科手术解决的脊柱疾病时,需要考虑脊柱衰老后的生物力学特征。因此,医生进行治疗前,老年脊柱的生物力学特征必须明确。但需要注意的是,生物力学变化不一定有临床症状。

生物力学受很多因素影响,区分哪些对全身的生物力学有影响,如骨密度,哪些与局部的生物力学有影响,如椎体本身的强度。两个独立但相关的因素应该通过病理变化来评价,年龄的增加和退行性改变可导致解剖结构改变进而导致脊柱负荷异常。解剖结构变化起始于年龄相关的退行性改变。Miller 等报告,50岁男性椎间盘 10% 发生严重退变,而 70 岁后比例达到 60%[1]。退变导致严重脊柱结构改变,尤其在老年人群,可能导致椎管直径的减少。原因可能是一个,也可能是多个,包括发育性椎管狭窄、间盘突出、骨赘增生、小关节韧带肥厚,以及后纵韧带和黄韧带钙化等。

脊柱退变疾病会导致脊柱生物力学功能和运动功能随着衰老出现进一步减退。椎间盘内髓核基质分解

伴随糖蛋白浓度的改变会导致脊柱功能单位的一系列结构变化。活动范围和载荷吸收能力是脊柱生物力学基本特征,椎间盘微结构的改变将影响脊柱生物力学特征。在极端情况下,脊柱功能单位的严重退变将导致脊柱功能单位正常功能的完全丧失,出现异常负荷。

衰老和退变对脊柱运动范围的生物力学影响

年龄、退变和活动范围之间关系在尸体标本及临床均开展研究。Kiekaldy-Willis 和 Farfan 将腰椎失稳分为三种阶段。根据进展程度,腰椎失稳分为临时功能障碍期、不稳定期和代偿性稳定期[2]。严格分类入组的患者进行对照、生物力学测试及临床研究,验证腰椎不稳的不同方面假设。

评估衰老、退变的传统方法,可通过腰椎活动度检查评估生物力学特征并对随后治疗产生帮助。腰椎活动度检查在文献中已被很好描述,它最早来源于 Panjabi 的文献[3]。腰椎活动度检查常常用来比较没有应用内固定的腰椎与应用内固定器械后腰椎活动度的差异。另外,用于不同固定方式腰椎活动度的比较。Goel 等将活动度试验标准化使尸体标本试验具有可重复性[4]。

在进行临床相关生物力学研究时,理解检查方法的原理非常重要。传统活动试验在统一时间应用到所有标本。图 8-1 是一个做屈伸负荷试验的腰椎标本。推断生物力学对临床效果的影响依靠研究设计和对结论的合理解释。合理的生物力学检查是临床医生考虑退变性疾病患者诊断分类的重要因素。

在 Mimura 等进行的一项利用腰椎尸体标本进行的生物力学研究中发现,在间盘退变腰椎模型施加屈曲负荷时,腰椎侧方弯曲存在显著性差异,但屈伸位相则没有差异[5]。生物力学分析表明年龄作为一个变量,

49

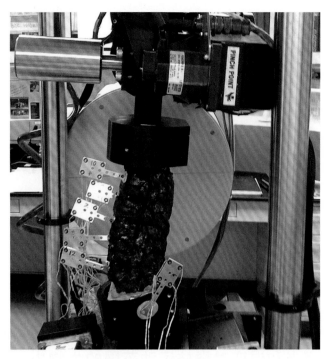

■图 8-1　应用腰椎标本在屈伸不同负荷下通过生物力学试验测量腰椎灵活性

与活动度具有相关性。Board 等报告了颈椎标本的生物力学研究。这个报告指出,颈椎的活动范围随着标本年龄的增加而减少[6]。通过相关数据参数的推断和比较表明,这个研究结果与文献报道一致,Sforza 等在一个单纯男性颈椎标本的屈曲负荷生物力学研究中发现,年轻成年男性屈伸活动度与中年男性比较具有显著性差异[7]。同样,Simpson 等在另一项涉及年龄和退变的多因素研究中认为,年龄是影响活动度的最重要因素[8]。

外科手术治疗必须考虑这些复杂的结论,但老年人特殊植入物或手术方式可能使这些结论不确定。例如,有症状的腰椎疾病会导致腰椎脊柱功能单位失稳,适合做内固定器械融合手术,必须考虑器械和患者局部身体的相互作用。除了全身骨密度的测量,局部骨质量往往主要看局部松质骨的微小结构的完整性,局部结构可能正发生严重的结构变化。这些变化影响脊柱负荷,加重退变病理改变需要术前考虑适合这种类型患者的专门的内固定器械。还要考虑到术中操作对局部结构的完整性的影响,例如终板的处理和磨钻的使用等等。

衰老患者的生物力学变化本身很复杂。理解保持一个健康脊柱的基本演变过程,这包括骨愈合,椎间盘的作用及终板变化的重要性,尚有很多工作需要研究。但是,理解生物力学测量的本质以及其临床相关性,有利于进一步阐明老年患者治疗的耐受性,通过改进治疗方法提供更好的服务。

解剖学变化评估

准确评估骨质量是临床治疗脊柱疾病的基本内容。疾病的诊断及后续治疗,例如出现骨质疏松时,内固定手术治疗脊柱不稳要考虑到固定椎体的骨质量。DXA 测量骨密度作为预测骨质疏松骨折风险的金标准已经获得广泛应用。WHO 制定的以骨密度 T 值为参考的诊断标准在文献报道中有一定局限性。而且,骨密度值与骨折风险不一定完全相关,而进一步提高骨密度 T 值评分的因素有利于降低骨密度 T 值评分较高患者的骨折风险。

定期行 DXA 检查的主要原因是检查相对无害,数据相对系统完整。另外,影像学改变有助于理解生物力学上的脊柱功能单位退变的临床意义。例如,通过理解 MRI 影像学上终板信号的变化即临床上的 Modic 改变来强化理解年龄和衰老的关系。可以成为临床医生对骨质疏松危险人群早期诊断的临床工具。

骨质疏松,年龄和生物力学特征

根据骨密度指导临床治疗已被广泛接受。大量随机对照试验表明:骨密度测量 T 值≤-2.5 患者存在骨折风险较高,接受药物治疗被认为确实有效。但在骨折风险较低人群是否应用抗骨质疏松药物治疗方面仍存在争议。在对 149 524 名年龄≥50 岁绝经后发生骨折患者人群进行骨密度测定,发现 82% 患者 T 值≤-2.5[9]。这说明,骨密度可以作为一项预测骨折风险的指标。

椎体骨折是最常见的年龄大于 60 岁绝经后妇女骨质疏松骨折类型。文献中提到可以应用骨水泥强化骨折椎体。由于缺乏随机对照研究,椎体强化后是否会增加临近节段骨折几率目前仍有争议,目前仍应尽量避免手术治疗。

目前资料表明,即使骨密度轻度或中度减低,如果患者既往有骨折病史,也是发生再次骨折的重要影响因素。另一方面,骨密度低不一定导致骨折。骨量低患者也不一定不发生骨折。

骨密度与内固定手术

骨密度大小影响螺钉拔出力量。螺钉拔出力量对内固定即时及长久稳定均具有重要作用。在颈椎前路固定,腰椎椎弓根螺钉等应用螺钉固定的融合固定手术中,螺钉骨界面的螺钉拔出力量会受到骨密度的影响。如果骨密度偏低,螺钉拔出力量也会降低。对于骨质疏松脊柱,螺钉骨界面需要通过不同技术增强拔出力。但骨水泥强化需要慎重,因为骨水泥使用增加会导致并发症发生率增加。

评估骨螺钉界面拔出力量的生物力学方法包括:在尸体标本上测试轴向螺钉拔出力量。图 8-2 描述了一个常见的轴向拔出力量试验。但是,螺钉旋转载荷无法模拟和测量。目前,屈曲载荷在一代条件下可以模拟测量[10]。

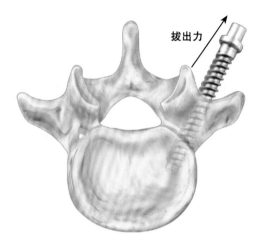

■ **图 8-2**　检测螺钉-骨界面轴向拔出力的方法

体外模型的局限性还表现在其模拟人自然条件下力学负荷的准确程度方面。一些已经发表的研究已经考虑到此方面,选择尸体模型和合成模型均进行力学负荷测试。应用这些体外实验需要认可,但必须以一种正确的态度来理解这些实验过程及结论。在评价螺钉界面时需要考虑到应用的动物尸体模型本身会对结果产生影响。屈曲负荷疲劳试验的模型被认为更加理想化,但很难找到替代模型。在确定一种合适的符合方法学方面的试验模型上面常常很困难。

屈曲时间及相应的屈曲负荷水平被作为试验参数的基准。图 8-3 描述了脊椎屈曲时检测螺钉骨界面的载荷效果。考虑到单侧或双侧结构合并或不合并交联,构件配置是另一项研究设计方案。疲劳负荷是尸体模型进行生物力学试验中另一个很难模拟的因素。螺钉拔出力测试可沿着螺钉轴向进行测定,但屈曲负荷模型可通过螺旋负荷来测定,而螺旋负荷是指螺钉克服骨螺钉界面被拔出的轴向负荷。这会导致在脊柱功能单位显著的生物力学含义可以代表很多含义,例如,这是螺钉松动的最小负荷。Gau 等报告,在影像学检查随访时,发现内固定周围出现毛玻璃样透亮带,认

为是螺钉骨界面屈曲疲劳负荷导致[11]。有意思的是,这些影像学改变常常没有临床症状。

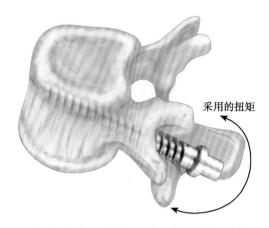

■ **图 8-3**　产生螺钉骨界面松动所需要的最小扭矩

进行专门的骨密度检测的意义已经在 Wittenberg 的研究中阐述[12]。作者借助数字化 CT(qCT)推测骨密度在 90mg/ml 以下存在松动风险,骨密度在 120mg/ml 时,螺钉松动风险较低。这个结论已经在临床实践中得到证实。通常情况下,外科医生可以在应用内固定器械时,准确地感受到骨质量情况。额外的校正后标准化 DXA 参数可提供骨密度测定的更高可信度,为内固定手术术前提供更多信息。

双光能骨密度仪和力学强度

脊柱功能单位及其结构的生物力学强度可通过不同方式进行分析。文献报道中,椎体和脊柱功能单位的最大强度和硬度可通过压力负荷试验来确定。由于检验骨强度的工具不同,通过双光能骨密度仪测量出来的骨质量和骨密度之间的相关性随着疲劳负荷变化有一定的改变。

研究表明,椎体疲劳负荷试验在上下终板测量存在一定的差异;在上下终板之间椎体部分测量也存在差异;例如,椎体后外侧往往存在最大的强度。由此,作者从试验中得出结论,椎体骨质量的减少相应带来骨强度的下降。另外,同样的研究小组报道[13],终板去除后会导致椎体压力负荷显著减少。但是,去除终板是否会影响骨密度仪的测量上不清楚。

骨密度仪是反应骨矿化程度的工具。例如,去除终板软骨施行椎间融合时,为确定局部骨床的条件,应该进行骨密度仪监测来了解局部骨矿化程度。在自然状态下,骨密度和骨强度存在密切相关性。椎体终板影响椎体疲劳负荷强度。手术过程中过度操作,终板

会发生变形导致椎体塌陷,但对于骨密度低的患者进行手术,过度操作会不会导致终板与植入物强度不适应进而出现手术并发症的情况,目前尚无研究。

骨密度仪测量的一致性,尤其是在强度方面的评估,依靠一系列因素,包括周围软组织的影响。骨密度越高,相关性越显著。在一项应用尸体模型进行骨密度测量的研究中,Myers 等认为临床上采用仰卧位测量骨密度准确性更高[14]。发生在每个人身体里的衰老进程可以影响全身的骨关节炎系统,包括脊柱的骨质量和骨密度,进而影响局部骨密度的测量。应用动物模型控制标本的一致性不能导致骨密度和强度更显著的相关性。相反,在一项应用猪颈椎标本做模型的研究中[15],研究者报告骨质量或骨密度与骨强度没有相关性。而且,大动物模型即使骨密度水平下降也很少出现椎体骨折,因此也不会表现出低创伤条件下更高的骨折风险。

总之,骨密度测量广泛应用于骨质疏松患者并用来评估骨折风险。它作为一种评估骨螺钉界面拔出力的工具也具备一定的可信性,但要更好地理解负荷模型需要更复杂的负荷模型。另外,尽管骨密度被认为是骨强度的评价指标,但对于骨密度低于-2.5 对于植入物和抗疲劳负荷的影响目前尚不明确。但是,目前其他的评估骨密度测量有效性的模型仍然在使用。

椎体终板改变的 MODIC 分型

腰椎退行性变化通过 MRI 技术被观察到。椎体终板和骨髓的特殊信号变化通过增加与软组织信号变化对比加以区分。Modic[16]等利用 MRIT1 和 T2 回波时间进行优化对椎体终板和骨髓信号进行磁共振影像学分级,即创建了 Modic 分型系统。依据 T1 加权和 T2 加权不同信号变化来分型。

Ⅰ型:T1 加权低信号,T2 加权高信号

Ⅱ型:T1 加权高信号,T2 加权高信号

Ⅲ型:T1 加权低信号,T2 加权低信号

组间和组内差异被充分考虑,影像学分型系统的一致性被确认[17]。研究涉及 5 位具有临床脊柱经验的独立观察者对 50 位患者的 MRI T1,T2 影像学资料进行分析。完成分析后 3 周不考虑第一次分析的结果进行再次重复分析。同一观察者在前后 2 次分析的一致性应用 Landis 和 Koch 卡方检验来统计分析[18],$P = 0.71$。另外,组间统计学差异为 $P = 0.85$。此研究组内、组间一致性良好,结果可信度高。

尽管这些影像学研究被用来研究间盘退变,但这些改变并没有被很好地理解,临床意义也不明确。Modic Ⅰ型变化组织学证实是终板出现裂隙出现的早期变化。MRI 信号强度的变化反映了骨软骨骨折信号的变化。包含软骨终板即透明软骨的间盘突出提示间盘游离型突出。据报告,这种类型间盘突出主要发生于老年人可能意味终板发生疲劳骨折。

40 岁男性和女性的磁共振 Modic 改变

在普通人群对 40 岁男性和女性进行一项 5 年的前瞻性研究[19]。丹麦的中央居民统计办公室选出每 9 位并选取第 9 位在 1959 年 5 月 27 日到 1960 年 5 月 26 日之间出生在 Funen 县的 625 位受试者,其中 412 位同意入组。包括 199 位男性,213 位女性。

全部入组受试者中,92 位(22%)出现 Modic 改变。这被认为是一件低概率事件。例如,在 306 位患者(74%)中出现不规则的髓核改变。另外,在之前的研究中认为 Modic 改变与腰疼密切相关。在本研究中发现,92 个有 Modic 改变的患者中 81 个有腰疼,另外 11 个则没有。

Modic 分型对脊柱退变的重要意义

Modic 分型被认为是通过 MRI 信号变化反应脊柱功能单位内部结构变化,脊柱功能单位包括上下椎体和椎间盘。另外,一个正常结构的间盘可以在上下椎体之间传导负荷。但是,这种传导负荷的功能会随着衰老逐渐减少。

通过脊柱功能单位将复杂的负荷吸收和传导,这个过程会随着脊柱功能单位本身结构的衰老而逐渐减弱。椎体本身会出现继发改变,如裂隙,软骨再生,肉芽肿等。而且,随着衰老,椎间盘内部水分的减少会导致椎间盘的稳定性减弱。相应的 MRI 影像学变化会出现:由于脱水会导致 T2 像信号改变。这些改变最终会导致脊柱功能单位的负荷异常传导及形态的改变,髓核内纤维软骨异常增生。

脊柱功能单位的变化被认为是衰老的正常变化过程。临床观察发现,Modic Ⅰ型被认为是椎体终板发生裂隙改变的急性期变化。Ⅱ型被认为是骨髓内脂肪性改变。Ⅲ型被认为是椎体内硬化性改变。另外,Modic Ⅰ型可以在 1~3 年内转变成Ⅱ型。但是,Ⅱ型,Ⅲ型改变是否必须要先经过Ⅰ型改变后才能发生目前尚不能确定。因此,椎体过度负荷后必然出现 Modic 改变。

研究包括将骨密度检查和 Modic 变化联系起来,增强对疲劳负荷的预测以减少术中和术后并发症。目

前采用的骨密度检查是骨质疏松患者很好的检查工具,但不是所有有风险的患者都能检查出来。Modic 改变不能检测骨密度和椎体压缩负荷之间关系,但可以反映脊柱衰老的变化。了解 Modic 改变和椎体强度之间的关系可能会弥补增强对骨密度检查不敏感的高风险骨折人群的评估效果。因此,确定低骨量有骨折风险患者的合适治疗方案以及预测临床效果可能是临床上老年脊柱相关生物力学研究的最终目标。

（张啟维　译）

参考文献

1. J.A. Miller, C. Schmatz, A.B. Schultz, Lumbar disc degeneration: correlation with age, sex, and spine level in 600 autopsy specimens, Spine 13 (1988) 173–178.
2. W.H. Kirkaldy-Willis, H.F. Farfan, Instability of the lumbar spine, Clin. Orthop. Relat. Res. 165 (1982) 110–123.
3. M.M. Panjabi, Biomechanical evaluation of spinal fixation devices: I. A conceptual framework, Spine 13 (1988) 1129–1134.
4. V.K. Goel, M.M. Panjabi, A.G. Patwardhan, et al., Test protocols for evaluation of spinal implants, J. Bone Joint Surg. Am. 2 (88 Suppl) (2006) 103–109.
5. M. Mimura, M.M. Panjabi, T.R. Oxland, et al., Disc degeneration affects the multidirectional flexibility of the lumbar spine, Spine 19 (1994) 1371–1380.
6. D. Board, B.D. Stemper, N. Yoganandan, et al., Biomechanics of the aging spine, Biomed. Sci. Instrum. 42 (2006) 1–6.
7. C. Sforza, G. Grassi, N. Fragnito, et al., Three-dimensional analysis of active head and cervical spine range of motion: effect of age in healthy male subjects, Clin. Biomech. (Bristol, Avon) 17 (2002) 611–614.
8. A.K. Simpson, D. Biswas, J.W. Emerson, et al., Quantifying the effects of age, gender, degeneration, and adjacent level degeneration on cervical spine range of motion using multivariate analyses, Spine 33 (2008) 183–186.
9. E.S. Siris, Y.T. Chen, T.A. Abbott, et al., Bone mineral density thresholds for pharmacological intervention to prevent fractures, Arch. Intern. Med. 164 (2004) 1108–1112.
10. R.F. McLain, T.O. McKinley, S.A. Yerby, et al., The effect of bone quality on pedicle screw loading in axial instability: a synthetic model, Spine 22 (1997) 1454–1460.
11. Y.L. Gau, J.E. Lonstein, R.B. Winter, et al., Luque-Galveston procedure for correction and stabilization of neuromuscular scoliosis and pelvic obliquity: a review of 68 patients, J. Spinal Disord. 4 (1991) 399–410.
12. R.H. Wittenberg, M. Shea, D.E. Swartz, et al., Importance of bone mineral density in instrumented spine fusions, Spine 16 (1991) 647–652.
13. T.R. Oxland, J.P. Grant, M.F. Dvorak, et al., Effects of endplate removal on the structural properties of the lower lumbar vertebral bodies, Spine 28 (2003) 771–777.
14. B.S. Myers, K.B. Arbogast, B. Lobaugh, et al., Improved assessment of lumbar vertebral body strength using supine lateral dual-energy x-ray absorptiometry, J. Bone Miner. Res. 9 (1994) 687–693.
15. R.J. Parkinson, J.L. Durkin, J.P. Callaghan, Estimating the compressive strength of the porcine cervical spine: an examination of the utility of DXA, Spine 30 (2005) E492–E498.
16. M.T. Modic, P.M. Steinberg, J.S. Ross, et al., Degenerative disc disease: assessment of changes in vertebral body marrow with MR imaging, Radiology 166 (1988) 193–199.
17. A. Jones, A. Clarke, B.J. Freeman, et al., The Modic classification: inter- and intraobserver error in clinical practice, Spine 30 (2005) 1867–1869.
18. J.R. Landis, G.G. Koch, An application of hierarchical kappa-type statistics in the assessment of majority agreement among multiple observers, Biometrics 33 (1977) 363–374.
19. P. Kjaer, C. Leboeuf-Yde, L. Korsholm, et al., Magnetic resonance imaging and low back pain in adults: a diagnostic imaging study of 40-year-old men and women, Spine 30 (2005) 1173–1180.

第9章 应用临床 CT 扫描进行无创脊柱力学分析

9

Tony M. Keaveny

关 键 点

- 大多数年龄大于 50 岁脊柱手术患者存在骨质疏松或骨量减少。
- CT 生物力学技术可以通过临床 CT 扫描来测量脊柱骨密度和强度。
- 临床研究表明通过 CT 扫描对椎体进行生物力学分析,其结果与脊柱骨折相关性明显高于通过骨密度测量。
- 与骨密度相比,CT 生物力学技术(biomechanical computed tomography,BCT)测得的骨强度能更早更详尽地指导脊柱治疗方案的制定。
- 将来应用 CT 生物力学技术对骨强度及内植物与骨之间稳定性进行评估来指导手术方案和患者随访,是可行的。

介绍

骨质疏松被认为是诊断和治疗被低估的疾病。根据美国骨质疏松基金会和美国国立卫生院资料,1000万美国人罹患骨质疏松,3400 万人存在低骨量易导致骨折,但只有 20% 的患者得到确诊,只有当出现骨折才得到正确的诊治。50 岁以上妇女,每年松质骨量以峰值骨量的 2.3% ~3% 的比率减少,同龄男性为每年 1.7% ~2.5%[1],美国每年发生骨质疏松脊柱骨折约达 70 万人[2]。

50 岁以上脊柱疾病人群治疗骨质疏松,既可以避免骨折发生,也可以改善脊柱手术效果。最近来自台湾[3]的一项研究表明:所有脊柱手术治疗患者中,除外施行椎体成形术和球囊成形术,47% 的 50 岁以上女性和 46% 的 50 岁以上的男性存在低骨量,骨密度 T 值在-1.0 ~-2.5 之间,44% 的女性和 12% 的男性 50 岁以上患者存在骨质疏松,骨密度 T 值在-2.5 以下。随着老龄化人口不多增大,一个巨大的不断增长的脊柱手术患者人群同时存在骨强度的下降趋势。由于内植物骨界面需要足够强度以满足机体日常活动,骨强度下降

对脊柱外科医生在应用内固定植入物方面是巨大挑战。

从一个患者治疗角度来看,临床也欢迎术前能够对患者是否存在骨折风险进行评估。这些骨折风险高的患者被安排适当的治疗,可以降低 50% 的骨折风险。如果术前发现患者合并骨量减少或骨质疏松,有利于方案的制订和改善术后治疗效果。患者有关骨强度的信息资料对手术方案的选择,手术材料及尺寸的选择均有指导作用。另外,许多脊柱手术患者如术前发现骨质疏松,有利于术后进行及时恰当的骨质疏松治疗。

一些不同的检查工具可以检测骨密度、骨结构及骨强度[4]。双光能骨密度仪是目前检测骨密度的标准工具。但脊柱骨密度仪检测受到一些条件限制。由于是二维成形,骨密度仪包含了椎体前后位相时所有扫描范围内的骨性结构。因此,扫描范围内所有后方小关节的炎性增生,椎体终板的骨赘甚至前方主动脉的钙化均会导致骨密度的增加。增加了椎体骨密度测量值的复杂性。另外,双光能骨密度仪对椎弓根的形态、密度及强度所提供的信息也很少。由于这些缺陷,脊柱的双光能骨密度检查与髋关节双光能骨密度检查相比,对骨折的预测价值较小,并可能会产生误导。对于预测脊柱骨密度和骨折风险的检测工具仍需进一步改进。

CT 具有三维模式,可以提供骨密度的数字化信息,更好替代双光能骨密度,由于可测量骨强度,这一点甚至优于磁共振[4]。CT 的一个局限性是 CT 扫描范围内的扫描结果不一定能表示整个脊柱的骨强度。也就是说,局部某一点的骨密度低不代表整个脊柱骨密度低。相反,局部骨密度降低不意味着整个骨密度降低,可能是局部强度下降的表现。因此,为克服这一局限性,一个复杂的系统分析方法(有限元分析)被应用于 CT 扫描,这可以用来评估椎体强度[5],这与工程师应用计算机进行三维重建分析桥梁、飞机和工程组件一个原理(图 9-1)。最后的 CT 生物力学技术通过计算机对 CT 扫描后椎体图像的后处理来分析椎体强度、

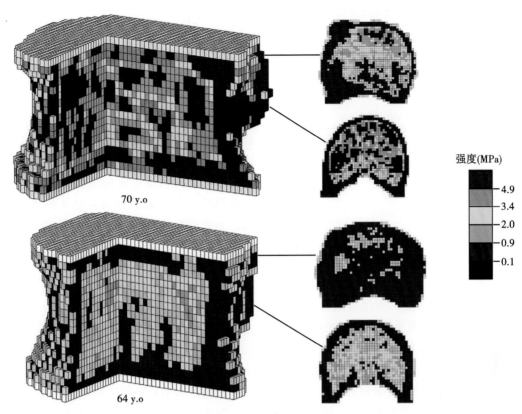

■ 图 9-1　两名妇女的 CT 生物力学技术具体模型图像。有限元模型大体图像及 2 个横断面图像。图像不同颜色代表不同强度。不同颜色的产生是通过 CT 扫描后产生不同灰度，应用计算机图像处理程序将不同灰度影像转换成不同的颜色

衰老程度、骨质疏松程度及不同的治疗方式。因为 CT 生物力学分析可以对患者椎骨进行生物力学分析，所以它可以让医生根据术前 CT 扫描的信息来选择合适的内固定物及评估手术应用的骨内植物的稳定性和强度。

临床案例

　　下面讨论的近端临近节段后凸畸形是个假设的问题。目的是说明怎样应用 CT 生物力学分析技术来为临床医生提供充分的数字化信息来协助指导治疗计划。这个病例也用来说明 CT 生物力学技术在临床诊断和治疗上的应用现状。

　　68 岁女性，临床表现脊柱不稳定症状，主要范围在胸腰段，包括椎体和后方结构。通过查体及 X 线、CT、MRI 检查确诊不稳定范围在 T10-L2，医生决定施行减压和 T12-L1 椎间融合椎弓根钉内固定术。考虑到患者年龄，医生不能确定患者是否存在骨质疏松。医疗记录显示患者 2 年前行髋、腰骨密度检查，显示髋部 T 值 -2.2，腰部 T 值 -1.8。因此，患者根据 WHO 诊断标准不能被诊断为骨质疏松，但手术前骨密度状况及分级是不明确的，尤其是她的腰部骨密度值还要好于髋部骨密度值。为明确诊断，医生安排患者进行了 CT 的生物力学扫描，重点在未手术的节段进行检测避免术后出现临近节段骨折。

　　为更好的评估椎体骨质疏松情况，CT 扫描用来分析 T10-L2 节段（表 9-1）。扫描分析结果提示后方小关节改变及椎体强度变化与年轻人群对比具有显著性差异。CT 扫描获得的松质骨容积密度值提示松质骨密度——接近骨质疏松范围——但并不反映皮质骨密度。腰部骨密度检测值由于受到椎体后方小关节的炎性增生、动脉钙化等影响可能会产生误导。最大强度的计算——考虑到患者脊柱实际活动范围及体内受力对椎体的影响——设定在理论最大值的 60% 以内。设定在 60% 以内，意味着患者可以在弯腰时安全地举起 10kg 左右的物体而不发生骨折（一种完全无助力情况下）。依据上述检测结构，医生选择内固定范围从 T12-L1，并告诉患者椎体骨折的风险并建议进一步咨询内分泌医生。

表 9-1　BCT 扫描 T10-L2 所输出数据

节段	CT 密度		BCT 强度		强度容量
	mg/cm³	T	N	T	%
T10	105	-2.3	1050	-2.9	62
L2	102	-2.4	1140	-3.0	60

基础科学

脊柱的衰老

　　随着衰老脊柱会发生基本的变化。尸体研究表明人从 25～85 岁 60 年里,椎体的强度每 10 年会下降 12%(图 9-2)。尽管骨密度降低可通过骨量的增加部分代偿,但骨密度降低仍然是骨强度下降的主要原因,研究发现:皮质骨的缺失没有松质骨缺失程度明显[1]。由于投射原理所致,双光能骨密度检测通常不能区分皮质骨和松质骨的骨密度。脊柱衰老通常伴有间盘和终板周围出现骨关节炎改变(骨赘形成)。由于骨密度投射所限,这些退行性改变常导致骨密度检测值增加。导致增加了相关的椎体生物力学分析的混杂因素。也导致松质骨强度在所有年龄组的临床意义出现异化(图 9-2)。因此,尽管高龄与低骨强度相关,但年龄、性别和骨密度值对于评估个体的骨强度是不充分的。

有限元分析——CT 生物力学技术

　　因为上述提及的骨密度检测的可信度和个体差异性,定量 CT 对于评估脊柱骨密度更有优势[4]。但是,CT 只能在预先选的区域进行骨密度检测,例如松质骨中心 vs 靠近终板的松质骨 vs 全部松质骨 vs 全部松质骨和皮质骨,等等。这样检测的结果很难解释单独椎体或椎体内植物系统的实际强度。另外,由于没有方法可以测量内植物对骨的压力,所以单独使用 CT 扫描获得的骨密度数值很难评估不同手术方式的优缺点。为克服这些缺陷,通过复杂的影像学处理系统和有限元模型将临床 CT 扫描转换成生物力学模型,该技术被称为 CT 生物力学技术(BCT)。因为它表示通过 CT 扫描对椎体进行生物力学分析。它给出了骨强度值,不特指椎体的某一部分骨密度,代表整个椎体。也考虑了体内负荷情况可被用来研究单个椎体、运动节段或有内植物的椎体。将检测值与人群参考值或生物力学阈值进行合理的比较,有助于医生在给患者治疗过程的不同节段选择不同的治疗方案。

　　BCT 技术早在 20 世纪 90 年代即开始应用于临床,但一直受限制,开始时是将在标准 DICOM 格式化 CT 影像下形成的灰阶信息转换成骨密度信息。外界的校准影像被放在患者下面,无影像的校准被应用于临床。灰阶校准后,通过骨成像技术,骨周围组织被分离。从这个处理过的骨成像形成有限元网格。在网格中,每一个点都被认为是 CT 扫描形成的图像经校准

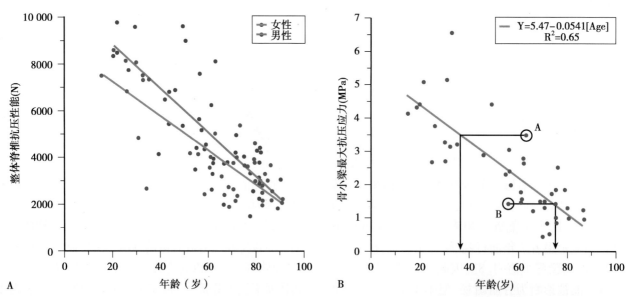

■图 9-2　**A.** 腰 2 椎体强度生物力学检查值(单位 N)表示男性、女性与年龄的关系。**B.** 应用生物力学分析松质骨最大抗压应力(单位 MPa)与年龄的关系。尽管年龄越大骨强度越低,但对于个体来说,年龄并不是最敏感因素。举例,个体 A、B 尽管同龄均为 75 岁,但个体 A 松质骨强度 BCT 检测值与 37 岁松质骨强度相同,而个体 B 松质骨强度 BCT 检测值与同龄 75 岁相同

后形成的灰阶。这些点与密度的关系来自于尸体标本试验。最后一步是根据临床应用,在典型的日常活动或超负荷状况下进行分析。有限元应力分析通过计算在不同负荷条件下椎体强度,实际上是一个虚拟的强度测试。模型可以是单椎体、带有周围软组织的椎体、多椎体或带有虚拟内植物的椎体。可以在单因素或多因素负荷下计算椎体强度。

BCT 在骨科实验室已经应用 20 年了,用来研究股骨、肱骨、桡骨、颅骨、椎骨、胫骨有或没有内植物情况下的生物力学特征,近来已经发现了一些临床应用。在尸体标本研究中获得证实,与双光能骨密度相比,它能更好地反映髋、腰的骨强度。这些技术已经被广泛应用于临床。在第一篇被发表的临床 BCT 研究中[6],它比骨密度检测能更好地鉴别骨质疏松和非骨质疏松个体(图 9-3)。在最近的研究中,BCT 已经被用来区分易骨折椎体和非易骨折椎体,而骨密度无法鉴别易骨折和不易骨折人群[7]。BCT 可用来评估不同抗骨质疏松药物在椎体的疗效,比骨密度更能早期发现药物疗效[8]。

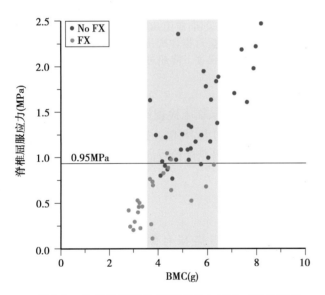

■ 图 9-3 经 BCT 测得的椎体压应力与经 qCT 测得的全椎体骨质量之间的关系。蓝点代表未骨折椎体,黄点代表骨折椎体。数据显示:骨质量在 4~6g 时,椎体压应力较低,但压强达 0.95MPa 时,认为比传统的骨质量,在诊断骨质疏松方面具有更高的准确性

临床应用原则

考虑到目前尚无 BCT 临床应用原则,一些解释说明应该被加以讨论。BCT 的结构可以通过很多方法加以解读。关于骨密度分析方法,骨密度值与同龄人比较得出的是 Z 值,与年轻人比较得出的是 T 值。例

如,Z 值为 -2.0,意味着骨密度值比同龄人低 2 个标准差,T 值为 -2.0 意味着比年轻人(20~30 岁)低 2 个标准差。治疗方案受到比较对象的影响而不同。而通过 BCT 分析,可直接用于指导治疗方案。通过 BCT 检测后诊断为骨质疏松,相当于骨密度 T 值为 -2.5。

通过 BCT 可检测最大强度(指最大安全强度),是指导致骨变形的最大强度。通常在生物力学研究中会应用压力负荷曲线[10]。例如,脊柱在屈曲负重 10kg 条件下,压力负荷曲线曲率越低,骨折可能性越高。举例,如果 L2 椎体强度通过计算是 2000N,估计将 10kg 的重物弯腰抬起时,L2 椎体承受的压力将达到 3000N,L2 的最大强度为 2000/3000＝66%。这意味患者在屈曲负重 10kg 情况下只有 66% 的可能不发生骨折。也意味着椎骨不能 100% 承受体内力量。因为很难评估体内力量,所以目前应用最大安全强度是最好的解释工具。体内力量的计算通过 BCT 分析获得,同时要借助患者身高、体重、CT 扫描肌肉的部位、位置。

第三个应用途径是 BCT 可作为治疗方案制定的基础,用于骨折监控。根据性价比,医生可以决定对风险超过收益的病例是否采取治疗。随着技术发展,BCT 更多的应用于临床,积累的数据将会更多的应用于临床,反过来会给患者治疗和手术计划带来更多的询证医学证据和更好的指导。

临床病例分析

一些病例应用 BCT 来评估骨质疏松或类风湿关节炎患者进行骨质疏松药物治疗前后的效果。也用来评估骨质疏松椎体骨折的风险。

特立帕肽和双膦酸盐治疗骨质疏松疗效比较

特立帕肽和双膦酸盐通过相反的途径影响骨代谢提高骨密度,其中特立帕肽促进骨合成,双膦酸盐抑制骨吸收。在这项研究中[8],两组绝经后女性骨质疏松病例进行随机分组(特立帕肽 28 例,双膦酸盐 25 例)在治疗前、治疗后(6 个月和 18 个月)对 L3 椎体进行 BCT 扫描分析。治疗后 18 个月,两组骨强度均提高,其中特立帕肽组骨强度提高率是双膦酸盐组的提高率的 5 倍(图 9-4)。特立帕肽组强度密度比值更高,主要是由于特立帕肽治疗会促进松质骨合成。治疗后 6 个月,两组间骨强度就有统计学差异,但骨密度没有差异,这说明 BCT 比骨密度能更早反应药物治疗效果。与治疗前相比,特立帕肽和双膦酸盐骨强度变化通过 BCT 测量分析分别提高 4.9% 和 13.0%,通过骨密度

分析分别提高 2.0 和 3.4%，这说明应用 BCT 检查治疗后效果变化更显著。

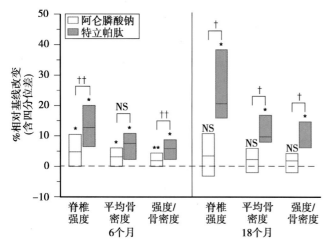

■ 图 9-4　通过 BCT 检查评估特立帕肽、双膦酸盐治疗前后椎体强度、骨密度均值及强度/密度比值的变化。治疗后 6 个月，18 个月变化图表，* 代表 P<0.001，** 代表 P<0.05。组间差异 + 代表 P<0.001，++ 代表 P<0.05，NS 代表不显著。治疗后 6 个月，在椎体强度方面存在组间差异，但在骨密度方面不存在差异。强度/密度比值也存在差异

双膦酸盐药物治疗类风湿关节炎

在此研究中[9]，29 例类风湿关节炎患者被随机分到双膦酸盐治疗组和非治疗组，多数类风湿关节炎患者由于类风湿而应用激素药物治疗，所有患者治疗前后应用 BCT 分析椎体高度下降程度来评估疗效。研究显示，非治疗组骨强度下降 10.6%，治疗组经过 12 个月双膦酸盐药物治疗，椎体高度下降完全被抑制住（图 9-5）。这些结果表明，类风湿关节炎可导致患者椎体高度丢失，应用双膦酸盐药物治疗可以抑制这种高度丢失。

绝经后妇女骨折风险评估

有对照研究资料，应用双光能骨密度仪测量骨密度与 BCT 测量椎体骨强度两种方法进行检测，比较这两种方法在评估椎体骨折风险方面的差异[7]。40 例由于轻微暴力后临床诊断为椎体骨折的绝经后骨质疏松患者与未骨折患者进行比较（70.9 岁 ±6.8 岁）。结果显示，在骨折组与非骨折组骨密度检查无明显差异。但骨折组与非骨折组应用 BCT 检查发现，骨折组椎体强度下降 23%，负荷-强度曲线（最大安全强度倒数）增加 36%。与骨密度检测后无统计学差异相比，BCT 检查后负荷-强度斜率达 3.2（P<0.05），与骨折具有显著

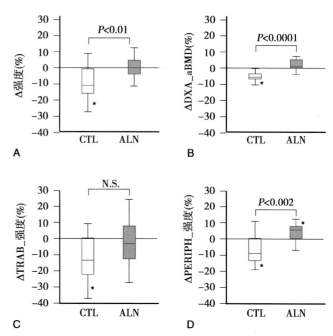

■ 图 9-5　观察 12 个月后椎体骨强度变化情况：BCT 评估骨强度（A），骨密度仪测量骨矿物质密度（B），松质骨强度（C），椎体周围软组织强度（D）。周围组织包括椎体外 2mm 范围内软组织及皮质骨和松质骨。ALN，双膦酸盐治疗组；CTL，对照组。* 代表 P<0.05，NS 代表不显著。这些数据表明：应用 BCT 评估，组间差异更具体显著性。双膦酸盐对椎体周围强度（D）具有保护作用。对照组椎体强度下降超过 10%，在某些个体中下降更多

相关性。因此，如果临床检查骨强度值大于 2.5 个 SD，患者骨折风险将增大 18 倍。这项研究显示，BCT 检测负荷-强度曲线比骨密度检查能更好地预测骨折风险。

讨论

将临床 CT 扫描和有限元分析模型结合——BCT——是一种无创的评估椎体强度的工具，正在临床获得应用。尸体模型研究的基础上，BCT 可观察到药物治疗后的脊柱强度变化，比骨密度能更早观察到变化。与骨密度检测比较，BCT 对骨折风险早期预测，提供更早期的信息。尽管需要更多的临床研究以明确 BCT 检测对预测骨折风险的准确性。这项技术由于可以在术前进行，临床可操作性强，可应用到不同脊柱手术计划的制订。

应用 BCT 进行临床评估的一个风险是辐射风险。与骨密度相比，BCT 评估骨质疏松患者骨折风险，辐射更多，价格更高。但如果应用之前的 CT 扫描进行有限元分析，则不会增加辐射，并降低费用，比骨密度检查性价比更合理。之前 CT 扫描范围需要包括骨盆、

脊柱、腹部,或专门的肠道 CT 平扫、CT 动脉血管造影。将来的发展会将 BCT 与术中 C 臂或 O 臂等低剂量 CT 扫描结合起来,获得术中骨质疏松影像及指导手术方案。

　　从可控性考虑,与骨密度比较,应用 BCT 的优点在于 BCT 可以更早更准确地评估治疗的效果,不论是脊柱松质骨还是股骨皮质骨的治疗效果。一个重要的缺点是如果扫描区域内存在金属,BCT 检查值会受到金属伪影影响,尽管将来可能通过计算机三维成像减轻这种影响。出于术前制定手术方案的考虑,可将虚拟的内植物置入椎体内,并通过 BCT 分析椎体内植物系统的强度及稳定性。为增强 BCT 在临床应用的有效性及科学性,需要进一步深入进行基础和临床研究。其他应用 BCT 的临床研究包括评估骨折愈合和融合术后稳定性,评估脊柱转移癌或其他结构破坏性疾病产生的脊柱稳定性的评估。随着 CT 扫描、计算机硬件及图像处理技术的进步,BCT 将来会有更高级的技术应用到临床。这将有利于合并骨质疏松或其他导致椎体强度下降的疾病的脊柱患者的治疗。

(王强 译)

参考文献

1. B.L. Riggs, L.J. Melton, R.A. Robb, J.J. Camp, E.J. Atkinson, L. McDaniel, et al., A population-based assessment of rates of bone loss at multiple skeletal sites: evidence for substantial trabecular bone loss in young adult women and men, J. Bone Miner. Res. 23 (2) (2008) 205–214.
2. L.J. Melton, Epidemiology of spinal osteoporosis, Spine 22 (Suppl. 24) (1997) 2S–11S.
3. D.K. Chin, J.Y. Park, Y.S. Yoon, S.U. Kuh, B.H. Jin, K.S. Kim, et al., Prevalence of osteoporosis in patients requiring spine surgery: incidence and significance of osteoporosis in spine disease, Osteoporosis Int. 18 (9) (2007) 1219–1224.
4. M.L. Bouxsein, Technology insight: noninvasive assessment of bone strength in osteoporosis, Nat. Clin. Pract. 4 (6) (2008) 310–318.
5. R.P. Crawford, C.E. Cann, T.M. Keaveny, Finite element models predict in vitro vertebral body compressive strength better than quantitative computed tomography, Bone 33 (4) (2003) 744–750.
6. K.G. Faulkner, C.E. Cann, B.H. Hasegawa, Effect of bone distribution on vertebral strength: assessment with patient-specific nonlinear finite element analysis, Radiology 179 (3) (1991) 669–674.
7. L.J. Melton, B.L. Riggs, T.M. Keaveny, S.J. Achenbach, P.F. Hoffmann, J.J. Camp, et al., Structural determinants of vertebral fracture risk, J. Bone Miner. Res. 22 (12) (2007) 1885–1892.
8. T.M. Keaveny, D.W. Donley, P.F. Hoffmann, B.H. Mitlak, E.V. Glass, J.A. San Martin, Effects of teriparatide and alendronate on vertebral strength as assessed by finite element modeling of QCT scans in women with osteoporosis, J. Bone Miner. Res. 22 (1) (2007) 149–157.
9. T. Mawatari, H. Miura, S. Hamai, T. Shuto, Y. Nakashima, K. Okazaki, et al., Vertebral strength changes in rheumatoid arthritis patients treated with alendronate, as assessed by finite element analysis of clinical computed tomography scans: a prospective randomized clinical trial, Arthritis Rheum. 58 (11) (2008) 3340–3349.
10. T.M. Keaveny, M.L. Bouxsein, Theoretical implications of the biomechanical fracture threshold, J. Bone Miner. Res. 23 (10) (2008) 1541–1547.

第 10 章　老年脊柱运动学：过去的知识和近来发展的综述

10

Adam K. Deitz , Alan C. Breen , Fiona E. Mellor , Deydre S. Teyhen , Kris W. N. Wong , Monohar M. Panjabi

关 键 点

- 脊柱功能测试工具(脊柱正侧位、过伸过屈位及左右侧屈位 X 线片)已作为一个常规手段,在治疗 60 岁以上老年脊柱病人时,用于临床发现脊柱的异常活动及假关节。
- 多年来,许多研究者报告了椎间活动范围(range of motion,RoM)的正常参考值,这些测量值通过对无症状的正常脊柱受试者使用现行的检测标准进行检测所获得;然而,所有这些研究都是在不同的临床中心进行,并没有考虑到由于使用不同的成像设备和测试方法在临床实践中出现 RoM 的差异性。
- 通过这些研究的荟萃分析,考虑到不同临床中心的这种差异,作者为正常运动和过度活动提出了一套新的腰、颈椎活动范围正常参考值。
- 许多新的脊柱活动范围评估方法在文献中提出,有些已被证实可提高诊断率。这些新方法为老年脊柱功能研究提供更好的观察手段。并对临床实践产生重要影响。
- 我们提出了一套用于临床功能测试的指南,包括对现行功能评价标准、功能测试,以及已在文献中提出的一些新技术的建议指南。

脊柱功能诊断的介绍

一般来说,功能诊断被用来评估器官系统,用于发现一些功能障碍,识别潜在的生理缺陷,并确定干预治疗的选择指征。例如,生化指标用于评价肝功能,而脉冲率监测血压是用来评估心血管功能。脊柱是一个多关节系统,其功能有三个方面:①允许各个椎体间多方向运动;②负担来自外部和内部多个方向的载荷;③保护脆弱的脊神经和脊髓。因此,脊柱功能性诊断重点是评估和测量不同环境和运动条件下椎体间的运动。其结果用于指导各种条件下脊柱疾病患者的管理。

在探讨老年脊柱功能时,首先应当从既往知识和现代脊柱功能测试的发展进行严格分析开始,建立一

个基准线。通过分析,会发现:对于临床医生今天临床实践非常熟悉的功能测试方法——标准的过伸过屈位、左右侧屈的 bending 像,这些方法并已经不能提供更多的诊断信息,已经非常不适宜用于对老年脊柱疾病的诊治。分析指出,目前缺乏解释脊柱功能测试有效性的循证医学指南。这种全方位循证指南的缺乏显然是个问题,因为脊柱功能测试的常规方法作为临床实践的一部分,已经存在 70 年,已被大多数脊柱外科医生广泛采用,并常规应用于大量不同类型的脊柱疾病患者。

因此,本章目的是客观分析脊柱功能评价方法的既往和最新进展,以引起临床工作者的重视:①建议就如何最好地解释功能测试结果;②如何应用这些试验结果来观察和解释老年脊柱运动功能;③如何更新脊柱功能评价技术,提高老年脊柱治疗水平。

目前技术发展状况：当前功能评价方法的诊断效率

目前使用的脊柱功能性评价始于 20 世纪 40 年代[1],数据来自于发表的研究报告中对受试者的评分。目前使用的方法受到很多因素影响[2,3],虽然很多医生事实上还没意识到这一点,但其已被证实在区分正常与异常脊柱功能时是无效的[4-7]。按照真正的循证医学理念,从一开始起,医师就应当了解这种方法的局限性,并对实验结果进行合理的解释。

运动范围(RoM)测量

当前进行脊柱功能测试的方法(过伸/过屈位和正位左右侧屈片,这是作为临床治疗的标准的主要参考)包括为研究对象拍摄脊柱弯曲标准 X 线平片,然后将其固定在极度的矢状面(在过度屈/伸位)或冠状面(在左右侧弯位)运动状态。这些研究都是独立的,

但常和其他医学影像研究联合使用,如一个患者的常规脊椎 X 线检查或 CT 扫描。在进行这些动作时,每个受试者应当在每个方向尽量弯曲达到他的或她自身的最大弯曲角度(MVBA)。

在同一个平面下拍摄躯干极度屈伸的两个图像,然后可以使用笔,尺子,和量角器或随着数字影像技术的发展用最新的方法,影像工作站获得运动范围的(ROM)测量。ROM 测量代表任何两个椎体之间的最大弯曲角度 MVBA,通过两椎体间的角度以及测量的度数来表达活动范围,在本文提及的椎体间角(IVA)代表在冠状面和矢状面椎体间角度。本文提及的椎体间平移(IVT)是指测量两椎体在矢状位面产生的平移距离,以毫米表示。如图 10-1 简化图显示 X 线图像 IVA 和 IVT。

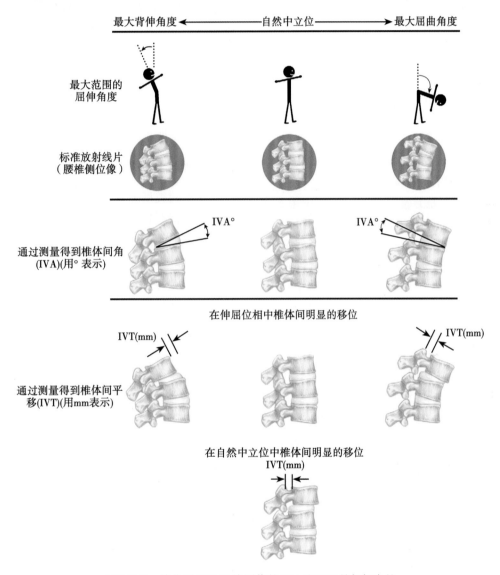

最大背伸角度 ←————自然中立位————→ 最大屈曲角度

最大范围的屈伸角度

标准放射线片(腰椎侧位像)

通过测量得到椎体间角(IVA)(用° 表示)

在伸屈位相中椎体间明显的移位

通过测量得到椎体间平移(IVT)(用mm表示)

在自然中立位中椎体间明显的移位

■ 图 10-1 简化图显示 X 线图像的 IVA 和 IVT 是如何来的

ROM 是由椎体的旋转角度(IVA)和椎体体上的一个参照点的平移距离来(IVT)定义的。而旋转是明确的,平移则不是。平移是不同的点和椎体上不同的点,此外,它会受到影像片的放大和失真的影响。这种不确定性会导致:①出现大量介绍如何在椎体上选点和测量 IVT 技术[2,4,8,21,22];②试图定义平移多少是不稳定性的参考值[9];③出现多种评分和分类系统方案(有平移的不稳定性评分,myerding 分级[10],组曼分级[11],改良的纽曼分级[12],以及 wiltse[13]系统对此进行的分类)。

尽管多年来大量不同的方法已经被提出来,但 myerding 系统已成为临床实践中使用最广泛的不稳定评估分级系统。Myerding 系统对不稳定严重程度的评估是基于 IVT 测量,用上位椎体总长度的百分比(mm 为单位)表示:1 级为 0% 到 25%,2 级为 25% 到 50%,3 级是 50% 到 75%,4 级是 75% 到 100%;100% 是椎体前移,即脊椎完全滑脱出支撑椎体。Myerding 系统的一个关键优势,是一个相对分级系统,这意味着它可以避免因为影像学失真、放大等误差而造成绝对测量值(mm)不准确。

虽然 IVT 测量已经被研究多年,但它不是当前讨论最多的话题。这个话题在 20 世纪 70 年代开始直到 90 年代已进行深入研究探讨;因此,在过去 15 ~ 20 年事实上达成的共识,使 myerding 系统成为临床椎体平移不稳定分级的金标准。尽管临床上已开展了大量的(IVA)相关研究测定,但应用 IVA 测量来进行不稳定评估仍没有达成共识。因此本章后文将就 IVA 对老化脊柱治疗诊治的影响,回顾过去和当前的相关研究。

IVA 是临床上用于评估在矢状面和冠状面椎间关节稳定程度,因此理论上应该能够检测六种特殊类型腰椎功能情况(见图 10-2):

1. **正常运动**:IVA,被认为是正常的(即,图中 2% 和 98% 区间所观察到的健康受试者)。

2. **低活动度**:IVA 是异常降低的(即,图中第二个百分位数以下的)。请注意,僵硬和低活动度是不一样的概念;僵硬是脊椎功能单元(FSU)的力学特征,而低活动度是代表并测量观察到的 FSU 脊椎弯曲。在这个意义上,可以看作一个脊柱僵硬的替代测量。

3. **旋转过度活动**:IVA 异常增大(即,图中 98% 以上部分)。目前医疗实践中,旋转过度活动被认为是不稳定所导致。

4. **静止**:几乎没有任何的移动(IVA = 0°)。事实上,美国食品和药物管理局(FDA)认为任何 IVA 在腰椎或颈椎超过 5°可作为脊柱手术是否需要联合使用固定融合的评价手段,尽管文献中使用超过 5°活动度的作为评价方法,目前尚不明确,没有形成共识[14,15],最近公布的治疗指南指出,使用 IVA 评估仅作为融合评价的辅助手段[16]。

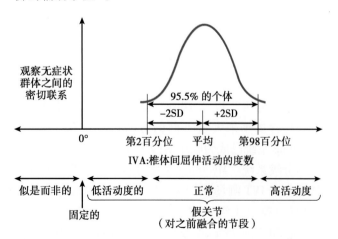

■ **图 10-2**　工作量表理论上基于 IVA 测量存在 6 种情况

5. **假关节**:在之前做过融合手术后的部位存在运动。理论上,任何 IVA 大于 0°,均可称为假关节,但根据上面所述的 FDA 标准,假关节定义是 IVA 大于 5°以上。

6. **矛盾运动**:脊柱在运动过程中存在与脊柱弯曲方向相反的运动(IVA < 0°)。尽管这种情况是由 Knutsson. 首先发现,但"矛盾运动"这一名词是由 Kirkaldy-Willis 提出命名[17]。它近来一直在其他领域中得到讨论和研究[18]。在今天医疗实践中,矛盾运动被认为是一个不稳定形式。

然而,在理论上应该被诊断出的腰椎功能的 6 种情况和目前实际临床上诊断的医疗标准之间存在巨大的差距。这种差距广泛存在于以下几方面,必须被临床职业医生所了解以便更好地理解功能测试的结果。

运动范围(RoM)测量的测量差异性

在不同类型患者间进行测量,对于任何定量诊断测量参数,测量变化值是决定诊断效果的关键因素。简单来说,测量变异是有效诊断的敌人:测量变异值越高,诊断效果越差。在测量运动变化范围的案例中,它已经显示出测量变异值越高,诊断效果越差。测量变异值的起因和效果可以被很好地理解;然而,这些情况对临床职业医生的意义在出版的刊物上很少被讨论。所以本部分章节的主要目标之一是考虑如何把这种测量变异值的数据分析和这种变异值用于解释老年脊柱疾病诊断和老年脊柱功能性测试结果的管理当中。

测试变异值的范围包括观察者之间变异和患者之间变异。不同观察者之间的变异被称为观察者间变异,然而单个观察者相关的变异被称作同一观察者变异(也被称为测试/再测试变异),这个单独观察者需要在不同的时间点上做多次测量。简单地说,患者之间的变异称为患者间的变异,然而任何一个给定的患者的变异叫做同一患者变异,这个患者需要在不同时间段接受多次测量。比如,患者之间的变化值可以被总结为患者和患者之间的生理方面不同的效果,然而同一患者的变化值可以总结为在每次测试中一个患者做脊柱屈曲动作的意愿(这经常是由于在其他事情方面对于疼痛的影响和疼痛的恐惧)。

第三种测试变异是关于存在于不同测试地点的变化值。不同的测试地点利用不同的 X 线照相技术平台,不同的影像平台可能造成不同的影像失真,放大或者其他影像变异。进而,对于患者的定位和影像分析,不同的地点会利用不同的操作方法。这些测试地点之间的变化可能直接导致测试变化值的范围变化,因此必须要考虑在内。为了便于讨论,这些不同测试地点的变异将被称为地点之间的变异。

前面的段落中提到的不同类型的测量变异范围变化是相互关联的,在可以被理解为"累积"的概念。如前所述,单一患者变异是指一种在指定的一个患者身上多次测试的测量差异。而受试者间变异是指一群受试者间的测量变异。然而,因为某一个被指定的患者的运动范围测量的变异会受到患者本身的变化所影响,那么,任何通过多个患者之间测量变异的测量都将"累积"起单个患者的变异和患者之间变异的综合效应。同样的概念在观察者之间的测量变异值范围也适用,即那些测量差异累积了单个观察者和观察者之间的变化效应。

这种变异值"累积"的概念也被应用于与观察者相关的变异和与患者相关的变异的总体关系之中。患者相关的变异值在椎间运动中的存在就好像是不会丢失的内在生理属性一样。换句话说,有相当一些变化是内在的,是不同人的脊柱运动的方式。或者是一个指定人的脊柱在不同时间点的运动方式。我们将这种内在的变化称为"纯粹的"单个患者和患者之间的变异。然而,在没有建构一种观察系统去测量之前,不可能去测量这种"纯粹的"单个患者和患者之间的变异。任何来建构测量的观察系统都是用来解释单个观察者和观察者之间变异。因此,对于这种被称为"可供观察的患者之间的变异"的讨论,任何关于患者变化的测量都累积了与观察者相关的变异和与患者相关的变异的综合效应。

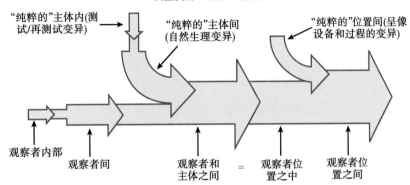

测量变异"累积"的图表

■ **图 10-3**　这个简化概念图表示 ROM 测量变异的"累积",也适用于 IVA 与 IVT 的测量。注意,这个图是简单的,因为它并不代表每一个测量变异的可能类型。例如,不能代表观察主体内部的变异。这个简化的图表示这些类型测量变异的相互关系是最重要的,是临床医生理解目前评估脊柱功能测试方法重要工具

使用规范 IVA 数据检测正常动作、活动减少和过度活动

如前所述,应用正常人群在正常脊柱运动过程中采集的 IVA 数据来区分椎间运动活动减少还是活动过度,理论上是可行的(见图 10-2)。然而,依据目前临床采用的评价方法进行脊柱功能测试,只有活动过度和假关节形成两种运动情况被认为具有统计学可信性。尽管没有被广泛讨论,但事实上活动过度和活动减少在患者诊断治疗方面具有重要意义,这将在后面探讨。然而,作为讨论前提,有必要先讨论一下什么是"正常健康"椎间旋转运动。

作为一种普遍的生物统计学原则,如果高于或者低于平均值的两个标准差,而且这个平均值是通过具有代表性的正常健康人的样本观察所得,那么定量诊

断值被认为是异常值或不正常值。因此,这样的两个标准差决定了特定 IVA 范围,而 IVA 范围确定是正常活动还是活动过度动或者运动减少。许多调查者多年来通过测量 IVA 值对正常人群的脊柱活动范围进行研究,然而所有这些研究都有个致命缺陷:即它们都是单中心研究,因此未能计算到地点间变异。因此,每一个单地点的研究低估了 IVA 测试变化值,因此产生的所谓正常椎间旋转范围值是不可靠的。然而,通过对这些研究的荟萃分析,可能得出地点间的变化值和产生更具代表性的正常 IVA 范围值。

通过这种荟萃分析,总共 22 个出版的 IVA 数据集被鉴定(L5 和 C7)。每一个数据集被仔细地检验和筛选,以便确保:①测量 IVA 的方法与目前的临床标准是一致的;②在可供观察的 IVA 值变异(标准变异或 SD)是以平均值被发表的,应用此检查后,三组腰椎

数据集和四组颈椎数据集能胜任这个荟萃分析。看表 10-1，所有 22 个数据集合进行一系列分析。

表 10-1　分析中应用的查阅和筛选的 IVA 数据集及排除原因*

腰椎 IVA 数据集			
调查人员	年	包括?	如果不包括,原因?
Knutsson	1944	否	未公布标准差
Tanz	1953	否	非标准内方法
Kapandji	1974	否	未公布标准差
White &Panjabi	1978	否	未公布标准差
Twomey	1979	否	未公布标准差
Pearcy	1984	是	
Tibrewal	1984	否	未公布标准差
Boden	1989	是	
Russell	1993	否	未公布标准差
Greene	1994	否	未公布标准差
Frobin	1996	是	
Van Herp	2000	否	未公布标准差
Troke	2001	否	未公布标准差
Wong	2004	否	非标准内方法
Wong	2006	否	非标准内方法
颈椎 IVA 数据集			
调查人员	年	包括?	如果不包括,原因?
Aho	1955	是	
Bhalla	1969	否	偏值数据集*
Penning	1986	否	未公布标准差
Dvorak	1988	是	
Lind	1989	是	
Frobin	2002	是	
Reitman	2004	否	非标准内方法

*1969 年的 Bhalla 的颈椎数据集含有一个公布的标准差,这个值比其他数据集报告的平均值少 1/4,被认作属于偏值,被排除在分析之外。其他所有的公布的标准差都在所有研究的平均值±25% 的一个狭窄范围内

在包括所有合格的数据,下面列表的均值和标准偏差采取观察 IVA 值从多个人群无症状的受试者在多个网站(表 10-2)。标准偏差值在"汇总在网站"在每个表最右边的列,代表的标准偏差结合所有站点的观测值创建的超集,并代表观察间变异与当前相关的标准在每一个水平测量 IVA,而标准偏差值每个调查员表示,调查人员的位置观察到受试者间/站内变异。

用这些正常值描述不同地点的变异效应,可能产生 IVA 的临界值,代表过度运动和活动受限,如表 10-3。

IVA 测量误差对于脊柱功能测试诊断准确率的影响

定量评估用 IVA 检测不同脊柱功能表现(过度活动,活动降低和正常活动等)的诊断效果,拥有一个可以对脊柱功能诊断判定真阳性和真阴性的金标准是非常重要的。如果存在这种金标准,它将可能用传统的诊断参数定量检测诊断效果的敏感性(Sn),特异性(Sp),阳性/阴性比值(+LR 和−LR)。然而,作者不清楚任何这种金标准的存在,因此不可能测量出那些传统的用于诊断效果的参数。因此在这个诊断效果的讨论中与 IVA 联系在了一起,这些效果参数将被描述为是定性测量而不是定量测量。

正如表 10-3 在运动过度和运动降低临界值所反映的那样,目前测量 IVA 的医疗标准包括一个较高的测量变异值。反过来,这种高水平的测量变异值已经在用 IVA 诊断椎间运动时严重影响了结果。第一个问题存在于诊断椎间运动降低的非常低的临界值,少于 2 到 5 度的椎间水平 IVA 测量值通常被认为是混合的[14,15]。正如前面讨论的,FDA 认为任何高于 5 度的 IVA 都是有效的固定不变的,为了估计关节固定术的状态。

如前所述,FDA 认为任何 IVA 测量达到 5°等于关节"固定",此测量的目的是评估关节成形术后是否会出现(自发)融合。因此,使用 IVA 区分是融合还是活动度减低是不可能的,这样会出现活动度减低状态变成无法检测,因为活动度减低是指低于 FDA 5°的阈值,而 FDA 5°的阈值被认为是一个融合 FSU(除了 C4/C5;表 10-3)。这种测量的第二个后果是导致脊柱功能单位(FSU)正常活动与活动度减低之间定义重叠,进而导致静止状态检测的特异性下降以及正常活动检测的灵敏度下降(因为"真正常"检测中观察到的小于 5° IVA 既是正常活动检测的假阴性也是静止状态检测中的假阳性)。

第二个问题在于椎间活动过度和可动性减少测量的阈值。因为 IVA 测量差异性很大,所以活动过度的阈值很高。活动过度的高阈值(如表 10-3 所示,腰椎各节段面的平均阈值是 22°,颈椎各节段面的平均阈值是 26°)确保了只有最显而易见的转动的活动过度会登记为明确的可动性增加,这样细微的活动过度仍然检测不到,会登记为"正常"。同样,IVA 的高度差异性造成可动性减少的阈值很低,以至于只有最

明显的活动减少可以登记为明确的活动减少。因此，用 IVA 测量活动过度/活动减少的灵敏度和用 IVA 测量正常活动的特异性都减少（登记为正常的但是有轻微活动过度/活动减少的患者，在正常活动检测中属于假阳性，在活动过度/活动减少的检测中属于假阴性）。

表 10-2　可以解释点位间差异性影响的规范的 IVA 数据，因此研究中要考虑到比以往任何单点位研究中发表的数据更具代表性的 IVA 平均值[*]

腰椎节段	Pearcy'84（n=11）		Boden'89（n=40）		Frobin'96（n=61）		跨点位合计	
	平均值	标准差	平均值	标准差	平均值	标准差	平均值	标准差
L1/L2	13.0°	5.4°	8.2°	3.6°	11.8°	2.7°	10.6°	3.8°
L2/L3	13.0°	2.8°	7.7°	3.9°	13.9°	3.0°	11.6°	4.4°
L3/L4	13.0°	2.2°	7.7°	5.0°	14.2°	3.7°	11.8°	5.1°
L4/L5	15.0°	4.1°	9.4°	6.5°	16.4°	4.1°	13.8°	6.0°
L5/S1	14.0°	7.2°	9.4°	6.1°	13.2°	6.1°	11.9°	6.4°
平均		4.3°		5.0°		3.9	点位间差异（合计标准差，各节段平均值）	5.2°

三点位受试者间/点位内差异性平均值（在各点位跨所有节段面的平均标准差，跨所有三点位的平均值）：4.4°

颈椎节段	Aho'55（n=15）		Dvorak'88（n=28）		Lind'89（n=70）		Frobin'02（n=128）		跨点位合计	
	平均值	标准差	平均值	标准差	平均值	标准差	平均值	标准差	平均值	标准差
C2/C3	12.0°	5.0°	10.0°	3.0°	10.0°	4.0°	8.2°	3.3°	9.3°	3.8°
C3/C4	15.0°	7.0°	15.0°	3.0°	14.0°	6.0°	14.2°	4.7°	14.3°	5.1°
C4/C5	22.0°	4.0°	19.0°	4.0°	16.0°	6.0°	16.3°	5.3°	16.9°	5.5°
C5/C6	28.0°	4.0°	20.0°	4.0°	15.0°	8.0°	16.6°	6.7°	17.3°	7.4°
C6/C7	15.0°	4.0°	19.0°	4.0°	11.0°	7.0°	10.9°	6.5°	12.9°	6.9°
Avg.		4.8°		3.6°		6.2°		5.3°	点位间差异（合计标准差，各节段平均值）	5.8°

四点位受试者间/点位内差异性平均值（在各点位跨所有节段面的平均标准差，跨所有四点位的平均值）：5.0°

*　所有数值都是矢状平面椎体间旋转度数。注意：腰椎各节段的受试者间/点位内差异性平均值（即所有四个独立点位差异性的平均值是跨所有节段面的平均值）是 4.4°，颈椎各节段的受试者间/点位内差异性平均值是 5.0°，而对腰椎各节段，平均的点位间差异性（即跨所有节段面的所有点位超集的合计差异性平均值）在 5.2° 时明显较高（与平均单点位差异性相比增长了 18%），对颈椎各节段来讲差异性较高的是 5.8° 时（增长了 16%）。这代表了不同临床点位之间的差异性的影响

表 10-3　可动性减少和运动过度的 IVA 阈值[*]

腰椎节段	可动性减少阈值（平均值−2* 标准差）	可动性增加阈值（平均值+2* 标准差）	颈椎节段	可动性减少阈值（平均值−2* 标准差）	可动性增加阈值（平均值+2* 标准差）
L1/L2	3.0°	18.3°	C2/C3	1.7°	17.0°
L2/L3	2.8°	20.4°	C3/C4	4.1°	24.5°
L3/L4	1.6°	22.0°	C4/C5	5.8°	28.0°
L4/L5	1.7°	25.8°	C5/C6	2.4°	32.1°
L5/S1	−1.0°	24.8°	C6/C7	−0.8°	26.7°

*　所有数值都是矢状平面椎体间旋转度数

第三个问题发生在人们试图使用 IVA 排除活动过度或活动减少的情况中。理论上,如果观察到的 IVA 数值足够高的时候,是可以排除活动减少的。例如,如果确认 IVA 数值高于任何节段面的平均值时,就有可能排除活动减少(甚至是前面段落所述的轻微的活动减少)。同样地,如果观察到的 IVA 数据足够低的话,也有可能排除活动过度。但是,必须要考虑到 IVA 测量中观察者间差异性的影响,以便确定测量结果高于或低于排除活动过度和活动减少的产生的阈值的平均值。在一个调查点位,确定观察者间差异性时,Lim 等人[3]的报告称腰椎 IVA 测量中观察者间差异性的 95% 置信区间是 ±

5.2°。但是,因为仅在一个点位做了这个研究,几乎可以确定地讲,这个数值对于存在于不同临床点位中的实际的观察者间差异性的估计不足。尽管如此,如果应用 Lim 的评估数据,假设 IVA 测量值必须高于或低于平均值 5.2°,95% 确信观察到的 IVA 确实高于/低于平均值,进一步假设如果任何高于/低于平均值的 IVA 测量值都能排除活动过度/活动减少,那么即可得出表 10-4 中的活动过度/活动减少的"排除"阈值。但是,有一些与用于生成这些阈值的数据有关的限制(如表 10-4 标题所示),因此,直到这些限制解决了,才可以将这些阈值视为确定性的,从而生成新的阈值。

表 10-4   用于可动性减少和运动过度归结/排除的 IVA 阈值[*]

| 腰椎节段 | 可动性减少 | | 可动性增加 | | 颈椎节段 | 可动性减少 | | 可动性增加 | |
	归结（IVA<）	排除（IVA>）	归结（IVA>）	排除 t（IVA<）		归结（IVA<）	排除（IVA>）	归结（IVA>）	排除 t（IVA<）
L1/L2	N/A	15.8°	18.3°	5.4°	C2/C3	N/A	14.5°	17.0°	4.1°
L2/L3	N/A	16.8°	20.4°	6.4°	C3/C4	N/A	19.5°	24.5°	9.1°
L3/L4	N/A	17.0°	22.0°	6.6°	C4/C5	N/A	22.1°	28.0°	11.7°
L4/L5	N/A	19.0°	25.8°	8.6°	C5/C6	N/A	22.5°	32.1°	12.1°
L5/S1	N/A	17.1°	24.8°	6.7°	C6/C7	N/A	18.1°	26.7°	7.7°

[*] 所有数值都是矢状平面椎骨间旋转度数。应该指出的是,Lim 等人[3]对观察者间差异性阈值的估计特指腰椎活动(尽管这个差异性也应用在表 10-4 数据集的颈椎活动中),并不包括任何点位间差异性影响。因此,除非有更好的数据,否则这些阈值的评估只能作为非确定性数据

总之,用 IVA 去测量如下情况的诊断效果可以总结如下:

- **静止**:特异性低(假阳性率高),所以对于 IVA 小于等于 5° 的情况,不得将静止归结为诊断结论。对于 IVA 大于 5° 的情况,可以明确的"排除"。
- **假关节**:对于 IVA 大于 5° 的情况,可以明确排除假关节。灵敏性低(假阴性率高),所以对于 IVA 小于 5° 的情况,不能排除存在假关节。
- **活动减少**:实际上无法测量(阈值低于认为合并的值)。如果 IVA 大于表 10-4 所列的阈值,那么可以作出活动减少非确定性的排除诊断。
- **正常运动**:正常运动的诊断原则应该被认为是排除诊断,因为灵敏度和特异性都是低的。如果 IVA 高于活动过度的阈值(即如果归结为活动过度)的话,则可以排除,且可信度较高。
- **活动过度**:如果 IVA 值高于表 10-3 所示的活动过度阈值,则可以明确性诊断为活动过度。灵敏度低(即假阴性率高),所以如果 IVA 值低于阈值,也不得排除运动过度。如果,IVA 值低于表 10-4 中所示的阈值,应该可以作出非确定性的排除诊断。

目前测量 IVA 的当前标准巨大测量差异是造成 IVA 检测脊柱功能诊断效果不佳的根源。因此,减少 IVA 测量差异性会增加前面提及的 IVA 检测脊柱功能诊断效果。

总结:应用 ROM 测量方法对临床工作的意义

应用目前脊柱功能测试标准所获得的 IVA 结果,如果不考虑测量差异性,IVA 结果可能会被过度解读。基于该差异影响的全面分析,可提出一系列临床建议,这些建议可以准确的解释所有来源的测量差异影响,这与出版的文献资料相一致:

1. 用当前脊柱功能测试的标准,可以作出明确诊断:

- 在怀疑是不稳定的情况时,任何高于表 10-3 所示的活动度阈值的 IVA 测量值应该可确认为是明确的活动度增加。
- 在以前融合节段中怀疑是假关节的情况时,任何大于 5° 的测量值都应视为明确性假关节。
- 任何在 −5° 以下的测量值(即与弯曲方向相反的 5° 的活动),都有视为明确性的矛盾运动。

2. 可能与 IVA 测量值相关的非确定诊断结果:

- 由于活动过度测量中明显的假阴性率,任何高于 5°但低于表 10-3 中所示运动过度阈值的 IVA 测量值都应视为非确定性,具有潜在的正常活动可能。根据目前临床标准,无法明确的归为活动正常。
- 任何在-5°到 5°范围内的 IVA 测量值都应视为非确定性,但是活动减少、静止、矛盾或正常的情况都是潜在的。如果怀疑是假关节,且观察到小于 5°的 IVA 数值,可以使用脊柱 CT 扫描来协助进行假关节的检测[16]。
- 基于表 10-4 中的阈值,对于活动减少和活动过度的排除可能是非确定性的。

改善脊柱功能测试诊断效果的技术进步

如本文所述,当前测量 IVA 的标准包含很大程度的与观察者及受试者相关的误差。近年来技术方面的进展能够有效地减少这两方面差异性,本章节也做了相关讨论。但是,本章节只包含的是能够为临床实习人员合理采用的方法,并未对纯粹的测量技术或者其他不可立即采用的方法(比如伦琴立体摄影测量分析法[19],外部皮肤标记活动测量技术[20]以及多种体外测量方法)进行讨论。

通过改善图像分析技术的可靠性来减少与 IVA 观察者相关的差异性

关于观察者相关的差异性,之前很多研究已经确认了,在图像相同观察者不同的情况下进行的测量,IVA 结果是广泛多变的。Lim 等已经证明,为了 95%的确信 IVA 中确实存在差异,两个观察中的 IVA 值中一定存在一个 9.6 度的差异[3]。观察者间高度差异性是造成观察测量差异的主要原因。然而,近期通过一些新技术,这种观察者间的差异性已经成功的减少了。

多年来,关于射线图像的标记,从图像中得到 IVA 及 IVT 测量数据的方法已经有了改善。存在于所有射线图像中的失真误差会导致 IVA 及 IVT 测量数据的差异。而且,如果患者在照相过程中,水平移动或者有任何的脊柱轴向旋转,产生的 IVA 及 IVT 测量结果可能变得更加多变。由 W. Frobin 领导的团队发现,通过简单地使用更精细的射线图像标记法,就能减少 IVA 及 IVT 测量中观察者间差异[21,22]。研究发现,这个技术可以明显地减少与射线图像失真及图像拍摄时受试者水平姿势相关的 IVA 及 IVT 测量的差异。

许多研究组已经成功的研发出了基于软件技术的图像分析工具,结果显示可以减少观察者间差异性。例如,本章作者之一的 Kris Wong 最近研发出一种软件运算法则,可以自动从弯曲图像中得出 IVA 测量数据。Wong 等人发表了两个规范值数据集,一个是人工手动推导出来的[23],一个是用软件图像处理运算法则得到的[24]。两个数据集都是从腰椎主动屈伸弯曲中测得。研究中(对观察的受试者间/点位内差异性的测量),测量的整个腰椎各节段的平均标准方差降低了 50% 以上,从 2.8°到 1.3°,这是使用自动软件图像分析与人工图像分析的结果。其他研究组也能够通过使用市场上可购买的图像分析软件证明相似的结果。

自动图像分析软件程序替代人工图像分析过程,成为核心实验室服务项目(QMA 软件由德克萨斯州休斯顿市的 Medical Medtrics 公司操作),Reitman 等人发表了一个 155 人无症状受试者的颈椎 IVA 数据集[25],Hipp 及 Wharton 发表了一个 67 人的无症状受试者的腰椎 IVA 数据集[26]。Reitman 的研究报告了整个颈椎各节段 4.0°的平均标准差,而 Hipp 及 Wharton 发表了整个腰椎各节段 3.6°的平均标准差。然而这些数据在不同的颈椎腰椎 IVA 数据集中是发表的最低的标准差,相对于表 10-2(5.0°颈椎,4.4°腰椎)中所列的数据集中受试者间/点位内差异的平均值(即所有个体点位的平均标准差的平均值),这些数据确实有 20%(颈椎)和 18%(腰椎)的减少。Wong、Hipp、Wharton 和 Reitman 的数据集显示,在测量 IVA 时,自动软件图像分析方法与人工方法相比,可以减少观察者间的差异,因此也能减少观察的点位间的差异。

脊柱功能测试中诊断性应用荧光检测法收集"弯曲过程中"的动态影像

在脊柱功能性测试中,受试者在 MVBAs 中保持静态姿势,通过当前的标准,只能收集到静态图,收集不到动态图像,也收集不到弯曲过程中的图像。现在已经有一些调查团队在整个脊柱弯曲过程中,通过荧光检测法在收集到各点位的动态图像,从而解决了这个潜在的缺点[27-33]。用荧光检测法代替传统标准 X 线照相法的主要优势在于如果功能性问题仅在动态情况下呈现,或者仅在姿态展示时而不是在 MVBA 时可见,用当前的标准是永远不会测得的。然而,尽管这个方法对当前标准的优越性是可论证的,但是这种功能性照相的方法在美国从来没有得到广泛的应用,因为,大多数主要的美国付款组织拒绝给实习者报销诊断性荧光检测法的使用费用。

通过成像过程中非受控腰部屈曲减少个体相关的 IVA 误差

个体相关的误差可能是导致 IVA 测量误差的最大因素。根据当前的临床标准,应该要求受试患者在腰部屈曲和后伸时均达到 MVBA 水平,然后维持这个位置行标准的 X 线照相。但是,MVBA 屈曲位置个体差异性很大,个体间腰部屈曲能力有不同的差异。另外,个体在不同测试过程中主观屈曲的意愿也存在差异,也受到患者对屈曲过程产生的疼痛的恐惧程度的影响,存在诸多不可预测因素。一项研究个体内在不同时间完成腰部 MVBA 屈曲而产生的差异,发现早上到晚上行 MVBA 屈曲差异达到 26%[34]。因为整体脊柱运动可被分解为多个节段椎体运动的总和,因此,整体脊柱运动表现出来的差异可用来反映局部节段运动异常。

除呈现日间差异外,个体间也存在高度差异。考虑到个体的敏感性差异,或疼痛忍耐性差异,面对疼痛的程度,以及面对疼痛的恐惧及抗拒程度的差异,这种测量数据的差异性的存在是合情合理的。在颈椎无症状的患者进行活动范围检查时,发现 MVBA 存在一个很大的变化范围。研究发现颈椎 MVBA 活动范围在 34°~82°均在 95% 可信区间内,这是一个很大的活动范围。进行此研究的作者,既测量颈椎大体运动范围又测量椎间运动范围(IVA),发现"个体间颈椎大体运动对所有 IVM(椎间运动)测量存在显著影响"[25]。MVBA 差异也被在慢性腰疼患者中进行测量[34]。发现腰椎 MVBA 范围可达 25°~93°,均在 95% 可信区间内,测量结果超过颈椎无症状患者的活动范围。

很明显,MVBA 测量所存在的高度差异性如果被运用到 IVA 测量方面,将扮演重要角色。正如之前章节所述,IVA 方面高度差异性会导致临床测量无效。因此控制 MVBA 测量相关的变异理论上可减少 IVA 变异,进而增加脊柱功能检查的诊断有效性。

MVBA 测量的变化范围可理解为一个正常完整的脊柱范围内所有 IVA 测量的总和。举例来说,任一腰椎节段的 IVA 可被理解为整个腰椎(腰 1 到骶 1)MVBA 测量的一部分。这样就可减少 MVBA 带来的误差。这种方法,在腰椎 MVBA 测量方面被证明是一种解决产生内在误差的有效手段[29,30]。这种方法同样被证明在颈椎测量也是有效的[25]。

另外一种减少 MVBA 引起的 IVA 测量差异性的方式是让脊柱被动屈曲代替主动屈曲。Dvorak 和 Panjabi(本章节的作者之一)在 1991 年发表的研究中,应用被动屈曲方式减少 MVBA 带来的误差[8]。在研究中,助手应用拉力让患者处于脊柱屈曲状态。并尽可能达到最大屈曲并保持持续屈曲,使患者达到标准化的屈曲角度。在这个包括 41 个患者的研究中,作者报告采用此方法腰椎 IVA 测量误差平均值为 2.8°,而未采用此方法所得到的来自表 10-2 的 MVBA 数据库里的腰椎 IVA 测量误差平均值是 4.4°,两者比较,被动屈曲所测得的 IVA 可减少 36% 的个体内/个体间误差平均值。

另外的解决 MVBA 带来的 IVA 差异的方式是进行标准屈曲角度(SBA)的测量。本章节的后续部分将应用 SBA 测量所得的 IVA 标注为 sIVA,而 MVBA 测量的 IVA 仍被称为 IVA。Wong(本章的一位作者)等,应用了一种新的测量 sIVA 的方法,它将电子角度测量仪连接到放射线照射下,利用电子角度测量仪在患者腰椎每屈曲 10° 时捕捉到腰椎 X 线影像[23,24,31]。一旦影像收集完成,图像自动分析软件会将所采集的不同角度的 X 线影像进行 IVA 测量。在这项研究中,作者报道测量腰椎 IVA 的误差平均值为 1.3°,这意味着与来自表 10-2 的 MVBA 数据库里的腰椎 IVA 测量误差平均值 4.4° 相比较,应用这种方法,误差平均值将减少 72%。

数字影像和图像分析系统用于脊柱运动功能评测

一个有来自英格兰伯恩茅斯地区的由本章作者之一 Alan Breen 领导的研究小组提出了一种新的可减少测量误差的方法,即一种通过控制和使患者在进行照相过程中腰椎屈曲动作达到标准化的控制系统。系统包括一个增强连接设备,它可以在腰椎屈曲成像过程中通过一个可控的标准化的扫描使得患者脊柱能够旋转。这个装置可以让患者做出标准的脊柱屈伸、侧屈、颈腰椎活动和站立位(负重位)及卧位下(非负重位)脊柱屈曲进行测量。应用此装置,可以在卧位下测量 sIVA,也可以在主动站立位测量 sIVA 和 IVA。

Breen 等将几项新技术整合起来—即把数字影像技术和图像自动分析技术结合应用到脊柱运动测量方面。产生一个进行脊柱运动功能测试的新方案,并命名为 OSMIA 系统,即客观脊柱运动影像评估系统的缩写。这个系统的不同部分从 1988 年出版后即开始被研究讨论[32,35-39]。而非负重卧位的脊柱运动影像评估系统应用和测试开始于 2006 年[40]。测试结果显示 OSMIA 系统可提供与当前临床技术要求相匹配的重要脊柱运动影像参数。

OSMIA 系统被用来整合所有近来在脊柱功能测试领域的关键技术的优点,形成一个统一相关系统。

首先,通过测试 sIVA,OSMIA 系统可减少由 Wong 所发现的被检测患者相关误差。另外,通过应用数字影像技术而不是普通放射成像,OSMIA 系统可以收集整个屈曲过程中的影像。第三点,应用数字图像技术可以自动捕捉和测量椎体运动,进而减少检查者相关误差。

图 10-4 表示 OSMIA 系统是如何在腰椎整体屈曲运动过程中如何标示腰 4/5 节段 sIVA 变化的。由 30 例无症状受试者按照图 10-4 所演示的腰椎屈曲过程进行数据采集形成规范的队列分析研究数据,OSMIA 系统由此得到验证。

除了检查无症状的受试者,应用 OSMIA 系统还可以检验融合手术或动态稳定手术前的有症状的患者。在这个患者的队列分析中,许多在图 10-2 中理论上存在的功能表现通过 OSMIA 系统得到实例验证。图 10-5 实例验证患者存在椎间相反运动、静止和椎间活动减少。

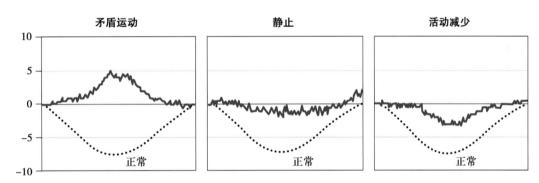

腰4/5间盘运动图（无症状人群）

■ **图 10-4**　举例表示 OSMIA 系统是如何在腰椎整体屈曲运动过程中标示腰 4/5 节段 sIVA 变化的。图描述了一个被动卧位每个方向侧屈达到 40° 的患者,应用 OS-MIA 系统对其腰 4/5 节段进行 sIVA 测量后可出现一个典型的同向正弦曲线变化

■ **图 10-5**　实例验证患者存在椎间矛盾运动、静止和椎间活动减少。这些图描绘的是行融合术或动态稳定手术术前的参考节段运动评测。这些图代表的是患者卧位侧屈过程中 sIVA 测量数值。与图 10-4 包括左右侧屈相比,这些图只代表右侧屈曲运动(侧屈到 40°)。每个图中的"正常"弧线代表无症状的对照组节段运动测量数值

关于老年脊柱生物力学的新观点

应用这些在功能测试技术的新进展,使我们加深理解老年脊柱生物力学成为可能。一旦拥有这些能力将会为我们进入脊柱生物力学打开一个新视野,可以有效突破目前临床研究中由于测量误差带来的限制。

在正常受试者中 sIVA 生理误差很低

通过显著减少受试者测量误差,Wong 等的数据产生两个重大发现。第一,在无症状受试者 sIVA 测量上,生理差异性很小。但产生这个事实的具体原因仍不是很清楚。事实上,由于存在很小的生理差异性,使得测量的 sIVA 值经过统计学分析后仍在 95% 的可信区间。这些结果存在统计学差异,具有相应的临床意义:①区别活动减少和稳定;②区分正常活动和活动减

少;③通过增加负荷阈值来检测是否存在屈伸活动减少或活动过度,另外可增加活动敏感度以及正常活动检测的特异性,表 10-5 是由 Wong 等设计的检测屈伸

表 10-5　平均 sIVA、sIVA 标准差,以及 Wong 提出评测系统中达到节段活动减少和活动过度时 sIVA 阈值*

腰椎节段	平均 sIVA	标准差 (SD)	活动减少阈值(平均 −2*SD)	活动过度阈值(平均 +2*SD)
L1/L2	14.7	1.2	12.3	17.1
L2/L3	12.1	1.3	9.5	14.7
L3/L4	10.0	1.0	8.0	12.0
L4/L5	7.2	1.1	5.0	9.4
L5/S1	5.2	1.7	1.8†	8.6

* 所有数值代表与 SBA 屈曲相关的从过伸 10° 到过屈 40° 所产生的矢状位椎间旋转角度

† 因为通常认为椎间活动度为 5° 代表固定融合,所以不建议将此值应用在腰 5 骶 1 节段来界定运动节段存在固定融合。但是,由于 Wong 等已经论证了一种比当前临床采用标准的组间差异性更低的方法,但是否可以采用 5° 的功能融合标准仍存在争议

活动减少或过度的测试系统。

重新思考关于椎间活动减低和年龄的关系的传统观点

Wong 的第二个重要发现是进行 sIVA 测量时,正常受试者如果脊柱只是衰老无症状,那这些人群中,发生节段活动减少的人数并不高,这与传统观点不同。图 10-6 所示为 Wong 等报告的结果。这在治疗老年脊柱疾病方面具有重要意义。Wong 等证明,在患者 MVBA 会随着年龄减少的同时[41-43],平均脊柱功能单位功能的 sIVA 不一定会减少。因此,椎间活动减少应该作为一种病理改变而不是作为一种正常退变过程。因为椎间活动减少穿刺与老人椎间高度下降有关,所以,临床医生认识到 sIVA 测量所带来的椎间活动减少是一种病理现象,不要认为是一种正常自然老化现象。

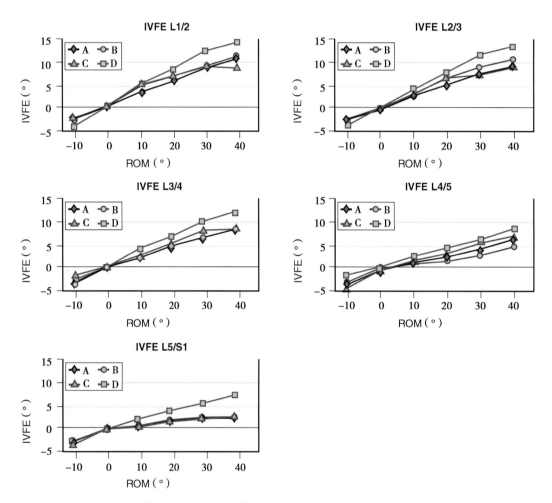

■ **图 10-6**　图示按年龄分组观察 sIVA 变化特征和腰椎屈曲角度的关系。Wong 等测量 100 例无症状自愿者 sIVA,根据年龄分成 4 组,每组 25 例(A 组,21～30 岁;B 组,31～40 岁;C 组 41～50 岁;D 组,51 岁以上)。年龄最大组有最大 sIVA 值

退变性腰椎滑脱患者与年龄相关的脊柱功能表现方面的差异

Wong 等在进行了正常无症状受试者 sIVA 的研究后,使用新技术检查 91 例腰椎滑脱患者 sIVA,来评估脊柱功能方面的差异。在 91 例患者中,Wong 等发行脊柱功能表现类型包括[44]:

- 12/91:(13%)无活动
- 27/91:(30%)活动减少
- 13/91:(14%)正常
- 39/91:(43%)活动过度

进行多元回归分析来比较性别、年龄、滑脱程度、椎间高度等危险因素对于滑脱患者 sIVA 测量后脊柱功能表现类型的影响。分析结果表明,滑脱程度、年龄是决定脊柱功能类型的重要因素。特别指出的是,腰椎 4/5 滑脱患者年龄越年轻,节段活动度更大。这些发现与 Takayanagi 等的研究结果相一致[33],他们发现与正常无症状的受试者比较,腰椎滑脱患者的 IVT 和

IVA 测量角度均减少,并且随着滑脱程度增加,IVT 和 IVA 测量角度也相应减少。

临床应用脊柱功能检查方法的建议

过去的知识文献回顾表明当前常规的评估脊柱功能的方法不太适合与老年脊柱功能评价。与年轻患者关系相比,脊柱节段运动减少看起来更像与老年脊柱病变有关;但一个节段的脊柱运动功能类型目前常规方法无法检测。尽管当前的测量方法仍存在争议但要

比其他方法更有效,将来与老年人相比,这种情况会在年轻患者中更常见。关于应用功能诊断协助治疗老年脊柱疾病方面,有强烈的理由选择改进测量方法。

关于临床应用当前标准的建议

应用普通 X 线和 MVBA 脊柱屈曲位片是目前检测脊柱功能的唯一方法,是广泛有效的方法,直到更有效的方法出现才会被取代。因此,作者提出了关于应用当前临床标准进行脊柱功能评测的建议(表10-6)。

表 10-6　临床应用当前脊柱功能检测的建议总结

可疑情况	功能检测结果(应用当前临床标准)			
	IVA 大于等于	IVA 小于等于	诊断结果(使用粗体表示明确的诊断)	评　价
旋转不稳定	IVA 过度活动范围见表 10-3	∞	**旋转方向过度活动**(或称为通常意义的"失稳")	假阳性率很低;可以根据此结果制定临床治疗方案。由于假阴性率很低,所以在过度活动阈值以下的 IVA 也不应该被排除存在旋转方向过度运动
	5°	IVA 活动范围降低见表 10-3	不确定:"可能正常"	这些患者中存在可疑正常运动;但是,不能以此结果为依据应用于临床决策
	-5°(举例,运动方向与脊柱屈曲运动方向相反)	5°	不确定:"可能的节段运动减少,不运动,相反运动或正常运动"	这些患者中存在可疑正常运动减少的情况;但是,不能以此结果用于临床决策
	阴性∞	-5°(举例,运动方向与脊柱屈曲运动方向相反)	**相反运动**(或通常讲"失稳")	可以根据此结果制定临床治疗方案
融合手术前存在假关节病的患者	5°	∞	**假关节病**	可以根据此结果制定临床治疗方案
	-5°(举例,运动方向与脊柱屈曲运动方向相反)	5°	不确定:"可能的假关节病"	经过 CT 扫描敏感率很低但建议翻修手术前行 CT 扫描
	阴性∞	-5°(举例,运动方向与脊柱屈曲运动方向相反)	**假关节病**	可以根据此结果制定临床治疗方案

关于临床应用近来发展的评测脊柱功能新方法的建议

在最近脊柱功能评测方面有一些创新方法,这些方法可以提供一个很好的预期。它能够明确检测出这些与老年脊柱功能密切相关的指标(固定,活动减少和正常活动)。这些创新方法与当前临床常规方法相比,可能出现一系列变化:

- (与手动标记相反)自动图像采集分析软件的应用

于 IVA 测量
- 脊柱屈曲过程中椎间运动 X 线成像过程中动态数据采集(而不是让患者在脊柱屈曲到一定程度并维持这个体位行常规 X 线成像)
- sIVA 和 IVA 联合使用而不是单独使用 IVA 评测

作者已经同意通过选择这些改进的技术来提高可能达到的诊断效果。但是,如果任何新方法被采用,所有影响患者安全性的因素必须被完全解决。作者把一些关于应用新方法所必须考虑的关键因素列在表 10-7 中。

表 10-7　文章作者关于选择脊柱功能检测的新方法后与患者-安全相关首要事件的系列建议

脊柱功能测试 方法的改变	患者-安全首要事件和作者建议
使用自动影像分析软件替代人工标示影像分析技术	• 应用软件进行 IVA 测量时测量者相关误差率必须低于人工标示测量时产生的误差 • 软件进行 IVA 测量时其准确率和精确性必须是已知的 • 如果测试者相关误差足够低,如果准确率和精确性足够高,构建比目前应用的用来检测假关节病,固定,和矛盾运动的不同范围阈值是可行的
在脊柱屈曲过程中,使用动态影像捕捉技术替代常规使脊柱保持屈曲位置捕捉静态影像	• 数字影像技术必将替代传统影像技术来完成脊柱功能测试 • 但是,与传统影像技术相比,数字影像的对比度不高,在一些情况(例如脊柱炎症肿瘤等)下无法发现 • 因此,对于任何希望应用数字影像技术代替传统影像技术完成脊柱功能评定的患者,也需要拍摄近期的普通影像 X 线平片 • 数字影像技术进行脊柱功能测试过程中所产生的辐射量需要被测定并与传统技术过程中的辐射量进行比较,任何辐射剂量的增加均需要仔细评估并分析其原因
sIVA 和 IVA 结合使用而不是单独使用 IVA	• 使用 SBA 替代 MVBA 进行 IVA 测量已经表明可减少主观相关误差会减少(举例,sIVA 比 IVA 有更小的误差率) • 在检测节段运动减少,正常,和旋转过度活动的新的阈值采用之前,与 sIVA 相关的脊柱整体节段间运动差异性需要被矫正 • 在脊柱整体运动的病理过程中,观测 IVA,获取有价值的诊断信息,要求检测工具包括测量 sIVA 和 IVA

[王强(研究生)　张启维 译]

参考文献

1. F. Knutsson, The instability associated with disc degeneration in the lumbar spine, Acta. Radiol. 25 (1944) 593–608.
2. M. Panjabi, D. Chang, J. Dvorak, An analysis of errors in kinematic parameters associated with in vivo functional radiographs, Spine 17 (1992) 200–205.
3. M.R. Lim, R.T. Loder, R.C. Huang, S. Lyman, et al., Measurement error of lumbar total disc replacement range of motion, Spine 31 (10) (2006) E291–E297.
4. J. Dvorak, M.M. Panjabi, J.E. Noventoy, D.G. Chang, D. Grob, Clinical validation of functional flexion-extension roentgenograms of the lumbar spine, Spine 16 (8) (1991) 943–950.
5. S.D. Boden, S.W. Wiesel, Lumbosacral segmental motion in normal individuals. Have we been measuring instability properly? Spine 15 (6) (1990) 571–576.
6. L. Penning, J.T. Wilmink, H.H. van Woerden, Inability to prove instability: a critical appraisal of clinical-radiological flexion-extension studies in lumbar disc degeneration, Diagn. Imaging Clin. 46 (4) (1984) 186–192.
7. W.O. Shaffer, K.F. Spratt, J. Weinstein, T.R. Lehmann, V. Goel, 1990 Volvo award in clinical sciences. The consistency and accuracy of roentgenograms for measuring sagittal translation in the lumbar vertebral motion segment: an experimental model, Spine 15 (8) (1990) 741–750.
8. J. Dvorak, M.M. Panjabi, D.G. Chang, R. Theiler, D. Grob, Functional radiographic diagnosis of the lumbar spine: flexion-extension and lateral bending, Spine 16 (1991) 562–571.
9. A.A. White III, R.M. Johnson, M.M. Panjabi, W.O. Southwick, Biomechanical analysis of clinical stability in the cervical spine, Clin. Orthop. 109 (1975) 85–96.
10. H.W. Myerding, Spondylolisthesis, Surg. Gynecol. Obstet. 54 (1932) 371–377.
11. P.H. Newman, The etiology of spondylolisthesis, J. Bone Joint Surg. [Br] 45 (1963) 39–59.
12. R.C. DeWald, Spondylolisthesis, in: K.H. Birdwell, R.C. DeWald (Eds.), The textbook of spinal surgery, second ed., Lippincott-Raven, Philadelphia, 1991.
13. L.L. Wiltse, The etiology of spondylolisthesis, J. Bone Joint Surg. Am. 44-A (1962) 539–560.
14. P.C. McAfee, S.D. Boden, J.W. Brantigan, R.D. Fraser, et al., Symposium: a critical discrepancy–a criteria of successful arthrodesis following interbody spinal fusions, Spine 26 (3) (2001) 320–334.
15. J.A. Hipp, C.A. Reitman, N. Wharton, Defining pseudoarthrosis in the cervical spine with differing motion thresholds, Spine 30 (2) (2005) 209–210.
16. D.K. Resnick, T.F. Choudhri, A.T. Dailey, M.W. Groff, et al., Guidelines for the performance of fusion procedures for degenerative disease of the lumbar spine. Part 4: radiographic assessment of fusion, J. Neurosurg. Spine 2 (2005) 653–657.
17. W.H. Kirkaldy-Willis, Instability of the lumbar spine, Clin. Orthop. Relat. Res. (165) (1982) 110–123.
18. S.A. Park, N. Ordway, A. Fayyazi, B. Fredrickson, H.A. Yuan, Measurement of paradoxical and coupled motions following lumbar total disc replacement, SAS Journal 2 (2008) 137–139.
19. G. Selvik, Roentgen stereophotogrammetry: a method for the study of the kinematics of the skeletal system, Acta Orthopaedica. Scandinavica. 232 (Suppl. 60) (1989) 1–51.
20. X. Zhang, J. Xiong, Model-guided derivation of lumbar vertebral kinematics in vivo reveals the difference between external marker-defined and internal segmental rotations, J. Biomech. 36 (2003) 9–17.
21. W. Frobin, P. Brinckmann, G. Leivseth, M. Biggemann, O. Reikerås, Precision measurement of segmental motion from flexion-extension radiographs of the lumbar spine, Clin. Biomech. (Bristol, Avon) 11 (8) (1996) 457–465.
22. W. Frobin, P. Brinckmann, M. Biggemann, M. Tillotson, K. Burton, "Precision measurement of disc height, vertebral height and sagittal plane displacement from lateral radiographic views of the lumbar spine." Clin. Biomech. (Bristol, Avon) 12 (Suppl. 1) (1997) S22–S30.
23. K.W.M. Wong, J.C. Leong, M.K. Chan, K.D. Luk, W.W. Lu, The flexion/extension profile of 100 healthy volunteers, Spine 29 (15) (2004) 1636–1641.
24. K.W.M. Wong, K.D. Luk, J.C. Leong, S.F. Wong, K.K. Wong, Continuous dynamic spinal motion analysis, Spine 31 (4) (2006) 414–419.
25. C.A. Reitman, K.M. Mauro, L. Nguyen, J.M. Ziegler, J.A. Hipp, Intervertebral motion between flexion and extension in asymptomatic individuals, Spine 29 (24) (2004) 2832–2843.
26. J.A. Hipp, N.D. Wharton, Quantitative motion analysis (QMA) of motion-preserving and fusion technologies for the spine, In Yue JJ et al (eds). Motion Preservation Surgery of the Spine: Advanced Techniques and Controversies. Saunders, Philadelphia, 2008.
27. H. Hino, K. Abumi, M. Kanayama, K. Kaneda, Dynamic motion analysis of normal and unstable cervical spines using cineradiography: an in vivo study, Spine. 15 24 (2) (1999) 163-8.
28. A. Okawa, K. Shinomiya, H. Komori, T. Muneta, Y. Arai, O. Nakai, Dynamic motion study of the whole lumbar spine by videofluoroscopy, Spine 23 (16) (1999) 1743–1749.
29. D.S. Teyhen, T.W. Flynn, J.D. Childs, et al., Fluoroscopic video to identify aberrant lumbar motion, Spine 32 (7) (2007) E220–E229.
30. Harada, et al., Cineradiographic motion analysis of normal lumbar spine during forward and backward flexion, Spine 25 (15) (2000) 1932–1937.
31. S.-W. Lee, K.W.N. Wong, M.-K. Chan, H.-M. Yeung, J.L.F. Chiu, J.C.Y. Leong, Development and validation of a new technique for assessing lumbar spine motion, Spine 27 (2002) E215–E220.
32. A.C. Breen, R. Allen, A. Morris, Spine kinematics: a digital videofluoroscopic technique, J. Biomed. Eng. 11 (1989) 224.
33. K. Takayanagi, K. Takahashi, M. Yamagata, H. Moriya, H. Kitahara, T. Tamaki, Using cineradiography for continuous dynamic-motion analysis of the lumbar spine, Spine 26 (17) (2001) 1858–1865.
34. F.B. Ensink, et al., Lumbar range of motion: influence of time of day and individual factors on measurements, Spine 21 (11) (1996) 1339–1343.
35. A.C. Breen, et al., An image processing method for spine kinematics—preliminary studies, Clin. Biomech. 3 (1988) 5–10.
36. A.C. Breen, et al., A digital videofluoroscopic technique for spine kinematics, J. Med. Eng. Technol. 13 (1-2) (1989) 109–113.
37. K. Humphreys, A. Breen, D. Saxton, Incremental lumbar spine motion in the coronal plane: an observer variation study using digital videofluoroscopy, Eur. J. Chiropractic. 38, 56–62 1990.
38. A.C. Breen, Integrated spinal motion: a study of two cases, JCCA 35 (1) (1991) 25–30.
39. J.M. Muggleton, et al., Automatic location of vertebrae in digitized videofluoroscopic images of the lumbar spine, Med. Eng. Phys. 19 (1997) 77–89.
40. A.C. Breen, et al., An objective spinal motion image assessment (OSMIA): reliability, accuracy, and exposure data, BMC Musculoskel. 7 (2006) 1.
41. G.K. Fitzgerald, et al., Objective assessment with establishment of normal values for lumbar spinal range of motion, Phys. Ther. 63 (1983) 1776–1781.
42. J. Dvorak, et al., Normal motion of the lumbar spine as related to age and gender, Eur. Spine J. 4 (1995) 18–23.
43. M.S. Sullivan, C.E. Dickinson, J.D. Troup, The influence of age and gender on lumbar spine sagittal plane range of motion: a study of 1126 healthy subjects, Spine 19 (1994) 682–686.
44. K.W.N. Wong, et al: Different lumbar segmental motion patterns in patients with degenerative spondylolisthesis were detected with digital videofluoroscopic videos and distortion compensated roentgen analysis system. Presented at ISSLS 2007.

11

第 11 章　脊柱早期老化的原因

Florence P. S. Mok , Dino Samartzis , Kenneth M. C. Cheung , and Jaro Karppinen

关　键　点

- 脊柱退变涉及各种年龄相关因素。
- 生物化学、生物力学、心血管疾病、生活方式和遗传因子等因素能影响脊柱早期老化。
- 脊柱早期老化的各种致病因素存在相互作用和影响。
- 尽管脊柱早期老化可能发生，但是这些变化不一定会引起症状。

介绍

　　脊柱是人体的中轴，人体的核心。脊柱是软组织和骨组织的完美结合，并在两者相互作用中发挥作用。脊柱一方面承担着结构支撑和运动功能的作用，一方面保护着神经和脊髓。退化是一种不可避免的过程，

影响着每一个人的身体，包括脊柱。随着年龄的增大，脊柱年龄相关方面的变化只是生命的一小方面。然而，有时年轻患者也会有老年脊柱特点，我们称之为过早老化或退行性变化。

　　脊柱早期老化是一个让人非常关心和忧虑的问题，因为当它严重到出现症状和功能障碍需要临床治疗时，就已经称为潜在的严重的社会经济问题。为了证明这种退行性变化，先进的影像学检查，例如磁共振成像（MRI），是给医生们提供诊断和治疗依据的最常用的设备。然而，很多学者也在争论某些严重的放射学影像变化并没有相关的临床症状。（图 11-1）[1]。但重要的是我们应该判定脊柱的退行性变化只是随着年龄增长脊柱自然老化的一部分，还是某些疾病导致，这些疾病会有一些先兆因素，可能能够预防（图 11-2）。本章作者将详述很多导致脊柱早期老化的因素。

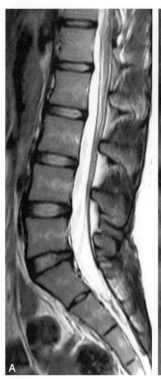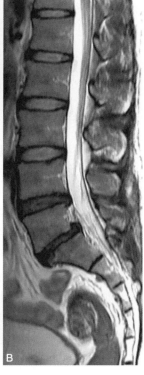

■ 图 11-1　**A.** 18 岁女性，无吸烟史，慢性腰痛两年多，无腰部外伤史。矢状位 MRI T2 加权图像显示没有明显椎间盘退变或其他放射学异常。**B.** 37 岁女性，没有腰痛史。矢状位 MRI T2 加权图像显示 L4-L5 和 L5-S1 严重椎间盘退变，L4-L5 放射样撕裂，L5-S1 一度前滑脱

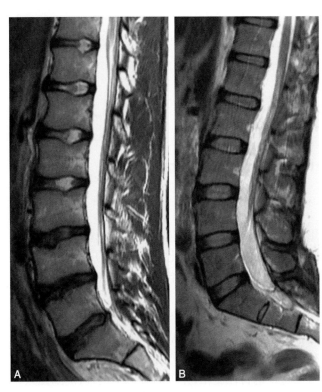

■ 图 11-2　**A.** 16 岁男性,无吸烟史,慢性腰痛,无腰部外伤史。下胸椎和腰椎矢状位 MRI T2 加权图像显示明显 L3-S1 椎间盘退变和终板形态不规则。**B.** 53 岁女性,没有症状。矢状位 MRI T2 加权图像显示没有明显椎间盘退变或其他放射学异常

过早老化的因素

生物化学

　　人类髓核内的脊索细胞出生后会戏剧性的减少,他们最后可能因为细胞凋亡而消失,他们被第一代软骨样细胞取代了。成熟脊索细胞减少导致蛋白聚糖产量的下降,促进了退变进程。而且,细胞因为端粒缩短发生的自然衰老,和退变一起同时导致间盘老化。然而,退变的间盘很容易加速细胞衰老,因为暴露在各种危险因素下,如白细胞介素-1(IL-1)、活性氧物质、机械负荷增加,进一步加速退变的间盘。那么暴露在这些危险因素下能发生过早的间盘退变[2]。

　　此外,变性的间盘中降解酶的浓度和活性都比正常间盘高。可能是它导致细胞对化学介质和机械负荷等刺激产生表型改变。间盘细胞表型改变引发一系列生化变化,包括:①基质合成减少(例如:软骨聚集蛋白聚糖、核心蛋白聚糖、Ⅱ 和 Ⅳ 型胶原);②生长因子和其受体减少,损害了再生进程;③基质金属蛋白酶(MMPs)的浓度和活性增加导致分解代谢活跃,组织

基质金属蛋白酶抑制剂(TIMP)水平降低,而且促炎细胞因子和它们的受体水平增加。在所有的细胞因子中,白细胞介素-1β 是最为关键的因素,因为它抑制基质合成,并且刺激其他炎性介质的产生,这些介质又加速了基质的分解[2,3]。

生物力学

　　临床上,间盘退变在下腰椎更加多见和严重,说明该区域相对更高的机械负荷是重要的致病因素。间盘的机械性损伤能导致终板或纤维环的疲劳性失效,这能加速分解代谢的级联反应。然而,生理范围内的机械性负荷本身并不是有害的,它能刺激间盘基质更新和加强蛋白合成。例如,蛋白聚糖合成和 TIMP 产生。反之,在这区域之外的负荷(小于或大于最佳范围)对间盘代谢都是有害的。体外动物实验表明,高强度或高频率的动态和静态压力能诱导细胞凋亡、结构破坏和增加分解代谢。并且还能下调合成基因表达,使间盘容易失去活动性[4-7]。

　　爱德曼等[8]做的一项尸体研究发现职业性体力负荷与间盘退变和腰部脊椎病理变化密切相关,但是没有明确的线性关系。对于有先天运动天赋的人,因为其进行了大量高负荷运动所以脊柱上会出现跟更多的退变,相比运动量较小的人尤为如此。尽管这些负荷有很大的区别,但是这种因素只能说明 MRI 上不到 10% 的退变发现[9]。事实上,一生中巨大的体力负荷,包括职业性和娱乐性的运动,只能导致 MRI 上一小部分的退变,T12-L4 上是 7%,L4-S1 上是 2%[10]。此外,当测量个体人体学参数时,例如体重、负重和椎间盘横截面积,与间盘退变密切相关,尽管这些因素的相关度很小,但是因其在一生中有长期持续的影响,其影响程度超过了外在职业性和娱乐性的体力负荷[11]。

动脉粥样硬化

　　脊柱血供来源于腹主动脉,后者发出分支滋养脊椎节段(图 11-3)[12]。椎间盘(IVD)营养来源于椎体内通过终板潜行弥散的血管。因此,影响间盘营养的可能因素为:椎体的血供减少,终板钙化和损伤,或者三者联合。一项由卡皮拉等进行的尸体解剖研究,表明间盘退变程度与滋养间盘的节段动脉狭窄程度密切相关。这种密切相关度在腰椎上三个节段比下两个节段更加强烈。此外,间盘退变程度与腹主动脉动脉粥样硬化程度相一致。体外 MRI 研究与卡皮拉的尸体解剖研究一致,发现健康自愿者和下腰痛患者的受损腰动脉与间盘血供减少两者间密切相关。大家普遍认为:间盘血

供减少就可能导致间盘退变，但是没有明确证据来证明这一假设。此外，临床上下腰痛也被发现与腰动脉狭窄密切相关[16-18]。Leino-Arjas 等进行了一项长期前瞻性研究进一步来探明动脉粥样硬化与腰痛之间的关系[19]。在这项研究中芬兰工业员工的血清总胆固醇和甘油三酯水平与偶发放射性下腰痛两者间相关联。异常血清总胆固醇和甘油三酯水平导致的放射性疼痛风险与其他潜在风险无关，例如年龄、性别、职业类别、职业史、运动习惯、吸烟和身高体重指数（MRI）。动脉粥样硬化和动脉堵塞影响间盘退变的机制可能直接归因为动脉血流减少，和因此发生的间盘（IVD）营养供应减少，也和动脉粥样硬化导致的系统性验证相关。

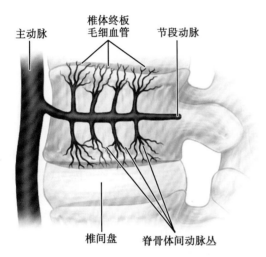

■ 图 11-3　为椎体提供血供的节段动脉

一项关于 98 407 名女性护士的长期随访研究中，心血管疾病风险，例如吸烟、糖尿病、高血压、高胆固醇血症、肥胖和 60 岁前的心肌梗死家族史，明显与腰椎间盘突出增加风险相关。而且，在调整其他心血管风险因素后，症状性腰椎间盘突出症的风险增加与吸烟（P=0.03）和超重（P=0.01）有剂量依赖性。然而，在一项关于 270 名平均年龄为 68.4 岁日本老人的观察性研究中，高水平 LDL 胆固醇仅仅与 L4/5 间盘退变风险增加相关（校正几率：2.65；95% 可信区间 = 1.33 ~ 5.52），但是在其他节段没有相关性。在日本的研究中，间盘退变增加与动脉粥样硬化指数和高糖血症不相关[21]。但是腰动脉粥样硬化的存在和严重程度不能适当评估，因此该研究中"动脉粥样硬化"的解释存在疑问。尽管如此，该项研究也强调了心血管疾病风险和其在间盘退变中的作用。

生活方式因素

以往认为间盘退变是机械性损伤导致的加速老化，例如经历体力劳动和运动。然而，如今吸烟和肥胖等生活因素经过 meta 分析后也被认为是下腰痛的风险因素[22]。近年来，通过一系列曝光不一致的双胞胎研究，通过比较孪生同胞间兴趣的不同，使用 MRI 来评价间盘退变和环境危险因素暴露间的关系。遗传学和幼年经历方面的影响在研究中被更好地了解，提供了一种新的了解间盘退变的方法[23]。根据这些双胞胎研究证据，不良的生活方式因素对于间盘退变的影响可以忽略不计。

吸烟

Battie 及其同事通过 20 对单卵（MZ）男性双胞胎的研究评价了吸烟对于间盘退变的影响，发现吸烟的双胞胎间盘退变指数比不吸烟的要高 18%。而且，吸烟的人似乎还有系统性影响，对上腰椎和下腰椎的退变评分都有影响。还有，吸烟的双胞胎相对于不吸烟的明显有更多的颈动脉动脉粥样硬化改变。这表明与吸烟相关的动脉粥样硬化能减少椎体血管和椎体的血流量，因此减少间盘营养，促进退变。然而，尽管暴露在吸烟危险因素下平均长达 31.6 年，双胞胎之间差别如此巨大，也只能导致全部间盘退变指数的 2%[24]。此外，在后来 115 对男性单卵双生非对称暴露的研究中，没有发现吸烟与间盘退变有明显的关系[10]。两项研究中双胞胎平均吸烟史有很大的不对称性，吸烟对间盘退变的影响也较少，导致两项研究结果相矛盾[23]。然而，更新的体外试验研究表明吸烟（尼古丁）确实能直接通过抑制细胞增殖和基质合成活动来影响间盘细胞代谢[25]。而且，增加局部炎性细胞因子的产生和释放，下调体外胶原基因的表达。这些细胞对吸烟的反应能够表明吸烟与间盘退变之间的关系。在临床研究中，一项针对青春期女性的前瞻性研究表明规律吸烟与下腰痛存在明显的暴露反应关系[28]。

肥胖

近年来有研究表明，对于日本老人，BMI 大于 25kg/m² 与腰椎下 4 个间盘退变明显相关[21]。刘可等研究了 129 名中年男子间盘退变的发展进程，发现肥胖是非常重要的因素[29]。他们发现超重（BMI 大于 25kg/m²，在 25 年和 40 ~ 45 年）明显会增加椎间盘退变 4.5 倍，即使其他的生活方式因素，例如吸烟、职业、驾驶、腰部外伤史等，都与间盘退变无关。而且，年轻人肥胖尤其有害，因为如果 24 岁时 BMI 达到 25kg/m² 或 25 岁时超过 25kg/m² 椎间盘退变几率增加 3.5 ~ 4.5 倍[29]。并且，本章作者（Samartzis 等，没有公开发表)的数据表明肥胖少年间盘退变最密切相关的因素,这项大样本队列研究在中国南方开展,发现 BMI 超过 25kg/m² 的青少年间盘退变的几率增加了 18 倍。此外,samartzis 和他的同事在一项研究中评估中国南部 2252 名成年人 BMI 和腰椎间盘退变的关系,(未发表的观察)进一步指出,BMI 增加与椎间盘退变严重的程度存在一个显著的线性剂量反应关系。事实上,作者进一步指出,随着 BMI 的增加,退变椎间盘的数量呈线性关系。

由肥胖或超重的原因导致腰椎间盘退变的机制是有待阐明的,但它可能部分是由于过量的机械载荷直接作用于椎间盘[29]。肥胖相关的系统性风险因素的指标已被视为一个低度全身炎症状态,其中血清 C-反应蛋白水平,白细胞介素-6(IL-6)和肿瘤坏死因子,SIS-α(TNF-α)被证明是增加的[30]。肥胖患者炎性细胞因子水平的提高可以通过观察巨噬细胞在脂肪组织和脂肪细胞代谢活跃程度来了解,分泌促炎细胞因子,如 IL-6、TNF-α 和脂肪细胞因子(瘦素、脂联素、抵抗素)[31]。细胞因子,特别是 IL-1,不仅提高了间盘基质降解,也与动脉粥样硬化的病理生理有牵连。肥胖受试者的间盘降解加速。可能是通过其炎症通路实现的。事实上,它已经表明,基因多态性可能与肥胖之间的互动增加间盘的退变[33]。

遗传因素

生活方式和椎间盘退变之间的关系相当微弱,甚至有时还是有争议的,这似乎意味着其他因素可能会有更多的影响。近年来普遍认为先天缺陷与间盘退变有确切的关系。然而,应该开展一项关于先天缺陷和椎间盘退变之间必然关系的严格和标准的研究[34]。但是,通过双胞胎研究的结论表明椎间盘退变的家族聚集性,这包括两方面的因素:遗传性和早期生活环境因素。总体上讲,已经报道的遗传性估计在 50% ～ 74%[23]。在一项关于单卵双生双胞胎男性受试者的 MRI 研究中,Battie 等人报道了间盘退变变化的不均衡性,变化范围从上腰椎的 61% 到下腰椎的 34%。年龄和体力负荷联合作用的影响程度不到全部影响因素的 16%。脊柱各水平退变程度不一,可能是先天性因素和体力负荷两因素间相互作用的结果。然而,在一项大部分都是英国和澳大利亚女性的双胞胎受试者的研究中,遗传倾向几乎是恒定的,腰椎为 74%,颈椎为 73%。然而,椎间盘退变的遗传表现变化很多,例如腰椎骨赘(54%)、间盘膨出(65%)、隙狭窄(79%)[35]。

遗传因素能够决定脊柱结构的生长,那么,就能影响它们的机械强度和性质。它也能够通过影响基质的合成和降解来影响生物化学方面的性质。反之,基因缺陷能够影响承担外部负荷时结构组织完整性和脊柱结构易损性,损伤脊柱结构加速退变。迄今为止,与间盘退变和终板变化的几个基因已经被证实,该基因限定编码为胶原(例如:Ⅰ 型胶原的 COL1A1 基因,以及 Ⅸ 型胶原的 COL9A2 和 COL9A3)[36-42]、蛋白聚糖[43-45]、软骨中间层蛋白(CILP)[46-48]、维他命 D 受体(VDR)[49-51]、炎性介质如白细胞介素 1[43,52-56]、降解酶如 MMPs[43,47,54,57-60]。伴随间盘退变的基因多态性已经被证实,尽管是关于同一基因(例如:芬兰、中国、日本和希腊的 COL9A2 和 COL9A3 相关研究)。这可能是不同种族间等位基因频率不同的原因。然而,遗传素质的鉴定无疑是非常重要的,因为其影响脊柱早期老化的原因。

讨论

老是不可避免的,也影响着全部脊柱结构;间盘退变已经被描述为一种年龄相关、细胞介导基质降解的过程,其结果是进展性的机构破坏[61]。这是一种复杂的情况,影响因素有:复杂的生物力学、环境因素、生活方式、遗传因素和这些因素间的相互作用。

多环境因素已经被证实与间盘退变密切相关,如上所述,然而,也有相反地结论。正相反,遗传因素的重要性已经被双胞胎和基因相关研究所证实。在上述的基因研究中,可以肯定的是间盘退变伴随多个基因大量的种族差异多态性。然而,因为研究方法不同,尤其是表型定义不同,我们无法准确判断哪一个基因或它们之间的相互作用,是间盘特征性变化的关键因素。Solovieva[62] 等证实了基因之间的相互作用,通过某个特殊基因对间盘退变的影响可能被另外一个基因的多样性影响。白细胞介素 IL-1βT(3594)上的 COL9A3 缺失导致间盘退变评分升高了 8 倍,但是没有发现它们联合出现时有相互作用。基因通过编码调节特别基质合成和控制其降解来控制间盘基质退变。那么理论上,基因多样性的影响因其编码同样的成分会对全部脊柱间盘都有影响。但是,间盘退变的区域性差别也是事实,下腰椎间盘比上腰椎间盘更加容易受到影响,说明遗传和环境之间的相互作用共同影响间盘的退变。实际上,Battie 等[63]近期开展的双胞胎研究证明了区域性差别和遗传环境相互作用的影响在上腰椎和下腰椎间盘是不同的。而且,发现三个单独的环境因素和两个普通的遗传因素影响间盘信号强度。有趣的是,在两个确定的遗传因素中,第一个因素似乎影响了全部腰椎水平,但第二个因素又仅仅在 L4-S1 是特异性的。此外,大约 2/3 的遗传影响是从间盘退变表象研究中得出的(间盘信号强度、椎间隙狭窄和间盘膨出),说明它们间盘退变的过程发病机制并没有特殊。

Solovieva 等在芬兰开展一项关于中年男性运动员的研究,发现 45% ~ 71% 的间盘退变受试者中出现 COL9A3 多样性和持续性肥胖。这两个明显又确定的危险因素协同作用增加腰椎多节段后方膨出的风险,降低椎间隙高度,相对来说能达到 3 ~ 4 倍。此外,他们也发现职业性体力负荷的有害影响被 IL-1 的基因多样性所影响[55]。此外,近来 Virtanen 等[64]开展的研究进一步证实了遗传和环境相互作用的存在。其中,全身振动对所有多态性分析 (COL9A2,COL9A3,COL11A2,IL-1α,IL-1β,IL-6,MMP-3,VDR) 发挥额外的影响,增加症状性间盘退变的风险。组织学证据表明,减少椎间盘的血液供应是有害的,出现启动间盘基质降解早在人生的第一个十年就已经开始了[65]。此外,不同的基因突变在椎间盘退变的影响,如胶原蛋白 IX Trp2 等位基因[37,38],这个 MMP-1[59]等位基因 D,表现出年龄依赖性的影响,与维生素 D 受体[49]T 等位基因,也表现出年龄依赖性影响。

临床相关性

退行性变化可引起腰痛和相关的临床症状,有可能严重损害功能和生活的质量。脊柱的过早老化可能进一步加重这种情况,因其让一个人在生命过程中的早期就变得虚弱。此外,这种老化对生活方式的影响,可能会进一步加重脊柱老化,这是脊柱退行性过程的本质。这样,有助于导致临床相关病理脊椎过早老化的因素是一个全球关注的问题,会影响全球每一个人,存在潜在的严重的社会经济影响。

如何识别各种危险因素导致脊椎结构老化是至关重要的。这些知识可以提高防止过早脊柱相关变化措施的洞察力。此外,因其不能逆转衰老过程的影响,治疗性干预也可能被停止。随着关于脊柱的过早老化知识的增加,以及治疗脊柱相关疾病新技术的出现,个人的生活质量将提高,并且相关的医疗费将减少。

(张良　译)

参考文献

1. J.P. Urban, C.P. Winlove, Pathophysiology of the intervertebral disc and the challenges for MRI, J. Magn. Reson. Imaging 25 (2007) 419–432.
2. C.Q. Zhao, L.M. Wang, L.S. Jiang, et al., The cell biology of intervertebral disc aging and degeneration, Ageing Res. Rev. 6 (2007) 247–261.
3. A.G. Hadjipavlou, M.N. Tzermiadianos, N. Bogduk, et al., The pathophysiology of disc degeneration: a critical review, J. Bone Joint Surg. Br. 90 (2008) 1261–1270.
4. I.A. Stokes, J.C. Iatridis, Mechanical conditions that accelerate intervertebral disc degeneration: overload versus immobilization, Spine 29 (2004) 2724–2732.
5. M.K. Elfervig, J.T. Minchew, E. Francke, et al., IL-1beta sensitizes intervertebral disc annulus cells to fluid-induced shear stress, J. Cell Biochem. 82 (2001) 290–298.
6. H. Miyamoto, M. Doita, K. Nishida, et al., Effects of cyclic mechanical stress on the production of inflammatory agents by nucleus pulposus and anulus fibrosus derived cells in vitro, Spine 31 (2006) 4–9.
7. J.A. Ulrich, E.C. Liebenberg, D.U. Thuillier, et al., ISSLS prize winner: repeated disc injury causes persistent inflammation, Spine 32 (2007) 2812–2819.
8. T. Videman, M. Nurminen, J.D. Troup, 1990 Volvo Award in clinical sciences. Lumbar spinal pathology in cadaveric material in relation to history of back pain, occupation, and physical loading, Spine 15 (1990) 728–740.
9. T. Videman, S. Sarna, M.C. Battie, et al., The long-term effects of physical loading and exercise lifestyles on back-related symptoms, disability, and spinal pathology among men, Spine 20 (1995) 699–709.
10. M.C. Battie, T. Videman, L.E. Gibbons, et al., 1995 Volvo Award in clinical sciences. Determinants of lumbar disc degeneration. A study relating lifetime exposures and magnetic resonance imaging findings in identical twins, Spine 20 (1995) 2601–2612.
11. T. Videman, E. Levalahti, M.C. Battie, The effects of anthropometrics, lifting strength, and physical activities in disc degeneration, Spine 32 (2007) 1406–1413.
12. P.P. Raj, Intervertebral disc: anatomy-physiology-pathophysiology-treatment, Pain Pract 8 (2008) 18–44.
13. L.I. Kauppila, A. Penttila, P.J. Karhunen, et al., Lumbar disc degeneration and atherosclerosis of the abdominal aorta, Spine 19 (1994) 923–929.
14. M. Kurunlahti, L. Kerttula, J. Jauhiainen, et al., Correlation of diffusion in lumbar intervertebral discs with occlusion of lumbar arteries: a study in adult volunteers, Radiology 221 (2001) 779–786.
15. O. Tokuda, M. Okada, T. Fujita, et al., Correlation between diffusion in lumbar intervertebral discs and lumbar artery status: evaluation with fresh blood imaging technique, J. Magn. Reson. Imaging 25 (2007) 185–191.
16. A. Korkiakoski, J. Niinimaki, J. Karppinen, et al., Association of lumbar arterial stenosis with low back symptoms: a cross-sectional study using two-dimensional time-of-flight magnetic resonance angiography, Acta. Radiol. 50 (2009) 48–54.
17. L.I. Kauppila, K. Tallroth, Postmortem angiographic findings for arteries supplying the lumbar spine: their relationship to low-back symptoms, J. Spinal Disord. 6 (1993) 124–129.
18. M. Kurunlahti, J. Karppinen, M. Haapea, et al., Three-year follow-up of lumbar artery occlusion with magnetic resonance angiography in patients with sciatica: associations between occlusion and patient-reported symptoms, Spine 29 (2004) 1804–1808.
19. P. Leino-Arjas, L. Kaila-Kangas, S. Solovieva, et al., Serum lipids and low back pain: an association? A follow-up study of a working population sample, Spine 31 (2006) 1032–1037.
20. B.S. Jhawar, C.S. Fuchs, G.A. Colditz, et al., Cardiovascular risk factors for physician-diagnosed lumbar disc herniation, Spine J. 6 (2006) 684–691.
21. M. Hangai, K. Kaneoka, S. Kuno, et al., Factors associated with lumbar intervertebral disc degeneration in the elderly, Spine J. 8 (2008) 732–740.
22. R. Shiri, J. Karppinen, P. Leino-Arjas, et al., The association between smoking and low back pain: a meta-analysis. Am. J. Med. 123 (2010) 87.e7–e35.
23. M.C. Battie, T. Videman, J. Kaprio, et al., The Twin Spine Study: contributions to a changing view of disc degeneration, Spine J. 9 (2009) 47–59.
24. M.C. Battie, T. Videman, K. Gill, et al., 1991 Volvo Award in clinical sciences. Smoking and lumbar intervertebral disc degeneration: an MRI study of identical twins, Spine 16 (1991) 1015–1021.
25. M. Akmal, A. Kesani, B. Anand, et al., Effect of nicotine on spinal disc cells: a cellular mechanism for disc degeneration, Spine 29 (2004) 568–575.
26. H. Oda, M. Matsuzaki, Y. Tokuhashi, et al., Degeneration of intervertebral discs due to smoking: experimental assessment in a rat-smoking model, J. Orthop. Sci. 9 (2004) 135–141.
27. H. Uei, M. Matsuzaki, H. Oda, et al., Gene expression changes in an early stage of intervertebral disc degeneration induced by passive cigarette smoking, Spine 31 (2006) 510–514.
28. P. Mikkonen, P. Leino-Arjas, J. Remes, et al., Is smoking a risk factor for low back pain in adolescents? A prospective cohort study, Spine 33 (2008) 527–532.
29. M. Liuke, S. Solovieva, A. Lamminen, et al., Disc degeneration of the lumbar spine in relation to overweight, Int. J. Obes. (Lond) 29 (2005) 903–908.
30. U.N. Das, Is obesity an inflammatory condition? Nutrition 17 (2001) 953–966.
31. H. Tilg, A.R. Moschen, Adipocytokines: mediators linking adipose tissue, inflammation and immunity, Nat. Rev. Immunol. 6 (2006) 772–783.
32. H.R. Girn, N.M. Orsi, S. Homer-Vanniasinkam, An overview of cytokine interactions in atherosclerosis and implications for peripheral arterial disease, Vasc. Med. 12 (2007) 299–309.
33. S. Solovieva, J. Lohiniva, P. Leino-Arjas, et al., COL9A3 gene polymorphism and obesity in intervertebral disc degeneration of the lumbar spine: evidence of gene-environment interaction, Spine 27 (2002) 2691–2696.
34. D. Chan, Y. Song, P. Sham, et al., Genetics of disc degeneration, Eur. Spine J. 15 (Suppl. 3) (2006) S317–S325.
35. P.N. Sambrook, A.J. MacGregor, T.D. Spector, Genetic influences on cervical and lumbar disc degeneration: a magnetic resonance imaging study in twins, Arthritis Rheum. 42 (1999) 366–372.
36. S. Annunen, P. Paassilta, J. Lohiniva, et al., An allele of COL9A2 associated with intervertebral disc disease, Science 285 (1999) 409–412.
37. K. Higashino, Y. Matsui, S. Yagi, et al., The alpha2 type IX collagen tryptophan polymorphism is associated with the severity of disc degeneration in younger patients with herniated nucleus pulposus of the lumbar spine, Int. Orthop. 31 (2007) 107–111.
38. J.J. Jim, N. Noponen-Hietala, K.M. Cheung, et al., The TRP2 allele of COL9A2 is an age-dependent risk factor for the development and severity of intervertebral disc degeneration, Spine 30 (2005) 2735–2742.
39. S.N. Kales, A. Linos, C. Chatzis, et al., The role of collagen IX tryptophan polymorphisms in symptomatic intervertebral disc disease in Southern European patients, Spine 29 (2004) 1266–1270.
40. J. Karppinen, E. Paakko, S. Raina, et al., Magnetic resonance imaging findings in relation to the COL9A2 tryptophan allele among patients with sciatica, Spine 27 (2002) 78–83.
41. P. Paassilta, J. Lohiniva, H.H. Goring, et al., Identification of a novel common genetic risk

factor for lumbar disc disease, JAMA 285 (2001) 1843–1849.

42. S. Seki, Y. Kawaguchi, M. Mori, et al., Association study of COL9A2 with lumbar disc disease in the Japanese population, J. Hum. Genet. 51 (2006) 1063–1067.

43. J. Karppinen, I. Daavittila, S. Solovieva, et al., Genetic factors are associated with modic changes in endplates of lumbar vertebral bodies, Spine 33 (2008) 1236–1241.

44. P. Roughley, D. Martens, J. Rantakokko, et al., The involvement of aggrecan polymorphism in degeneration of human intervertebral disc and articular cartilage, Eur. Cell Mater. 11 (2006) 1–7.

45. S. Solovieva, N. Noponen, M. Mannikko, et al., Association between the aggrecan gene variable number of tandem repeats polymorphism and intervertebral disc degeneration, Spine 32 (2007) 1700–1705.

46. S. Seki, Y. Kawaguchi, K. Chiba, et al., A functional SNP in CILP, encoding cartilage intermediate layer protein, is associated with susceptibility to lumbar disc disease, Nat. Genet. 37 (2005) 607–612.

47. A.M. Valdes, G. Hassett, D.J. Hart, et al., Radiographic progression of lumbar spine disc degeneration is influenced by variation at inflammatory genes: a candidate SNP association study in the Chingford cohort, Spine 30 (2005) 2445–2451.

48. I.M. Virtanen, Y.Q. Song, K.M. Cheung, et al., Phenotypic and population differences in the association between CILP and lumbar disc disease, J. Med. Genet. 44 (2007) 285–288.

49. K.M. Cheung, D. Chan, J. Karppinen, et al., Association of the Taq I allele in vitamin D receptor with degenerative disc disease and disc bulge in a Chinese population, Spine 31 (2006) 1143–1148.

50. Y. Kawaguchi, M. Kanamori, H. Ishihara, et al., The association of lumbar disc disease with vitamin-D receptor gene polymorphism, J. Bone Joint Surg. Am. 84-A (2002) 2022–2028.

51. T. Videman, J. Leppavuori, J. Kaprio, et al., Intragenic polymorphisms of the vitamin D receptor gene associated with intervertebral disc degeneration, Spine 23 (1998) 2477–2485.

52. C.L. Le Maitre, A.J. Freemont, J.A. Hoyland, The role of interleukin-1 in the pathogenesis of human intervertebral disc degeneration, Arthritis Res. Ther. 7 (2005) R732–R745.

53. C.L. Le Maitre, J.A. Hoyland, A.J. Freemont, Catabolic cytokine expression in degener-ate and herniated human intervertebral discs: IL-1beta and TNFalpha expression profile, Arthritis Res. Ther. 9 (2007) R77.

54. V.K. Podichetty, The aging spine: the role of inflammatory mediators in intervertebral disc degeneration, Cell Mol. Biol. (Noisy-le-grand) 53 (2007) 4–18.

55. S. Solovieva, S. Kouhia, P. Leino-Arjas, et al., Interleukin 1 polymorphisms and intervertebral disc degeneration, Epidemiology 15 (2004) 626–633.

56. S. Solovieva, P. Leino-Arjas, J. Saarela, et al., Possible association of interleukin 1 gene locus polymorphisms with low back pain, Pain 109 (2004) 8–19.

57. D.M. Dong, M. Yao, B. Liu, et al., Association between the -1306C/T polymorphism of matrix metalloproteinase-2 gene and lumbar disc disease in Chinese young adults, Eur. Spine. J. 16 (2007) 1958–1961.

58. P. Goupille, M.I. Jayson, J.P. Valat, et al., Matrix metalloproteinases: the clue to intervertebral disc degeneration? Spine 23 (1998) 1612–1626.

59. Y.Q. Song, D.W. Ho, J. Karppinen, et al., Association between promoter -1607 polymorphism of MMP1 and lumbar disc disease in Southern Chinese, BMC Med. Genet. 9 (2008) 38.

60. M. Takahashi, H. Haro, Y. Wakabayashi, et al., The association of degeneration of the intervertebral disc with 5a/6a polymorphism in the promoter of the human matrix metalloproteinase-3 gene, J. Bone Joint Surg. Br. 83 (2001) 491–495.

61. M.A. Adams, P.J. Roughley, What is intervertebral disc degeneration, and what causes it? Spine 31 (2006) 2151–2161.

62. S. Solovieva, J. Lohiniva, P. Leino-Arjas, et al., Intervertebral disc degeneration in relation to the COL9A3 and the IL-1ss gene polymorphisms, Eur. Spine J. 15 (2006) 613–619.

63. M.C. Battie, T. Videman, E. Levalahti, et al., Genetic and environmental effects on disc degeneration by phenotype and spinal level: a multivariate twin study, Spine 33 (2008) 2801–2808.

64. I.M. Virtanen, J. Karppinen, S. Taimela, et al., Occupational and genetic risk factors associated with intervertebral disc disease, Spine 32 (2007) 1129–1134.

65. N. Boos, S. Weissbach, H. Rohrbach, et al., Classification of age-related changes in lumbar intervertebral discs: 2002 Volvo Award in basic science, Spine 27 (2002) 2631–2644.

第12章 骨质疏松症和老年脊柱:诊断和治疗 **12**

Aasis Unnanuntana，Brian P. Gladnick，and Joseph M. Lane

关 键 点

- 骨质疏松性骨折的发病率和死亡率显著增加;因此,骨质疏松骨折的诊断策略、预防和治疗是必要的。
- 一旦患者被诊断患有骨质疏松症,应该对其进行一个完整的评估。这包括详细询问病史,特别注意骨质疏松的风险;身体检查和必要的实验室检查。在临床检查结果的基础上如果怀疑有继发性骨质疏松症,需要针对继发原因进一步检查。
- 所有骨质疏松症患者应检测维生素 D 缺乏。如果不够,补充维生素 D 是必要的。在一个成人的维生素 D 摄入的需求大约是 1000~2000IU/d。
- 二磷酸盐是强大的抗骨吸收药物,已被证明可以减少脊椎和椎骨骨折的风险。因此,它们是用于治疗绝经后骨质疏松症的第一线药物,除非有禁忌证。
- 双膦酸盐类药物可能对脊柱融合有不利影响,而特立帕肽可促进脊柱融合和融合质量的提高。此外,促骨合成蛋白药物可促进骨折愈合。因此我们建议在骨愈合期所需时应用促骨合成药物(PTH 1-34)治疗。如果应用双膦酸盐治疗 4 周或以上,不要在骨折愈合初期开始使用。

骨质疏松症是一种以全身骨骼强度减弱为特征的疾病,特点是骨质量显著降低和骨微结构的恶化。这个过程导致骨强度减弱,发生低能量性骨折的风险增加。随着平均寿命和人口年龄中值上升,潜在的骨质疏松导致的骨折变得越来越普遍。每年在美国有 150 万以上的骨质疏松性骨折患者,其中大部分发生在脊柱、髋关节、手腕[1]。妇女更容易受到影响;最近的一项研究估计,年龄超过 50 岁的女人中有一人将遭受骨质疏松性骨折。这些骨折[2]导致明显增加发病率和死亡率。例如,一个单一的椎体压缩性骨折妇女与年龄相关的死亡率增加 1.2 倍,再骨折风险增加 2.3 倍[3]。此外,发生过脊椎骨折患者的第二个椎体骨折的风险增加 5 倍,髋部骨折风险增加 2 倍。骨质疏松性骨折的患者中,只有 25% 的患者能完全恢复,20% 的患者死

于继发的并发症。因此,脊柱外科医生必须根据某些人口特征,来了解骨质疏松性骨折的发病机制及其导致骨脆性增加的情况,熟悉骨质疏松的诊断战略、预防和治疗。

骨重建和骨更新的生理

在患者的整个生命中,骨组织是一种在持续不断地自我重塑的活性组织。骨平衡包括三个阶段。初始骨吸收阶段是由破骨细胞介导的,破骨细胞的激活是通过其表面的一种蛋白因子,B 核活化受体(RANK),以及它的配体(RANKL)。最初 RANKL 是由成骨细胞和间质细胞表达的。在翻转期骨组织表面的破骨细胞数量变得很少,由逐渐增多的单核细胞取代。这些单核细胞在骨表面准备形成成骨细胞,分泌细胞因子信号肽刺激成骨细胞分化和向骨表面迁移。在最后的骨形成期,成骨细胞形成新的编织骨取代之前被吸收的骨组织。

骨重建是一个复杂的过程,是局部和全身的调节。如前所述,RANKL/RANK 在局部的相互作用促进诱导破骨细胞的活性和随后的重构。相反,骨保护素(OPG)是一种可溶性的 RANKL 受体作为拮抗剂减少破骨细胞的活化,从而减少骨吸收率。有趣的是,有一些系统的信令机制,通过 RANKL/RANK/OPG 途径调节骨平衡[4]。例如,甲状旁腺激素(PTH)和糖皮质激素能够增加 RANKL 的表达而减少局部 OPG 的表达,从而增加破骨细胞活性和骨吸收。另外,雌激素起到提高局部 OPG 表达和 RANKL 下降,抑制破骨细胞活性和骨吸收(图 12-1)。这些途径的紊乱可以改变骨吸收和骨形成之间的微妙平衡,并可能导致骨形成净减少,促进骨质疏松的发生。

基于对骨吸收和骨形成的不同影响,骨质疏松症分为两类:低周转率和高转换型骨质疏松。低周转状

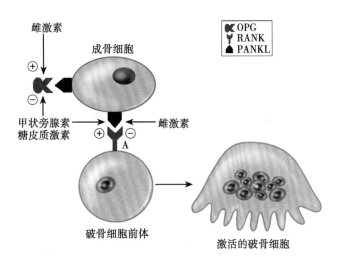

■ 图 12-1   核因子 κB 受体活化因子（RANK）对破骨细胞前体的表面的相互作用及其配体（RANKL），由成骨细胞和基质细胞表达，从而激活骨-前体细胞进而激活破骨细胞分解和随后的骨吸收。骨保护素（OPG）是 RANKL 中竞争性地抑制 RANKL-RANK 之间的相互作用的可溶性受体。各种系统的调制器（雌激素，甲状旁腺激素 PTH 或糖皮质激素）通过对 RANK/RANKL/OPG 通路的影响来影响破骨细胞的激活。（+），激活；（−），抑制

态描述的情况是正常的，骨平衡稳定情况下，成骨细胞活性降低；然而，破骨细胞的活性是正常的。因此，由于骨形成减少，骨矿物质密度（BMD）在此降低。相反，高周转状态的特征是两种骨细胞和破骨细胞的活性增加。然而，破骨细胞被激活的程度更大，骨重建过程是转向骨吸收，骨代谢失衡导致骨质疏松。高转换率骨质疏松症是最常见的形式，出现在更年期；而低转换型骨质疏松发生在使用某些药物之后，包括化疗、类固醇药物干预，长期使用双膦酸盐类药物。

骨质疏松的诊断

　　虽然骨质疏松理想的临床认识包括骨重塑的病理生理变化、矿化、变化很大的患者骨质量，但是目前诊断骨质疏松症一直依赖于一个单一的标准：骨密度。测量骨密度双能 X 线骨密度仪（DXA），目前的黄金标准，采用 X 射线计算患者的骨密度。腰椎和髋部是测量 BMD 的最佳位置，因为这两个位置 BMD 下降与未来发生骨折的风险密切相关。BMD 报告中最佳的参考数据是 T 值，这是一个衡量患者的骨密度平均低于年轻人多少标准差，正常人在其峰值骨量。基于这样的 T 值，世界卫生组织（WHO）制定了骨质疏松症的定义（表 12-1）。

　　一般来说，骨质疏松症可分为原发性和继发性。

根据其发病机制，原发性骨质疏松可进一步细分为：Ⅰ 型，绝经后骨质疏松症，发生在绝经后妇女雌激素水平突然下降后；Ⅱ 型，被称为老年性骨质疏松症，是男性和女性随着年龄增长发生的骨密度逐渐降低。患者可能患有原发性骨质疏松症的亚型。

表 12-1   WHO 骨质疏松诊断标准

T 值	诊断
−1.0 或以上	正常骨密度
−1.0 ~ −2.5	骨量减少
−2.5 或以下	骨质疏松
−2.5 或以下伴有骨折	严重骨质疏松

　　继发性骨质疏松症定义是由已经存在的疾病或其他致病因子，导致骨密度下降（表 12-2）。45% 女性骨质疏松症患者和 66% 男性骨质疏松症患者有骨质疏松的潜在致病条件。因此，继发性骨质疏松症患者必须鉴别出来，因为潜在原发疾病的治疗非常必要，这样才能减少骨流失加重，降低骨折的风险。在这方面，患者骨密度的 Z 值相对重要。该值指示患者 BMD 低于其年龄段的期望值多少个标准差。Z 值不能用于诊断骨质疏松症，但它有利于筛选患者继发性骨质疏松的原因。Z 值为 −2 或更低时，我们要更加怀疑有潜在的健康问题、药物或其他因素，导致患者的骨密度降值低[6]。

表 12-2   继发性骨质疏松的原因

激素过剩
- 甲状旁腺激素（原发或继发）
- 甲状腺素
- 糖皮质激素

生长激素缺乏症
- 雌激素（绝经前或绝经后）
- 睾酮

疾病
- 非特异性炎症（类风湿关节炎，溃疡性结肠炎）
- 将肿瘤或恶性肿瘤（多发性骨髓瘤，淋巴瘤）
- 胶原血管病
- 肾性骨病
- 其他（肝脏疾病，制动）

药物
- 糖皮质激素
- 甲状腺素
- 酒精
- 抗惊厥药（巴比妥类，苯妥英）
- 抗凝药（肝素，华法林）
- 抗代谢物（甲氨蝶呤，环孢素）

评价骨质疏松症

一旦确诊为骨质疏松,应该获得完整的病史,特别要注意骨质疏松症的危险因素。这些包括:年龄 65 岁或以上,一个椎体骨折或在童年有骨折史,髋部骨折家族史,低体重(BMI<21 或体重小于 57.66 kg),吸烟,应用糖皮质激素超过 3 个月[6]。应进行体格检查,特别是在脊柱区。应测量椎体高度并与已知的最大椎体高度比较,以确定高度损失量,这是存在椎体压缩性骨折的一个指标。应该观察每一个人的平衡与步态。功能性平衡的评估是用单肢站立和每 6 分钟步行测试。

骨质疏松症的筛查与骨密度测量

国际临床密度学会(ISCD)发现了一些骨质疏松症的危险因素[7],应该使用这来指导骨质疏松有效的筛选方法。当前骨密度检测的适应证,患者应该有下列原因中的一个或多个:

1. 女性 65 岁或以上。
2. 绝经后女性年龄小于 65 岁,有临床骨折风险因素,如低身体质量指数,既往骨折史,或使用一个高风险的药物。
3. 更年期妇女有骨折临床危险因素。
4. 男性年龄在 70 岁或以上。
5. 男性年龄小于 70 岁,有临床骨折的危险因素。
6. 有脆性骨折史的成年人。
7. 成人患有疾病引起的骨丢失或低骨密度。

8. 成人服用有可能会导致骨质疏松的药物。
9. 服用防止骨质流失药物的患者。
10. 任何患者目前正在接受低 BMD 治疗并同时监测治疗效果的患者。
11. 任何患者虽未接受治疗,但有骨丢失进而会导致使用药物治疗。

除了这些准则,也要重点考虑到可能会增加患者 BMD 降低或骨折的其他因素。健康状况不佳、酗酒、痴呆、脆弱的患者,最近发现雌激素替代治疗的延续,或长期雌激素分泌不足,对于这样应考虑 DXA 扫描,评估是否符合 ISCD 标准。

骨质疏松症的实验研究

一般来说,除了 BMD 以外的其他实验室测量不是诊断骨质疏松的方法。但是一些常规检查,应该获得作为初始治疗基线值的一部分。这些包括:全血细胞计数及分类细胞计数,尿常规,血清钙和血清磷检查。某些关于血清和尿液样本的一些特殊实验室检查可用来衡量骨吸收和骨形成之间的平衡,这些方法被称为"骨标记物"。

骨标记物可以被分为两组:骨形成和骨吸收标志物。骨特异性碱性磷酸酶和骨钙素是骨形成时产生的,可以作为骨形成标志物。另一方面,在骨吸收过程中,人体胶原蛋白降解下来并释放到血液中,并随后分泌到尿液。通过测定胶原降解产物的量,如尿液或血液中的交联氨基末端肽(NTX)骨胶原,可确定骨吸收率(图 12-2)。

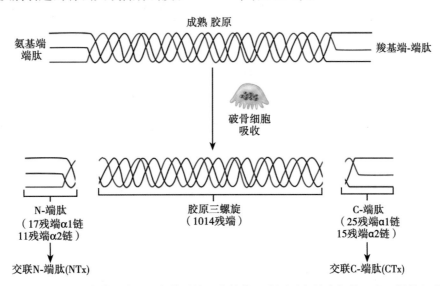

成熟 胶原

氨基端端肽　　　　　　　　　　　　　　　　　　　　　　羧基端-端肽

破骨细胞吸收

| N-端肽
(17残端α1链
11残端α2链) | 胶原三螺旋
(1014残端) | C-端肽
(25残端α1链
15残端α2链) |

交联N-端肽(NTx)　　　　　　　　　　　　　　　　　　交联C-端肽(CTx)

■ **图 12-2**　显示一个单一胶原蛋白分子的正常结构。胶原蛋白的摩尔是一个三螺旋组成的两亲 α1 链(红色)和一个单一的亲 α2 链(蓝色)。在破骨细胞介导的骨吸收,骨胶原蛋白分子降解,氨基端-端肽生产(N),羧基端-端肽(C)和一个完整的三螺旋的中心区域。交联 N-端肽(NTx)和交联的 C-端肽(CTx)是骨特异性产物,可在血液、尿液中测量其浓度。在破骨细胞的活性增加时,出现骨吸收和更多的胶原降解,这与 NTx 和 CTx 浓度增加相一致标记物检测有助于判断患者对治疗随着时间推移的反应。因此,明智的做法是获得基线值作为初始检查的一部分。治疗骨质疏松症的目标是保持 NTX 水平接近绝经前妇女正常范围内。

维生素 D 缺乏症在老年人中是很常见的,患病率约为 50%;然而,许多患者是无症状的。另外,在这组患者血清钙、磷水平可能并不一定是不正常的。因此,所有的人应测量 25-羟基维生素 D 的水平。如果判断维生素 D 缺乏,应该适当补充维生素 D。20mμg/ml 以下时患者会出现肌肉功能减退以及矿化缺陷。

对于继发性骨质疏松症的评价

当临床证据不足或因为患者相对年轻就发生了脆性骨折时,继发性骨质疏松症诊断不是非常肯定,应考虑到评估的原因,可能需要额外的医疗检查。这些包括基本的实验室的分类全血细胞计数,血沉,血清钙、磷水平,肝功能试验,促甲状腺激素水平,男性的睾酮水平,如果考虑患有骨髓瘤应该进行血清蛋白电泳(表 12-3)。当检测到异常时,患者应该被推荐到专科医生进行评估和具体的治疗。

表 12-3   继发性骨质疏松的实验室检查

医疗疾病	诊断研究
内分泌	
• 甲状旁腺功能亢进	血清钙,血清磷,甲状旁腺
• 甲状旁腺功能亢进症	激素水平
• 性腺机能减退	TSH,T_3,游离 T_4
• 糖尿病	FSH,LH,雌激素,睾酮(男性)血糖
胃肠道疾病	
• 克罗恩病,溃疡性结肠炎	血常规,血沉,C-反应蛋白,血清蛋白,结肠镜检查
肝脏疾病	
• 原发性胆汁性肝硬化,慢性活动性肝炎	肝功能试验,抗线粒体抗体,甲、乙、丙型肝炎抗体
骨髓病	
• 多发性骨髓瘤,白血病,淋巴瘤	CBC 与微分,血清钙,血清蛋白电泳
胶原血管病	
• 成骨不全症,埃勒斯综合征,马凡综合征	胶原缺陷基因检测
• 胶原缺陷基因检测	
其他	
• 类风湿性关节炎	CBC,ESR,CRP,类风湿因子
• 肾衰竭	的尿素氮,肌酐

跌倒和骨折的风险评估

随着人口老龄化出现的某些疾病,如步态不稳,使用镇静、催眠药物,视觉或神经肌肉功能受损,可能会使患者跌倒。在治疗过程中早期通过识别患者发生骨折的高风险,可以预防骨折。大家公认的是骨折发生率在患者骨密度值(T 值-2.5 或以下)时最高。然而,更多的患者处于一个骨密度减少区域(小于-1,大于-2.5)。因此,更多的骨折发生在骨密度减少组(55% 的髋部骨折)。为了减少这种误差,人们设计开发了一种新的仪器称为骨折风险评估工具(FRAX),增加了额外的风险因素来计算,并提供了一个比 DXA 扫描更好的骨折风险评估。本仪器根据年龄、性别、体重、身高、父母骨折史、髋部骨折、目前吸烟、糖皮质激素的使用、伴发类风湿性关节炎、继发性骨质疏松症、酒精使用(>3 杯/天)以及股骨颈的 BMD,能计算患者 10 年内的骨折风险。

根据其重要性不同,每一个风险因素计算中加权不同。例如,在没有骨密度测量的情况下,现有骨折史相对吸烟史更能预测患者的未来发生骨折,其加权在基线计算(表 12-4)。患者提供越多的危险因素,FRAX 预测骨折风险就越准确[8]。

表 12-4   基于 FRAX 评分预测骨质疏松性骨折的概率[8]

临床危险因素	10 年的骨折概率(%)
无	8.6
当前吸烟者	9.2
酗酒(≥3 次/天)	10.4
类风湿性关节炎	11.7
口服糖皮质激素	13.7
髋关节骨折史的父母	16.0
以前的脆性断裂	16.4

骨质疏松症的治疗

骨质疏松症的非药物治疗

一个多学科的方法,是在治疗骨质疏松症中极为重要的[9]。非药物治疗一般与药物治疗同时使用,减少骨折的风险。因此,每一个患者,应考虑非药物管理。常用的非药物治疗包括但不限于:钙和维生素 D 补充剂,预防跌倒,提高平衡和运动能力。

钙和维生素 D 的补充

　　补充钙和维生素 D 是骨质疏松症的所有治疗的基础。文献清楚地表明,充足的钙和维生素 D 的摄入量能降低骨折的风险。为了获得最佳的治疗,所有患者在进行任何类型的治疗时都要保证钙的摄入量为 1000 ~ 1500mg/d。为了最大限度促进钙在小肠的吸收,每次钙元素的服用剂量不应超过 500 ~ 600mg。所有钙的制剂中,柠檬酸钙是首选的形式。柠檬酸钙能与草酸结合,减少草酸在肠道吸收,而且尿中柠檬酸抑制草酸晶体的形成,从而减少肾结石的发病率。此外,柠檬酸钙不需要低 pH 盐酸解离;因此不影响服用 H2 受体拮抗剂或质子泵抑制剂患者的钙的吸收。

　　目前医药研究所推荐的维生素 D_3 剂量是从 200 ~ 600IU/d。然而,许多专家认为这些建议是太低了,建议成人最小的摄入量应该是 1000 ~ 2000IU/d。维生素 D 的适量摄入,应该是通过监测 25 羟基维生素 D 水平和血清 PTH 评价调整的。维生素 D 不足的患者有低水平的 25-羟基维生素 D 水平与血清 PTH 的继发性甲状旁腺功能亢进。在 HSS 特种病医院,66% 择期手术患者、45% 骨折患者都存在维生素 D 不足。这些患者需要高剂量的维生素 D 补充身体内维生素 D 的不足。每周或每隔一周 50 000IU 的维生素 D_2 的口服,持续 6 ~ 8 周,或者是维生素 D_3 维持剂量 1000 ~ 2000IU/d。维生素 D_3 剂量为 10 000IU/d,即使持续 5 个月,也很少导致维生素 D 中毒。

药物治疗

　　骨质疏松症已被分为两大类,高转换率和低转换型骨质疏松。目前可用的药物通常分为抗骨吸收和促进骨形成组。抗骨吸收性药物已经发展到解决高代谢状态。这些包括雌激素、选择性雌激素受体调节剂(SERMs)、降钙素、双膦酸盐类药物。促进骨形成剂、甲状旁腺激素,能够促进骨质形成,可以用来治疗低转换率骨质疏松。在许多研究中人们研究了抗骨吸收和促进骨形成的药物抗骨折的疗效(表 12-5)。

抗骨吸收药物

　　雌激素是一种抗骨质疏松剂,与服用安慰剂的患者相比,已被证明能增加骨密度,降低椎体和髋部骨折大约 30% ~ 40% 的风险。然而,雌激素被发现增加中风和深静脉血栓形成几率。而联合雌激素和孕激素治疗会导致很多疾病的风险增加,如:心血管疾病、乳腺癌、老年痴呆症、胆囊疾病等。作为一个选择,雌激素主要用于绝经早期治疗更年期综合征,使用最小有效剂量控制症状。由于雌激素制剂的风险,不适于骨质疏松症的初期治疗。

表 12-5　骨质疏松药物治疗的抗骨折效果

药　　物	骨折类型		
	脊柱	髋部	非脊柱
一般			
单纯钙剂	B	C	C
单纯维生素 D 和抗骨吸收药物(降钙素、阿法骨化醇等)	C	C	C
钙加维生素 D	C	A	A
抗骨吸收药物			
雌激素替代疗法	A	A	A
SERMs(雷洛昔芬)	A	C	C
降钙素,鼻内(密盖息)	A	C	C
双膦酸盐类			
阿仑膦酸盐(福善美)	A#	A	A
利塞膦酸钠(Actonel)	A	A	A
伊班膦酸钠(Boniva)	A		A
唑来膦酸(Reclast)	A	A	A
合成代谢			
特立帕肽(Forteo)	A		A

　　选择性雌激素受体调节剂(SERMs)是一类类似雌激素受体的药物。他们能显著影响乳腺组织细胞和骨细胞;因此,它们可作为雌激素受体的拮抗剂。目前临床使用的 SERMs,只有雷洛昔芬已被批准用于预防和治疗骨质疏松症。早期的数据表明,雷洛昔芬能使乳腺癌的风险减少 70%,这一特性使雷洛昔芬成为首选药剂。虽然雷洛昔芬已被证实可以降低椎体骨折的风险,但对非椎骨骨折的整体风险没有显著减少。此外,通过刺激雌激素受体,雷洛昔芬有增加肺栓塞和血栓的风险,还可能会造成深远的绝经后症状。因此,当临床医生考虑到用雷诺昔芬治疗骨质疏松症时,必须权衡利弊,是降低椎体骨折和浸润性乳腺癌的发生率重要,还是增加静脉血栓和致命中风风险更危险。

　　降钙素可作为胃肠外注射和鼻腔喷雾。鼻内喷雾是最常用的制剂,由于其优越的依从性和易用性。降钙素降低了椎体骨折风险,但仅能温和增加 BMD。另外,降钙素治疗对降低髋部和其他非脊椎骨折风险的作用不大。有一些数据表明降钙素有镇痛作用。虽然有一个假设,降钙素诱导的 5-羟色胺可能增加 β-内啡肽介导,可能直接影响中枢神经系统中疼痛受体,但其确切的机制仍然是未知的。因此,当前对降钙素治疗的适应证是缓解疼痛性椎体压缩骨折。一旦疼痛被控制,就应该停止使用降钙素,因为其他药物更能有效地防止骨折。

双膦酸盐类药物是一类已被证明在高转换型骨质疏松是非常有效的抗骨吸收药物。目前,四种双膦酸盐类药物已被美国食品和药物管理局批准为绝经后骨质疏松的治疗:阿仑膦酸钠(福善美),利塞膦酸钠(Actonel),伊班膦酸钠(Boniva),唑来膦酸(密固达)[10]。这些药物的区别在于效力、用药方式和给药时间不同。阿仑膦酸钠和利塞膦酸钠口服给药,而唑来膦酸是通过静脉注射。伊班膦酸钠可口服制剂和静脉注射(表 12-6)。

表 12-6　用于治疗骨质疏松的双膦酸盐类药物

通用名称	商品名	推荐剂量	给药途径	用　　法
阿仑膦酸钠	福善美	每天 10mg 每周 70mg	口服	口服双膦酸盐类药物
利塞膦酸钠	Actonel	每天 5mg 每周 35mg 每月 50mg	口服	空腹,保持直立位至少 30 分钟,喝 240ml 水
伊班膦酸钠	Boniva	每月 150mg	口服	
唑来膦酸钠	密固达	每年 5mg	静脉点滴	在 15～45 分钟内注入,联合使用苯海拉明和泰诺

双膦酸盐的作用机制是在破骨细胞和骨陷窝之间的形成难降解的药物屏障,从而干扰吸收。药物是通过破骨细胞的细胞膜甲羟戊酸合成途径的摄入,导致前成熟破骨细胞的死亡。双膦酸盐类药物减缓骨转换率,口服用药可在 6 周内显效,静脉制剂在 3 日内显效。所有的口服双膦酸盐类药物降低椎体和非椎骨骨折的风险。静脉注射唑来膦酸似乎增加骨量,有效降低椎体和非椎骨骨折的风险。此外,在 3 个月内的急性髋骨折,唑来膦酸可降低死亡率 20% 以上,不影响骨折愈合。

口服双膦酸盐类药物的副作用是其对胃肠道上皮细胞固有的毒性。表现为食管的刺激、反酸、恶心和胃灼热。患者如果患有胃肠道方面的问题,就不适合处方口服制剂。然而,临床医生如想提高患者耐受性,可从小剂量开始缓慢增加给予口服双膦酸盐类药物的剂量直到达到全剂量。这使有消化不良史的人也会耐受这类药物。其他潜在的并发症是下颌骨坏死。下颌骨坏死的定义为医生鉴定在面部区域外露骨在 8 周内未愈合。发生这种并发症风险最大的群体是那些患有多发性骨髓瘤或转移性癌等疾病,同时正在使用相对高剂量静脉双膦酸盐治疗骨骼疾病的患者。因此,在开始双膦酸盐治疗前,特别是静脉制剂,患者应完成任何牙科工作,应严格保证口腔卫生。此外,静脉注射双膦酸盐类药物可导致破骨细胞释放细胞因子引发类似流感症状的现象。这些症状包括发烧、头痛、肌肉疼痛、骨痛。大多数症状 3 天内缓解。苯海拉明(苯海拉明)和对乙酰氨基酚(Tylenol 泰诺林)协同使用可以减少这些副作用。

长期使用双膦酸盐类药物对骨代谢后遗症仍不清楚。有一个假设,长期使用双膦酸盐类药物治疗可能导致骨质脆弱。在这种过度抑制状态下,日常生活的磨损产生的微裂缝开始积累,最后发生不全骨折。准确模拟微损伤和骨的韧性的下降有关。许多研究报告低能量转子下或股骨干中段骨折与阿仑膦酸长期治疗有关。这种类型的骨折是在小创伤后或没有创伤的情况下,特点是:①单纯横向骨折;②一侧骨皮质断裂;③增生肥厚的骨皮质。目前,因为双膦酸盐治疗的建议期限是 5 年。一旦 BMD 有提高,尿 NTX 水平在治疗范围(20～40nmol 骨胶原当量/mmol 肌酐),随治疗变化,应该考虑停止使用双膦酸盐类药物或合成代谢类药物。

化学合成药物

特立帕肽、甲状旁腺激素(1-34)是目前美国 FDA 唯一批准的用于治疗绝经后骨质疏松的具有促骨合成作用的药物,它的给药方法是每日一次皮下注射。应用特立帕肽治疗周期达到 2 年可使骨密度提高 13%,提高骨质量。这大大改善骨结构,同时降低了双膦酸盐治疗所带来的脆性骨折风险。可降低非脊椎骨折 65% 骨折风险,椎体骨折风险降低 53%,关于特立帕肽其他方面疗效也有许多研究报道:特立帕肽可促进骨折愈合,其机制可能是促进骨折组织内在骨折早期刺激成骨细胞增殖和分化，以及骨形成因子及骨基质蛋白的合成。

特立帕肽应用适应证：

1. 低周转率骨质疏松症患者。

2. 患者既往应用双膦酸盐药物治疗无效并有脆性骨折病史。

3. 骨密度减少患者。

4. 绝经前妇女患有骨质疏松症。

禁忌证包括活跃的 Paget 病、骨转移瘤、骨骼放疗史、儿童开放骨骺病。与特立帕肽使用相关的不良反应有恶心、头痛、头晕、腿部抽筋、肿胀、疼痛、乏力、注射部位周围红斑和血清钙升高。有学着认为：有证据表明啮齿类动物长期暴露于高剂量特立帕肽的治疗下，可能会诱发骨肉瘤。因此，特立帕肽治疗 2 年后应停止。在那之后，接着使用双膦酸盐治疗保持前面的治疗成果。

药物和脊柱融合

没有临床研究评价药物对骨质疏松椎体骨折或脊柱融合治疗中产生的影响。双膦酸盐类药物可能影响骨折椎体内骨修复过程，导致骨痂合成减少，骨折延迟愈合。一些动物研究表明，双膦酸盐类药物可导致骨折延迟融合。因此在临床研究中，我们建议双膦酸盐类药物应在脊柱融合或椎体骨折愈合后几个星期后开始，以减少对骨折愈合早期生物过程的可能的不利影响。所有动物试验研究表明特立帕肽能促进骨折愈合。在大鼠和兔的脊柱融合模型，特立帕肽能加速融合，提高融合质量。动物试验研究表明，特立帕太可使骨质疏松骨代谢指标在治疗后得到明显改善，与双膦酸盐类药物和仅服用钙剂和维生素 D 的对照组相比，特立帕肽作用明显。然而，特立帕肽在临床患者中疗效仍有待进一步研究说明。

未来的方向

药物治疗骨质疏松症在某些方面还有待改善。正确理解骨形成和重塑的细胞调节机制，对于开发新药物、减少不良反应和提高疗效都是非常重要的。地诺单抗是人 RANKL 系统的单克隆抗体，研究表明其能明显增加患有骨质疏松的绝经后妇女的骨密度，减少骨吸收。现在正等待批准上市。组织蛋白酶 K 抑制剂是另一种抗骨吸收药物，它能减少组织蛋白酶 K（强大的破骨细胞蛋白酶）的活性。理论上，这种药可以限制酶降解骨基质蛋白。

雷奈酸锶是一剂具有抗骨吸收和促骨形成的作用。患有骨质疏松症的绝经后妇女使用雷尼酸锶治疗已被证明能降低骨折风险和提高骨密度。然而，长期的影响，仍然是未知的。发展特立帕肽治疗的新剂型（非注射剂型）或开发替代甲状旁腺激素类似物，因其具有较长的半衰期，使用更少的剂量，这方面也在调查。

总结

在一般情况下，老年患者脊柱保健计划，特别是与骨质疏松或骨量减少相关的情况下，应该包括一个详细的病史和体格检查，适当的诊断测试，足够的营养，包括钙、维生素 D 和骨质疏松性药物治疗。在脊柱融合与骨折愈合的开始，合成代谢剂如甲状旁腺激素可能在早期步骤，有利于改善早期骨愈合过程。骨质疏松患者需要多学科治疗管理。

（张良　译）

参考文献

1. R.W. Keen, Burden of osteoporosis and fractures, Curr. Osteoporos. Rep. 1 (2003) 66–70.
2. J.M. Lane, M.J. Gardner, J.T. Lin, M.C. van der Meulen, E. Myers, The aging spine: new technologies and therapeutics for the osteoporotic spine, Eur Spine. J. 12 (Suppl. 2) (2003) S147–S154.
3. J.T. Lin, J.M. Lane, Osteoporosis: a review, Clin. Orthop. Relat. Res. (425) (2004 Aug) 126–134.
4. D.J. Hadjidakis, Androulakis II, Bone remodeling, Ann. N. Y. Acad. Sci. 1092 (2006) 385–396.
5. E. Stein, E. Shane, Secondary osteoporosis, Endocrinol Metab. Clin. North Am. 32 (2003) 115–134.
6. J.D. Kaufman, S.R. Cummings, Osteoporosis and prevention of fractures: practical approaches for orthopaedic surgeons, Instr. Course Lect. 51 (2002) 559–565.
7. International Society for Clinical Densitometry. 2007 Official Positions & Pediatric Positions of the International Society for Clinical Densitometry. Available at http://www.iscd.org/Visitors/pdfs/ISCD2007OfficialPositions-Combined-AdultandPediatric.pdf. Accessed October 23, 2008.
8. J.A. Kanis, O. Johnell, A. Oden, H. Johansson, E. McCloskey, FRAX and the assessment of fracture probability in men and women from the UK, Osteoporos. Int. 19 (2008) 385–397.
9. M.L. Bouxsein, J. Kaufman, L. Tosi, S. Cummings, J. Lane, O. Johnell, Recommendations for optimal care of the fragility fracture patient to reduce the risk of future fracture, J. Am. Acad. Orthop. Surg. 12 (2004) 385–395.
10. L. Gehrig, J. Lane, M.I. O'Connor, Osteoporosis: management and treatment strategies for orthopaedic surgeons, J. Bone Joint Surg. Am. 90 (2008) 1362–1374.

第13章 老年脊柱的骨性关节炎和炎症性关节炎

13

Kai-Ming G. Fu，*Shu Man Fu*，*and Christopher I. Shaffrey*

关 键 点

- 骨性关节炎是最常见的脊柱关节炎。
- 骨性关节炎患病率随年龄增长而增加。
- 保守疗法可以有效治疗脊柱骨性关节炎的症状。
- 手术干预有利于治疗顽固性疼痛和（或）神经功能缺损的患者。
- 在脊柱骨性关节炎患者的管理中应排除其他炎症性关节炎。

由于文章篇幅限制，本文优先探讨老年脊柱的骨性关节炎。其他炎症性关节炎将作为鉴别诊断来叙述。骨关节炎是一种常见疾病和导致脊柱畸形的重要原因。虽然它能影响所有年龄的人口，它在老年人群中的患病率更高[1]。老年人中，骨性关节炎是残疾的重要原因，对患者的生活质量产生有害的影响。虽然大多数研究骨性关节炎的实验多集中在髋关节、膝关节和手关节，但是骨性关节炎可以影响身体的任何关节，包括脊柱中的关节。脊柱骨性关节炎通常表现为背部或颈部疼痛。脊柱骨性关节炎引起的退化也会导致中央椎管或神经孔狭窄，或两者都有，这可能会导致神经功能障碍，包括神经根炎、神经性跛行或脊髓型颈椎病。

脊柱骨性关节炎的治疗对全世界的卫生系统都是一个重大的负担。脊柱骨性关节炎患者是药品和保健资源的主要消费者。虽然大多数患者保守治疗，随着人口老化，脊柱外科医生将越来越多地参与老年性骨性关节炎的治疗。我们需要对这种疾病更全面的了解，包括其危险因素、病理生理学，以便能正确指导患者选择治疗方式。下面的三个案例都是关于严重脊柱骨性关节炎的，可能需要手术干预。

临床病例

临床病例1（退变性腰椎滑脱）

图13-1 示一位67岁有30年进展性的腰部疼痛史女性患者的腰椎磁共振成像（MRI）。这种疼痛活动后加剧，休息后可缓解。她说没有相关的神经根性症状。过去的病史有病态的肥胖、明显的糖尿病和骨性关节炎。体格检查没有发现神经功能缺损。患者尽管接受密集的保守治疗包括高剂量的阿片类药物、物理治疗、硬膜外类固醇药物注射和小关节封闭。MRI及X线平片（见图13-4）显示退行性滑脱、中央椎管狭窄、双侧关节滑膜囊肿。腰椎侧位屈伸位上显示10mm的前滑脱，过屈时L4相对于L5前滑9mm，在过伸位时后滑11mm。由于保守治疗效果越来越差，患者被推荐外科干预治疗。

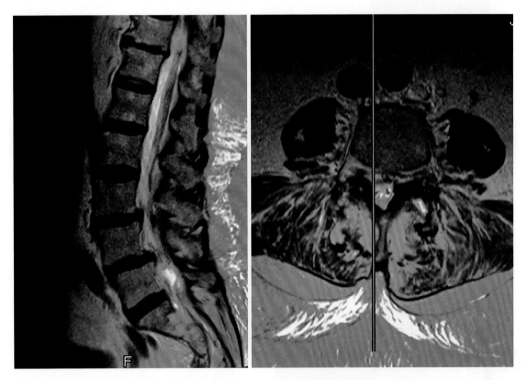

■ **图 13-1**　病例 1 的 MRI 表现出显著的颈椎病和腰椎滑脱

临床病例 2（退行性颈椎病）

图 13-2 示一位 79 岁女性患者脊柱的轴向计算机断层扫描图像（CT），在过去的 4 年经历了中度颈部疼痛和进展性的行走困难。目前，患者使用轮椅转移的能力有限。过去的病史有严重的骨性关节炎、心房颤动和多发外周神经病。体格检查发现严重下肢反射亢进和无力，符合颈椎病。她感觉她的手和胳膊的感觉广泛性减弱，但她在 C4-C5 分布有正常的感觉。患者查体霍夫曼征阴性，但手内在肌广泛萎缩。她有交叉内收肌反射。她颈椎能屈和伸 35℃，旋转 40°。患者的 CT 脊髓造影表现出在 C4-C5 和 C6-C7 水平有严重的脊髓压迫。有向前滑移和增生的骨赘，这导致严重的椎管狭窄。

临床病例 3（寰枢椎不稳）

图 13-3 示一位患有重度颈痛、枕神经痛的 85 岁女性患者的颈椎 CT 扫描。在过去的 12 个月中尽管使用镇痛药，但是疼痛进行性恶化。既往史包括高血压、甲状腺功能减低、双侧膝关节因骨性关节炎已经做了关节置换术。体格检查没有发现明显脊髓受损体征。动态成像显示中立位时寰枢椎寰区间 4mm，在屈伸时增加到 5mm。CT 成像（见图 13-3）表现出严重的证据：寰枢椎不稳包括血管翳。患者接受枕大神经临时性封闭时疼痛暂时缓解。由于她的颈痛、枕神经痛，绝大部分症状都可用寰枢椎不稳定的病因来解释。因此，建议患者采取外科手术干预。

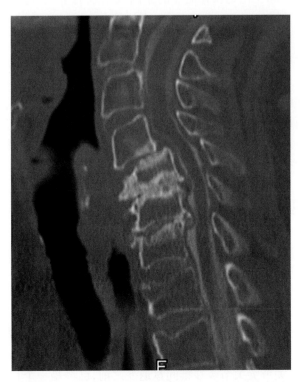

■ **图 13-2**　病例 2 的 CT 脊髓造影显示严重的退行性变

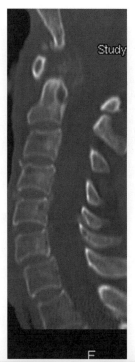

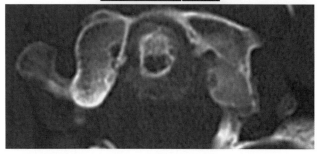

■ **图 13-3** 病例3的CT图像显示血管翳与寰枢椎不稳定密切相关

基础科学

骨性关节炎是一种复杂的疾病,可能代表了一系列的疾病,而不是一个特定的疾病[1]。目前能够达到共识的定义指出,骨性关节炎是一种涉及关节软骨、细胞外基质和软骨下骨的合成减少、降解加速进而导致失稳的力学和生物学事件。在临床上,骨性关节炎特征为明显的关节疼痛,压痛,运动限制,关节摩擦音,有不同程度的炎症发作但是没有全身性炎症反应[1]。骨性关节炎关节经常累及膝关节和髋关节。脊柱的关节突或关节突关节是滑膜关节,因此易患骨性关节炎。因此,脊椎骨性关节炎是一种因关节突关节退化导致的疾病,最终导致小关节功能障碍。

流行病学与危险因子分析

通过影像学和尸体的研究脊柱骨性关节炎已被证

明影响到每一个成年年龄组的人[2,3]。临床上脊椎骨性关节炎关节炎发病率随着年龄增加,老年患者在影像学和症状上的患病率是最高的[1]。性别对患病率有重要的影响。一般女性比男性更容易患骨性关节炎。绝经后和更大的年龄组中这种差异更加明显[1]。

除了年龄和性别,其他风险因素已经被报道与骨性关节炎的发展相关。肥胖与骨性关节炎发展情况有很强的相关性。这可能是对小关节增加了机械应力。体育运动和艰苦的体力劳动,也与脊柱骨性关节炎的发展密切相关[1]。

病理生理学

骨性关节炎是一种关节软骨和软骨下骨的疾病。虽然骨性关节炎的确切病因尚不清楚,有一种理论认为,软骨基质代谢被退行性因素影响。这扰乱了软骨的合成与降解之间的平衡。有证据表明,胶原酶,明胶酶,基质溶素,这些参与软骨降解的酶,在患有骨性关节炎的关节中增加[1]。这种失衡的原因还不是很清楚。有一种理论是,软骨下骨的改变引起的软骨基质的变化。软骨下骨改变的X线证据通常可在膝关节骨性关节炎的患者身上发现。从理论上讲,软骨下骨硬化导致微创形成异常环境损害其上面覆盖的软骨。这增加了软骨的退变和导致关节的退变。然而,关于软骨下骨的变化是软骨退变的原因或结果的争论,还没有结论[1]。

炎症反应在骨性关节炎病理生理过程中的作用还没有被探明。局部炎症已在骨性关节炎的某一特定阶段表现出来,包括单核细胞浸润和滑膜增生。这种炎症的确切作用是不明确的。炎症标志物如C反应蛋白(CRP)也可能升高[1]。然而,骨性关节炎没有全身炎症反应的特点。它的存在表明,应考虑其他病理改变,如类风湿关节炎、痛风等。

退行性力学

小关节骨性关节炎的变化可以对患者脊柱的整体健康产生连锁效应。关节突关节功能是椎体节段的后外侧关节。因此,它们承受重量,限制前柱的前屈和后伸,以及脊柱的轴向旋转运动。在这些小关节的关节炎变化可以促进异常脊柱力学改变。人们普遍认为,小关节突关节是椎间盘退变的结果[4]。然而,有证据表明,关节突关节炎在椎间盘退变之前,已经是一个长期存在的现象[2]。无论哪种方式,小关节骨性关节炎与椎间盘退变的耦合可导致渐进的退行性变化。在正常的脊柱,关节突关节承受节段重量负荷在18%～25%之间[4,5]。退变脊椎的腰椎小关节承受节段重量达到47%或更多[5]。这导致关节应力增加。持续的应力促进小关节骨赘及滑膜囊肿形成。如果这影响腰椎或颈椎椎间孔,就能引起神经根病症。不同的节段水平有不同的具体症状,L4-L5间隙是最常被影响的节段[5]。大骨赘或滑膜囊肿与前骨赘的变化可以导致中央椎管狭窄。这种狭窄位于腰椎可以导致神经性跛行的症状,或位于颈椎可以导致颈椎病的症状。

小关节严重的骨性关节炎可利于脊柱维持序列整齐。防止一个椎体上关节向前滑动。当因关节炎损坏严重时,关节突关节失去功能会导致退行性腰椎滑脱。这通常是温和的滑脱并且是无症状的,但是可引起神经系统的症状。症状包括:因为神经根受到压迫导致顽固性颈部或腰部疼痛。腰椎关节突关节的骨性关节炎变化也加剧了脊柱的其他畸形,包括退行性脊柱侧凸,因为这些关节是稳定脊柱序列的结构。

寰枢关节是关节炎改变的常见部位,在类风湿关节炎中最常见。在患有脊柱骨性关节炎的患者中,寰枢关节炎已报告患病率为5%～18%[6]。有症状的患病率可能是非常低的。关节炎的变化会影响侧块关节和寰枢关节的关系。在寰枢关节变性时能产生血管翳,类似类风湿关节炎的变化,引起脊髓受压产生脊髓症状。通常,寰枢骨性关节炎导致颈部疼痛。这种疼痛一般来源于下枕区。它可以辐射向头或尾端放射,可出现严重的枕部疼痛。在一般情况下,枕部疼痛或下颈部疼痛无枕下区疼痛最有可能,并不代表寰椎关节骨性关节炎的疼痛,其他来源的疼痛应该被排除。有时很难找到疼痛的根源,如果寰枢椎关节突能缓解颈部疼痛,有利于诊断。

自然历史

脊柱骨性关节炎的自然历史是很难定义的。大多数患者会出现颈部或背部疼痛,其病因可能很难确定。一些研究者认为,小关节可能是产生疼痛症状的原因。关节突关节是由同一水平及其以上的神经根背支的分支支配。在小关节囊后是由伤害性神经纤维支配。然而,利用小关节突进行研究表明脊髓疼痛的患病率从7%～75%[5]。此外,在妇女脊椎骨性关节炎患病率的一个大型研究显示骨性关节炎发病率峰值在胸椎中区。然而,这种发病率峰值并不与任何临床症状相关联。类似的研究发现在L4-L5节段显示一个峰值,这

与症状评分增加相关[3]。本研究强调了显著的影像学表现伴随着临床症状的变化。

在一般情况下,骨性关节炎是一种渐进性疾病。尽管目前应用的药物也可用于治疗痛风、风湿性关节炎、银屑病关节炎,但骨性关节炎的治疗主要是对症。这种治疗可能是有益的,但有些患者还会出现明显的脊柱退变,导致重大的发病率和残疾。运动性下降,再加上失调预示着显著的体力下降。因此,虽然大多数患者经过目前的治疗将会稳定,一些患者会进展为明显疼痛、神经功能缺损和残疾。这些患者最有可能寻求脊柱外科医生的评估和治疗。

临床实践指南

评估

表现为明显的颈部或背部疼痛的老年患者应拍摄X线平片寻找小关节突关节骨性关节炎的证据。那些有神经功能缺损的患者应行MRI或CT脊髓造影用来确定局部神经受压的程度和位置。MRI提供了软组织的无创性评估,而CT脊髓造影还可以提供骨性压迫的信息和帮助医生制定外科手术计划。

关于风湿方面的咨询是必要的,用来排除其他炎性疾病。弥漫性特发性骨肥厚症在老年人中患病率很高。它通常表现为软组织包括韧带的钙化和骨化,影响脊柱。其症状通常包括疼痛和僵硬。虽然它可能与骨性关节炎有关,但是通常DISH放射线表现与骨赘形成不同。其往往影响前纵韧带和椎间盘空间。类风湿性关节炎也可引起类似于骨性关节炎的症状。伴有血管翳形成颈椎退变可以看做是晚期类风湿性关节炎。

必须要排除其他原因的疼痛。关节的影像学证据并不一定与症状相符。具有显著的背部和臀部疼痛的患者,应排除大转子滑囊炎等疾病。通过注射类固醇治疗可缓解关节和背部疼痛。还要评价髋关节骨性关节炎的程度。几年来人们认识到髋关节-脊柱综合征可能是患者脊柱疼痛的重要原因。最近的证据表明在因髋关节骨性关节炎而行关节置换术的患者中背部疼痛评分和Oswestry功能障碍评分有显著改善[7]。因为关节炎常累及多个关节,在背部和臀部疼痛的患者中,要进行髋关节检查。

保守治疗

脊柱骨性关节炎保守治疗包括改善症状和减少风

险因素。肥胖通过增加紧张状态下的小关节负载来加重脊柱骨性关节炎的症状。因此，减肥应包括在任何治疗方案中。缺乏运动可以导致失调和体重增加。适当的躯体活动是治疗脊柱骨性关节炎症状的重要措施。严重肥胖的患者可能会发现很难开始锻炼计划。作者所在科室已成功开展水上运动疗法，不仅能增加活动，同时还能减少脊柱的轴向负荷。在选择手术之前对患者进行体格检查是必要的。

脊柱骨性关节炎镇痛一般包括非类固醇消炎药。老年患者可能有多个与药物相关的并发症，使用这些药物的风险应先进行评估。局部热敷可能会对颈部或背部疼痛有一些好处。阿片类药物也可能在疾病管理中发挥作用。这些应该小心使用，因为在中老年人可能有明显的副作用。疼痛的治疗程序也可能让患者受益，尤其是那些没有接受手术的患者。小关节突封闭治疗可以缓解小关节相关的疼痛症状。他们也可能有助于阐明这些小关节参与导致脊柱疼痛。硬膜外类固醇注射也可以治疗脊柱疼痛和神经根症状。

脊柱骨性关节炎保守一般是对症治疗。最近的证据表明，双膦酸盐类药物如阿仑膦酸钠可能对疾病有缓解作用。阿仑膦酸钠能降低骨赘进展和椎间隙狭窄患者的脊柱骨性关节炎。在一个随机选择的子群的骨折干预试验，研究阿仑膦酸钠的效果，患者接受阿仑膦酸钠后表现出骨赘进展和 T4 到 L5 椎间隙狭窄的显著减少[8]。然而，这是一个二次分析，不是一个主要终点的研究。阿仑膦酸钠作为脊柱骨性关节炎改性药物的作用应进一步研究。

手术治疗

对疼痛的脊柱骨性关节炎患者进行手术治疗仍然是有争议的。没有大样本随机对照试验支持对颈部或背部疼痛或轻度神经功能障碍患者进行手术干预[9]。评估手术应针对每一个患者分别进行。这些患者进行性神经功能缺损或那些保守疗法无效的患者似乎是手术干预的更好人选。手术干预的计划应该是分别定制的，因为每个人的手术目标将是不同的。

神经减压

减压手术的目的是阻止脊柱骨性关节炎患者的神经功能损害的进展。中央椎管减压可以减轻神经性跛行症状。椎间孔减压术可减少神经根性疼痛。然而，到目前为止的研究没有证明腰椎和颈椎减压术相对于保守治疗有更大的意义[9,10]。大多数研究都是小样本的，没有可靠的评措施，并且是回顾性研究。在没有明确证据的情况下，可在局灶性神经功能受损的情况下行减压术，如单间隙椎间孔减压术。他们也可能考虑患者可能因为医疗合并症不适合进行更加广泛的手术。应该强调的是，减压在治疗轴向脊柱疼痛时的效果不佳[9,10]。

当患者存在脊柱总体不稳定的情况时，减压手术不应被考虑。脊柱骨性关节炎影响小关节，削弱后方支撑结构。对退化的关节突关节采取通过椎间孔减压及小关节切除等进一步的医源性措施，可导致进行性脊柱畸形，包括滑脱、脊柱侧凸、后凸畸形。这可能会加剧轴向脊柱疼痛，导致新的或加重原有神经功能障碍。

内固定脊柱融合

近年来，尽管脊柱融合内固定手术在治疗轴向脊柱疼痛和神经根性疼痛时缺乏有效性证据，但脊柱融合术的数量还是增加了[9,10]。从概念上讲，融合的措施是有吸引力的，因为脊柱骨性关节炎导致关节不稳定。这些患者的脊柱轴性疼痛是小关节骨性关节炎导致的（小关节封闭能够改善），可能会受益于稳定。然而，没有确凿的证据来支持这种情况下进行融合[9,10]。有广泛神经受压的患者可以采取脊柱固定融合手术。更广泛的应该关注后方结构的稳定问题。如果选择正确的病例，骨性关节炎导致的明显畸形的患者也可以获得良好手术疗效。

大多数退行性腰椎滑脱症可以采取保守治疗。然而，如果保守治疗失败，那些具有明显的轴性疼痛或神经压迫的患者可以进行外科干预，并取得良好疗效。我们团队采用经椎间孔减压植骨融合和后路段内固定术已经成功治疗 I 或 II 度的退行性腰椎滑脱。这种技术允许神经椎间孔广泛减压，并且没有前路手术的并发症。

寰枢椎不稳可能是另一个手术适应证。顽固性颈痛、枕部疼痛或由于寰枢椎不稳的患者，可能是预防手术的很好的候选人。最近的案例系列数据表明，寰枢椎融合可以有效减少 65% 的痛苦[6]。寰枢椎融合也可在血管翳增生和脊髓继发脊髓压迫的患者中使用。

微创减压——一种传统手术治疗的替代选择

对于合并症较多的老年患者，采用微创治疗的安全性更高一些。减少失血和外伤是优点，而缺点是增加手术时间和减压不充分。最近的证据表明微创减压可能是安全的，有利于老年患者。在一组 50 例年龄在 75 岁及以上的研究中，微创腰椎减压术没有传统手术的围术期并发症，改善残疾和疼痛，至少在短期内得到证实[11]。这将表明，对于不适合传统手术的患者，微创减压术可能是一种替代治疗。

临床病例

讨论治疗，临床的挑战和未来的治疗方向

病例 1

本例患者保守治疗失败，但有多种合并症。尽管手术治疗有风险，但手术治疗被认为是有效的，因为患者的当前状态存在肥胖和功能失调，无法进行任何有意义的理疗和锻炼训练。患者椎板切除减压范围在 L3-L5，其中 L3-L4 间隙为全椎切除，L4-L5 间隙切除小关节。L3-5 双侧椎弓根螺钉内固定，在 L3-L4 和 L4-L5 间隙右侧行经椎间孔椎体间融合。融合中使用了 rhBMP-2（重组人骨形态发生蛋白 2）来促进融合。这个患者的挑战包括肥胖和多种合并症。术前会诊的目的是发现和降低潜在风险。护理的关键是预防与压力相关的并发症。术后疼痛得到明显缓解。X 线片证实脊柱序列已经对齐（图 13-4）。

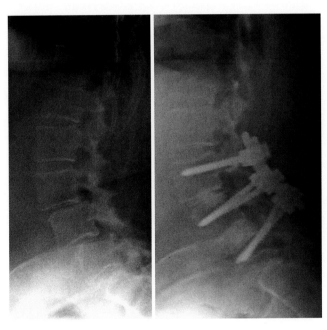

■ 图 13-4　病例 1 的术前和术后的侧位 X 线片显示退行性滑脱和其矫正后图像

病例 2

按日常生活活动形式，患者的步行能力逐渐下降，因为认识到随之而来的风险后，所以为患者提供手术干预。患者在 1 天中进行两阶段的重建过程。第一阶段为前路手术：包括采用双腓骨移植在 C5-C6-C7 进行

椎体间关节融合术，在 C4-C7 间使用钢板固定。第二阶段是 C3-T1 后路植骨融合内固定术，植骨材料为局部自体骨移植（前路减压椎体切除时的自体骨）、rh-BMP-2 和同种异体松质骨。患者最初在 ICU 恢复，术后无明显并发症发生。她的颈椎病症状得到改善。

病例 3

这个 85 岁的患者采用上颈椎后路融合术，治疗范围 C1-C3，包括 C1 侧块螺钉，C2 右侧椎弓根螺钉，C3 侧块螺钉。C1-C3 的融合联合使用 rhBMP-2 和同种异体松质骨。融合扩展到 C3 是因为考虑到 C2 左边椎弓根螺钉（图 13-5）。没有减压是因为患者还没有表现出脊髓病变产生的症状。患者很好地耐受了手术过程，手术后 1 年颈部疼痛完全缓解。

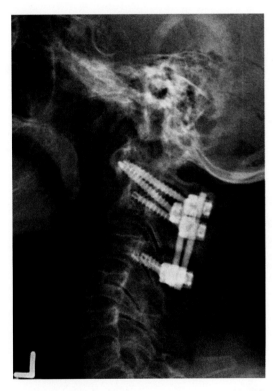

■ 图 13-5　病例 3 的术后 X 线片显示 C1-C3 的融合

结论与讨论

脊柱骨性关节炎是老年人中的一个渐进和潜在的衰老疾病。治疗主要集中在减轻症状。长期的脊柱骨性关节炎的后遗症会导致顽固性疼痛或神经系统症状。这些患者通常被推荐给脊柱专家。这些患者的决策采取必须十分小心。许多老年患者由于存在多种合并症而不适合进行外科手术。然而，面对那些失败的保守治疗，医生除了手术治疗外几乎没有其他选择。

尽管有风险,老年患者常规接受脊柱手术,可以改善症状。因为文献是不确定的,缺乏长期的随访数据,必须单独评估每个患者。要明确手术的目标,患者教育和知情同意是最重要的。在未来,对于不适合选择进行传统手术的患者,为了降低内固定术的风险,可以考虑用微创治疗进行替代。

（张良　译）

参考文献

1. P. Creamer, M.C. Hochberg, Osteoarthritis, Lancet 350 (9076) (1997) 503–508.
2. J.D. Eubanks, M.J. Lee, E. Cassinelli, et al., Does lumbar facet arthrosis precede disc degeneration? A postmortem study, Clin. Orthop. Relat. Res. 464 (2007) 184–189.
3. P.A. Kramer, Prevalence and distribution of spinal osteoarthritis in women, Spine 31 (24) (2006) 2843–2848.
4. C.A. Niosi, T.R. Oxland, Degenerative mechanics of the lumbar spine, Spine J. (Suppl. 6) (2004) 202S–208S.
5. L. Kalichman, D.J. Hunter, Lumbar facet joint osteoarthritis: a review, Semin. Arthritis Rheum. 37 (2) (2007) 69–80.
6. S. Schaeren, B. Jeanneret, Atlantoaxial osteoarthritis: case series and review of the literature, Eur. Spine J 14 (5) (2005) 501–506.
7. P. Ben-Galim, T. Ben-Galim, R. Nahshon, et al., Hip Spine Syndrome: The effect of total hip replacement surgery on low back pain in severe osteoarthritis of the hip, Spine 32 (19) (2007) 2099–2102.
8. T. Neogi, M.C. Nevitt, K.E. Ensrud, et al., The effect of alendronate on progression of spinal osteophytes and disc space narrowing, Ann. Rheum. Dis. 67 (2008) 1427-1430.
9. I.P. Fouyas, P.F. Statham, P.A. Sandercock, Cochrane review on the role of surgery in cervical spondylotic radiculomyelopathy, Spine 27 (7) (2002) 736–747.
10. J.N. Gibson, G. Waddell, Surgery for degenerative lumbar spondylosis: updated Cochrane Review, Spine 30 (20) (2005) 2312–2320.
11. D.S. Rosen, et al., Minimally invasive lumbar spinal decompression in the elderly: outcomes of 50 patients aged 75 years and older, Neurosurgery 60 (3) (2007) 503–509. discussion 509-510.

第 14 章　无滑脱的腰椎管狭窄

Rob D. Dickerman

关　键　点

- 椎管狭窄是一种退变过程。
- 腰椎管狭窄最常见节段为 L4-L5 水平,其次为 L3-L4 水平。
- 黄韧带肥厚是导致腰椎管狭窄症状的最常见原因。
- 腰背肌和腹肌在对抗腰椎管退变过程中具有重要作用。
- 神经源性间歇性跛行是最常见临床表现。

腰椎管狭窄被认为是椎管狭窄最常见的表现形式。随着医学进步,寿命延长,腰椎管狭窄持续增加。50 年前,Verbiest 首先提出腰椎管狭窄的概念,将其定义为由于腰椎管狭窄带来的神经根性综合征[1]。

临床病例

60 岁男性患者腰腿疼进行性加重,站立和行走时明显。进一步进展患者出现间歇性跛行,走路 10 分钟以上需要坐下休息。患者明确主诉应用手推车可走更长距离。患者之前应用理疗和硬膜外封闭,腰腿疼痛症状无明显缓解。查体发现:患者步态正常,远端足背动脉搏动正常,每分钟 70 次,下肢无水肿发绀。下肢膝踝反射正常,肌力 5 级,直腿抬高试验阴性,无放射痛,下肢无病理征。MRI 影像学提示 L4-L5 水平黄韧带肥厚,小关节增生致椎管明显狭窄(图 14-1)。

基本理论

腰椎管狭窄的发病机制是腰椎管发生一系列退变性改变进而导致特有的临床症状和体征。简单地说,椎管发生退变开始于腰椎间盘,腰椎间盘由髓核和纤维环构成。髓核无血运,主要靠终板周围组织间隙提供营养,随着年龄增加,髓核营养减少,髓核开始脱水,导致间盘负荷变化,间盘内不同部位退变程度的不同导致不同部位受力出现差异,伴随椎间隙高度的丢失髓核发生突出[2]。

间盘内血管退变被认为发生在婴幼儿从四足爬行过渡到两足直立行走导致椎间隙压力逐渐增高过程中。椎间隙压力增加导致血供减少。椎间盘在 4 岁时营养主要靠细胞扩散[2]。随着年龄增加,椎间盘营养逐渐减少,血供及组织间隙营养不能满足需要。退变改变椎间盘内电解质平衡,减少组织间隙营养内流,椎间盘水分从 90% 减少到 70%,最后变化导致椎间盘高度减少,椎间盘膨出改变[2]。

上述间盘退变导致局部和节段性的生物力学变化,产生关节复合体、骨骼及韧带一系列的变化[2]。脊柱随着年龄发生退变,其周围结构也随着脊柱发生退变。脊柱周围最重要的结构就是包括椎旁肌肉及腹壁肌肉在内的躯干肌肉。随着躯干肌肉发生退变,脊柱稳定主要依靠关节增生肥大,韧带代偿性肥大,纤维化钙化,椎体骨赘增生来代偿(表 14-1)[3]。

每个患者病理变化不同导致症状不同,但相同的

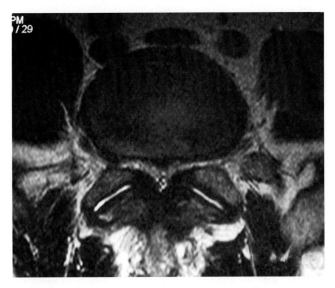

■ **图 14-1**　MRI 横断面提示水平由于黄韧带肥厚,小关节增生,间盘膨出导致 L4-L5 严重的椎管狭窄

是都导致中央椎管的狭窄或椎间孔的狭窄或两者均存在[3]。最常见的节段是 L4-L5,其次是 L3-L4。

表 14-1　腰椎管狭窄的基本退变进程

4 岁左右椎间盘内部开始生物化学改变
生物化学改变导致椎间盘生物力学和结构改变
椎间盘生物力学和结构改变导致脊椎韧带、小关节和软骨终板代偿性改变
黄韧带和小关节出现肥厚导致中央椎管和椎间孔出现狭窄
结局导致腰椎管狭窄

最近,对椎管狭窄的黄韧带进行用的组织学和免疫组化相关研究[4]。2005 年,Saiyro 等 308 例腰椎管狭窄患者的黄韧带进行免疫组化研究,发现黄韧带纤维化是导致黄韧带肥厚的主要原因,一系列退变带来黄韧带承受应力改变的最后导致黄韧带纤维化。作者发现高水平的 TGF(转化生长因子)表达,认为退变早期内源性 TGF 的释放导致早期黄韧带的肥厚[4]。2007 年,Saiyro 等选择 21 例腰椎管狭窄患者黄韧带检测正常弹力纤维和瘢痕化纤维比率并与正常人的黄韧带进行对比。作者发现椎管狭窄患者黄韧带中瘢痕化纤维数量明显增高,认为黄韧带中纤维瘢痕化导致黄韧带肥厚[5]。

椎管容积不是一成不变的,受到动态和体位等因素的影响[3]。椎间隙轴向负荷的增加可导致纤维环膨出,可进一步缩小椎管和椎间孔的容积。椎间关节退变导致骨赘形成可进一步引起侧隐窝或椎间孔狭窄[3]。

退变和衰老是人类永恒的主题,腰椎也不例外。退变往往表现为骨关节炎,在腰疼患者中骨关节炎的发病率很高;但是,即使骨关节炎最终发展为腰椎管狭窄,也并不能说所有人类腰疼都是椎管狭窄导致。换言之,任何年龄达 70 岁的患者,即使在影像学检查呈现为腰椎管狭窄,但患者可能无任何临床症状[6]。

正如之前所言,退变是生命周期的一部分,腰椎退变开始于生命的早期,随着椎间盘血运的缺乏,椎间盘进而开始出现影像学的变化。Boden 等对 67 例无腰疼、神经源性间歇性跛行、根性神经痛的患者进行检查,发现其中小于 60 岁患者中,其中 20% 磁共振检查影像学显示有间盘突出和椎管狭窄。而在大于 60 岁患者中,出现影像学椎管狭窄患者达到 57%。事实上,在小于 40 岁患者中,有 35% 影像学出现椎间盘退变,60 岁以上患者中,99% 出现间盘退变。因此,在我们诊治腰椎管狭窄疾病的理念里,我们"不是治疗片子,而是治疗患者"。

描述腰椎管狭窄经典临床症状被称为"神经源性间歇性跛行"。换言之,腰椎管狭窄患者在休息或坐位时可以没有任何症状。一旦患者开始站立或行走,患者开始出现一侧或双侧下肢发沉、酸胀、无力,坐位后缓解。患者会自我总结规律发现弯腰后症状减轻,并能走更远距离。这是由于弯腰会导致腰椎椎管、椎间孔容积加大,减轻狭窄,进而缓解症状。例如在逛商店时,弯腰推购物车,即可加大椎管、椎间孔容积。随着病情加重,患者出现走路困难,无法直立。症状轻重和患者对椎管狭窄的耐受力相关。神经源性间歇性跛行或根性痛主要原因是椎管狭窄导致的神经直接受损或椎管内狭窄导致神经缺血,营养缺乏产生的间接损害所致[8]。患者直立时,会出现腰椎前凸增大,导致肥厚黄韧带内源性突出加重中央椎管或侧隐窝狭窄程度。这种压迫可直接损害神经或导致神经缺血[3]。手术时经常发现硬膜外静脉丛血管充血迂曲。坐位时,前凸角度减少,黄韧带松弛,椎管或侧隐窝扩大,神经周围血运改善,神经的直接和间接损害减轻,症状得到改善。

临床治疗原则

目前,治疗方法较多,主要分手术和非手术两大类。保守治疗(非手术治疗)适用绝大多数无滑脱的腰椎管狭窄患者,对于顽固性神经痛或出现严重的肌力受损患者建议采用手术治疗。本章节主要介绍手术治疗。

手术

手术方式的选择受到很多因素的影响,例如患者病情、身体状况、狭窄类型和医生技术等。本章节仅对无滑脱的椎管狭窄的手术治疗进行讨论。

椎板切除减压术一直是椎管狭窄手术的经典术式。在此基础上发展出包括微创式在内的很多手术方式。微创手术可以实现单侧入路双侧减压(图 14-2,3)。使手术时间更短,出血更少,住院日期更少,并发症少见。另外,患者可在术后短期内获得更好的活动。

棘突间撑开器作为微创技术的一种,在微创市场获得广泛应用[10]。其主要原理是将撑开器置于棘突之间,使棘突处于屈曲位置,使椎管得到间接减压。Siddiquiet 等对 40 例行棘突间撑开器手术患者随访一年,发现 54% 患者临床症状获得显著改善,33% 患者获得功能改善,71% 患者对手术感到满意[10]。

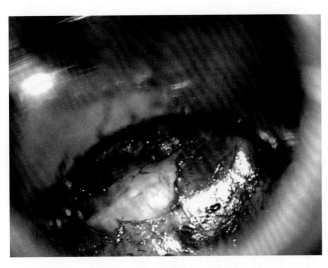

■ **图 14-2** 单侧入路显微镜辅助下经通道显露对侧侧隐窝可见肥厚黄韧带

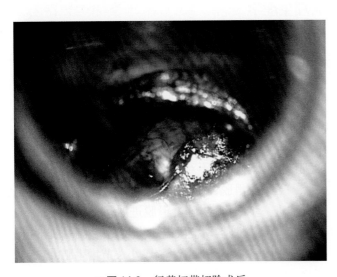

■ **图 14-3** 行黄韧带切除术后

结论和讨论

　　腰椎管狭窄伴随正常年龄衰老普遍存在。腰椎管狭窄发病机制是复杂多因素退变的一部分。它不是遗传性疾病但由于间盘退变等因素导致椎管狭窄带有明显的遗传倾向。随着人寿命延长,腰椎管狭窄成为常见疾病,随着医学进步,有越来越多的微创治疗方法提供选择。

(张启维 译)

参考文献

1. H. Verbiest, A radicular syndrome from developmental narrowing of the lumbae vertebral canal, Journal of Bone and Joint Surgery 36 (1954) 230–237.
2. R.D. Dickerman, J.E. Zigler, Discogenic Back Pain. In: Spivak JM, Connolly PJ, eds. Orthopaedic Knowledge Update Spine, American Academy of Orthopaedic Surgeons, Rosemont, IL, 3rd eds (2005) 319–329.
3. N.E. Epstein, Lumbar spinal stenosis. In: H.R. Winn eds, Youmans neurological surgery, Saunders, Philadelphia, PA, 5th eds, 2005, pp. 4521–4539.
4. K. Sairyo, A. Biyani, V. Goel, et al., Pathomechanism of ligamentum flavum hypertrophy: a multidisciplinary investigation based on clinical, biomechanical, histologic, and biologic assessments, Spine 30 (2005) 2649–2656.
5. K. Sairyo, A. Bivani, V.K. Goel, et al., Lumbar ligamentum flavum hypertrophy is due to accumulation of inflammation-related scar tissue, Spine 32 (2007) 340–347.
6. J.F. Healy, B.B. Healy, W.H. Wong, et al., Cervical and lumbar MRI in asymptomatic older male lifelong athletes frequency of degenerative findings, J. Comput. Assist. Tomogr. 20 (1996) 107–112.
7. S.D. Boden, D.O. Davis, T.S. Dina, et al., Abnormal magnetic-resonance scans of the lumbar spine in asymptomatic subjects. A prospective investigation, J. Bone Joint Surg. Am. 72 (1990) 403–208.
8. R. Watanabe, W.W. Parke, Vascular and neural pathology of lumbosacral spinal stenosis, J. Neurosurg. 64 (1986) 64–70.
9. M. Rahman, L.E. Summers, B. Richter, et al., Comparison of techniques for decompressive lumbar laminectomy: the minimally invasive versus the "classic" open approach, Minim. Invasive Neurosurg. 51 (2008) 100–105.
10. M. Siddiqui, F.W. Smith, D. Wardlaw, One-year results of XStop interspinous implant for the treatment of lumbar spinal stenosis, Spine 32 (2007) 1345–1348.

第 15 章　合并滑脱的腰椎管狭窄

15

Vincent J. Miele, *Sumeet Vadera*, *and Edward C. Benzel*

关 键 点

- 大多数合并退变性滑脱的腰椎管狭窄患者可行椎板切除手术。
- 如出现滑脱合并不稳、存在侧方滑移、滑脱继发侧弯以及出现轴性疼痛等因素可在减压同时施行融合手术。
- 如果必须融合,可应用也可不应用内固定。通常,应用内固定可增加患者活动能力。
- 施行内固定手术需要考虑下列因素:不稳数量、患者年龄、骨质量、合并症、需要减压节段数量,以及可能导致滑脱加重的因素(见之前章节)。
- 新技术,例如促进融合材料、微创技术、保留运动节段技术,具有广阔前景但目前证明有效的资料有限。

合并腰椎滑脱椎管狭窄是一种外科医生常见疾病。尽管抗炎镇痛药物、硬膜外封闭等非手术治疗对部分患者有效,但对有严重症状的患者,非手术治疗多数无效[1,2]。在非手术治疗无效患者中,椎板减压手术被作为一种有效治疗方式[2-4]。尽管许多研究证明椎板减压手术有效,但对术后不稳的担忧仍然在限制这种手术方式的应用。如果椎管狭窄合并滑脱则增加术后产生不稳定的可能性。在这些患者中,尤其是老年人,是否需要同时行手术融合,争议一直存在。融合时必须决定是否应用内固定。幸运的是,在过去的几十年里有许多前瞻性、随机研究来评价减压同时行融合内固定的临床效果,使我们有据可循。治疗合并滑脱的腰椎管狭窄需要临床医生掌握疾病的流行病学、诊断和治疗的基本原则。本章节阐述了什么情况下施行减压未融合手术患者会在术后出现不稳定和畸形进展性加重。另外,单纯减压不做融合作为一种治疗方法是可行的。另外,有限减压不做融合固定可作为一种积极探索的治疗方法。最后讨论新的生物材料、运动节段保留技术、软组织稳定技术等新技术。

第一部分:理解发病机制

病理生理学

随着人体衰老,成年累积的轴向压力、旋转负荷导致间盘退变,关节炎性增生、肥厚或黄韧带肥厚以及骨赘形成。这种退变进程导致中央椎管和椎间孔的狭窄进而导致神经受压引起腰疼、臀部疼痛以及下肢痛。也可由于解剖结构上的一些危险因素,导致不同程度的椎体不稳出现椎体前方或侧方滑移。椎体滑脱主要受到椎间盘、小关节不对称退变影响。

一旦发生滑脱,先会出现无症状畸形阶段,这会导致脊柱进一步不稳定。随着滑脱进展、间盘退变进一步加剧,会导致脊柱运动节段进一步改变:包括骨赘形成,软骨下骨硬化,黄韧带肥厚、钙化,小关节增生肥大。这些变化可以认为是机体为恢复再稳定而产生的自我调整。

滑脱滑移可发生任何一个方向:导致脊柱出现旋转、侧方以及前后滑移。因此滑脱类型包括:旋转半脱位、侧方半脱位以及前后半脱位。在脊柱过伸过屈位下,如果滑移小于2mm,认为不合并动态不稳,如果滑移大于2mm,认为合并动态不稳。

退变性滑脱通常伴随有症状的椎管狭窄和退变侧弯。退变性侧弯可被认为是一种侧方滑移。这种侧方滑移是由于椎体楔形变以及关节非对称性退变继发导致。

流行病学

退变性滑脱是比较常见疾病。最近在一份亚洲人群大宗病例研究报告中指出:发病率为8.7%。主要见于年龄大于50岁的人群中。女性比男性多见,往往认为这与女性韧带松弛有关。

L4-L5是滑脱最常见发病节段。前方滑脱在女性更多见,而上腰椎发生后方滑脱病例中没有性别差异。

间盘退变常常导致前方滑脱。

自然病史

无论是血管源性还是神经源性间歇性跛行如果不干预均会导致较差预后。一项前瞻性队列研究（平均随访 8 ~ 10 年）表明：与非手术治疗相比，腰椎管狭窄患者行手术治疗后下肢神经痛以及腰部功能均获得长期改善。尽管退变性滑脱患者中有 25% ~ 30% 会出现临近椎体进展性滑脱，但进展概率很少超过 30%。一些研究表明，随着滑脱进展以及椎间隙塌陷，患者腰疼症状可能出现自发缓解。

第二部分：临床策略

评估

退变性滑脱合并椎管狭窄患者通常表现为神经源性间歇性跛行，放射痛，简短性机械性腰疼，直肠膀胱功能失调。L5 神经根放射痛最常见。主要原因是 L4-L5 是滑脱最常见节段，常常继发侧隐窝狭窄导致 L5 神经根受压。少见情况下，是 L4 椎体滑移，导致椎间孔狭窄挤压 L4 神经根。具体来讲，椎间孔狭窄是上关节突前上方的结构发生退变所致。这些结构变化包括椎间盘高度下降，黄韧带及间盘后方韧带肥厚，椎体后外侧终板骨赘形成；等等。这些改变导致神经根受到挤压。机械性腰疼来源于间盘或小关节退变，临床上很难鉴别。通常情况下，如果是间盘源性退变导致的腰疼，患者在腰椎前屈位会出现腰疼加重。另外，患者会抱怨在腰前屈体位由坐位到站位时会出现腰疼明显加重。患者通常会通过手扶膝盖或大腿支撑身体重量以缓解腰部压力减轻症状。而小关节病变导致腰疼通常会在腰椎后伸状态下出现腰疼，而且通常伴有椎旁压痛。

另外，为鉴别是否为血管源性间歇性跛行需要行超声检查，如果症状不典型还要与肿瘤、压缩骨折、感染等疾病相鉴别。

影像学检查

影像学检查主要是两方面：首先，确定中央椎管及椎间孔狭窄程度及神经受压情况。这方面，MRI 是最有价值影像学检查方法，它可以帮助区分不同原因导致的椎管狭窄，例如可以区分滑液囊肿还是黄韧带肥厚。如果无法行 MRI 检查，也可行 CT 脊髓造影。这些检查有利于制定正确的治疗方案。另一方面，影像

学检查可明确存在不稳的数量以及明确是否存在发生术后不稳加重的危险因素。这对于确定进行多大程度的减压以及是否需要施行固定手术都非常必要。这些检查包括站立位负重情况下 X 线前后位正侧位相以及屈伸位相。另外，还可以行站立位或仰卧过伸位（腰部垫枕）X 线检查。运动受限可看做继发稳定的结果。尽管对不稳的定义尚未明确，但多数认为滑移超过 2mm 称为滑脱。

典型患病人群及形势

老龄化

"婴儿潮"一代身体衰老正在导致整个社会进入"银发"社会，今后 25 年间工业化国家 65 岁以上人口比例将显著增加。由于腰椎滑脱合并椎管狭窄患者发病年龄主要集中在第 5 ~ 7 个十年（40 ~ 60 岁之间），这种情况在目前尤其明显，许多患者都成为潜在的手术治疗对象。考虑到这类人群的可能合并疾病，施行单纯减压手术即可显著改善生活质量，而减压同时施行融合或固定手术可能导致手术风险增加。

争议主要存在于此类年龄患者是否需要施行外科手术。许多作者报道在年轻和老年患者之间，手术并发症并没有区别[7]。因此，高龄并不能成为手术禁忌证。另一方面研究表明，年龄可作为外科手术风险评估的独立因素，尤其是在年龄大于 60 岁以上的患者[5]。一项研究表明：年龄 41 ~ 60 岁年龄组中，腰椎术后并发症发生率达 41%（14% 严重和 27% 轻微并发症），而在 61 ~ 85 岁年龄组中，并发症发生率达 64%（24% 为严重并发症，40% 为轻微并发症）。肺栓塞是最严重并发症，泌尿系疾病是最轻微并发症。年龄大于 60 岁被认为围术期并发症显著增加。

老年人施行单纯减压手术同样有效，许多作者因此对 70 岁以上患者不建议施行融合手术。一方面，由于年龄增大可导致围术期并发症发生率增加，另一方面，这些患者日常活动范围减少，常常合并脊柱关节炎，这会产生自身内源性稳定。上述因素均成为老年人不施行融合手术的理由[5]。

如果单纯施行减压手术，应考虑减压手术的范围。有证据表明，减压范围的增加可导致术后医源性滑脱风险增加（2 个节段达到 6%，3 个节段以上将增加 15% 的风险）。需要采取包括非器械融合和尽可能小的骨切除等措施避免术后医源性滑脱。

并存疾病

患者合并心脏疾病、血管疾病或糖尿病等并存疾病将增加风险[6,7]。术前评估和优化对于此类患者尤其关键。脊柱融合手术将导致麻醉延长和失血增多。这些因素都导致康复时间延长，如果合并多种内科合并症将导致康复时间延长。这些都是影响我们在减压手术中是否增加融合和内固定手术操作的因素。总之，对于预期寿命有限的患者来说，治疗上更看重在短时间内获得生活质量的迅速改善而不是提供一个长时间痛苦的康复过程。

文献中已经验证了术前合并症和术后并发症之间的关系。尽管术后死亡率和一些危险因素相关，但麻醉评分仍然是死亡率的最重要独立影响因素。事实上，随在并发症和死亡率的增加，ASA 分级也相应增加。死亡率从 0 ~ 7.2% 相对应麻醉分级从 1 ~ 4 级[7]。

骨质疏松

骨质量是所有融合手术成功的主要决定因素，尤其是内固定融合手术。轻度滑脱会随着骨质疏松的加重变为重度滑脱并产生更多症状，这种情况在绝经后妇女更多见。随着椎体的骨质疏松，非对称性的载荷将导致畸形增加和椎体侧弯，引起更多临床症状。

骨质疏松是内固定融合的相对禁忌证，因为骨质疏松将导致骨螺钉界面很难获得充分的把持力。尽管各种技术改进例如应用直径较大螺钉，应用带侧孔螺钉技术改善把持力，应用骨水泥技术提高骨螺钉界面把持力等等均得到提倡，但内固定失败仍然存在[6]。

关于合并腰椎滑脱的椎管狭窄患者的治疗方法，难题仍然存在：滑脱施行单纯减压手术后其结构会进一步破坏，而应用内固定器械很难达到确切固定。内固定固定不确实会导致治疗上困难增加，因此，应该采取减少术中对支撑结构的破坏。

融合适应证

手术治疗适应证包括：持续反复发腰疼伴腿疼或神经源性间歇性跛行，导致生活质量的显著降低，并且保守治疗确实无效（保守治疗时间大于 3 个月）；神经损害持续进展；神经压迫导致膀胱括约肌功能障碍[5]。手术方式包括单纯减压，应用内固定或非内固定融合手术。近来还有内固定稳定装置的应用和生物材料的外科治疗。这些方法在退变性疾病融合的有限性方面存在争议[8,9]。

侧方滑移

尽管不同类型的退变性滑脱常常导致椎管狭窄，尤其要重视的是合并侧方滑移。如果不做融合，这要求减压时尽量减少结构的破坏并术后密切随访。

合并侧凸——主弯和进展弯

退变性侧凸是指之前没有侧凸病史成年后出现的侧凸。退变性侧凸继发于关节、关节囊、椎间盘和韧带，并导致单节段或多节段不稳。侧凸进展很慢，侧凸程度较轻，但常常导致腰疼和下肢神经痛以及神经源性间歇性跛行。退变性侧凸和椎管狭窄往往相关联。两者通常与年龄相关，常常合并发生。另外，退变性侧凸常常由于脊柱生物力学改变，导致关节韧带肥厚、皱缩，导致椎间孔和中央椎管的狭窄。

腰椎管狭窄患者非手术治疗无效时，往往需要减压手术。合并侧凸的腰椎管狭窄患者施行减压手术由于后柱结构破坏影响脊柱的稳定性，往往需要同时行融合手术。另外，手术的目的除了神经减压以外，还包括恢复脊柱冠状面和矢状面的平衡。随之而来的是，并发症发生率显著增加[5,6]。

必须考虑侧凸范围是否存在进展。尽管退变性侧凸存在缓慢进展，但如果施行减压手术而不做融合固定，术后侧凸进展会很快。

合并侧凸的椎管减压范围和部位可能影响稳定性。例如，如果在顶椎减压，尤其在顶椎凹侧进行，侧凸将进一步进展。同样，如果在退变侧凸远端行减压后将继发不稳，导致腰椎异常活动度增加。在这种情况下，如果在 L4-L5 或 L5-S1 节段施行减压将导致侧凸加重，引起脊柱失衡。

轴性疼痛

尽管腰椎滑脱进展缓慢，但轴性疼痛和放射痛在临床上仍然很常见。顽固性轴性疼痛是手术治疗的适应证之一。但临床上，手术后放射痛往往比轴性疼痛更容易改善。治疗轴性疼痛往往涉及脊柱畸形矫正或稳定，因此，往往需要应用内固定。

轴性疼痛如合并下肢放射痛往往是凹侧椎间孔狭窄后压迫神经所致。也可能是凸侧神经根受到牵拉所致。神经放射痛的治疗可通过减压手术改善，凹侧减压时往往需要借助器械的牵开。

非融合方式的选择

椎板切除减压手术是治疗退变性滑脱的最基本治

疗方法。一些研究表明施行椎板切除手术可到达80%的优良效果。椎板减压术后腰椎滑脱进展发生几率超过50%。有些病例甚至出现滑脱没有进展,但手术部位出现小关节增生而再次需要手术翻修。因此,有必要施行内固定融合手术。

单纯减压手术围术期并发症发生率小于减压联合固定融合手术,可以用于身体条件较差人群。老龄人口和合并症较多的人群数量越来越大,单纯减压手术仍是一种治疗选择。

评估这些患者需判断这些患者是否存在滑脱尤其是侧方滑脱。另外,侧弯的角度和进展情况必须被考虑。最后,必须结合患者临床症状。如果患者没有明显的轴性疼痛,更适合行单纯减压手术。

第三部分:治疗

非手术治疗

对于大多数脊柱疾病,均首先可以采取非手术治疗。大多数有症状的腰椎管狭窄或腰椎滑脱患者均可以采取非手术治疗。非手术治疗包括应用非甾体消炎药、抗焦虑药物(如加巴喷丁、普瑞巴林)、肌松剂,以及物理治疗[10]。

物理治疗的主要内容包括强化屈曲迅雷,腰部肌力训练和有氧运动。对于这些人群,有氧运动可能不易做到,但是腰部屈曲训练例如骑固定自行车可扩大椎间孔和椎管,减少神经源性间歇性跛行。如果想临时改善症状,被动康复方式包括超声、按摩、热疗、脊柱牵引都是有效方法,但是长期效果尚未得到证实[10]。

手术

应用或不应用内固定融合手术方式的选择

尽管手术减压通常可改善临床症状,但许多研究表明融合手术还是有效,无论是否应用内固定进行融合手术[4,5,11]。对于脊柱稳定性,应用内固定效果优于不使用内固定。但对于骨质疏松老年人来说,这个结论不一定可靠。在需要融合同时内固定是相对禁忌证时,非内固定融合手术优于更少的出血,更少的组织剥离,更少的麻醉时间等特点,相比更有优势。

减压同时非固定后外侧融合

对于腰椎滑脱合并腰椎管狭窄患者,减压同时施行融合可提高术后长期效果。应用内固定将增加并发

症发生率,而非固定后外侧植骨融合可提供一个折中方案。经管后外侧植骨融合也会增加并发症,例如剥离横突后疼痛,麻醉及出血时间,但可减少应用内固定带来的创伤和时间。前瞻性研究表明:这种手术方式临床效果优于单纯减压手术后临床效果。尽管这种融合术后存在发生假关节融合情况(达到36%),但并不影响临床疗效。疗效保持的原因考虑是术后假关节形成导致脊柱活动范围减少所致[11,12]。

正如前面提到,这种融合方式有一定缺点,手术中需要剥离后外侧横突周围肌肉。融合术不会对横突血运以及对棘旁肌及腰大肌日常活动产生影响。另外,后外侧融合需要大量长骨条(几厘米长)铺于横突间。

生物材料融合

新型生物材料给医生提供更好的融合选择并减少了手术损伤。目前,已经有许多应用含有骨形成蛋白(BMP2 以及 BMP7)生物材料的临床随机对照研究报道。应用 OP1(含 BMP-7)并混合自体骨用于非固定后外侧植骨融合手术,这种融合方式的安全性,疗效及影像学融合效果已有临床报告,效果令人鼓舞。

一项随访 2 年的前瞻随机对照研究报告临床效果,术后 ODI 评分比术前提高20%。联合应用 OP1 进行植骨融合,融合率达到85%,单纯应用自体骨融合率为64%。另外,联合应用 OP1 的后外侧植骨融合率55%,而单纯应用自体骨的后外侧融合率为40%。重要的是:SF-36 评分两组临床效果相似。

另一项前瞻随机对照临床研究评估 BMP-2 用于后外侧植骨融合治疗 1 度滑脱或单阶段椎间盘退变。这项研究比较了自体髂骨联合内固定,BMP-2 联合内固定及 BMP-2 不使用内固定三组资料。结果显示:应用自体骨联合内固定组影像学融合率为40%,而应用BMP-2 联合内固定组影像学融合率达 100%,单纯应用 BMP-2 未联合应用内固定组影像学融合率为100%[13]。更重要的是,在单纯应用 BMP-2 组,临床效果改善更快。由于不需要准备取骨及安置内固定因此手术时间更短。

减压联合后外侧内固定融合

达到即刻稳定的方式是术中联合应用内固定[11]。一项前瞻随机对照研究表明,应用内固定可改善融合率(内固定组 82%,而非内固定组 45%)[4]。由于达到坚固融合在临床效果上与假关节融合无明显差异,因此坚固融合在短期内并不显得很重要,但在长期随访中,坚固融合组的临床效果要优于假关节融合组的临

床效果[4,11]。对腰椎退变性滑脱施行减压及内固定手术患者进行 5 年随访,随访内容包括并发症发生率,翻修率,影像学融合效果及患者满意度。随访结果显示:没有发现神经受损,有症状的假关节形成(例如疼痛,内固定松动)以及手术融合节段症状复发[7]。

不幸的是,后外侧融合需要大范围的剥离以制备植骨床。导致术后疼痛增加,出血增多,手术时间及康复时间延长。另外,内固定增加了手术并发症的发生几率[12]。

小关节融合

小关节主要功能是负重,允许部分活动同时限制过度活动。行小关节融合可使用或不使用内固定器械。可以减少后外侧融合相关的疼痛和并发症。尽管一些研究表明,通过 CT 扫描显示应用内固定的小关节融合率可达到 96%,但小关节融合不是一种坚强融合方式,融合后功能效果未见报告。

由于其操作简单,只需要很小的剥离,不使用内固定的小关节融合变得越来越流行。可以局部应用自体骨,也可选择目前一些公司提供的异体骨。但遗憾的是,目前没有强有力的研究报告证明不使用内固定的小关节融合术对于脊柱稳定性方面的疗效如何。

因为关节囊本身破坏(关节囊本身是一种稳定结构),导致必须进行关节融合,这可能导致一种后果,这种后果是关节如果没有融合,脊柱将失去一个可以活动的小关节。另外,如果进行广泛减压,过多应力集中在小关节导致关节内微小骨折及关节完全运动失衡。另外,如果施行小关节融合,两侧小关节融合操作手法尽量保持标准一致,以避免融合失衡。

经椎间孔椎间融合

椎间支撑有利于恢复脊柱力学支撑提高融合面积。这会提高融合率和改善临床症状。遗憾的是,由于没有前瞻随机对照研究比较老年患者椎间融合与后外侧融合的疗效。很难判定对于一个老龄人群,在手术剥离及手术时间方面两组是否存在差异。

非融合方式的选择

椎板成形术

许多研究报告椎管狭窄行背侧减压的有效性[1-3]。尽管椎管减压手术耐受性较好,但术后继发不稳定(滑移增加,韧带缺失)报告高达 50%,在滑脱合并椎管狭窄患者术后继发不稳定发生率更高[5,10]。

标准的椎板成形手术过程中,在行椎板成形时常常需要行部分小关节成形及椎间孔成形术。因此,保留尽可能多的小关节结构非常重要。同样,保持两侧小关节对称稳定也是保持脊柱稳定和减少内固定使用的必要条件之一。因此,为避免减压时非对称性破坏,充分显露和直视下操作非常有必要。

如果施行正确的椎板成形手术操作,术后不稳的风险在没有侧凸患者中小于 2%。不稳定风险的增加与合并侧凸,尤其是侧凸角度较大情况下,术后不稳定的风险将大大增加。超过 20°以上侧凸患者侧凸进展风险增加,往往需要联合应用融合手术。术后滑脱加重的几率随着减压节段增加而增加,从减压 2 个节段术后滑脱增加 6%,到 3 个节段增加 15%。

椎板切除术或椎板间开窗术

椎板间开窗术或椎板切除术可达到显著的神经减压,尤其是侧隐窝狭窄的患者。这种手术方法强调保留后方的稳定结构,例如棘突间韧带,棘突上韧带,棘突和小关节重要的功能部位。椎板间开窗术主要是切除椎板间部分骨质及部分黄韧带和小关节内侧部分。向外侧开窗减压神经并保护好邻近椎板、棘突、棘突上韧带及小关节。

椎间孔减压术

椎间孔减压术通常在椎间盘突出或小关节增生导致椎间孔狭窄情况下施行。随着减压过程,过度的椎间孔减压将导致脊柱失稳,尤其在合并退变性侧凸和退变性滑脱情况下,会导致术后侧凸和滑脱进一步加重。因此在减压时尽量减少关节结构的破坏,尽量保持关节的内侧三分之一以尽可能保证关节间的稳定。侧凸凹侧神经根的减压由于椎间孔显著的狭窄,常常风险高,不易实现。

可回复的椎板成形术

生物力学方面,脊柱在前屈时,椎弓,棘突上,棘突间韧带起到限制过度前屈作用,是腰背肌肉的附着点。作为腰背肌肉的附着点,棘上韧带和棘间韧带必须保持完整。已经证实,大范围椎板成形术时,如肌肉附着点被切除将导致脊柱不稳。

椎板成形椎管扩大手术,椎板截骨后椎管得到扩大,后部结构重建而不是单纯切除,提供了另一种融合方式。理论上,这种减压融合方式比多节段开窗手术在预防术后不稳更有效,因为它涉及更少的椎板和关节的剥离。作为一种减压同时融合的手术选择,被用于退变性侧凸和退变性滑脱病例,随访 2 年内,未发现滑脱或侧弯加重,也未出现新的不稳。

尽管临床效果良好,但 2 年随访研究也表明在合并退变性侧凸,尤其是严重侧凸患者中,术后随访临床效果改善较差。另外明确的是,椎管扩大成形术的节段数量与临床效果改善率没有明确的相关性。

微创技术

微创技术越来越流行。通过更小的显露,结合专用的牵开器械,单侧的通道和内窥镜,椎板成形术,椎板切除手术或椎间孔成形术均可完成。这些技术可用在脊柱内固定手术,也可单纯减压手术。尽管理论上脊柱微创减压可减少组织损伤并保持脊柱稳定性,但这些优势并没有得到证实。另外,这些技术都需要一个陡峭的学习曲线和较长的学习时间,手术时间和手术技巧对于老年人和身体虚弱的患者都是影响手术效果的很重要因素。随着小切口的应用,定位会出现困难,因此,如果定位不准确,标志不清晰,可能发生过度的关节切除或破坏。

运动节段保留技术

近来,最初被定义为"运动保留装置"的新的技术开始应用于临床,这或许可以应用于椎管狭窄减压术后减少失稳。关于运动节段保留技术的临床效果的文献较少,且不是专门报道。最终的效果和应用前景还需更多的随访资料。

应用运动保留技术的目的是通过一个半限制性稳定装置,使脊柱得到稳定,同时,棘突间得到撑开,使神经得到减压,并避免融合。主要包括 2 种类型:棘突间撑开装置,椎弓根螺钉弹性内固定系统。一项前瞻性研究表明:对于使用动态稳定装置和不使用两组进行对比,两组之间没有显著性差异。另外,在减少下肢症状方面稳定装置也没有效果。另一项,前瞻对照研究表明,弹性固定系统(Dynesys 系统 Zimmer Spine)可提供足够的稳定减少滑脱的进展。影像学随访显示滑脱没有进展。因此,这位作者认为,弹性固定系统在治疗老年滑脱合并椎管狭窄患者的临床效果与应用椎弓根内固定融合治疗的患者临床效果类似。因此,尽管植入失败率较高(达 17%),但失败后并没有引起临床症状。

棘突间撑开系统可限制脊柱过伸并保持脊柱局部屈曲。一项随机对照研究表明,棘突间撑开装置(X-stop)在治疗腰椎管狭窄患者有效率为 63%,而保守治疗组为 13%。这种装置主要缺点是弹性模量与周围骨质相比过大,容易导致装置发生松动,下沉以及骨折。

结论

腰椎滑脱合并腰椎管狭窄常常同时发生,常常引起腰疼,神经痛或神经源性间歇性跛行。老年女性常见,常发生在 L4-L5,往往合并多种合并症并且骨质疏松明显。尽管许多这样患者也需要融合,但非内固定减压手术也是一种治疗选择,由于这种方法损伤较小,身体虚弱患者往往可以耐受。

必须认真评估患者症状的严重程度以及出现任何神经功能障碍。评估内容包括是否合并侧凸,滑脱特点以及潜在不稳(侧方滑脱)。对于侧凸患者,侧凸角度和范围必须术前确定。

传统椎板成形术应用于术前没有失稳病例时,必须考虑两侧关节平衡稳定。椎板切除术,椎板间开窗术,椎间孔成形术和椎管扩大成形术可以实现充分神经减压同时不会显著破坏结构的完整性。理论上,更新的微创技术可有保护更多的重要的软组织结构。但明确肯定的结论尚需进一步证实。

减压同时不进行融合,为避免术后侧凸角度增大,顶椎区的广泛减压应尽量避免。大于 20°的侧凸提示侧凸会进展,不适合单纯减压不做融合。最后要说明,有明显轴性疼痛患者单纯施行减压手术不做融合,术后临床效果也可能改善不多。新技术,例如弹性固定装置和棘突间撑开装置都需要长期前瞻性临床研究来明确对于腰椎侧凸或腰椎滑脱患者的治疗效果。

(张启维 译)

参考文献

1. D.K. Sengupta, H.N. Herkowitz, Lumbar spinal stenosis. Treatment strategies and indications for surgery, Orthop. Clin. North Am. 34 (2003) 281.
2. J.N. Katz, S.J. Lipson, M.G. Larson, et al., The outcome of decompressive laminectomy for degenerative lumbar stenosis, J. Bone Joint Surg. Am. 73 (1991) 809.
3. A.J. Caputy, A.J. Luessenhop, Long-term evaluation of decompressive surgery for degenerative lumbar stenosis, J. Neurosurg. 77 (1992) 669.
4. K.H. Bridwell, T.A. Sedgewick, M.F. O'Brien, et al., The role of fusion and instrumentation in the treatment of degenerative spondylolisthesis with spinal stenosis, J. Spinal Disord. 6 (1993) 461.
5. S. Matsunaga, K. Ijiri, K. Hayashi, Nonsurgically managed patients with degenerative spondylolisthesis: a 10- to 18-year follow-up study, J. Neurosurg. 93 (2000) 194.
6. R.J. Benz, Z.G. Ibrahim, P. Afshar, et al., Predicting complications in elderly patients undergoing lumbar decompression, Clin. Orthop. Relat. Res. (2001) 116.
7. M.Y. Wang, B.A. Green, S. Shah, et al., Complications associated with lumbar stenosis surgery in patients older than 75 years of age, Neurosurg. Focus 14 (2003) e7.
8. J.S. Fischgrund, The argument for instrumented decompressive posterolateral fusion for patients with degenerative spondylolisthesis and spinal stenosis, Spine 29 (2004) 173.
9. F.M. Phillips, The argument for noninstrumented posterolateral fusion for patients with spinal stenosis and degenerative spondylolisthesis, Spine 29 (2004) 170.
10. D.R. Murphy, E.L. Hurwitz, A.A. Gregory, R. Clary, A non-surgical approach to the management of lumbar spinal stenosis: a prospective observational cohort study, BMC Musculoskelet. Disord. 7 (2006) 16.
11. M.B. Kornblum, J.S. Fischgrund, H.N. Herkowitz, et al., Degenerative lumbar spondylolisthesis with spinal stenosis: a prospective long-term study comparing fusion and pseudarthrosis, Spine 29 (2004) 726.
12. Z. Ghogawala, E.C. Benzel, S. Amin-Hanjani, et al., Prospective outcomes evaluation after decompression with or without instrumented fusion for lumbar stenosis and degenerative Grade I spondylolisthesis, J Neurosurg Spine 1 (2004) 267.
13. S. Boden, J. Kang, H. Sandhu, et al., Use of recombinant human bone morphogenetic protein-2 to achieve posterolateral lumbar spine fusion in humans: A prospective, randomized clinical pilot trial 2002 Volvo Award in clinical studies, Spine 27 (2002) 2662.

第16章　老年脊柱影像学

Colin S. Poon，Navid Zenooz，and Gordon Sze

关　键　点

- 影像学是非常适合对脊柱的序列进行评估的。侧屈及过伸位像通常用来评估脊柱节段的稳定性。
- MRI 能够对老年脊柱提供一个最全面的影像学评估。脂肪抑制像对脊柱外伤、炎症、感染及肿瘤有特殊的价值。对于炎症、感染和肿瘤 T1 加权像能够提供一些额外的信息。
- 骨的核素扫描对脊柱的代谢活跃性疾病的评价有很好的敏感性但特异性略低。
- 侧屈及脊柱的伸屈位像通常用于脊柱术后的影像学随访。CT 对术后并发症能够提供一种很好的评估。MRI 和骨的核素扫描能被用于帮助解决术后并发症和一些持续或新出新的症状。

虽然老年脊柱能被很多疾病影响包括肿瘤、感染、外伤和退行性疾病等，但最终长远看来最重要的是疾病的负担及社会经济对老年人口的冲击。背痛，伴有或不伴有神经根的疾病是最常见的进行脊柱影像学检查的指征。那些使患者加重的退行性疾病通常接受手术或介入治疗。他们中的许多患者仍然还会有一些主诉并需要影像学随诊。对于这些因素，这个章节主要集中在退行性疾病的影像学。许多其他的病理学病变，包括创伤、感染和肿瘤，也能影响老年人的脊柱。影像学的运用对这些疾病非常重要，因为背痛的早期影像学检查其中最主要的作用就是排除这些"红标"疾病。

退行性脊柱病变的影像学

退行性疾病的影像形态学特征同临床症状之间的关联性很少。产生这种差异的原因不是特别清楚，但其中有几个因素可能导致这种差异。主观的不适感觉例如疼痛，可能是由于周围软组织的炎症所引发，而不是那些在影像学上直接观察到的大的结构所引起的疼痛。而且，退行性改变可以通过变形的正常组织如硬膜外脂肪的变化间接神经根直接或间接受压。影像学通常只是提供一个解剖结构的静态快照。例如，绝大多数影像学检查都要求患者仰卧位，但这同患者产生症状的体位是有很大的不同。虽然一些特殊的单元，如站立位 MRI 可以运用，但其并不被广泛采用。虽然有许多限制，但影像学仍然提供了脊柱的重要评估方法。

脊柱退行性改变最通常包括腰椎和颈椎。脊柱退行性病变的表现包括：椎间盘的退变，纤维环的破裂，髓核组织的突出，终板的改变，骨赘形成，小关节关节炎，关节旁囊肿，脊柱退行性侧弯，还有椎管狭窄。

椎间盘的退变

从影像上（图 16-1），通过正常椎间盘高度的丢失

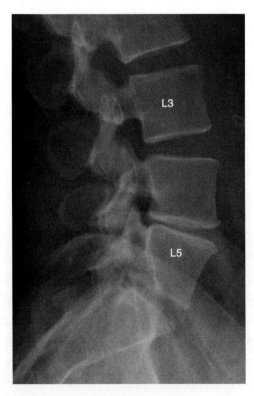

■ **图 16-1**　退行性间盘病变的 X 线特征。椎间隙狭窄，L4-L5 的终板软骨存在轻微硬化

我们可以间接推断椎间盘的退变。椎间隙可以发现气体,由于退化的间盘组织引起的负压将氮气从细胞外的空间抽吸进来。这通常被称之为"真空"现象。这种真空现象当脊柱过伸时加重,当脊柱屈曲时减轻。我们经常发现脊柱终板的不规整,伴有或不伴有终板的硬化。

随着 MRI 的广泛运用,除了一些有 MRI 检查禁忌的患者,CT 已经很少用来对初期的间盘退行性疾病进行评价。同样对于 X 光,CT 已完全能够诊断椎间隙高度的丢失,终板的不规整或硬化改变以及"真空"征等。虽然软组织间的对比不如 MRI,然而 CT 也能直接观察间盘的膨出、突出(图 16-2)。对椎间盘膨出或突出如果需要更加准确的描述,那就需要进行脊髓造影下的 CT 扫描(图 16-3)。

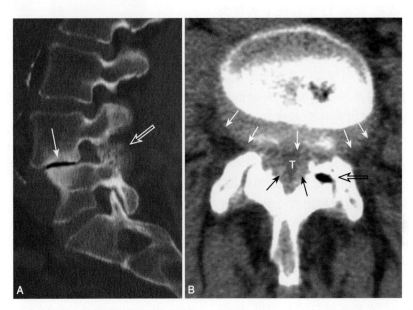

■ **图 16-2**　椎间盘退行性变的 CT 表现。**A,**重建的矢状位的 CT 骨窗影像显示严重的间盘退变,包括严重的椎间隙的丢失,椎间隙可见气体构成的透亮带(真空现象),还有相邻节段的终板硬化(白色箭头)。小关节也存在不规则的肥大,骨赘及关节间隙减小(空心箭头)。这些退变导致不稳定,结果造成 L4 相对于 L5 前滑脱。**B,**轴位像在软组织窗可以看到弥散性的椎间盘膨出(白色箭头),增厚的黄韧带(黑色箭头),小关节的关节病改变,包括关节间隙狭窄,小关节肥大和小关节的真空现象(空心箭头)。这些改变导致了严重的椎管狭窄,同时硬膜囊(T)受到来自前方及后外侧的严重挤压

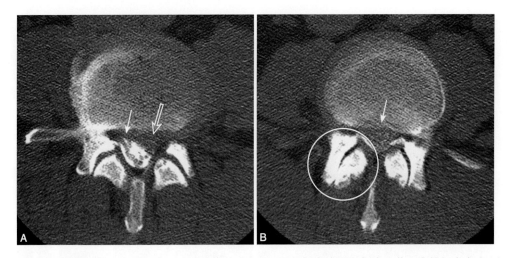

■ **图 16-3**　脊髓造影的 CT 扫描。**A,**轴位像显示在 L3-L4 椎间盘水平左侧中央偏左有椎间盘突出(空心箭头),造成了椎管狭窄和神经根在左侧侧隐窝的挤压。相对比,右侧侧隐窝 L4 神经根(白色箭头)在硬膜囊中比较自如。**B,**在 L2-L3 水平,由于椎间盘膨出,黄韧带肥厚,小关节的关节病变包括小关节肥大,硬化(圆圈所示),造成了严重的椎管狭窄,其结果几乎完全阻断了脑脊液的空间

对于退行性间盘病变 MRI 能够提供关于软组织的最好的细节。对于年轻健康的患者，椎间盘在他 T2 加权像下显示出高强度。随着年龄的增长，由于含水量及蛋白聚糖组成成分的改变，椎间盘逐渐失去高强度信号。（图 16-4）椎间盘高度减少，终板变得不规则。真空现象中的气体可以填充退化间盘的空间，这在 MRI 上表现为 T1 及 T2 加权像下的低强度信号。或者这些空间被液体填充，这在 T2 加权像下表现为高强度信号。退化的间盘也可能发生钙化，由于类型及钙化浓集的不同，在 T1 加权像下表现为高信号也可表现为低信号。退变间盘也可继发肉芽组织形成。

MRI 可以发现椎间盘纤维环上的裂隙，环状的破裂（也被认为是一种裂隙）可以在外层环状韧带中看到一个小范围的高信号（图 16-5）。

MRI 的最主要的好处是能够直接看到椎间盘的膨出或突出，而且对神经结构的观察也有很大的帮助。在椎间盘水平，可能看到间盘组织膨出或一处或多处的突出。在 2001 年，很多学会对椎间盘的病理学的命名及分级达成了共识[1]。这个共识最初只是针对腰椎间盘的疾病，但最后扩大到了脊柱的其他部分。通常间盘的间隙指的是头尾两端椎体终板间的空间，周缘是椎体外围环状的突起。在最新修订的共识里，椎间盘膨出指的是间盘组织弥漫性移位超过正常的间盘间隙，超出面积超过了正常间盘圆周的 25%（相当于超过了 90° 的圆周）（图 16-6A）。间盘组织移位刚好 25% 或不足 25% 则称之为突出。当突出椎间盘基底部分的宽度大于这个平面其他突出部分时叫做突出（图 16-6B）。而当突出部分的宽度大于其基底部分宽

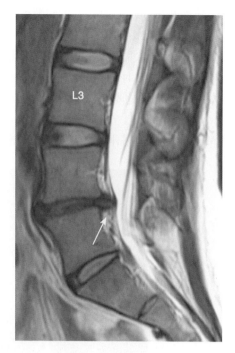

■ **图 16-4**　椎间盘退变的 MRI 表现（T2 加权像）（与图 16-1 是同一个患者）。间盘间隙狭窄 L4-L5 间盘 T2 像下失去了正常的高信号。从椎管内可以看到椎间盘的膨出和小的突出（箭头处）。对比 L4-L5 间盘，L2-L3 和 L3-L4 间盘信号显示正常

度时，此时叫做脱出（图 16-6C、D）。根本来说，突出就是突出部分有一个宽的基底，而脱出则是有一个窄的基底，有时候就像从管里挤出的牙膏。游离指的是突出的间盘组织移位到了椎间盘平面的上方或下方。当脱出的椎间盘组织同患者的间盘分离，这被认为是"死骨型"。"死骨型"的间盘组织同原位间盘相比在 T2 像下显示为高信号。这可能是由于继发的肉芽组

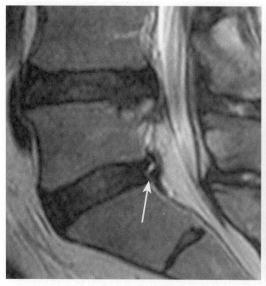

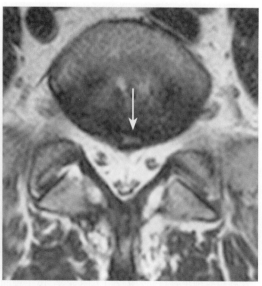

■ **图 16-5**　环形的撕裂能够在 T2 加权像下看到一个高信号带（箭头处）

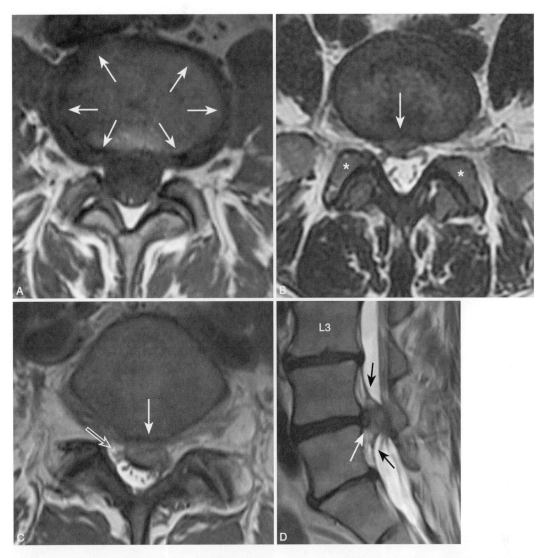

■ **图 16-6**　椎间盘的膨出和突出。**A,**弥漫性的膨出。间盘组织膨胀超出了椎体环形骨性突起的边缘（箭头处）。**B,**间盘突出。突出间盘基底部的宽度（箭头处）大于突出其他部分的直径,退变肥大的小关节同时也被标记出来（星号）。**C,**间盘脱出。突出间盘基底部的宽度（箭头处）小于突出其他部分的直径。左侧神经根在左侧侧隐窝受到了脱出间盘的挤压。与右侧对比,右侧神经根活动自如（空心箭头）。**D,**韧带下间盘脱出。脱出基底部局部是狭窄的（白色箭头）位于后纵韧带下（黑色箭头）

织形成免疫反应或炎症[2]。大多数脱出的间盘是在硬膜外被发现,但极少数情况下也可能移位到硬膜内或鞘的后方。突出的间盘可能被纤维环（纤维环下）或后纵韧带（韧带下）包裹（图 16-6D）,因此有时候很难被发现。

有时候间盘组织可以穿透椎体的终板软骨进入邻近椎体内。椎体内的间盘（骨内的）突出通常称为"施莫尔结节"（Schmorl's node）（图 16-7）,人群中的发生率据报道为 38% ~ 75%,大部分为偶然发现。

椎体髓内改变和钙化的形成

椎间盘的退变常常导致靠近终板软骨边缘的髓内改变。MRI 能够证实有三种类型的髓内型号的改变,并已被 Modic 等[3]进行了分类（图 16-8）。椎体髓内的改变随着时间的变化能从一型转变为另一型。实际中,大多数患者椎体髓内改变多为混合型。椎体髓内改变的临床及病理生理的重要性引发了讨论。一些报告显示,Ⅰ 型改变最可能是原发的炎症,同活跃的下腰痛的症状及节段的不稳有密切的关系[4]。这样暗示那些存在 Ⅰ 型改变的患者同那些没有或有其他类型终板改变的患者融合后的反应要好,那些持续性 Ⅰ 型改变的融合后效果并不理想[5]。

骨赘的形成通常被发现在高龄人群的脊柱。骨赘是指非正常的骨外生性增生,被认为是由于非正常的

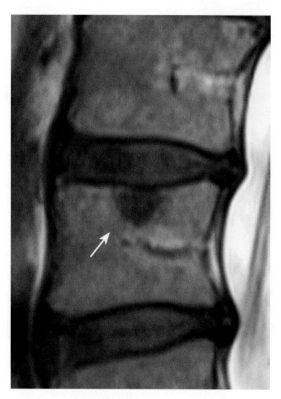

■ **图 16-7**　施莫尔结节(箭头处)位于 L4 椎体上终板。在矢状位 T2 加权像下,失去正常明亮信号的膨出的 L3-L4 和 L4-L5 的间盘也被标记出来

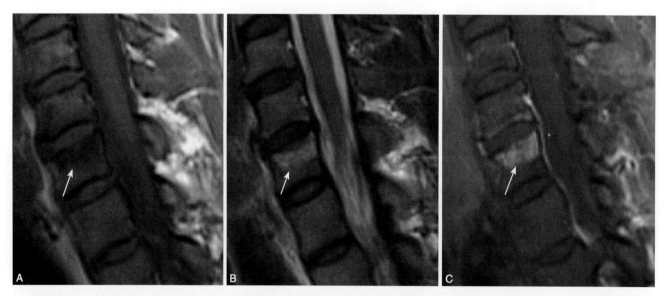

■ **图 16-8**　退行性的椎体终板改变(箭头)被 Modic 等进行了分级,Ⅰ 型骨髓改变在 T1 像下呈低信号,T2 像下呈高信号(**A**),有钆的增强(**B**)。这意味着正常的造血骨髓被纤维血管组织所替代(**C**)

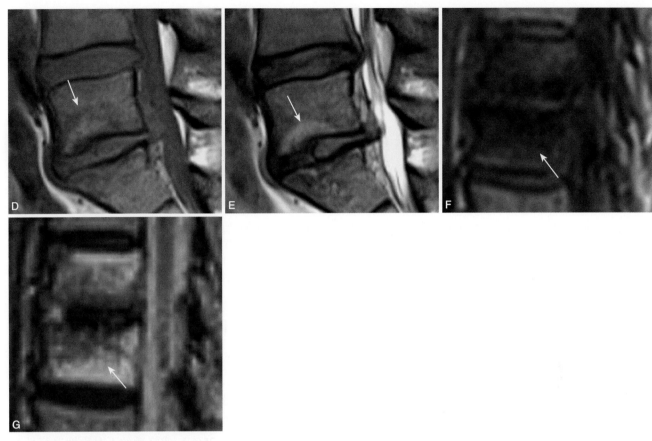

■ 图 16-8（续） Ⅱ型骨髓改变变现为在 T1（D）和 T2（E）加权像下都是高信号,第二种情况说明正常的造血骨髓已转换为黄骨髓。Ⅲ型髓内改变表现为在 T1（F）和 T2（G）加权像下都是低信号这表示正常的造血骨髓已经硬化。Ⅱ型和Ⅲ型不会有正常的增强（没有示例）

力学刺激所引起的。它们常常位于纤维环和邻近椎体骨突的边缘,X 线和 CT 是最好的观察手段。骨赘存在于终板边缘外,同退行性病变相联系常常涉及椎关节的强硬畸形。

小关节病变

脊柱小关节的退行性改变同发生在身体其他的滑膜关节的是相似的。虽然 X 线也能发现小关节骨关节炎的骨性改变包括由于软骨退化变薄导致的关节间隙狭窄,软骨下骨的硬化,边缘骨赘的形成,小关节肥厚和骨的肥厚增生,但要观察这些改变,CT 仍是最有效的手段（见图 16-2 和图 16-3）。真空征中的气体常常在 X 线及 CT 下都能看到。MRI 虽然不能提供那么多骨性的细节,但对于诊断小关节肥大却是容易的。除此之外,MRI 可以用来证实关节间隙的变化及（滑膜的）炎性改变这可能同骨关节炎相关（图 16-9）。滑膜炎最好用 T2 加权的抑脂像。

下五节颈椎的钩椎关节也常常发生关节病变。钩状突可能肥大或骨刺形成,可能突入神经根孔和椎管,从而导致神经根出孔和椎管的狭窄（图 16-10）。

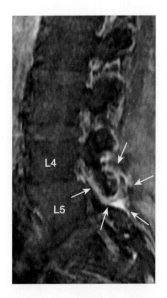

■ 图 16-9 小关节的退行性疾病可以出现增强（箭头）。其他小关节的退行性改变也包括小关节肥大,关节间隙狭窄和关节液溢出

小关节骨关节病常常可以看到关节旁的囊肿。他们包括滑液囊肿和神经节的囊肿。同滑液囊肿相比,神经节囊肿没有内衬的滑膜组织,不和关节间隙相通。

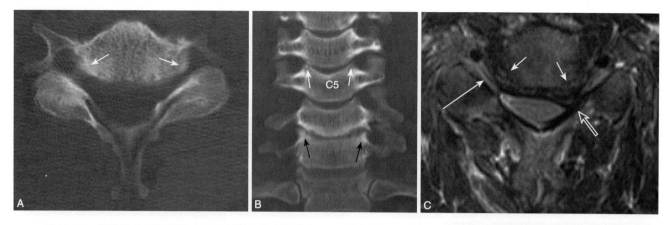

■ **图16-10**   钩椎关节的退行性疾病引起神经根孔的狭窄。CT 轴位像（**A**）和重建的 CT 冠状位像（**B**）在 C6-C7 椎间隙水平钩椎关节骨刺形成（黑箭头），突入到神经根孔，引起神经根孔狭窄。对比其他节段正常的钩椎关节（白箭头）。**C,** 其他患者 MRI 的轴位 T2 加权像显示椎体后缘和钩椎关节的骨赘（短箭头）。一个小的间盘突出也被标记在左侧侧隐窝（空心箭头）。两侧神经根出孔的狭窄，左侧更严重，引起了左侧神经根出孔的卡压。（长箭头）右侧神经根出孔

然而在影像学上都表现为关节旁囊肿，区分两者是比较困难的。囊肿通常位于椎管内硬膜外的后外侧间隙。偶尔的，他们可能完全位于椎管外（图 16-11）。他们可以发生钙化，有时会同一些实性的病理组织如突出的椎间盘或髓核团块等混淆。而明显的连续性的相邻小关节的退变能够有助于诊断。在 MRI 上，他们的信号强度是不同的主要取决于他们是否包含蛋白类物质或出血。气体可能存在于滑液囊肿，当囊肿同小关节相通时他们可能包含来自于真空征的气体。囊肿壁可能有出血或钙化。当囊肿壁或周围软组织存在炎性反应时对比可能增强。

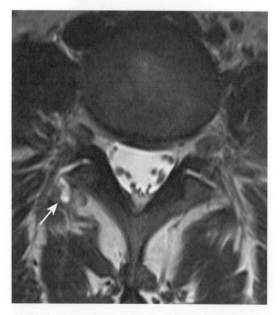

■ **图16-11**   滑液囊肿。MRI 轴位 T2 加权像显示双侧小关节退行性改变，并有少量的关节溢液。在右侧，可以看到一个小的滑液囊肿同右侧小关节相延续

脊柱滑脱和节段不稳定

脊柱的滑脱、侧弯和节段不稳可由脊柱的稳定结构的退化所引起，这些结构包括椎间盘、椎体、小关节、关节囊和韧带（图 16-2）。重要的是要排除潜在的病理变化，如关节内的裂缝或骨折。当向前滑脱超过 I 度（椎体矢状径的 25%），或轻微的不对称性退行性变引起高度滑脱时需要特别的仔细考虑。关节部件的裂缝可以通过斜位 X 线片或 CT 发现。对隐匿性的裂缝或隐匿性的骨折，核素骨扫描能够帮助发现。

脊柱节段的不稳定，随着脊柱的运动和时间的推移能够看到脊柱的变形及滑脱。站立位的 X 线片包括脊柱前后位及侧位过伸过屈位像，能够提供最简单实用的影像学工具去评估脊柱的不稳定性[6]。

目前没有一个标准的方法或一个标准去诊断脊柱不稳定[7]。然而，一些研究已用矢状位旋转超过 10 度或矢状位平移超过 4mm 来提示不稳定[6]。矢状位的旋转，在脊柱侧位过伸过屈位像时通过测量相邻两个终板直接不同的角度来获得，矢状位平移是通过测量相邻两个椎体后壁皮质的距离来获得。尽量减少 X 线放大率的影响，一个绝对的距离可能被给出作为一个前后位上位椎体的宽度的百分比。

再现节段的不稳定是困难的，这受很多因素的影响，包括患者的体位及同 X 射线的角度，X 线片的放大率也有多种因素影响，如解剖结构同 X 线检查仪之间的距离及患者的合作程度等。

X 线也能诊断其他直接的不稳定征象，例如真空征和牵拉性骨赘。牵拉型骨赘典型表现为水平型骨赘自相邻椎体终板下缘，从椎间盘边缘起大约 2~3mm

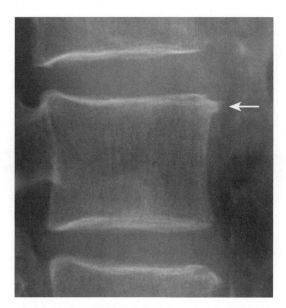

■**图 16-12**　腰椎的侧位片显示一个牵拉型骨赘（箭头），这是节段不稳的间接征象。(From Leone A, Guglielmi G, Cassar-Pullicino VN, Bonomo L. Lumbar intervertebral instability. Radiology 2007, 245(1); 62-77, Figure 5)

高（图 16-12）[8]。

常规的 MRI 和 CT 很难去直接诊断。许多影像学特征也能间接的诊断不稳定，包括滑脱，终板的退行性变，真空现象，退行性间盘病。然而，这些影像学特征既不是非常敏感也不是非常特异，也可能在某些没有不稳定的退行性脊柱病变中被发现。

脊柱狭窄

脊椎管狭窄和椎间孔狭窄是退行性脊柱病变的常见结果。先天异常的患者，例如椎弓根短小有特别高的风险发展为椎管狭窄。脊椎管狭窄最好用 MRI 来进行评估，因为 MRI 能够很好地观察那些可能引椎管狭窄和神经根孔狭窄的骨性和软组织的结构（图 16-13，16-14）。MRI 能够较轻易地发现对脊髓和神经根的直接挤压。椎间盘的膨出、突出，小关节和钩椎关节的退行性变，黄韧带的肥厚，脊髓脂肪瘤和滑脱，这些都能导致脊椎管和神经根出孔的狭窄。虽然矢状位的图像能提供一个较全面的脊椎管狭窄的图像，但轴位像却是对于评价椎管狭窄程度最基本的。

中央管可能由前方膨出或突出的椎间盘及骨赘造成狭窄。在后外侧则可能由小关节的病变及黄韧带的肥厚所造成。脊髓的脂肪瘤更倾向于脊髓后部间隙，但也有环形生长的。这些异常情况导致圆形或卵圆形的椎管和硬膜囊的变形。随着狭窄的严重，椎管和硬膜囊可能变成三角形或压扁。在退变的进程中这可能使脑脊液存在的空间消失，引起脊椎管狭窄以及脊髓和神经根的挤压。

椎管狭窄的分级根据北美脊柱协会，美国脊柱放射协会和美国神经协会的推荐。脊椎管受压程度小于正常椎管的 1/3 称为"轻度"，介于 1/3 ~ 2/3 间的称

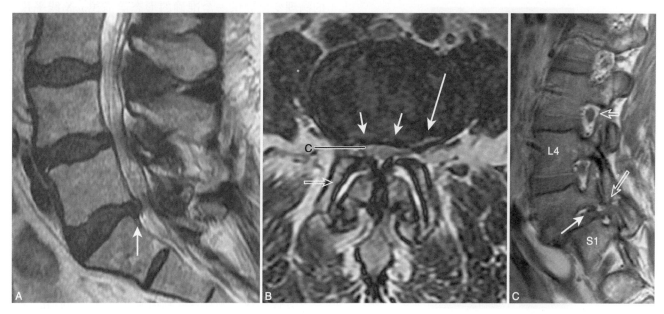

■**图 16-13**　脊椎管和神经根孔狭窄。**A,**矢状位的 T2 加权像显示 L5-S1 水平椎间盘膨出椎管狭窄（箭头处）。**B,**轴位的 T2 加权像显示在 L5-S1 水平由于先天性椎弓根短小（标记出小关节至椎体后缘的距离短小），加上退行性的改变包括椎间盘的膨出和小关节的关节病变，造成了严重的椎管狭窄和神经根受压。（小箭头）椎间盘膨出；（长箭头）纤维环环形撕裂；（空心箭头）小关节肥大和关节液的溢出。**C,**另一位患者的矢状位 T1 加权像显示 L5-S1 的前滑脱（空心箭头）。L5 神经根在 L5-S1 椎间孔的出口受到挤压（箭头）。对比相对自如的 L3 神经根在 L3-L4 椎间孔的出口（空心短箭头），其完全被正常的硬膜外脂肪包绕

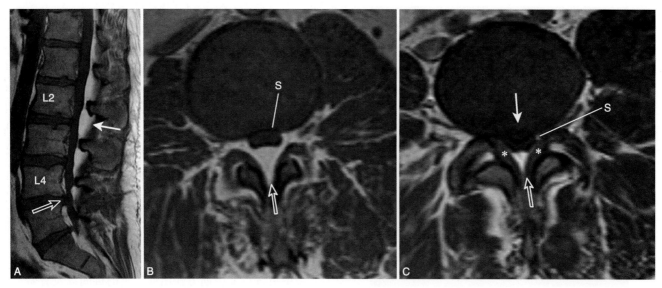

■ **图 16-14** 继发于硬膜外脂肪增多症所造成的严重椎管狭窄和其他退行性改变。**A,** 矢状位的 T2 加权像。**B,** L3-L4 水平的轴位 T1 加权像。**C,** L4-L5 水平的轴位 T1 加权像。过多的硬膜外脂肪（空心箭头）契合肥大的小关节，肥厚的黄韧带（星号）和椎间盘的膨出和突出（白箭头）导致了严重的椎管狭窄。硬膜囊（S）严重受压

为"中度"，超过 2/3 的称为"重度"。神经根孔狭窄能够在轴位像和侧方矢状位图像上进行评估，使用的分级方案同中央管狭窄的相类似。

严重的椎管狭窄能够压迫脊髓。这能造成缺血和水肿，那最终可以导致不可逆的损害和脊髓软化症（图 16-15）。脊髓软化症在脊髓的 T2 加权像下表现为高信号。囊样变和硬脊膜囊的束带也可能出现。当

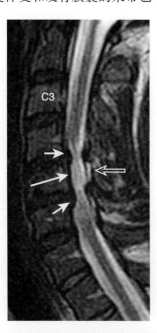

■ **图 16-15** 从 C4-C5 水平至 C5-C6 水平的脊髓软化灶可以看到在矢状位的 T2 加权像下的 T2 信号增强。脊髓的萎缩伴随着小面积的囊性变。该患者有外伤和脊髓的退行性变。在 C4-C5 及 C5-C6 水平（短箭头）的椎间盘膨出和黄韧带的肥厚导致了椎管狭窄。在 C5 水平有黄韧带的变薄（空心箭头），可能是以前过屈损伤所造成

脊髓软化症引起的萎缩还不是很明显时，要同可逆性的脊髓水肿和缺血相鉴别是困难的。

总结

影像学是评估老年脊柱的最基本方法。适当的患者管理是正确诊断的关键。影像学很容易对这些疾病的病理变化提供一个准确的形态学描述。X 线平片、CT 和 MRI 构成了脊柱影像学评估的主要依据。辅助设备和技术例如核素扫描，脊髓造影和椎间盘造影常常被用于解决某些有选择的病例。恰如其分的使用合适的方法和影像学技术能够最大限度发挥影像学的优势。

退行性疾病是脊柱影像学检查最常见的原因。对脊柱退行性病变的标准命名已经完成，进一步的修订正在进行中。通用的广为人接受的命名是强调容易理解并能让提供治疗的医生之间更有效的沟通。肿瘤、感染和外伤也是影像学检查的重要指征。影像学对于存在某些高风险疾病的所谓"红旗"患者尤其重要，例如年龄的增加，骨质疏松，现存或进展中的症状。对已经接受了脊柱手术的患者，影像学需要去评估内置物放置的位置，手术后的并发症和手术后疾病的转归。

脊柱影像学的许多问题仍需要进一步的研究。临床存在，影像学发现和临床结果之间的联系还不是十分明白。另外，日渐先进的影像学技术为脊柱疾病提供了更加清晰的解剖学细节，除此之外还有一个全新的传统影像学技术不能收集的生理的动态的影像学数据。例如高分辨率的 3D MRI、特殊 MR 影像能够允许

患者在不同体位下成像，超快大容量 CT 能够让脊柱在伸屈位下成像。毫无疑问，影像学在治疗老年脊柱方面正扮演着越来越重要的角色。

（申剑 译）

参考文献

1. D.F. Fardon, P.C. Milette, Nomenclature and classification of lumbar disc pathology, Spine 26 (5) (2001) E93–E113.
2. T.J. Masaryk, J.S. Ross, M.T. Modic, et al., High resolution MR imaging of sequestered lumbar intervertebral discs, AJNR Am J. Neuroradiol. 9 (1988) 351–358.
3. M.T. Modic, P.M. Steinberg, J.S. Ross, et al., Degenerative disc disease: assessment of changes in vertebral body marrow with MR imaging, Radiology 166 (1988) 193–199.
4. R. Rahme, R. Moussa, The Modic vertebral endplate and marrow changes: pathologic significance and relation to low back pain and segmental instability of the lumbar spine, AJNR Am. J. Neuroradiol. 29 (2008) 838–842.
5. G.R. Buttermann, K.B. Heithoff, J.W. Ogilvie, et al., Vertebral body MRI related to lumbar fusion results, Eur. Spine. J. 6 (1997) 115–120.
6. A. Leone, G. Guglielmi, V.N. Cassar-Pullicino, L. Bonomo, Lumbar intervertebral instability, Radiology 245 (1) (2007) 62–77.
7. R.S. Nizard, M. Wybier, J.-D. Laredo, Radiologic assessment of lumbar intervertebral instability and degenerative spondylolisthesis, Radiol. Clin. North Am. 39 (1) (2001) 55–71.
8. I. Macnab, The traction spur: an indicator of segmental instability, J. Bone. Joint Surg. Am. 53 (1971) 663–670.

第3篇

老年脊柱疾患的保守治疗

第 17 章　老年脊柱和基础康复

Jack Miletic and Avrom Gart

介绍康复方法要点之前,首先复习退变性脊柱的病理生理学基础知识,Kirkaldy-Willis 已对此进行过详细论述[1]。全面了解脊柱解剖结构和退变过程,利于掌握退变性脊柱的不同病理表现时应采用的康复训练要点。脊柱疾患的合并症是影响康复治疗的重要因素,因此,当确定一项康复计划,或根据这些合并症来调整康复治疗计划时,掌握这些常见脊柱疾患合并症是十分必要的。最后,复习重要的核心稳定性训练之前,应该了解脊柱稳定的正常生理机制。在此前提下,才能更好地理解康复训练的运动学特点。

脊柱退变的系列进程

脊柱不是静止的,而是处于不断塑形和重塑过程,这一过程主要受作用于脊柱的物理应力的影响。这些变化会对脊柱神经功能和脊柱生物力学产生良性或不良的影响。对于老化脊柱的退变,会有一系列特定的改变。最常见的异常改变包括椎间盘退行性疾病、节段性脊柱功能障碍或不稳定椎间关节突关节病变、椎管狭窄、脊髓型和神经根型颈椎病。为了更好地了解这些变化以及哪些是最为适宜的治疗方法,应该理解退变性脊柱的病理生理学变化。

关于椎间盘退变的病理生理学变化,目前被广为接受的理论是由 Kirkaldy-Willis 提出的三阶段理论[1]。第一阶段描述了发生在 20～30 岁期间损伤早期的急性疼痛。即 Kirkaldy-Willis 所提出的"退变性系列反应"的开始。椎体终板的反复性微创伤导致缺血性改变,进而影响了椎间盘的营养和代谢性物质的转运。这些微创伤还会引起椎间盘蛋白多糖含量的变化,从而导致间盘水化减少和负荷承受能力的下降。临床上,患者会有间断性自限性的疼痛。然而,这些疼痛可能会严重影响人的活动能力,因为纤维环的外三分之一是由窦椎神经支配的。

第二阶段,即不稳定阶段,表现为椎间盘持续的脱水和高度丢失。转移到椎间盘应力的增大导致椎间盘高度的丢失[1]。这个阶段发生在 30～50 岁期间,患者常常表现为持续一段时间的下腰痛,且疼痛更为剧烈,持续时间较前更加长久。

第三阶段,被认为是稳定阶段,通常发生在 60 岁及以上人群,脊柱存在持续的终末期组织破坏并试图进行修复。椎间盘的吸收导致椎间盘塌陷、终板破坏、纤维化和骨赘形成。患者通常有中央、侧隐窝和(或)椎间孔狭窄导致的神经源性跛行或神经根病变[1]。

康复的要点

衰老是一个正常的过程,理解这些发生在正常衰老过程中的解剖和生理学变化才会有最佳的康复效果。一些年龄相关的身体变化可能被误解了并因此过分地限制了日常活动。然而,当为老年患者设计一项训练计划时,那些潜在的疾病或活动性疾病必须要认真对待。运动处方必须按个体化原则,根据不同个体的健康状况和目标来确定。

老年患者康复重点应该包括以下内容:(1)增加、恢复或保持活动度、肌力、灵活性、协调性、平衡能力和耐力;(2)推荐逐渐适应家庭内可完成的安全的康复训练;(3)通过体位、转移和步行技巧的训练,促进个体的功能和独立能力的最大化;(4)通过运动计划来提高整体的身体素质;(5)通过教育,能量节省技巧,关节保护和辅助用具的应用来预防功能的进一步下降，促进个体独立能力；（6）提高感觉能力，和关节本体感觉，减少疼痛。

考虑到患者群的并发症，保守治疗常常是必要的。任何形式的有氧活动过程中应该安排充足的休息并且使关节承受的应力最小化[2]。应该在严密监督下完成早期的抗阻训练，并使用最小的阻力，为老年患者提供最大的利益[3]。如同青年患者，老年患者关节的功能性活动范围是非常重要的，物理治疗的所有项目都应进行适当的牵拉和热身来预防更严重的损伤。

关于急性背痛患者应该有适当的休息已有大量报道。但是过度制动会带来有氧能力下降、灵活性降低、肌肉力量下降和骨量丢失，这些均会加重病情并导致更加严重的疼痛和功能障碍[4]。另外，增加卧床时间比减少卧床休息时间更加有害已被证实，即使那些有神经根病变的患者也是如此[5]。

康复的病理生理学基础

急性背痛患者康复训练的目标是控制疼痛。因此，不管运动方向是会增加还是减少疼痛，早期训练都会带来更多的益处[6,7]。屈曲或伸展运动能控制下腰痛，并减轻患者的症状。

伸展性训练或 McKenzie 训练，在减轻椎间盘源性疼痛方面[8]是有效果的，此项训练通过减轻纤维环后方的压力并降低椎间盘内的压力[9]，同时使得髓核向前方移动[10]，降低神经根的张力[11]来发挥作用。伸展性训练的禁忌证包括：脊柱节段性不稳定，双侧感觉或运动功能障碍，巨大的椎间盘突出或脱出或神经根性病变症状的不断加重。如果患者对于伸展性训练的反应良好，并表现出疼痛的集中现象，应建议患者站立时重复伸展性的姿势，在坐位或身体向前方屈曲后重复这些动作。如果患者确实存在节段性不稳定，治疗师可以通过手法对该节段的伸展进行阻止，患者应该学习并掌握如何防止节段性运动。

屈曲性训练或 Williams 训练可能具有以下方面的效果：减低关节突关节的压力，减轻椎间盘后方的压力负荷，解除椎间孔的压力，同时牵拉屈髋肌和椎旁肌，强化脊柱核心稳定肌，如腹肌[12]。骨盆倾斜训练也应该包括在屈曲性训练之内，这项训练可以在屈膝、伸膝或站立姿势下进行，这取决于患者的舒适程度。这些训练有助于解除关节突关节的压力，对有骶髂关节功能障碍的患者有助于增加骨盆活动度。

对于特发性脊柱侧凸的患者，目前公认治疗性训练不能防止脊柱侧凸的进展，但是，这些训练有明确的康复作用。它们的基础目标是防止并发症的进展。所以，应该早期开展恢复关节活动度和力量的训练。改善躯干姿势和曲度的训练能为患者带来益处，因为这些训练可以预防病理性侧弯的进展。腹部和臀部的强化训练有助于防止肌肉失衡和萎缩，下肢屈髋肌的牵拉有利于预防肌肉挛缩[13]。

影响康复治疗的合并症

对于任何患者来说，成功的康复治疗的关键在于避免过于激进的训练，即安全第一，并理解患者所能承受的训练限度。训练和患者总的身体状态之间的互相作用是应把握的核心内容，这样才能为患者避免不良的训练结果，尤其对那些患有心脏疾患、糖尿病、肥胖、骨关节炎、外周血管病变或癌症的患者意义更大。

对有患有心脏合并症的患者，尤其是左心室功能不全的患者，经典的康复训练包括大肌肉群的等张、有氧、有节律的训练以及等长有抗阻训练。所要求的心率、收缩压和舒张压参数，视疾病严重程度不同而定。

对呼吸系统合并症的患者，如慢性阻塞性肺病（chronic obstructive pulmonary disease COPD），采用控制性呼吸技巧进行膈肌呼吸训练，提高呼吸功能参数。监测高碳酸血症的需求是制订训练计划中肌肉休息间隔时间的重要指标。如同心脏疾患的注意事项，呼吸系统疾病的预警监测指标有呼吸频率和氧合。

在制订治疗性训练时，骨质疏松症必须得到足够重视。物理治疗应根据不同患者的身体水平和骨折风险或目前骨折情况，制定个性化方案。注意事项包括避免脊柱屈曲训练，这可能引起椎体压缩性骨折。

脊柱稳定的生理学因素

腰椎稳定性需要被动的强度和主动的强度，被动强度是由骨和韧带结构提供，主动强度是通过肌肉组织提供。任何脊柱被动支持结构的损伤都会导致脊柱稳定性丧失[14]。这就是最佳的肌肉力量能够防止脊柱在反复剪切应力或非生理重量负荷下发生损伤的原因。胸腰椎筋膜扮演着生理性紧身衣的作用，就其本质而言，它为下肢和上肢提供了一个连接，支持脊柱节段，并为患者提供本体感觉反馈。因此，附着于胸腰筋膜的腹部、盆腔和躯干肌肉，辅助完成了脊柱的屈曲、伸展和旋转，这一整体结构的稳定性是提高躯干力量，防止疼痛加重的重要组成因素。

脊柱稳定性的增强是循序渐进的,首先是强化腰椎局部节段间小肌肉,如多裂肌和腹横肌。多裂肌常跨过几个脊柱节段,在脊柱运动仅起到有限的力学作用,但在脊柱旋转和对抗剪切力保持脊柱平衡时起到非常重要的作用[15,16]。早期的训练集中于获得这些肌肉的独立控制能力。

稳定性训练的下一个阶段是脊柱中立位的稳定性训练,也就是"安全"无痛的体位[17]。脊柱中立位,能够降低韧带和关节上的张力,使脊柱节段间的力量达到最佳化,通过椎间盘和关节突关节调节轴向的负荷提供最佳的稳定性,给予患者最大的舒适感。脊柱中立位是多种身体姿势中的一种,之后应接着进行下肢训练,开始时进行无阻抗训练,随后保持脊柱中立位的同时进行阻抗训练。这个方法有助于提高身体的协调性,耐力和力量。

最后,主要的动力肌肉进行强化训练,包括腹直肌,竖脊肌和背阔肌。传统的腹肌训练作为下腰部和下肢的强化训练方案的一部分已被反复强调,因为其与躯干作用具有整体性。这在提物训练中尤其重要,此种训练中要对适当的弯腰和提物技巧进行反复指导,以预防引发下腰痛的发生。下肢肌肉的灵活性对腰椎最佳生理活动也是非常重要的。与骨盆连接的屈髋肌和伸髋肌,在腰椎的姿势控制中十分重要,因为腰椎的姿势异常会导致腰椎节段和骶髂关节的过度应力。如果患者的屈髋肌过度紧张,会导致腰椎的过度伸展和椎间盘之间的剪切应力增加。生物力学运动环节上的任何一个小的改变都会加重疼痛和功能障碍。自我牵拉技巧在骨盆中立位训练中应尽早开始。

核心稳定性训练

融入到康复计划中的最常见的核心稳定性训练包括:①定位脊柱的中立位;②坐位稳定练习;③俯卧位臀部的收紧训练;④骨盆桥式运动;⑤膝立位的稳定练习;⑥墙边滑动蹲起股四头肌强化训练;⑦姿势控制的体位转换;⑧屈膝两头起练习;⑨对角线屈膝两头起练习;⑩侧方桥式运动;⑪直腿下降练习。体能(fitting)训练方案,应在核心强化训练之后进行,包括普拉提,瑜伽和太极拳,所有这些首先必须确定适合老年人练习,同时明确有哪些限制要求。

图 17-1 和图 17-2 展示了腹肌强化训练,腹部周围肌肉恰当的动员来维持腰部静态和动态的体位。日常承受的动态负荷会引起肌肉收缩形成一个稳定的核心区域,同时其周围的力量要平衡,并与姿势相协调。

图 17-3 至图 17-5 展示了背部和臀部训练,同

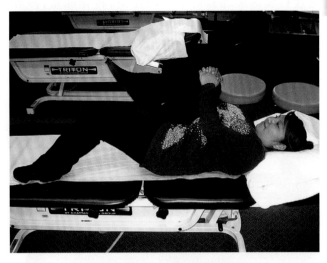

■ **图 17-1**　腹部训练:单腿屈曲

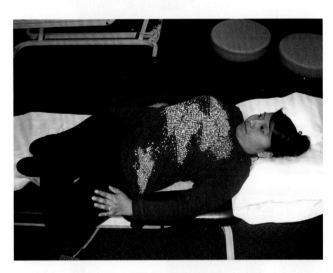

■ **图 17-2**　腹部训练:仰卧位躯干旋转

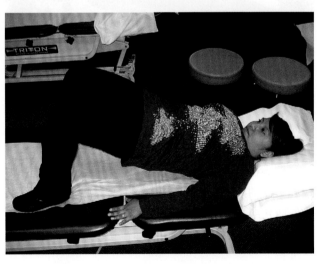

■ **图 17-3**　臀部和背部训练:平面桥式运动

时进行腹部训练有助于运动控制,转化能量,减轻体重和朝各个方向运动。无力的核心肌群会导致腰椎前凸的丢失和姿势的不良。越是强健的平衡的核心肌肉群,越有利于保持正确的姿势,减小脊柱上的异常应力。

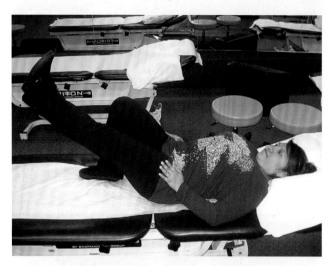

■ 图 17-4   臀部和背部训练:单腿桥式运动

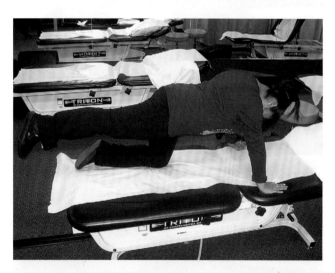

■ 图 17-5   臀部,背部和腹部训练:马站立姿势训练

图 17-6 至 17-8 展示了躯干和整个身体的训练,这对获得良好的协调模式,和腹部腰部耐力训练是十分重要的。

核心稳定性训练的最终目标是保持正确的躯干体位和控制的同时获得完成任务的最佳表现,这有助于确保防止继发性损伤。如前所述,每一位患者的肌肉骨骼对训练和全身代谢情况的不同反应都要进行个性化分析。

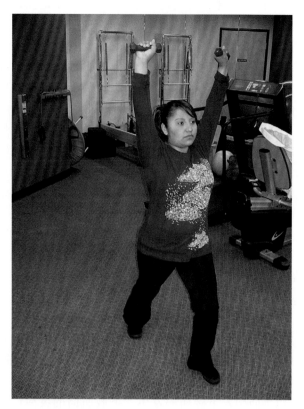

■ 图 17-6   躯干和全身训练:改良式负重弓步

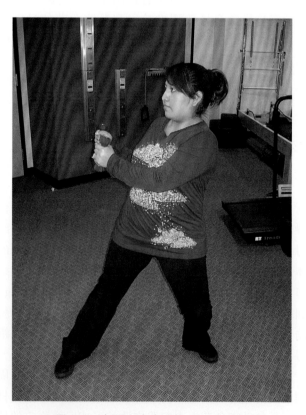

■ 图 17-7   躯干和全身训练:站立负重倾斜

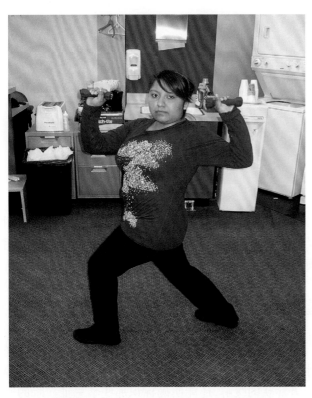

■ 图 17-8　躯干和全身训练：站立负重倾斜

（吕振 译，洪毅 校）

参考文献

1. W.H. Kirkaldy-Willis, et al., Pathology and pathogenesis of lumbar spondylosis and stenosis, Spine 3 (1978) 319–328.
2. American College of Sports Medicine, ACSM's guidelines for exercise testing and prescription, sixth ed., Lippincott Williams & Wilkins, Philadelphia, 2000.
3. M.A. Fiatarone, et al., Exercise training and nutritional supplementation for physical frailty in elderly people, N. Engl. J. Med. 330 (1994) 1769–1775.
4. V.A. Coveretino, et al., Symposium: physiological effects of bed rest and restricted physical activity: and update, Med. Sci. Sports Exerc. 29 (1997) 187–206.
5. P.C.A.J. Vroomen, et al., Lack of effectiveness of bed rest for sciatica, N. Engl. J. Med. 340 (1999) 418–423.
6. R. Donelson, et al., Pain response to sagittal end-range spinal motion. A prospective, randomized, multicenter trial, Spine 16 (1991) S206–S212.
7. R. Stankovic, et al., Conservative treatment of acute low back pain. A prospective randomized trial: McKenzie method of treatment versus patient education in mini back school, Spine 15 (1990) 120–123.
8. R. Melzack, et al., Pain mechanism: a new theory, Science 150 (1965) 971–979.
9. A. Nachemson, et al., Intravital dynamic pressure measurements in lumbar discs: a study of common movements, maneuvers and exercises, Scand. J. Rehab. Med. (Suppl. 1) (1970) 1–40.
10. R.A. McKenzie, The lumbar spine: mechanical diagnosis and therapy, Spinal Publications, Waikance, New Zealand, 1981.
11. B.E. Schnebel, et al., The role of spinal flexion and extension in changing nerve root compression in disc herniation, Spine 14 (1989) 835–837.
12. P. Williams, Low back and neck pain: causes and conservative treatment, third ed., Charles C Thomas, Springfield, Ill, 1974.
13. K.J. Noonan, Adolescent idiopathic scoliosis: nonsurgical techniques: The pediatric spine: principles and practice, second ed., Lippincott Williams & Wilkins, New York, 2001, pp. 371–383.
14. G.R. Ebenbichler, et al., Sensory-motor control of the lower back: implications for rehabilitation, Med. Sci. Sports Exerc. 33 (2001) 1889–1898.
15. J.J. Crisco, et al., The intersegmental and multisegmental muscles of the lumbar spine. A biomechanical model comparing lateral stabilization potential, Spine 16 (1991) 793–799.
16. M.M. Panjabi, et al., Spinal stability and intersegmental spinal forces. A biomechanical model, Spine 14 (1989) 194–200.
17. J.A. Saal, Dynamic muscular stabilization in the non-operative treatment of lumbar pain syndromes, Orthop. Rev. 19 (1990) 691–700.

第 18 章　脊柱水疗

Thomas Cesarz and David Speach

18

关 键 点

- 安全的水中治疗过程不要求患者有游泳技能。
- 水中治疗与地面上的康复治疗具有同样的安全性,但是某些健康状况下的禁忌证会限制水疗的应用。
- 当患者不能耐受地面康复治疗时,水中治疗是有适应证的。
- 缓解疼痛和提高功能是进行水疗处方的最常见原因。
- 证实水疗益处的科学文献数量是有限的,但是在关节炎和强直性脊柱炎患者中的研究确实证实了水疗在缓解疼痛和满意度上有一定的益处。

　　人们用水来进行医疗和重要的仪式已经有上千年的历史,这些传统保留至今。目前,水被用于各种不同的治疗中,每一种方法的支持者常会声称其广泛和未经证实的优点。水疗常用的术语包括水治疗法(hydrotherapy)、水中治疗(aquatic therapy)、浴疗(balneotherapy)、温泉疗法(spa therapy)。

　　水治疗法和水中治疗常用于指在水中进行的物理治疗。温泉疗法是指应用在纯商业化的放松环境下的物理治疗,治疗时常缺乏专业人员的监督。温泉疗法包括地面上的常用治疗方法,如按摩、电疗和水中进行的浴疗法和漩涡治疗。温泉疗法,即使在水中进行,均是被动的治疗[1]。开展温泉疗法的研究是困难的。浴疗法指将患者或肢体浸入到至少 20 度的天然热矿泉水中,同时水中含有某种特定盐的浓度超过 1g/L[1]。

　　本章节重点介绍,类似地面运动疗法的水中运动疗法,包括水疗的理论基础,以及治疗适应证和禁忌证。

临床病例

　　一位 78 岁老年女性,患有双侧膝关节重度骨性关节炎,下肢痛和背痛,行走和站立时诱发症状,现由于疼痛不能耐受地面上的有氧训练。

　　一位 68 岁肥胖男性吸烟患者,患有慢性腰痛,耐力差,来到一家慢性腰痛治疗中心,表现为日常功能明显受限,任何活动或长时间固定体位下出现剧烈疼痛。

基础知识

　　如此一种广泛应用,公认为安全的活动方式,浸在水中的治疗具有深远的生理学效应,它不仅能够解释患者症状的缓解,还能明确标识那些禁忌证。水的密度,浮力和黏度不同于空气,可以提供不同效应的治疗方式。

　　水的密度是空气的 800 倍[2]。一定量的物质对底部产生的压力是取决于这个物体的密度的。例如,在海平面上,地球大气层的"底部",患者暴露于空气的压力之下。当患者将身体浸入水中,如热水浴池,游泳池或大海,水便会施加一种压力,并且随水的深度逐渐增大。水能够影响心血管和肾脏系统。静水压能够挤压静脉,增加静脉回流,促进血液回心,提高中心血容量,心脏血容量和心输出量[3]。对静脉的压力也能够减轻水肿。在英国巴斯著名的 spa 里,健康的个体坐在水中 2 小时,尿液增加一倍,同时心输出指数提高 50%。尿液增加,并不是由于肌酐清除率的增加,可能是肾脏活性激素的改变发挥作用[4]。静水压是否是所有这些系统效应的主要机制,目前尚无定论。

　　水是一种黏性物质,能够抵抗运动。这种由水产生的阻力随运动速度的加快而增加,所以当患者第一次进行水中训练时,常自然地选用更慢的运动速度。随着力量和耐力的提高,可以选择更快的运动速度,但有更大的挑战。因为液体的力学特点,如果患者进行连续运动,且肢体始终位于水面以下的时候,运动阻力表现为最大。可以通过部分浸没肢体和运动中断的方法来控制降低阻力,以适应患者的力量水平。对于比

120

较强壮的患者,可以使用手套和手桨来增加肢体的阻力[5]。水中训练与地面训练相比,具有多种优势。与水相拮抗的运动,自然要比与空气相拮抗的相同运动要难一些,这是由水的黏度决定的,如此一来,任何与水相抵抗的运动,都成为一项抗阻训练。与地面不同因为身体在水中不受重力的影响,进行水中抗阻训练,对于关节的应力很小。

在水中疼痛缓解有多种机制。水的自然浮力使关节免受负荷,并支撑身体,使得更少的肌肉动员和协调性来维持身体平衡。直立于水中,水面至颈部,上部的浮力抵消重力,只有 10% 的正常重力加在身体上。椎间盘,关节面,外周关节结构不受负荷影响,允许在仅有很小的应力下进行功能性运动,如行走[6]。用来保持平衡的肌肉的活动减少,这就能更容易地控制并达到适当的骨盆倾斜和腰椎曲度。脊柱屈曲和伸展体位下,浮力对身体的支撑意味着患者能够在正常脊柱负荷疼痛范围内主动活动脊柱,而仅有很小的负荷加在脊柱上。在水中完成无痛的正常关节活动范围内的活动,这可以在完成地面上类似的活动之前实现[5]。浮力的一个负面效应是,当水面高度超过 T8 水平时,身体的稳定性会下降。如果患者不能将足放平在池底上,浅水区是最合适的选择[5]。水疗改善疼痛的另一个原因是水是一种弥散的感觉刺激物,可以改变或抑制典型的疼痛感受[5]。

病例研究

治疗、临床挑战和未来的治疗

一位 78 岁老年女性,患有双侧膝关节炎、下肢痛、背痛,只有走路和站立时才诱发症状,不能耐受地面的有氧训练。对患者而言,她的膝关节炎影响了承受体重和地面上脊柱功能训练的能力。证据显示,水疗能够降低外周关节炎导致的疼痛。在可以预防跌倒的有保护的环境中,在水中训练表现出来的免负荷的效应,提供了进行力量训练和有氧训练的条件。她的病史提示因腰椎管狭窄症导致的神经源性跛行,患者常可通过屈曲的体位获得症状的缓解。在水中,屈曲体位的完成只有更小的压应力施加在椎体上,减小了由于运动导致的骨质疏松性压缩骨折或机械性腰痛加重的风险。最终,该患者可尝试转换到地面进行康复训练,实现提高步行耐受能力的目标。

一位 47 岁男性患者,肥胖并有长期吸烟史,患有慢性下腰痛,耐力差,来到慢性腰痛中心,患者日常功能明显受限,任何活动或长时间的固定姿势均可诱发出疼痛。临床治疗慢性腰痛非常棘手。一旦患者进入萎缩状态,地面上的康复训练更为困难,尤其合并呼吸功能受限,如阻塞性肺病的患者。水是一种理想的环境,用以进行力量、耐力和灵活性的恢复。处方医师必须注意患者是否有水疗禁忌证,如合并有严重心脏疾患或开放伤口。此患者的初级目标是减少运动相关的疼痛。水中的浮力环境减少脊柱的轴性负荷。在水中进行快速的肢体训练将会比陆地上更加困难。水疗计划必须根据患者的耐受程度来确定,随着治疗过程这种耐受程度会逐渐增加。

临床治疗指南

评估与处方

获得病史和体格检查结果时,医师应该尤其注意那些能够使水疗起到有益作用的因素,当然也应该密切关注禁忌证。评估重点是神经学和肌肉骨骼系统的检查,尤其是脊柱的活动范围,力量,感觉功能和步态。一个常用的水疗治疗方案,是由 Andrew Cole 医生提出的[7]。在脊柱稳定性训练中采取静态和动态结合的循序渐进式训练。如包括背靠池壁脊柱中立位的坐姿训练,前后方向的行走训练,仰卧起坐。系列训练用于促进脊柱中立位的保持,灵活性,有条件的核心力量。

适应证

水疗的适应证与地面训练的适应证类似,最重要标准是患者不适合进行完全地面上的训练过程。因患者无力或本体感觉缺失,常需额外的支撑,如果患者能够耐受一些地面上的训练,也可同时进行地面的康复训练[7]。最终患者需要摆脱水的支持和舒适感,在地面上的空气环境下进行功能活动。水疗可以用于缓解疼痛,改善步态,提高力量,耐力或协调性。在水中,可以模仿一些技巧,这比在地面上进行要容易,但最终目标是改善在地面的上功能和疼痛程度。水疗可以作为提高地面上肢体功能的一座桥梁[5]。

禁忌证

任何形式的水疗都有一些共同的禁忌证,包括家庭洗澡。这些禁忌证包括:开放性伤口,发热,严重的心脏疾患,大便失禁或尿失禁,开放的造口术如气管切开术,饲管或结肠造口术和严重的认知障碍或功能损害,以及其他导致水疗环境的不安全因素[5]。

循证医学

支持水疗能够促进脊柱疾患患者的疼痛缓解和功能恢复的高质量循证医学证据是有限的,但一些个案报道对此提供了支持,另外从一些对外周关节炎的研究结果进行推断这可能是有效的。据称水疗缓解疼痛的特殊效应,在最近的 meta 分析中受到质疑。Hall 等[8]对关于水疗治疗神经源性或肌肉骨骼源性疼痛的18 个数据库进行了一项详细的研究。作者从 793 个研究中筛选了 19 个研究,这 19 个研究提供了有效的高质量数据。这些研究中有 3 项研究是关于慢性下腰痛的,剩余的研究是关于类风湿性关节炎,骨关节炎,纤维肌痛和多发性硬化症。作者发现总体来看,与地面的康复治疗相比较,水疗并没有额外的缓解疼痛的效应。与不治疗相比较,水疗能够起到很小的缓解疼痛的作用[8]。这些结果并没有排除水疗具有特异性缓解疼痛作用的可能性。地面康复治疗和水疗缓解疼痛的效应可能是相同的,但作用机制不同。对于不能耐受地面康复训练的患者,水疗也是缓解疼痛的一种选择。对于水疗的疗效有兴趣的临床医师,可以登录 http://aquaticnet.com/index.htm 阅读相关资料,这是关于水疗的学术或非学术著作的一个在线知识库。

结论与讨论

水疗是一种可选择物理治疗的方式,适用于地面康复治疗有困难的患者。在水中进行训练,需要相对小的力量、平衡力和协调能力。浮力减小了关节上的应力,运动时疼痛减轻。尽管水疗有这些理论上的优势,但是目前仅有有限的文献证据显示水中的训练在缓解疼痛和提高功能方面达到与地面训练类似的效果,尤其缺乏那些随机对照研究。但是,对某些特殊人群,如合并关节合并症、严重水肿和身体条件过差的患者,在不能耐受地面康复训练的时候,水疗是有意义的。

（吕振 译，洪毅 校）

参考文献

1. T. Bender, Z. Karagulle, G.P. Balint, C. Gutenbrunner, P.V. Balint, S. Sukenik, Hydrotherapy, balneotherapy, and spa treatment in pain management, Rheumatol. Int. 25 (3) (2005) 220–224.
2. P.A. Tipler, Physics for scientists and engineers, third ed, Worth Publishers, New York, 1991.
3. B.E. Becker, Cole, J. Andrew, Aquatic rehabilitation, in: J.A. DeLisa (Ed.), 4 ed., Physical medicine and rehabilitation, Vol. 1. Lippincott Williams & Wilkins, Philadelphia, 2005, pp. 479–492.
4. J.P. O'Hare, A. Heywood, C. Summerhayes, G. Lunn, J.M. Evans, G. Walters, et al., Observations on the effect of immersion in Bath spa water, BMJ (Clin. Res. Ed.) 291 (6511) (1985) 1747–1751.
5. R.L. McNeal, Aquatic therapy for patients with rheumatic disease, Rheum. Dis. Clin. North Am. 16 (4) (1990) 915–929.
6. C. Konlian, Aquatic therapy: making a wave in the treatment of low back injuries, Orthop. Nurs. 18 (1) (1999) 11–18; quiz 19–20.
7. J. Andrew, R.E.E. Cole, Marilou Moschetti, Edward Sinnett, Aquatic rehabilitation of the spine, Rehab. Management (April/May) (1996) 55–62.
8. J. Hall, A. Swinkels, J. Briddon, C.S. McCabe, Does aquatic exercise relieve pain in adults with neurologic or musculoskeletal disease? A systematic review and meta-analysis of randomized controlled trials, Arch. Phys. Med. Rehabil. 89 (5) (2008) 873–883.

第 19 章 　注射疗法在老年脊柱疾患治疗中的作用

19

Jason Marchetti

> **关 键 点**
>
> - 了解常用脊柱操作的适应证,禁忌证,以及目前支持的证据。
> - 了解退变性脊柱病变患者所有治疗中,脊柱操作的应用和限制条件。
> - 提高退变性脊柱疾患的治疗中,患者对脊柱操作的选择。

尤其是透视引导技术的出现之后,脊柱疾患的有创治疗已经有数年的历史。最常见的脊柱注射靶点是硬膜外间隙、神经根鞘、关节突关节和骶髂关节。关于这些注射技术的应用仍有很多争议,但是,这些技术既可以作为诊断工具,又可以作为治疗方法。对外科医生而言,在进行特殊的外科治疗操作前,诊断中确定疼痛来源是非常重要的。因为在某些特殊情况下,病史、体格检查和影像学资料分析,在明确患者的具体疼痛情况时常有局限性,所以注射技术是非常重要的[1,2]。这些技术的治疗价值也是非常重要的,它们可以作为非手术治疗的一种辅助手段,尤其是对于那些不适宜手术治疗的患者,可以帮助他们避免手术或缓解疼痛。

来自不同专业学会的现代治疗指南和推荐意见,为提高注射技术的准确性和安全性,透视引导技术(或 CT)的使用是强制性的[1,2]。尽管也反复尝试超声引导技术,但该技术限定在血管内操作的监测上[3]。尽管在所有的注射技术上都对盲操作进行了描述,只有几项技术可以在无影像引导的条件下完成,并有可接受的安全保证和合理的注射的位置,即腰椎板间和骶尾部硬膜外类固醇注射。

类固醇注射禁忌证(和其他微创脊柱手术)包括:出血体质,抗凝治疗,局部或全身性感染,控制不良的糖尿病或青光眼,低血容量和病情不稳定;多发性硬化症患者应避免使用高剂量的局麻药[1]。急性骨折和恶性肿瘤也应避免局部注射或微创手术。另外怀孕期是透视的禁忌证。

本章的目的是回顾目前这些治疗方法的相关文献,尤其是关于退变性脊柱疾病的相关内容。

硬膜外类固醇注射

硬膜外类固醇注射是最常用的治疗脊柱疼痛的方法之一。到达硬膜外腔的入路包括椎板间,经椎间孔(或选择性神经根),导管置管和针对下腰部的尾部入路。

近来 Salahadin 等[4]进行的关于脊柱硬膜外注射技术的系统性回顾研究强调,针对该技术治疗效果的研究其研究质量和一致性差异较大。研究微创操作技术时必须要考虑到对照组操作的可能效果。例如,许多评价脊柱硬膜外注射疗效的研究将以下方法作为对照,包括:硬膜外生理盐水注射[5],硬膜外麻醉剂注射(无类固醇)[6],药物注射至周围的组织内[7],注射其他一些替代性药物(如透明质酸和沙拉平)或这些方法联合应用[8,9]。研究已表明这些作为对照的治疗方法很多是具有一定治疗效果的,因此他们不是真正意义的安慰对照组。Matthews 等[7]比较了尾部硬膜外注射和在骶管裂孔上方注射局麻药(其实,某些是"痛点"注射)的差异。这可能是最被认可的真正的安慰剂对照。

考虑到类固醇注射作用的机制(在损伤部位减少炎性化学物质/病理上来说,可能有助于神经元的稳定性),期望任何一种类固醇单次注射,保持 6 个月的症状缓解或疗效是不切实际的[1]。因此,在评估注射的长期疗效时,必须要考虑到注射的次数和频率[1,10]。另外,也必须考虑结果评估的一致性:当评价任何微创手术疗效(包括硬膜外注射)的时候,疼痛缓解和功能的改善应该同时被考虑到。

在 Salahadin 等的综述中,将少于 6 周定义为短期,而超过 6 周定义为长期。他们采用通常接受的"循证医学"方法来分析文献综述,并对每种治疗方法的证据等级进行分级,见表19-1。在腰部和颈部进行的椎板间和经椎间孔硬膜外注射,在脊柱轴性疼痛、椎板切除后综合征、腰椎间盘突出和腰椎管狭窄中的疗效,具有"不确定"的证据。有趣的是,骶尾部硬膜外注射在慢性轴性腰痛中的短期和长期疗效中具有"中等"的证据,而在神经根性疼痛,包括椎板切除后综合征的短期和长期疗效中具有"强烈"和"中等"的证据[4]。

表 19-1 Salahadin 等[4]列举的支持腰椎和颈椎根性疼痛的不同硬膜外注射方法的文献总结

	短期效果	长期效果
腰椎椎板间硬膜外注射	强烈	不确定
腰椎经椎间孔的硬膜外注射/选择性神经根阻滞	强烈	中等
经尾部硬膜外注射	强烈	中等
颈椎椎板间硬膜外注射	中等	中等
颈椎经椎间孔/选择性神经根阻滞	中等	中等

从外科医生的角度出发,避免手术治疗是一项重要的评估因素。在这个方面,至少经椎间孔注射(腰椎和颈椎)已被证实有疗效[11]。这个入路,已经被证实在治疗腰椎神经根性疼痛比椎板间入路更加有效。

没有明显的证据来推荐一种关于脊柱注射的特有和固定时间段。目前的指南和推荐意见(包括官方残疾指南和国际脊柱治疗学会)建议:如果症状复发,可以考虑重复注射;如果初次注射后没有出现症状的明显缓解(通常定义为短期内症状缓解大于50%),则不考虑进行重复注射。类似的是,在一个固定的时间段内(如1年)一个患者能够注射的最多次数并没有足够的研究结论,但是各种指南和专业学会的共识建议在1年内不超过4次注射,同时重复注射之间至少间隔1~2周。Riew等[6]发现总共4次腰椎经椎间孔的硬膜外注射能够使治疗效果达到最大化(这个研究中指避免手术),治疗效果持续超过15个月,重复注射之间间隔6天至10.5个月不等。这也是唯一的6周非手术治疗失败后进行的腰椎注射研究,这些非手术治疗包括物理治疗、非甾体抗炎药、支具或三者的联合应用。其他治疗方法与注射治疗联合应用的疗效还不清楚。

硬膜外注射的并发症,包括微创手术的常规问题(局部组织创伤,擦伤,疼痛,感染),还有那些脊柱特异性局部创伤,以及药物或类固醇的副作用和透视引

导时暴露在X线下导致的副作用。其他相对少见的并发症包括硬膜穿刺后脊髓源性头痛,疼痛增加,血糖或血压升高,交感神经导致的症状,如面部潮红或血管迷走神经反应和急性失眠。Botwin等报道了透视引导下硬膜外注射技术总的并发症发生率,其中腰椎注射小于10%,颈椎达到17%[14]。尾部注射的少见并发症发生率达15.6%[15],有报道胸椎注射并发症的发生率达20.5%[16]。在腰椎注射中穿刺针置入血管内的发生率达10%~20%[17]。穿刺针进入蛛网膜下腔也是关注的焦点,因为这种操作可能导致脊髓麻醉或蛛网膜炎[1]。

幸运的是在透视引导下由有经验的介入治疗师操作脊柱注射时,主要或严重的并发症很少见[1]。但是,潜在的灾难性损伤是可能发生的,包括中枢神经系统的梗死(引起截瘫、四肢瘫或中风综合征),血肿对神经组织或脊髓的压迫,中枢神经系统感染,颅内积气和化学性脑膜炎,等等。经椎间孔入路,尤其在颈椎,可能使这些罕见却十分严重的并发症风险增高[4]。

硬膜外注射后不良后果的预测指标包括教育水平低下,失业,吸烟,慢性或持续性疼痛,大剂量药物的使用,多次不同方式的治疗史,非活动或咳嗽加重的疼痛、心理障碍和非根性疼痛[18]。

关节突关节注射

大约20%的下腰痛来源于腰椎关节突关节的原因[19-22],在颈椎和胸椎这种可能性更高[19,20,22]。该关节也被称为Z关节,像全身其他关节一样,关节突关节也可以发展成骨性关节炎并引起疼痛,因此,老年患者们较青年患者更可能接受关节突阻滞术[20,21,23]。事实上,在澳大利亚老年非外伤性腰痛患者,接受有安慰剂对照的关节突阻滞后,30%的患者报道缓解程度至少达到了90%[21]。

在过去的40年中,我们对于关节突的神经支配和他们造成疼痛的认识得到明显提高[2]。我们现在知道即使是下肢放射痛和腘绳肌紧张都可能与关节突疼痛有关,这类似坐骨神经痛的特点。颈椎的关节突关节可以引起头颈肩部的牵扯痛,而胸椎关节突关节可以使中背部疼痛,也可伴有神经病理性症状[22]。随着这些知识的革新,便出现了介入的方法来治疗关节突关节源性疼痛。

关节突源性疼痛的特异性诊断十分困难的,目前仍有争议,因为没有可靠的证据,如患者病史、体格检查或影像研究,能有效地确定疼痛来源于关节突关节。一些研究评估了使用单电子发射CT(SPECT)来预测

关节突疾患及关节注射后的疗效。Pneumaticos 等[24]研究发现"热"关节突关节通过类固醇注射后，比那些没有热关节突（临床所选择的关节突关节是由主治医师在进行常规诊疗过程中确定的）的患者效果更好。尽管这些及其他的良性结果，但 SPECT 不是常规应用的，可能是因为其不是每家医院都有，而且费用昂贵。

对于诊断性注射术，腰椎单节段的注射有很高的假阳性率[19]。因此，需要两次阳性诊断性注射，才能确定疼痛是否来源关节突，至少在临床研究中要进行两次注射。这些注射应该是低剂量，并表现出基于麻醉药物作用时间的特异性反应[23,25]。在临床工作中，这种"双阻滞"不是必需的，临床上，可能会进行类似的病变神经根切除术（此种操作需要明确诊断性阻滞确实有效）而不是注射术。而有人主张双阻滞虽然提高了诊断的特异性，但降低了敏感性，因此部分可能从治疗性手术（神经根切除术）中受益的患者因为不能被诊断而丧失了治疗的机会。当然，这种主张的前提是假设在那些假阳性的患者身上进行神经根切除术的风险和合并症，并不比进行第二次诊断性阻滞更大。

关节突关节操作的潜在并发症包括那些硬膜外注射中已描述的可能与穿刺针位置有关相关并发症，镇静、药物注射不良反应或两者均包括在内，影像引导相关放射性损害[22]。有报道在关节内注射后出现脓毒性关节[26]，而射频神经切除术可能导致痛觉迟钝、痛觉缺失、痛觉过敏以及神经根损伤[22]；然而，全部的、甚至很轻微的并发症发生率都很低[27]。

过去的几年里，出现了关于关节突关节封闭术有效性的互相矛盾的报道[22]。最近的由 Bogduk 等人进行的系统性综述只对前瞻性，双盲，随机，安慰对照的临床试验进行评估，并总结出有对照的诊断性内侧神经分支的阻滞是唯一诊断关节突相关的疼痛的有效方法，恰当的神经切除术是治疗关节突关节疼痛的有效方法。Boswel 等人进行了一个包含更多文献综述[22]，他们的研究结果见表 19-2。他们的研究方法与 Salahadin 等人的综述类似，其短期和长期的症状缓解的时限分别定义为 6 周之内和 6 周以上；而神经切除术症状缓解的短期和长期效果时限以 3 个月为界。值得注意的是，封闭治疗要获得长期效果，常需要多次注射治疗。例如，在颈椎关节突疼痛的研究中，Manchikanti[28]等发现平均每年要注射 3.5 次，每次注射疗效将近持续 3.5 个月。有趣的是，内侧神经分支的阻滞效果显著，但有的使用类固醇，有的却不使用。在针对腰椎和胸椎的研究中，结果与颈椎是相似的，包括注射次数和疗效持续时间[29]。

表 19-2　Boswell 等[22]概括的不同关节突关节封闭方法治疗慢性关节突关节源性疼痛的文献总结

方法	短期效果	长期效果
颈椎关节内	有限	有限
胸椎关节内	不确定	不确定
腰椎关节内	中等	中等
颈椎内侧分支阻滞	中等	中等
胸椎内侧分支阻滞	中等	中等
腰椎内侧分支阻滞	中等	中等
颈椎内侧分支切断术（显著*）	显著	中等
胸椎内侧分支切断术	不确定	不确定
腰椎内侧分支切断术	显著	中等

* Lord 及其他学者均有报道[23,25]颈椎关节突关节疼痛的长期疗效具有确定证据，尤其当一个多发损伤的患者每一个节段都使用该方法时。这种方法在美国并不常用，因为会明显延长手术时间

腰椎内侧神经分支阻滞（medial branch blocks，MBB）在其诊断应用中已被反复多次证实有效[2]。ISIS 指南[23]建议患者应该在封闭后至少观察 2 个小时，或直到封闭作用消失（不管哪个先出现）。为了实现准确的诊断，疼痛缓解时仍要注意，尤其是患者尝试进行可能加重疼痛的活动时。关于疼痛缓解多少才能认为封闭治疗是有效的仍存在争议[2,20]，但是 80% 的疼痛缓解即可被接受为阻滞成功的标准。近来一项由 Cohen 等进行的回顾性研究[20]表明在单次诊断性阻滞后有 50%~79% 改善的患者，与达到 80 或以上缓解的患者一样进行了神经根切断术。目前还不清楚继发因素，包括镇静剂和麻醉药物的使用，对诊断性封闭的效果有何影响[20]。

对类固醇和萨拉平在颈部和腰部的内侧支阻滞中的应用也已进行了研究。

这些药物能够在关节突关节源性的疼痛患者进行双重阻滞治疗后，并没有取得较单独使用布比卡因更好的、持续时间更长的疗效[28,29]。

已经证实，关节内类固醇注射与生理盐水注射具有一样的疗效[26,30]。不巧的是，唯一关于颈椎小关节关节内注射的前瞻性、双盲、随机、安慰对照研究是关于最大自主收缩相关的挥鞭样损伤患者的[30]。作者筛选了关节突源性疼痛接受双重阻滞的患者，并发现关节内类固醇注射与麻醉药物注射效果类似。但是，本研究的结果不能推广到退变性颈椎关节突源性的疼痛中，后者应该单独进行研究。

Kim 等人在多种不同诊断的患者中评估了颈椎关节突关节内注射术的疗效，并发现"椎间盘突出症"患者的治疗反应要优于那些肌筋膜或挥鞭样疼痛综合征的患者。Fuchs 等[32]比较了关节内注射透明质酸注射

和腰椎小关节类固醇注射,发现疗效无差别。

内侧神经支的射频神经切断术(MBN)(和 L5 背支)已被广泛用于对可疑的疼痛关节突关节去神经化,并是唯一被证实确实有长期疗效的可行性治疗方法[2]。早期的技术,射频探针垂直于靶神经,这已被批判而且疗效有限[2]。国际脊柱治疗协会推荐,更加先进的放置探针的入路是沿着靶神经纵向走行方向[23],并有研究证实,其可以凝固一段更长的靶神经。因为相比短的神经损伤,修复一段更长的损伤神经需要更长的时间。可以想象"平行探针"技术能够带来更长时间的疗效,正如前面关于这些技术的综述和研究报道所述[2]。平行探针技术,其显著的疗效(60% ~ 80% 的改善)可以维持 6 ~ 12 个月甚至更长[33]。研究已表明第三次重复治疗依然可以取得较好的疗效,还没有研究表明具体的治疗次数限制,超过这一次数将出现疗效减弱[33]。通常射频消融术相关的损伤需要在某个位置暴露在 80℃ 下持续 90 秒,但是研究证实使用 2 赫兹脉冲式射频在 42℃ 下维持 4 分钟同样有效[34]。

有一项关于颈椎的前瞻双盲随机安慰对照的研究,评估了内侧支切除术的疗效[35]。作者发现这种治疗方法在最大自主收缩相关的挥鞭样损伤后确有关节突关节疼痛(C3-C4 和 C6-C7)的患者,采用三重阻滞技术是有效的。这项技术同前文所述的双重阻滞技术有类似,只是多了一个单独的安慰阻滞。

按照 ISIS 推荐的指南进行操作[23],腰椎内侧分支切断术未见严重的并发症报道[2]。关于在全麻下进行该操作是否能够被接受,仍存在争论。这可能会增加探针位置不当导致神经根损伤的风险,因为患者在全麻术中不能感知,以警告即将发生的损伤[2]。通过不同频率的刺激来测试探针是非常重要的,不管是否为全麻。这允许手术操作者能够评估神经根的运动激活状况,这是探针位置不良的重要警告指征。

也有其他研究评估了神经切除术的其他操作方法,包括神经冷冻治疗[36]和经皮激光去神经支配治疗[37]。所有这三个研究都显示在腰椎进行治疗时,其长期和短期疗效的初步结果是良好的;将来可能会有更广泛的应用。

骶髂关节封闭术

与关节突关节类似,有 20% 的下腰痛患者的症状要归因于骶髂关节(SI)[1,38]。但是,诊断性阻滞的敏感性和特异性仍是有争议的,因为研究的不足和较高的假阳性率[38]。类似的是,关于骶髂关节注射唯一的前瞻双盲随机对照研究,只有 10 位患有下腰痛和脊柱关节病的患者,并且他们没有使用诊断性阻滞来筛选患者。这个研究对比了类固醇与生理盐水关节内注射的区别,并发现在 1 个月时类固醇具有明显更好的疗效。

各种不同的射频去神经技术在骶髂关节的应用均有报道,但是仅有很少的高质量证据支持他们的应用。近来 Cohen 等的研究提出了一种崭新的"冷探针"射频去神经技术应用于外侧支,因为他们从上位的骶后孔穿出(而不是沿着骶髂关节线,这是既往传统的操作方法)。冷射频损伤的好处在于局部形成一个大的"球状"损伤区,理论上提高了靶神经分支包括在损伤区域的可能性。研究结果表明大多数患者在 6 个月时获得了大于 50% 的疼痛缓解和显著的功能提高,而接受假性治疗(对照组)的患者只有 14% 的改善。但是,两组的结果在 1 个月时是类似的。在该技术广泛被接受(覆盖率)之前,更深入的研究是迫切需要的。

特异性退变性疾病

退变性椎间盘疾患

大约40%的下腰痛患者要归因于椎间盘内部的破裂;但是对于诊断仍存在争论,因为目前仍没有被广泛接受的诊断椎间盘源性疼痛的标准诊断性试验。当采用严格的解释性标准[41]时(表 19-3),椎间盘造影在确定可能从治疗获益的病人时是有用的[42]。不是所有的退变性椎间盘都是疼痛的,退变性椎间盘源性疼痛患者的典型表现为在退变的早期或中期阶段(通常为 4 ~ 6 年)疼痛更加严重,而到了之后的几年相关的疼痛反而有所缓解,此时退变性病理改变最为严重。疼痛的退变性腰椎间盘,在运动终板和髓核处感觉纤维的分布更为密集(相对于无痛的椎间盘),并有更高浓度的促炎化学物质[1]。因为这个原因,局部注射类固醇进行治疗就显得有意义,或者注射于纤维环内,或者注射于纤维环后方。已经证实经椎间孔的腰椎硬膜外注射可以有效地将药物注射入硬膜前间隙,而腰椎椎板间硬膜外注射方法只能注射入目标量的三分之一,经尾侧的硬膜外注射具有更多的药物注入位点[43]。

椎间盘内手术(IDET),如椎间盘内电热治疗(IDET)和经皮射频神经交通支切断术,在认真筛选的患者中分别于治疗后的 6 个月和 4 个月时显示出中等疗效。椎间盘内类固醇注射仅有很少的研究数据,同时没有证据表明比椎间盘内生理盐水或布比卡因注射具有更好的效果[44]。

表 19-3　国际脊柱介入学会关于椎间盘造影的指南，2004[23]

椎间盘源性疼痛	一致性疼痛	Psi 疼痛感应	椎间盘对照
十分明确	≥7/10	开始压力之上<15	2 个无痛的椎间盘
明确	≥7/10	开始压力之上<15	1 个无痛的椎间盘
明确	≥7/10	开始压力之上<50	2 个无痛的椎间盘
可能	≥7/10	开始压力之上<50	1 个无痛的椎间盘和 1 个非一致性疼痛>50psi

如在硬膜外注射部分的讨论中所述，只有经尾端硬膜外注射术已经有了足够的研究，而且如果表明在轴性下腰痛中有一些疗效；然而，Manchikanti 等[45]的研究揭示了在椎间盘造影阳性和阴性患者之间症状改善没有差异。尽管没有很好的针对轴向腰痛研究，因为药物的注射位置位于硬膜外间隙的腹侧，操作具有很大难度，但是椎间盘源性脊柱疼痛在考虑手术之前，可以进行 1~3 次经椎间孔的硬膜外注射[1]。

退变性腰椎滑脱

由于退变性腰椎滑脱是一种具有不同症状的解剖异常，所以诊断性脊柱注射治疗或椎间盘造影对于判断疼痛特异的解剖来源（如关节突关节源性和椎间盘源性疼痛）可能是有帮助的。相似的是，硬膜外注射或选择性神经根阻滞对那些有神经根或神经源性跛行症状的患者的诊断也可能有帮助。但是，这些注射疗法的有效性，尤其是在腰椎滑脱的特定情况下仍是不确定的。

近来（2008）有文献总结北美脊柱协会制定的腰椎退变性滑脱的临床指南[46]，发现几乎没有证据推荐在这种情况下进行此种操作。不幸的是，所有常规非手术治疗包括物理治疗，按摩，支具，TENS 或药物治疗，均是这样的。迄今为止许多研究比较了"保守治疗"与手术治疗，但是没有研究来比较注射治疗与安慰剂之间的区别。这也包括了近来的 SPORT 研究，他提供了腰椎脱进行手术治疗的重要证据[47]。而且，也没有数据准确的描述脊柱滑脱的自然病程。

北美脊柱协会指南的制定者建议脊柱滑脱应该按照症状分组（如轴性疼痛与根性疼痛，神经源性跛行/椎管狭窄）进行深入的研究。

退变性腰椎管狭窄

关于脊柱椎管狭窄，我们再次描述为症状具有多样性，其自然病史也不十分清楚。普遍被接受的是，如果患者有严重的神经功能障碍，是应该考虑尽早手术治疗的。伦理学的原因，这类患者将不会放在安慰对照组，也不会进行手术治疗之外的研究。但是，对于那些没有严重的神经功能障碍的患者，脊柱注射可能被用做诊断性和治疗性手段。在以后的对轴性疼痛、根性疼痛或神经源性跛行的治疗反应的进一步研究中，依然要考虑根据症状将患者分为不同亚组进行分析。

如脊柱滑脱，许多研究集中在比较保守治疗与手术治疗的区别上，如近来的 SPORT 研究[48]。在 2007 年，北美脊柱学会也制定了关于退变性腰椎管狭窄的临床指南[49]。这组文献的综述建议，单次经椎间孔硬膜外注射治疗腰椎管狭窄的根性症状以获得短期症状缓解，是 B 级推荐水平。C 级水平的建议是针对那些神经根病变或神经源性跛行患者延长疼痛缓解时间所进行的多次（multiple）经椎间孔或尾端的硬膜外注射术。应该注意的是，"多次"在此环境中指的是当患者症状在首次注射后复发或加重时的重复注射。这与过去所描述的"序贯进行 3 次"注射是不同的，后者是指不管首次注射后的反应，每隔固定时间就进行的重复注射。这种方法在过去是广泛应用的，那时大多数注射不是在图像引导下完成的，是为了提高注射治疗的成功率。如前面章节所讨论，这种固定时间的序贯进行 3 次的治疗方案已经不再被作为标准的治疗方法，也不被文献所支持。

结论

无论退变性病理基础是什么，在那些缺少紧急手术治疗指征的患者，在进行脊柱手术之前可以考虑进行诊断性或治疗性脊柱注射治疗。这样可以帮助鉴别特异性的疼痛发生部位，对于某些患者可能提供长期的疼痛缓解（从而避免手术治疗），同时识别那些对替代性治疗有反应的患者，比如射频神经切断术。

（吕振　译，洪毅　校）

参考文献

1. DePalma, et al., Evidence-informed management of chronic low back pain with epidural steroid injections, Spine J. 8 (2008) 45–55.
2. N. Bogduk, Evidence-informed management of chronic low back pain with facet injections and radiofrequency neurotomy, Spine J. 8 (2008) 56–64.
3. Galiano, et al., Real-time sonographic imaging for periradicular injections in the lumbar spine: a sonographic anatomic study of a new technique, J. Ultrasound Med. 24 (2005) 33–38.
4. Salahadin, et al., Epidural steroids in the management of chronic spinal pain: a systematic review, Pain Physician 10 (2007) 185–212.
5. Karppinen, et al., Periradicular infiltration for sciatica, Spine 26 (2001) 1059–1067.
6. Riew, et al., The effect of nerve-root injections on the need for operative treatment of lumbar radicular pain, J Bone Joint Surg. Am. 82 (2000) 1589–1593.
7. Matthews, et al., Back pain and sciatica: controlled trials of manipulation, traction, sclerosant and epidural injections, Br. J. Rheumatol. 26 (1987) 416–423.
8. Devulder, et al., Nerve root sleeve injections in patients with failed back surgery syndrome: a comparison of three solutions, Clin. J. Pain. 15 (1999) 132–135.
9. Manchikanti, et al., Caudal epidural injections with sarapin steroids in chonic low back pain, Pain Physician 4 (2001) 322–335.
10. Kolstad, et al., Transforaminal steroid injections in the treatment of cervical radiculopathy: a prospective outcome study, Acta Neurochir. (Wien) 147 (2005) 1065–1070.
11. G.R. Butterman, Treatment of lumbar disc herniation: epidural steroid injection compared with discectomy: a prospective, randomized study, J. Bone Joint Surg. Am. 86-A (2004) 670–679.
12. DePalma, et al., A critical appraisal for the evidence for selective nerve root injection in the treatment of lumbosacral radiculopathy, Arch. Phys. Med. Rehabil. 86 (2005) 1477–1482.
13. Botwin, et al., Complications of fluoroscopically guided transforaminal lumbar epidural injections, Arch. Phys. Med. Rehabil. 81 (2000) 1045–1050.
14. Botwin, et al., Complications of fluoroscopically guided interlaminar cervical epidural injections, Arch. Phys. Med. Rehabil. 84 (2003) 627–633.
15. Botwin, et al., Complications of fluoroscopically guided caudal epidural injections, Arch. Phys. Med. Rehabil. 80 (2001) 416–424.
16. Botwin, et al., Adverse effects of fluoroscopically guided interlaminar thoracic epidural injections, Arch. Phys. Med. Rehabil. 85 (2006) 14–23.
17. Furman, et al., Incidence of intravascular penetration in transforaminal lumbosacral epidural steroid injections, Spine 25 (2000) 2628–2632.
18. Hopwood, et al., Factors associated with failure of lumbar epidural steroids, Reg. Anesth. 18 (1993) 238–243.
19. Manchukonda, et al., Facet joint pain in chronic spinal pain: an evaluation of prevalence and false-positive rate of diagnostic blocks, J. Spinal Disord. Tech. 20 (2007) 539–545.
20. Cohen, et al., Lumbar zygapophyseal (facet) joint radiofrequency denervation success as a function of pain relief during diagnostic medial branch blocks: a multicenter analysis, Spine J. 8 (2008) 498–504.
21. Schwarzer, et al., Prevalence and clinical features of lumbar zygapophyseal joint pain: a study in an Australian population with chronic low back pain, Ann. Rheum. Dis. 54 (1995) 100–106.
22. Boswell, et al., A systematic review of therapeutic facet joint interventions in chronic spinal pain, Pain Physician 10 (2007) 229–253.
23. Bogduk, et al., International Spine Intervention Society Practice Guidelines for spinal diagnostic and treatment procedures, 1st ed., San Francisco, 2004.
24. Pneumaticos, et al., Low back pain: prediction of short-term outcome of facet joint injection with bone scintigraphy, Radiology 238 (2) (2006) 693–698.
25. N. Bogduk, Diagnostic nerve blocks in chronic pain, Best Pract. Res. Clin. Anaesthesiol 16 (2002) 565–578.
26. Lilius, et al., Lumbar facet joint syndrome: a randomized clinical trial, J. Bone Joint Surg. 71B (1989) 681–684.
27. Kornick, et al., Complications of lumbar facet radiofrequency denervation, Spine 29 (2004) 1352–1354.
28. Manchikanti, et al., Therapeutic cervical medial branch blocks in managing chronic neck pain: a preliminary report of a randomized, double-blind, controlled trial: clinical trial NCT0033272, Pain Physician 9 (2006) 333–346.
29. Manchikanti, et al., Evaluation of lumbar facet joint nerve blocks in the management of chronic low back pain: preliminary report of a randomized, double-blind controlled trial: clinical trial NCT00355914, Pain Physician 10 (2007) 425–440.
30. Barnsley, et al., Lack of effect of intraarticular corticosteroids for chronic pain in the cervical zygapophyseal joints, N. Engl. J. Med. 330 (1994) 1047–1050.
31. Kim, et al., Cervical facet joint injections in the neck and shoulder pain, J. Korean Med. Sci 20 (2005) 659–662.
32. Fuchs, et al., Intraarticular hyaluronic acid versus glucocorticoid injections for nonradicular pain in the lumbar spine, J. Vasc. Interv. Radiol. 16 (2005) 1493–1498.
33. J. Schofferman, G. Kine, Effectiveness of repeated radiofrequency neurotomy for lumbar facet pain, Spine 29 (2004) 2471–2473.
34. Tekin, et al., A comparison of conventional and pulsed radiofrequency denervation in the treatment of chronic facet joint pain Clin. J. Pain 23 (2007) 524–529.
35. Lord, et al., Percutaneous radiofrequency neurotomy for chronic cervical zygapophyseal-joint pain, N. Engl. J. Med. 335 (1996) 1721–1726.
36. Birkenmaier, et al., Percutaneous cryodenervation of lumbar facet joints: a prospective clinical trial, Int. Orthop. 2006.
37. Mogalles, et al., Percutaneous laser denervation of the zygapophyseal joints in the pain facet syndrome, Zh. Vopr. Neirokhir. Im. N N. Burdenko 1 (2004) 20–25.
38. S.P. Cohen, Sacroiliac joint pain: A comprehensive review of anatomy, diagnosis, and treatment, Anesth. Analg. 101 (2005) 1440–1453.
39. Maguars, et al., Assessment of the efficacy of sacroiliac corticosteroid injections in spondylarthropathies: a double-blind study, Br. J. Rheumatol. 35 (1996) 767–770.
40. Cohen, et al., Randomized placebo-controlled study evaluating lateral branch radiofrequency denervation for sacroiliac joint pain, Anesthesiology 109 (2008) 279–288.
41. Derby, et al., The ability of pressure-controlled discography to predict surgical and non-surgical outcomes, Spine 24 (1999) 364–371.
42. W.S. Oh, J.C. Shim, A randomized controlled trial of radiofrequency denervation of the ramus communicans nerve for chronic discogenic low back pain, Clin. J. Pain 20 (2004) 55–60.
43. Bryan, et al., Fluoroscopic assessment of epidural contrast spread after caudal injection, ISIS, 7th Annual Scientific Meeting, Las Vegas, NV, August 1999.
44. Khot, et al., The use of intradiscal steroid therapy for lumbar spinal discogenic pain: a randomized controlled trial, Spine 29 (2004) 833–836.
45. Manchikanti, et al., Effectiveness of caudal epidural injections in discogram positive and negative chronic low back pain, Pain Physician 5 (2002) 18–29.
46. North American Spine Society Evidence-Based Clinical Guidelines for Multidisciplinary Spine Care: Diagnosis and Treatment of Degenerative Lumbar Spondylolisthesis. 2008.
47. J.N. Weinstein, J.D. Lurie, T.D. Tosteson, et al., Surgical versus nonsurgical treatment for lumbar degenerative spondylolisthesis, N. Engl. J. Med. 356 (22) (2007) 2257–2270.
48. Weinstein, et al., Surgical vs nonsurgical therapy for lumbar spinal stenosis, N. Engl. J. Med. 358 (8) (2008) 794–810.
49. North American Spine Society, Evidence-Based Clinical Guidelines for Multidisciplinary Spine Care: Diagnosis and Treatment of Degenerative Lumbar Spinal Stenosis. 2007.

第 20 章 老年脊柱相关性疼痛的针灸治疗

Chunbo Cai,Weibin Yang,Linqiu Zhou,Wei Huang,and James J. Yue

关 键 点

- 针灸的历史和其在欧洲和北美的发展。
- 针灸操作技巧的基本知识。
- 针灸应用于脊柱相关性疼痛的治疗。
- 经络的概念及其在针灸治疗脊柱相关疼痛中的应用。
- 本章的局限性在于,能证实针灸治疗脊柱相关性疼痛有效性的循证医学证据相对不足。

针灸是传统中医学中的一项重要内容,在中国和一些地区已经有 5000 多年的历史。一个中国经典巨著——《黄帝内经》(*Yellow Emperor's Inner Canon*),它被认为是针灸著作的最早起源。它是在大约公元前 100 年编纂而成的,这本珍贵的著作包含八十一篇论文,分为两部分:素问和灵枢。后者被认为是针灸应用的圣经。著作中所述的原则,至今仍指导着针灸工作者。

针灸是在 18 世纪由回国的传教士带回欧洲的,这在 1774 年法国的外科学史出版物中有记载。在北美,针灸被普及和专业认同,始自 1971 年 James Reston 在《纽约时报》报道了他在北京的见闻,那时他作为《纽约时报》的体育记者来采访乒乓球锦标赛[1]。自从那时起,针灸在美国的补充与替代医学中就有了逐渐增多的应用[2]。针灸是补充与替代医学用于治疗骨性关节炎症状最常用的方法[3],尤其是背痛和颈痛,或者其他相关的疼痛治疗,包括椎间盘突出症或椎管狭窄导致的神经根病变。尽管针灸有了大面积的应用,循证医学临床研究中以英文发表的论著对针灸的有效性得出了不一致的结论,在英文出版物中大多数作者采用"西方风格的针灸"来描述针灸,西方风格的针灸被定义为常规诊断后使用经络和局部及远处穴位进行个体化的针灸治疗。这与传统中医的方法是不同的,后者要基于传统中医关于经络和能量(或"气")的理论来作出个性化诊断[4]。

针灸是插入和操作毫针到不同位点(称为穴位)的过程,来减轻疼痛或达到其他治疗的目的。根据中医理论,穴位是身体上的特定部位,通过这些部位能够将能量,或"气"和"血"转运到身体表面每个地方。在中医学的基本框架里,身体内部有一套经络系统,连接绝大多数穴位来调节身体内部器官和骨骼肌肉系统的功能。经络系统被认为能够将能量传递到身体的各个部位来保持生理功能的平衡。健康被认为是一种阴阳的动态平衡。任何生物,包括人类,当经络堵塞或停滞导致能量运转不顺畅时,这反过来也会导致整个身体的不协调,就会生病。阴阳失衡的病因常常分为:内源性因素,如过度悲伤,愤怒或害怕;外源性伤害,如过冷,过热或过湿。针灸被认为是可以恢复重要能量的流动,并将人体恢复至新的平衡状态(稳态)。尽管针灸在临床中已有很长的应用历史,但其可能的机制目前尚未完全清楚,在西方医学体系中没有得到科学的解释。

针灸用针简介

针灸用针分为 5 部分(图 20-1):尖部,体部,根部,柄部和尾部。针的尖部和体部,在穴位处是要插入患者身体内的部分。针柄和针尾是医生用来操控针的部分。根部连接体部和柄部。常用的针灸针由不锈钢材料组成,大小从 26G 到 40G 型号不等,长度从 13mm 到 70mm 不等。由于针灸用针特别细,人们常常把针灸针描述为"无痛针"。针灸用针的尖部是钝的,但是它本身非常细。与常规的同样型号的针尖比较,针灸用针切伤组织的几率更小。

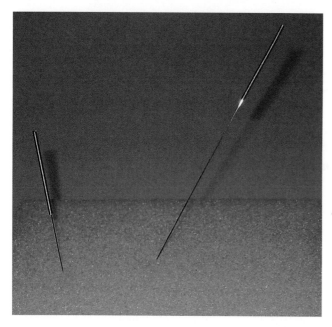

■ **图 20-1**　针灸针

操作技巧

　　根据针灸穴位的位置,患者可以采用仰卧、俯卧、平卧或坐的位置。通常采用躺着的姿势,因为有些患者在针灸时可能会晕针(图20-2)。

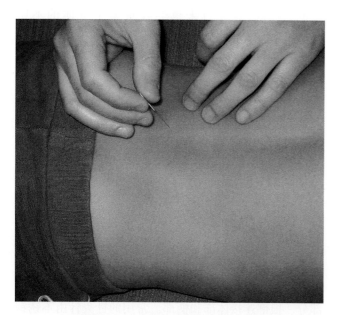

■ **图 20-2**　针灸针刺入俯卧位患者的穴位

针刺的技巧

　　有四种方式来完成针刺:指切进针法、夹持进针法、提捏进针法、舒张进针法。针刺入部位的皮肤需要用酒精垫擦净。针插入的角度可以与皮肤的表面相垂直、倾斜或水平,针刺的不同深度与针灸穴位的位置、治疗疾病的不同,以及患者的健康状况有关。

　　指切进针法。使用短针时采用这种方法。在刺入前,针灸师使用辅助手的一个指尖(导指)轻轻按压穴位,沿导指的边缘刺入针灸穴位处的皮肤。

　　夹持进针法。该技术在针灸穴位较深,使用长针时采用。一旦针灸穴位确定,辅助手的拇指和食指就通过无菌纱布或无菌棉球握住针的远端,而优势手握住针的手柄。针灸针通过两个手的协调配合刺入穴位处。

　　提捏进针法。这个技术在针刺部位的皮肤和肌肉非常薄或者穴位非常靠近重要器官的时候采用,比如肺脏或眼球。一旦针灸穴位被确定,辅助手的拇指和食指就可以捏起或提起局部的皮肤和肌肉,优势手持针从提起的皮肤刺入穴位。

　　舒张进针法。该技术在针灸穴位处的皮肤非常疏松时采用。一旦确定针灸穴位,穴位周围的皮肤被辅助手的拇指或食指牵拉并拉紧,优势手将针刺入穴位处[5]。

针的操作技巧

　　在传统中医里,针灸治疗的结果被认为非常依赖于针刺穴位后对针的刺激方法。有两种基本的针刺激方法:手法刺激和电刺激。

　　有多种关于针刺激的手法技巧用来达到预期的效果,这些技巧是几千年来无数代针灸师总结而来的。这些技巧根据针的疗效分为补法(治疗缺乏)、泻法(治疗过量)、平补平泻法。例如,在补法的手法操作中,针被刺入穴位,在某一特定的经络上针的角度与能量流的方向一致,此时缓慢进针,同时缓慢而稳定地顺时针旋转针,注意不要刺入过深。针可以进行连续手法操作或被留置。当撤针时,针应迅速拔出,针刺点的皮肤需要用手指压住,并以顺时针方向按摩。泻法与补法相反,针的角度在经络上与能量流的方向相反,刺入穴位时迅速而深入,同时快速进行逆时针旋转。撤针时动作缓慢,针刺点表面在针去除后不应用手触摸。治疗的持续时间通常是 20～40 分钟[1]。

　　现代也可以使用电刺激。电极连接到针上。负极线连接的针位于电流开始的部位,正极线连接的针位于电流流向的部位。2～8Hz 之间的低频脉冲,被认为有补法的作用。70～150Hz 之间的高频率脉冲,用于疼痛周围区域的穴位,特别是在肌肉骨骼疼痛的发作时[1]。

与针灸和经络系统相关的其他治疗方法和技巧

除了常用的体针和针刺技巧之外,还有其他的分类子系统,如耳针(耳针刺)、头皮针、手针、三楞针放血疗法,以及七星针(针刷)拍打方法。灸、刮痧、拔罐也是广义针灸疗法的一些技巧。最常用的技巧之一被称为推拿。按照中国许多中医院校所使用最普及的教材,推拿是一种同针灸一样重要的治疗骨骼肌肉疾病的重要方法,尤其是脊柱相关性疼痛的疾病[8]。推拿不仅包括在经络上的穴位进行的深部组织的手法治疗,还包括关节,肌肉,肌腱的手法治疗。推拿的目的是恢复能量在经络上的流动和平衡,以及恢复正常生物力学对位及对线。推拿的应用在脊柱相关疼痛和其他器官的疾病的治疗中是非常重要的,尤其是儿童患者[8]。目前,由于多种原因,推拿已经以"穴位按压"名义引入到西方社会,并被分类到按摩治疗,但其医学内容有限。

经络理论在脊柱相关性疼痛治疗中的应用

在传统中医里,诊断的模式和治疗穴位的选择是以经络系统的理论和经络系统相关的脏腑系统为基础的,脏腑的名称应被视为具有特殊的生理功能的子系统的名称,而不是实际的解剖实体的名字。例如,脾脏在传统中医里泛指身体内能够促进消化和通过经络往身体其他部位进行营养转运的功能亚单位,而不是西医中被称为脾脏的实际器官。一些脏腑的名称还用于命名经络系统,如肺、心包、心、大肠、三焦、小肠、膀胱、胆、胃、脾、肾、肝。这十二个基本的经脉是全身结构和功能的主要经络,包括三对位于肢体的阴阳经脉:

手太阴肺经,手厥阴心包经,手少阴心经;
手阳明大肠经,手少阳三焦经,手太阳小肠经;
足太阴脾经,足厥阴肝经,足少阴肾经;
足阳明胃经,足少阳胆经,足太阳膀胱经。

手的三阴经从胸出发,走手臂的内侧和掌侧到手。手的三阳经从手出发,走手臂的外侧和背侧至头部。足的三阴经从足出发,走下肢的前面和内侧至躯干。足的三阳经从脸发出,沿着身体和下肢的后外侧至脚。有两条经脉沿着身体的中线,相当于躯干矢状面的前后正中线:位于身体后面正中线的经脉被称为督脉,位于身体前面正中线的经脉被称为任脉,这两条经脉在几乎所有的医学治疗中都是非常重要的,尤其是脊柱相关疾病的治疗。

如前所述的模式,临床医生分析临床信息,作出传统中医上特定疾病状态的诊断,并明确合适治疗的穴位。例如,某一脊柱节段腰椎间盘突出症的症状和体征被认为是督脉(在背部的正中线上)、足少阳胆经(在下肢外侧)、足太阳膀胱经(沿着腿后面走行)、足少阴肾经(在下肢内侧)的病理改变。传统中医诊断可分为督脉血瘀证,胆囊经的湿热实症,足太阳膀胱经的风寒湿痹症,肾阳虚证[6]。针刺疗法针对的是相应经脉上的穴位。

此外,传统中医的核心原则是要把一个特定疾病状态看成整个身体的某一水平上特殊失衡,而不是某一解剖部位或器官的疾病。以腰椎间盘突出引起的神经根炎为例,与肾阳虚的表现是一致的,常选用的穴位不仅局限于足少阴肾经,能提高肾阳功能的其他协同经脉上的穴位也是可以选择的。例如,足太阴脾经上的穴位常用来增强消化系统的功能,来补充足够的营养来矫正肾阳虚。此外,针灸治疗,如传统中医中的其他内容,具有高度的个性化原则。治疗方法在随访过程中需要根据患者的预后进行动态调整。

也可以在经络和脏腑理论的指导下,通过推拿、艾灸、中医草药的方法,使治疗效果得到增强。

华佗夹脊穴

另一套常用于治疗脊柱相关疾病的穴位系统,沿

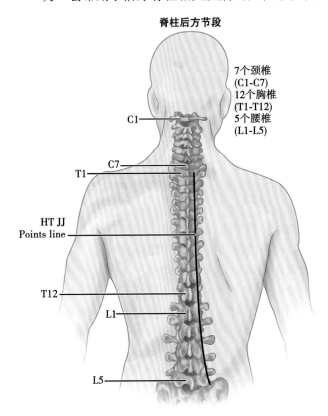

■ 图 20-3　华佗夹脊穴的标志是沿着脊柱两旁分布的关节突关节,颈椎节段也包括在内

着脊柱的椎骨分布,位于中线两旁稍外侧的部位,称为华佗夹脊穴。华佗夹脊穴被认为是以华佗的名字命名的,华佗是中国古代最著名的医生之一(公元 110 年到公元 207 年),被认为是中国古代外科手术学之父。这些穴位不仅在治疗脊柱相关疼痛的疾患中十分重要,还常用于治疗一些内脏疾病。然而,历史上华佗夹脊穴仅在很少的书籍中有所记载,尽管其临床应用非常广泛。华佗夹脊穴被描述位于第一胸椎至第五腰椎水平。近来的研究发现,华佗夹脊穴的标志恰好是沿着脊柱两旁的关节突关节,包括颈椎节段[7](图 20-3)。华佗夹脊穴系统的应用相对直接明了,因为其沿着脊柱有节段性分布。

目标穴位通常与病变过程中相应节段的椎体和神经根水平相对应。可能的机制为华佗夹脊穴的刺激不仅影响神经根,而且还影响到椎旁肌肉和沿脊柱分布的交感神经链[7]。

基础科学的研究背景与临床效果

从 20 世纪 50 年代末,中国就有相当数量政府资助的关于中医学的基础科学研究和临床疗效研究,尤其是关于针灸的研究。自 20 世纪 70 年代初以来,越来越多的关于针灸的研究通过许多基础和临床科学的方式,发表在英文文献中。因为其镇痛效果,针灸可能是医学中研究最深入的物理治疗方法。电针灸刺激能够发挥镇痛作用,被发现与内源性阿片肽系统的激活有关。动物研究也表明,针刺镇痛的机制可能通过释放入脑脊液的物质来介导的。在大鼠低频和高频电刺激均可诱发出镇痛作用,但不同的频率刺激因为不同类型的内啡肽释放而产生不同的效应。动物研究表明,针灸的镇痛作用可以被认为是哺乳动物的一个普遍现象[1]。

神经影像学工具的发展,如正电子发射断层扫描(PET)和功能磁共振成像(fMRI),使针灸对人大脑的活动效应的研究进入到一个新的水平。使用 PET 的研究表明,慢性疼痛的患者中存在丘脑不对称的现象,针灸治疗后不对称现象有所缓解。有研究通过 fMRI 分析发现特定的针灸穴位与视觉皮层的激活有相关性。这些强大的新工具,为针灸——这一古老治疗方法的研究提供了新的科学研究方法[9]。

已经有大量的报道和队列研究,报告了针灸治疗脊柱相关疼痛的有效性,尤其是颈部和背部的疼痛[1]。很难设计双盲的研究,因为目前尚无真正的假针灸技巧。只有少数随机对照研究报道,针灸治疗腰痛与对

照或安慰组比较更加有效,其中对照组接受的治疗包括药物、常规护理、物理治疗[10];而其他的一些研究报告针灸的效果没有比对照组或安慰剂更好[4]。大规模的研究多数采用的是西方式针灸。一些病例报告和队列研究中,患者的诊断为椎间盘突出症,椎管狭窄和腰椎滑脱。然而,大多数的随机对照大样本的队列研究集中在非特异性颈部和腰痛,而研究的目标是疼痛的治疗,而不是脊柱可能的疼痛来源或病变所在[4,10]。最近的研究证实长期的针灸,与安慰组比较可以有效缓解慢性下腰痛患者的症状。作者得出结论:针灸并不适用于神经病理性疼痛的治疗,而适用于某些慢性伤害性疼痛的治疗[11]。

并发症

同其他使用针的操作一样,如诱发性注射,针灸过程中可能发生的不良事件有:晕厥,血肿,气胸,以及神经组织损伤,包括脊髓。其他报道的不良事件包括:针刺伤,弯针,或断针。

临床病例与讨论

病例 1

一名 45 岁白人,男性,职业电工,诉下腰痛 6 周,放射至左下肢外侧及左足背和大脚趾,无其他特殊疾病。疼痛视觉模拟评分法(VAS)得分 6 ~ 8 分(10 分制)。他的症状在使用了 7 天甲泼尼龙(甲基强的松龙)后有短暂缓解。体检中没有发现神经学异常。腰椎的主动动度范围在前屈,后伸和侧屈时受限。步态为疼痛步态。行腰椎 MRI 检查,结果提示 L4-L5 节段椎间盘朝中央和旁中央突出较大,并侵犯左侧 L5 神经根。他拒绝接受硬膜外类固醇注射或手术,因为他倾向于整体性治疗。他拒绝服用止痛药,而愿意接受针灸治疗。接受 2 周(每周 2 次)的针刺治疗后,疼痛缓解了 50%,之后改为每周 1 次,又做了 4 周的针刺治疗。在随访的 6 周里,他的 VAS 疼痛评分仅为 1 ~ 2(10 分制),患者已经计划返回工作岗位。建议患者继续进行针对脊柱疾患的规律性家庭康复。

病例 2

一名 53 岁白人,女性患者,职业麻醉医师,诉颈痛伴右上肢内侧放射痛 4 个月,右手有麻木,刺痛,烧灼感。她的 VAS 评分为 5 ~ 7 分(10 分制)。她接受过 1

次颈椎硬膜外类固醇注射和 1 个疗程的物理治疗,症状暂时缓解了约 40%。曾口服以环苯扎林(氨苯环庚烯)效果不满意。体检未发现神经功能异常。

她的颈椎主动关节活动度在屈伸和侧屈时受限,活动时伴右侧颈部疼痛和僵硬感。颈后椎旁肌和右侧斜方肌明显肌紧张。颈椎 MRI 提示颈椎轻度至中度退变,自 C4-C5 至 C7-T1 多节段的椎间孔狭窄。她决定尝试针灸治疗。她的症状在 6 次(每周 1 次)针灸之后逐渐消失。

病例 3

一名 75 岁亚裔男性患者,退休会计师,诉反复发作腰痛伴右大腿前方放射痛 8 个月。他自觉右膝关节无力。曾口服止痛药物和长期的物理治疗无明显改善。曾接受 3 次腰椎硬膜外类固醇注射,前两次(每个月注射 1 次)可以获得 70% 的疼痛缓解,第三次注射没有任何改善。

腰椎 MRI 提示中重度腰椎中央管狭窄,伴 1 度 L3-L4 前滑脱导致的中度椎间孔狭窄。腰椎 X 线片显示 L3-L4 节段有 5mm 的滑移,但屈伸位片未见腰椎不稳定的证据。

体格检查,腰椎主动活动度后伸时因为疼痛受限。右膝腱反射减弱。膝关节屈肌力量右侧 4 级,左侧 5 级。他曾经就诊于一位脊柱外科医生,建议他接受椎管减压,椎间融合手术。患者因想尝试其他可能有效的方法而拒绝了手术。他接受了 6 周的针刺治疗(每周 1 次),疼痛缓解了 60%。医生建议他增加物理治疗中学到的力量训练的强度。后来,他每周接受一次推拿及针灸治疗,4 周后疼痛改善 90%。膝关节屈肌力量左右侧均为 5 级。他对治疗效果很满意。

病例讨论

提供的 3 个病例是来描述临床工作中典型病例特点,针灸和其他相关技巧,比如推拿在脊柱相关性疼痛治疗中起着重要作用。传统中医中针灸推拿的诊断过程和治疗细节在本章不再详述。

病例 1 中,很明显患者的症状与突出的椎间盘有关。除了止痛效果,针灸治疗还通过改善血循环的效应在抗炎和组织愈合过程中起着重要作用,这些在文献中有报道,本章不再详细讨论。但是,值得争论的是症状改善可能是腰椎间盘突出症自然病程的一部分。在病例 2 中,疼痛也可能不是直接来源于脊柱病理导致的神经伤害。颈肩部的肌肉和其他软组织的僵硬和

痉挛也可能影响神经,或附近的血运或淋巴循环。所有这些讨论的因素,可能会单独或联合性的引起手臂和手部的症状。因此,在这个病例中,针灸的效果治疗可能来源于局部肌肉和其他软组织的放松。在病例 3 中,针灸治疗的效果可能来源于除了前文所讨论的几种可能机制的联合作用,还有推拿治疗的力学作用,后者能够矫正微小的生物力学脱位或肌腱、韧带或关节突关节的序列紊乱,尽管缺乏 X 线上不稳定的证据来证实。

考虑到本章节的篇幅有限,不可能包括所有的针灸治疗脊柱相关疼痛疾患的循证医学信息。读者可通过参考文献了解更多相关内容。

结论

虽然针灸治疗脊柱相关性疼痛的有效性在英文发表的文献中仍存在争议,但是来自美国医师学院和美国疼痛学会的临床操作指南支持针灸的使用。对于那些不能通过自我护理使症状有所改善的患者,临床医生应该考虑选择被证实有益的非药物疗法:如急性下腰痛,选择脊柱手法治疗;慢性或亚急性下腰痛,选择强化的多学科康复训练,物理治疗、针灸、按摩、脊柱手法治疗、瑜伽、认知行为治疗,或渐进性放松练习(推荐级别低,中等级别的证据)[12]。

（吕振 译,洪毅 校）

参考文献

1. Joseph M. Helmes, Acupuncture energetic—a clinical approach for physicians, second ed., Medical Acupuncture Publishers, Berkeley, California, 1997.
2. D.M. Eisenberg, R.B. Davis, et al., Trends in alternative medicine use in the United States, 1990-1997: results of a follow up national survey, JAMA 289 (1998) 1569–1575.
3. E. Ernst, Acupuncture as a symptomatic treatment of osteoarthritis—A systematic review, Scand. J. Rheumatol. 26 (1997) 444–447.
4. P. White, G. Lewith, P. Prescott, J. Conway, Acupuncture versus placebo for the treatment of chronic mechanical neck pain, Ann. Intern. Med. 141 (12) (2004) 911–919.
5. Zhang Enqin, Chinese acupuncture and moxibustion, Publishing House of Shanghai College of Traditional Chinese Medicine, , 1990, pp. 340–364.
6. L.P. Wang, Meridian differentiation of lumbar intervertebral disc herniation (Article in Chinese), Zhongguo Gu Shang 22 (10) (2009 Oct) 777–778.
7. Chunbo Cai, Revisit of the anatomy of Hua Tuo Jai Ji points, Med. Acupunct. 19 (3) (2007) 125–128.
8. Dafang Yu, Tui Na Xue (in Chinese), Publishing House of Shanghai Sciences and Technology (1984) 7–22.
9. J. Shen, Research on the neurophysiologic mechanisms of acupuncture: review of selected studies and methodological issues, J. Altern. Complement. Med. 7 (Suppl. 1) (2001) S121–S127.
10. D.C. Cherkin, K.J. Sherman, A.L. Avins, J.H. Erro, L. Ichikawa, W.E. Barlow, K. Delaney, R. Hawkes, L. Hamilton, A. Pressman, P.S. Khalsa, R.A. Deyo, A randomized trial comparing acupuncture, simulated acupuncture, and usual care for chronic low back pain, Arch. Intern. Med. 169 (9) (2009 May 11) 858–866.
11. C. Carlsson, et al., Acupuncture for chronic low back pain: a randomized placebo-controlled study with long-term follow-up, Clin. J. Pain 17 (4) (2001) 296–305.
12. R. Chou, A. Qaseem, V. Snow, D. Casey, J.T. Cross Jr., P. Shekelle, D.K. Owens, Clinical Efficacy Assessment Subcommittee of the American College of Physicians; American College of Physicians; American Pain Society Low Back Pain Guidelines Panel, Diagnosis and treatment of low back pain: a joint clinical practice guideline from the American College of Physicians and the American Pain Society, Ann. Intern. Med. 148 (3) (2008 Feb 5) 247–248.

第21章　太极、气功和其他补充替代疗法对老年脊柱和慢性疼痛的治疗

21

Wei Huang, Alice Fann, Linqiu Zhou, Weibin Yang, Chunbo Cai, and James J. Yue

- 多种以运动、能量和精神-躯体交互影响为基础的补充替代疗法,应用于患有脊柱疾患和慢性疼痛的老年患者以缓解疼痛,改善功能,保持健康状况。很多时候,他们与更加传统的治疗方法结合应用。
- 运动为基础的疗法,如太极拳,将平衡训练、精神训练、呼吸技巧和核心肌肉强化训练整合在一起,以提高脊柱的功能,促进健康。
- 以能量和身心相互作用为基础的疗法,可以利用精神集中训练,有效治疗老年患者的慢性非恶性疼痛。
- 这些补充替代疗法的临床应用是很有前途的,但需要治疗者认真的指导和监督以保证其安全性和有效性,因为没有明确的实践指南是支持目前的临床试验的。
- 对这些治疗方式的机理研究是具有挑战性的,因为在这些方法应用过程中,有中枢神经,自主神经和外周神经系统复杂的交互作用。

介绍

在有脊柱疾患和慢性疼痛的患者中,越来越多地采用补充替代疗法,这些疗法被认为具有"整体性",非侵入性和非药物性的特点。这种疗法被作为大多数"传统"医学人员已经接受认同的医学技术和(或)药物治疗的替代方法或补充方式。本章将介绍一些补充替代疗法,比如基于运动、能量和身心相互作用的疗法。虽然不能完全理解这些治疗方法的生理学基础。本章介绍一些关于太极、气功和其他能源为基础的治疗方法的基本概念和临床治疗指南,以及一些心身交互影响的治疗方法,如冥想,引导性想象和精神训练。我们也会介绍一些基本的科学研究以解释某些临床疗效。通过临床病例,我们将阐述在一个综合的疼痛管理计划中为提高临床疗效,如何选择性使用这些治疗方法。某些特定的临床操作相关的主题将在病例讨论

中有所反应。建议读者将本章作为对这些补充替代疗法的简介;我们并没有涵盖关于本主题的所有启示,辩论和科学研究。

太极

谈到太极,很容易联想到公园里那些老年人所做的缓慢,随意而且同步的动作。严格地说,西方世界所谓的太极在中国汉语拼音系统应该是"太极拳"或按照韦德吉尔斯音译为 Tai Chi Chuan。"太极"本身,是中国道家哲学里的一个概念,其包含"阴阳",尽管是两个相对立的"至高无上"的力量,却互相渗透和彼此协调构成了整个宇宙。太极拳最早起源于约 600 年前的中国,当时是作为武术的一种形式,曾经是最强大的格斗形式之一。它被命名为"太极拳",因为它的动作是基于阴-阳式太极哲学特点,构成了有效的防御系统,能够利用攻击者的力量来击退攻击者,而不是蓄意的伤害别人。习惯上,太极在本章内就是指太极拳。

太极拳有五个主要流派:陈,杨,武,吴,孙。虽然每个风格有不同的运动速度和形式,但练习任何一种太极拳的基本要求是相似的,包括:①集中精神保持内在的平静和快速的反应时间;②保持深呼吸的技巧来提高其有氧代谢;③运动过程中强大的下肢支撑能力和连续身体重心移动时良好的平衡能力;④保持正确的姿势和脊柱序列以维持脊柱稳定性,并放松肌肉,尽量避免不必要的肌肉张力;⑤一个灵活的腰椎,能够与身体各部分保持协调,完成优雅的动作。太极拳大师积蓄来的内部能量,不仅使他们具有格斗中的力量,而且可以健康长寿。后者是太极拳在世界范围内广泛传播的主要原因,许多参与者被太极拳吸引的不是其格斗的内容,而是其对健康的益处。当练习太极拳是为了健康的目的时,动作可以缓慢从容,仅有很小的运动强度,因此,老年人是完全可以耐受的(图 21-1)。

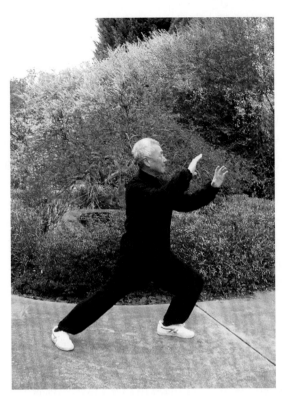

■ 图 21-1　当练习太极拳以健康为目的时,太极拳运动可以缓慢从容,仅有较小的运动冲击力

与其他类型的运动相比,太极拳比瑜伽包含了更多的负重和力量训练,比其他有氧运动包含了更大范围的协调性运动。即使在低冲击力的太极拳练习中,重点仍然是适当的肌肉放松以及保持正确的姿势和脊柱序列。这些特点使太极拳成为一个很好的治疗慢性腰痛的方法。虽然没有采用太极拳治疗脊柱疾患的随机对照临床试验的文献,但其能够强化躯干核心肌肉,增加运动的功能范围,减低疼痛水平和提高生活质量的临床疗效已经被观察到。

即使是练习简化太极拳,研究表明练习者有平衡能力的提高,跌倒恐惧的减轻和老年人跌倒风险的降低[1]。太极拳,如同其他形式的运动,也能够降低血压,改善心力衰竭,使血脂和血糖水平正常化[2],改善绝经后妇女的骨质疏松[3]。

在老年人群中,通过与年龄和身材匹配的较少运动人群的对照研究,发现太极拳练习者有更高的氧摄入,更好的身体灵活性和较低的身体脂肪百分比[4]。

临床治疗指南

因为有不同水平的太极拳的练法,从那些老年人常练习方法到格斗武术家的练习方法,对于脊柱疾患的患者建议应该是个性化原则。基本的太极拳练法,在那些不常运动或平衡及协调能力不良的老年人,也

是能够耐受的;这些练法重点在于下肢的力量和良好的姿势保持,能够提高他们的平衡和协调能力。中等水平的太极拳练法能够提高核心肌肉力量,心血管耐受能力和肺功能。格斗水平的太极拳练法,只有患者已经具备了优良的平衡协调能力和强大的核心肌肉力量之后,才会推荐练习;这种练法应该在太极拳师的指导之下练习,同时应该有临床医师的密切监测,因为一些练习动作可能会导致运动损伤。

太极拳教练的认证,需要完成一定内容的培训,并进行一定时间的教学才能通过;然而,不同认证机构所要求的具体数量有所区别。整个认证过程没有受到法律的监管。在将你的患者送到某个教练之前的参考意见是非常重要的,最好是选择一个具有脊柱疾病患者教学经验的教练。

从气功到以能量为基础的治疗方法

气功("气的训练")是一种能量疗法,能量疗法是指使用或操纵生物能或气场来实现医学治疗的目的。能量疗法的概念是基于人体内存在类似气流的能量流动的理论;"气"的正常流动的破坏能够导致功能障碍和疾病。没有人能够观察到"气"本身,但是"气"被认为可以在周身流动,并在某些特定的身体区域具有防御功能。比如气功表演中,表演者能够抵抗锐利的武器,如表演者将"气"运到喉部来抵抗顶在其喉部的锋利的矛。当气有阻塞的时候,也能够被感知到。一个关于气阻塞的例子是患者主诉气血不畅,典型症状是患者表现为发冷,手指和脚趾麻木;对神经功能,血流量,维生素水平和内分泌病变的常规医学试验结果均为正常。在中医看来,这位患者患有"气滞"的问题,因此能量不能流向远端肢体。能量治疗的原则是恢复正常的"气"的流动或人体生物能量场用于预防或治疗疾病。

气功起源于中国,在冥想和武术的影响之下产生的。气功大师声称能够沿着经脉运动能量来促进自身健康,甚至为他人治疗。然而,在金钱利润的驱动下,一些伪气功大师也声称能够治病并愚弄公众。在那些病例中,某些治疗患者的临床进步可能归因于指压按摩,身心相互作用,心理安慰效应,和(或)触摸的作用。本文一名作者与一位著名气功大师的一些个人谈话揭露,使用能量来为别人治病是会伤害到气功师,因此只有在紧急情况下才会使用。由此看来,气功大师通常只愿教人们如何控制自己的气血沿经络平滑运行,以保持健康,实现自愈。

除了气功之外,其他以能源为基础的主要疗法还包括:灵气(日本),breema(美国),触摸治疗(美国)。其中一些疗法被研究机构所质疑。例如,在治疗触摸中,治疗者通过他们的双手放在距离患者几英寸到几英尺远的距离,声称他们能够感觉到人体释放出来的能量场,并能探测到能量场的紊乱;然而,在一项临床研究中,他们能够正确地探测到一个孩子的手的正确位置的几率仅为 44%[5]。虽然这阐述了一些对能量疗法疑虑,但我们不能否认他们的临床效果,因为其可能的效应也可能通过其他的方式来实现。

临床应用指南

以能量为基础的疗法已经在老年慢性腰痛患者中应用,来促进肌筋膜松解,疼痛缓解和治疗,并改善抑郁。是否这些疗法是真正以生物能量为基础,目前仍不清楚。临床应用应该根据每一个人的情况认真仔细地进行。

一些形式的能量治疗,比如气功,并不推荐在没有指导之下独自练习。关于那些练习过程中能量错位伴有心理异常的病例在世界范围均有报道。这些病例所表现出来的症状,被当今的心理学医生解释为精神病或精神分裂症。在生物能源为基础的理论中,这些事件被认为是由于没有正确引导,能量入侵到某些特定经脉所诱发的。从临床精神病学的角度来看,这些事件是随着冥想的精神疾病发生的。

心身疗法

心身疗法运用精神的力量,来调节身体良性的变化以促进健康。这种力量的控制可以追溯到古代佛教的哲学与实践;使用该疗法,通过不同手段治疗疾病是近年来出现的。我们将在这里介绍一些公众已比较熟悉的可行的治疗手段。

冥想

意念为基础的减压计划是在麻省大学医学中心提出的。冥想有三个目的:了解思维,训练思维和释放思维。它要求对有意识或无意识思维,情感和感情为基础的行为,身体和精神健康有明确地认识,并强烈意识到自身具有使身心一体化的功能。思维被认为是压力和压力相关的疾病中的一个因素。在冥想过程中,患者要学会区分思维和意识,学习了解大脑如何面对焦虑和恐惧,学会当经历高强度疼痛时如何保持在当下时刻,学会区分苦难经历中疼痛的感觉和思维的产物。因此,该方法能够在思想、感觉或情感出现时,将客观

意识即时地带入它们。

在一个定性研究中,27 名老年慢性腰痛患者参加了 MSBR 计划[6]。作者发现他们的注意力提高,睡眠质量改善,疼痛减轻,生活质量提高。在另一个随机对照研究中 37 名慢性疼痛的老年患者,被随机分为 MSBR 组或观察对照组。MSBR 组的参与者被发现 6 个月后在疼痛耐受上,活动的参与和身体功能上均有所改善[7]。两项研究表明 MSBR 在老年脊柱疾患和慢性疼痛患者是可行有效的。

正念冥想通常是以组或班的形式每周授课完成的,除了在授课班上练习,还需要每天自行练习,一般连续进行 8 周。它包括坐、步行、仁慈,或身体自查的冥想。学生们通常需要给予能够辅助冥想技巧的引导性冥想磁带进行练习,之后常常需要每天进行冥想练习。

引导性想象

引导性意象是基于想象和视觉化力量信念的一种治疗方法。曾经被古希腊人,藏族人,后来被弗洛伊德所应用。这是有意识的运用想象,想象积极良好的图像,带来身体和思维的健康改变。它采用更加有针对性和直接的方式进行想象,并能控制不良的思维,如恐惧和担心。练习通常是以放松式训练开始的,或者一个人引导想象训练,或者通过录音带/光盘的使用辅助,以便在正式引导性想象训练之前集中精神,缓解紧张的情绪。它包括开始时的一项呼吸运动,想象看到一个安全的地方,然后进行更具体的引导性想象。想象可以反复进行或每次都有所变化。通常采用的引导性想象有五种方法:①愉快的想象,如想象自身处于一个平静的位置;②针对生理学的想象,如想象白细胞战胜疾病或癌细胞;③思维重放,如想象成功地完成一项公共任务;④精神重塑,如想象重新诠释了过去的经历和情感;⑤接受性图像,包括身体自查以达到自我诊断或反应的目的。

很少有关于老年疼痛患者引导性想象的研究。Morone 和 greco[8]回顾了两项研究,是对少数受试者较短时间的研究。两个研究均发现引导性想象在老年患者家中进行并使用一定技巧是可行的,没有困难,并具有良好的依从性,该训练能够减轻疼痛和增加活动。

灵性和宗教

灵性和宗教是一种比人类更加强大的信仰。灵性可以在一个有组织的宗教内练习,但是可能缺乏社会背景;宗教信仰往往可以在一个有志同道合信徒的社区内练习。这些信仰可能增加社会支持,提高健康行为,改善心理状态。更强的宗教信仰已被证明是可以

缓解抑郁和减轻压力,促进放松,和(或)提供疼痛耐受的。宗教和精神信仰能够改善慢性疼痛患者的外观和功能。

灵性和宗教对健康的作用,从科学的角度来看,已经取得了有趣,甚至是令人好奇的结果。一般来说,研究已经报道了其与身体健康,心理健康和药物滥用的相当积极的关系,而大多采用的是横断性或前瞻性设计[9]。很少有文献研究是关于灵性/宗教信仰在老年慢性非恶性疼痛患者中的应用。Baetz 和 bowen[10]调查了 37 000 名加拿大人,发现那些有更强的宗教信仰者很少有疼痛,心理幸福感更高。慢性疼痛患者中,那些有更多的宗教和(或)精神信仰者更加容易采用积极的应对方法,包括态度和活动策略,有更高的控制能力和自我监督能力,疼痛耐受程度提高。他们还更容易参加运动。

基础知识

对这些补充替代疗法潜在机制的探索,通过传统的生物学或药理学研究方法是有很大困难的。但是,脑成像和神经网络技术的突破,为我们理解人类意识的能力提供了一些启发。西方医学中的自主神经系统,重新引起人们的兴趣,因为在很多整体疗法中涉及自主神经系统的内容。

注意力与疼痛

慢性疼痛与注意力障碍相关。注意力可以被认为是对不同类型的认知信息优先处理的能力。注意力的功能是对外界刺激作出适当的选择,维持精力集中,并完成与时间和空间的交互[11]。前扣带皮质(ACC)对维持注意力十分重要,因为它可以调节自身能力来持续集中注意力,协调和整合特定任务的整个过程。前扣带皮质在注意的执行过程、动机、注意力资源分配、前运动功能和错误检测过程中有着举足轻重的作用。它是由中重度的疼痛刺激所激活,正电子发射断层扫描研究揭示了在该区域有高浓度的阿片受体[12]。疼痛刺激的强度越大,持续时间越长,前扣带皮质会变得越活跃。

疼痛可以打断复杂的认知过程,并捕获注意力。慢性疼痛可能会导致患者持续关注疼痛而忽略其他刺激。不同的研究表明,患者越是注意疼痛,自觉疼痛的强度越高;从事某些需要注意力高度比较集中的任务的患者自觉疼痛强度减低。直接将注意力从疼痛处转移会减低疼痛感;这种将注意力从疼痛转移开的行为会降低前扣带皮质、岛叶皮质、丘脑和体感区域的活动[12-14]。

另一个有趣的部位是中脑导水管周围灰质(PAG),其主要接收来自额叶皮层,下丘脑,额叶颗粒,岛叶皮质,杏仁核的传入信号。PAG 投射至延髓头端的腹内侧核,之后发出纤维反过来投射到脊髓后角的疼痛传递神经元和三叉神经核团[15]。在这个复杂的神经网络中,PAG 在疼痛下行调节和防御行为过程中起着重要作用。有一项使用功能性磁共振成像技术评估正常人体 PAG 部位变化的研究[15]。有害和温暖的热刺激加到受试者身上,他们被告知将会疼痛或不疼。PAG 部位活动的增加,与感受到的疼痛降低有相关性;PAG 部位的活动性越强,疼痛程度的减轻就越明显。PAG 部位的激活差异与总疼痛 VAS 评分的变化有显著的相关性;疼痛强度下降较大时,PAG 部位有较大的变化。PAG 部位活动增加与疼痛感觉强度降低有相关性。

心身疗法可能是通过调节注意力和情感来发挥其临床作用的。冥想要求对有意识和无意识的思想、情感和行为有清晰的认识;引导性想象强调平静和愉悦的想象;灵性要求人们放弃对生活的控制,而获得更高的能力。所有这些都是转移疼痛和不愉快的体验,而可能产生更积极的感情和更少的疼痛。

即使太极和一些能量为基础的疗法强调运气/调节"气",积极避免过度关注病灶疾患或疼痛。我们在前面曾提到一些学术团体关于治疗性触摸的疑虑;然而,从注意力和转移的角度来看,治疗性触摸,仍然是通过分散患者的注意力和诱导积极反馈的方法,在减轻疼痛方面疗效确定。

自主神经系统的调控

太极,气功和其他以能源为基础的疗法,以及身心互动疗法,都声称可以降低血压,提供一种放松和平静的感觉,改善睡眠,增强免疫系统,改善疼痛,增加身体活动,提高生活质量。这些可以被看作是自主神经系统生理活动的一系列积极效应,这已经在对太极拳和身心互动疗法的研究中被证实[16,17]。前述的神经网络,即 ACC 和 PAG,也发现具有调节自主神经系统的功能[18,19],因此,未来的机理研究有助于结合整体疗法对临床效应影响,来进一步理解中枢神经,外周神经和自主神经系统之间的相互关系。

临床病例

一位 67 岁男性患者的初级护理医师介绍,该患者自服兵役期间就出现慢性背痛,年轻时疼痛间断发作。10 年之前,疼痛逐渐加剧,发作更加频繁;而且疼痛间歇性放射到右臀部。身体前屈或后伸、提重物、长时间的站立或行走时疼痛加重;通过休息、局部热敷或按摩疼痛可以缓解。他的首次就诊中,主诉晨起腰部僵硬,日常的背部拉伸都困难,根本无法耐受超过15分钟的站立或行走。他的平均疼痛评分达到9分(10分制)。背部的专项物理治疗方案使他的疼痛加重,他在做了一个疗程后停止了治疗。他一直服用布洛芬和对乙酰氨基酚,后来这些药根本不起效。他的初级护理医师为他开了处方:加巴喷丁300mg,每天3次和曲马多50mg,1天3次,后来他才觉得疼痛有所缓解;但他这次就诊之前的一周之内出现白天嗜睡加重,并且摔倒过2次。

既往病史有糖尿病、高血压、创伤后应激障碍(PTSD)和疼痛及夜尿引起的慢性失眠。之前被成功雇佣为一家五金店的经理,直到本次就诊的3个月前,由于经济原因他下岗了。工作时,他的时间被分为久坐在办公桌前的工作和店铺的例行巡视,偶尔抬一些不超过27.24kg的物品。他曾抽烟25年,每天2包烟,大约在20年前戒烟。有在社交场合上饮啤酒史,否认曾非法使用毒品,仅在中学时期曾尝试过大麻。

系统回顾发现,长期便秘曾使用番泻叶和纤维补充剂治疗。曾有夜间盗汗现象,但无咳嗽或发热。胸部X线检查未见异常。自从他下岗失业之后,他抑郁情绪加重;最近由于疼痛他几乎很少出门。体检时,他的外观与他的年龄相符。腹部肥胖,走路缓慢,宽基步态也不能缓解疼痛。他能用脚尖和脚跟站着,虽然脚跟站立会加重他的疼痛。他转身很慢,并且一旦转身时就会失去平衡。腰椎的正常曲度丢失,腰椎的运动范围由于疼痛而受限,仅能屈曲60°(诉L4-L5水平,正中和椎旁的"深度疼痛"),伸展约10°(诉整个腰部的"刺痛"),旋转约45°(诉整个腰部"酸痛")。

加在右侧关节突的负荷会再次诱发右下肢的放射痛,从背部放射经臀部,至膝关节后方。在背部的大片区域椎旁的肌肉有触痛。直腿抬高的动作只会诱发膝关节后方的疼痛。神经系统检查发现由于疼痛徒手肌肉检查受限;双下肢有对称性的深肌腱反射,针刺觉正常。心理因素上,他与人沟通很少有眼神的交流。

腰骶椎的磁共振成像(MRI)检查提示多节段腰椎管狭窄,伴有L4-L5和L5-S1椎间盘退变,伴有双侧L3-4、L4-L5和L5-S1关节突增生,左侧L4-L5神经根管轻度狭窄。脊髓内信号是正常的。

评估认为是肌筋膜性疼痛和关节源性疼痛同时存在。尽管患者有退变性腰椎间盘疾病,但临床表现并未显示急性神经根性病变。他学习了仰卧位时基本的背部/腿部的牵拉性练习,并建议在腰部进行脊椎指压按摩。

随访中,他提出牵拉性练习能缓解他的疼痛至7分(10分制),每天他都在练习。他还接受了2个疗程的推拿治疗,第1个疗程后症状明显缓解,但是仅在2天后疼痛又复发至原来的水平。他才又接受第2个疗程的推拿治疗,但没有明显效果。

他接受了痛点注射治疗,并且立即就有90%的疼痛缓解。但是,一个星期后,他打来电话来说注射3天后疼痛又复发,听起来非常沮丧。后来建议他进行右侧L5-S1的关节突注射。

两个星期后,他说关节突注射只在1周的时间里减轻了60%的疼痛。因此,他不再对注射治疗有兴趣。他还提到,他对心理医生不满,因为给他诊断了严重抑郁症。他声称:"没有人在面对这种疼痛而没有任何治疗方法的时候,不感到沮丧抑郁。"他其实对整体医疗更感兴趣,但是由于针的原因,他不愿接受针灸。

后来,他参加了一个初级的太极拳学习班,主要是进行站立时缓慢、协调的手部与背部运动,并参加了一个疼痛治疗小组,治疗小组由一位心理学家指导,采取针对疼痛和抑郁的特殊策略,其中包括冥想和放松技巧。

他每周去一次太极拳学习班(每次1小时),每周在家练习5次(每次20分钟),并且接受每月两次的疼痛组治疗。在诊所进行了关于睡眠卫生的指导,并提供了关于睡眠时间安排和睡眠环境的培训。他还进行了关于睡眠之前如何应用放松技巧的指导。一个月后,他感觉到早上可以更好地转移身体,坐的更久,对长时间站立和行走的耐受力更好。3个月后,他的疼痛降到了1~2分(10分制),偶尔会加剧到5~6分。所以,除了偶尔服用布洛芬或对乙酰氨基酚外,他停掉了所有的止痛药。他感觉到自己的腿部和背部越来越强壮,以后再也没有摔倒过。

一年后,他的体重下降了13.62kg;疼痛大多数时候消失了,除了变天的时候。夜间,他仅需很短的时间就可以入睡,尽管他的睡眠容易醒。他还感觉到更有活力,糖尿病的药物用量减量,夜间盗汗也很少了。

他开始了更高级的太极拳练习和锻炼,如单腿站立,转身和弯腰,每天行走30分钟,连续的每周三次冥想。他还找到一份兼职工作,并对目前的结果非常满意。

病例讨论

这个病例阐述了疼痛专科医生常用的一种方法：全面疼痛治疗计划的应用是分层的、分阶段的、整体的方案。治疗方法在不同阶段根据症状的进展，患者的反应，治疗的有创程度和患者的喜好进行选择。

最终患者因为进行了太极拳练习和参加疼痛治疗小组症状得到了改善。然而，患者已经从不同治疗方式得到短时间的疼痛缓解，比如拉伸和局部热疗。各种注射治疗、规律的物理治疗和推拿后疼痛复发，工作的缺失使患者形成错误的概念，认为他的疼痛非常严重且持久。太极拳成为一种治疗选择，因为其运动和练习能够让患者完全耐受，并逐渐锻炼了患者的灵活性和力量，且有显著的功能变化，太极拳提供了积极的反馈，逐渐走向成功。

太极拳是一种整体式运动，因为它将精神集中与高水平的内部外部运动整合为一体。然而，这并不是被视为整体式运动的唯一的运动方式。事实上，任何需要思想和身体相结合的锻炼、运动或活动都会产生类似的效应。运动方式的选择在于医师的经验和患者的偏好。例如，如果患者喜欢跳舞，那也是需要精神集中、姿势优雅、运动和缓的，其临床效果可能如太极拳一样显著。

即使有了太极拳所取得的进步，抑郁的治疗在临床过程中也起着重要的作用。抑郁对疼痛的影响常常被患者忽略。抑郁可能加重疼痛症状，而对抑郁的有效治疗能够改善慢性疼痛[20]。积极的治疗和社会化，打破了疼痛和抑郁的恶性循环，对于抑郁和疼痛的治疗极其重要。太极拳课程的社会化和引入慢性疼痛治疗策略的疼痛分组治疗，将患者对疼痛的注意转移到患者本身更积极的想象中来，所有的一切均有助于临床病例的进步。

睡眠对慢性疼痛治疗的影响，往往被估计不足，即使是疼痛专家。然而，研究发现慢性疼痛和睡眠障碍之间有显著的相关性[21]。睡眠的教育和放松技巧的使用有助于提高患者的睡眠，后者又有助于降低晨起的疼痛。疼痛的缓解和功能的改善，进一步提高了夜间的睡眠质量。

大多数的这些补充替代疗法需要患者的主动参与，因此，不同于其他的治疗方式，如一些常规、被动治疗和药物治疗。因为这个特性，它们的普及常常有一定的临床困难。患者主动参与到自己的健康护理过程，是医师提高临床疗效的重要任务。

结论

整体概念已经成为那些在老年脊柱和慢性疼痛临床治疗中疗效确定的绝大多数补充替代疗法的焦点和吸引人之处。令人信服的临床效果已经使它们在补充与替代医学治疗计划中获得一席之地，作为缓解疼痛和提高功能的重要部分。补充替代医学疗法可以与传统的循证医学互相补充，以最好地改善治疗环境和患者的整体健康[22]。它们潜在的机制促进还需要进一步的调查研究；但是，应该避免单纯的药理学模型方法进行治疗，因为在治疗过程中有多方面的复杂因素融在其内，比如主动练习、精力集中、心身交互、注意力转移和自主神经调节。

（吕振 译，洪毅 校）

参考文献

1. H.M. Taggart, Effects of Tai Chi exercise on balance, functional mobility, and fear of falling among older women, Appl. Nurs. Res. 15 (4) (2002) 235–242.
2. G.Y. Yeh, C. Wang, P.M. Wayne, et al., Tai chi exercise for patients with cardiovascular conditions and risk factors: a systematic review, J. Mol. Signal. 29 (3) (2009) 152–160.
3. P.M. Wayne, D.P. Kiel, D.E. Krebs, et al., The effects of Tai Chi on bone mineral density in postmenopausal women: a systematic review, Arch. Phys. Med. Rehabil. 88 (5) (2007) 673–680.
4. C. Lan, J.S. Lai, M.K. Wong, et al., Cardiorespiratory function, flexibility, and body composition among geriatric Tai Chi Chuan practitioners, Arch. Phys. Med. Rehabil. 77 (6) (1996) 612–616.
5. L. Rosa, E. Rosa, L. Sarner, et al., A close look at therapeutic touch, JAMA 279 (13) (1998) 1005–1010.
6. N.E. Morone, C.S. Lynch, C.M. Greco, et al., "I felt like a new person." The effects of mindfulness meditation on older adults with chronic pain: qualitative narrative analysis of diary entries, J. Pain 9 (2008) 841–848.
7. N.E. Morone, C.M. Greco, D.K. Weiner, Mindfulness meditation for the treatment of chronic low back pain in older adults: a randomized controlled pilot study, Pain 134 (2008) 310–319.
8. N.E. Morone, C.M. Greco, Mind-body interventions for chronic pain in older adults: a structured review, Pain Med. 8 (2007) 359–375.
9. C.E. Thoresen, Spirituality and health, J. Health Psych. 4 (1999) 291–300.
10. M. Baetz, R. Bowen, Chronic pain and fatigue: associations with religion and spirituality, Pain Res. Manage. 13 (2008) 383–388.
11. D.R. Gitelman, Attention and its disorders, BriMed. Bulletin 65 (2003) 21–34.
12. S.J. Bantick, R.G. Wise, A. Ploghaus, et al., Imaging how attention modulates pain in humans using functional MRI, Brain 125 (2002) 310–319.
13. P. Petrovic, K.M. Petersson, P.H. Ghatan, et al., Pain-related cerebral activation is altered by a distracting cognitive task, Pain 85 (2000) 19–30.
14. S.E. Longe, R. Wise, S. Bantick, et al., Counter-stimulatory effects on pain perception and processing are significantly altered by attention: An fMRI study, Neuroreport 12 (2001) 2021–2025.
15. I. Tracey, A. Ploghaus, J.S. Gati, et al., Imaging attentional modulation of pain in the periaqueductal gray in humans, J. Neurosci. 22 (2002) 2748–2752.
16. W.A. Lu, C.D. Kuo, The effect of Tai Chi Chuan on the autonomic nervous modulation in older persons, Med. Sci. Sports Exercise 35 (12) (2003) 1972–1976.
17. H.D. Critchley, Psychophysiology of neural, cognitive and affective integration: fMRI and autonomic indicants, Int J. Psychophysiol. 73 (2) (2009) 88–94.
18. Y.Y. Tang, Y. Ma, Y. Fan, et al., Central and autonomic nervous system interaction is altered by short-term meditation, Proc. Natl. Acad. Sci. U.S.A. 106 (22) (2009) 8865–8870.
19. R. Bandler, K.A. Keay, N. Floyd, et al., Central circuits mediating patterned autonomic activity during active vs. passive emotional coping, Brain Res. Bull. 53 (1) (2000) 95–104.
20. L.H. Lunde, I.H. Nordhus, S. Pallesen, et al., The effectiveness of cognitive and behavioural treatment of chronic pain in the elderly: a quantitative review, J. Clin. Psychol. Med. Settings 16 (3) (2009) 254–262.
21. F. Stiefel, D. Stagno, Management of insomnia in patients with chronic pain conditions, CNS Drugs 18 (5) (2004) 285–296.
22. J. Geimer-Flanders, Creating a healing environment: rationale and research overview, Cleve. Clin. J. Med. 76 (Suppl. 2) (2009) S66–S69.

第 22 章 口服止痛药治疗成人慢性腰痛

22

Kathleen Abbott and Amy Folta

关　键　点

- 腰背痛会限制功能，影响生活质量。
- 除了物理疗法和局部治疗，如有必要，可口服止痛药。
- 常用药物的主要分类：非甾体类抗炎药物，肌肉松弛剂，阿片类止痛药，以及其他辅助用药，如抗抑郁药物和抗惊厥药物。
- 老年人及患有基础疾病的患者对药物的不良反应更加敏感。
- 任何药物的使用都需权衡利弊。

介绍

腰背痛是患者因疼痛而求医中最常见的原因。慢性背痛常会引起生活质量下降，抑郁，失眠，心理和生理功能下降。止痛药物与传统的物理疗法共同用于治疗慢性疼痛。应用止痛药物有助于恢复生理和社会功能，同时改善睡眠、情绪和注意力。副作用应尽可能控制在最小[1]。根据世界卫生组织的推荐，对乙酰氨基酚、非甾体抗炎药物以及疼痛调节剂是止痛中治疗轻、中度疼痛三阶梯的第一阶段。阿片类止痛药作为二线药物用于治疗中重度疼痛[2]。辅助性药物常用于治疗加重疼痛的因素，如改善神经功能或缓解肌肉痉挛。例如，抗抑郁药物和抗惊厥药物作为治疗腰部神经根病变所致的神经性疼痛的辅助用药。肌肉松弛剂可被用于治疗肌肉痉挛[2,3]。

由于老年人更容易出现药物副作用，所以针对老年人用药时重要的是选择半衰期最短的药物，并使用最低有效剂量。药物的镇静效应会引起明显的意识障碍从而损伤功能，增加跌倒的风险。老年人的肾脏清除率降低使得药物的代谢减慢。因此，药物在身体内累积使药物副作用的发生率增加，尤其在与其他药物联合应用时。但是，当疼痛持续时应考虑使用长效止

痛药[5]。老年人和合并其他疾病的患者更容易发生肾脏和肝脏的毒性副作用。同时，药物对于肝脏细胞色素 P450 系统的作用也是多样的，而细胞色素 P450 系统也存在个体差异。因此使用的多种药物最好来自一个医疗机构，这样更有利于医疗机构监测药物的相互作用。

随年龄增长，药理学变化包括：

- 脂肪/瘦体重比率的变化会增加药物的分布量，并可能导致脂溶性药物的有效半衰期延长，如美沙酮。
- 胃肠通过时间的减慢，会延长持续性释放药物的效应。
- 肝脏氧化功能下降，使药物半衰期延长。
- 肾脏排泄功能减慢，使经肾脏代谢药物的效应延长。
- 抗胆碱能药物的副作用风险是增加的，包括意识障碍、便秘、运动障碍以及尿失禁[5]。

非阿片类止痛药物：对乙酰氨基酚，非甾体抗炎药，阿司匹林

对乙酰氨基酚

对乙酰氨基酚（泰勒诺）是最常用的处方和非处方药物之一，无论单独使用还是联合应用，常被用于治疗轻中度疼痛。它还是一种退热剂，但其抗炎作用不明显。尽管对乙酰氨基酚被认为是一种安全的药物，但是它的安全治疗范围非常窄，因此安全剂量和导致肝毒性的剂量非常接近。以往推荐用量为每次 1000mg 或者每日 4000mg。目前，食品及药品管理局（FDA）推荐每日最大用量降至为 3250mg，可以分 5 次服用，每次 650mg。研究表明每次 650mg 与每次 1000mg 治疗疼痛的疗效基本相同，而且对于患者来说

更加安全[17]。由于对乙酰氨基酚对肝脏的毒害作用，有肝脏损害的患者应避免长期服用该药，另外用药时要限制酒精的摄入，（每天 1～2 杯）。长期过量服用对乙酰氨基酚可能导致肝脏坏死，甚至致命。如果患者同时服用多种止痛药物，如扑热息痛、维柯丁（Vicodin）、丙氧酚，更应该警惕对乙酰氨基酚的过量，因为这些药物中均含有不同剂量的对乙酰氨基酚[3,5,6]。

非甾体抗炎药物

所有的非甾体抗炎药物都具有抗炎、止痛、解热的作用[3,4,6,7]，通常用于抗炎，治疗腰背部疼痛以及不同类型关节炎导致的疼痛和炎症。非甾体抗炎药是选择性或非选择性环氧合酶-2 抑制剂。

多种因素都可以引发炎症级联反应，比如物理损伤和感染反应。作为反应，前列腺素在细胞水平由环氧化酶合成。非甾体抗炎药物可通过非选择性环氧化酶-1 和环氧化酶-2 途径抑制环氧化酶从而减少前列腺素的合成[12]。通常认为前列腺素可使疼痛受体变得敏感，参与外周及中枢的疼痛传导。环氧化酶-1 普遍存在于正常细胞，参与机体的多种生理功能。环氧化酶-2 则主要参与炎症过程，它在肾脏、大脑和内皮细胞均有表达。环氧化酶-1 存在于胃上皮细胞，并参与具有细胞保护作用的前列腺素的合成。具有选择性环氧化酶-2 抑制作用的非甾体抗炎药物，具有胃保护作用，但是，它并不能减少传统非甾体抗炎药相关的其他不良作用[3,4,6,7,12]。非甾体抗炎药物和阿司匹林并不影响脂氧合酶途径，因此它们并不减少重要炎症介质白三烯的合成[3,4,6,7,12,18]。

非甾体抗炎药物的用药警示包括心血管疾病、心肌梗死、脑卒中和高血压。小剂量应用非选择性非甾体抗炎药物，如布洛芬，还可以干扰阿司匹林的心脏保护作用。如果每天服用阿司匹林来保护心脏，那么非甾体抗炎药物如低剂量布洛芬 400mg 则应该在服用阿司匹林前 8 个小时或者后 30 分钟服用。如果二者同时服用，阿司匹林的心血管保护作用可能无效[12]。另外，由于非甾体抗炎药物可阻断血小板的黏附和聚集，因此禁用于冠状动脉搭桥手术围术期的疼痛治疗[4,5,6]。

非甾体抗炎药物可能增加肾脏和肝脏损害以及胃肠刺激（如出血和溃疡）的风险。对于老年人和吸烟者，当非甾体抗炎药物与阿司匹林、皮质类固醇、抗凝剂合用或者存在饮酒、机体衰弱以及消化性溃疡病史时，他们胃肠出血风险增加。应用质子泵抑制剂或者前列腺素类似物如米索前列醇可减少胃溃疡的发生。然而，尽管如此，发生致命的胃肠出血的风险仍较高。非甾体抗炎药物应与食物、大量牛奶或者大量水同时服用来降低胃肠出血的副作用[4-6]。

非甾体抗炎药物能促进抗利尿激素的作用从而加重充血性心力衰竭。前列腺素合成的减少可降低肾血流量，影响肾脏的电解质平衡，从而导致水分潴留和水肿，这是常见的副作用。中枢神经系统副作用包括头疼和头晕。如果发生皮疹应该停用非甾体抗炎药物，以避免发生史-约综合征的风险[4,6]。

非甾体抗炎药物的禁忌证包括对使用药物或其组成的任何成分、阿司匹林、非甾体抗炎药存在超敏反应或过敏反应者，以及冠状动脉搭桥手术的围术期管理。支气管哮喘、阿司匹林耐受不良以及鼻炎患者对非甾体抗炎药物存在交叉过敏。严重的肝肾衰竭患者应避免应用非甾体抗炎药物。不可控制的高血压患者应谨慎使用。各药物的说明书见表 22-1[4,6]。

表 22-1　非甾体抗炎药物分类：丙酸、乙酸衍生物、昔康、水杨酸、环氧化酶-2 抑制剂

药品	起始剂量	最大剂量	$T_{1/2}$（小时）	说　　明
对乙酰氨基酚（泰勒诺）	325～650mg，每 4～6 小时一次	4000mg/d	2	警惕：与其他含有对乙酰氨基酚的药物合用时、合并肝脏疾病时、饮酒时需谨慎用药[3,6]
丙酸衍生物				
异丁苯丙酸（艾德维尔、布洛芬）	200～800mg，3～4 次/天	3200mg/d	2～4	避免与阿司匹林同时服用，因为会减弱阿司匹林的抗血小板作用[3,4,5]
甲氧萘丙酸（萘普生、萘普生钠、）	250～500mg，每 12 小时一次。65 岁以上：200mg，每 12 小时一次	1500mg/d	12～15	可能发生胃肠道出血[3,4]

药品	起始剂量	最大剂量	$T_{1/2}$(小时)	说　明
酮洛芬(欧露维)	IR:25~75mg,每6~8小时一次,用于止疼 ER:100~200mg/d	200mg/d	2	严重肾病时100mg/d,轻度肾病时150mg/d,小剂量用于止疼,大剂量用于抗炎[3,6]
氟比洛芬(氟比洛芬片)	100mg,每12小时一次	300mg/d	6	[6]
奥沙普秦	600~1200mg/天	1800mg/d或26mg/kg/d	40~56	逐渐加量,肾损害患者600mg/d,肝损害时调整剂量。有报导苯二氮的负性尿毒理学
乙酸衍生物				
双氯芬酸(扶他林)	IR:50mg,8~12小时一次 DR:50~75mg,8~12小时一次 ER:100mg/d	IR:200mg/天 DR:200mg/d ER:100mg/d	1~2	奥湿克:与米索前列醇合用预防胃十二指肠溃疡。起始量50mg/d,每2~3天调整一次剂量,200mg/d或者75mg/次,2次/天[3,4] 局部可应用凝胶和膏剂
依托度酸(落迪内)	IR:200~400mg,6~8小时一次 XL:400~600mg/d	1000mg/d	7	具有环氧化酶-2选择性[3,6]
酮咯酸(痛力克)	10mg,4~6小时一次	40mg/d	2~8	用药不超过5天。多用于临时对症治疗;用于中重度疼痛,极易发生胃肠出血和肾脏副作用[3,5]
萘丁美酮(瑞力芬)	500~1000mg/次,1~2次/天	2000mg/d	24	具有环氧化酶-2选择性,数天后起效,胃肠出血风险较低,抗血小板作用较弱[3,5,6]
烯醇酸(昔康)				
美洛昔康(莫比克)	7.5mg/d	15mg/d	15~20	低剂量时具有环氧化酶-2选择性,7.5mg/d时胃肠出血发生率较低[3,6]
吡罗昔康(费啶)	10~20mg/d	20mg/d	45~50	明显减少锂的排泄[6]
环氧化酶-2抑制剂				
塞来昔布(西乐葆)	100mg/次,1~2次/天	400mg/d	6~12	选择性环氧化酶-2抑制剂[6]
水杨酸				
阿司匹林	325~650mg/次,4~6小时一次	4000mg/d	2~3(大剂量时15~30)	出血风险高,禁用于患有病毒性疾病的儿童以避免雷耶斯综合征。出现耳鸣和听力下降时停止用药。用量<100mg/d时具有心脏保护作用[3,6]
双水杨酸	500~750mg/次,每12小时一次	4000mg/d,分2~3次服用	小剂量时7~8小时,大剂量时15~30小时	抗血小板作用较弱,体质弱的患者需检测水杨酸水平
双氟尼酸(二氟尼柳)	250~500mg/次,每8~12小时一次	1500mg/d	8~12	与阿司匹林相比,抗血小板及胃肠出血作用较弱[3]
胆碱镁(对乙酰氨基酚、三水杨酸胆碱镁)	500~1000mg/次,每8小时一次	4500mg/d	小剂量时2~3小时,大剂量时30小时	病情稳定时可维持1~2次/天,无明显血小板聚集作用

环氧酶抑制剂（COX-2）

环氧化酶-2 的抑制剂是在治疗浓度下选择性地抑制环氧化酶-2 而对环氧化酶-1 无抑制作用的非甾体抗炎药。这种特异性效应可起到胃保护作用。患有肝肾疾病的患者仍应谨慎使用。非甾体抗炎药物还可抑制肝细胞色素酶 P2D6，与氟康唑和锂存在明显的相互作用。环氧酶-2 抑制剂具有其他传统非甾体抗炎药物所具有的用药警示[4,6]（见表 22-1）。

阿司匹林

阿司匹林可阻止血栓素 A2 的形成，进一步通过对环氧合酶-1 不可逆的抑制作用来阻止血小板聚集。前列腺素的合成也被抑制[6]，同其他的非甾体抗炎药一样（见表 22-1）。

Flavocoxid（Limbrel）

Flavocoxid 是一种新药，因其具有抗炎作用而被使用，尽管其需要凭处方购买，但也被认为是一种医疗食品。Limbrel 部分作用于环氧合酶-1、环氧合酶-2 和 5-脂氧合酶途径，其对环氧合酶的两条代谢途径都有抑制作用，且作用相当，对 5-脂氧合酶途径中的白三烯有抑制作用。它具有抗炎作用，并且对器官功能的影响最小。花生四烯酸的产生并没有被抑制，以维持器官功能。

Limbrel 还具有抗氧化特性。对比研究表明它治疗骨性膝关节炎的功效与萘普生相似。Limbrel 已应用于使用华法令抗凝的患者。开始使用之后 1 ~ 2 周，建议检查前凝血时间。其禁忌证为对 Limbrel 或类黄酮过敏[8]。

阿片类止痛剂

某些情况下，非阿片类止痛药并不能有效缓解中重度疼痛。根据世界卫生组织的建议，此时对于患者来说，阿片类止痛药可能是个不错的选择。由于这些药物容易被滥用和成瘾，因此，在美国属于管制药物，要求凭处方购买。阿片类药物治疗的目的在于不影响认知功能和无使用依赖的情况下缓解疼痛，改善功能状态[2,9]。三种主要的阿片受体是 μ，κ 和 δ 受体。大部分止痛药物都与吗啡一样选择性作用于 μ 受体。μ 受体位于中枢神经系统和外周组织[9]。

这些受体具有止痛性能，同时可引起嗜睡，认知功能障碍以及情绪变化。阿片类药物具有类似奖励机制的特性，这与其成瘾性密切相关[6]。当处方开具阿片类药物时，熟知它的成瘾、躯体依赖及耐受时的临床体征是非常重要的[9]。阿片类药物可能造成异常的痛觉过敏，因此需要监测患者阿片诱导的痛觉过敏现象[9]。既往和目前无药物滥用史的老年人成瘾可能较低[5]。与长期使用非甾体抗炎药物相比，使用阿片类药物的老年人致命性事件的发生率低[2]。

当开具阿片类药物的处方时熟悉以下常用术语是很重要的。耐受性是指重复使用某种药物导致其效能下降时的生理反应[9,18]。患者药物耐受时需要更大的剂量来达到同样的效果。

躯体依赖性在躯体戒断某种药物后出现，如停止用药或急剧减量或者应用药物拮抗剂时[9]。成瘾被定义为即使会造成人身伤害，仍强迫性使用某药物[9]。其他关于成瘾的研究认为，成瘾还包括对药物薄弱的控制力和生理欲望[9]。通过对药物滥用、误用和转移的监控可规范药物的使用。建议使用管制药物协议。协议应声明阿片类药物由专门的医师开具，专门的药房取药，需要时可以抽检尿液或血清毒理学检查。协议应该包括患者责任，列举治疗的风险。不建议过早应用阿片类药物，处方丢失或被窃时需要报警[9]。

阿片类药物拮抗剂，以及部分激动部分拮抗剂能够与阿片受体不同程度的结合。这些药物被有经验的医师应用于阿片类药物成瘾者[10]。

阿片类药物处方应争取做到仅最小的副作用便可达到最强的止痛效果[4]。阿片类药物常见的副作用包括恶心、意识障碍和镇静（通常能够逐渐耐受）。一种止吐药常临时需要。皮肤瘙痒和大汗也属于常见现象。当存在呼吸抑制的潜在风险时，尤其当患者合并呼吸道疾病以及与其他中枢神经系统抑制剂联用时，应谨慎使用阿片类药物。老年患者需要仔细监测，使用尽可能最低的剂量。便秘是常见的副作用，通常需要长时间的治疗。当应用此类药物时应避免饮酒。在服用长效剂型时，由于延时释放的成分可被酒精破坏并且致命，所以避免饮酒是至关重要的。对于慢性疼痛，长效制剂应用于维持治疗而短效制剂应用于控制爆发性疼痛。当停药时应逐渐减量以避免戒断症状的发生。应用阿片类药物时应监测疼痛、血压、精神状态和呼吸状态[4,6]。

阿片类药物的用药警示为：警惕滥用、误用和转移[3]。各药物说明书见表 22-2。

表 22-2 麻醉性止痛药

阿片类药物				
药品	起始剂量	最大剂量	$T_{1/2}$（小时）	说明
丙氧酚 （达尔丰） （达尔特，与对乙酰氨基酚的复合制剂）	盐酸盐：65mg，每4~6小时一次 萘磺酸盐：50~100mg，每4~6小时一次	盐酸盐：390mg/d 萘磺酸盐：600mg/d	6~12 30~36代谢物	避免用于抑郁、自杀及有成瘾倾向的患者。代谢产物为活跃的去甲丙氧酚可使美沙酮的尿毒性滤过检测呈假阳性
反胺苯环醇 （曲马多）	50~100mg，每4~6小时一次 可从12.5~25mg开始 ER：100mg，每日一次	400mg/d 曲马多 ER：300mg/d	6	对5-羟色胺的再吸收有轻微的抑制作用。谨慎与选择性血清再吸收抑制剂合用。避免在使用单胺氧化酶抑制剂的前14天内使用。合并严重肝肾损害时避免使用 ER 剂型 在与选择性血清素再吸收抑制剂、三氯乙酸、厌食症、环苯扎林、异丙嗪、神经松弛剂合用，降低发病阈值的药物和状况或者有发病史时，增加发病风险[4,5]
Tapentadol （Nucynta）	50mg，每4~6小时一次（相当于10mg的羟考酮）			更少的胃部副作用
吗啡	初始剂量：立即释放5~15mg，每3~4小时一次；必要时控制释放15mg，每天两次或一次	逐渐起效	2~4	禁忌证：硫酸吗啡或其任何成分过敏，颅内压增高，严重的呼吸抑制，麻痹性肠梗阻，急性或重症哮喘 肾功能不全患者慎用，因为其代谢产物是有毒性的[3,4]
（Kadian） （Avinza）	维持剂量10~20mg，每天一次或两次 延时剂量吗啡30mg，每天一次	最大剂量1600mg/d		可以把 Kadian 和 avinza 撒在苹果酱上服用 避免酒精饮料，因为酒精会破坏控制性释放机制，而这又是致命性的
硫酸吗啡和盐酸纳曲酮 （embeda）	缓释20mg/d 吗啡20mg和纳曲酮0.8mg	100mg/4mg胶囊治疗阿片类药物耐受的患者		避免饮酒。如果阿片类药物耐受，当粉碎，咀嚼，或溶解的纳曲酮释放时，可以去除沉淀。吗啡的不良作用，它是一个真正的阿片受体拮抗剂，与吗啡的 μ 受体竞争拮抗
可待因 对乙酰氨基酚可待因 泰诺可待因	15~30mg，每4~6小时一次 必要时，控释50mg，每12小时一次	120mg，每12小时一次 控释300mg，每12小时一次	2~4	禁忌：对可待因或其他衍生物阿片类药物过敏 注解：10%的高加索人种都无法将可待因转化为吗啡， 由于 CYP2D6 的多态性。这个原因使得可待因没有止痛的作用[3,4]，监测肝酶和减少肾损害患者的用药剂量
氢吗啡酮（二氢吗啡酮）	必要时2~4mg，每3~4小时	8mg 每3~4小时一次	1~3	用于剧烈疼痛[3]

阿片类药物				
药品	起始剂量	最大剂量	$T_{1/2}$（小时）	说明
二氢可待因酮（Vicodin，Norco，Lortab，Lorcet）	必要时 5~10mg 每4~6小时 老年人初始剂量 2.5~5mg，每4~6小时	最大剂量：氢可待因酮-60mg/d	3~4	与对乙酰氨基酚、阿司匹林、布洛芬制剂联用 CYP2D6 的活性可能对镇痛作用有重要影响[3,4]
美沙酮（Dolophine）	初始剂量：2.5~10mg 每8~12小时一次 老年患者增加剂量需谨慎，以 1mg 每12小时一次为初始剂量，每周逐渐加量	大剂量用药至200mg 会增加 QT 间期延长的风险和严重的心律失常，了解多种药物间的相互作用是有帮助的	平均 20~35 范围 5~130	镇痛剂量为每8~12小时用药一次，镇痛作用不到日常生活的一半。重复用药会有积累效应发生。有肾排泄的粪便，肾衰竭患者，如果肾排泄良好可以使用。加量时一定要逐渐进行。对有生理依赖性的患者，采用每日日常剂量来控制停药综合征[14]。
盐酸羟考酮和对乙酰氨基酚片剂	初始剂量：2.5~5mg，每6小时 需要时增加到 10~30mg，每6小时		2~4	包括：药物滥用、误用，和注意力分散。 可与泰诺，阿司匹林合用，或单独使用[3,4]
羟考酮 延时释放（奥施康定）	延时释放：10mg 每12小时	最大剂量片剂160mg	~5	用药警示-问题有药物滥用，误用，和注意力分散。 CYP2D6 肝酶缺乏可能引起疗效有限 避免与脂肪食物同时服用[3,4]
羟吗啡酮（Opana）	IR：5~20mg，每4~6小时 增加 5~10mg，每3~7天 ER：5mg 每12小时 逐渐加量每3~7天增加 5~10mg，每12小时一次		IR：7~9 ER：9~11	对吗啡类似物过度敏感者禁用。与吗啡有相同的禁忌证 避免在中度至重度肝功能衰竭患者中使用。在餐前1小时或餐后2小时服用[3,4]
经皮芬太尼 芬太尼透皮贴剂	每72小时给药一次，每次 12~25μg，3~6天后调整首次剂量		17	可能需要每48小时给药一次。不要给对阿片类药物毫无理解的患者使用。用药警示提醒：与 CYP3A4 抑制剂的合用，比如双氯芬酸，容易增加疗效，引起潜在的呼吸抑制，严重或危及生命的肺换气不足可能发生 去除后释放出来的热量会增加。可能含有金属，应在 MRI 检查之前去除。芬太尼贴剂可能哮喘患者的首选。常见的副作用包括嗜睡、恶心和呕吐[4]

肌肉松弛剂和抗痉挛药物

用于治疗肌肉疼痛的药物，包括肌肉松弛剂和抗痉挛药物。骨骼肌松弛剂作用的确切机制，目前还没有完全清楚。它们被认为是通过切断痉挛-疼痛-痉挛的循环而起作用的，推荐每次使用至少2周。抗痉挛药物替扎尼定和巴氯芬可使用更长的一段时间,作用于中枢神经系统来降低上运动神经元综合征引起的高张力状态。这些药物可能引起中枢神经系统抑制,进而有镇静作用,这可能会破坏患者的生理和心理功能。当患者同时服用其他中枢神经抑制药物或饮酒时,用药需特别谨慎[11,21]。具体药物说明见表 22-3。

表 22-3　肌肉松弛剂

药品	起始剂量	最大剂量	T$_{1/2}$(小时)	说明
替扎尼定(盐酸替扎尼定)	2~4mg 每天三次或睡前,每 1~3 天增加 2mg	36mg 分次服用,每 6~8 小时服用一次	2.5	α-肾上腺素能受体激动剂。增加运动神经元的突触前抑制。避免使用 CYP1A2 抑制剂,如环丙沙星、氟伏沙明。警惕:镇静,低血压和无力。每 6 个月或定期监测肝酶的基础水平[1,3],肾功能和血压[3,4,5]
巴氯芬(Lioresal)	5mg 每天三次,每 3 天增加 5mg 的剂量	200g/d	3.5	避免突然停药,因为存在癫痫发作和痉挛反弹的风险。当与三环类抗抑郁药和单胺氧化酶抑制剂联合用药时应谨慎。有癫痫病史者慎用。监视头晕,头痛和意识混乱情况[3,4,5]
美他沙酮(Skelaxin)	必要时 400~800mg,每天三次	800mg,每天四次	9	常见副作用:头痛,头晕,紧张,烦躁,恶心,呕吐。食物会增加中枢神经系统的抑制作用。不良反应包括溶血性贫血、白细胞减少症。肝或肾功能受损或吸毒史是禁忌证,它们能引起溶血性贫血或其他类型的贫血[4,11]
美索巴莫(Robaxin)	必要时 500mg 每天四次	1.5g,每天四次	1~2	肾或肝功能损害时慎用。副作用:头晕,金属味,心动过缓,头痛,低血压,恶心,眼球震颤,意识障碍,肾功能损害[3,4]
邻甲苯海拉明(Norflex)	必要时 100mg 每天两次			抗组织胺衍生物。副作用:抗胆碱,眼球震颤,肌肉无力。慎用:有心律失常或心血管疾病者或老年人禁用于青光眼、重症肌无力患者[3,4]
环苯扎林 氨苯环庚烯(立即释放,IR) amrix(缓释,ER)	IR:5mg 每天三次 必要时 ER:15mg 必要时	IR:10mg,每天三次 ER:30mg,每天一次	IR:18 ER:32	药理学与三环类抗抑郁药相关。禁忌:避免 14 天内使用单胺氧化酶抑制剂。避免在以下患者中应用:中度至重度肝损伤,甲状腺功能亢进症,充血性心力衰竭,心律失常,近期的心梗。慎用人群:老年人,心血管疾病,慢性闭角型青光眼,尿等待/尿潴留,眼压升高。曲马多可能增加神经兴奋性以及癫痫发作的风险。常见的副作用:嗜睡和口干,头痛,疲劳[3,4,11,12]
Carisprodol	必要时睡前 250~350mg 每天三次		2.4 代谢产物为 10h	代谢产物眠尔通具有抗焦虑和镇静的作用。副作用:中枢神经系统抑制。慎用:如果 CYP2C19 的代谢产物弱,应该得到大剂量的治疗。其被滥用和依赖的风险会很高。眠尔通被美国联邦法律归类为一种管控药物。禁忌:急性间歇性卟啉症[4]

抗抑郁药物

抗抑郁药物被发现可用于治疗肌纤维性疼痛和神经源性疼痛。三环类抗抑郁药也被发现对头痛有效,它通过抑制中枢神经系统内神经元突触前膜的去甲肾上腺素和 5-羟色胺的再摄取而发挥作用。三环类抗抑郁药还有抗胆碱能的副作用,可引起口干、便秘、头晕、心跳加速、视力模糊和尿潴留。大剂量使用或与选择性 5-羟色胺再摄取抑制剂(SSRIs)合用时,大脑和心脏中毒的风险增加。过量使用也有致死的风险。心肌梗死、束支传导阻滞、同时使用心脏抑制剂或患有闭角型青光眼时应避免使用三环类抗抑郁药。由于仲胺类如去甲阿米替林的抗胆碱作用较弱,所以与叔胺类如阿米替林相比,更常选用仲胺类[2,3,12]。见表 22-4。

表 22-4　抗抑郁药物

药品	起始剂量	最大剂量	$T_{1/2}$(小时)	说明
三环类抗抑郁药				
阿米替林,去甲替林帕梅拉,去甲丙咪嗪	耐受范围内,从睡前,10 ~ 50mg 睡前增长到 50 ~ 150mg	300mg 150mg 300mg	30 30 7 ~ 60	心肌梗死急性恢复期或窄角性青光眼,14 天内避免使用单胺氧化酶抑制剂,阿米替林使用过程中避免同时使用西沙比利 去甲替林比三环类抗抑郁药的心脏毒性要小。甲状腺功能亢进,排尿困难或癫痫发作的患者应谨慎使用[3,4]
去甲肾上腺素-五羟色胺再摄取抑制剂				
度洛西汀	30mg,每日一次,最低剂量 20mg,每天一次	120mg,每天一次或分次服用	12	较弱的多巴胺抑制剂 适用于治疗广泛性焦虑症,严重的抑郁性疾病,纤维性肌痛,糖尿病性神经源性疼痛 监测血压,认知障碍和头晕。与其他抗抑郁药,如利托那韦,曲马多、丁螺环酮,西布曲明等联用的血清素综合征的风险[3,4,5]
文拉法辛(Effexor,郁复伸)	XR:25mg,每天一次	22mg,每天一次	3 ~ 7	已经被证实大剂量用药治疗糖尿病性神经源性疼痛时更加有效,但是患者血压升高和脉搏加快的风险增大。 如前所述血清素综合征的风险。 适合治疗重度抑郁症,广泛性焦虑障碍,恐慌症,社交焦虑障碍。 伴有高血压或癫痫发作时用药需谨慎[3,4]
去甲肾上腺素-多巴胺再摄取抑制剂				
安非他酮 SR	75 ~ 150mg,每天一次	400mg 每天一次或分次服用	21 代谢产物 -20 ~ 37	对于癫痫症,厌食和贪食症是禁忌证。14 天之内避免使用单胺氧化酶抑制剂。有助于戒烟。 中枢神经系统抑制剂和金刚烷胺可以增加药物的毒性作用 不良反应包括:心动过速,头痛,失眠,高血压,情绪激动,震颤,恶心,嗜睡,体重减轻,口干[3,4]

选择性 5-羟色胺再摄取抑制剂（SSRIs）的副作用较小，是心血管疾病患者的更佳选择。其副作用有恶心、头疼、神经质和性功能障碍。SSRIs 还可以引起抗利尿激素分泌异常综合征伴低钠血症。用药时应避免饮酒。处于双相情感障碍的治疗期或正在使用单胺氧化酶抑制剂时应避免使用这一类药物。有癫痫发作可能时应谨慎使用。当与曲马多、单胺氧化酶抑制剂、三环抗抑郁药、其他选择性 5-羟色胺再摄取抑制剂、丁胺苯丙酮、氟西汀、文拉法辛、利托那韦和曲美联合用药时，5-羟色胺综合征的风险增加[3]（见表 22-4）。

去甲肾上腺素——5-羟色胺再摄取抑制剂（NRIs）也有副作用，包括镇静、意识障碍、高血压、恶心、性功能障碍、便秘、震颤、口干、神经质和大汗。当与单胺氧化酶抑制剂、选择性 5-羟色胺再摄取抑制剂、丁胺苯丙酮、氟西汀、曲马多、曲美和利托那韦合用时，应警惕 5-羟色胺综合征的发生。应用单胺氧化酶抑制剂的 14 天之内应避免使用选择性 5-羟色胺再摄取抑制剂[3]（见表 22-4）。

所有的抗抑郁药物都有用药警示：在儿童、青少年、青壮年中，重度抑郁症和其他精神疾病患者的自杀思想和行为风险增加。治疗时应监测治疗效果。停药时应逐渐减量[2-4]。

抗惊厥药物

抗惊厥药物常用于疼痛的辅助治疗。其中最常用于治疗疼痛的有加巴喷丁、托吡酯和普瑞巴林（表 22-5）。加巴喷丁可用于治疗部分性发作、癫痫和带状疱疹后神经痛，说明书以外的使用还包括某些慢性疼痛和社交恐惧症。加巴喷丁的作用机制并不完全清楚，可能是通过增加 γ-氨基丁酸的表达来增强抑制性神经递质的作用。加巴喷丁用来止痛时的用量通常高于食品药品管理局规定使用的剂量。正常起始剂量为每次 100～300mg，每日三次，每三天调整一次用量，每次增加 100mg，直至达到维持剂量，即每天 300～600mg，分次给药。然而研究表明，止痛效果最好的用量是每天 1200～3600mg，分次服用[13]。

表 22-5　抗抑郁药物

药品	起始剂量	最大剂量	T1/2（小时）	说　明
加巴喷丁（Neurontin）	100mg，每日三次	3600mg/d	5～7	对于有肾脏疾病的患者，根据肾脏情况调整用药剂量是十分必要的 突然停药可能引起癫痫发作
托吡酯（Topamax，妥泰）	50mg/d 片剂最低剂量 25mg	800mg/d	21	使用乙酰唑胺可能增加肾结石的风险，应饮用大量的水 50mg/d 的剂量与代谢性酸中毒有关
普瑞巴林（Lyrica）	150mg/d 最低剂量 25mg	600mg/d	6	水肿/体重增加

加巴喷丁通过肾脏排泄，因此，与通过肝脏的细胞色素 P 系统代谢的药物相比，它的副作用更少。其常见的副作用包括嗜睡、头晕、易疲劳（用药 2 周内应该好转）、共济失调、水肿和体重增加。用药后疼痛不会立刻缓解，逐渐增至最大用量需要 6～8 周，然后维持 1～2 周，才开始起效。由于加巴喷丁副作用小，药物相互作用少，并且许多临床试验证明有效，因此作为辅助治疗的首选。

托吡酯，作为另外一种抗惊厥药物，能增加 γ-氨基丁酸的抑制效应，通常其用于治疗几种癫痫发作，也可用于偏头痛和神经源性疼痛的预防性治疗。初始剂量为每日 50mg，逐渐加量，8 周后达最大用量，每日 400mg，分次给药。研究显示每日 300mg 的剂量可有效缓解腰疼痛[14]。同加巴喷丁一样，托吡酯通过肾脏排泄，因此，肾功能受损的患者应调整用量。常见副作用包括头晕、嗜睡、共济失调、注意力不集中、意识障碍、易疲劳、体重下降、记忆力下降和失语症。首次用药可睡前服用以减轻头晕和嗜睡症状。托吡酯可抑制碳酸酐酶活性，因此肾结石发生风险较高。患者服用该药应大量饮水[18]。托吡酯可能会增加苯妥英钠的浓度，降低丙戊酸的水平。

普瑞巴林，一种新型抗惊厥止痛药，是经食品药品管理局批准用于治疗糖尿病周围神经病变、纤维组织性肌痛和带状疱疹后神经痛。普瑞巴林作用于中枢神经系统钠离子通道，从而抑制兴奋性神经递质的释放。与加巴喷丁相似，普瑞巴林具有药物相互作用较小、副作用较少的特点,这使其可作为疼痛辅助治疗的普遍选择。普瑞巴林最常见的副作用有头晕、嗜睡、共济失调、口干、水肿和视物模糊。初始剂量为每日 150mg,分次服用,最大剂量为每日 600mg。同前两种抗痉挛药物一样,肾功能损害患者必须调整普瑞巴林的用量。突然停药会导致癫痫发作;因此这些辅助药物必须逐渐减量。普瑞巴林与前两种抗痉挛药物在疗效方面不同。加巴喷丁用药数周后才开始起效,而普瑞巴林用药一周后即可起效。普瑞巴林与托吡酯的区别还在于普瑞巴林会导致体重增加和水肿,而托吡酯导致体重下降。

结论

慢性疼痛患者的治疗具有挑战性。每个患者的疼痛又有多方面的内容,从心理社会问题到生理异常。团队治疗对患者来说是非常重要的,团队应该包括患者及其家庭和治疗人员。非阿片类药物通常用于治疗轻中度疼痛,而阿片类药物有时与辅助药物联合应用来控制中重度疼痛。对于所有的药物,使用时权衡疗效与副作用的利弊是非常重要的。本章旨在对治疗疼痛的常用药物进行综述,并讨论其使用时的潜在风险。除了本文之外,以下参考文献提供了更详细的信息。

1. American Academy of Pain Medicine：http://www. painmed. org/clinical_info/guidelines. html

2. American Pain Society：http://www. ampainsoc. org & http://www. ampainsoc. org/links/clinician1

3. Federation of State Medical Boards：http://www. fsmb. org/PAIN/resource. html[5]

（吕振 译,洪毅 校）

参考文献

1. C.A. Miaskowski, R. Payne, W.K. Jones, Breakthroughs and challenges in the pharmacologic management of common chronic pain conditions, Clinician 23 (3) (2005) 1–17.
2. D. Lussier, Management of chronic pain in older persons: focus on safety, efficacy, and tolerability of pharmacologic therapy, Clinical Courier 23 (27) (2005) 1–8.
3. P. Beaulier, A. Huskey, R.K. Portenoy, D. Fishbain, 2009 Overview of analgesic agents, Pain Medicine News Special Edition (2008) 27–50.
4. C.F. Lacy, L.L. Armstrong, M.P. Goldman, L.L. Lance, Drug information handbook: a comprehensive resource for all clinicians and healthcare professionals, seventeenth ed., Lexi-Comp, Hudson, OH 2008.
5. Pharmacologic, management of persistent pain in older persons, J. Am. Geriatr. Soc. 57 (2009) 1331–1346.
6. L. Brunton, K. Parker, et al., Goodman & Gilman's manual of pharmacology and therapeutics, McGraw Hill NY, NY, 2008.
7. M. Abramowicz, G. Zuccotti, Drugs for Pain, Treatment guidelines from the medical letter, Med. Lett. Drug. Ther. 5 (56) (2007) 23–32.
8. Physicians' desk reference, sixth ed., Montvale, NJ, 2009.
9. A.M. Trescot, M.V. Boswell, et al., Opioid guidelines in the management of chronic noncancer pain, Dugs for Pain 9 (2006) 1–40.
10. S. Helm II, A.M. Trescot, J. Colson, N. Sehgal, S. Silverman, Opioid antagonists, partial agonists, and agonists/antagonists: the role of office-based detoxification, Pain Physician 11 (2008) 225–235.
11. P.P. Toth, J. Urtis, Commonly used muscle relaxant therapies for acute low back pain: a review of carisprodol, cyclobenzaprine hydrochloride, and metaxalone, Clin. Ther. 26 (2004) 1355–1367.
12. M.K. Freedman, M.F. Saulino, E.A. Overton, M.Y. Holding, I.D. Kornbluth, Interventions in chronic pain management. 5. Approaches to medication and lifestyle in chronic pain syndromes, Arch. Phys. Med. Rehabil. 89 (Suppl. 1) (2008) S56–S60.
13. K. Yildirim, M. Sisecioglu, S. Karatay, et al., The effectiveness of gabapentin in patients with chronic radiculopathy, Pain Clin. 15 (2003) 213–218.
14. M. Muehlbacher, M.K. Nickel, C. Kettler, K. Tritt, C. Lahmann, P.K. Leiberich, et al., Topiramate in treatment of patients with chronic low back pain: a randomized, double blind, placebo-controlled study, Clin. J. Pain. 22 (2006) 526.
15. R. Gallagher, Methadone: an effective, safe drug of first choice for pain management in frail older adults, Pain Med. 10 (2) (2009) 319–326.
16. Embeda CII (morphine sulfate and naltrexone hydrochloride) extended release capsules prescribing information. King Pharmaceuticals, Inc, Bristol, Tenn, 2009.
17. Anon. Acetaminophen overdose and liver injury-background and options for reducing injury. Food and Drug Administration: http://www.fda.gov/ohrms/dockets/ac/09/briefing/2009-4429b1-01-FDA.pdf
18. Laurence L. Brunton, Goodman & Gilman's The Pharmacologic Basis of Therapeutics, eleventh ed. (2006) New York.

第 23 章　瑜伽与老年脊柱

Jason A. Berkley and Anand A. Gandhi

关　键　点
● 瑜伽的定义。 ● 了解不同类型的瑜伽。 ● 学习针对老年脊柱的瑜伽姿势。 ● 瑜伽为老年脊柱带来的益处。 ● 参与姿势的肌肉。

介绍

　　瑜伽是一个身体和精神的学科,起源于几个世纪前的古代印度。它来源于一个梵文词,意思是"控制"或"整体"。瑜伽将身体,心灵和精神整合在一起以达到宇宙意识的和谐与平衡。现在,瑜伽演变为一种运动形式,通过技巧学习,掌握一定的姿势来控制身体和心灵。

　　瑜伽有五个基础原则,形成了教学基础和达成这些目标的学科方法:适当的训练,适当的呼吸,适当的放松,适当的饮食和冥想。适当的训练是通过牵拉和增加肌肉及韧带的张力形成特定的姿势,来增加脊柱和关节的灵活性,并通过运动降低身体紧张度。适当的放松能够缓解肌肉张力,节省能量,调节身心的功能。适当的呼吸通过调动肺的所有部分来增加氧气摄入,保证更好的健康。瑜伽的呼吸可以训练对能量即生命的力量的控制,反之增加能量水平,使精神更加集中。适当的饮食,适度的消耗,能为心身提供足够的营养。积极的思考和冥想能够促进思维的平和,同时放松身体[1]。

临床与基础科学

　　瑜伽按美国国家卫生部归类为一种补充替代医学的治疗形式。许多证据充分证实了瑜伽的益处,包括

提高身体灵活性和关节活动度,改善姿态,增加肌肉力量,缓解疼痛,提高平衡能力和协调能力[2]。老年脊柱患者能够从瑜伽练习中获益,因为瑜伽能够"改善全关节活动度,恢复灵活性,改善肌肉和关节周围循环"[2]。

　　瑜伽疗法通过 β-内啡肽的释放,还产生一种幸福感,打破了慢性肌肉张力和应力,通过负重练习预防骨质疏松。

　　瑜伽练习重点强调站立姿势以增强力量,稳定性,耐力,专注程度和身体的协调性[3]。脊柱深层内源性肌肉的异常导致姿势和功能的失衡。瑜伽治疗老年脊柱的目标包括教育患者认识正确的身体力学机制,矫正潜在的内源性功能障碍,通过健康的姿势运动模式来预防疼痛的复发。根据瑜伽哲学,一个人的年龄是由脊柱的柔韧性决定的,而不是生活的年数决定的[4]。瑜伽通过对增加脊柱柔韧性、紧致肌肤、消除身体的紧张、以及加强腹部肌肉使老年脊柱受益。

　　世界范围内有多种类型的瑜伽形式。大多数西方人所谓的瑜伽是指哈达瑜伽,在整个西方,人们练习哈达瑜伽来促进身心健康。老年脊柱患者应该关注以下类型的哈达瑜伽:艾杨格瑜伽,阿斯瑜伽,高温瑜伽和葡萄酒瑜伽。艾杨格瑜伽非常注重细节,而且非常关注身体的力线,并使用座垫、椅子、木块或带子等道具来辅助达到这一目标。它关注身体的正常力线结构,并通过利用道具改善身体姿势来实现,进而帮助那些身体缺乏柔韧性或缺乏对创作承受能力的人。

　　阿斯瑜伽允许个人化的瑜伽动作,在流畅的练习中将呼吸和肢体运动结合起来。这种形式的瑜伽强调有力的流畅性动作来增加身体灵活性、平衡性和对康复中的脊柱的精神聚集。高温瑜伽在一个非常温暖的环境中进行,保持身体温热,相关的组织容易被拉伸来提高脊柱的灵活性。室内的平均温度为 105°F(40°C),这并不适合那些有重大心脏疾病的患者。维尼瑜

伽要求呼吸与一系列姿势同步,这样可以产生强大内部热量,产生大量净化汗水来使肌肉和器官排毒。流畅的动作使体内产生的热量可以排出毒素,增加肌腱、组织和肌肉的灵活性[5]。

仅有少数的科学研究来检验瑜伽对慢性腰痛和老年脊柱的益处。一项由 Vidyasagar 等进行的研究观察了 Hatha 瑜伽对非特异性腰痛的疗效。他们的研究结果表明,完成 9 周的瑜伽疗法之后,大部分参加瑜伽治疗者疼痛明显缓解,尽管该研究缺乏长期的随访和对疼痛状态的评估[6]。另一项由 Williams 等进行的研究中慢性腰痛患者参加 16 周的 Iyengar 瑜伽疗法,结果发现 3 个月后患者的疼痛减轻,功能障碍改善,止痛药用量减小[7]。Tekur 等人最近的研究对比了短期强化瑜伽疗法与物理疗法对慢性腰痛患者的疗效差异。他们的研究结果表明 7 天的强化瑜伽疗法与常规物理疗法相比,能够更加显著地提高慢性腰痛患者的脊柱的柔韧性,表现在脊柱屈伸及旋转活动增加[8]。另一个由 Sherman 等人进行的研究,比较了 12 周的家庭瑜伽疗法与 12 周的家庭物理锻炼以及相关教程,他们的研究结果表明,在 3~6 个月时间,瑜伽比传统的训练或指导教程,能够更加有效地改善慢性腰痛患者的功能和疼痛[9]。一项由 Greendale 等人进行的研究发现脊柱上段曲度过大的老年女性有可能从练习瑜伽中获益,他们的研究报告还指出针对上背部的特殊瑜伽姿势,有助于脊柱变直,恢复重度后凸畸形患者的生理功能[10]。

以瑜伽为基础的脊柱训练也尝试纠正头,脊柱,胸廓和骨盆的功能异常。通过改变腿的位置来使不同水平的脊柱运动,弯曲下肢时重点锻炼胸部,而腿伸展时重点锻炼腰部。正确的姿势和合理的呼吸可以增强脊柱的稳定性。瑜伽疗法需要放松胸廓,而通过膈肌的活动来吸气。这将激活深部的脊柱稳定肌群,包括腹壁肌(核心训练)、膈肌、多裂肌和骨盆肌,这些肌肉可以增加腹压同时使椎间盘和脊柱轴向压力降低。瑜伽为基础的脊柱训练的目标是恢复正常的运动功能[11]。有一些特定的练习可以用于脊柱的强化训练和脊柱牵拉。学习这些正确的姿势非常重要,因为错误的技术可能会使练习者受伤(表 23-1 和表 23-2)。

如我们现在所了解的,有许多因素与脊柱退变相关。除了正常的自然老化,体重指数偏高、低密度脂蛋白胆固醇偏高、搬运类工作和竞技性体育运动都与退变性疾病相关[12]。这些因素可因瑜伽疗法带来的多种

表 23-1　腰椎训练

涉及的肌肉	瑜伽牵拉训练	瑜伽强化训练
多裂肌	"眼镜蛇"体式	扩展三角练习
腰椎椎旁肌	扩展三角练习	侧角式练习
腹肌	向上牵拉下肢	"眼镜蛇"体式
	"船"式	"弓"式
斜肌/肋间肌	扩展三角练习	扩展三角练习
	脊柱扭转	脊柱扭转
	腹部扭转	腹部扭转

表 23-2　颈椎训练

涉及的肌肉	瑜伽牵拉训练	瑜伽强化训练
胸锁乳突肌	脊柱扭转	扭转体式
颈椎椎旁肌	扩展三角练习	
	"骆驼"体式	
斜方肌	骆驼"体式	"桥"体式
	"眼镜蛇"体式	肩倒立

益处被控制或缓解,进而控制老年脊柱的进展。除了椎间盘的退变,其他因素也对脊柱的老化过程有影响。椎管狭窄,腰椎关节突关节炎和骨量减少/骨质疏松症也在脊柱老化的过程中发挥着重要作用。尽管没有某种治疗能够预防这些变化,但是患者生活质量的改善才是关键所在。疼痛,就是很明显结果,而情感因素常常被忽略。瑜伽的益处在于不仅对老年脊柱的生理功能有着良性作用,而且对情感方面也有良好的影响作用。思维和身体通过多种方式相结合。疼痛的循环是一个双反馈环路:当一个人经历疼痛,他或她的心情/抑郁加重。结果他可能要经历更剧烈的疼痛。这个环路持续存在,一直到环路被打破。瑜伽是一种可以用于实现这些目标的治疗方法。尽管更进一步的研究是必要的,但是"初步证据表明瑜伽的潜在效应对抑郁有着良性影响[13]。

瑜伽疗法对脊柱老化患者的良性疗效通过三种减轻背部疼痛的途径来实现,包括瑜伽疗法,呼吸训练和放松训练。瑜伽疗法的治疗原则包括姿势的深度牵拉来拉伸和放松脊柱肌肉,同时加强核心肌群的力量以增强支持脊柱的肌肉(图 23-1 至图 23-7)。瑜伽疗法的姿势训练也矫正脊柱的结构性异常,以增加脊柱的灵活性。特定的瑜伽姿势对老年脊柱是有益的,包括:trikona 式(三角体式),tada 式(山体式),EK pada 式

（单腿姿势），Bala 式（儿童体式），Bhujanga 式（眼镜蛇体式）和 parivritta parshvakona 式（腹部半旋转体式）[14]。呼吸控制技巧能够消除由于呼吸模式异常加在脊柱和背部的额外应力。冥想和放松能够缓解背部疼痛，不仅是因为去除了肌肉的张力和应力，还包括心理层面上与疼痛抗争。

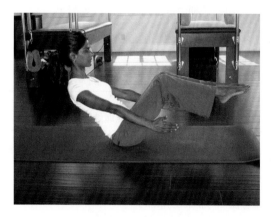

■ 图 23-1　"船"体式

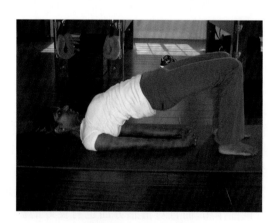

■ 图 23-2　"桥"体式

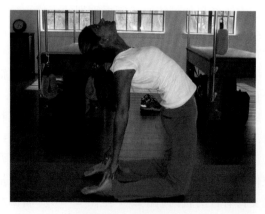

■ 图 23-3　"骆驼"体式

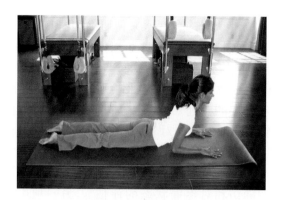

■ 图 23-4　"眼镜蛇"体式

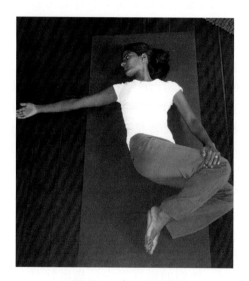

■ 图 23-5　脊柱扭转体式

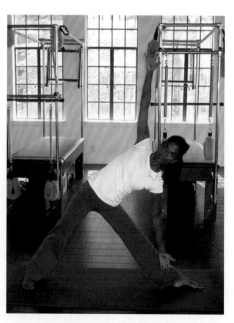

■ 图 23-6　扩展三角体式

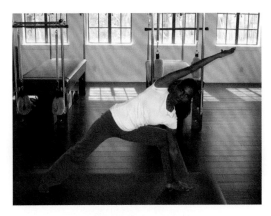

■ 图 23-7　侧角体式

结论

如果有适当的指导，瑜伽疗法可以通过多种方式改善老年脊柱。然而，事实上由于缺乏对瑜伽基础的正确理解而进行各种各样的瑜伽姿势练习，瑜伽对患者的影响常常是弊大于利。有一个值得关注的问题，如果没有一位有经验的老师指导，瑜伽初学者将不能获得脊柱椎体和肌肉在特定姿势下的正确序列[14]。被诊断为严重椎管狭窄的患者应避免脊柱的过度伸展，比如瑜伽的背伸。患严重颈椎疾病者应该避免瑜伽中的头倒立和肩倒立。在开始一项瑜伽训练之前，咨询您的医生是非常重要的。您也应该咨询瑜伽专家（瑜伽修行者）来指导针对脊柱老化患者的正确技巧和活动限制。瑜伽疗法的活动性质上是流畅的。在患者主诉疼痛时应尤其注意，并给予认真护理，因为疼痛不是瑜伽过程的正常部分。

（吕振 译，洪毅 校）

参考文献

1. ABC of Yoga. http://www.abc-of-yoga.com Accessed February 1, 2010.
2. LC, Yoga basics for older adults, Functional 3 (6), 2005.
3. KW, LS, JP, Therapeutic application of iyengar yoga for healing chronic low back pain, Int J. Yoga Therapy 13 (2003) 55–67.
4. Yoga for Life. http://www.yoga-for-life.org Accessed February 1, 2010.
5. KB. http://www.spine-health.com/wellness/yoga-pilates-tai-chi/types-yoga Accessed February 1, 2010.
6. J. Vidyasagar, Bp, VR, Pr, MJ, KS, Effects of yoga practices in non-specific low back pain, Clin. Proc. NIMS. 4 (1989) 160–164.
7. K.A. Williams, J. Petronis, D. Smith, D. Goodrich, et al., Effect of Iyengar yoga therapy for chronic low back pain, Pain 115 (2005) 107–117.
8. P. Tekur, C. Singphow, H.R. Nagendra, N. Raghuram, Effect of short-term intensive yoga program on pain, functional disability and spinal flexibility in chronic low back pain: a randomized control study, J. Altern. Complem. Med. 14 (6) (2008) 637–644.
9. K.J. Sherman, D.C. Cherkin, J. Erro, D.L. Miglioretti, R.A. Deyo, Comparing yoga, exercise, and a self-care book for chronic low back pain: a randomized, controlled trial, Ann. Intern. Med. 143 (12) (2005) 849–856.
10. G.A. Greendale, A. McDivit, A. Carpenter, L. Seeger, M.H. Huang, Yoga for women with hyperkyphosis: results of a pilot study, Am. J. Public Health 92 (10) (2002) 1611–1614.
11. C. Liebenson, Rehabilitation of the spine, Lippincott Williams & Wilkins, Baltimore, 2007.
12. M. Hangai, K. Kaneoka, S. Kuno, S. Hinotsu, et al., Factors associated with lumbar intervertebral disc degeneration in the elderly, Spine J. 8 (5) (2008) 732–740.
13. K. Pilkington, G. Kirkwood, H. Rampes, J. Richardson, Yoga for depression: the research evidence, J. Affect. Disorders 89 (1-3) (2005) 13–24.
14. Get rid of your lower back pain with the help of yoga. www.yogawiz.com Accessed February 1, 2010.

第4篇

老年颈椎疾患的手术治疗

第 24 章　颈椎管狭窄：神经根病变

24

Zachary A. Smith ,Sean Armin ,and Larry T. Khoo

关　键　点

- 颈椎病的临床表现可以从无症状到神经根性症状或严重的脊髓病。
- 颈椎管狭窄的影像诊断包括平片和磁共振。然而磁共振不能很好地显示疾病的发展情况，经 CT 硬膜下造影可以弥补这一弱点。
- 感觉和运动等神经电生理检查的作用尚不肯定，但在评价疾病的亚临床状态及预测术后疗效方面有一定帮助。
- 对于症状不明显的患者可以用保守治疗；对于已经有显著残疾和症状进展快的患者可行手术治疗。
- 手术技术包括前路减压术和后路减压术，研究表明接受此方法治疗的患者，神经症状缓解率达到 85% 以上。应用融合内固定术可以明显降低颈痛评分以及恢复颈椎影像曲度，同时它们也增加了患者的花费、疾病发病率，以及导致临近节段退变（ASD）。
- 现有数据表明颈椎人工间盘置换术在减轻症状、促进恢复及降低软组织并发症的功效上，与传统术式—颈椎前路减压融合术相一致。然而，人工间盘在降低 ASD 发生率的长期意义还没有明确。

介绍

颈椎病是一类进展性退行性疾病，它可以导致椎间盘及其周围组织的病理学改变[1]。这些改变包括椎间盘突出，骨赘形成，以及椎板、韧带和椎间关节肥大[2,3]。该疾病的临床症状最早可于 30 岁开始，并逐渐进展至 80 岁。50 岁的人群有 50% 具有颈椎病的影像学表现，而流行病学调查预估将有 98% 的 70 岁人群具有此表现[4]。在 55 岁以上人群中，脊髓型颈椎病是脊髓功能紊乱的最常见类型[5]。

颈椎病的症状可从亚临床型向神经根型和脊髓型进展。对该疾病正确的诊断需要联合详细的病史询问，完善的体格检查，合理的影像学、神经生理学和实验室检查才能完成。对颈椎病的自然病程还没有完全掌握[6]，其治疗方式包括保守治疗及手术治疗。多种术式已经报道，包括前路融合/非融合术与后路融合/非融合术。本章就颈椎病的解剖，病理生理，症状，诊断，自然病程和治疗等相关方面进行回顾研究。

颈椎的局部解剖

颈椎正常的解剖结构包括椎骨，椎间盘，韧带及关节，神经结构和周围的软组织及血管。

骨性结构

颈椎由七节椎骨构成（图 24-1 A-C），其中下五节椎体（C3～C7）形态一致，而上两节椎体（C1 和 C2）形态与其他椎节不同。寰椎（C1）为第一椎骨，其形似指环，其向上与枕骨髁形成关节，向下与枢椎上关节突形成关节。枢椎（C2）为第二椎骨，其椎体上有一圆锥形突起（齿突）与寰椎形成关节。3～7 椎体形状相似，它们形似圆柱体，并且从头端至尾端逐渐增大。在每一块椎体边缘都有显著的钩状突起，其位于椎间盘的后外侧边缘。椎体横突位于前外侧，其内有横突孔以使得椎动脉通过。脊髓位于椎管内，椎管由椎骨后部结构组成，包括椎弓根、椎间关节、椎板和棘突。在每一节段水平，神经根经由椎间孔出椎管（见图 24-1C，D）。

寰枢椎独特的形态，以及下脊椎逐渐增大的椎体结构，可能增加颈椎病发病的可能。与下面的椎骨比较，寰枢椎的椎管矢状径是很大的；脊髓在寰椎所围成的孔中仅占其中面积的 1/3，然而在下位椎骨所围成的椎管中占据面积在 3/4 以上。这一改变可能是导致颈椎管狭窄的症状集中于 C4-C7 节段的原因[7]。

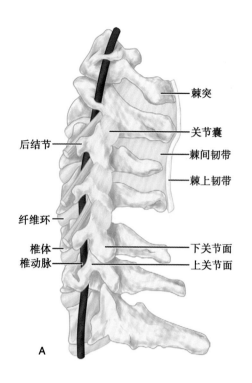

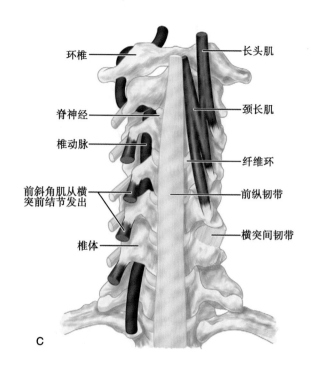

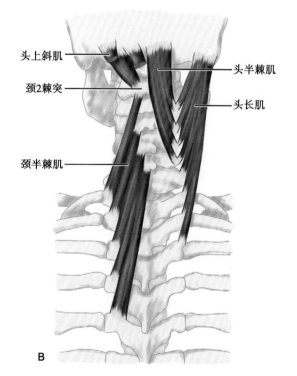

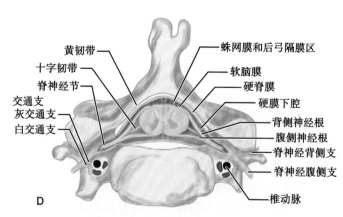

■ 图 24-1　A,颈椎侧位图可以很好的显示关节突关节,上下关节面的倾斜角,以及它们的关节囊。侧位图还可见椎间盘前部和椎体前部。棘突和椎弓被棘间韧带和棘上韧带牢牢地固定着。B,颈椎后位观可见固定椎弓的后方肌肉韧带复合体和附着于其上的肌肉。C,颈椎前位观可以显示前纵韧带与椎体、椎间盘的关系,而且可以观察位于横突之间的横突间韧带。颈椎前位还可以观察到位于横突孔的椎动脉。D,椎管的横断位显示椎管内容物,神经成分包绕于硬膜下腔,由齿状韧带固定其间。同时也能观察到神经根及其分出的背侧根,腹侧根,及脊神经节。黄韧带的背侧弓直接位于神经成分之下。横断位再次显示了横突孔中椎动脉与神经根和钩椎关节的关系

椎间盘

椎骨由椎间盘连接,该结构可以令脊柱活动更灵活。椎间盘占脊柱全长的22%,并且其具有传导轴向应力的作用。每一个椎间盘都由四部分组成:髓核,纤维环和两个软骨终板。髓核占据椎间盘横断面积的40%,并且位于间盘的后方。它主要由二型胶原纤维和黏多糖基质构成。纤维环主要由纤维软骨以同心层状结构构成,包绕于髓核周围。纤维环通过 Sharpey 纤维与椎体直接相连,沙比纤维由纤维环外层放射至骨骺。纤维环同时连接前纵韧带与后纵韧带,但是后纵韧带的连接相对薄弱,这也可能是导致间盘容易向后突出的原因。软骨终板是位于髓核与骨小梁之间的软骨结构。穿通纤维有将终板铆接于髓核和将营养传递到间盘的作用。

韧带和关节

颈椎相对胸腰段拥有更大的活动度。在颈椎弯曲、伸直、旋转的过程中,有多条韧带参与了它的稳固作用。前纵韧带和后纵韧带贯穿脊柱全长,对椎间关节起到了很好的稳定作用。前纵韧带位于椎体的腹侧,其后与椎间盘相连;后纵韧带位于椎体背侧,与纤维环及终板相连(见图 24-1C)。黄韧带位于椎弓前部、椎板的上极边缘,其覆盖于椎间关节表面。黄韧带具有维持颈椎屈曲位稳定的功能(见图 24-1D)[8]。因为黄韧带弹性良好,所以在颈椎屈曲过程中会随之伸展,不会因此而破坏椎管的完整性。除此之外,棘上韧带和棘间韧带对颈椎的稳固也起到了重要作用(见图 24-1B)。

关节突关节由上关节突和下关节突构成(见图 24-1A)。在颈部,关节突关节面是向斜下方成角的,并与椎体方向垂直。上下关节面形成滑囊关节,其中上关节面位于下关节面前方,关节外面有关节囊包绕。

血供

颈髓的血供主要由胸腔的锁骨下动脉的分支——椎动脉来提供;同时,椎动脉向上形成基底动脉环路。脊髓前动脉由椎动脉的分支形成,走行于脊髓前正中裂,为脊髓前2/3供血。同时,椎动脉还在脊髓背侧发出两条脊髓后动脉(见图 24-1D)。椎动脉的其他颈脊髓动脉分支彼此汇合,为颈脊髓提供其他途径的血液支持。

颈椎病的病理生理学

颈椎病是一种多层面的退行性疾病,它可以影响包括椎间盘、椎间关节、韧带、软组织和骨性结构在内的脊柱所有组成部分。颈椎病的病理改变起始于椎间隙。目前公认的理论认为椎间盘的退变继发于基质蛋白成分的变化。随着年龄增长,椎间盘中糖蛋白的分子量随着硫酸软骨素的减少而逐渐降低。随之而来的是椎间盘渗透压的改变以及含水量的减少。椎间盘的脱水导致其厚度降低,在轴向压力下,它的延展性也随之降低。由于椎间盘分散轴向压力的能力日趋衰弱,髓核开始变得容易碎裂。髓核的破裂以及年龄增加引起的纤维环薄弱可以共同导致椎间盘组织突入椎管内(图 24-2A)。

椎间盘厚度降低不仅是椎间盘突出形成的导火索,还可以导致骨赘形成。椎间盘功能受损引起的纤维环膨出,刺激临近椎体的骨膜发生成骨反应。骨膜下骨的过度骨化形成的硬化棘即骨赘,可以侵犯椎管导致脊髓受压。颈椎病还可以导致脊柱后方组织的硬化。在脊柱背侧,关节软骨变薄引起关节面病变,并最终破坏关节,从而发生肥大。异常的脊柱活动促使椎间孔骨赘形成,引起神经根受压及神经根性颈椎病。随着颈椎病的进展,黄韧带增生肥大并失去弹性。尤其在过度拉伸的情况下,黄韧带倾向于内扣,进一步加重了椎管损害[10]。

颈椎病导致脊髓损伤的机制尚未完全明了;尤其是许多影像学提示有明显病变的患者往往没有任何症状,更使得脊椎病的病生理机制复杂化[11]。伴有椎间盘突出、骨赘形成、韧带肥厚的颈椎病明显导致了椎管前后径缩小。就像预期的那样,伴先天性椎管狭窄的颈椎病患者更容易出现症状。研究表明正常的椎管直径在 17~18mm(C3~C7),矢状径减少至 11~13mm 发生脊髓疾病的可能大大增加。退化导致的异常颈部运动和稳定性丧失推动了脊髓损伤的进展。在屈颈时,脊髓与骨赘的运动方向相反从而导致脊髓损伤。而伸颈时脊髓被挤压在后方折叠的黄韧带与前方的骨赘或突出之间,同样可以引起脊髓损伤(图 24-2B)。

对于脊髓损伤是由于神经组织直接受压还是继发于外部血液供应减少,目前尚有许多争论。Brain 在1954年首先提出了缺血理论。Breig 在之后提出,在屈颈时,脊髓自然伸直导致前中央沟和横向走形的动脉开放减少[12]。还有许多学者认为无论在病理学研究还是实验中,前、后方的脊髓压迫都会导致横向血管的拉伸和脊髓前动脉的闭锁,最终导致脊髓前2/3缺血[8,13,14,15]。在临床上,Allen 观察到颈椎病患者屈颈时颈髓会有缺血表现[16]。

人类病理学研究表明椎管狭窄引起的脊髓受压有

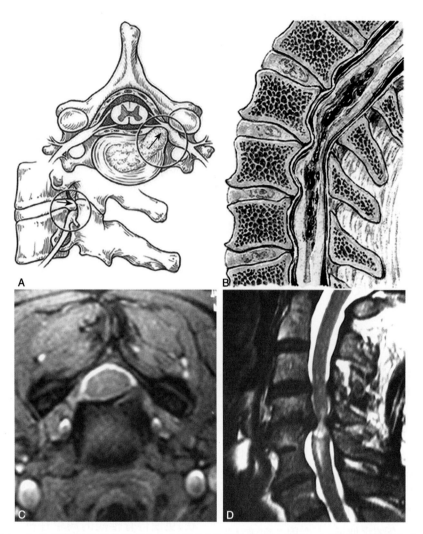

■ 图 24-2   A, 位于椎间盘背外侧的突出主要压迫椎间孔中的神经根, 而不会影响脊髓本身。患者
疾病的症状常呈根性分布。B, 多节段硬化骨赘形成伴慢性椎间盘突出, 导致椎管严重狭窄, 可能
引起脊髓中央动脉出血和脊髓软化症。临床表现包括脊髓中央索综合征和颈段脊髓病。C, T2 相
轴位磁共振提示颈椎病, 颈段椎间盘向背侧突出引起神经根受压。脊髓移位但无明显受压。D, T2
相矢状位磁共振提示多节段硬化性改变伴椎间盘突出, 基本上导致严重的椎管狭窄和脊髓受压。
在脊髓软组织内部的 T2 信号改变提示神经组织已经受损

一些特征性的组织学表现。Ono 等人发现脊髓受压与
灰质和白质的损伤都密切相关, 最终导致脱髓鞘化[17]。
有趣的是, 脊髓受压最明显的区域反而不会表现出严
重梗死的组织学证据。Ogino 等人提出局部灰质梗死
可能导致椎管前后径缩小至原有的 20% 以下[18]。随着
颈椎病引起的脊髓损伤的进展, 组织损伤可进一步引
起神经胶质增生、瘢痕形成、囊样变性和神经元丢失
等。

总之, 颈椎病的病生理变化是多个连接部位退化
过程的结果。椎间盘变薄引起突出, 继而激活成骨, 骨
赘形成, 同时导致韧带肥大。这些变化, 连同颈部异常
活动一起, 导致椎管相对狭窄。脊髓损伤的机制尚未
完全明了, 但似乎与血供受损导致的神经元缺血有关。
随着颈椎病进展, 脊髓的病理变化更为明显, 包括脱髓

鞘、神经胶质增生、囊样变性和神经元丢失。

颈椎病的临床表现

颈椎病可以表现为多种临床综合征。疼痛可以局
限于颈部, 也可以呈根性分布。肢体无力可以是上、下
运动神经元损伤的混合表现。下运动神经元受损主要
体现在损伤平面, 而上运动神经元受损主要体现在损
伤平面以下。受累上肢的肌肉萎缩和反射减弱很常
见。而较低节段的受累主要表现为反射亢进, 肌张力
增高, 阵挛, 或 (最常见) 异常步态。感觉受损的形式
多样, 由于有三条神经通路传导, 多表现为肢体的不一
致性感觉丧失。病变对侧常表现为痛温觉受累, 这是
因为脊髓丘脑束在进入椎管后不久就跨越至对侧走

行。而脊髓后索负责传导位置觉和振动觉,这些传导束在脑干水平才交叉,所以往往累及病变同侧的位置觉和震动觉。颈椎病也可影响脊髓后根的传导从而引起皮肤感觉异常。

脊髓型颈椎病是颈椎病的一个常见而又严重的类型。症状可以是逐渐加重的并出现间断性缓解-恶化的特点[20]。临床表现往往包括病变节段的下运动神经元损伤的表现和节段以下平面上运动神经元损伤的表现。上肢往往单侧受累,而下肢受累多为双侧。下运动神经元损伤主要表现为动作灵活性逐渐下降伴肌肉萎缩和无力,尤其在病变节段更明显。下肢受累可以表现为巴宾斯基征阳性伴强直、阵挛、反射亢进或异常步态。感觉受损很难定位,但主要累及下肢和躯干,很少累及颈段。大小便受累罕见,但一旦出现预后不良。

鉴于颈椎退行性疾病症状的复杂性,Crandall 等人将其临床表现划分为 5 个临床综合征便于分类[21]:

1. 横贯性脊髓病:皮质脊髓束、脊髓丘脑束以及脊髓后索等传导束均受累,具体表现如前述。

2. 以运动障碍为主:皮质脊髓束受累伴轻微感觉减退。

3. Brown-Séquard 综合征:脊髓半侧疾病影响同侧肌力、同侧本体感觉和振动觉、对侧痛温觉。往往反映不对称性椎管狭窄。

4. 脊髓中央索综合征:以上肢的运动、感觉功能减退为主。

5. 神经根病:继发于椎间盘突出或硬化改变的神经根直接受压[22]。患者主要表现为呈根性分布的感觉障碍、特定肌群无力、特定反射减弱。慢性病程者,可以出现严重的无力和肌萎缩。

其他表现还有"麻木,手笨拙"[23]。这一现象包括手套样分布的基本感觉丧失和运动功能丧失。若合并同时影响颈段和腰段的椎管狭窄,表现为神经性跛行、步态异常、混合性运动神经元损伤三联症[24]。椎动脉功能不全表现为转头时眩晕、不稳定感[25]。罕见地,大的骨赘可以直接压迫食管导致吞咽困难[5]。

在诊断颈椎病时应注意考虑其他与颈椎病表现相似的神经性疾病。任何压迫脊髓或神经根的椎管内肿物都可有类似表现。硬膜外肿瘤、硬膜下肿瘤、脊柱的骨肿瘤、感染性疾病如硬膜外脓肿都可影响椎管完整性。幸运的是,这些情况都可以通过有效的 MRI 检查与颈椎病相鉴别。多发性硬化是另一种易与颈椎病相混淆的情况,而上、下运动神经元混合性损伤是肌萎缩性脊髓侧索硬化症的一个标志性表现。对于颈椎病的

正确诊断依赖于细致的病史采集,完整的神经系统查体以及辅助检查包括影像学、神经生理学和实验室检查。

诊断方法

神经系统影像学

颈椎 X 线平片的经典方法是进行一系列包括正位、侧位、斜位的摄片。在侧位片上观察椎间隙的高度以及突入椎管内的骨赘对于诊断很有意义。观察椎管的前后径也同样重要,因为它是预测有症状颈椎病患者预后的重要指标。前后径是指从椎体的背侧(包括后突的椎间盘和骨刺)到椎弓板之间的最短距离,在下颈椎它的最低正常值为 12mm[26]。但是,这个指标受到平片放大率的影响——这时我们可以通过计算 Pavlov 比值来克服这个障碍[27]。这个比值代表了椎管前后径与相应椎体前后径之比。正常值为 1 左右,0.8 及以下通常提示存在压迫。这个方法使我们能不受放大率的影响快速评估椎管的完整性。

计算机断层扫描(CT)比平片更能准确评估椎管情况。轴位 CT 被证明可以精确评估椎管直径并区分后突的骨赘与中线钙化(正如在 OPLL 所见)[28]。但仅仅用 CT 平扫很难显示椎管内软组织的情况。通过鞘内注射造影剂进行对比,CT 脊髓造影可以在任意平面定量分析脊髓受压程度。CT 脊髓造影使得人们将跨节段椎管病变与相应症状的疾病联系起来[29]。

磁共振显像(MRI)是颈椎病影像学的最新进展,它的优势在于可以进行多平面的成像并显著提高了神经组织和韧带的清晰度。在图像上可以很清楚地看到椎间盘突出和其常见间接征象(图 24-2C)。MRI 还能鉴别临床上易与颈椎病相混淆的疾病如肿瘤、硬膜外肿物、脱髓鞘和瘘管等。在必要时,整个神经轴线可以被完整地显示出来。与 CT 脊髓造影不同,MRI 更安全,是一种非侵入性操作,因此 MRI 常被选作神经根型或脊髓型颈椎病的初始评估手段[28,30,31]。

MRI 不像传统的 X 线成像技术,它可以提示脊髓软组织的病理改变。受到压迫的相应脊髓节段会发生信号改变(图 24-2D)[32]。在实验研究中,MRI 提示受到最大机械压迫而发生信号改变的脊髓节段也发生了相应的组织学改变,即脊髓损伤,验证了 MRI 的准确性[33]。信号改变与脊髓软化、胶质增生和水肿有关[32,34,35]。临床数据分析表明信号改变的程度与最终结局的关系不明确,但高信号的病变往往提示预后不

佳[34,36,37,38]。

MRI在诊断特定的退行性改变时仍存在一些问题。小而后突的骨赘很难与向后突出的椎间盘区分开。此外,后纵韧带骨化(OPLL)时的中线钙化也很难被显示出来。除了这些限制以外,在无症状人群中发现退行性改变的证据的可能性很高,也是一个问题。Teresi等发现在65岁没有颈椎病临床证据的人群中,57%的人被发现存在椎间盘突出,26%的人被发现存在脊髓受压[29]。所以尽管影像学手段使我们得以直视疾病的进展情况,但患者的预后评估和手术指征不能仅仅依靠这些手段决定。

神经生理学

颈椎病的神经生理学评估可以为其他检查手段填补不足。因为要解释无症状患者的共同影像学异常是很困难的。神经生理学试验还可以用于协助预测患者对治疗的反应以及预后。在颈椎病的评估中,肌电图(EMG)可以用于鉴别神经根病变与神经元病变、中枢神经系统疾病[40]。EMG还可以通过发现相应肌肉传导异常而进行受累神经根的定位。这项技术可以用于术前评估需要解除压迫的节段水平。体感诱发电位(SSEPs)即电刺激外周感觉神经纤维,同时记录脊髓或感觉皮质相应的诱发电活动情况。临床研究表明SSEPs可以用于评价脊髓后索受累者的感觉系统功能状态。Leblhuber等发现,发生退行性改变的颈髓节段相应的皮肤SSEPs也发生变化。但这些神经生理学和影像学异常在无症状患者中也可出现。尽管试验研究发现SSEPs的改变与神经生理性障碍有一定联系,但在有明显症状的神经根性颈椎病患者中,仅有很少一部分人出现尺神经和正中神经SEEPs异常,因此SEEPs在颈椎病中的诊断价值尚未完全确立[42,43]。

由于颈椎病患者以运动障碍为主要表现,皮质运动诱发电位(MEP)被认为在评价脊髓功能障碍方面比SSEPs更为敏感[44]。在患者出现临床症状之前,MEP异常就可以被发现[43-45]。对比来看,在神经根性脊髓受压的患者中,MEP的异常率达到84%,而SSEPs的异常率仅为25%[46]。

目前,电生理学在诊断颈椎病和预测患者预后中的地位尚未完全确立。Cusick建议可以联合应用MEP和SSEP来评估上行和下行传导束的功能。这两种检查方法能够深入剖析颈椎病常常累及的两个脊髓区域的功能。通过综合应用神经生理学和影像学两种检查方法,我们可以评估哪些患者具有神经功能障碍易感性,同时还可以为亚临床患者确定最佳的手术干预时机[44]。

神经根型颈椎病的自然病程

颈椎病的自然病程尚未被很好地描述过。从早期人们对这个疾病有所认识时起,手术就成为被广泛接受的治疗手段,而没有任何研究来探索疾病的远期进展。只有少数研究者曾试着用那些应用颈围治疗的患者来描绘疾病的发展进程。

Lees和Aldren-Turner将颈椎病归类为一种相对良性的情况[19]。大多数患者都会经历长期的病情稳定期,在稳定期内症状偶尔出现,伴有短暂的病情恶化期;病情长期、持续性恶化者罕见。他们还发现在相当一部分单纯神经根型颈椎病患者中,脊髓疾病不会出现。在此后的研究中,Nurick对Lees和Aldren-Turner的观点表示赞同,并发现进行椎板切除术的患者与未行手术者相比,情况并无明显改善[3]。此外,他还认识到疾病发生的年龄是影响疾病日后发展和预后的重要因素。

而其他研究者认为,在Lees和Aldren-Turner研究中的48名椎板切除术后患者中,70%的患者情况得到明显改善。他们得出的结论是中重度颈椎病患者的症状可以通过手术得到明显改善,而轻症患者术后并无明显好转。之后Lees和Aldren-Turner的理论遭到质疑,因为他们的研究被认为存在对于轻症患者的偏倚。

Scoville发现在症状出现一年内进行手术的患者疗效最佳[48]。他进一步详细说明了Lees和Aldren-Turner的研究模型,并强调即使轻微的功能障碍也应在病情进展前积极进行手术治疗。他也承认轻症患者经过保守治疗可以取得不错的效果。

之后,Smith和Robinson提出了目前最广为接受的颈椎病病程[47]。他们发现运动症状比颈部症状、膀胱症状或感觉症状更为持久。运动症状主要发生在下肢,而上肢则主要表现为感觉异常。尽管他们的多数患者都具有难以预测的、间歇发作的病程,但1/3的患者在发作间歇病情并未进展,而其他2/3的患者则随着发作次数增多,病情逐渐加重。少数患者病情持续加重,而极少数患者得到自行缓解。他们的结论是:尽管病情发展缓慢,但颈椎病预后较差,难以好转。他们还提出假设,认为那些自称好转的患者只是能够更好地应对疾病或者仅仅是病情进展较慢而已。

尽管许多人都认为,对比进行不同手术治疗的患者与未手术者的最终结局是很有必要的,但这样的研究由于不符合伦理很难得以实施。由于手术的有效性已经被公认，研究者们很难将那些病情严重或进展中的患者随机分配到非治疗组。

治疗与决策制定

颈椎病目前有两种可以选择的治疗方案：保守治疗或手术治疗。保守治疗主要针对轻症患者，方法包括从监督患者生活方式，到用硬或软的颈围使颈部得以休息。颈围应把颈部固定在直立或轻微屈曲的状态，并且不同患者均可长期使用。药物治疗是另一种保守疗法，包括应用镇痛剂、肌松剂和非甾体类抗炎药。镇痛药在急性疼痛发作时使用，肌松药可以缓解肌肉痉挛（导致疼痛与缺血）并提高活动能力。应用抗炎药的目的是减轻炎症对神经根的损害。值得注意的是只有在制动的前提下，药物治疗才能起到较好的疗效；而休息是减少症状的最佳保守治疗措施。

手术干预适用于中重度功能障碍或病情逐渐进展的患者。出于减少术后椎管狭窄和提高脊柱稳定性的

考虑，术前应进行明确诊断。

颈椎后路手术

颈椎椎板椎间孔减压术与颈椎板切除术是颈椎病后路手术治疗的传统术式，可以用于因黄韧带肥厚导致的神经卡压。在手术过程中，需要移除受累节段及其邻近节段的椎板；当存在神经根性症状时，可以同时应用椎间孔减压术。该手术的禁忌是颈椎曲度不良或颈椎不稳的患者。对于之前做过前路椎体融合术的患者，更适合做颈椎板切除术。

颈椎后路经椎间孔减压术与颈椎板切除术需要在全麻下进行。手术过程中颈部呈中立位，以防止脊髓牵拉和前方的突出物挤压椎管。患者的手术体位可选择坐位或俯卧位；坐位手术可以提供一个干燥的手术视野，但是提高了空气栓塞的风险。在用钉或者前述的固定方式固定头部后，在切开之前要进行影像学定位和神经生理学检查（图 24-3A）。正中切口要依据病理位置进行选择。在枕颈融合术中，切口范围为上至

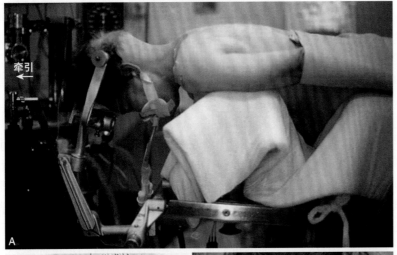

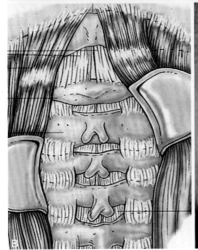
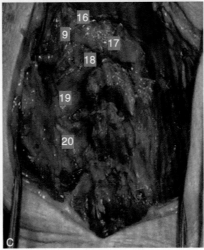

■ 图 24-3　A, 后路手术时，患者取俯卧位于马蹄形或 Mayfied 手术台上，如图所示。将手臂向下收拢以获得最大术野。B-C, 从后正中线暴露并分离颈部肌肉组织和棘间韧带，就可以看到下方的椎板和棘突。拉宽切口暴露椎体和椎间关节面，可以看到关节囊包绕着关节腔

枕骨隆突,下至第七颈椎突起。在下颈椎手术患者中切口可适当缩小。因为患者的棘突间隙狭窄以及局部结构较差,所以可能会大量的切开和剥离椎间关节面,这一结果会导致无关椎节的椎间关节融合,影响颈椎稳定性。

沿颈椎后正中切开皮肤,并分离至肌肉筋膜层。正中缝是由颈深筋膜,椎前筋膜,项韧带,棘上韧带联合组成的(图24-3B)。这一切口为相对无血管区,可以尽量减少出血。切开过程中对骨正中线频繁的触诊是非常重要的步骤。放置自动牵开器以维持切口张开,但是过度牵开会导致中线模糊,使得切口向两侧偏斜。

当分离至项韧带与棘突间时,可以行骨膜下分离,分开肌肉在棘突上的附着。此时分离应十分谨慎,以防止因棘突裂开导致异物进入椎管。分离后即可暴露事先标记好的椎板。用骨膜剥离器将肌肉向侧方轻抬,用电刀将肌肉从椎板上分离下来(图24-3C)。操作过程中,注意避免将骨膜剥离器过度下压,以防止在患者麻醉过程中下压使得脊椎过度移位。颈椎的椎板自内侧头向外侧头有45度的成角。椎板间的结构比较宽,手术过程中应该严谨的暴露出来。值得注意的是,椎动脉上覆盖的静脉丛经常被认为是暴露出来的椎间关节关节囊。应用双极电凝或明胶海绵轻按可以有效地减少出血。对于不在手术范围的节段,要尽量保留椎间关节关节囊(关节突关节)。自动撑开器应当放置在椎间关节的前后面以上水平,以防止器械损伤神经根和椎动脉。

旁正中通道下入路微创手术也可以作为替代术式。切口选择为在离病变节段同侧的距中线1cm的位置。在透视指导下,用小通道扩张器或斯氏针穿透颈后部目标节段的肌肉和筋膜,达到关节与侧块附近。正位X线片可以保证斯氏针在正确位置,但这一方法还没有广泛应用(图24-4A)。一旦扩张器或斯氏针达到病变节段关节位置,可将斯氏针进入点切口上下扩展至2cm。之后收紧皮肤边缘,并用组织解剖剪剪开颈部筋膜。在此过程中应注意避免切到肌纤维,因为这样可以导致不必要的出血。清晰的暴露筋膜可以为接下来扩张套管的置入节省力量(图24-4C)。将一系列扩张器按顺序插入颈部软组织,扩张之后置入一个18mm的管状牵开器(图24-4A-C)。准备完成后,工作通道(管状牵开器)与一个灵活的牵开器连接杆相连,并固定在手术台上;管状牵开器固定在椎板和侧块上(图24-4D)。

一旦X线透视显示标准/微创牵开器位于正确节

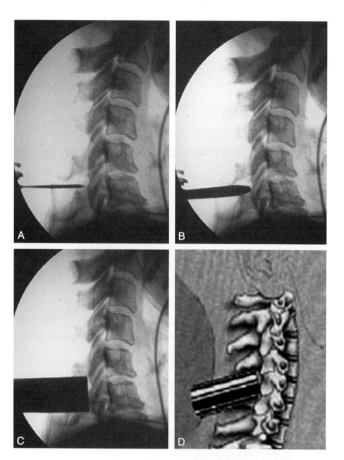

■ **图24-4** A-D,在C5/6节段后方的椎间关节和椎间盘水平上行侧位X线透视,可以观察到在背侧肌肉韧带复合体上逐渐扩大的通道,最终将操作窗口对接于已经扩大好的通道上

段的正确位置,就可以应用具有长尖端的Bovie电刀分离在侧块及椎间关节上的肌肉和软组织。应用小型放大镜或操作显微镜可以令视野最大化。将椎骨上的肌肉和软组织分离后,在透视引导下,应用小直颈椎刮匙刮出上一椎体的椎板下极和侧块/关节的内侧部分;应用弯匙可以暴露椎板和椎间关节的底部。位于骨头下面的黄韧带和硬膜是良好的解剖定位标志,对其进行细致的清扫可以有效防止硬膜瘘的发生。硬膜静脉和黄韧带边缘的出血用双极电凝处理。然后应用小角度Kerrison咬骨钳进行椎间孔切开术。骨膜和骨出血用电刀和骨蜡处理。在椎间关节病变或膨大明显的案例中,应用matchstick型钻头将关节突关节中部及侧块磨的更薄(图24-5A,B)。加用弯匙清扫可以增加Kerrison咬骨钳的安全性。以上过程需要在持续减压下进行。

当神经根暴露在临近它的椎间孔时,椎板椎间孔减压术就完成了。应用神经拉钩对神经根进行触诊,可以检查减压是否充分(图24-5C)。如果存在椎间盘突出,可以用神经拉钩或四号Penfield剥离器越过神

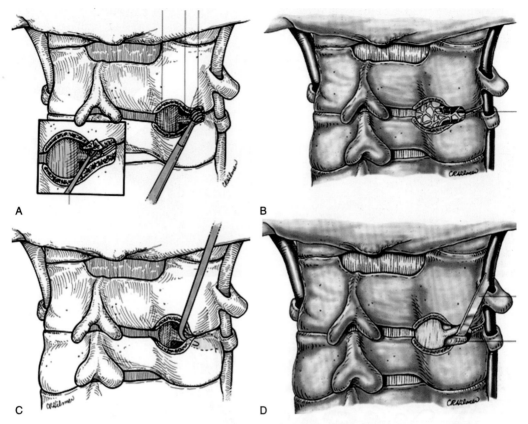

■ 图 24-5　A-D，在透视确认下，用高速磨钻为椎间关节减压。即可暴露脊髓和神经根的背外侧（A）。待暴露完成后，即可见到硬膜静脉丛，分离这部分组织时需要压迫双极电凝止血（B）。可以用神经拉钩或探针对暴露的神经根进行触诊，以判断减压是否充分（C）。如果需要切除椎间盘，可以用一个小的牵开器将神经根拉开，以更容易接近椎间盘（D）

经根清理椎间盘及其碎片。在应用这一操作时，可以将正对神经根下方的椎弓根的上内侧钻开，以获得更大的操作路径。待根可以回复到正常位置，用刮匙或长型髓核钳将间盘碎片取出（图 24-5D）。在这一区域其他骨赘可依据手术需求进行清理。待椎间盘切除减压完成后，需要用神经拉钩在此确认神经根是否解压，同时也可以用侧位透视进一步确认。

待神经根检查完成后，应用双极电凝和带凝血酶明胶海绵填塞进行止血，之后用大量含有杆菌肽的乳酸格林溶液清洗术区。清洗完成后，用一小块含有甲强龙的明胶海绵填塞椎板椎间孔切开造成的缺损。术后患者可戴软围领以减轻痛苦，但是这一做法不利于术后早期运动。该手术的主要并发症为伤口愈合和感染。

颈椎前路手术

另一种手术入路为前路手术，前路手术可以在手术过程中进行椎体融合的同时，去除压迫椎管前方的间盘突出物。前路手术适用于受压节段为一到两个

（在受压节段为三到四个时也有一小部分案例按照此入路手术），对于颈椎节段不稳的患者也尤为适用。在开展前路手术初期，还有几种据此入路衍生的手术途径，但都没有其他特别的优点。

与椎板切除术的手术体位一致，前路手术要求在全麻下进行，颈部位于中立位。患者呈仰卧位，在肩胛骨下放置垫肩使颈部更加扩展（图 24-6A）。在术前对切口做好标记，沿标记在胸锁乳突肌与靠近颈中线之间的区域切一 2 ~ 3cm 的切口（图 24-6B）。正确的皮肤切口可以为接下来的解剖分离提供便利。颈部的特征性标志可以提供颈椎节段的大体位置：下颌角对应的是 C2 ~ C3；舌骨对应的是 C3；甲状软骨对应的是 C4 ~ C5；环状软骨对应的是 C6；颈动脉结节对应的是 C7。若需要对多节段病变减压（如大于三个节段的椎体次全切），可以将切口纵向或斜向延长。在切口之前注射利多卡因与肾上腺素混合液有助于减少出血。

沿皮肤切口将颈阔肌上的浅筋膜切开。随后的手术入路是沿一个潜在的腔隙分离，如图 24-6C。离断颈阔肌可以选择沿肌纤维切割或横切口。离断颈阔肌后，就可见到其下方的颈深筋膜。接下来，仔细触摸胸

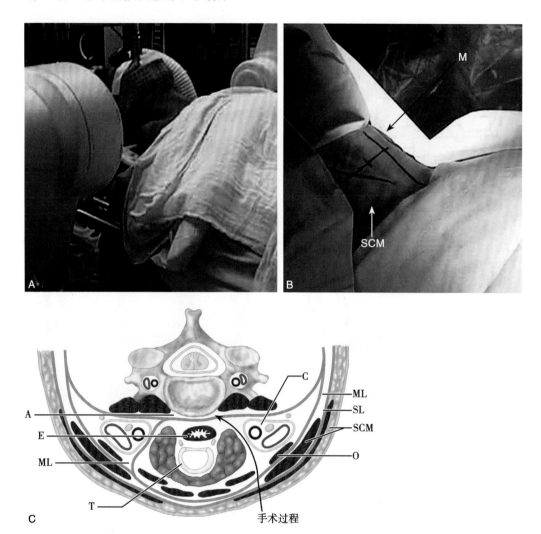

■ 图24-6　**A-C**,在颈部的前路手术中,患者取仰卧位,常戴一个枕颏带或颅骨牵引夹以取得最佳术野并维持脊柱前凸。同时可以用C形臂裹住(**A**)。根据解剖标志或透视引导将切口标记于胸锁乳突肌(SCM)与中线(M)之间的病变节段水平。手术由外侧向中央进行,依次经过皮肤、颈阔肌、气管(T)和食管(E)。牵引器最终被置于脊柱前缘的椎间隙中(**A**)

锁乳突肌内侧缘,分离出筋膜纵轴。将胸锁乳突肌向外侧牵拉。将咽带肌(胸骨舌骨肌,胸骨甲状肌)及其下方的结构(如气管[T]和食管[E])向中部牵拉。在胸锁乳突肌深侧,找到颈动脉鞘(C)及其上覆盖的气管前筋膜。小心的切开鞘的内侧部分,并保护中线结构。之后将颈动脉鞘向外侧方牵拉。

钝性分离组织,直至椎体上方的椎前筋膜层。确定椎体中线(与前纵韧带的白线一致)及其两侧的颈长肌。用电刀切开椎前筋膜至所需要的长度。用骨膜剥离器刮除椎体及椎间盘(A)上方的组织。用拉钩拉开两侧颈长肌以保护周围组织。在操作过程中可以应用操作显微镜提高视野清晰度,来降低椎体减压带来的风险。将脊椎穿刺针固定于一个椎间盘中,照颈椎侧位片以确定颈椎节段。在摄像期间,可令助手穿防护服压低患者肩膀,以使得成像更加精准。确定节段

后,就可以进行椎间盘切除术和椎体次全切术。对于椎体严重塌陷的患者,可在椎体中置入牵引钉,这样可以促进椎体切开减压术的进行(图24-7A)。

去除游离的椎间盘和骨赘后,将移植骨植入椎间隙以维持稳定及促进愈合。通常,用直刮匙和弯刮匙来刮除椎间盘及附着在椎体上的软骨终板。椎间盘的残余碎片可用髓核钳咬除(图24-7B),直至暴露后纵韧带(PLL)。对于不规则的终板骨赘和紧挨终板前唇的骨赘,可以用高速matchstic型钻磨除。需要注意的是,手术过程(尤其是在植骨即将完成时)尽量避免过度破坏骨性终板结构,以防移植骨塌陷。待后纵韧带暴露完全后,用Kerrison咬骨钳在后纵韧带上打开一个1~2mm的小口,这一过程可加用神经钩辅助。根据患者的术前症状及术前影像学资料,判断神经卡压部位,从而根据需要打开后纵韧带、暴露硬膜。为了确

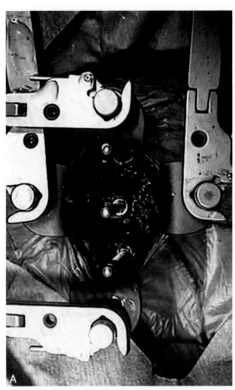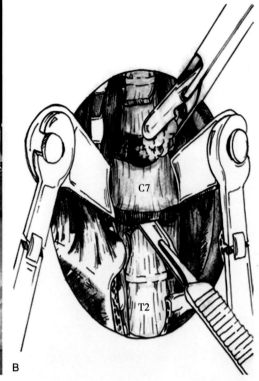

■ 图 24-7　**A-B,**用牵开器将颈长肌向外侧牵拉,即可暴露出颈椎。如果需要的话,可以将 Caspar 型牵引钉置于周围椎体上(**A**)。用手术刀切开纤维环,用弯匙、磨钻、Kerrison 咬骨钳和髓核钳等器械切除椎间盘(**B**)

保神经在椎管及椎间孔内无卡压,可以将椎间盘掏成漏斗形,去除软骨终板下边缘的骨赘,以保证躯体纵轴的充分减压(图 24-8A)。因此,大多数的外科医生选择切除椎管后方及后外侧的巨大骨赘。一些医生也有将后纵韧带切除的做法。这种做法的好处是能够更直观的确定脱出的椎间盘是否被清除干净(适用于 35% 的患者)。而且,切除后纵韧带可以预防术后颈部屈曲时引起的疼痛。

自体移植骨通常取自髂骨(70% 的案例),其他案例取自胫骨,人工骨和腓骨(图 24-8B)。人工植骨的材料包括甲基丙烯酸甲酯,羟磷灰石和生物高分子材料。尽管这些人工材料不一定能提供很好的预后,但是可以减轻局部疼痛。融合的好处包括降低脊髓损伤复发的风险,减少因微小异常运动导致的疼痛,以及预防和治疗因椎间盘高度丢失导致神经卡压症状的复发。融合的另一个好处是提高骨刺吸收的程度,虽然这一过程需要数年的时间。各种类型的椎体植入方式已经普遍采用了很多年,包括 Smith-Robinson 植入术,Cloward 插销型植入和 Bailey-Badgely 槽式植入等(图 24-8C)。

然而对于植骨的必要性还存在争议,75% 的融合手术患者并没有接受植骨。首次报道前路手术而未融合的手术案例在 1960 年。在这一案例中,压迫椎管的椎间盘被切除了,然而切除的空间并没有填补上。前路非融合术适用于急性椎间盘软组织脱出,没有或少有骨赘形成,以及神经症状预后良好的患者。患者按照此手术方案,可以恢复更快,并发症更少。当骨刺必须被去掉时,非融合预后往往不如融合良好,很多非融合术后患者遭受到新的或复发的疼痛等症状。因此,现代大多数手术都使用伴有/不伴有金属板的植入材料。

椎体切除+支撑物植入术是近来兴起的针对严重的多节段病变患者的术式。70% ~ 80% 应用此术式的患者症状获得了显著改善,而且很多著者认为这一术式是最好的。在施行椎体切除术时,沿受累椎体和椎间盘轴挖出一个沟槽来完成解压,然后用髂骨、腓骨或肋骨来重建缺损。在力求椎节稳定的案例中,可以用钛板或 PEEK 来加强脊柱序列,这一材料可以为后续的磁共振成像提供兼容性。

颈椎前路微创椎间孔减压术是一种侵入性在最小的颈椎前路手术,并且可以再不需要融合的基础上维持脊柱的稳定性。神经根减压术的技术要求更高,其手术方式是在保留残余关节和椎间盘的基础上,将骨赘沿外侧向内侧取出,从而保证了脊柱的稳定性(图 24-9A,B)。将细的牵开器置于钩椎关节外侧缘和横突之间,椎动脉和已出孔的神经根的内侧(图 24-9C)。

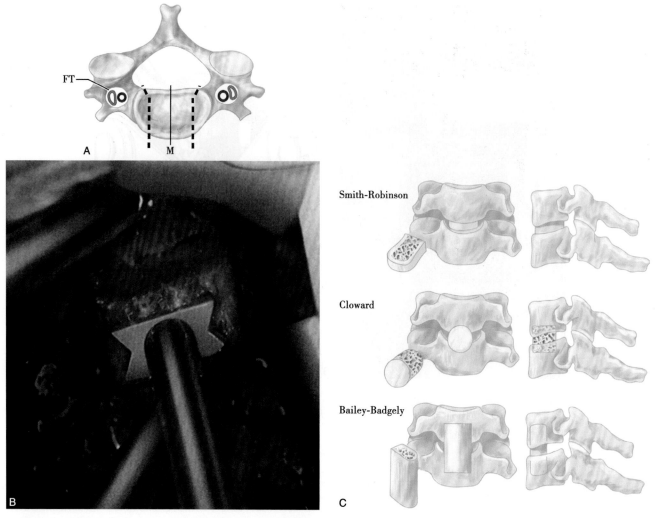

■图24-8　**A-C,**沿椎间盘中线将其切除,切除灶呈漏斗形状,防止损伤到位于椎体外侧的椎动脉。扩大椎管和椎间孔的暴露范围,以使得减压更加充分。椎间盘切除后,大多数外科医生选择将自体骨、同种异体骨或合成材料作为植入体放入椎间隙中(**B**)。各种类型的椎体植入方式已经普遍采用了很多年,包括 Smith-Robinson 植入术、Cloward 插销型植入和 Bailey-Badgely 槽式植入等(**C**)

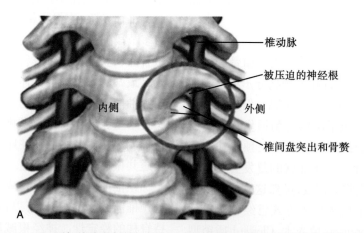

■图24-9　**A-F,**颈部前路微创椎间孔切开术与传统的颈椎间盘切除术相比,能达到更为偏向侧面的部位,并且可以直视位于椎动脉内侧、椎间孔水平的椎间隙侧面(**A,B**)。用细的牵引器刀片暴露钩状关节与椎动脉之间的间隙之后(**C**),就可以用刮匙和磨钻完成椎间孔减压术并解除骨性压迫(**D**)。将疝出的部分充分暴露后用微型垂体镊切除(**E**)以达到更好地解除神经组织压迫的最终目的

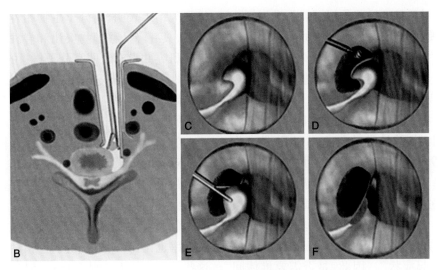

■ 图 24-9(续) A-F,颈部前路微创椎间孔切开术与传统的颈椎间盘切除术相比,能达到更为偏向侧面的部位,并且可以直视位于椎动脉内侧、椎间孔水平的椎间隙侧面(A,B)。用细的牵引器刀片暴露钩状关节与椎动脉之间的间隙之后(C),就可以用刮匙和磨钻完成椎间孔减压术并解除骨性压迫(D)。将疝出的部分充分暴露后用微型垂体镊切除(E)以达到更好地解除神经组织压迫的最终目的(F)

将椎动脉牵开后,用刮匙和磨钻开大椎间孔,同时解压钩椎关节外侧,切除背外侧的骨赘(图 24-9D)。一旦暴露出病变部位,便可以用显微髓核钳将突出的椎间盘取出(图 24-9E),从而解除神经根压迫,恢复神经根位置(图 24-9F)。

手术疗效

在许多病案中,对颈椎病术后的评估是有困难的。针对疾病的特异性,临床上可根据患者年龄,椎骨的牵连程度以及症状的严重程度对其进行分类。到目前为止,还没有针对术后评估的随机性前瞻性研究。目前的出版物上记载的都是同一机构应用不同方法,得到的回顾性研究数据。此外,目前也没有标准化的评估标准。日本骨科协会制定了一份包括四肢功能和膀胱功能的评分标准。Odum 评分将预后按照从优到差分级,Nurick 系统是对患者行走能力进行评估。磁共振用来研究那些术后恢复不良的病例。在一项有 56 例患者的研究中,Clifton 发现只有 12 个人在手术节段得到了充分的减压,然而其他 32 例在手术节段还有残余的压迫或其他受累节段没有减压[55]。Batzdorf 和 Flannigan 也发现了术后患者残余压迫的现象[56]。Harada 发现当减压没有充分的完成,在患者恢复期间病情将显著恶化[57]。基于上述研究,在术前进行精确的影像学检查以确定病变节段,以及制定正确的手术入路是十分必要的。

后路经椎间孔减压术能有效对对侧隐窝和神经孔进行减压,在过去的 40 年中,许多刊物都对这一结果做出报道[48,49]。研究表明,与标准的颈前路手术相比,颈后路手术"锁眼型"截骨术在神经根减压、侧方骨赘与椎间盘的切除上具有更好的效果。其次,以往的研究表明椎体椎间孔切开术在充分减压的基础上,可以不用明显的破坏关节突关节,不会破坏脊椎的稳定性[50]。只要关节突关节移除范围小于 50%,那么脊柱的生物力学强度就不会受到太大的影响[51]。再次,后路手术还避免了因前路手术导致的局部组织受损并发症,包括:气管,食道,甲状腺,胸腺,颈动脉,颈静脉,迷走神经,喉返神经,喉上神经,颈袢,胸导管等。最后,颈椎的椎体椎间孔切开术在病变切除过程中不需要椎体融合。纵向研究表明椎体融合会导致临近节段的退变发生率增加,因此对关节固定的实施就更为谨慎了[52]。总的来说,在孤立节段的神经根型颈椎病的手术处理上前路与后路手术预后没有统计学差异[53]。椎体椎间孔切开术在临床上广泛应用的技术制约有以下几个原因:手术视野的限制;骨赘切除困难;末端孔洞暴露困难;硬膜上大量静脉丛及相应的出血[54]。与此同时,为了更好的暴露术野,往往需要切开肌肉,而这一做法增加了肌痉挛、颈痛概率,延长了术后恢复时间。对于椎板切除术的研究结果存在争议。一些研究表明对 50 岁以下的患者椎板切除术具有显著的疗效,而也有报道表明无效。从整体而言,一些研究结果表明超过 80% 的患者获得疗效,而其他研究结果表明这一式式与保守治疗疗效没有差别。最后,大部分著者表明缩短术前症状持续时间是一个很好的预后因子,而有些人提出了反对意见。这些争议可能与椎板切除术合并骨赘去除,硬膜的开放,齿状韧带的切开等同时进行有关(这往往因为神经损伤导致更多的并发症)。尽管在观点上有明显的差异,但是业内普遍认为年轻患者神经牵连少,病程短,预后良好。

总的来说,临床结果表明前路椎间盘切除术(ACD)与前路椎间盘切除植骨融合术(ACDF)是有临床意义的。根据1991年的一篇综述表明[58],接受前路椎间盘切除术的患者有61%~94%获得了良好的预后,这一数据证明融合并不是获得良好预后的必要条件。针对纤维增生与假关节形成的研究较为贫乏,因此其余预后的关系并不明确。然而,一旦假关节形成,有67%的患者会引起症状[59]。因此,是否需要椎体间融合的问题并没有解决[60]。前路椎间盘切除术(ACD)的支持者认为此术式操作简,费用低,而且减少了与自体植骨和植骨失败相关的并发症(如植骨块脱出,塌陷,下沉和假关节形成)。前路椎间盘切除植骨融合术(ACDF)的支持者认为移植体可以增加椎间孔减压效果,防止椎间盘所在的空间塌陷;相比前路椎间盘切除术(ACD)而言,融合术可以更好地稳定颈椎序列。研究表明,背侧骨赘的再吸收与节段的固定、融合相关。融合术术后颈部疼痛的发生率较非融合术的低。此外,如果不融合的话,后凸畸形的风险发生率也会增高。相对而言,前瞻性研究并没有显示出前路椎间盘切除植骨融合术(ACDF)较前路椎间盘切除术(ACD)的优势[61-68]。

尽管结论如此,美国和加拿大的大部分颈部椎间盘退行性疾病逐渐趋向于融合术[69-71]。椎间融合术的自体移植骨常取自髂骨。然而,这也与取骨区长期疼痛,畸形,伤口感染,血肿和末梢神经刺激损伤等并发症相关。

针对退行性椎间盘病变,相对异体移植骨而言,应用自体移植骨做未放钢板的前路颈椎椎体融合术效果更好,预后更佳[72-74]。相比而言,其他研究结果在影像学或临床预后等方面并没有证明自体移植与同种异体移植二者的显著差异[75-77]。一个荟萃分析结果表明对于一节段或两节段的无钢板固定的融合术而言,自体移植骨较同种异体移植骨具有高融合率与低塌陷率的优势。然而,临床预后二者没有统计学差异[78]。相关回顾性综述表明自体移植较同种异体移植更优越[79]。然而,同种异体移植不具有因自体移植导致的相关并发症的风险。从同种异体移植的供体身上获得传染病(如人体免疫缺陷病毒)的风险也微乎其微[75,76]。

针对前路椎间盘切除植骨融合术(ACDF)的前瞻

性研究结果表明,高分子生物相容性骨较自体移植骨而言,具有降低移植物突出和脊柱后凸的风险。然而这一研究并没有证明高分子材料的生物相容性与生物降解性[80]。Senter等人[81]应用前瞻性非随机研究方法,对前路椎间盘切除融合术(ACDF)的自体骨移植和羟磷灰石材料移植进行了比较,后者的效果要等于或优于前者。前瞻性研究显示,自体移植在临床预后和影像学观察的效果优于异种移植[82,83]。

最近的前瞻性研究表明,应用钛网固定融合,较自体移植或同种异体移植在临床预后和影像学显示上具有更低的植入失败率和更低的假关节形成率。钛网的融合率也比自体移植和同种异体移植要高[84-86]。尽管这些数据支持人工融合材料,但是还是有一些研究表明自体骨更有优势[87]。

早在1960年,Bohler[88]在治疗创伤性脊柱创伤时,发明了在椎体前面放置钢板和螺钉的手术方案。在他的报道之后,也有人应用双皮质非锁定型成角螺钉固定[89,90]。然而,这一技术的硬件故障时有发生[91],而且Morscher[92]在1986年发明了单皮质固定成角的前路螺钉系统(图24-10A)。

对于前路融合固定手术系统,有一系列的螺钉(如单皮质钉,锁钉,动态螺钉,固定螺钉和混合螺钉等)和钢板提供选择(图24-10B,C)[90]。借助这些材料,椎体的融合率增加,假关节和融合失败的几率降低了[94,95]。此外,针对椎间盘退行性变,前路椎板融合术可以维持颈椎矢状位的平衡[96-98],因此会潜在的降低相邻节段应力[99]。如果在前路椎间盘切除融合术(ACDF)和前路椎间盘切除术(ACD)中不放置钢板,那么会增加术后脊柱前侧弯和脊柱后凸的可能。然而,对于前路椎间盘切除术(ACD)、前路椎间盘切除植骨融合术(ACDF)和加钢板固定的前路椎间盘切除植骨融合术(ACDF)三者的比较,单节段手术并没有证明三者之一有何优劣[66,100];然而对于双阶段手术三者却有所区别[101]。此外,针对治疗椎间盘退行性变,有人担忧应用钢板固定会提高费用和增加并发症。内固定不良也是术后早期和后续发病的原因。在一个前瞻性研究结果表明,应用钢板的患者更容易发生吞咽困难。同样,许多多级研究也证实了这一观点[102]。

在很多最近的外科操作术式中,针对颈前路加板手术增加了很多改进措施,降低了钢板相关并发症的发生[103-109]。考虑到再次手术、重返工作时间等问题,前路椎体加板合并融合降低了总体的手术花费[110]。加板固定还可以提高同种异体移植的融合率,从而排除对自体移植的需要[111]。这样一来既可以避免自体骨移植

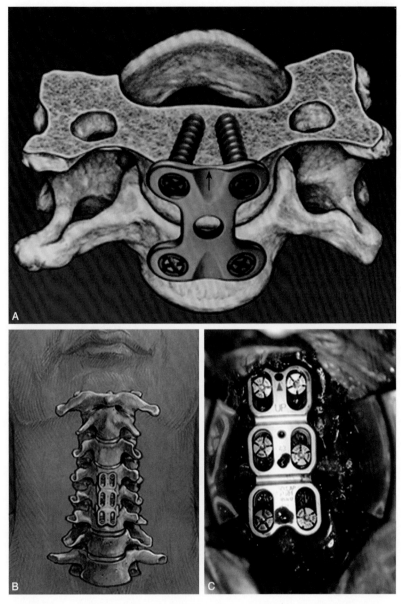

■ 图 24-10　A-C,图示经典 Morscher 限制性装置,由螺钉内聚固定金属板防止其发生意外松动(A) 。在现代前路手术中,金属板仍是被固定的,但不同种类的螺钉在使其有一定旋转和平移的活动性以便于替换螺钉的同时,也优化了其长期承压的性能(B,C)

导致的并发症,又不降低融合率。再次说明,专家针对单阶段病变是否需要加板还存在争议。

手术并发症

　　此类手术的并发症与其他类型手术类似,由此造成的死亡率约在 1.5% 以下。其中最常见的是心血管意外、血栓性静脉炎(可能发展为肺栓塞)和感染。椎动脉、颈动脉或颈静脉损伤以及硬膜外或体表血肿也时有发生。伴随脊髓和神经根走形的椎旁交感神经链、喉上神经和喉返神经也存在被损伤的风险。手术

还可能引起包括气管、食管、胸导管和颈部胸膜等软组织损伤(图 24-11A)。通常,喉返神经损伤是由于牵引器叶片将神经压向气管方向所致,从而引起神经部分的损伤(图 24-11B)。感染可以发生在整个手术范围并引发多种并发症,从容易处理的椎间盘炎(引起严重、长期疼痛)到脑膜炎(也可由硬膜损伤引起)。

　　比较前路与后路手术,椎扳切除术后的患者发生神经系统并发症的概率更高(两种术式的平均发生率为 1.04% ,椎扳切除术为 2% ~ 8%)。在后路手术中,在解除压迫之后硬膜囊和脊髓的移位可造成脊髓和神经根的损伤。在前路手术中,骨移植物可以造成组织

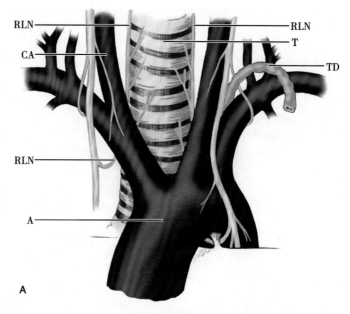

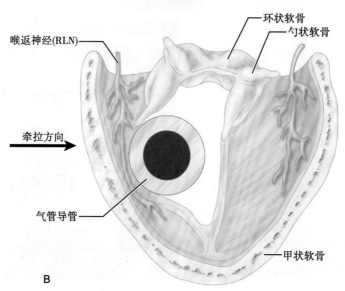

■图 24-11　**A-B,**喉返神经(RLN)与气管(T)和颈动脉鞘(CA)的相对位置如图所示,由于这样的位置及脆弱的结构,在前路手术中喉返神经常易被损伤(**A**)。RLN 的黏膜部分也可由于拉钩的推挤夹在拉钩与气管内插管之间导致其损伤(**B**)

移位和骨折不愈合。在应用髂骨移植物时,还可能引起供体部位疼痛、血肿感染等并发症以及股外侧皮神经的损伤。

新兴技术:人工椎间盘置换术

长期跟踪研究发现,脊柱融合术后可以出现临近关节的过度活动[112]和相邻颈椎间盘疾病(图 24-12A)[113]。脊柱融合术后,临近节段退行性变(ALD)的发生率增高是由于术后临近节段受压增加引起的,或是退行性变的自然进程还未可知。一些临床研究计算并估计,融合术节段以上发生有症状退行性变的概率比自然退变率高 2% ~ 3%(图 24-12B)[114]。人工椎间盘应用的基本原理就是为了维持 ACD 后颈部的生理性活动度及解除对神经组织压迫。通过维持手术节段颈部的活动度,相邻节段的活动度得以降低[115]。理论上讲,这样可以减少甚至消除 ALD 的发生。许多类型的人工椎间盘已经被设计出来并应用于临床。短期跟踪数据显示,颈部椎间盘退行性疾病采用传统的脊柱融合术或人工椎间盘置换术,其临床结局类似[116-118]。在人工椎间盘设计的早期阶段,由于部件不适宜,手术失败的可能性比现代手术更高。人工椎间盘的安装技术与传统手术中移植物的安装技术类似。学者们着重强调了充分暴露椎体间、椎间盘切除和进行细致终板准备的必要性。不同的人工椎间盘需要应用不同的植入技术。与治疗颈椎间盘退行性疾病的传统术式相比,这些人工椎间盘的植入能否改善患者的临床结局,尚需等待欧美目前进行的长期跟踪研究数据得到汇总时方能知晓。

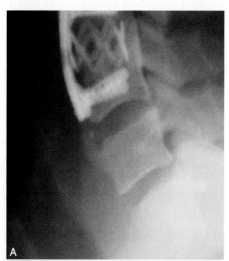

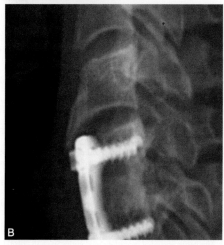

■图 24-12 **A-B,** 在成功的颈部前路椎间盘切除术和融合术后,可以发生临近节段的退行性变。这可能是由于压力和(或)运动转移至临近节段(**A**),也可能是金属部件的直接影响(**B**)。此现象在头侧或尾侧均可出现

关于颈部人工椎间盘的 BRYAN(美敦力公司;明尼阿波里斯市,MN) 研究发表于 2009 年[119](图 24-13A)。在此项多中心研究中,患有颈部单节段 DDD 的患者被随机分组进行 BRYAN 人工椎间盘置换术(n =242)或传统的前路颈部椎间盘切除术及融合术(n = 221)。研究的基本假设是置换术的效果应至少与融合术相当。研究对 465 名患者进行了 2 年的跟踪调查。最初,研究者和患者对研究程序是双盲的。但在术后,实验组进行了 2 周的非甾体类抗炎药治疗,患者还被允许进行他们所乐于的非剧烈运动。由于这些差异,进一步的盲法无法保证与实施。24 个月时,有 91.6% 的继续跟踪率,这时两个组的临床状况都有所改善。总的来讲,置换组的成功率为 82.6%,而融合组的成功率为 72.7(P = 0.005)。置换组的颈部功能障碍指数(NDI)为 16.2,而融合组为 19.2(P = 0.025)。NDI 成功率(即 NDI 改善程度超过 15 分)在置换组为 86%,融合组为 78.9%(P = 0.001)。用来评估颈、臂部疼痛的 SF-36 评分在两组之间也有显著差异。植入 BRYAN 的患者比进行融合术的患者提前约 2 周重返工作岗位。这些结果表明这是一项非劣效的一项治疗分析(相比于治疗意向分析)。研究中有 12 个病例在术前被分到了人工椎间盘组,但由于解剖或技术因素最终接受了对照手术。另一个重要的局限在于有 117 名患者虽然被随机分组,但由于对要进行的治疗方式不满意而拒绝接受相应的术前准备。

Prestige(美敦力公司;明尼阿波里斯市,MN)研究发表于 2007 年[120](图 24-13B)。在此项多中心研究中,541 名患有颈部单节段 DDD 的患者被随机分组进行应用 Prestige 盘的关节成形术(n = 276)或颈椎融合术(n = 265)。研究未应用盲法。24 个月后置换组的成功率总体高于对照组。NDI 指数及 NDI 成功率没有明显的统计学差异。从神经病学角度讲,置换组的成功率较高。SF-36 以及颈部疼痛在介入组得到了更好的改善。此外,置换组的二次手术率也更低。

ProDisc-C(辛迪斯股份有限公司;保利,PA)研究经 FDA 认可,发表于 2009 年(图 24-13C)[121]。这是一项包含了 13 个机构的多中心研究。总共 209 名患者被随机分组进行 ProDisc 人工椎间盘植入术(n = 103)或 ACDF(n = 106)。所有患者都患有单节段颈椎间盘病变,且保守治疗无效。所有参与者在术前均应用盲法。研究的基本假设是置换术的效果应至少与融合术相当,第二假设是置换术的效果应优于融合术。研究对所有患者进行了 2 年跟踪调查。总成功率和 NDI 成功率的初步结果在两组间有显著差异。置换组的成功率为 72.3%,明显高于对照组的 68.3%。次要判断指标也有明显不同,置换组的二次手术率更低。人工椎间盘植入组的患者后期应用镇静剂的比例也较低(10.1%,对照组 18.5%,P = 0.073)。24 个月的跟踪中,椎间盘置换术和融合术之间的安全性和有效性差异已明显体现出来。

在以上三个研究中,介入手术的不良事件率并不比融合术高,且往往低于融合术。不良事件包括植入

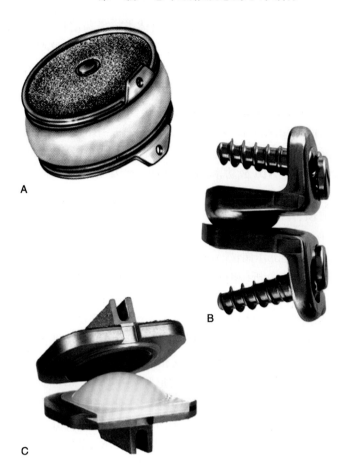

A

B

C

■图24-13　A-C,已批准的三种不同的人工颈椎间盘假体示例,它们在设计、材料、生物力学上的活动度、限制强度、固定方式和分散轴向压力的能力上均有显著差异。BRYAN盘需要被安装在椎间隙内,它有圆形的终板,借此与提前按照金属部件打磨好形状的人体终板相符合。它还包含一些可以用来固定的小针孔(**A**)。Prestige假体则依赖体部的螺丝固定(**B**)。ProDisc-C利用两个龙骨状的底来维持其在椎间隙的稳定性(**C**)

物相关的不良反应、食管功能障碍、手术并发症和需要二次手术。此后的研究时长尚不足以确定椎间盘置换术与传统手术对临近关节DDD发展的影响。以上3个研究表明,在2年的时限里,颈部椎间盘置换术的临床效果不差于融合术。这些研究对临床效果的计算大体是适当的。尽管2年的跟踪数据是有效的,它们不能提供关于这些疗法长期影响的信息。

　　理论上认为的可以远期减少临近节段DDD的效果还未体现出来。因此,由于缺乏有关人工椎间盘置换术长期影响的信息,这项技术能否最终改善疾病和手术的预后还是个未知数。

结论

　　颈椎病是一种常见的退行性疾病,可以引起脊柱的椎骨、韧带、关节和软组织病理改变。50岁以上的

患者中,至少50%可以发现影像学的退化证据。病理生理学过程包括先天性椎管狭窄、椎间盘突出、骨赘形成、关节和韧带肥大以及异常脊柱活动等。人们推断脊髓损伤是由于对神经组织的直接压迫或血供受损引起的。

　　颈椎病的临床表现可以从无症状到神经根病,甚至严重的脊髓病。用于诊断的影像学方法有平片和磁共振显像。MRI显示不清的病变,可以用CT造影方法辅助评估。包括运动和躯体感觉诱发电位在内的神经生理学试验的作用尚未明确,但可能对判断亚临床疾病和预测手术疗效有所帮助。保守性药物治疗适用于症状轻微的患者,而有明显功能障碍和(或)病情持续进展的患者应进行手术干预。术式包括前路或后路、有或无移植物和融合术的手术。手术效果千差万别,而尚未发现有意义的预后指标。颈部退行性改变与年龄增长有密切联系,因此随着社会老龄化进程,颈椎病的发病率呈增高趋势。人们对颈椎病的理解还十分有限,为了更好地确定手术适应人群、术式选择、预后因素和结局评估,还需要进行更多更深入的研究。

（周非非　译）

参考文献

1. W.F. Lestini, S.W. Wiesel, The pathogenesis of cervical spondylosis, Clin. Orthop. 239 (1989) 69–93.
2. R. Brain, Cervical spondylosis, Ann. Int. Med. 41 (1954) 439.
3. S. Nurick, The pathogenesis of the spinal cord disorder associated with cervical spondylosis, Brain 95 (1972) 87–100.
4. W.E. Hunt, Cervical spondylosis: natural history and rare indications for surgical decompression, Congress of Neurological Surgeons: Clinical neurosurgery, Williams and Wilkins, Baltimore, 1980.
5. F.A. Simeone, R.H. Rothman, Cervical disc disease, in: R.H. Rothman, F.A. Simeone (Eds.), The spine, W.B. Saunders, Philadelphia, 1982.
6. H. LaRocca, Cervical spondylotic myelopathy: natural history, Spine 13 (1988) 854–855.
7. W.W. Parke, Correlative anatomy of cervical spondylotic myelopathy, Spine 13 (1988) 831–837.
8. I.M. Turnbull, Micro vasculature of the human spinal cord, J. Neurosurg. 35 (2) (1971) 141–147.
9. A. Breig, Adverse mechanical tension in the central nervous system, second ed., John Wylie & Sons, New York, 1978.
10. H.H. Bohlman, S.E. Emery, The pathophysiology of cervical spondylosis and myelopathy, Spine 13 (1988) 843–846.
11. J.F. Cusick, Monitoring of cervical spondylotic myelopathy, Spine 13 (1988) 877–880.
12. A. Breig, Adverse mechanical tension in the central nervous system, second ed., John Wylie & Sons, New York, 1978.
13. A. Breig, I.M. Turnbull, O. Hassler, Effects of mechanical stresses on the spinal cord in cervical spondylosis: a study of fresh cadaver material, J. Neurosurg. 25 (1) (1966) 45–56.
14. M.R. Gooding, Pathogenesis of myelopathy in cervical spondylosis, Lancet 2 (7980) (1974) 1180–1181.
15. M.R. Gooding, C.B. Wilson, J.T. Hoff, Experimental cervical myelopathy: effect of ischemia and compression of the canine cervical spinal cord, J. Neurosurg. 43 (1) (1975) 9–17.
16. K.L. Allen, Neuropathies caused by bony spurs in the cervical spine with special reference to surgical treatment, J. Neurol. Neurosurg. Psychiatr. 15 (1952) 20.
17. K. Ono, H. Ota, K. Tada, T. Yamamoto, Cervical myelopathy secondary to multiple spondylotic protrusions: a clinico-pathologic study, Spine 2 (1977) 109–125.
18. H. Ogino, K. Tada, K. Okada, K. Yonenobu, Y. Yamamoto, K. Ono, H. Namiki, Canal diameter, anteroposterior compression ratio, and spondylotic myelopathy of the cervical spine, Spine 8 (1983) 1–15.
19. F. Lees, J.W. Aldren-Turner, Natural history and prognosis of cervical spondylosis, BMJ 92 (1963) 1607–1610.
20. J.A. Epstein, N.E. Epstein, The surgical management of cervical spinal stenosis, spondylosis, and myeloradiculopathy by means of the posterior approach, in: The Cervical Spine Research Society, (Eds.), The cervical spine, second ed., J.B. Lippincott Company, Philadelphia, 1989.
21. P.H. Crandall, U. Batzdorf, Cervical spondylotic myelopathy, J. Neurosurg. 25 (1966) 57–66.
22. Z.B. Friedenberg, H.A. Broder, J.E. Edeiken, H.N. Spencer, Degenerative disc disease of

cervical spine, JAMA 174 (1960) 375–380.
23. D.C. Good, J.R. Couch, L. Wacaser, "Numb, clumsy hand" and high cervical spondylosis, Surg. Neurol. 22 (1984) 285–291.
24. T.F. Dagi, M.A. Tarkington, J.J. Leech, Tandem lumbar and cervical spinal stenosis, J. Neurosurg. 66 (1987) 842–849.
25. J. Giroux, Vertebral artery compression by cervical osteophytes, Adv. Otorhinolaryngol. 28 (1982) 111–117.
26. G. Alker, Neuroradiology of cervical spondylotic myelopathy, Spine 13 (1988) 850–853.
27. Torg JS, Pavlov H, Robie B, Jahre C: Pavlov's ratio: A simplified, accurate and specific method for determining stenosis of the cervical spinal canal, Presented at the 15th annual meeting of the Cervical Spine Research Society, Washington D.C., December 5, 1987.
28. T.B. Freeman, C.R. Martinez, Radiological evaluation of cervical spondylotic disease: Limitations of magnetic resonance imaging for diagnosis and preoperative assessment, Perspect. Neurol. Surg. 3 (1992) 34–54.
29. L. Penning, J.T. Wilmink, H.H. van Woerden, E. Knol, CT myelographic. findings in degenerative disorders of the cervical spine: clinical significance, AJNR Am. J. Roentgenol. 146 (4) (1986) 793–801.
30. P.F. Statham, D.M. Hadley, P. MacPherson, R.A. Johnston, I. Bone, G.M. Teasdale, MRI in the management of suspected cervical myelopathy, J. Neurol. Neurosurg. Psychiatry. 54 (1991) 484–489.
31. E.M. Larsson, S. Holtas, S. Cronqvist, L. Brandt, Comparison of myelography, CT myelography and magnetic resonance imaging in cervical spondylosis and disc herniation, Acta. Radiol. 30 (1989) 233–239.
32. M. Takahashi, Y. Sakamoto, M. Miyawaki, H. Bussaka, Increased signal intensity secondary to chronic cervical cord compression, Neuroradiology 29 (1987) 550–556.
33. O. Al-Mefty, H.L. Harkey, I. Marawi, D.E. Haines, D. Peeler, H.I. Wilner, R.R. Smith, H.R. Holaday, J.L. Haining, W.F. Russell, et al., Experimental chronic compressive cervical myelopathy, J. Neurosurg. 79 (1993) 550–561.
34. M. Takahashi, Y. Yamashita, Y. Sakamoto, R. Kojima, Chronic cervical cord compression: Clinical significance of increased signal intensity on MR images, Radiology 173 (1989) 219–224.
35. Y. Matsuda, K. Miyazaki, K. Tada, A. Yasuda, T. Nakayama, H. Murakami, M. Matsuo, Increased MR signal intensity due to cervical myelopathy, J Neurosurg 74 (1991) 887–892.
36. T.F. Mehalie, R.T. Pezzuti, B.L. Applebaum, Magnetic resonance imaging and cervical spondylotic myelopathy, Neurosurgery 26 (2) (1990) 217–226. Discussion 226-227.
37. K. Yone, T. Sakou, M. Yanase, K. Ljiri, Preoperative and postoperative magnetic resonance image evaluations of the spinal cord in cervical myelopathy, Spine 17 (1992) S387–S392.
38. O. Al-Mefty, L.H. Harkey, T.H. Middleton, R.R. Smith, J.L. Fox, Myelopathic cervical spondylotic lesions demonstrated by magnetic resonance imaging, J Neurosurg 68 (1988) 217–222.
39. L.M. Teresi, R.B. Lufkin, M.A. Reicher, B.J. Moffit, F.V. Vinuela, G.M. Wilson, J.R. Bentson, W.N. Hanafee, Asymptomatic degenerative disc disease and spondylosis of the cervical spine: MR imaging, Radiology 164 (1987) 83–88.
40. D.H. Clements, P.F. O'Leary, Anterior cervical discectomy and fusion for the treatment of cervical radiculopathy, in: M.B. Camins, P.F. O'Leary (Eds.), Disorders of the cervical spine, Williams & Wilkins, Baltimore, 1992.
41. F. Leblhuber, F. Reissecker, H. Boehm-Jurkovic, A. Witzmann, E. Deisenhammer, Diagnostic value of different electrophysiologic tests in cervical disc prolapse, Neurology 38 (1988) 1879–1881.
42. Y.L. Yu, S.J. Jones, Somatosensory evoked potentials in cervical spondylosis, Brain 108 (1985) 273–300.
43. M. De Noordhoot, J.M. Remade, J.L. Pepin, Magnetic stimulation of the motor cortex in cervical spondylosis, Neurology 41 (1991) 75–80.
44. V. Di Lazzaro, D. Restucia, C. Colosimo, P. Tonali, The contribution of magnetic stimulation of the motor cortex to the diagnosis of cervical spondylotic myelopathy: correlation of central motor conduction to distal and proximal upper limb muscles with clinical and MRI findings, Electroencephalogr. Clin. Neurophysiol. 85 (1992) 311–320.
45. A. Travlos, B. Pant, A. Eisen, Transcranial magnetic stimulation for detection of preclinical cervical spondylotic myelopathy, Arch. Physiol. Med. Rehab. 73 (1992) 442–446.
46. J. Dvorak, J. Herdmann, Janssen, Theiler R, Grob D: Motor-evoked potentials in patients with cervical spine disorders, Spine 15 (1990) 1013–1016.
47. G.W. Smith, R.A. Robinson, The treatment of certain cervical-spine disorders by anterior removal of the intervertebral disc and interbody fusion, J. Bone. Joint Surg. 40 (1958) 607–624.
48. W.B. Scoville, G.J. Dohrman, G. Corkill, Late results of cervical disc surgery, J. Neurosurg. 45 (1976) 203–210.
49. F. Murphey, J.C.H. Simmons, B. Brunson, Cervical treatment of laterally ruptured cervical discs: review of 648 cases, 1939-1972, J. Neurosurg. 38 (1973) 679–683.
50. A.J. Raimondi, in: Pediatric neurosurgery: theoretical principles, art of surgical techniques, Springer, New York, 1987.
51. R.B. Raynor, J. Pugh, I. Shapiro, Cervical facetectomy and the effect on spine strength, J. Neurosurg. 63 (1985) 278.
52. L.Y. Hunter, E.M. Braunstein, R.W. Bailey, Radiographic changes following anterior cervical spine fusions, Spine 5 (1980) 399–401.
53. Dillin W, Booth R, Cuckler J, et al: Cervical radiculopathy: a review, Spine 11(1986) 988-991.
54. M.J. Ebersolf, R.B. Raynor, G.K. Bovis, et al., Cervical laminotomy, laminectomy, laminoplasty, and foraminotomy, in: E.C. Benzel (Ed.), Spine surgery: techniques, complication avoidance and management, Churchill Livingstone, Philadelphia, 1999.
55. A.G. Clifton, J.M. Stevens, P. Whitear, BE Kendall: Identifiable causes for poor outcome in surgery for cervical spondylosis: post-operative computed myelography and MR imaging, Neuroradiology 32 (6) (1990) 450–455.
56. U. Batzdorf, B.D. Flannigan, Surgical decompressive procedures for cervical spondylotic myelopathy: a study using magnetic resonance imaging, Spine 16 (1991) 123–127.
57. A. Harada, K. Mimatsu, Postoperative changes in the spinal cord in cervical spondylotic myelopathy demonstrated by magnetic resonance imaging, Spine 17 (1992) 1275–1280.
58. W. Grote, R. Kalff, K. Roosen, Surgical treatment of cervical intervertebral disc displacement, Zentralbl Neurochir 52 (1991) 101–108.
59. F.M. Phillips, G. Carlson, S.E. Emery, et al., Anterior cervical pseudarthrosis: Natural history and treatment, Spine 22 (1997) 1585–1589.
60. V.K. Sonntag, P. Klara, Controversy in spine care: Is fusion necessary after anterior cervical discectomy? Spine 21 (1996) 1111–1113.
61. N. Abd-Alrahman, A.S. Dokmak, A. Abou-Madawi, Anterior cervical discectomy (ACD) versus anterior cervical fusion (ACF), clinical and radiological outcome study, Acta. Neurochir. (Wien) 141 (1999) 1089–1092.
62. C.B. Bärlocher, A. Barth, J.K. Krauss, et al., Comparative evaluation of microdiscectomy only, autograft fusion, polymethylmethacrylate interposition, and threaded titanium cage fusion for treatment of single-level cervical disc disease: A prospective study in 125 patients, Neurosurg Focus 12 (Article 4) 2002.
63. G.C. Dowd, F.P. Wirth, Anterior cervical discectomy: Is fusion necessary? J. Neurosurg. Spine 90 (1999) 8–12.
64. A.N. Martins, Anterior cervical discectomy with and without interbody bone graft, J. Neurosurg. 44 (1976) 290–295.
65. J. Rosenorn, E.B. Hansen, M.A. Rosenorn, Anterior cervical discectomy with and without fusion: A prospective study, J. Neurosurg. 59 (1983) 252–255.
66. S. Savolainen, J. Rinne, J. Hernesniemi, A prospective randomized study of anterior single-level cervical disc operations with long-term follow-up: surgical fusion is unnecessary, Neurosurgery 43 (1998) 51–55.
67. M.J. van den Bent, J. Oosting, E.J. Wouda, et al., Anterior cervical discectomy with or without fusion with acrylate: a randomized trial, Spine 21 (1996) 834–839.
68. F.P. Wirth, G.C. Dowd, H.F. Sanders, et al., Cervical discectomy: a prospective analysis of three operative techniques, Surg. Neurol. 53 (2000) 340–346.
69. P.D. Angevine, R.R. Arons, P.C. McCormick, National and regional rates and variation of cervical discectomy with and without anterior fusion, 1990–1999, Spine 28 (2003) 931–939.
70. B. Drew, M. Bhandari, D. Orr, et al., Surgical preference in anterior cervical discectomy: a national survey of Canadian spine surgeons, J. Spinal Disord Tech. 15 (2002) 454–457.
71. S.M. Zeidman, T.B. Ducker, J. Raycroft, Trends and complications in cervical spine surgery: 1989–1993, J. Spinal Disord. 10 (1997) 523–526.
72. H.S. An, J.M. Simpson, J.M. Glover, et al., Comparison between allograft plus demineralized bone matrix versus autograft in anterior cervical fusion: a prospective multicenter study, Spine 20 (1995) 2211–2216.
73. R.C. Bishop, K.A. Moore, M.N. Hadley, Anterior cervical interbody fusion using autogeneic and allogeneic bone graft substrate: a prospective comparative analysis, J. Neurosurg. 85 (1996) 206–210.
74. J.C. Fernyhough, J.I. White, H. LaRocca, Fusion rates in multilevel cervical spondylosis comparing allograft fibula with autograft fibula in 126 patients, Spine 16 (1991) S561–S564.
75. B.L. Rish, J.T. McFadden, J.O. Penix, Anterior cervical fusion using homologous bone grafts: a comparative study, Surg. Neurol. 5 (1976) 119–121.
76. S. Savolainen, J.P. Usenius, J. Hernesniemi, Iliac crest versus artificial bone grafts in 250 cervical fusions, Acta. Neurochir. (Wien) 129 (1994) 54–57.
77. W.F. Young, R.H. Rosenwasser, An early comparative analysis of the use of fibular allograft versus autologous iliac crest graft for interbody fusion after anterior cervical discectomy, Spine 18 (1993) 1123–1124.
78. T. Floyd, D. Ohnmeiss, A meta-analysis of autograft versus allograft in anterior cervical fusion, Eur. Spine J. 9 (2000) 398–403.
79. C.C. Wigfield, R.J. Nelson, Nonautologous interbody fusion materials in cervical spine surgery: how strong is the evidence to justify their use? Spine 26 (2001) 687–694.
80. A.A. Madawi, M. Powell, H.A. Crockard, Biocompatible osteoconductive polymer versus iliac graft: a prospective comparative study for the evaluation of fusion pattern after anterior cervical discectomy, Spine 21 (1996) 2123–2129.
81. H.J. Senter, R. Kortyna, W.R. Kemp, Anterior cervical discectomy with hydroxylapatite fusion, Neurosurgery 25 (1989) 39–42.
82. G.L. Lowery, R.F. McDonough, The significance of hardware failure in anterior cervical plate fixation: patients with 2- to 7-year follow-up, Spine 23 (1998) 181–186.
83. J.N. Rawlinson, Morbidity after anterior cervical decompression and fusion: the influence of the donor site on recovery, and the results of a trial of surgibone compared to autologous bone, Acta. Neurochir. (Wien) 131 (1994) 106–118.
84. R.J. Hacker, J.C. Cauthen, T.J. Gilbert, et al., A prospective randomized multicenter clinical evaluation of an anterior cervical fusion cage, Spine 25 (2000) 2646–2654.
85. D.B. Moreland, H.L. Asch, D.E. Clabeaux, et al., Anterior cervical discectomy and fusion with implantable titanium cage: initial impressions, patient outcomes and comparison to fusion with allograft, Spine J. 4 (2004) 184–191.
86. C. Thomé, J.K. Krauss, D. Zevgaridis, A prospective clinical comparison of rectangular titanium cages and iliac crest autografts in anterior cervical discectomy and fusion, Neurosurg. Rev. 27 (2004) 34–41.
87. C.C. Wigfield, R.J. Nelson, Nonautologous interbody fusion materials in cervical spine surgery: how strong is the evidence to justify their use? Spine 26 (2001) 687–694.
88. J. Bohler, Immediate and early treatment of traumatic paraplegias [German], Z. Orthop. Ihre. Grenzgeb. 103 (1967) 512–529.
89. W. Caspar, D.D. Barbier, P.M. Klara, Anterior cervical fusion and Caspar plate stabilization for cervical trauma, Neurosurgery 25 (1989) 491–502.
90. R. Orozco Delclos, J. Llovet Tapies, Osteosintesis en las fracturas de raquis cervical: nota de tecnica, Rev. Ortop. Traumatol. Ed. Lat. Am. 14 (1970) 285–288.
91. C.G. Paramore, C.A. Dickman, V.K. Sonntag, Radiographic and clinical follow-up review of Caspar plates in 49 patients, J. Neurosurg. 84 (1996) 957–961.
92. E. Morscher, F. Sutter, H. Jenny, et al., Anterior plating of the cervical spine with the hollow screw-plate system of titanium, Chirurg 57 (1986) 702–707.
93. R.W. Haid, K.T. Foley, G.E. Rodts, et al., The Cervical Spine Study Group anterior cervical plate nomenclature, Neurosurg. Focus 12 (Article 15) (2002).
94. W. Caspar, F.H. Geisler, T. Pitzen, et al., Anterior cervical plate stabilization in one- and two-level degenerative disease: overtreatment or benefit? J. Spinal Disord. 11 (1998) 1–11.
95. J.C. Wang, P.W. McDonough, K.K. Endow, et al., Increased fusion rates with cervical plating for two-level anterior cervical discectomy and fusion, Spine 25 (2000) 41–45.
96. C.P. Geer, N.R.W. Selden, S.M. Papadopoulos, Anterior cervical plate fixation in the treatment of single-level cervical disc disease (abstract, paper #722), J. Neurosurg. 90 (1999) 410A.

97. A. Katsuura, S. Hukuda, T. Imanaka, et al., Anterior cervical plate used in degenerative disease can maintain cervical lordosis, J. Spinal Disord. 9 (1996) 470–476.

98. S.J. Troyanovich, A.R. Stroink, K.A. Kattner, et al., Does anterior plating maintain cervical lordosis versus conventional fusion techniques? A retrospective analysis of patients receiving single-level fusions, J. Spinal. Disord. Tech. 15 (2002) 69–74.

99. A. Katsuura, S. Hukuda, Y. Saruhashi, et al., Kyphotic malalignment after anterior cervical fusion is one of the factors promoting the degenerative process in adjacent intervertebral levels, Eur. Spine J. 10 (2001) 320–324.

100. B. Zoega, J. Karrholm, B. Lind, One-level cervical spine fusion: a randomized study, with or without plate fixation, using radiostereometry in 27 patients, Acta Orthop. Scand. 69 (1998) 363–368.

101. B. Zoega, J. Karrholm, B. Lind, Plate fixation adds stability to two-level anterior fusion in the cervical spine: A randomized study using radiostereometry, Eur. Spine J. 7 (1998) 302–307.

102. R. Bazaz, M.J. Lee, J.U. Yoo, Incidence of dysphagia after anterior cervical spine surgery: a prospective study, Spine 27 (2002) 2453–2458.

103. D.S. Baskin, P. Ryan, V. Sonntag, et al., A prospective, randomized, controlled cervical fusion study using recombinant human bone morphogenetic protein-2 with the CORNERSTONE-SR allograft ring and the ATLANTIS anterior cervical plate, Spine 28 (2003) 1219–1225.

104. B. Bose, Anterior cervical arthrodesis using DOC dynamic stabilization implant for improvement in sagittal angulation and controlled settling, J. Neurosurg. Spine 98 (2003) 8–13.

105. P.J. Connolly, S.I. Esses, J.P. Kostuik, Anterior cervical fusion: outcome analysis of patients fused with and without anterior cervical plates, J. Spinal Disord. 9 (1996) 202–206.

106. D. Grob, J.V. Peyer, J. Dvorak, The use of plate fixation in anterior surgery of the degenerative cervical spine: a comparative prospective clinical study, Eur. Spine J. 10 (2001) 408–413.

107. M.G. Kaiser, R.W. Haid Jr., B.R. Subach, et al., Anterior cervical plating enhances arthrodesis after discectomy and fusion with cortical allograft, Neurosurgery 50 (2002) 229–236.

108. A.A. Madawi, M. Powell, H.A. Crockard, Biocompatible osteoconductive polymer versus iliac graft: a prospective comparative study for the evaluation of fusion pattern after anterior cervical discectomy, Spine 21 (1996) 2123–2129.

109. S. Shapiro, P. Connolly, J. Donnaldson, et al., Cadaveric fibula, locking plate, and allogeneic bone matrix for anterior cervical fusions after cervical discectomy for radiculopathy or myelopathy, J. Neurosurg. Spine 95 (2001) 43–50.

110. M.R. McLaughlin, V. Purighalla, F.J. Pizzi, Cost advantages of two-level anterior cervical fusion with rigid internal fixation for radiculopathy and degenerative disease, Surg. Neurol. 48 (1997) 560–565.

111. G.L. Lowery, M.W. Reuter, C.E. Sutterlin, Anterior cervical interbody arthrodesis with plate stabilization for degenerative disc disease (abstract), Orthop. Trans. 18 (1994) 345.

112. C. Wigfield, S. Gill, R. Nelson, et al., Influence of an artificial cervical joint compared with fusion on adjacent-level motion in the treatment of degenerative cervical disc disease, J. Neurosurg. Spine 96 (2002) 17–21.

113. D.R. Gore, S.B. Sepic, Anterior discectomy and fusion for painful cervical disc disease: a report of 50 patients with an average follow-up of 21 years, Spine 23 (1998) 2047–2051.

114. A. Hilibrand, G. Carlson, Palumbo, et al., Radioculopathy and myelopathy at segments adjacent to the site of a previous anterior cervical arthrodesis, J. Bone Joint. Surg. 81A (1999) 519–528.

115. C. Wigfield, S. Gill, R. Nelson, et al., Influence of an artificial cervical joint compared with fusion on adjacent-level motion in the treatment of degenerative cervical disc disease, J. Neurosurg. Spine 96 (2002) 17–21.

116. B.H. Cummins, J.T. Robertson, S.S. Gill, Surgical experience with an implanted artificial cervical joint, J. Neurosurg. 88 (1998) 943–948.

117. J. Goffin, A. Casey, P. Kehr, et al., Preliminary clinical experience with the Bryan cervical disc prosthesis, Neurosurgery 51 (2002) 840–845.

118. B. Jollenbeck, R. Hahne, A. Schubert, et al., Early experiences with cervical disc prostheses, Zentralbl Neurochir 65 (2004) 123–127.

119. J.G. Heller, R.C. Sasso, S.M. Papadopoulos, et al., Comparison of BRYAN cervical disc arthroplasty with anterior cervical decompression and fusion: clinical and radiographic results of a randomized, controlled, clinical trial, Spine (Phila Pa 1976) 34 (2) (2009) 101–107.

120. P.V. Mummaneni, J.C. Robinson, R.W. Haid Jr., Cervical arthroplasty with the PRESTIGE LP cervical disc, Neurosurgery 60 (4 Suppl. 2) (2007) 310–314. discussion 314-315.

121. D. Murrey, M. Janssen, R. Delamarter, et al., Results of the prospective, randomized, controlled multicenter Food and Drug Administration investigational device exemption study of the ProDisc-C total disc replacement versus anterior discectomy and fusion for the treatment of 1-level symptomatic cervical disc disease, Spine J. 9 (4) (2009) 275–286.

第 25 章　颈椎管狭窄症:脊髓病变

Sathish subbaiah ,William Thoman ,and Richard Fessler

关　键　点

- 颈椎病是引起老年人脊髓病变的最主要原因。
- 对于经常伴有合并症的老年人来说,颈椎的保留肌肉的前路减压手术是一种安全有效的治疗选择。
- 颈椎管狭窄的显微内镜减压术的适应证与开放式减压术的适应证是一样的:适应证即颈椎管狭窄和脊髓受压的影像学证据以及相关的脊髓病变的临床表现。
- 与开放式手术相比,保留肌肉的前路减压术的优点是减少出血,缩短住院时间和手术时间,减少围术期的疼痛,降低感染风险。
- 利用单一切口和单侧入路,双侧减压,可以达到三个颈椎节段的减压。这样在保护肌肉和韧带的同时,可以帮助预防进展性的医源性脊柱后凸畸形。

介绍

在 55 岁以上的患者中,颈椎管狭窄是引起脊髓病变的首要原因。由于这一原因,脊柱外科医生把注意力集中在对年老人群的关心上[1]。这些医生必须了解颈椎狭窄症脊髓病变的临床表现与影像学研究相关联的各种变化。在这篇认真的综述之后,医生可以与患者一起讨论合适的治疗方案,因为这与他或她的身体健康息息相关。

与颈椎管狭窄有关的轴性疼痛症状是在年老的患者中最常见的主诉。颈椎承担着从固定的枕后传递到相对固定的胸椎的结构性负荷的巨大任务。所以它同时允许在三个平面上显著地运动。结构的完整性和弹性之间的微妙平衡导致了重要的退变程度。这种退变是随着脊柱的老化而发生的。

起源于颈椎间盘的退变可导致一系列在颈椎中骨和软组织解剖结构的变化。椎间盘高度降低,在椎间盘中的本质变化影响了轴向和旋转阻力的自然分布[2]。这些在椎体终板、钩椎关节和关节突关节复合体不断

增加的阻力导致了骨赘的形成。这些骨赘可以减少椎管的直径。通过不断的弯曲和伸展,脊髓受到了骨赘的压迫。在脊髓的背侧,退行性变会导致黄韧带反应性增生和关节面的硬化。颈椎伸展会导致后面韧带的屈曲并增加对脊髓的压力。先天性椎管狭窄的患者的情况会更严重[3]。在 X 平片上颈椎管的平均直径是 17mm[4]。可测得脊髓自身的平均直径为 9mm,而围绕脊髓的脑脊液腔和韧带的平均直径为 4mm。通常认为当颈椎管狭窄小于 13mm,患者就会表现出临床症状[5]。

颈椎病的病生理机制仍在研究之中。受损伤的颈髓的病理学分析提示颈髓的变平和凹陷。这些变化可以从背部和侧面直接观察到。有证据表明缺血性变化是造成脊髓损伤的直接原因。在颈椎病严重的病例中,在脊髓中央灰质中可以看到坏死和形成空洞。在脊髓受压节段的侧方有显著的脱髓鞘变化,而这种脱髓鞘变化在尾侧的皮质脊髓束上更加严重。此外,在 C5-C7 之间的脊髓是一个分水岭,这段脊髓对血流量的变化异常敏感。这些节段的压力会影响根动脉、脊髓前动脉、脊髓后动脉的血流,从而导致灰质的中央性坏死。

颈椎病的症状是多变的。完整的病史和体格检查与影像学检查同样重要。脊髓损伤早期症状通常表现在下肢上。症状包括下肢疲劳感、乏力、平衡感下降及步态不稳。症状会逐渐发展到上肢,表现为手指精细操作困难和灵活性下降。肠道和膀胱功能不良的症状是可变的,它对于预后的暗示仍不清楚。病理反射和上运动神经元损害的其他症状是普遍存在的,包括肢体的肌张力增高,相应的腱反射亢进,Babinski 征和 Hoffman 征阳性。在严重的病例中,也会表现出感觉异常。

颈椎病被认为是颈椎最常见的进行性退行性疾病。它在 25 岁之前的患者中占 10%,在 65 岁之前的

177

患者中占95%。颈椎病仍是老年人脊髓病变的最常见原因，虽然还有许多其他疾病可引起脊髓的病变。其他引起脊髓病变的原因包括：后纵韧带骨化、黄韧带骨化、外伤、髓外/髓内肿瘤、压力性脓肿及炎症性疾病如风湿性关节炎。

前路和后路的减压术已经被证明来阻止颈椎病的进程是有效的治疗措施。一项对颈椎病手术治疗与非手术治疗随访11个月的前瞻性多中心非随机对照研究结果显示，采取手术治疗的患者在功能状态和神经症状上有显著的改善[6]。根据这些信息，患者对颈椎病行手术治疗的选择依旧非常重要，而疾病的自然转归依旧是不可预测的。

前路手术适于治疗局限性的前方病灶，如不连续的颈椎间盘突出。即使前路手术是安全有效的，但是仍然存在许多我们必须谨慎认识到的潜在风险。这些风险包括可能的血管损伤（颈动脉、椎动脉、颈静脉）、神经损伤（喉返神经）及软组织的损伤（食道、气管、淋巴管）。此外，在前路颈椎间盘切除术/椎体次全切术后进行的颈椎融合术会限制颈椎的运动，从而加快相邻节段的退行性变。

对于颈椎管狭窄来说，后路减压术是一种安全有效的治疗手段，但是在老年人中也有增高的风险。这种术式造成肌肉在颈椎上的剥离。在手术过程中，这些肌肉由于牵拉过久导致失神经支配和缺血。大约18%~60%的患者出现持续性的术后疼痛和痉挛[7]。椎体、棘突、棘间韧带及一部分关节突的彻底切除会导致颈椎矢状面失衡、颈椎侧块的融合限制了颈椎医源性不稳定和脊椎后凸畸形的产生，但这种手术方法延长手术时间，增加出血量，融合还会导致邻近节段退行性变。

利用腰椎后路减压术的技术，微创手术也可应用到颈椎上。显微内镜下颈椎管狭窄的减压术（CMEDS）是一种只通过一个1.8cm的切口就可进行1~3个颈椎节段双侧减压的手术方法[8]。通过单侧入路，对侧的肌肉和韧带就能保留下来，从而减轻术后疼痛和增加后方"张力带"的稳定性。应用这种手术方法的有限研究显示，这种方法可减少出血、住院时间、止痛药的应用及正常颈椎前突的保持[7]。

适应证/禁忌证

在老年人中，有症状的颈椎病患者实施保留肌肉的减压术有着很大的优势。与其他手术一样，合适的适应证与患者选择对于好的手术结果是非常关键的。

大多数能做开放性颈椎管减压术的患者都可以做显微内镜下颈椎管狭窄的减压术（CMEDS）。CMEDS的主要适应证是有明确的颈椎病影像学证据和脊髓受压的临床表现。有颈椎后方病灶的患者如黄韧带肥厚，关节突关节硬化，颈椎椎板肥大尤其适于手术治疗。有症状的颈椎前方多个节段的病灶如颈椎间盘突出，椎间盘骨赘复合体也是手术的适应证。

正如之前提到的，颈椎病的自然转归仍是不清楚的，但是达成了一个共识：初次发生的颈椎病且症状逐渐加重是手术治疗的适应证。对于那些未知时间的颈椎病患者，与患者对疾病的自然转归的不确定的性质进行明确的交代是非常重要的。此外，向患者告知颈椎病的症状不断恶化的影响与手术治疗可能带来的风险也是非常重要的。我们认为脊髓型颈椎病且症状不断恶化的患者首先考虑手术治疗，且保留肌肉后路减压术造成并发症的发生率很低。

CMEDS的禁忌证与脊髓型颈椎病后路开放性减压术的禁忌证是相同的。禁忌证包括前方原发颈椎病变，几乎不伴有后方关节突关节的变化。这包括那些有颈椎间盘髓核中央突出的患者，髓核可能钙化也可能没有钙化。其他的疾病如多节段的后纵韧带骨化也是CMEDS的禁忌证。此外，在伸屈位平片上有明确的颈椎半脱位或显著的颈椎后凸是保留肌肉的颈椎后路减压术的禁忌证。在这些疾病中，需要考虑颈椎融合。

临床表现和评价

患者是一位60岁的男性，主诉持续加重的颈部疼痛2年。颈部的疼痛随着颈部的伸展和屈曲而加重。有时在做这些运动时会有一种沿脊柱放射的电击样疼痛。在最近2年里，脚有麻木感并且经常跌倒。双下肢反射亢进并在查体时有6次的阵挛。MRI如图25-1A和25-1B所示，轻度的颈椎前弯的曲度降低伴有整个颈椎椎间关节的变化。有椎间盘高度下降，椎间盘凸出，脊髓前方受压，尤其在C3-4间盘最严重。该患者同时伴有严重的黄韧带肥厚并导致该节段的颈椎管狭窄。术前也做了颈椎伸屈位的X片，提示没有异常的颈椎半脱位。因为这个患者有颈椎病的典型症状，所以应考虑手术治疗。

对于一个伴有显著合并症的老年患者来说，进行一个全面的检查包括心脏风险评估是非常必要的。不管患者倾向于那种治疗，手术风险、受益及手术方式选择都应与患者说清楚。

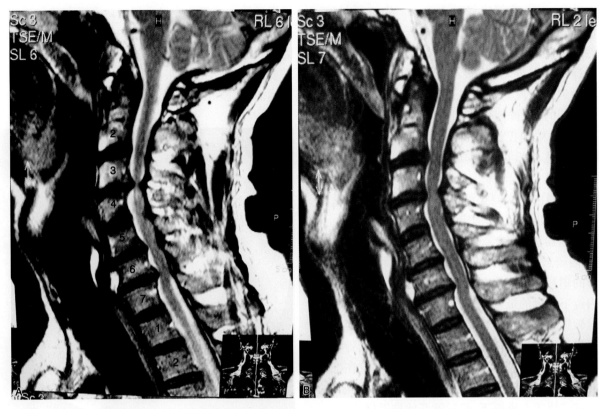

■ 图 25-1　A 和 B MRI 提示轻度颈椎前屈曲度的降低并伴有整个颈椎关节的硬化

器械说明

1. 通道扩张系统，如 Medtronic 公司的 METRx 通道系统或任何的类似系统。
2. 与通道系统相配的内镜。
3. 内镜摄像头与监视器。
4. 脊柱内窥镜仪器。

手术技术

术前要询问患者症状并做体格检查来评估患者有无临床变化。标记手术切口，然后被推进手术室。麻醉医生经常借用纤维支气管镜辅助插管来减小加重颈椎管狭窄的风险。在手术开始前要预防使用抗生素。术前应用糖皮质激素也是一种选择。然后，连接体感诱发电位、运动诱发电位和肌电图来进行整个手术过程的神经电生理学监测。在手术过程中，肌松药少量应可用来预防神经监测中的医源性影响。通常不必放置尿管。在整个手术过程中，患者要保持正常的收缩压。如果患者有高血压病史或其他显著的心脏病危险因素，需放置动脉插管并持续监测。患者最后会被摆放成一个坐立的姿势。中心静脉插管或者心脏多普勒超声可用来发现并治疗空气栓塞。

在气道和插管都已经处理好之后，将患者对着麻醉医生旋转 180 度。患者被放置在梅菲尔德固定器械上，并摆成坐立位。头轻轻向前屈以伸直颈椎，最终要使颈椎垂直于地面。我们发现这个姿势可以有效地减少硬膜外出血和术野的积血。在有宽大的肩膀或细长脖子的患者中，这种姿势也能更好地利用透视来观察整个颈椎。所有的着力点应衬垫，胳膊应系在腿上。颈部应避免过度屈曲以导致气道阻塞和影响静脉回流。总之，在下巴与胸壁间至少有两指宽的距离。C 形臂被放置在适当位置以得到好的侧位片，它的弧形弓应在桌子下或直接在患者身前，C 形臂的接收探头通常放置在切口边缘的同侧。手术节段确定后标记手术切口。检查内镜和显示器以确定其工作状态。显示器放置在患者上方或是切口对侧头部侧方。显示器应放置正对外科大夫的视野内，这样他就能在看显示屏的同时舒适的操作器械。

患者的后颈部常规要备皮、消毒、铺巾。使用切口膜（Ioban，3M Health Care），而其他的材料或金属会影响透视。吸引器、电凝器、摄像机电缆和光源可安全的在患者上方穿过。

通过放置在患者颈部旁边的无菌的 K 型线传来的侧位透视影像，重新确认手术水平。手术切口沿纵轴有 1.8cm,离背部中线有 1.5cm。先进行局麻,然后切开皮肤。在直视下,切口暴露到颈背部筋膜层面然后在直视下再切开筋膜层,与皮肤切口一样大。在透视的引导下,用最小的扩张器穿过筋膜慢慢地接触到颈椎棘突。不同人的颈椎不同层次间的间隙是不同的,当黄韧带在侧方变薄时,当扩张器穿过肌肉层时,精确控制扩张器是非常重要的。扩张器小心地到达椎板边缘侧块的内下方,还得再次通过透视确定其位置。

管状的肌肉扩张器连续插入,最后 16mm 的通道系统的扩张器也被插入,固定在台式的弹性回缩臂上。一系列扩张器被移除,通道的位置通过透视来确定。25 度的内镜被连在摄像机上,调成白平衡,通过一个圆柱形的塑料装置连接在扩张器上。

内镜下显示的最初的图像,你会看到在椎板表面的一层软组织和肌肉以及侧块。刮匙可被用来探测软组织下的骨的解剖。通过单极和双极电刀及咬骨钳清除椎板上方的软组织。一个向上成角的刮匙放在椎板下唇的下方,黄韧带被小心的分离开。用 1~2mm 的科里森咬骨钳放在椎板下,然后就开始椎板切除术。

用科里森咬骨钳继续进行椎板切除术,当黄韧带非常肥厚时,可用一个精细的磨钻操作。在骨减压过程中,重要的不是切开和分离黄韧带,而是让其覆盖并保护硬脊膜。不应该在黄韧带或硬脊膜下的腹侧操作及施压。当同侧的椎板切除完成后,旋转通道与中线成 45 度去观察对侧。向上成角的刮匙再次被用来切开分离棘突和对侧椎板的黄韧带。在这时,我们用精细的磨钻进行减压,同时用套筒保护易损伤的软组织。棘突的下表面和对侧椎板小心而系统的磨除使椎管减压。磨钻继续磨到对侧的关节面达到双侧足够的减压。

当骨减压术完成后,注意力就转移到分离黄韧带和硬脊膜。成角的刮匙用来小心的分开黄韧带和硬脊膜,2mm 的科里森咬骨钳用来切除韧带。持续进行减压,直至看到搏动的硬脊膜(图 25-2)。另外的硬化关节面或骨赘与邻近椎板之间的骨减压术可通过磨钻或科里森咬骨钳来切除。探针用来评估对侧的椎间孔以确定没有残余的神经根压迫。通道又被放回其原来的位置。再一次用成角的刮匙和科里森咬骨钳来分离和切除同侧肥厚的韧带。当黄韧带被切除后,另外的骨赘及关节面的骨减压术是可见的。同侧的椎间孔也要检查以确定没有残留的狭窄。分离好的硬脊膜应该是搏动的和彻底减压的。术野然后被抗生素冲洗,之后就达到了稳定状态。通道系统从转臂上拆下来,然后

慢慢移除。一定要在显示器上认真观察移除过程以确定在肌肉层中没有动脉出血,一旦在移除过程中出血,需要及时处理。如果有另外的朝向头侧或尾侧的节段需要减压,最小的扩张器同样插入到颈背部筋膜,然后到达需要处理的地方,再重复进行减压。

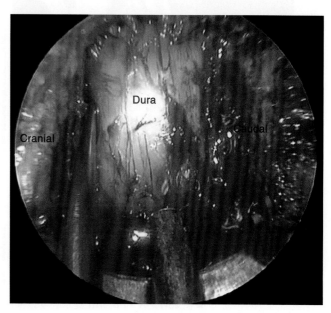

■ 图 25-2　看到搏动的已减压的硬脊膜

对于关闭伤口,筋膜通过可吸收缝线来缝合。反向的可吸收线缝合可用到皮下组织的缝合。连续缝合真皮层,然后应用 Dermabond 拉合胶带。在伤口上没有敷料。患者被重新放置到仰卧位并让其苏醒和拔掉气管插管。患者要在恢复室内观察 2~3 个小时而不是回家。如果患者有明确的合并症,我们要将患者收入院并过夜观察而不是回家。患者出院时要带上阿片类或对乙酰氨基酚类的止痛药,如果需要的话,也可带上肌松药。

并发症及预防

无论脊椎前路手术还是后路手术,手术最主要的风险都是脊髓的损伤。在手术过程中有两步是引起损伤机会最大的。在通道扩张器的最初的依次扩张中,我们一定要集中精力。在各层组织间隙间扩张器的稍微移动将会造成灾难性的后果。因此,我们不推荐在手术中使用克氏针。筋膜在直视下被切开,最小的扩张器就停留在椎板表面或关节面上。扩张器前进时必须非常小心,要直直的到达椎板和侧块边界,而没有任何偏斜。

另一个高危的步骤发生在减压过程中。不像

保留肌肉的腰椎管狭窄的减压术,这里没有黄韧带和硬脊膜腹侧的减压。所以用刮匙在韧带和颈椎板腹侧间分离开一个间隙是非常重要的。在这个完成后,椎板就可以被切掉,为彻底的减压创造更大的操作空间。

在颈椎减压术中,硬脊膜撕裂所致的脑积液漏是很少见的并发症。通过通道扩张器伸入针并缝合裂口很具有挑战。硬脊膜撕裂可以用 Duragen(胶原基质)和一小滴 Duraseal 来处理。随着通道系统的移除,肌肉迅速回到其原来的位置,看起来像假性脑脊膜囊肿而没有死腔。

优势/劣势

- 优势
1. 对于有显著合并症的老年患者,保留肌肉的 CMEDS 是安全有效的治疗方法,它可以减少手术出血、手术时间和住院时间。
2. 与开放性的减压手术相比,CMEDS 能显著减轻患者术后颈部疼痛,这样就能减少老年人的麻醉药品注入的量和次数。
3. 通过利用单侧切口和单侧入路而达到双侧减压,这样对侧的肌肉和韧带就能保留下来。这种后方张力带的保留能够有助于预防脊柱后凸畸形。
4. 坐位能减少硬膜外出血和术野积血。

- 劣势
1. 保留肌肉手术技术的学习曲线很陡,但这可以通过在尸体上训练来克服。
2. 对于那些有症状的脊髓型颈椎病和术前影像学提示有脊柱后凸或半脱位的老年患者来说,保留肌肉的减压术不能达到足够的减压和脊柱后凸的稳定。

结论/讨论

在老年人群中,影像学检查普遍会发现有颈椎病,严重者会导致有症状的进展性颈椎病。治疗方法就是前路或后路的颈椎减压。开放性的前路或后路手术是非常有效的,但是在老年人群中有很大的风险,一旦出现风险必须小心谨慎处理。

CMEDS 是随着腰椎微创手术技术的开创和改进而逐渐发展而来的。通过通道系统的应用,颈部的肌肉和韧带得以保留而不像颈椎开放性后路手术那样要将这些组织切掉。这种保留肌肉手术技术的长期效果要比开放性减压会有多方面的受益。这些好处包括:减少出血,减少后方张力带的破坏,降低矢状面畸形的风险和感染的风险[7,9]。

（赵然　周非非　译）

参考文献

1. D.B.E. Shedid, E.C. Benzel, Cervical spondylosis anatomy: pathophysiology and biomechanics, Neurosurgery 60 (S1) (2007) 7–13.
2. C.C. Edwards, K.D. Riew, P.A. Anderson, A.S. Hilbrand, A.F. Vaccaro, Cervical myelopathy: current diagnostic and treatment strategies, Spine J. 3 (1) (2003) 68–81.
3. D.C. Baptiste, M.G. Fehlings, Pathophysiology of cervical myelopathy, Spine J. 6 (2006) 190S–197S.
4. M. Geck, F.J. Eismont, Surgical options for the treatment of cervical spondylotic myelopathy, Orthop. Clin. N. Am. 33 (2002) 329–348.
5. B.S. Wolf, M. Khilnani, L. Malis, The sagittal diameter of the bony cervical spinal canal and its significance in cervical spondylosis, J. Mt. Sinai Hosp. NY. 23 (3) (1956) 283–292.
6. P. Sampath, M. Bendebba, J.D. Davis, T.B. Ducker, Outcome of patients treated for cervical myelopathy: a prospective, multicenter study with independent clinical review, Spine 25 (2000) 670–676.
7. J.E. O'Toole, K.M. Eichholz, R.G. Fessler, Posterior cervical foraminotomy and laminectomy, In A practical guide to the anatomy and techniques for minimally-invasive spine surgery, Springer, 2007.
8. M.J. Perez-Cruet, D. Samartzis, R.G. Fessler, Microendoscopic cervical laminectomy and laminoplasty, In An anatomic approach to minimally invasive spine surgery, Quality Medical Publishing, Inc, St. Louis, 2006.
9. R.G. Fessler, L.T. Khoo, Minimally invasive cervical microendoscopic foraminotomy: an initial clinical experience, Neurosurgery 51 (5 Suppl.) (2002) S37–45.

第 26 章　颈椎后凸畸形

Perry Dhaliwal and R. John Hurlbert

> ## 关　键　点
>
> - 颈椎间盘突出、骨质疏松和关节炎性疾病都可引起颈椎后凸畸形。
> - 有颈椎后凸畸形的患者,在有顽固性疼痛、神经功能缺损和进展性颈椎畸形的情况下应考虑手术治疗。
> - 是否需要手术治疗取决于是否存在固定性畸形。
> - 在大多数患者中,颈椎后凸都能通过前路手术来纠正。
> - 颈椎后凸畸形矫正的颈椎前路手术对于严重的下巴贴胸颈椎后凸及强直的颈椎都可以应用。

介绍

脊柱的退行性变会导致显著的脊柱畸形和神经功能缺损。退行性变包括年龄相关的颈椎软组织结构的变化。这种变化会逐渐累积导致颈椎生物力学相互作用的变化。颈椎后凸就是继发于退行性变,例如颈椎间盘突出、骨质疏松和关节炎性疾病的临床表现。颈椎复杂的生物力学和退行性变的性质使颈椎后凸的手术治疗成为一项挑战性的任务。

虽然颈椎后凸畸形在退行性变患者中非常常见,但它没有一个公认的定义。部分是由于颈椎生物力学非常复杂,部分是由于缺乏评价颈椎序列的标准化方法。因此,颈椎后凸的诊断依靠患者的临床表现而定。然而,不管有无标准化的定义,在临床工作中,颈椎后凸畸形已被成功的发现并处理。下面,我们讨论与颈椎退行性变患者颈椎后凸治疗相关的生物力学和手术原理。

颈椎生物力学

已经有很多文献讨论到颈椎正常解剖和生物力学。颈椎后凸畸形这么受关注,是因为它能够说明退行性变对颈椎解剖、排列及运动力学的影响。讨论颈椎后凸的目的是为了与其相关的脊髓损伤和颈椎的不稳定。

颈椎的运动和脊髓

许多研究集中研究颈部运动对脊髓的影响。在颈椎后凸畸形患者中,其脊髓在畸形区是被伸展的,所以上面的研究内容就显得尤为重要。尸体上的研究已经证实,当脊髓上的拉伸负荷超过脊髓纤维的承受范围时,颈部运动会导致脊髓损伤,这种损伤对白质内电信号的传导有显著的影响。传导障碍的表现如下[1]:短暂的轴突膜通透性改变导致的离子失衡,髓鞘损伤所致的传导减弱及轴突严重损伤所致的不可逆转的传导表失。此外,脊髓前方受压使横行的动脉受压而导致缺血性损伤[2]。颈椎后凸能加重这种压迫,更易导致患者严重的脊髓损伤及造成功能障碍的后果。在颈椎后凸畸形患者的治疗中,应首先考虑预防神经损伤。

临床案例

一个有 Klippel-Feil 综合征右利手的男性患者,主诉是 12 岁以后一直颈部疼痛。同时他有多年的左上肢的疼痛和麻木,在颈部伸展时加重。在患者伸曲位 X 片上显示其颈部活动度显著降低。其头部向两侧的旋转都只有 45 度。当他的颈部伸展时,会引起向左侧第 4 和第 5 手指放射的麻木感。运动查体显示患者双侧上肢和下肢都有正常的肌力。四肢的肌张力升高。右手的 Hoffman 征阳性,双侧跖反射减弱。指鼻试验和跟膝胫试验都是正常的。MR 显示患者颈椎 C2-C6 后凸畸形和继发于颈椎退行性变的脊髓受压(图 26-1)。

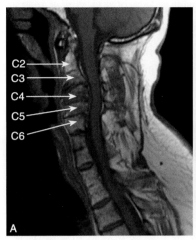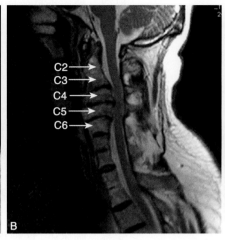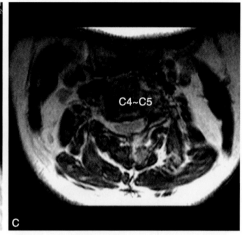

■ **图 26-1**　颈椎 MR 图像。**A**，T1 相矢状位；**B**，T2 相矢状位；**C**，T2 相轴位像显示 C3-C6 节段的后凸和椎间孔和椎管狭窄

颈椎退行性变的过程

　　颈椎不断进化发展的功能是支撑头颅和维持头颅的方向。它使得头部处于一个理想的位置，以便更好的应用视觉、听觉、味觉及嗅觉。颈椎在保护脊髓和神经根上扮演着很重要的角色。在他们的综述里，Yoganandan 和他的同事总结了在各种运动过程中，骨、肌肉、肌腱、韧带及结缔组织的结构之间是如何变化来维持颈椎合适的排列的[3]。然而，由于其独特的结构和位置，每种不同的组织发挥着不同的作用。软组织生物力学更深程度的研究已经超出我们的讨论范围，我们主要讨论与颈椎后凸关系明确的因素。

　　韧带是由胶原纤维组成，其有利于在极度运动情况下抵抗拉伸或牵张。由于其各自的方向和组成成分，颈椎上的每一条韧带抵抗着不同的外力。当外力是沿着胶原纤维方向时，对牵张的拮抗是最有效的。例如，棘间韧带在限制过度屈曲上是非常重要的。同样，前纵韧带在限制颈部过伸上是最重要的。随着年龄的增长，韧带的成分也在变化，其所包含的弹性蛋白会逐渐增多[4]。因此，慢慢地韧带最终会抵抗不了压力，最终导致颈椎在休息及运动时越来越不稳定。对于有颈椎后凸畸形的患者来说，年龄增长和韧带逐渐变得松弛会导致畸形的不断进展，并造成颈椎后方附件和前方的椎间盘间隙承受异常的压力，最终导致关节面的硬化和骨赘的形成。

　　韧带有助于抵抗牵张力，而椎间盘的结构赋予它能够抵抗多个方向的力。与胸椎和腰椎相比，颈椎的椎间盘的结构是独特的，其纤维环的结构不是圆形的[5]。颈椎椎间盘的纤维环在前方是最厚的，向后到钩椎关节逐渐变薄，在中线位置上纤维环有很小的残留

（图 26-2）。颈椎间盘最主要的作用就是抵抗压力。随着年龄的增长，椎间盘的正常生理也在变化以至于其基质合成与降解间的平衡被打破。此外，基质的结构变得紊乱，水分丢失，椎间盘也在不断缩小[6]。年龄相关性椎体终板的变化会加快椎间盘退行性变的进展，因为椎体终板的变化能阻断椎间盘的营养供应。随着椎间盘的压缩，脊柱向前的生理弯曲开始丧失（图 26-3）。随着时间的进展，这些变化最终导致椎体的楔形变和颈椎后凸畸形。

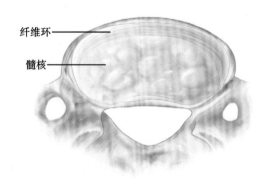

纤维环
髓核

■ **图 26-2**　颈椎间盘。可看到前方和中后方有纤维环。椎间盘的其余地方没有纤维环。（引自 Bogduk N，Mercer S：Biomechanics of the cervical spine. part 1：normal kinematics，Clin Biomech 15；633-648，2000. ）

　　虽然肌肉、韧带和椎间盘在维持颈椎的正常排列上发挥重要的作用，但骨结构的重要性也不容忽略。椎体是由皮质骨和松质骨构成，而后者在抵抗压力上起到更重要的作用[7]。松质骨的血管是与松质骨代谢变化相适应的。骨质疏松症是一种能影响松质骨的退行性疾病，其常见的原因有激素的变化、缺少钙和VitD 和活动减少。这些因素可导致松质骨细胞的变

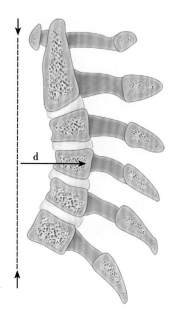

■ **图26-3**　在颈椎退行性疾病中,随着轴向负荷和沿着力臂方向的弯曲而出现进展的颈椎后凸畸形。(引自 Steinmetz MP, et al: Cervical deformity correction, Neurosurgery Suppl 60(1):S1-90-97,2007.)

化,造成骨质疏松和椎体易发生骨折。骨折的好发性与骨质疏松导致的结构变化息息相关[8]。在正常的骨中,骨小梁在水平和垂直面上都是规则排列的,这样可增加骨的强度。在骨质疏松患者的骨中,水平方向上排列的骨小梁是减少的,这样骨的强度就会下降,使得患者在即便是很小的力的作用下就易于发生骨折。随着韧带和椎间盘退行性变的进展,大部分的力都转移到椎体上。随着骨质疏松的变化,椎体的强度逐渐下降,不能承受轴向负荷和楔形变,这时就发生了骨折。椎体的病理性骨折和楔形变都会促使颈椎后凸畸形的发生和发展。

总之,即便是受到正常的轴向负荷,衰老的脊椎也不能像年轻的脊椎那样能抵抗同样的压力或牵张力。许多退变的过程可促使颈椎畸形的进展。韧带松弛降低了对牵张力的抵抗,导致椎体、椎间盘和后方附件承受异常的力。椎间盘间隙的消失导致轴向负荷集中加在椎体前方,导致骨密度的变化最终造成椎体楔形变。颈椎后凸的最终结果通过产生剪切力而加快退行性变。最后,颈椎功能性解剖的改变导致轴向颈部疼痛,神经根病变,最后是脊髓病变。

颈椎后凸和关节炎性疾病

生物力学模型显示了在正常颈椎内规律运动的复杂性,而退行性疾病又增添了一份复杂。源自于颈椎解剖结构像骨质疏松和颈椎间盘退变的过程已在上文

提到。然而少见的病理状态如类风湿性关节炎和强直性脊柱炎会对颈椎产生年龄相关性的影响。这些进展性炎症状态能够改变颈椎的排列和软组织的结构,在考虑颈椎后凸外科手术治疗时,这些炎症性变化也要考虑。

风湿性炎症性疾病是导致颈椎后凸非常少见的原因。强直性脊柱炎可影响从骶骨到颈椎所有轴向的骨骼,其被称为血清反应阴性的关节病。虽然强直性脊柱炎的病理机制仍然不清楚,但人们提出一种炎症机制的假设,大多数患者 HLA-B27 测试阳性。虽然,女性强直性脊柱炎发病率比男性低,但患者多有颈椎的受累。临床上,这种疾病主要累及滑膜和软骨关节。脊柱常会受累,大的软骨关节可能通过肌腱末端炎症而被损害[9]。由于弥散性的炎症性变化,会发生脊柱变硬和组织弱化。这些变化降低了脊柱抵抗外在负荷的能力,使得脊柱易于发生骨折。虽然骨折可发生在脊柱的任意位置,但是强直性脊柱炎患者脊柱骨折好发于下颈椎[10]。骨折会导致颈椎后凸畸形和神经后遗症,但是最常见的是颈胸关节处的严重后凸造成的下巴贴胸的严重畸形。

类风湿性关节炎是另一种炎症性疾病,其通常会累及足、手、肘、腕、膝、踝和颈椎。这里有许多的理论可用来解释类风湿性关节炎的发病机制,但这超出了我们要讲的范围。滑膜关节受破坏的最终结果是临床上表现为关节疼痛、发肿和发红,文献中提到了类风湿性关节炎可通过多种途径来损害滑膜关节。这些炎症过程会导致关节面侵蚀、椎间隙变窄和椎体被侵蚀。类风湿性关节炎患者这些炎症性变化易于发生三种类型的不稳定:寰枢椎半脱位,颅骨凹陷和下颈椎半脱位[11]。颈椎不稳定和易于发生骨折使类风湿性关节炎患者易于发生显著的颈椎后凸畸形。

通过对颈椎生物力学的理解,我们很清楚地认识到,颈椎正常序列是通过肌肉、韧带、骨和椎间盘之间复杂的相互作用来维持。当颈椎间盘疾病、骨质疏松症和关节炎症性疾病的影响表现出来时,它们会改变颈椎的生物力学。变化了的生物力学和颈椎退行性疾病逐渐累积导致脊柱畸形如颈椎后凸。

颈椎后凸畸形患者的治疗

颈椎后凸畸形患者的治疗要认真的患者评估和足够的影像学检查。目前没有 I 和 II 类循证医学证据来明确手术治疗的适应证。基础生物力学原理、临床经验和脊柱退行性疾病自然病程的了解共同指导手术治

疗。在下面的段落中会提出手术决策范例中的要点以提供患者处理的一个基本框架。

患者评估

在颈椎退行性疾病患者的评估中,完整的病史和体格检查是最重要的。描述患者感受的疼痛的类型是非常重要的。退行性疾病的性质,颈椎疼痛的特点与手术治疗的结果是息息相关的。患者可能会说,颈中部疼痛或是单侧或双侧上肢的放射痛。疼痛与力学性质相关,当颈部运动、咳嗽和伸直时,疼痛会加重。颈部僵硬和不舒适可能是由颈部肌肉引起的,这样仅通过手术治疗难以治疗骨骼肌的疼痛。非特异的身体疼痛是导致已报道的关节炎性疾病患者功能丧失的主要因素[12,13]。除了疼痛,上肢麻木区域也提供了损伤节段的线索。随着进展性的颈椎后凸,患者可能会逐渐出现向前凝视,吞咽困难和呼吸困难。

颈椎病是颈椎退行性疾病的另一种临床表现。在颈椎后凸患者中,脊髓病变通常是由于脊髓慢性伸展损伤或受压而引起的。患者会描述他们麻木、手变笨拙、步态不稳及肠道或膀胱功能紊乱。体格检查会显示痉挛、步态失调和病理反射如 Hoffman 征或 Babinski 征阳性。这些症状开始时都不会出现,随着疾病进展,这些症状逐渐出现。注意到类风湿性关节炎患者患有脊髓病变有很高的发生率和死亡率是非常重要的[14]。

除了脊髓病变外,类风湿性关节炎患者还有其他特别的问题值得我们注意。这些患者多部分会有显著的枕骨下疼痛,在直立时加重,侧卧位缓解。由于这些患者易于发生半脱位,他们能清楚地感受到颈部的过度活动,他们会描述出这样一种感觉,就好像他们的头会向前掉下来似的。由于会发生枕骨下沉,类风湿性关节炎患者可能会表现出后组颅神经的症状如肩部无力和吞咽困难。

认识到神经根受累与外周神经病变的区别是很重要的。这同时也是非常有必要的,因为在颈椎病或神经根受压时判断位置不正确将会导致不正确的治疗决策。对类风湿性关节炎患者来说,这更具挑战性,因为这些患者会表现出肌肉萎缩、腱鞘炎、肌腱断裂、神经卡压及外周神经病变。临床医生可通过仔细的体格检查来区分这两种神经疾病。

在没有对患者脊柱全长进行评估时,颈椎退行性变和颈椎后凸患者的体格检查是不完整的。脊柱的正常排列是头和颈部集中在肩胛带和骨盆上。同时应该检测颈部的活动度。强直性脊柱炎患者可能会表现出严重的颈胸部的后凸和显著的颈部活动度的降低。这些患者在侧卧位时不会有后凸畸形的纠正。类风湿性关节炎患者由于颈部疼痛和肌肉僵硬,他们也会表现出显著的颈部活动度的降低。预期手术治疗必须考虑术前脊柱排列和颈椎活动度,不仅是要明确手术目的,同时也有助于判断术后的结果。

影像学检查

影像学检查能补充病史和体格检查没有的信息,它能帮助发现骨折、不稳定、排列紊乱和评估发生神经损伤的倾向。颈椎正常 X 线包括侧位片、正位片和齿状突影像。他们不仅能显示颈椎的排列和骨折,也能用来评估骨密度。在颈椎后凸时常规要做伸屈位 X 片,这样可评估其是固定的还是可活动的畸形以发现潜在的不稳定。CT 也需要做,来评估骨密度、颈椎排列,尤其是用来观察颈椎附件之间的相互关系。

许多文献已经提出颈椎的正常序列[15],但是没有一篇文献提出颈椎生理前凸的标准化定义。同样,颈椎后凸的严重程度与患者临床变现的严重程度或自然病程也没有明确的联系。因此,颈椎后凸畸形手术的决策取决于退行性疾病的性质和对接受或不接受减压和重排列的临床判断。例如,类风湿性关节炎造成的颈椎后凸患者需要颅骨、颈胸部的重建,而强直性关节炎患者则需要进行节段性切除和重建。

磁共振影像显著提高了显示颈椎软组织和神经结构的灵敏度。MR 可显示脑干、椎体、韧带、脊髓和神经根的结构。颈椎退行性疾病的患者需要做 MR 以明确导致神经症状或体征的病理学基础,同时也可以评估手术治疗是否有助于颈椎排列的恢复。

手术决策

一般来说,当发现颈椎有不稳定的影像学证据时,就考虑做颈椎畸形的手术治疗。White 和 Panjabi[16]提出颈椎的稳定性代表了颈椎在生理负荷下防止引起神经损伤、疼痛和明显的畸形的能力。按 White 和 Panjabi 所说的,那么当患者表现出难治性疼痛、进展性神经损伤或进展性畸形这些临床不稳定的症状时,就应该考虑做颈椎后凸畸形的手术治疗。

虽然需要手术治疗的适应证已经达到共识,但手术时机仍没有定论。当患者主要表现出难治性疼痛和进展性的神经损伤症状时,通常建议行早期手术治疗。然而,对于那些进展性畸形却没有症状的患者来说,手术指征不是很明确。在一个有 13 个患者的小的回顾性研究中[17],Iwasaki 检测了促进颈椎后凸或颈椎病的预测因子。他们总结了前方骨赘的形成是后方韧带不稳定和颈椎后凸畸形进展的典型表现。在一个同样的研究中,脑桥延髓连接处的前后径与颈椎后凸顶点处的脊髓比值小于 0.3 时,预示着导致颈椎病的进展。除了这个研究,就没有其他能清楚说明手术决策的指南。尽管如此,任何一个脊柱外科医生都清楚地知道进展性的颈椎畸形最终会导致严重的疼痛和不可逆的神经损伤。因此,通常认为进展性颈椎畸形的患者应早期进行手术治疗。

手术入路

一旦一个患者表现出不可逆疼痛、神经损伤或进展性的颈椎后凸畸形,就应当选择一个合适的手术术式。手术必须能够缓解症状,纠正颈椎序列和提高颈椎的稳定性。手术决策中最先考虑的应是有无固定性的颈椎后凸畸形。固定性颈椎后凸畸形就是在患者尝试伸展颈椎时,畸形不能自发减轻。这通常是由颈椎退行性变如椎体楔形变、骨赘形成或关节面硬化造成的。反之,可复性颈椎后凸畸形就是在畸形节段伸曲时这些节段仍可以运动。对于颈椎后凸畸形的患者,手术方法必须能提供术中矫正畸形的空间[19]。在这种情况下,前方的骨赘必须切除,切除椎间盘然后试图去重建颈椎序列。

对于可复性颈椎后凸畸形的患者,局部的运动不要求颈椎正常序列。在这种情况下,需要做牵引以重建颈椎正常排列。一旦颈椎的序列建立后,需要带一个 Halo Vest 以维持颈椎正常排列直至手术。

一旦决定要做手术,必须决定什么样的手术入路是最合适的:前路、后路或前后联合入路。在选择手术入路时,需要考虑很多问题。首先,手术的目的是减压或相反要保持神经根和脊髓的完整性。直到那时,手术的目的才变成重建颈椎矢状位的序列。然而,正如上文之前提到的,现在没有一个正常颈椎前凸的标准化定义。另外的一个说法是由于脊髓的敏感性,前方病变做前路手术,后方病变做后路手术。Steinmetz[18]提出了一个颈椎后凸畸形手术治疗的法则,这个法则需考虑许多因素(图 26-4)。

出于这种考虑,依我们的经验来看,大多数颈椎后凸畸形患者可通过前路手术来治疗。这要求在牵引下进行颈椎畸形的矫正,这样患者容易耐受,同时也没有破坏后方的张力带。此外,如果当患者主要表现为放射性疼痛时,前路手术能更好地完成神经根的减压。

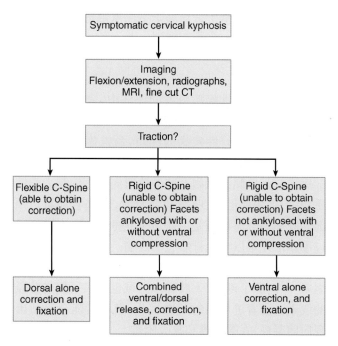

■ **Figure 26-4** * Treatment algorithm for correction of cervical deformity. (Adapted from Steinmetz MP, et al: Cervical deformity correction, Neurosurgey Suppl 60 (1) : S1-90-97, 2007.)

最后,它能通过其余前柱的支撑来完成已损坏的前柱的重建。考虑到前路手术多节段融合的成功,外科大夫应毫不犹豫做多节段椎间盘切除或者如果需要的话可做椎体次全切,这样就确保能充分减压和颈椎序列的矫正。如果患者有严重的后凸畸形,必须要做一个后路手术,这时可联合前路和后路手术以达到最大程度减压和受累节段的固定。只有在患者身高限制颈椎前侧入路时才进行单独的后路固定。

手术并发症

不管手术术式如何,手术都会有发生副作用的可能。颈椎前路手术可能会造成吞咽困难、声带麻痹、颈内动脉或椎动脉的损伤、上呼吸道阻塞、食道损伤、颅神经损伤、及术后感染或血肿。同样的,颈椎后路手术会造成脊髓或神经根损伤、椎动脉损伤、硬膜外血肿及伤口感染。前路联合后路手术,主要担心的是移植骨和融合的失败。前路手术、自体骨移植、如果必须的话可使用成骨蛋白进行骨诱导,这些都可避免植骨的失败。虽然融合失败与受累节段的长度有关系,但是所有后凸的节段都应进行重建。

虽然目前的生物力学和手术的理论能为颈椎后凸畸形患者合理手术决策提供理论基础,但是我们还需进一步研究。我们应该完善正常颈椎前凸的定义,这样,外科医生就依靠这个统一的定义来指导治疗。我们还需做自然转归和随机研究来评估引起颈椎后凸畸形进展的相关因素,这些研究也有助于患者手术时机的确定。如果继续向前发展的话,像椎间关节成形术

临床病例举例

治疗和临床挑战

在这个病例中,患者有持续加重的左上肢疼痛和麻木及颈椎病的早期症状。在 MR 上,可见明显的颈椎矢状位上异常排列(图 26-1)。同时可看到,下颈椎反曲和 C3-C5 后凸畸形。由此相关造成了颈髓的压迫,也就解释了患者为什么出现颈椎病的症状。我们可看到 C2-C3、C7-T1 和 T2-T3 这些融合阶段,这与之前的 Klippel-Feil 综合征的症状一致。同时可看到 C2-C3,C3-C4 和 C4-C5 的椎间盘发生退变。在轴位片上可看到在 C3-C4 和 C4-C5 节段的左侧椎间孔狭窄。考虑到这个患者的神经损伤和后凸畸形的影像学证据,建议患者行手术治疗。

这一章之前提到的治疗原则建议首先应考虑是否存在一个固定性的后凸畸形。对 MR 的研究仔细检查,我们发现事实上后凸畸形是节段性的,且骨赘是不存在的。在过伸位的 X 片上可看到在后凸的节段上畸形是减轻的。因此,在这种情况下,牵引就没有必要了。

手术的目的是确保脊髓能充分减压。MR 序列提示大部分的狭窄位于后凸的 C3-C5 节段。因此,所有的手术术式都应能完成颈椎序列的矫正及神经根和脊髓的减压。带着这个目标,患者被推进手术室,然后进行前路手术。广泛分离组织以达到 C2-C7 的充分暴露,然后分别在 C3-C6 椎体上通过钉子来撑开视野。切除 C3-C4,C4-C5,C5-C6 的椎间盘后拉紧牵张器。通过钩椎关节的充分暴露和外侧多余间盘组织的切除来实现神经根的减压。一旦减压完成后,然后在 C4 和 C5 节段行椎体次全切术,通过清除椎间盘切除处

多余骨质来完成。其后,进行髂骨移植以重建前柱支撑。然后进行 C3-C6 的内固定(图 26-5)。

这样的新技术将会在颈椎后凸治疗中发挥更大的作用。

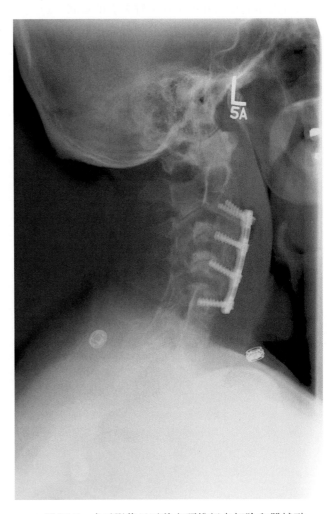

■ **图 26-5**　术后影像显示前方颈椎间盘切除和器械融合。看到 C3-C6 重建的颈椎生理弯曲

结论/讨论

颈椎的组织结构很复杂,包括骨、韧带、肌肉和其他软组织。这些结构都参与维持颈椎正常序列和保护重要的神经结构,如脊髓和颈神经根。在退变性疾病中这些组织的损伤造成颈椎结构完整性的破坏最终造成畸形。颈椎后凸畸形是颈椎结构支撑薄弱和退变性疾病的主要表现。

颈椎后凸畸形治疗前应必须考虑患者的临床症状和后凸畸形的性质。对于那些有难治性疼痛、神经损伤和进展性后凸畸形的患者,手术治疗是最合适的。不幸的是,这里没有健康人的生理性研究,因此,颈椎正常的矢状序列还不是很明确。然而,对于能对神经

组织进行充分减压的外科医生来说,根本的后凸畸形必须通过减压和重建来处理。确切的手术术式取决于病变本身的性质和医生使用非手术器械如牵引来帮助纠正颈椎的正常排列的能力,但是几乎都采用前路手术。

颈椎后凸是一个很复杂的外科问题,它需要我们对颈椎退行性疾病的自然病程有一个很深刻的了解。然而合适的患者选择和合理手术技术的应用有助于取得很好的术后疗效并能很好缓解患者的症状。虽然目前的知识要求对于这类特殊的问题需采取合理的手术术式,但对颈椎退行性疾病患者颈椎生物力学的进一步研究,将会有助于提出治疗颈椎后凸畸形的新方法。

(赵然　周非非　译)

参考文献

1. R. Shi, J.D. Pryor, Pathological changes of isolated spinal cord axons in response to mechanical stretch, Neuroscience 110 (2002) 765–777.
2. D.C. Baptiste, M.G. Fehlings, Pathophysiology of cervical myelopathy, Spine J. 6 (2006) 190S–197S.
3. N. Yoganandan, S. Kumaresan, F. Pintar, Biomechanics of the cervical spine part 2: cervical spine soft tissue responses and biomechanical modeling, Clin. Biomech. 16 (2001) 1–27.
4. M. Panjabi, V.K. Goel, Takata K: Physiologic strains in the lumbar spine ligaments: in vitro biomechanical study, Spine 7 (1982) 192–203.
5. N. Bogduk, S. Mercer, Biomechanics of the cervical spine part 1: normal kinematics, Clin Biomech. 15 (2000) 633–648.
6. M. Aebi (Ed.), Aging spine, Springer-Verlag, Heidelberg, 2005.
7. M.J. Silva, T.M. Keaveny, W.C. Hayes, Load sharing between the shell and the centrum in the lumbar vertebral body, Spine 22 (1997) 140–150.
8. T.A. Einhorn, Bone strength: the bottom line, Calcif. Tissue Int. 51 (1992) 333–339.
9. D. Borenstein, Inflammatory arthritides of the spine, Clin. Orthop. Relat. R 443 (2006) 208–221.
10. M.J. Broom, J.F. Raycroft, Complications of fractures of the cervical spine in ankylosing spondylitis, Spine 13 (1988) 763–766.
11. F.H. Shen, et al., Rheumatoid arthritis: evaluation and surgical management of the cervical spine, Spine J. 4 (2004) 689–700.
12. M. Ward, Quality of life in patients with ankylosing spondylitis, Rheum Dis. Clin. North Am. Nov 24 (4) (1998) 815–827.
13. J.Y. Reinster, The prevalence and burden of arthritis, Rheumatology 41 (suppl.1) (2002) 3–6.
14. M. Reiter, S. Boden: Inflammatory disorders of the cervical spine, Spine 23 (24) (1998) 2755–2766.
15. J.W. Hardacker, et al., Radiographic standing cervical segmental alignment in adult volunteers without neck symptoms, Spine 22 (13) (1997) 1472–1479.
16. A. White, M. Panjabi, The role of stabilization in the treatment of cervical spine injuries, Spine 9 (1984) 512–522.
17. M. Iwasaki, et al., Cervical kyphosis: predictive factors for progression of kyphosis and myelopathy, Spine 27 (13) (2002) 1419–1425.
18. M.P. Steinmetz, et al., Cervical deformity correction, Neurosurgery 60 (1) (2007) S1-90-97.
19. O'Shaughnessy, et al., Surgical treatment of fixed cervical kyphosis with myelopathy, Spine 33 (7) (2008) 771–778.

第27章 颈椎管狭窄的外科治疗方式：老年人的中央管综合征和其他脊髓损伤

27

Michael Fehlings and Randolph Gray

关 键 点

- 老年人更容易发生中央管综合征。
- 脊髓损伤的病理生理涉及原发机械损伤和继发损伤，继发损伤是由引起缺血并由多因素导致的。
- 中央管综合征患者身上经常出现脊髓形态改变和信号改变。
- 目前还没有关于中央管综合征外科手术指征的标准。
- 如果决定手术，有证据显示伤后 24 小时内可以安全地实施手术，并对神经预后恢复产生积极影响。

介绍

据统计，到 2040 年，美国将有大约 20% 的人口年龄超过 65 岁。这是个全球性的问题，源于婴儿潮时代出生人口的老化。因为老年人占了脊髓损伤(SCI)病例中的大部分，所以人口老龄化将给脊柱外科医生和脊髓康复中心带来不小的压力。

临床表现上肢明显无力和下肢力量相对正常的患者，经常被认为要么得了交叉瘫，要么得了急性中央颈髓损伤，其中后者更常见(框 27-1)。

框 27-1 脊髓综合征的类型

中央管综合征
脊髓半切综合征（Brown-Sequard 综合征）
前索综合征
后索综合征
脊髓圆锥综合征
马尾综合征

1954 年，Schneider 收集了 8 个由颈椎过伸引起神经损伤的病例，并回顾了文献上报道的 6 个拥有相似损伤机制和神经病损伤表现的病例，首次描述了急性中央管综合征[1]。

脊髓损伤(SCI)的主要原因是车祸、运动及娱乐活动、工伤、坠落伤及暴力。

据统计，脊髓损伤的年发生率为百万分之 11.5 ~ 53.4[2]。美国年发生率为百万分之 40。中央管综合征是最常见的脊髓损伤[3]。其他脊髓损伤的相关分布见图 27-1。

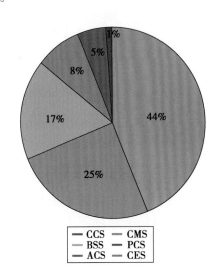

■ **图 27-1** 脊髓损伤各种综合征的分布。BSS,脊髓半切综合征；CMS,脊髓圆锥综合征；ACS,前索综合征；PCS,后索综合征；CCS,中央管综合征；CES,马尾综合征

机制

基于对影像学、手术、尸检结果的分析，Schneider 推断：在颈椎受暴力过伸时，椎管前壁的骨赘和椎管后壁突起的黄韧带使椎管前后径狭窄以致脊髓挫伤(图 27-2)。在尸检记录中，Schneider 记载道：脊髓损伤最严重的地方是中央部。中央管综合征的发病机制就是过伸伤，这常常发生在慢性颈椎病的基础上，而没有骨或韧带的损伤。颈椎过伸引起黄韧带折叠并突起，从而使椎管内径减少 2 ~ 3mm。在本身患有颈椎病的老年患者身上，这种结果容易造成了严重的急性脊髓压

迫,因为这些患者颈椎常有压迫脊髓的椎间盘或骨质增生。据统计,由过伸引起的急性外伤性中央管综合征(ATCCS)大约占到总数的 50%。其他机制包括骨折和(或)半脱位和椎间盘脱出[4]。老年人最常见的损伤机制为能量较低的倒地伤,倒地时撞到头或颏,以致颈部受到暴力过伸。

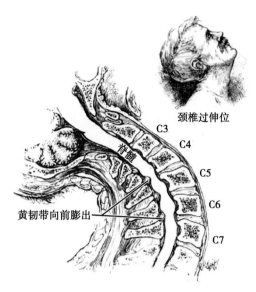

■ 图 27-2　1954 年 Schneider 关于过伸伤机制的原始图稿

中央管综合征的定义

1954 年,Schneider 描述中央管综合征:"它的特征是上下肢不成比例的运动功能损害,膀胱功能障碍、通常伴有尿潴留和损伤平面以下不同程度的感觉障碍。"(框 27-2)

框 27-2　中央管综合征的突出特征
• 由颈部外伤性暴力过伸引起的急性颈髓损伤 • 上肢比下肢运动功能损害严重 • 膀胱功能不全和尿潴留 • 损伤水平以下不同程度的感觉缺失 • 恢复过程特点为下肢运动先恢复、上肢运动后恢复,其中手指运动最后恢复

发病率和发病年龄

脊髓损伤(SCI)的平均年龄已经从 28.7 岁增长到 38 岁,60 岁以上人群所占比例已经从 4.7% 增长到 11.5%。45 岁以上人群最常见颈髓损伤原因是跌倒,随年龄增加跌倒概率增加。研究表明,70 岁以上颈髓

损伤患者中 74% 由跌倒引起(图 27-3)[5]。老年人 SCI 是最具代表性的由低能量倒地伤引起的损伤。ATCCS 患者年龄分布呈双峰分布。年龄的增加对病理机制、功能缺陷、恢复和康复都会产生影响[6]。简而言之,老年人与年轻人相比更不容易痊愈(框 27-3)[7]。动物实验研究显示,年龄越大,病变范围越大,脱髓鞘程度越重,并且继发于 SCI 的内源性髓鞘再生速度显著减慢。这个研究已经阐明,继发于 SCI 的脱髓鞘异常和功能缺陷是与年龄相关的。

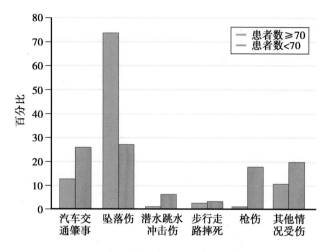

■ 图 27-3　颈髓损伤的原因

框 27-3　影响运动恢复和功能结局的因素
当时的神经系统损害 合并症 受教育程度 伤时年龄 痉挛状态的发展

过去 50 年来医学上取得的进步已经使得 SCI 患者的预期寿命得到了极大地提高。目前可获得的数据显示,SCI 患者伤后第一年死亡率为 3.8%,第二年死亡率为 1.6%,之后 10 年的死亡率为每年接近 1.2%[8]。决定预后最重要的因素有年龄、受伤严重程度、受伤完全性和神经损伤分级。年死亡率在 0.4% ~0.5%。

基础知识

急性外伤性中央管综合征(ATCCS)的病理生理

压迫性外力作用于脊髓并导致脊髓震荡、挫伤,而脊髓挫伤造成了原发的和继发的脊髓损害。MRI 和组

织病理学研究显示 ATCCS 主要是白质损害。过去认为髓内出血是该综合征必然出现的特征，但现在发现并不是。然而，在某些罕见情况或更严重的外伤中，出血破入脊髓中央部可能导致 ATCCS，这是预后不良的征象。组织学改变反映出轴浆流瘀滞和细胞内外水肿损伤。继发性损伤由全身或局部血管损害、电解质改变、水肿和兴奋性中毒等一系列连锁式反应引起。伤后几天内，病理生理学改变既可以在轴突远端出现，也可以在轴突近端出现[9]。

有两种学说可以解释上肢运动功能损伤重于下肢的病理解剖学基础。

皮质脊髓束躯体定位组织学说（神经解剖学说）

这个学说是指，中央索损伤的症状符合了支配上下肢的皮质脊髓束（CST）在脊髓横断面中的分布特点。但是，最近，灵长类动物的轴浆追踪数据和人类的图像病理学数据与这一学说相悖[10]。该学说基于 Foerster（1937）和 Schneider（1954）的早期研究，他们当时认为：支配上肢的皮质脊髓束（CST）相比下肢更多地分布于脊髓中央，因而脊髓中央损伤先影响到上肢。Foerster 没有为他的皮质脊髓束躯体定位组织学说找到证据。直到现在也没有找到相应的神经解剖学证据，甚至有人断言没有证据。

上肢和手功能增加学说（功能学说）

这是相对较新的学说，该学说认为：人类皮质脊髓束（CST）对于手臂和手功能发挥的重要性大于下肢。随着人类的进化，越来越多的 CST 纤维与支配上肢及手的前角细胞形成突触连接，因而人类 CST 对于手部功能的发挥尤其重要。所以任何涉及 CST 的颈髓损伤都首先影响上肢和手部，而且这个通路可能主要负责人类手臂和手的运动功能。分布于外侧和腹侧下行通路的传入纤维可以介导下肢自主运动，并且两组神经纤维都遭到实质性损坏才会造成下肢瘫痪。针对 ATCCS 患者 MRI 扫描结果最新研究已经证实皮质脊髓束的损伤本质上是广泛性的损伤，而不能界定到中央部，这和过去的认识不同[10,11]。所有这些最新研究都证明，支配上、下肢的下行神经通路的功能分化才是中央管综合征上肢和手受累更严重的原因。

老年人中央管综合征神经损伤和功能的恢复

老年人 SCI 的死亡率和患病率远高于年轻人。在已公布的最大的一批因 SCI 紧急入院的老年患者中，第一年死亡率是年轻人的 8 倍。死亡率和患病率增加是多因素的，包括年龄增加、生理恢复能力下降、因卧床休息时间延长和活动能力低下而增多的呼吸道并发症，以及多器官衰竭几率增加等。

不完全性脊髓损伤老年患者的恢复的确给康复医学带来极大的挑战。最新证据表明，在康复医学的支持下，大部分 60 岁以上的患者可以恢复良好的功能。康复医学对 ATCCS 患者恢复的改善程度要远大于其他脊髓综合征。

因为不同文献的结果指标和历史对照存在差异，所以单一年龄因素对于患者神经恢复的影响很难通过文献来确定。在一个近期的研究中，年龄没有被证明可以作为 ATCCS 后神经恢复不良的独立预测指标。然而，年龄增加已经被证明有不良影响，正如功能独立性评估（FIM）测评那样[12]。正规的教育、没有痉挛状态和接受外科治疗可以改善 FIM 评分。

急性外伤性脊髓损伤的影像学

用来评估颈椎损伤的影像学方式（框 27-4）

- 颈椎侧位 X 线片
- CT
- MRI

框 27-4　ATCCS 的三个常见的表现

1. 本身有继发于椎间盘/骨赘复合体的髓腔狭窄，没有椎间盘韧带损伤和骨损伤
2. 在颈椎病和椎管狭窄基础上继发于骨骼或韧带损伤
3. 没有椎管狭窄基础病的情况下，继发于急性椎间盘脱出

颈椎侧位 X 线片是用来确定颈椎外伤的初始图像，尤其对于神经系统没有损伤的患者。但是，它在探测高位和低位颈椎骨骼损伤方面的局限性是有目共睹的。

计算机断层扫描（CT）一直是颈椎骨骼外伤检查上最有用、信息量最大的影像学工具。可以进行多维重建的快速螺旋 CT 的问世，已经使详细评估骨骼损伤变得更加容易。

磁共振成像（MRI）用来检查脊髓损伤情况。在急性或亚急性 SCI 患者的 MRI 上看到的脊髓实质出血、水肿和脊髓破坏程度和预后有很好的关联性。MRI 可

以量化 SCI 患者神经元轴索损伤的程度。

在外伤性 SCI 中 MRI 可以看到的图像信息

1. 椎前软组织损伤
2. 骨骼损伤
3. 硬膜外压迫
4. 脊髓形变和髓内信号改变

骨骼损伤

在 MRI 图像上,椎体形态改变是骨折最可靠的征象。骨皮层边缘的破坏在 T2 加权像和梯度回波序列图像上看得最清楚。与临近节段相关的髓质骨信号强度也会改变,这是椎体压缩骨折的可靠征象。骨损伤区域特征性地表现为 T1 加权像低信号而 T2 加权像高信号。90% 多的 60 岁以上患者有颈椎病改变,因此 MRI 上显示的微小骨损伤的原因鉴别极其困难。

CT 扫描是探测椎骨骨折更敏感的方法,尤其是累及到椎骨后部的微小骨折。但是,CT 对于脊髓肿胀、椎间盘脱出和椎前水肿的探测不可靠。

硬膜外压迫

椎间盘脱出、后纵韧带抬高、黄韧带折叠造成的硬膜外压迫在 T2 加权像上看得最清楚。损伤的椎间盘比临近的其他椎间盘信号高。

脊髓形变和髓内信号改变

水肿的脊髓由于质子密度高而在 T2 加权像上表现为高信号。信号增强程度与损伤程度成正比。伤后第一周,水肿区中心有髓内出血,它在 T2 加权像中表现为低信号。一周后,髓内出血区主要由高铁血红蛋白组成,T1 加权像表现为高信号[14]。出现髓内出血不仅反映出损伤很严重而且还是神经损伤预后不良的征兆[15]。

治疗

关于中央管综合征最佳治疗方式的争论主要围绕外科手术的益处、手术指征和大剂量静脉甾体激素的使用。

中央管综合征患者的神经功能是可以自发性恢复的,虽然通常恢复不完全,但也是有目共睹的。虽然对于要不要进行紧急外科减压手术的争论从未停止,但是目前还没有令人信服的证据证明这个手术可以改善

患者的神经损伤预后。在 Aarabi 的领导下,马里兰大学最近正在进行一项临床试验以验证这个问题。然而,由于缺乏决定性的数据,所以最合理的治疗途径是,如果患者神经系统恢复停滞,则延期手术治疗,如果患者神经系统恢复不显著,则尽早手术治疗。患者颈椎矢状位可以保持正常平衡时,可以选择通过椎板切除术减压,加或不加内固定融合。患者颈椎不稳定时,开窗扩大颈椎板切除术是另一个疗效可靠且安全的外科干预手段。患者颈椎后突时,建议从前路进行减压手术,并进行多级椎间盘切除术或椎体次全切除术,再辅以内固定。

对于韧带椎间盘损伤和不稳定骨骼损伤引起的 ATCCS,有 II 级和 III 级证据支持早期手术减压和稳定,这么做目的是减缓急性压迫、稳定和修正脊椎排列,这样就可以阻止对脊髓的继发性损害。对于这组患者,早期减压外科手术更有效,它可以缩短 ICU 的时间,还可以改善全身运动恢复。但是手术的精确时间还有争议。目前,还没有关于 SCI 伤后减压外科手术时间的标准。根据近期的文献,受推崇的指南里说:对于血流动力学稳定的患者,减压外科手术可以在伤后 24 小时内安全实施(框 27-5)。初步有证据证明,伤后 24 小时内减压手术可以改善患者神经损伤恢复[16-18]。

框 27-5　最新推荐临床实践指南

椎管狭窄而没有椎间盘韧带损伤和骨损伤时继发于暴力过伸的 ATCCS

- 观察神经系统症状是否改善
- 如果预见神经系统不会恢复,则行紧急减压手术;或者如果神经系统恢复停滞,则行延期手术

继发于椎间盘韧带损伤或骨骼损伤的 ATCCS

- 如果患者血流动力学和病情稳定,则紧急减压固定
- 目标是伤后 24 小时内实施手术

临床挑战

临床挑战包括下列内容:

- 生理恢复功能下降和年龄相关伴随疾病的管理。
- 收入/转诊到脊椎外伤中心不及时。
- 继发于 SCI 的并发症的管理,包括呼吸衰竭在内。
- 老年患者独有的康复医学方面的挑战。
- 老年 SCI 患者对于社会的负担和花费。

将来的治疗

将来的治疗包括:

- 神经保护治疗（例如：钠钾泵抑制剂利鲁唑）对于减少继发性脊髓损伤所扮演的角色
- 脊髓再生/干细胞研究
- 外科减压治疗手段的发展和护理标准的提高

总结

中央管综合征是一种上肢力量减弱而下肢相对正常的综合征。它是最常见的颈部 SCI，大约占到 45%。它的发生，通常是在先天性或获得性颈椎管狭窄基础上，再遭遇慢速伤（例如：跌倒）而引起的。它的临床表现以上肢瘫为主，反映了皮质脊髓束主要支配控制手和手臂运动的运动神经元。

中央管综合征的合理诊治涉及：利用 CT 和 MRI 精确诊断，保守治疗（包括高血压治疗、皮质类固醇激素治疗）和外科减压及固定。外科减压及固定应由高年资医生紧急（伤后 24 小时内）执行，并且仅针对没有表现出显著神经系统恢复的患者。否则，一旦神经系统恢复稳定（伤后大约 6 周），首选外科干预。将来的研究将更精确地探讨外科干预的恰当角色和指征，并将检验新型神经保护法的作用，例如：钠钾泵抑制剂利鲁唑。

（李国坤　周非非　译）

参考文献

1. R.C. Schneider, G. Cherry, H. Pantek, The syndrome of acute central cervical spinal cord injury; with special reference to the mechanisms involved in hyperextension injuries of cervical spine (part1), J. Neurosurg. 11 (1954) 546–577.
2. L.H. Sekhon, M.G. Fehlings, Epidemiology, demographics, and pathophysiology of acute spinal cord injury, Spine 26 (2001) S2–12.
3. W. McKinley, K. Santos, M. Meade, K. Brooke, Incidence and outcomes of spinal cord injury clinical syndromes, J. Spinal Cord. Med. 30 (2007) 215–224.
4. B. Aarabi, M. Koltz, D. Ibrahimi, Hyperextension cervical spine injuries and traumatic central cord syndrome, Neurosurg. Focus 25 (2008) E9.
5. D. Fassett, J. Harrop, M. Maltenfort, S. Jeyamohan, J. Ratliff, D. Anderson, A. Hilibrand, T. Albert, A. Vaccaro, A. Sharan, Mortality rates in geriatric patients with spinal cord injuries, J. Neurosurg. Spine 7 (2007) 277–281.
6. M.M. Siegenthaler, D.L. Ammon, H.S. Keirstead, Myelin pathogenesis and functional deficits following SCI are age-associated, Exp. Neurol. 213 (2008) 363–371.
7. J. Furlan, M. Bracken, M. Fehlings, Is age a key determinant of mortality and neurological outcome after acute traumatic spinal cord injury? Neurobiol. Aging, 2008.
8. J.S. Krause, R.E. Carter, E.E. Pickelsimer, D. Wilson, A prospective study of health and risk of mortality after spinal cord injury, Arch. Phys. Med. Rehab. 89 (2008) 1482–1491.
9. C.H. Tator, Update on the pathophysiology and pathology of acute spinal cord injury, Brain Pathol, 1995.
10. C.T. Pappas, A.R. Gibson, V.K. Sonntag, Decussation of hind-limb and fore-limb fibers in the monkey corticospinal tract: relevance to cruciate paralysis, J. Neurosurg. 75 (1991) 935–940.
11. F. Collignon, D. Martin, J. Lénelle, A. Stevenaert, Acute traumatic central cord syndrome: magnetic resonance imaging and clinical observations, J. Neurosurg. Spine. supplement(2002) 29–33.
12. M.F. Dvorak, C.G. Fisher, J. Hoekema, M.C. Boyd, V. Noonan, Factors predicting motor recovery and functional outcome after traumatic central cord syndrome: a long-term follow-up, Spine. 31 (11) (2005) 2303–2011.
13. D. Lammertse, D. Dungan, J. Dreisbach, S. Falci, A. Flanders, R. Marino, E. Schwartz, Rehabilitation NIoDa: Neuroimaging in traumatic spinal cord injury: an evidence-based review for clinical practice and research, J. Spinal Cord Med. 30 (20) (2007) 205–214.
14. A.E. Flanders, D.M. Schaefer, H.T. Doan, M.M. Mishkin, Acute cervical spine trauma: correlation of MR imaging findings with degree of neurologic deficit, Radiology 177 (1) (1990) 25–33.
15. A.E. Flanders, C.M. Spettell, L.M. Tartaglino, D.P. Friedman, G.J. Herbison, Forecasting motor recovery after cervical spinal cord injury: value of MR imaging, Radiology 201 (1996) 649–655.
16. M.G. Fehlings, L.H. Sekhon, C.H. Tator, The role and timing of decompression in acute spinal cord injury: what do we know? What should we do? Spine 26 (2001) S101–10.
17. M.G. Fehlings, Perrin: The timing of surgical intervention in the treatment of spinal cord injury: a systematic review of recent clinical evidence, Spine 31 (11 supplement) (2006) 28–35.
18. J.S. Harrop, A.D. Sharan, J. Ratliff, Central cord injury: pathophysiology, management, and outcomes, Spine J. 6 (2006) S198–S206.

第 28 章　枕颈部和上颈椎骨折

Nduka Amankulor, *Grahame Gould*, *and Khalid M. Abbed*

概述

颅颈交界区和寰枢椎由一组复杂的特殊椎骨、韧带和关节组成,作用是维持头颈部机械稳定,决定头颈部活动范围,以及保护内部包括脑干、颈髓、低位脑神经和椎动脉在内的神经血管结构。要想恰当地诊疗这一区域的损伤,必须熟知正常解剖以及炎症、退行性变、外伤、新生物形成等可造成压迫和失稳的过程会产生什么影响。

解剖

枕骨

枕骨的前面为凹面,参与构成颅底。枕髁为成对的肾形结构,构成枕骨的底部,是颅骨和颈椎形成关节的结构基础。这个关节主要由寰枕关节构成,这是一对滑膜关节,由两侧枕髁向下与寰椎侧块形成关节连接。寰椎与枢椎前方通过齿突、两侧通过侧块形成关节,每处都有相应的滑膜囊[1]。

寰椎

寰椎,也叫第一颈椎(C1),有着适合与 C2 的齿突和颅骨形成关节的外形。它的独特之处在于它没有椎体,取而代之的是前结节和前弓。前结节是颈长肌和

前纵韧带的附着点,前弓大致为一个凸向前方的圆柱面。C1 前弓向两侧、向后延伸连接侧块。C1 侧块构成了 C1 表面区域的大部分,它与巨大的枕髁形成关节。从侧块向后、向中线延伸的是 C1 后弓,终止于短小的后结节。后结节类似于其他颈椎的棘突,但是它的尺寸更小,这有利于增加颈部做伸展运动时的活动范围。

枢椎

枢椎(C2)是独特的第二颈椎。因为颅骨和寰椎可以围绕 C2 做较大幅度的旋转运动,所以它被称为枢轴关节。枢椎是一块过渡椎骨,它兼具 C1 的独特性和其他颈椎的统一性。枢椎独特的椎体是它最大特征,齿突像钉子一样向上竖起并逐渐变细,终止于 C1 前弓后方中线处。齿突尖是齿突与寰椎和枕髁形成韧带连接的地方。C2 上关节面又圆又平,和它在 C1 上的对应面一样;而 C2 下关节面却类似于枢椎以下其他脊椎。与 C1 不同,枢椎有椎弓根和椎弓板。

颅颈交界区的韧带

颅底、枕髁、寰椎、枢椎和齿突的骨骼解剖对于理解其生物力学稳定性、骨折类型、外科手术方式等很重要。而颅颈交界区和上部颈椎的韧带结构解剖,对保持这一区域的生物力学稳定性起着决定性的作用,这里的韧带损伤可以显著地改变我们对骨折患者的诊疗策略。项韧带走行于背侧,跨越枕后和上部颈椎,从枕外隆凸到颈椎棘突。黄韧带走行于椎弓板下并且向上连接枕后基底部。前纵韧带(ALL)纤维排布密实,从枢椎前结节向下沿各颈椎椎体腹侧面分布。前寰枕膜,是前纵韧带向上的延伸,分布比较浅,纤维排布较松,连接枕骨基底部和寰椎。后纵韧带走行于各颈椎椎体背面,作为椎体表面的覆膜向上延伸,附着于颅底。翼状韧带(附着于齿突、枕髁和寰椎),齿突尖韧

带(将齿突连接于枕骨斜坡)和寰椎横韧带(把齿突限制到寰椎前弓)在维持齿突、寰椎和枕骨大孔解剖关系上扮演着关键角色。鉴于枕-C1 屈伸、C1-C2 旋转活动范围的重要性和内部神经血管结构的重要性,该区域生物力学失稳会出现严重残疾,必须积极治疗。

椎动脉

椎动脉(VA)在颅颈交界区处的解剖知识对于理解该区域损伤的机制和后果极其重要。该区域椎动脉损伤的原因可以是:钝挫伤或贯通伤、C1 或 C2 骨折(尤其是那些穿过横突孔的骨折)、医源性损伤(例如:颈椎有创操作)。

两侧 VA 通常分别起于锁骨下动脉。它们向后、向上走行于颈长肌和前斜角间,随后进入上六个颈椎的横突孔。横突孔洞穿 C1-C6 每个横突。AV 向上穿过 C6-C2,然后向侧上方弯曲进入寰椎横突孔,接着又向前上方弯曲进入枕骨大孔,贴延髓侧面走行。

颅颈交界区损伤

概述

对任何一个外伤患者来说,诊疗过程应首先开始于初级和次级检查,包括全脑全脊髓制动、血流动力学稳态和 X 光片评估。高分辨 CT 扫描适用于任何临床上怀疑颈椎损伤的患者,包括感觉改变患者和有头部损伤证据的患者。一旦确诊颅颈交界区处的损伤,就要对其进行分类,分类基础是神经损伤、血管损伤和(或)机械失稳的临床证据,必要时还应补充血管造影、核磁等影像学检查。

枕颈部(OC)失稳

OC 失稳是影响颈椎的最危险的情况,是临床急症。OC 失稳的病理生理机制涉及从外伤到炎症/新生物形成的整个过程,但外伤是手术干预的常见原因。

枕寰脱位

在颈椎外伤和 OC 失稳的原因中,枕寰脱位(OAD)是最严重的。它是一种过度屈曲牵张(hyper-flexion-distraction)损伤,会引起颅骨和颈椎间韧带撕裂。OAD 常常由于相关神经血管损伤而即刻毙命。诊断 OAD 的第一条线索是损伤机制。破坏性大的损伤应怀疑 OAD。颈椎平片显示椎前软组织水肿和颅底-齿突间隙增大(正常颅底-齿突间隙≤12mm)。进

一步确诊需做颅颈交界区部 CT 图像重建。在诊断 OAD 方面,颅颈交界区部的 MRI 和 CT 图像是相当的,但 MRI 可以明确特定韧带的损伤。

OAD 损伤可以被分为三大类。第一类特点是枕髁相对 C1 侧块前移位,第二类特点是枕骨和 C1 在垂直面上移位,第三类特点是枕髁相对 C1 后移位。

枕髁骨折

枕髁骨折可以根据 Anderson-Montesano scheme 分成 3 种主要类型[2]。枕髁骨折在颅颈部钝挫伤中的发生率为 1% ~3% 。第一类骨折通常源于枢椎压迫,是粉碎性的。第二类骨折是线性骨折,源于枕骨鳞部,并延伸至颞部。第三类骨折是枕髁撕脱性骨折,这种骨折有造成失稳和枕寰脱位的倾向。

C1 骨折和寰椎横韧带损伤

寰椎骨折通常被定义为累及到侧块和前后弓[3]。寰椎骨折可以累及到寰椎的任何部位,可以是单发也可以是多发,从单边骨折到累及全部四边的爆裂骨折(Jefferson 骨折)。因为没有韧带损伤的寰椎骨折是稳定的,并且可以通过简单固定治愈,所以寰椎骨折的临床危重情况发生在横韧带受累、椎动脉受累或其他相关颈椎骨折时。最常用来判断不稳定性横韧带破坏的 X 光片标准是:Spence 法则[4](C1 侧块相对 C2 侧移大于 6.9mm)和寰椎-齿突间隙大于 3mm。然而,可以的话,笔者更喜欢用 MRI 来评估所有寰椎骨折,以此评定伴随的韧带损伤。正如其他寰枢椎失稳那样,横韧带破坏是外科固定的指征之一。

寰枢部韧带的非外伤性破坏也可以造成明显的寰枢椎失稳。C1-C2 的旋转半脱位是一种见于儿科患者咽部和扁桃体部炎症或感染后的罕见情况。对于老年人,类风湿性关节炎(之后讨论)也可以导致寰枢椎失稳,这时需要用外科手段来稳定寰枢椎。

C2 骨折

齿突骨折对老年人的影响远大于年轻人,但不幸的是老年人齿突骨折恰恰相对常见。C2 骨折最常见的分类方法是 Anderson-D'Alonzo 分类[5],它的制定基于齿突(C2 椎体)内骨折线的位置。在这个分类中,Ⅰ 型骨折仅累及齿突尖,Ⅱ 型骨折穿过齿突与 C2 椎体连接处,Ⅲ 型骨折穿过 C2 椎体。

Ⅰ 型骨折是翼状韧带撕脱,并且通常稳定。颈托制动这样的对症治疗通常足够。

Ⅱ 型骨折(图 28-1)是齿突骨折最常见类型,常出

现骨折不愈合,尤其是 50 岁以上且移位大于 5mm 的患者。外科大夫在选择第二类齿突骨折治疗措施时,必须考虑到横韧带的完整性、骨折年龄和方位、断裂齿突的移位和角度、患者特异性因素(例如伴随疾病、身体状态)。比如说,特定的身体状态特征,像桶状胸,可能使得前齿突螺钉放置不可能完成。

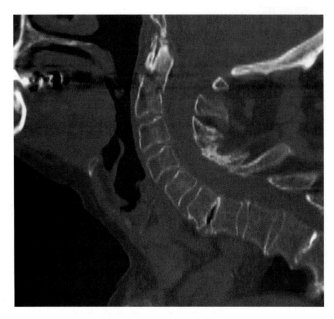

■ 图 28-1　Ⅱ型齿突骨折

Ⅲ型骨折延伸至 C2 椎体。这种骨折可能造成机械失稳,但通常可以通过固定治愈。就其本身而言,治疗通常限定于刚性颈部支具(cervical orthosis)或头环背心(halovest)固定 12 周,大多数患者通过骨愈合而痊愈。

C2 椎弓根骨折(也被称为外伤性脊椎前移或Hangman 骨折)经常以机械损伤为基础进行分类[6,7],屈曲型(Ⅲ型)和屈曲牵张型(Ⅱa 型)骨折经常不稳定,并需要外科固定,尤其是骨折分离大于 4mm 或成角大于 11 度的Ⅱa 型骨折。其他枢椎骨折包括 C2 椎体的孤立骨折和 C2 棘突或椎弓板的骨折,这些骨折通常稳定,并可以通过非手术固定实现良好的联合。

类风湿关节炎的颅颈部表现

类风湿关节炎(RA)患者中 10% ~85% 的患者有颈椎痛,10% ~60% 有神经系统损伤表现。RA 的脊柱表现通常出现在颅颈交界区处。这通常是病程后期才能发现的;因此,颅颈部有异常的患者中很大比例是老年人。

与外周关节的 RA 相似,高位颈椎的 RA 是一个炎症过程,可以导致退行性滑膜炎、韧带松弛、血管翳形成和骨质侵蚀。这些病理改变可以导致寰枢椎半脱位,在 RA 患者中出现率高达 86%[8]。RA 也可以导致枕髁-C1 关节的退行性变,以致出现颅骨下沉。C1-C2 和 O-C1 关节的退行性变也可以导致齿突纵向移位进入枕骨大孔,齿突压迫造成低位脑干脊髓病变。齿突周围血管翳形成造成的椎管狭窄也可引起脊髓病。

颅颈部受累的 RA 患者的管理决定于临床症状的严重程度和颅颈部失稳的程度。与外伤造成的颅颈部和寰枢椎失稳类似,测量 Powers 比率(Powers ratio)和寰枢椎失稳分别可以评估枕寰和寰枢失稳。C2 颈椎半脱位可以利用许多影像学经线(Chamberlain's 线,McRae's 线,McGregor's 线)评估。Frank 颅颈失稳要求外科固定。

老年脊柱枕颈部损伤的保守治疗

老年脊柱一旦发现枕颈部损伤的证据,临床医生必须决定进行外科治疗还是非外科治疗。所有枕颈部损伤管理的起始步骤都是判断损伤稳定还是不稳定。一些颅颈部病变,比如枕寰半脱位,有明显失稳的证据,此时就是外科急症。然而,像 Ⅰ 型齿突骨折这样的稳定型损伤可以用颈部支具治疗。

高位颈椎损伤的保守治疗通常可以用颈椎刚性固定治疗,可以用刚性颈部围领,例如 Philadelphia 颈部围领或 Miami J 颈部围领,也可以用头环背心(halovest)。颈部围领很好地限制了高位颈椎和枢椎下脊椎在矢状面的运动。但是,颈部围领很容易移位,以至于患者依从性变化很大。

和颈部围领相比,头环背心(halovest)在限制了高位颈椎和枢椎下脊椎在矢状面运动的同时,也限制了其在垂直面的运动。此外,头环背心固定于颅骨,并且不容易被使用者移动。头环背心的使用和高发病率、高死亡率相关,尤其对于老年人。由于这些原因,老年人必须使用头环背心时,一定要谨慎操作。

外科手术入路和技术

腹侧入路与背侧入路

孤立的齿突骨折,任何造成脊髓腹侧压迫的 C2 血管翳,和 C1/C2 骨肿瘤(尤其是那些位于脊髓中线和前部的病灶)都可以行腹侧入路。高位颈椎的腹侧入路可以通过颈部,咽后壁,上颌或下颌完成。腹侧咽后壁入路进入 C1 和 C2 的腹侧。通过这种入路手术时,必须小心保护面神经和舌下神经的颈部分支,因为这些结构穿过颈部。经口入路使用咽后壁切口,可以很好地进入腹侧中线处的颈椎。它可以用来做齿突切除或斜坡病灶切除。腹侧入路并发症发生率较高,包括脑脊液漏,伤口裂开,咽后壁脓肿和舌水肿。扩展上颌入路(由 Crockard 及其团队描述)和下颌入路在需要更宽阔手术野时被用到。

背侧入路比腹侧入路更多地运用于枕颈部区域。患者呈标准俯卧位,沿无血管的中线和骨膜下切开,常用手术原则照旧遵循。

枕颈部融合

1986 年 Ransford 及其团队推广了仪表化技术,用以实现枕颈连接处的刚性固定。他们描述了用波形钢环和椎弓板下缝线来实现枕颈连接处良好刚性固定的方法。与非仪表化的、贴胶固定过程相比,椎弓板下缝线的使用虽然增加了神经结构损伤的风险,但由于大大提高了融合率,而使其得到推广。尽管椎弓板下缝线提高了融合几率,但是在稳固融合之前,患者仍要求使用头环背心。对于取代头环背心的融合技术的需求,促进了这一技术在今天的使用。今天最常用的枕颈失稳外科治疗仍涉及波形枕骨盘的使用,它通过连杆与颈部的螺钉相连(图 28-2)。

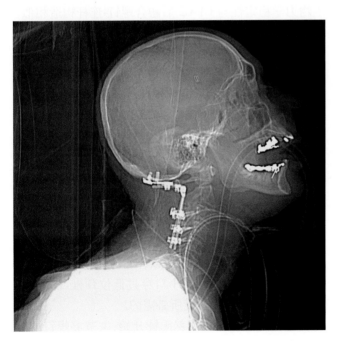

■ 图 28-2　枕颈部固定

经过枕颈融合治疗的患者身上通常放置了 Mayfield 头架,保持俯卧位,注意避免颅颈交界区处的过度运动。因为枕骨固定于颈椎上,除了 OC-C1 关节处运动的自然角度,所以必须注意保持脊柱中立位,以此避免术后颈部永久处于伸或曲体位。手术通常做一个上至枕外隆凸下至 C3 或 C4 的切口,并且在各个放置螺钉处进行筋膜下肌肉切开。枕骨在中线处最厚,向外侧变薄,所以选择枕骨螺钉长度时,必须根据枕骨形状仔细选择。根据寰椎和枢椎骨质结构的完整性,侧块螺钉可以被放置于 C1,椎弓板或椎弓根螺钉可用于 C2。跨关节的 C1-C2 螺钉也是一个选择。然后,颈椎螺钉再通过连接杆安置于枕骨盘。

齿突螺钉

可行的话,用前齿突螺钉直接固定骨折,是一种治疗 Ⅱ 型齿突骨折很好的方法(图 28-3)。术前考虑包括:横韧带的完整性,骨折线方向和断端锐利度(考虑硬化骨折缘愈合不良的可能)。根据骨折齿突的移位情况,可以通过术前或术中固定来实现复位。

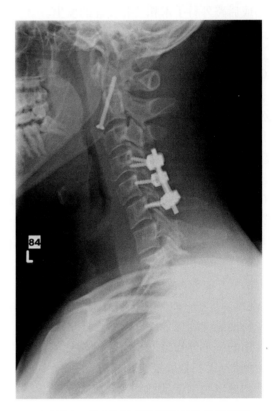

■ 图 28-3　带 C4-C6 侧块固定的前齿突螺钉

实际术前考虑包括患者解剖和利于螺钉植入的手术定位。限制因素可能包括桶状胸、短颈或颈椎僵硬,这些都会限制颈椎伸展以致得不到必要的螺钉植入轨迹。在考虑手术计划和获得患者同意时,制定终止螺钉植入而进行 C1-C2 后融合的备选方案可能对以后有帮助。

手术计划,定位,执行,是恰当齿突螺钉植入术的关键。做切口前，患者摆好体位，在 C 型臂双面 X 线透视下，获得足够的垂直面和侧面图像，并进行最佳骨折复位。

皮肤切口方案应以必要的螺钉轨迹和美容要求为基础制定，经常以 C5 为中心。颈部切开应足够小心，在颈动脉鞘和气管/食管之间进入颈椎前面。螺钉植入是在 X 线透视引导下通过克氏针完成的，恰当的进针点选择在 C2 椎体前下部，决定于计划螺钉植入轨迹。最佳的植入方法是，在 C3 椎体钻一个凹槽，并取走一小块 C2-C3 椎间盘，为螺钉植入轨迹和 C2 上的进针点留出余地。骨质复位固定可只用一根方头螺钉，并且尽量穿过齿突碎片固定双侧骨皮质，以达到结构机械稳定性的最大化。克氏针穿刺和螺钉植入时要十分谨慎，避免骨折片损伤椎-基底复合体和颈髓脑干腹侧。用螺钉固定齿突骨折的优点包括：直接复位/固定，部分保留 C1-C2 运动，缩短制动时间，减少安装头环背心或后路外科手术相关并发症的发生。

C1-C2 的 Harms 装置

C1-C2 后固定有很多方法。如果骨折累及寰椎和齿突，固定 C1-C2 复合体时要考虑到寰椎椎弓的稳定性，必要时固定可延伸到枕骨。此外，C1-C2 后固定技术可用于包括 II 型齿突骨折在内的寰枢椎失稳，C1-C2 复合体退行性变，C1-C2 复合体骨肿瘤，以及齿突骨折不愈合。

C1 侧块-C2pars/椎弓根螺钉固定，也就是 Harms 装置[9]，对于适用的患者来说是一种有效的后融合构造。与齿突螺钉不同的是，它可用于横韧带破坏的患者。它的优点包括：可直视融合表面，手术时间灵活（既可用于失稳的紧急治疗也可用于失稳的慢性治疗）。此外，作为一种多轴螺钉连杆构造，必要时，它可以轻易地延伸到枕骨或枢椎下脊椎。

合适的手术计划是安全有效的治疗的关键，术前应该做颈部 CT 扫描以描绘骨骼解剖；必要时，可以补充血管图像以明确椎动脉解剖。患者被摆成俯卧位，头通过 halovest 或 Mayfield 头架固定于桌面。颈部维持中立位，术中使用 C 型臂 X 线透视或其他引导工具。

如果计划髂骨自体移植，患者的体位、术前准备和拖动方式都要相应调整。从中线处的项韧带进行切开和解剖，暴露枕骨尾侧缘和 C3 椎弓板头侧缘，骨膜下剥离要延伸至 C1-C2 关节和 C2 侧面（当保留 C2-C3 关节囊时）。操作时一定要小心避免损伤椎动脉，包括把剥离限制到头侧寰椎弓的中三分之一，术前 CT

扫描确认前后桥等措施。

螺钉植入要求识别并充分暴露 C1 侧块，经常要回缩 C2 神经。因为神经丛常有严重出血，所以边做边止血。C1 侧块中间与寰椎后弓连接处是可靠的 C1 侧块螺钉进入点。螺钉插入时要循中间轨道，同时触诊 C1 间隔壁以保证其完整性。整个操作应在侧面 X 线透视（或其他引导工具）下进行，并且螺钉尖端应该指向前弓最前部。

C2 侧块外上象限是 C2 椎弓根钉进入的大致位点。螺钉以向中间、向头侧的轨迹进入（每个平面上大约都呈 30°角）。C2 侧块螺钉是一种椎弓根钉的替代选择；它与椎弓根钉很像，但进入点更靠下、靠中间，这样，向头侧方向的轨迹更陡，向中间方向的轨迹更短。术前仔细研究 CT 扫描是基本的，因为这一区域的椎动脉位置和走行高度变异。

连杆以标准形式安置。自体移植和同种异体移植应在外科手术前进行，要仔细进行去皮质术和融合表面（包括 C1-C2 关节面）的准备。

C1-C2 关节突螺钉

C1-C2 关节突螺钉构造（图 28-4）是一种寰枢椎后融合的替代方法，一根尺寸合适的方头螺钉横穿 C2 关节间部，寰枢椎关节和 C1 侧块。它的使用指征和生物力学稳定性与 C1-C2 后融合螺钉-连杆构造相似。

术前计划与 C1-C2 后螺钉-连杆固定技术相似，强调椎动脉的重要性。患者应该通过 Mayfield 或 halo 头架牢固地固定于手术室操作台。手术室应配备 C 型臂 X 线荧光透视以获得垂直面和侧面图像。术前消毒铺巾消毒范围应向足端延伸至高位胸椎，以备关节突螺钉经皮置入。做切口前，要仔细分析寰枢椎的 X 线透视图像，并且对齐 C1-C2 以适于螺钉置入。椎弓板下缝线可以扩大关节突螺钉固定构造，为谨慎起见可以使用。

合适的关节突螺钉轨迹要求头侧角近 90°，决定于患者解剖的个体差异，用解剖寰枢椎的切口可能技术上无法达到这一要求。所以，X 线透视引导下，使用经皮隧道设备，通过一个小口穿过低位颈椎或高位胸椎，可能是达到最佳角度所必需的。

以 X 光透视引导下克氏针开始，关节突螺钉的进入点大约在中线旁 3mm，C2 下关节突下缘上 3mm。螺钉轨迹以近 90°的、略偏中线的头侧角穿过 C2 的 pars。穿过 pars 后，进入 C1 侧块前，螺钉在手术视野中是可见的，这时应该小心缩回/保护 C2 神经和神经节。最佳的螺钉置入应该是螺钉尖端占据 C1 侧块前

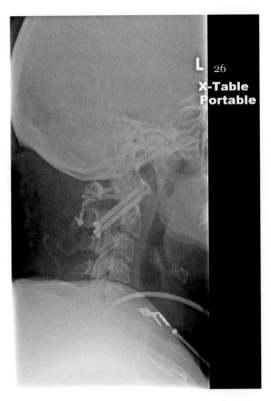

■ 图 28-4　带补充椎弓板缝线的 C1-C2 关节突螺钉

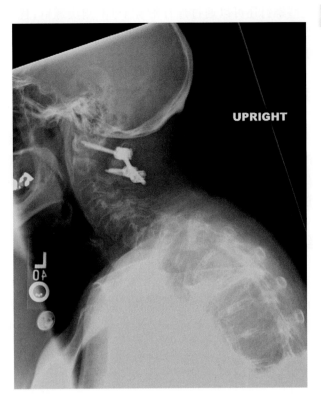

■ 图 28-5　"图 28-1"中看到的 II 型齿突骨折用 C1 侧块-C2 椎板螺钉固定

上方皮质。使用 4 ~ 5cm 方头螺钉(尺寸可根据术前 CT 选择)可以实现牢固的骨质结合,并压紧 C1-C2 关节以达到最佳融合。应该注意融合表面的去皮质术,经常用 C1 椎弓板和 C2 突起间三皮质支柱移植术(tri-cortical strut graft)来扩大融合。

C2 椎板螺钉

　　2004 年,Wright 和 Leonard 报告了一系列用交叉椎板螺钉固定 C2 的案例(图 28-5 和图 28-6)。从那时起,C2 椎板螺钉成为一种可以替代 C2 椎弓根/侧块螺钉和 C1-C2 关节突螺钉技术的可行选择。与 C2 椎弓根/pars 和 C1-C2 关节突螺钉置入相比,C2 椎板螺钉置入容易,椎动脉损伤发生率低,且有相似的生物力学属性,这些可能是导致该技术成长的原因。

　　椎板螺钉置入的起始步骤与以上描述的技术相似。在无血管的中线平面上,做一个中线切口直达 C2 后部。用骨膜下剥离附着于 C2 椎弓板和棘突的肌肉。椎板螺钉的进入点在棘突另一侧(比如:左椎弓板从棘突右侧进入)。一根螺钉应略靠近头侧进入,另一根应略靠近足侧,使两根螺钉交叉于棘突中间。椎弓板打孔时用手工钻孔或小椎弓根探针,通常打孔 26 ~ 30mm 深。应该通过触诊确认椎弓板底面(在颈椎管中)皮质完整。而后将一根 3.5mm×(26 ~ 30)mm 的螺钉置于已钻孔的椎弓板。根据不同的特殊结构,

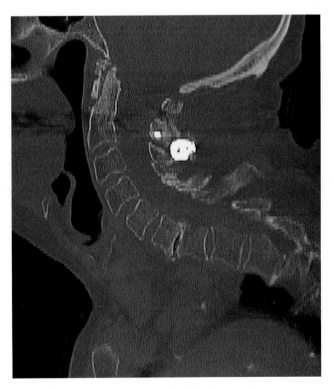

■ 图 28-6　"图 28-1"中看到的 II 型齿突骨折在 C1-C2 椎板螺钉固定后愈合

这些螺钉还可以通过连杆附着于 C1 侧块螺钉,枕骨盘或枢椎下螺钉。需要时,可以用侧方扩展器使连杆更容易放置。

并发症

枕颈部损伤的发病率和死亡率都高。死亡最常由神经损伤和脑血管功能不良引起。如果漏诊或诊断不及时,死亡的风险更高。除了 Ⅱ 型齿突骨折,在恰当的管理下,骨损伤不愈合较少见。

结论

颅颈交界区是一个复杂的区域,这一区域有复杂的生物力学机制,及独特的骨骼、韧带和神经血管解剖。它是一种发病率高、死亡率高的常见损伤。这些脊椎损伤治疗之初要求保持气道通畅和颈椎稳定,要有具诊断意义的影像学资料,(可以的话)还要将移位的颈椎复位。决定性治疗基于损伤类型,年龄等患者参数,以及有无神经系统损伤等临床症状。

(李国坤　周非非　译)

参考文献

1. R.S. Jackson, D.M. Banit, A.L. Rhyne, B.V. Darden, Upper cervical spine injuries, J. Am. Acad. Orthop. Surg. 10 (4) (2002) 271–280.
2. P.A. Anderson, P.X. Montesano, Morphology and treatment of occipital condyle fractures, Spine 13 (1988) 731–736.
3. C.D. Landells, P.K. Van Peteghem, Fractures of the atlas: classification, treatment and morbidity, Spine 13 (1988) 450–452.
4. K.F. Spence, S. Decker, K.W. Sell, Bursting atlantal fracture associated with rupture of the transverse ligament, J. Bone Joint Surg. Am. 52 (1970) 543–549.
5. L.D. Anderson, R.T. D'Alonzo, Fractures of the odontoid process of the axis, J. Bone Joint Surg. Am. 56 (1974) 1663–1674.
6. B. Effendi, D. Roy, B. Cornish, R.G. Dussault, C.A. Laurin, Fractures of the ring of the axis: a classification based on the analysis of 131 cases, J. Bone Joint Surg. Br. 63 (1981) 319–327.
7. A.M. Levine, C.C. Edwards, The management of traumatic spondylolisthesis of the axis, J. Bone Joint Surg. Am. 67 (1985) 217–226.
8. P.M. Pellicci, C.S. Ranawat, P. Tsairis, W.J. Bryan, A prospective study of the progression of rheumatoid arthritis of the cervical spine, J. Bone Joint Surg. Am. 63 (A) (1981) 342–350.
9. J. Harms, R.P. Melcher, Posterior C1-C2 fusion with polyaxial screw and rod fixation, Spine 26 (22) (2001) 2467–2471.

第 29 章　老年人下颈椎与上胸椎骨折

Jared T. Lee , *Christopher C. Harrod* , *and Andrew P. White*

关 键 点

- 老年人是神经损伤性疾病的高发人群，包括退变性椎管狭窄、脊柱硬化以及脊髓形态和血供变化所导致的脊髓中央管综合征。
- 脊柱硬化增加了不稳定脊柱骨折的风险，这种骨折往往不能被初级的影像学检查所发现如 X 线。
- 由于历史性原因，过去医生常常在对脊髓中央管综合征的患者观察一段时间之后才开始进行保守治疗或手术治疗。而早期外科治疗目前被认为是治疗外伤后脊柱不稳定骨折、脊髓压迫、神经损害的有效方法。
- 下颈椎和上胸椎骨折的老年患者，发生医源性合并症、脊柱节段性硬化、骨质疏松、椎管狭窄的风险较年轻人增加。
- 骨质疏松患者骨折后发生的脊柱结构改变，需要采取特别的手术方式治疗，以防止更严重的病变。

介绍

老年人容易发生颈椎损伤。骨骼、韧带、神经损伤的风险与骨质疏松、骨硬化、椎管狭窄以及脊髓的形态和血供变化等老年性退变程度相关。这些因素导致骨骼、韧带、神经易损伤。大多数下颈椎和上胸椎损伤继发于低能量的机械性暴力后。在老年人群中，年龄也是一个能预测损伤部位的关键因素。

虽然寰枢椎骨折在老年人中比下颈椎骨折更常见，但二者发病率相差不大。下颈椎及上胸椎骨折往往导致神经功能损害，而寰枢椎损伤常源于高能量的机械性暴力[1]。

除了发病率极高的退行性脊柱骨关节疾病，其他严重的颈胸椎硬化性疾病包括强直性脊柱炎（AS）、弥漫性特发性骨肥厚症（DISH 病）等也可导致颈椎生物力学改变，使微小创伤后脊柱骨折的几率提高。这两种疾病都可导致脊柱僵硬和骨质疏松。外伤后脊柱前柱、后柱都有可能完全破坏，导致椎体不稳。脊柱僵硬的患者椎体骨折的发病率达 50% ，死亡率达 30%[2]。因此，医生应该重视那些可能存在椎体不稳定骨折的患者。

颈椎 X 线片常用于年轻脊椎外伤患者的诊断。但由于老年患者的脊柱易损伤以及损伤后造成的严重后果，我们需要更精确的影像学依据，尤其在合并颈椎病或脊柱僵硬的患者中，以避免漏诊。

下颈椎和上胸椎骨折患者的治疗方案持续地被大家关注。下颈椎损伤分类评分系统（SLIC）建立以后为医生提供了保守治疗或手术治疗的参考标准，以及手术治疗方式[3]。传统观念认为受伤后的最佳手术时机也正发生变化。尤其是目前尚无充分的证据证明，下颈椎损伤患者早期采取手术治疗的预后要好于后期手术治疗。老年患者的下颈椎骨折常合并骨质疏松和椎体僵硬，这对外科大夫的术前准备、术中操作的要求更高，以减少术后并发症的产生。

研究背景

颈椎闭合性损伤的患者中颈椎骨折发生率为 2% ~ 3% 。其中下颈椎骨折患者约占 40% ~ 60% 。这些患者中，20% 骨折累及 C7-T1。多发伤的患者中，许多下颈椎和上胸椎骨折被忽视了。老年患者的一些特征使得其损伤特别容易被遗漏。这些特征包括颈椎病，合并或不合并脊柱退变性畸形，以及老年痴呆、神经性疾病等，这些因素造成查体困难。在脊柱僵硬的患者中，即使是微小的椎体移位也可能产生不稳定性。对这些情况的忽视有时将导致严重的神经损伤。

颈椎损伤患者的影像学评估和临床功能评估方法持续受到学者们关注。其中脊柱损伤后 CT 及 MRI 提供的高敏感性影像学表现起到了重要作用。尽管 CT 扫描敏感度很高，仍有一些文献中提到一些颈椎损伤患者的 CT 表现正常[4]。Brandenstein 等报道了 4 例 CT 及 MRI 表现正常的患者随后出现了颈椎不稳的表现[5]。他们估计 0.2% ~ 0.4% 的患者即使 CT 及 MRI 表现正常也存在颈椎不稳。不出所料,3/4 的颈椎不稳患者是老年人。因此我们需要对老年患者的颈椎损伤提高警惕性,即便是影像学表现正常。

强直性脊柱炎

强直性脊柱炎(AS)是一种血清阴性(RF 阴性)的脊柱关节病变,主要影响骶髂关节和脊柱。HLA-B27 是 AS 患者的特异性血清标志物,但非 AS 专有。AS 的发病率从非洲人和爱斯基摩人的 0.1% 到加拿大北部的海达土著 6%。美国与英国的白色人种中,AS 的发病率为 0.5% ~ 1%。AS 的发病年龄大多在 20 多岁,平均 26 岁,很少超过 40 岁才发病,并且往往因早期症状被忽视而在发病一段时间后才被诊断。

骶髂关节炎是最常见的初发症状,患者的常见主诉是双侧或单侧臀部疼痛。随之出现脊柱僵硬和不适并逐渐累及全脊柱的所有关节。脊柱外受侵症状包括足底筋膜炎、跟腱炎、眼球损害、肠炎、结肠炎、前列腺炎、主动脉炎和罕见的肺纤维化。

AS 的特征性脊柱病理改变是附着点炎症,即肌腱与韧带在骨面的附着点发生的炎症。局部附着点炎症将导致影像学可见的骨质病变。AS 影响椎间关节、肋椎关节、肋横突关节的肌肉韧带附着点,以及其他椎间韧带。这种附着点炎症导致脊柱僵硬以及骨质疏松,随之而来的是脊柱骨折发生率的增加[6]。

临床病例

病例 1

一个 58 岁男性从高处坠落,头部及背部着地,伤后出现短暂意识丧失和颈痛。当他出现神经功能异常表现后由当地医院转至本院。入院时,患者被颈托牢固固定,查体示双上肢远端肌力及双股四头肌肌力Ⅳ级,其余肌力Ⅴ级。既往有高血压病史。

X 线显示脊柱退行性变。CT 显示 C3-C7 椎体后缘骨刺及后纵韧带骨化。无骨折脱位及椎前血肿表现(图 29-1)。MRI 显示 C3-4 间盘及骨赘复合物压迫脊髓,并出现 T2 相高信号。此外下位椎体间有间盘突出(图 29-2)。

医生对他采取的初步治疗方案是继续颈托固定,并监测神经功能,然而一段时间后患者仍无神经功能恢复表现,于是医生建议他采取椎板减压内固定术治疗,患者表示同意。随后该患者接受了颈后路 C3-T1 椎板切除术(图 29-3)。

术后患者上肢肌力恢复正常,然而 2 周后患者突发双侧屈肘无力。查体示双侧三角肌肌力Ⅳ级,双肱二头肌与前臂旋后肌肌力Ⅲ级,其余肌力Ⅴ级,感觉无异常。医生考虑患者存在 C5 神经根麻痹症状,对其进行对症止痛治疗。末次随访时他的上肢肌力已完全恢复。

病例 2

一个 51 岁患 DISH 病的男性在公园里突发晕厥并摔倒,额面部着地,伤后出现短暂双上肢无力及严重

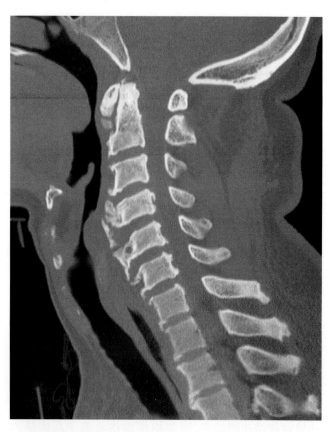

■ 图 29-1　病例 1:矢状位 CT 断层扫描提示患者多节段颈椎退变,未见明显骨折征象

的颈痛,当地医院行颈托固定后转至我院进一步诊治。

患者入院时患者肌力已恢复正常,但主诉明显颈痛及双手灼烧感,查体示双上肢痛觉过敏,轻度按压后即出现剧痛。患者要求输注静脉止痛药治疗。

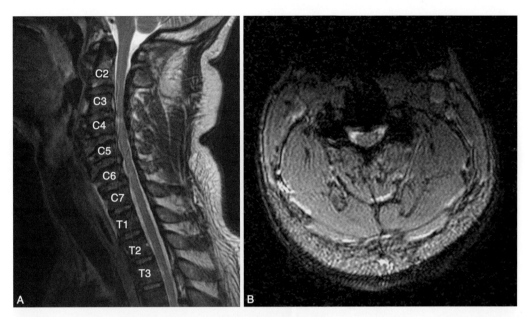

■ 图 29-2　病例 1：患者查体示脊髓中央管综合征后行 MRI 检查。**A**，矢状位 T2 加权像提示 C3-4 水平脊髓前方受压。**B**，水平面 T2 加权像提示 C3-4 水平脊髓水肿及椎管狭窄

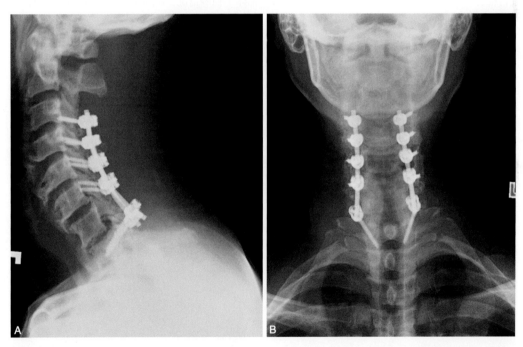

■ 图 29-3　病例 1：C3-7 椎板切除及 C3-T1 侧块固定术后颈椎曲度正常，内固定位置良好。**A**，术后侧位 X 线片。**B**，术后正位 X 线片

影像学检查提示患者多发颈椎间盘突出及骨赘增生。最大的致压物位于 C3-C4 节段，椎管侵占率达 50%。CT 提示椎体后缘连续性骨赘形成但无明显椎体不稳表现（图 29-4）。MRI 提示 C3-4 及 C6-7 椎体后伸分离型三柱骨折。受损节段伴有前纵韧带及骨赘移位（图 29-5）。C3-4 及 C6-7 节段脊髓受压明显。

患者接受了 C3-C7 椎板切除减压及 C3-T1 侧块固定术。手术过程顺利，术后患者安返病房（图 29-6）。由于患者体位限制了术中透视。术后患者接受 CT 检查以观察内固定情况（图 29-7）。

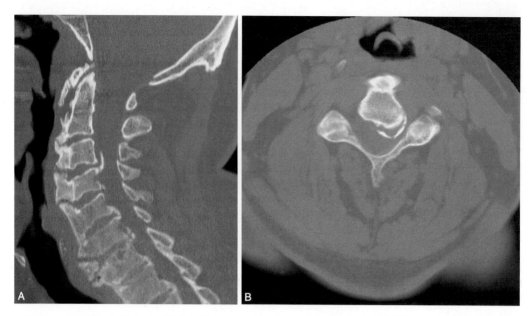

■ **图 29-4**   病例 2:矢状位 CT 提示患者患 DISH 病。有 4 个连续节段出现椎体硬化、连续性骨赘形成,侵占椎管。由于 DISH 病的原因,CT 难以鉴别骨折及椎体不稳等情况。**A**,矢状位 CT。**B**,水平位 CT 显示 C3 水平脊髓被椎体后缘骨赘压迫

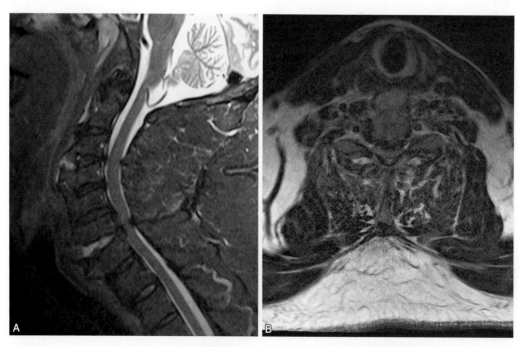

■ **图 29-5**   病例 2:**A**,矢状位 MRI 显示 C3-4 与 C6-7 水平脊髓出现 T2 加权像高信号提示脊髓急性损伤。**B**,水平面 MRI T2 像显示 C7 水平脊髓受压

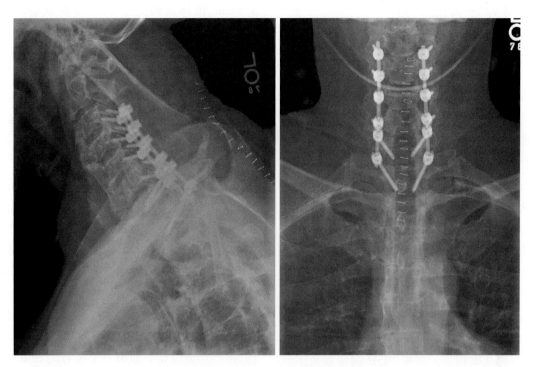

■ **图 29-6**　病例 2:术后颈椎正侧位 X 线显示良好的颈椎径线,颈椎曲度正常,内固定位置良好

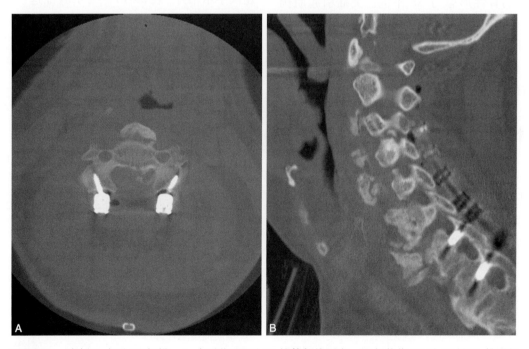

■ **图 29-7**　病例 2:术后 CT 扫描。**A,**水平位 CT 示 C3 椎体侧块固定。**B,**矢状位 CT 示 C7 及 T1 椎弓根螺钉固定

术后,患者诉颈痛及上肢灼烧感明显缓解,术后 3 天患者病情平稳出院。术后 6 周随访时,患者诉痛觉过敏范围缩小至右手小指及食指,其余部位感觉功能及四肢运动功能正常。

弥漫性非特异性骨肥大症

弥漫性非特异性骨肥大症（DISH 病）最初由 Forestier 与 Rotes 于 1950 年首先提出,因此也被称为 Forestier 病,Forestier 也提出了相应的特征性诊断标准,包括至少 4 个相邻节段的椎体前外侧连续性骨化,而不伴随椎间高度丢失,并且关节面保持完好。这种骨化是非边缘性的并且沿着椎体前外侧生长。此外,还有脊椎外表现如术后异位骨化发生率提高等。

DISH 病与 HLA-B27 无关,也与其他血清阴性的脊柱关节病如 AS 无关。DISH 病与 HLA-8 有一定相关性,尸检发现 DISH 病阳性率约 28%。50 岁后 DISH 病的发病率为女性 15% 和男性 25%,黑人与白人无显著差异。

胸椎是最常见的受累部位。巨大的韧带骨化侵及胸椎椎体右侧和左侧大血管的几率较高,而累及颈椎和腰椎时左右侧几率相当。颈椎 DISH 病常累及下颈椎并且体积逐渐增大,甚至可压迫食道导致吞咽困难。

DISH 病的骨性形态与 AS 不同。炎症引起肌肉附着点附近的椎体骨质溶解在 AS 中常见,而在 DISH 病中,骨骼质量却保持得很好。这两种疾病却都能增加硬化的椎体以及邻近部位的骨折风险。这些患者的表现对现有的颈椎骨折的定义提出挑战[7]。

下颈椎骨折的生物力学与分类

Ferguson 与 Allen 回顾了 165 例患者的资料后提出了一套创伤后下颈椎骨折的分类系统。他们提出了 6 种骨折的类型:3 种压缩型骨折(屈曲压缩性、垂直压缩性、后伸压缩性),2 种分离型骨折(屈曲分离性、后伸分离性),以及侧屈型骨折。每种骨折根据影像学表现分级。虽然这种分类被使用得很广,但尚无文献验证这一分类系统的可靠性。此外,压缩性损伤可导致许多种骨折形态,这种分类系统也缺乏对韧带和神经损伤程度的评估。

除了下颈椎骨折的分类外,伤后不稳定骨折也是个问题。White 和 Panjabi 进行的一项针对下颈椎骨折的生物力学研究中提出了临床和影像学评估标准。他们关注的是椎旁的韧带结构。这个评估标准将下颈椎不稳定骨折程度量化,得分 ≥5 时提示颈椎不稳定。该评估标准中影像学标准包括:

患者矢状面 X 线片显示椎体终板后缘移位 > 3.5mm,椎体旋转大于 11°,拉伸试验阳性,椎间隙严重狭窄等。临床诊断标准包括:脊髓损伤,神经根损伤,或能预料到的颈椎负荷后神经损伤。此外还有两个附加的临床标准:颈椎前部件或后部件的功能丧失。这项评估标准于 1976 年被发明后成为了评估脊柱稳定性的标准,同时 CT 与 MRI 的应用增加了影像学评估标准的精确性,使这一系统被广泛运用。

近年来,有学者发明了一项新的分类系统,使用了损伤后脊柱形态学损伤、间盘韧带复合体损伤及神经功能损伤这三个要素对脊柱损伤进行分类,并决定患者是否需要进行手术治疗。这项由脊柱创伤研究会(STSG)制定的下颈椎损伤分类评分系统(SLIC)不仅能对脊柱损伤进行分类,也能指导医生下一步是采取手术治疗还是保守治疗。这个分类系统的建立基于脊柱损伤程度的三个方面:脊柱形态学损伤、间盘韧带损伤、神经功能损伤。如果一个患者的 SLIC 评分在 1 ~ 3 分,则可采取保守治疗。如果评分大于等于 5 分,则建议手术治疗(表 29-1)。为了验证这一分类系统的可靠程度,20 名外科医生使用这个分类系统对 11 名损伤各不相同的骨折患者进行分类。他们发现 SLIC 评分的可靠性略低于 Ferguson 与 Allen 分类系统,而有效性较 Ferguson 与 Allen 分类系统要高。值得注意的是,职业医师们根据 SLIC 标准采取了手术治疗的情况占多数(93%)。

表 29-1 下颈椎损伤分类评分系统(SLIC)

	得分*
形态学损伤	
正常	0
压缩骨折+爆裂骨折	1+1 = 2
分离移位	3
旋转或移位(如关节脱位,不稳定撕脱骨折或严重屈曲压缩骨折)	4
间盘韧带复合体损伤	
正常	0
部分损伤(如棘突间宽度增加,MRI 信号改变)	1
完全损伤(如椎间前方宽度增加,间盘破裂或移位)	2
神经功能损伤	

	续表
	得分 *
正常	0
神经根损伤	1
完全性脊髓损伤	2
部分性脊髓损伤	3
持续性脊髓受压	+1

*3 分及以下建议非手术治疗,5 分及以上建议手术治疗

骨质疏松患者的下颈椎与上胸椎固定装置

老年人的颈椎骨折部位与损伤机制与年轻人不同。这与骨质流失和骨质疏松相关。骨质疏松是常见病,影响着 55% 的老年人,女性较多。该病的病变部位在骨小梁而不是皮质骨。这部分骨质流失导致脊柱的负荷能力骤减,并可使螺钉等传统内固定装置松动。因此老年人采取手术治疗前,我们需要考虑其骨质流失程度并采取特定的技术以预防手术并发症。与骨质流失相关的并发症包括:内固定松动,骨不连,畸形愈合以及椎体附件骨折。

在 FDA 被推广之前,侧块螺钉固定常用于下颈椎骨折的重建。这些螺钉主要是单层皮质骨螺钉,依靠与骨小梁之间的紧密接触防止内固定松动。当患者存在骨质疏松时,双层皮质骨侧块螺钉就更适用于下颈椎骨折的固定。此外,另一种内固定方法是通过穿透上关节突关节皮质骨与下关节突关节的后层皮质骨(或者前层皮质骨)使螺钉能穿过 3 ~ 4 层皮质从而达到牢固固定的效果。这种经关节突螺钉合适的打入方向是矢状面上向尾端 40°,冠状面上向外侧 20°。这种角度可能使枕骨妨碍头侧的颈椎打入螺钉。此外,该方式会破坏那些正常的未融合的关节突关节,因此经关节突固定也不能应用于多数尾侧的颈椎节段。这项技术对那些常规侧块固定不能达到牢固固定的颈椎骨折有一定帮助。

增加固定的脊柱节段也是一种确保内固定可靠的方法。例如,在老年人脊柱手术中,我们可以向头侧或尾侧延长内固定节段。这种多点固定方式可以通过延长融合节段来减少每个螺钉承受的应力。更重要的是,向头侧延长内固定可以固定 C2,而向尾侧延长固定可以在 C7 或上胸椎打入椎弓根螺钉。这种椎弓根螺钉与骨质接触的长度大于侧块螺钉,从而提高内固

定牢固性。CT 扫描对 C2 或 C7 及上胸椎的椎弓根固定有帮助,它能告诉医生椎弓根长度、方向以及骨的质量。某些颈椎病患者椎弓根可能已完全硬化,无法直接钉入普通椎弓根螺钉;这时候可能需要其他的技术如钻孔术等来打入螺钉。当进行 C2 的椎弓根固定时,医生必须明确椎动脉的走向。术中 X 线透视不仅可以避免穿透椎弓根,也能为医生打入一颗长度合适并且稳固的椎弓根螺钉提供参考。在这类手术中,创造一个位置与形态都合适的椎弓根钉道是十分必要的。

其他能提升骨质疏松患者内固定稳定性的技术包括一些能固定于皮质骨的装置,如椎板钩,椎板下钢丝,经椎板螺钉等。这些装置的使用前提是部分椎板的结构保持完整,以防止患者存在神经损伤而加做颈后路椎板减压手术。椎板钩与椎板下钢丝可应用于同一椎体节段以增强内固定效果。这一方法尤其适用于需要固定的终端椎。

在对患者进行手术内固定之后还需采取颈托外固定。治疗的持续时间取决于术中对内固定稳定性的评估以及患者对颈托固定的耐受性。最常见的不耐受是上腭、乳突、枕部以及肩部的皮肤破坏。此外,患者呼吸困难与吞咽困难也是需警惕的并发症。医生应权衡这些风险与颈托固定之间的利弊。

应用于骨质疏松患者的内固定装置还有很多。医生需要制订详细的方案来预防手术并发症。

临床实践指南

对老年人颈椎骨折、节段不稳定或颈椎损伤的鉴别诊断十分重要。老年人群的诸多特点为这些疾病的鉴别带来了困难。想获得一段准确的受伤史常常很困难,因为外伤时患者常伴随头部损伤而意识不清。此外,完整的体格检查也常受限于患者的精神状态。影像学检查有时也因患者的退行性改变而难以鉴别。即使医生做出了诊断,患者的一些慢性病也可能增加颈椎骨折的发病率与死亡率。

对颈椎外伤患者的初步评估应该包括创伤高级生命支持指南(ATLS)中的提到的生命复苏。即使患者遭受的是低能创伤,也应该采取颈椎保护措施。没有颈痛症状但有颈部外伤史的患者应采取颈托保护。完整的病史与查体是必要的,可能要求家庭成员或初步施救者提供患者的生命体征、既往外伤史以及用药史。对面部及颅脑的检查能提供有关颈椎损伤机制及损伤程度的线索。为了维持患者颈椎稳定性,需用颈托固

定颈椎,并对其进行颈后正中线触诊。医生需要对患者进行全脊柱触诊以排除非连续性脊柱损伤,该病发生率高达 10% ~ 15% 。完整的神经系统查体一定不能缺少。

当考虑到患者可能存在颈椎损伤时,需在高质量 X 线片的基础上进行影像学评估。标准的 X 线检查需包括 C1 到 T1 各节段,以明确患者是否存在椎前血肿,韧带损伤,椎间盘高度丢失,以及脊柱骨折,然而 X 线检查常常不适用于老年人群的脊柱外伤的确诊,因为颈椎病、脊柱硬化以及其他退行性病变等问题将影响急性脊柱损伤的诊断。因此,当 X 线无法确诊时,我们需要 CT 扫描来诊断老年人的脊柱损伤。CT 较 X 线精度高,并且可用于术前制定手术方案。MRI 则应用于可疑韧带或神经损伤的患者,并能提供患者的脊髓或神经根受压证据,还能指导外科医生采取颈前路或后路或者前后路联合手术方案。

下颈椎与上胸椎骨折的手术治疗与非手术治疗方案的选择取决于患者的脊柱稳定性及神经功能损伤情况。SLIC 评分系统,虽然并不完美,但为医生的治疗策略提供了依据。无神经损害症状的颈椎骨折患者可在保证颈椎稳定性的前提下进行保守治疗,而有神经损害症状的颈椎骨折则需要进行椎板减压固定术以恢复神经功能并防止进一步损伤。

至于颈椎手术的时机,尤其是出现脊髓中央管综合征的患者,目前学界仍存在争议。所有出现脊髓中央管综合征的患者均应采取积极的内科治疗。这些治疗包括颈椎外固定、重症监护治疗、维持血压 > 85mmHg,必要时静脉输液以维持血压,并早期开始理疗。如果存在进行性神经损害或脊柱不稳定的情况则需进行手术治疗。有研究表明早期脊髓减压(伤后 24 小时以内)的神经功能恢复效果要好于后期脊髓减压(伤后 24 小时以后)。然而,学界尚未对脊髓中央管综合征的最佳手术时间达成共识[8]。

为了减少老年脊柱外伤患者的发病率及死亡率,对患者的药物治疗也十分重要。这需要获得患者的用药史以及评估患者的心肺功能。这些信息对评估患者的围术期风险十分重要。术前与麻醉科、内科、老年科医生交流以进一步评估患者状况,制定最佳手术治疗方案。术后需帮助患者改变体位以预防褥疮、深静脉血栓、肺炎等并发症。此外,应确保颈托合适以防止损伤颈托接触部位的皮肤。正确地使用药物,限制兴奋性药物的使用能促进患者的恢复。需与患者及家属交代的是,神经功能损伤后恢复不完全的患者需进行长期监护。

病例分析:现有治疗方案、面临的挑战、未来的治疗方案

病例1

这位患者因遭受低能暴力损伤导致脊髓中央管综合征,初步 CT 检查未发现明显骨折或韧带损伤表现。在以往,脊髓中央管综合征的治疗方式仅限于脊髓减压手术治疗。Hadley 回顾了脊髓中央管综合征的治疗趋势,发现老年患者的非手术治疗策略基于 Schneider 在 20 世纪 50 年代的病例报道[9]。Schneider 的早期病例报道中,4 例采取手术减压治疗的患者中有 2 例死亡,死亡率高达 50% ,而另外两例患者的恢复情况与保守治疗患者类似。1958 年,Schneider 发表了第二组 20 例病案报道,其中 3 例患者采取手术治疗,1 例伤后早期采取手术治疗,2 例在数周后采取了手术治疗。早期手术治疗的患者获得了明显的神经功能恢复。2 例后期手术的患者中,1 例恢复程度与保守治疗的患者类似,另 1 例神经功能损害严重出现四肢瘫痪。尽管在切除了椎体骨赘以及向椎管内突出的韧带后,脊髓中央管综合征的患者获得了明显神经功能改善,但这些病例的结论仍然是脊髓中央管综合征患者应首选保守治疗。这个结论影响了今后数十年脊髓中央管综合征的治疗导向。直到 1980 年,Brodkey 报道了他的 7 例采取手术治疗的脊髓中央管综合征患者,手术治疗才重新获得大家的重视。这些患者的神经功能恢复已趋于停滞,并且脊髓造影显示脊髓前方有明显压迫物。这 7 例患者术后神经功能均恢复显著,有 3 例神经功能完全恢复。在回顾了最近报道的脊髓中央管综合征治疗案例后,Hadley 等总结出,对于脊柱骨折脱位的患者,早期采取手术治疗是必要的,尤其是对脊髓局部受压并且致压物位于脊髓前方的患者应进行手术减压治疗。

颈后路减压手术中,有一种并发症十分常见,即 C5 神经根麻痹。其发生率高达 5% 。出现该并发症的患者中有 50% 表现为感觉减退,50% 表现为运动功能减退。C5 神经根麻痹一般出现在单侧,也有 10% 出现在双侧。最近的研究显示颈后路术后 24 小时脊髓可向后漂移达 2.8mm,2 周后又减至 1.9mm。有趣是,最明显的漂移部分在 C5-6 节段。在这项包含 19 例患者的研究中,2 例出现 C5 神经根麻痹,他们在术后 24 小时与 2 周的脊髓漂移程度也较其他患者大。然而颈后路减压术后 C5 神经根麻痹的患者预后都不

错。几乎所有 C5 神经根麻痹的患者在术后 6 个月3/5 或 4/5 神经根长度都一定程度增加,有一半的患者在术后 3 个月症状就已完全消失。

病例 2

这位患者高空坠落后出现严重颈椎损伤。僵硬的颈椎在受到冲击后过伸导致 2 个非连续节段明显的颈椎前柱骨折。这种情况要求医生对脊柱僵硬的患者的外伤保持高度警惕。

椎体骨赘增生增加了 CT 对颈椎外伤的诊断难度,使脊椎外科医生与放射科医生都无法明确是否存在颈椎骨折。该患者的 MRI 显示 C3-4 与 C6-7 椎间隙水平存在骨折,脊髓严重损伤,然而之后的 CT 检查却未发现明显骨折征象。该患者的脊柱退变限制了 X 线或 CT 对脊柱损伤的精确评估,因此需要加做动力位 X 线片或 MRI。对合并颈椎僵硬性疾病的脊柱外伤患者行手术治疗需谨慎,根据患者疼痛程度而决定是否手术是不可靠的,许多 DISH 病患者存在慢性颈痛。

这个病例也说明了颈椎手术方案的复杂性,尤其是涉及了 2 个节段的颈椎前柱骨折。严重的骨赘增生遮挡了正常的解剖结构,导致行颈前路间盘切除更困难,手术操作也可能进一步破坏椎体稳定性。虽然理论上颈椎前柱骨折的患者行前路内固定效果最好,但这个患者的手术难度非常大,需要行 3 个节段的椎体次全切除,并需切除椎前骨赘,为钛板提供放置面。这种程度的创伤使得术中出血、食管损伤、术后骨不连的几率大大增加。更重要的是,这种多节段的椎体次全切除术需联合后路固定手术,以减少发生骨不连的风险。该患者 X 线显示颈椎前凸曲度尚可,因此需加做后路减压手术无明显禁忌。治疗的目的是行颈前路手术固定椎体,颈后路手术使脊髓向后漂移并进行侧块固定。强直性脊柱炎多合并骨质疏松,而 DISH 病患者一般骨密度却保持得很好。侧块固定与 T1 的椎弓根螺钉固定需要额外的花费。术后随访没有发现患者内固定松动现象。

结论

随着人口老龄化,老年患者颈椎骨折及损伤的数量将会持续增加。老年人群容易发生脊椎损伤,并且发生下颈椎骨折时神经损伤的机会要高于上颈椎骨折。医生应该提高对下颈椎及上胸椎外伤的警惕性,即使患者自诉受到的是轻微的外力损伤。

两种增加了颈椎外伤发病率的疾病是 AS 与 DISH。硬化和骨质疏松的椎体能导致外伤后严重的神经损伤。脊髓中央管综合征常与退变的脊柱受到外伤相关,手术的时机尚无定论。在特定的情况下,早期行脊髓减压手术将获得较好的神经功能恢复。这些病例中,脊柱硬化与炎症将使 X 线对脊柱外伤诊断困难。这时候我们建议多种影像学检查相结合,因为下颈椎外伤最严重的并发症是漏诊。

在过去的 30 年间,学者们发明了多种下颈椎骨折的分类系统。我们发现 SLIC 评分非常实用,它结合了神经功能损伤、骨折形态学损伤以及韧带复合体损伤。我们估计随着更多外科医生对该评分系统的熟悉,这个评分系统的可靠性与有效性将进一步的提高。老年颈椎外伤患者的手术治疗需要多种装置如椎板钩、椎板下钢丝、穿椎板螺钉等,固定的牢固性取决于螺钉与皮质骨的紧密接触。这些技术包括 C2 椎弓根螺钉,椎板螺钉以及关节突螺钉等。对老年性下颈椎与上胸椎骨折病理基础的全面了解可以帮助外科医生制定恰当的治疗方案,从而减少该病的发病率与死亡率。

（周非非　译）

参考文献

1. M.J. Sokolowski, et al., Acute outcomes of cervical spine injuries in the elderly: atlantaxial vs subaxial injuries, J. Spinal Cord Med. 30 (3) (2007) 238–242.
2. P. Whang, et al., The management of spinal injuries in patients with ankylosing spondylitis or diffuse idiopathic skeletal hyperostosis: a comparison of treatment methods and clinical outcomes, J Spinal Disord. Tech. 22 (2) (2009) 77–85.
3. A.R. Vaccaro, et al., The subaxial cervical spine injury classification system, Spine 32 (2007) 2365–2374.
4. J.J. Como, et al., Practice management guidelines for identification of cervical spine injuries following trauma: update from the eastern association for the surgery of trauma practice management guidelines committee, J. Trauma 67 (3) (2009) 651–659.
5. D. Brandenstein, et al., Unstable subaxial cervical spine injury with normal computed tomography and magnetic resonance initial imaging studies: a report of four cases and review of the literature, Spine 34 (20) (2009) E743–E750.
6. E.N. Kubiak, et al., Orthopedic management of ankylosing spondylitis, Journal of the American Academy of Orthopaedic Surgeons 13 (2005) 267–278.
7. T.A. Belanger, et al., Diffuse idiopathic skeletal hyperostosis: musculoskeletal manifestations, JAAOS 9 (2001) 258–267.
8. D. Nowak, et al., Central cord syndrome, Journal of the American Academy of Orthopaedic Surgeons 17 (12) (2009) 756–765.
9. M.N. Hadley, et al., Management of acute central cervical spinal cord injuries, Neurosurgery 50 (3) (2002) S166–S172.
10. T. Shiozaki, et al., Spinal cord shift on magnetic resonance imaging at 24 hours after cervical laminoplasty, Spine 34 (3) (2009) 274–279.

第 30 章　颈椎感染

Kamal R. M. Woods , Samer Ghostine , Terrance Kim , and J. Patrick Johnson

关　键　点

- 对颈椎感染的早期诊断与治疗十分关键,因为它将迅速造成严重的神经功能损害。
- 多数颈椎感染的患者早期主诉只有定位不清的颈痛,虽然有时也会出现发热、放射痛、颈部僵硬以及吞咽困难等症状。
- 颈椎感染的诊断基于红细胞沉降率(ESR)升高及典型的影像学表现。
- 神经功能损害或颈椎不稳、颈椎化脓性骨髓炎、颈椎间盘炎常需静脉输注抗生素治疗 4 ~8 周。
- 手术治疗适用于颈椎硬膜外脓肿、硬膜下脓肿以及骨髓内脓肿。

介绍

学者们从埃及木乃伊上发现脊柱感染的证据比该病最早的历史记录还要早。Hippocrates(公元前 400年)的著作《关节学》中提到了椎体畸形,该病或许与若干年后 Pott 描述的结核性脊柱炎有关。时至今日,脊柱感染在临床病例中已十分罕见。但一旦患者罹患该病,这种感染的诊断与治疗对临床医生来说依然是个挑战。

背景

颈椎感染与下列几种病原微生物有关:细菌、病毒、真菌甚至寄生虫。该病也与宿主对病原微生物的免疫反应有关:脓肿(化脓)或肉芽肿。脊柱结核(Pott病)是经典的肉芽肿性感染之一,组织学上表现为朗格汉斯细胞包裹的干酪样肉芽肿。肉芽肿性感染也可由真菌感染引起,如曲霉病、球霉菌病、芽生菌病以及隐球菌病等。颈椎寄生虫感染十分罕见,包括囊尾蚴病、血吸虫病、包虫病等,关于它们的报道很少。

总之,在美国最常引起脊柱感染的病原微生物是金黄色葡萄球菌,它引起的感染超过所有脊柱感染患者的 50% 。当脊柱感染伴随泌尿生殖道或胃肠道感染时,致病菌常为大肠埃希菌、变形杆菌或其他革兰氏阴性菌。而有静脉吸毒史的患者更容易感染铜绿假单胞菌。葡萄球菌是导致颈椎骨髓内脓肿的重要病因,因为它能通过咽后壁间隙感染造成淋巴系统播散。

感染常通过一些潜在的途径传播至颈椎,包括临近组织的直接蔓延,手术切口或脊柱开放伤口,血液系统传播或淋巴系统传播。动静脉系统均可成为血源性传播途径。盆腔感染如泌尿生殖道感染能通过缺少静脉瓣的椎管内静脉丛蔓延至脊柱。大部分学者不赞同静脉感染学说,而倾向于动脉感染途径[1]。学者们认为,在椎体化脓性骨髓炎的病例中,感染可通过丰富的动脉网传播至前纵韧带附近的椎体软骨下骨。感染经由穿过椎间孔的脊髓背侧动脉发出的脊髓后动脉播散,这可能是造成颈椎硬膜外脓肿的原因。咽后壁间隙感染能侵入淋巴系统并沿脊神经播散至蛛网膜下腔和 Virchow-Robin 间隙,可诱发颈椎硬膜下脓肿或颈椎骨髓内脓肿。

值得注意的是,椎间盘炎可出现于两种截然不同的人群:幼儿与成年人。幼儿的椎间盘炎通常与血行感染有关,而成人椎间盘炎与其近期接受的椎间盘手术相关。出现这种差异的原因在于,脊柱的血供随着年龄的增长而发生变化。组织学研究显示,在幼儿期与儿童时期,存在终小动脉滋养椎间盘,而 20 岁之后,这种动脉将逐渐闭塞[2]。

临床实践指导

颈椎感染的诊断与治疗方式因人而异,但共同的诊治原则是不变的。

危险因素

颈椎感染有许多易感因素,如糖尿病、静脉输液(尤其是颈静脉)、酗酒、泌尿系操作或感染、免疫力低下、使用激素、脊柱手术后、高龄以及男性患者。在合并糖尿病、使用激素或其他免疫力低下的患者中,脊柱感染常因患者免疫反应不明显而难以被早期确诊。

临床表现

颈椎感染最常见的主诉是定位不清的非特异性颈痛,并呈进行性加重。由于合并椎体化脓性骨髓炎或椎间盘炎症,这种疼痛可在患者的颈部活动后加重,使患者不敢活动。合并硬膜外感染的患者常因神经根受压或炎症而出现放射性疼痛[3]。如果硬膜外脓肿播散至咽后壁间隙,患者可出现吞咽困难甚至呼吸困难。

颈椎感染根据病程长短可分为急性感染(1 周以内)、亚急性感染(1 ~ 6 周),以及慢性感染(超过 6 周)。椎间盘炎患者因早期疼痛剧烈可在感染侵及临近椎体之前就被早期诊断[4]。而超过 90% 的脊柱化脓性骨髓炎的患者,病程趋于亚急性或慢性化,这与该病临床表现较隐匿相关。椎体化脓性骨髓炎的患者平均确诊时间在发病后 8 周至 3 个月[5],出现急性症状的患者(不到 1 周)多表现为发热或其他组织的症状或体征。

形成大块脓肿的感染导致神经功能损伤几率较高。这种情况可见于椎体化脓性骨髓炎蔓延至硬膜外间隙或出现早期硬膜外脓肿的患者。同理,硬膜下脓肿与髓内脓肿在疾病早期就可引发神经功能受损。一些椎体化脓性骨髓炎的病例可因椎体塌陷而导致颈椎不稳或继发神经功能损害。有时,脊柱硬膜外脓肿与硬膜下脓肿可诱发超过脊髓受压范围的神经功能损伤,这可能与相应的脊髓血管受压或静脉血栓形成、血栓性静脉炎有关[6]。

一些颈椎感染的患者查体时在感染的颈椎节段可触及局限或弥散的质软包块。由于缺乏其他的阳性体征,这种包块可能是唯一体征。当相邻的软组织受侵时,皮肤将表现出典型的感染征象:红、肿、热、痛或波动感。硬膜外或硬膜下感染的患者可合并脑膜炎,出现颈部强直的体征。

实验室与影像学检查

颈椎感染的实验室检查与该病的体格检查类似,

阳性结果较少。外周白细胞计数通常不高,或仅是轻度升高。因此,当怀疑颈椎感染时,检验患者的红细胞沉降率(ESR)是必需的。颈椎化脓性骨髓炎的患者,ESR 可升至 43 ~ 87mm/h(Westergren 法)[7]。ESR 除了有诊断价值,也是评估疗效的重要指标。

另一个关键的诊断步骤是合适的脊柱影像学检查。首先应拍脊柱 X 线片。在椎间盘炎或椎体化脓性骨髓炎的患者中,发病 2 ~ 3 周就可出现椎间隙狭窄。在 10 ~ 12 周时,相邻节段的终板即可出现硬化现象,这与炎症造成的椎体骨质溶解相关。出现这种现象的原因是椎体软骨下骨富含血管,易成为椎体最初的感染灶[8]。在这之后,在 X 线上可见到受侵终板随着炎症的消退变得模糊,感染则向椎体的其余部分蔓延。大约 5% 的化脓性脊柱炎患者的感染累及椎体后侧部件。随着感染灶对椎体的进行性侵蚀,椎体骨质塌陷可导致椎体骨折与畸形。X 线片常无法发现硬膜外脓肿、硬膜下脓肿及椎体髓内脓肿。

CT 扫描能更清楚地显示椎体骨质情况。因此,CT 能比 X 线更早发现椎体受侵蚀的表现。CT 也能有效地发现椎体后侧部件的感染或骨折。此外,外科医生制定颈椎不稳患者的内固定手术方案也需参考 CT 结果。

MRI 是诊断颈椎感染的关键。MRI 诊断椎体化脓性骨髓炎的敏感性与特异性分别达 96% 与 93%[9]。MRI 能显示脊髓、脊神经及椎旁软组织受感染的程度。化脓性骨髓炎,椎间盘炎,硬膜外脓肿,硬膜下脓肿,以及髓内脓肿常表现为 MRI T1 加权像低信号,而 T2 加权像高信号。T1 加权像信号增强有助于确定脓肿的边界。另一个 MRI 能发现的感染特征是感染灶可由受侵椎间隙向相邻节段椎体蔓延的趋势。与颈椎感染相比,脊柱肿瘤的不同点是其通常侵蚀椎体前部,并越过椎间盘进行播散。

在特定条件下,通过 C1-2 穿刺进行脊髓造影对颈椎感染的诊断有一定价值。其优点是能获取脑脊液进行实验室检查。然而,脊髓造影也有使硬膜外感染演变为硬膜下感染的风险。核素扫描对颈椎感染的早期诊断有帮助,然而,与先进的 MRI 技术相比,核素扫描在颈椎感染的诊断上还是显得逊色。

治疗

患颈椎化脓性骨髓炎和(或)颈椎间盘炎的患

者,若无急性(72 小时内)神经功能损害症状或颈椎不稳表现,可先行抗生素保守治疗 4～8 周。这类患者开始使用抗生素应在病原微生物送检培养以后,因为早期的抗生素治疗将减少体液培养的阳性率。多数情况下,患者的血、尿、痰培养中能检出病原微生物。在患者颈椎感染的发热期,血培养的阳性率最高。随着疾病慢性化,发热的减少,血培养的阳性率也开始下降。

当脊柱外体液培养结果全为阴性时,在开始抗生素使用前,脊柱组织培养是必需的。我们不建议 CT 引导下经皮穿刺活检,这会增加邻近的重要结构损伤风险。因此,开放式活检术常用于获取颈椎的组织样本。一旦医生获取了患者的感染组织样本,就可以开始使用光谱抗生素抗感染,直到患者的组织培养发现病原微生物并获悉对其的敏感抗生素。如果组织培养阴性,那么我们建议对患者经验性使用广谱抗生素。

定期复查患者的 ESR 及 MRI 可以判断治疗效果。在抗炎治疗后期,ESR 预期能下降 50%。若 ESR 下降幅度低于 50%,则考虑药物治疗失败,这是手术治疗的指征。颈椎化脓性骨髓炎与颈椎间盘炎患者的其他手术指征包括:在发病早期(72 小时内)或药物治疗期间出现急性神经功能损害症状,或影像学检查提示骨质塌陷导致的颈椎畸形或椎体不稳表现。

颈椎化脓性骨髓炎与颈椎间盘炎患者常经颈前三角入路进行手术治疗。多数化脓性骨髓炎患者病变范围涉及至少两个相邻节段的椎体或间盘。一些学者认为应对这样的患者行两节段颈椎次全切除、三节段间盘切除术,并在剩余的正常椎体终板间行植骨融合术。然而,具体的手术方案则因人而异。若患者 CT 表现提示有颈椎后方部件受累征象,则有加做后路手术必要。若手术目的只是切除感染的椎间盘而不涉及邻近的终板,那么行颈前路间盘切除植骨融合内固定术就足够了。

手术治疗是颈椎硬膜外脓肿、硬膜下脓肿、骨髓内脓肿的一线治疗方案,颈椎硬膜外脓肿易发生在腹侧,而胸腰椎硬膜外脓肿常发生在背侧。这使患者在接受颈前路间盘切除或椎体次全切除术中可能排出脓液,这种情况的发生取决于脓肿的部位。当硬膜外脓肿蔓延至咽后壁间隙时,与结核性脊柱炎的处理方式类似,需对患者行咽后间隙引流。罕见的情况是,当脓肿累及 C1-C2 水平时,需对患者行咽后壁引流或经口引流。

颈后路椎板切除术用于治疗颈椎硬膜下脓肿及骨髓内脓肿。硬膜下脓肿患者需在硬膜切开后行清创或脓液引流术。骨髓内脓肿的患者可在术中超声确定脓肿位置后,行椎体切开术以暴露脓腔。值得注意的是,颈后路椎板切除术有导致继发性颈椎后凸的风险,尤其当感染灶已侵蚀椎体前部时。

外固定始终被认为是治疗颈椎化脓性骨髓炎或颈椎间盘炎的关键。然而,目前尚无有关外固定方法与固定时间的前瞻性研究,它在颈椎感染的治疗过程中所起的作用大小也尚不明确。虽然如此,外固定还是能有效减轻患者疼痛并使颈椎稳定。颈椎外固定方式的选择取决于患者的颈椎受累节段及颈椎不稳程度。固定方式有 Halo 架、胸骨-枕骨-下颌骨固定架(SOMI)及硬质颈托。

当存在颈椎不稳时,需考虑内固定手术,或加做关节融合术。反复颈椎感染曾被认为是植骨融合内固定术的绝对禁忌证。然而,目前尚无针对颈椎不稳的其他可行方案。幸运的是,有证据表明,在切除所有反复感染的骨质后,植骨融合内固定术是安全的[10]。

临床病例

椎间盘炎/脊髓硬膜外脓肿

一名 49 岁吸食海洛因的男性因 2 至 3 个月以来进行性加重的颈痛,以及无法行走 12 小时来诊。他的血液化验示 ESR 升高,并先后行颈椎 X 线(图 30-1A)及 MRI 检查(图 30-1B)。临床诊断为颈椎间盘炎及相应节段的腹侧硬膜外脓肿。医生立即对他采取颈前路脊髓减压及硬膜外引流术。术中医生矫正了他的颈椎后凸畸形,并采用同种异体骨移植及钛板螺钉内固定重建了颈椎结构(图 30-1C)。在接下来的几周,患者下肢肌力逐渐恢复,并在术后 6 周随访时恢复步行能力。

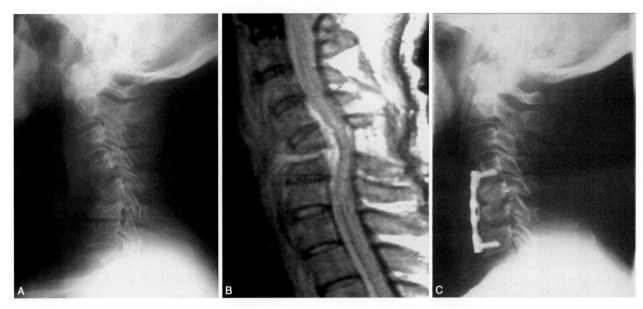

■ **图 30-1**　**A**,颈椎侧位 X 线显示 C5-6 椎间隙高度丢失,临近的上下终板被侵蚀,颈椎后凸畸形伴随棘突间距增大。**B**,MRI 显示 C5-6 间盘水平 T2 加权像高信号,感染侵及硬膜外间隙导致脊髓受压及水肿。**C**,术后 X 线显示颈椎后凸畸形矫正,C4-7 椎体前方钛板位置良好

结论/讨论

颈椎感染有可能导致严重的神经功能损害,因此早期诊断与治疗十分关键。颈椎感染的常见主诉是定位不清及隐匿性的颈痛,这可导致对该病诊断的滞后。因此,医生应提高对颈椎感染的警惕性,对疑诊的患者采取合适的实验室及影像学检查。

颈椎化脓性骨髓炎和(或)颈椎间盘炎的患者应进行抗炎治疗,即使目前该病的抗炎治疗周期尚需进一步研究。一些学者建议对所有颈椎感染的患者采取早期手术治疗,以预防晚期并发症如神经功能损害或椎体塌陷。将来我们需要设计理想的临床试验以明确颈椎感染患者的手术疗效及最佳手术时机。

（赵然　周非非　译）

参考文献

1. A.M. Wiley, J. Trueta, The vascular anatomy of the spine and its relationship to pyogenic vertebral osteomyelitis, J. Bone Joint Surg. Br. 41 (1959) 796–809.
2. M.B. Conventry, R.K. Ghormley, J.W. Kernohan, The intervertebral disc, its microscopic anatomy and pathology: part I: anatomy, development and physiology, J. Bone Joint Surg. Am. 27 (1945) 105–112.
3. R.J. Martin, H.A. Yuan, Neurosurgical care of spinal epidural, subdural, and intramedullary abscesses and arachnoiditis, Orthop. Clin. North Am. 27 (1996) 125–136.
4. H.B. Kemp, J.W. Jackson, J.D. Jeremiah, A.J. Hall, Pyogenic infections occurring primarily in intervertebral discs, J. Bone Joint Surg. Br. 55 (1973) 698–714.
5. K.A. Vincent, D.R. Benson, T.L. Voegeli, Factors in the diagnosis of adult pyogenic vertebral osteomyelitis, Orthop. Trans. 12 (1988) 523–524.
6. N.A. Russell, R. Vaughan, T.P. Morley, Spinal epidural infection, Can. J. Neurol. Sci. 6 (1979) 325–328.
7. P.M. Ross, J.L. Fleming, Vertebral body osteomyelitis, Clin. Orthop. 118 (1976) 190–198.
8. E.H. Allen, D. Cosgrove, F.J. Millard, The radiological changes in infection of the spine and their diagnostic value, Clin. Radiol. 29 (1978) 31–40.
9. M.T. Modic, D.H. Feiglin, D.W. Piraino, F. Boumphrey, et al., Vertebral osteomyelitis: assessment using MRI, Radiology 157 (1985) 157–166.
10. D. Fang, K.M. Cheung, I.D. Dos Remedios, et al., Pyogenic vertebral osteomyelitis: treatment by anterior spinal debridement and fusion, J. Spinal Disorder 7 (1994) 173–180.

第 31 章　颈椎类风湿关节炎

Amar D. Rajadhyaksha and Jeffrey A. Goldstein

> **关　键　点**
>
> - 新的药物治疗可能降低类风湿关节炎炎症反应并降低肌肉和骨骼系统受累的可能性及严重性。
> - X 线片仍旧是颈椎类风湿关节炎的筛选手段，AADI 大于 9mm 提示寰枢椎不稳，是外科干预的指征。
> - PADI 是一项比 AADI 更加可靠的影像学检查。PADI 小于 14mm 是瘫痪的危险因素，是颈椎融合的可靠标准。PADI 大于 14mm 的患者有更大的机会得到术后神经恢复，而 PADI 小于 10mm 的患者神经恢复欠佳。
> - 联合 Ranawat、Clark 和 Redlund-Johnell 评价方法来分析颅底凹陷有最好的敏感性和特异性。
> - 由于类风湿关节炎是一个发展的疾病，故该类患者的随访要非常仔细。固定失败以及相邻节段疾病很常见。

介绍

类风湿关节炎是一个慢性炎性疾病，通常表现为多关节受累，系统症状以及颈椎受累。一些学者认为类风湿关节炎是由 A. J. Landre Beauvais 首次描述的，而另一些学者则认为是由 Robert Adams 记载的。Robert Adams 在 19 世纪于都柏林将该病描述为与痛风区分的不同的病种。类风湿关节炎这一专业名词由 A. B. Garrod 提出，他的儿子 A. E. Garrod 发现这一疾病好发于颈椎[1]。

类风湿关节炎为慢性致残疾病，表现为周期性的发作与缓解。该病降低患者生命预期，半数患者在确诊后 10 年内致残。颈椎在类风湿关节炎最易累及部位中排名第二位，仅次于手足。颈椎受累由于神经功能损害而受到特别关注，一旦患者出现脊髓受损症状，则预后较差。

该病自然病史可以被早期、积极的治疗方案所控制。随着皮质类固醇与 DMARDs 的应用，患者可以保守治疗。然而，一旦出现脊髓受损症状，则应考虑手术。基于不同外科医生的经验及患者的个人差异，手术时机仍然存在争议，但是有研究表明有进展脊髓症状的患者可从早期减压固定手术中获益。

类风湿关节炎患者临床表现各异，需要多学科综合考虑。患者经常表现为握力减退。这可能是由于颈椎病、外周手足关节受累或两者均包括造成的。因此，医生应当对该病的自然史、体格检查、影像学表现以及治疗计划有一个综合考虑。

流行病学

类风湿关节炎在美国的发病率约为 1% ~ 3%，多发于 40 ~ 70 岁人群，男女比例约为 1∶3。有症状的颈椎受累患者约为 40% ~ 80%。86% 的患者有影像学提示颈椎受累。在一项关于类风湿关节炎患者髋关节及膝关节关节成形术的研究中发现，超过 60% 的患者颈椎受累[2]。

在三年内被确诊为类风湿关节炎的患者中，15% 的患者被诊断为颈椎半脱位。在确诊十年内的患者中，有 5% ~ 73% 被诊断为寰枢椎半脱位。多节段颈椎半脱位在 20% 的患者中被确诊。17% 的患者有神经症状。有脊髓症状且未经治疗的患者中，50% 在 1 年内死亡。有寰枢椎半脱位且未经治疗的患者可能会进展为更严重的不稳，如颅骨下沉。颅骨下沉的自然史要比单纯的寰枢椎半脱位进展更快，预后更差。有脊髓损害症状的类风湿关节炎患者中，10% 死于猝死，死因考虑为脑干压迫或脊椎基底动脉供血不足。

颈椎受累疾病进展及严重程度的影响因子有：患病时间，快速关节侵蚀，残毁性关节炎，高剂量皮质类固醇治疗史，高血清反应阳性，皮下结节，血管炎以及男性。其他假定因素包括 C 反应蛋白和特定 HLA 阳性。

214

病理生理学

类风湿关节炎是慢性免疫介导反应。不明抗原（可能为病毒）激发细胞介导反应，导致各种炎性介质的释放。炎性反应由 CD4+淋巴细胞介导，CD4+淋巴细胞可激活 B 淋巴细胞合成在类风湿滑膜上所发现的免疫球蛋白。类风湿滑膜包含两种不同细胞类型：A 型细胞在形态学上与巨噬细胞相似，B 型细胞与成纤维细胞相似。A 型细胞主要用于吞噬，而 B 型细胞则高度代谢，并且有合成蛋白的细胞器。这些细胞产生多种炎性介质，如 TNF-α、金属蛋白酶、胶原蛋白酶、明胶酶和 IL-1[3]，这些介质为 DMARDs 的靶点。

这些炎性反应对于滑膜关节有一定的亲和力。在颈椎，滑膜关节包括寰枕关节、寰枢关节、关节面和钩突关节。寰枕关节与寰枢关节是脊柱上仅有的两个没有椎间盘的关节，可能在这些区域造成更大的不稳。一旦炎症、血管翳、韧带和骨侵蚀发生，紧接着就会发生颈椎不稳。在颈椎，以发生频率排列依次为寰枢椎半脱位、下颈椎半脱位和颅骨下沉。

在类风湿关节炎的脊柱病变中，寰枢椎是最高发的地方，为 40%～70%。周围血管翳的形成导致横韧带、翼状韧带和齿突尖韧带的侵蚀。头颅的重量以及这个节段的伸展与屈曲最终导致这些韧带的破坏。齿突本身以及侧方寰枢关节也会被侵蚀并导致更严重的不稳定。根据骨头和韧带被侵蚀方式和部位的不同，半脱位可表现为前方、后方、侧方以及旋转等不同方式。前方半脱位最为常见，约有 70%。在正常成年人中也有 0～3mm 的前方半脱位，3～6mm 时则提示不稳以及横韧带受侵蚀，大于 9mm 时则提示严重的不稳以及周围稳定结构的破坏。后方半脱位较为罕见，可能合并有前方 C1 弓的缺陷或齿突的侵袭和骨折。侧方半脱位定义为寰枢关节侧方 2mm 的移位。

下颈椎半脱位是第二高发的颈椎病变。小平面关节、椎骨钩突关节和棘间韧带的侵蚀导致下颈椎椎体的半脱位，最常累及 C2-C3、C3-C4 节段，并经常由于多阶段受累导致阶梯状畸形。下颈椎半脱位也经常发生在寰枢椎融合后的相邻节段。

颅骨下沉，又称颅底凹陷症，是一个晚期症状，不仅仅是由于韧带和关节囊的受侵蚀，更重要的是由于寰枢关节和寰枕关节的骨与软骨的破坏（图 31-1）。颅骨下沉提示预后不良。前方压迫延髓可导致颅神经损伤，脊髓空洞症或梗阻性脑积水。延髓或脊椎基底动脉的受损也可导致猝死。

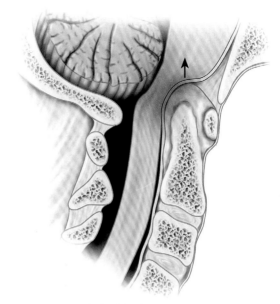

■ 图 31-1　上颈椎侧位示意图显示颅底凹陷（箭头），齿凸进入枕骨大孔，造成脊髓受压

临床表现

颈椎类风湿关节炎的患者有一般的类风湿关节炎表现并有脊髓受累症状。一般的类风湿关节炎表现包括：疲劳、体重下降、不适、晨僵和厌食。颈椎类风湿关节炎除了颈痛（40%～80%）以外常常没有其他症状。患者由于 C1-C2 神经根、三叉神经、耳大神经和枕大神经刺激，经常有面部、颞骨和枕骨疼痛。有时，患者会在屈曲和伸展时因为 C1-C2 的半脱位与复位而发出闷响（Sharp-Purser 试验阳性）。

7%～34% 的患者有客观神经体征。有可能表现为单纯的神经根症状或复杂的脊髓症状。神经根症状表现为神经根性分布的麻木、感觉异常和无力。脊髓症状在脊髓受压时出现，临床体征和症状包括痉挛步态，手笨（难以拿硬币或不能系扣子）和书写的改变。直肠和膀胱功能障碍发生相对较晚。锥体束受损可导致交叉性麻痹并伴随不同程度的上肢无力。

体格检查可以发现类风湿关节炎的一般症状以及颈椎的特异症状。一般查体提示外周关节受损，如不适、发红、发热和肿胀，有 20% 的患者在关节伸面会有结节（典型的如肘部）。在颈椎的查体中，患者可表现为斜颈，头侧向倾斜，触觉敏感、疼痛和活动受限。7%～10% 的患者表现为神经异常。患者可表现为无力和麻痹。脊髓症状表现为反射活跃，肌张力增高，阵挛，巴氏征阳性和 Hoffmann 征阳性。

由于神经功能障碍有可能被外周关节症状所掩

盖,所以查体一定要仔细。脊髓受损症状是逐渐发展的并且由于外周关节受累经常被忽略。精细运动功能受损可能被误认为手关节受损,步态不稳也有可能被误认为大关节受损。患者脊髓症状越重,预后越差。Ranawat 评分系统可以对于患者脊髓症状的严重性进行分级并作为预后的预测工具(表 31-1)。

表 31-1　脊髓病的 Ranawat 分级

I	正常
II	无力,反射活跃,感觉异常
IIIA	轻瘫,长束征,步行
IIIB	四肢瘫,无法步行

实验室检查

异常的实验室检查结果包括:贫血、红细胞沉降率上升、血清球蛋白上升。血小板上升也可能在患者身上出现。类风湿因子可在 80% 的患者上发现,抗核抗体可在 30% 的患者上发现。颈椎受累的潜在危险因素有 C 反应蛋白上升,HLA-Dw2 或 HLA-B27 阳性。

影像学分析

X 线片

一些学者建议所有类风湿关节炎的患者均应做 X 线片筛查。也有一些学者认为应当制定相应标准。标准 X 线片包括前后位、侧方中立位、侧方伸屈位和张口位。行 X 线片检查的指征包括出现颈部症状大于六个月,有神经体征和症状,术前,快速进展的周围关节退变和功能快速衰退。

Bland 制定的 X 线片标准包括:寰枢椎半脱位大于 2.5mm,多阶段下颈椎半脱位,没有骨赘的椎间隙减小,椎体受侵蚀,齿突受侵蚀,扁后脑,骨突关节和关节面受侵蚀,骨质疏松和枕骨到 C2 的继发骨硬化。这些都可能提示退行性病变。

侧方中立、伸屈位 X 线片是对类风湿关节炎颈椎受累的有效筛查手段,可以识别静态和动态下的颈椎不稳。寰齿前间隙(AADI)和寰齿后间隙(PADI)也可从片子中确定,这两项数值用于确定寰枢椎的不稳定。AADI 是寰椎前弓后缘到齿突前缘的距离。在解剖学上,横韧带通过与寰椎前弓的对抗保持齿突的稳定,这也是寰枢椎稳定的基本保证。当横韧带作用减弱,则齿突与寰椎间存在更多的运动,这在 X 线片上表现为

伸屈位的动态不稳定,AADI 大于 6mm 提示颈椎不稳,大于 9mm 已被作为手术指征。但是 AADI 的实际应用遭到了质疑,因为侵蚀变化和解剖异常也可导致此现象。Boden 等人[4]认为 PADI 可能是一种更可靠的神经康复和手术固定的预测手段,PADI 大于 14mm 的患者神经康复几率大而 PADI 小于 10mm 则没有康复可能(图 31-2)。后方半脱位在侧位 X 线片上也可被发现,并应警惕齿突骨折和损伤。张口位对于诊断侧方半脱位很有效,定义为大于 2mm 的侧方位移位。

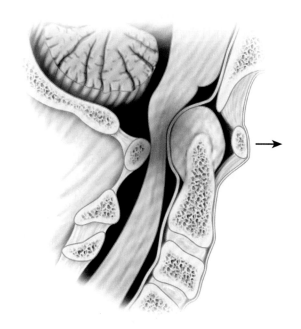

■ **图 31-2**　类风湿关节炎典型的寰枢椎半脱位表现。环齿后间隙(PADI)为齿凸后缘至 C1 后弓前缘的距离。可提示寰椎相对枢椎向前半脱位,同时伴有血管翳形成和骨侵蚀。在前方的血管翳和后方的寰椎后弓之间会对脊髓形成严重的压迫

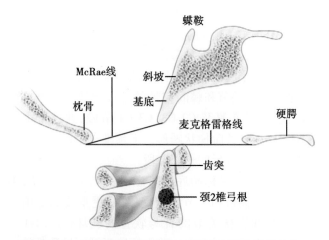

■ **图 31-3**　影像学标志评估类风湿关节炎患者出现的颅底凹陷。在侧位片上,如果齿突尖位于 McRae 线近端或超过 McGregor 线 4.5mm,则可以诊断为颅底凹陷

许多影像学方法都可诊断颅骨下沉或颅底凹陷症（图31-3）[5]。McRae 线被定义为在侧位 X 线片上连接枕骨大孔的边界，若齿突高过此线，则认为有颅骨下沉。Chamberlain 线定义为硬腭到枕骨大孔的连线，若齿突高过此线 6mm，则认为颅骨下沉。McGregor 线定义为硬腭到枕后点的距离，若齿突高于此线 4.5mm，则认为颅骨下沉。齿突的侵蚀改变使得这些关系很难被有效测量，因此，Ranawat 法是测量寰枢关节的塌陷沿线距离。该方法中，齿突沿线距离是由 C2 椎弓根到 C1 环的水平轴。女性患者小于 13mm，男性患者小于 15mm 则认为有颅骨下沉。Redlund-Johnell 也描述了一种方法，C2 尾侧缘中点到 McGregor 线的垂直距离在男性小于 34mm 或女性小于 29mm 时认为有颅骨下沉（图31-4）。Clark 等定义了"寰椎的部位"，它描述了 C1 前环与齿突体的关系，并将其分为三部分，寰椎经常在部位 I（图31-5）。Riew 等人认为没有任何一个方法是单独有效的。然而，结合 Ranawat，Clark 和 Redlund-Johnell 三种方法的敏感性和阴性预测值分别达到了 94% 和 91%。

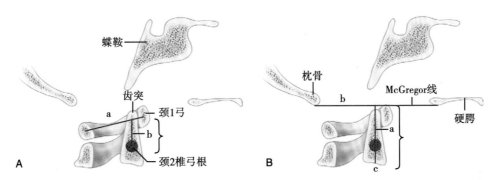

■图31-4　X 线片测量寰枢椎塌陷的方法。A Ranawat 法：C1 矢状轴线（a）与经过 C2 椎弓根中心投影的齿凸纵轴垂线（b）相交，交点至 C2 椎弓根中心投影的距离男性小于 15mm 或女性小于 13mm 诊断为寰枢椎塌陷。B Redlund-Johnell 法：McGregor 线（b）与 C2 下终板中点（c）连线的距离（a）男性小于 34mm 或女性小于 29mm 诊断为寰枢椎塌陷

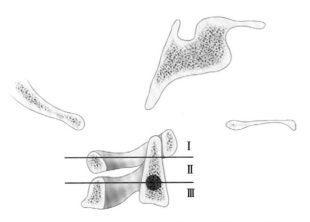

■图31-5　Clark 区域。将 C2 齿凸在矢状面上三等分，如果 C1 前弓位于三等分的中（区域Ⅱ）、下（区域Ⅲ）部分，颅底凹陷诊断成立

下颈椎半脱位是第二常见的不稳形式，其特点为多椎体的纵向滑移和后方单位的改变。下颈椎半脱位被 Yonezawa 定义为纵向滑移超过 4mm 或超过椎体直径的 20%。脊髓的可用空间也应被考虑在内，Bodem 等人定义类风湿关节炎患者小于 14mm 为椎管狭窄而脊椎椎管狭窄定义为 13mm，这是肥大的血管翳在椎管中所致。

核磁

核磁已经成为颈椎病的主要检查手段，包括颈椎类风湿关节炎。它提供了骨结构、韧带、周围血管翳，脑干，脊髓整体、脊髓空间和颅骨与颈椎关节的信息。在一些病例中，周围软组织可以非常丰富并产生很大的影响。在这些病例中，上述的影像学参数可能会低估脑干以及脊髓的受损程度。脊髓胶质细胞增生，水肿，脊髓软化也可在 MRI 上发现，这些均与患者术后神经功能恢复不良相关。延髓脊髓角也可在 MRI 中测量，这个角度是在矢状面核磁上垂线与脑干前方连线的夹角，正常值在 135°～175°间。脊髓症状经常发生在延髓脊髓角小于 135° 的情况下。

CT

CT 也是有效的评估方法，尤其在 MRI 检查存在禁忌的时候。CT 提供了更多的关于骨解剖和骨侵蚀的数据。对比相可以提供软组织炎性反应的信息，帮助鉴别渗出与血管丰富的血管翳。

治疗

非手术治疗

针对炎性介质的药物治疗的诞生彻底改革了类风湿关节炎的治疗。原来的类风湿关节炎治疗主要包括患者教育,理疗,NSAIDs 药物,缓解药物,皮质类固醇激素和免疫抑制药物。新型药物的使用结合前面所提到的机制,包括 TNF-α 和 IL-1 拮抗剂[6]。

英夫利昔单抗是嵌合 IgG1 单克隆抗体来结合膜容性 TGF-α,因此干扰 TGF-α 与受体结合。依那西普是重组型人型 p75TNF 受体的融合蛋白。阿达木单抗是人 TNF-α 单克隆抗体,与 TNF-α 相结合。它干扰 TNF 受体结合,导致 TNF-α 表达细胞溶解。这些药物可以与甲氨蝶呤和皮质类固醇合用达到增效作用。

下面我们关注药物的毒性作用。TNF-α 控制肉芽肿的形成,因此,阻断 TNF-α 会增加感染风险。已有学者发现在原有结核的患者中进行抗 TNF-α 的治疗而导致结核复发的病例。在存在感染的患者身上使用该类药物要非常谨慎。虽然机制尚不明确,但已有使用抗 TNF-α 的患者并发了原发性淋巴瘤。还有报道称使用该药并发了脱髓鞘病变和加重了原有的多发硬化病。高敏感性反应也会发生,有可能是局限在注射部位(发红或发痒),也有可能是系统的(心肺系统,发痒,低血压等)。

IL-1 主要由单核细胞和巨噬细胞产生,阿那白滞素是人 IL-1 受体拮抗剂的重组体,主要针对 1 型 IL-1 受体。该药可与甲氨蝶呤合用。因为感染问题,阿那白滞素不推荐与抗 TNF-α 药物合用。

非手术治疗也包括理疗和支具疗法。颈部围领可以缓解疼痛,保温和提供稳定感。软颈部围领比较舒适,但对于半脱位的进展并无保护作用。刚性颈部围领限制了前方脱位,但是对于过伸的半脱位并没有很好的效果。刚性颈部围领很难被患者接受,尤其是有颞下颌疾病和皮肤病的患者。

手术指征

手术的目的是缓解痛苦,通过固体融合达到脊柱稳定,并神经减压。在前面提到的不稳定(寰枢椎半脱位、下颈椎半脱位和颅骨下沉)中,不论患者伴或不伴疼痛,脊髓受损症状和神经损害,手术均应被列入考虑[7]。手术指征包括:进展的神经功能损害,因不稳所造成的颈痛,影像学上预示神经损害的危险因素(寰枢椎不稳的 PADI 小于 14mm),颅骨下沉(联合 Rana-wat,Clark 和 Redlund-Johnell 评价方法)和延髓脊髓角小于 135°。

手术决定应该根据患者个人情况确定。慢性系统性疾病的消耗以及治疗的副作用经常使患者因营养不良、贫血和骨质疏松而不适宜做手术。但是对于顽固性疼痛、神经损害的患者,应对手术采取积极态度。

Shen 等[8]制定了一个对于神经功能正常患者的诊疗程序,对于侧位 X 线片中 PADI 大于 14mm 并且没有颅骨下沉证据的患者可以保守治疗。若患者 PADI 小于 14mm,则进一步行 MRI 来确证 SAC,若 SAC 小于 13mm 或延髓脊髓角小于 135°,则应考虑行预防性关节融合术。对于有寰枢椎不稳定并且合并颅骨下沉的患者,他们推荐使用更为积极地手段,因为这类患者有更高的死亡率和致残率。在下颈椎脊椎,若后椎管直径大于 14mm 且神经功能正常则行保守治疗。若患者后椎管在 X 线片上小于 14mm,则应进一步行 MRI 检查,若 SAC 小于 13mm 或有明显不稳,固定手术应被纳入考虑。

术前评估

术前评估对于每一个类风湿病患者都是非常重要的。应该包括术前计划(骨畸形等),药物选择(营养,贫血等),麻醉评估(纤维鼻插管或气管插管)。有严重颅底凹陷症的患者术前需要打 Halo 环,这可以帮助校准和改善神经功能。对于有脊髓症状的患者,在固定体位之前的体感诱发电位基线可以防止因颈部错位或手术操作所造成的进一步神经损害。因为在麻醉状态下,许多半脱位会消失,并固定于手术状态下(Mayfield 头颅架),所以术前定位很关键。颅骨与上颈椎以及下颈椎病变可以选择前路或者后路。具体的手术入路应由脊柱的病理和形态决定。理解患者的影像学、神经功能和患者的症状对于计划手术至关重要。

手术治疗

寰枢椎半脱位

寰枢椎的固定方式有很多种。1939 年 Gallie 钢丝技术首先被描述用于骨折的固定。关于上颈椎的入路已经有许多方式可供选择。Gallie 技术包括从 C1 或寰椎椎板下穿过钢丝,环绕 C2 棘突并辅以夹子型的骨块。Brooks-Jenkins 对于 Gallie 技术的改良则包括钢丝从寰椎和枢椎椎板下穿过并辅以两块皮质骨块。寰椎也可被钩或钳子固定。Harms 描述了一个上颈椎固定的后路刚性结构[9]。这一结构包括 C1 侧块螺钉和 C2 椎弓峡部螺钉或 C2 椎弓根螺钉。近年来,C2

椎弓根固定更加普遍。椎弓根处于横突孔的中后方。椎弓根入口处于枢椎上椎板缘尾侧 5mm，椎管外侧缘外侧 7mm。枢椎椎弓根与垂直平面呈 30°角，与枢椎平面成 20°角。下方椎弓根宽度约比上方椎弓根小 3mm。因此，为了避免损伤椎动脉并保证 C2 椎弓根的足够穿入，螺钉应从椎弓根正中部分直接进入。

C1 与 C2 的侧关节也可通过 Margerl 的穿关节螺钉技术得到固定。穿关节螺钉横对枢椎的峡部，在进入寰椎侧块的过程中进入寰枢关节的后侧（图 31-6）。穿关节螺钉有许多禁忌证，主要是集中于椎动脉。穿关节螺钉在横突孔高跨时就不宜使用。椎动脉通过枢椎的一个切迹后进入寰椎横突孔。若切迹的深度超过 5mm，则侧块和椎弓根剩下的 C2 宽度都会小于 2mm。3.5mm 的螺钉进入就会很安全。如果枢椎峡部的宽度或高度小于 5mm，3.5mm 的穿关节螺钉穿入椎动脉的风险就会增加。知晓这些解剖学变异后，在进行穿关节螺钉之前，有必要行 CT3D 重建（和 CT 血管造影）。穿关节螺钉的另一个并发症是舌下神经的损伤。第十二对颅神经在 C1 侧块顶端前方通过。如果螺钉过长或侧块钻入过深，则有可能损伤该神经，导致舌头运动麻痹[10]。

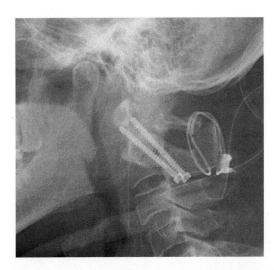

■ **图 31-6**　经关节突螺钉固定术后颈椎 X 线显示，通过 C1 侧块的螺钉将寰枢关节复合体牢固地固定

颅底凹陷

如果出现颅底凹陷，则可能需要行枕颈融合。这是颅底凹陷、寰枢椎固定导致 C1 环对后方脊髓侵犯患者的治疗选择。每个患者都应个性化处理。在前面的病例中，如果下颈椎受累，则必须要融合到 T2 节段来支撑刚性结构和头颅的重量。在后面的病例中，通过 C1 的椎板切除术可以使得枕骨与 C2 融合。椎板钢丝、钩、螺钉和螺杆已经被用于枕骨固定。螺钉提供简单的固定和足够的穿入。一些学者认为单皮质螺钉固定与双皮质螺钉固定效果相近。单皮质螺钉还可以预防对于硬膜窦和脑的损伤。如果骨质量尚可，可用枕骨下金属线和钩，该方法可提供良好的固定。但是，在骨量减少的患者中这两种方法很难提供刚性枕骨固定。另一个螺钉固定的优点是在硬膜漏的患者中，由于骨性洞孔完全被螺钉填满，所以阻断了脑脊液的漏出。理想的枕骨螺钉应沿着上项线或在枕骨隆突下的外枕骨嵴。Ebraheim 等人认为 8mm 的螺钉应放在嵴水平的中线外侧 2cm，嵴下 1cm 时在中线外侧 1cm，嵴下 2cm 时离中线 0.05cm。这会保证对于枕骨足够的穿入，解释了枕骨"T"板固定的原因。根据病理的不同，尾部固定可能会包括 C2 椎弓根螺钉，下颈椎侧块螺钉和 C7-T2 椎弓根螺钉来提供稳定的刚性结构。

下颈椎半脱位

在下颈椎半脱位的易复性半脱位患者中，前路和后路融合均可，而在难复性半脱位中，则以前路减压融合为好。这样可以缓解前路紧张的结构。一些学者推荐在骨质疏松的患者中，使用前后路融合方式。为了矢状位的平衡，椎板切除术后的后路融合应被谨慎考虑。融合的范围经常不是很明确，因为颈椎类风湿关节炎在不断地发展。不稳定的形式有许多，并且融合后的相邻关节疾病也很普遍，因此，需要考虑将融合范围扩大到枕骨和 T2 水平。在后方，椎板下钢丝与椎板钩可以提供牢固的固定。由于占据容积小，椎板下钢丝经常用来节段固定。椎板钩结构也可以用来节段固定，但是造成椎管的侵犯和占据的容积较大。

由 Roy-Camille、Magerl、Anderson 和 Ahn 所研究的侧块螺钉技术可以提供单侧皮质和双侧皮质足够的固定。从侧块后方中点到横突孔的距离在 9~12mm 间。动脉的侧方边界与侧块后方终点侧方成 6°角。因此，侧块螺钉有侧块后方中点发起，与矢状面成侧方至少 10°角。轨迹平行关节面到达侧块的前上侧角。实际操作中，这可以通过使钻头对着相邻尾侧棘突来实现。这可以帮助保证所需的侧角和前上方的轨迹，使得螺钉穿出在神经根的上方和侧方椎动脉的侧方。

C6，C7 经常因为侧块太小以至于不能安置螺钉。在 C7，平均的椎弓根高度和宽度为 6.5mm 和 5mm。因此，这些椎弓根可以容纳 3.5~4.0mm 的螺钉。在 C7，椎弓根轴线的投影在横突中点下方 1mm，在侧块侧方边界线内侧 2mm。由于椎弓根在侧块上的投影，所以进针点应从侧方开始，接近侧块的反折部。椎弓根间从后上方到前下方，与中间成大约 45°角。留给椎弓根螺钉犯错的余地非常小，因为在椎弓根和神经根或椎弓根和硬膜间没有空间。

颈椎前路固定与脊髓型脊椎相似。但是由于颈椎类风湿关节炎导致骨质疏松,前路固定经常联合后路固定。椎体可以提供前路良好的螺钉固定。由于椎体的肾形形状,汇聚方向的螺钉比发散方向的螺钉要短。但是,发散螺钉可能会导致穿入神经孔或横突孔,造成神经根或椎动脉的损伤。汇聚螺钉的问题在于,螺钉有可能汇聚在中间的骨松质区域,导致固定的失败。因此,发散螺钉在一些特定情况下是优于汇聚螺钉的,比如在严重骨质疏松的患者上。

齿突切除

当严重的颅骨下沉发生时,齿突的切除是很必要的。前路减压适用于由于血管翳或异位齿突所造成的难复性前方颈髓交界处的硬膜外压迫。齿突切除可以伴随或不伴随前方 C1 环的切除。有时,由于齿突的入路,一部分斜坡也会被切除。经口入路伴随着口腔菌群感染的风险提高,所以一些外科医生更喜欢咽外入路。齿突切除可能会伴随后方颈枕融合或前方植骨固定。术前评估很重要,包括了吞咽和呼吸功能分析。能够达到 2.5~3.0cm 的颞下颌关节张开是至关重要的。

结论

关于颈椎类风湿关节炎的治疗正在不断进步,这主要是因为早期的诊断和筛查,早期手术干预和积极的药物治疗。手术疗效得以提升主要是因为新技术的产生,术前术后治疗的进步,合适的患者筛选以及手术时机的进步。大多数学者认为有神经功能损害的患者应接受手术,没有神经功能损害的患者应密切随访。一旦患者出现脊髓受损症状,长期致残率会上升而神经康复则可能相应下降。类风湿关节炎的患者颈椎受累很常见,治疗很复杂,要考虑全面。

病例

现病史

65 岁老年女性,主诉颈部、枕骨疼痛 3 年。无外伤、发热、寒战和体重下降。无行走困难和系扣困难,无直肠、膀胱功能障碍,无手臂放射痛。

既往史

17 岁诊断为类风湿关节炎,高血压,哮喘,骨质疏松。

查体

有明显掌指关节畸形,双上肢无运动、感觉功能障碍,腱反射正常,Hoffmann 征(−),Babinski 征(−),颈部活动疼痛。

影像学检查

见图 31-7A~C。

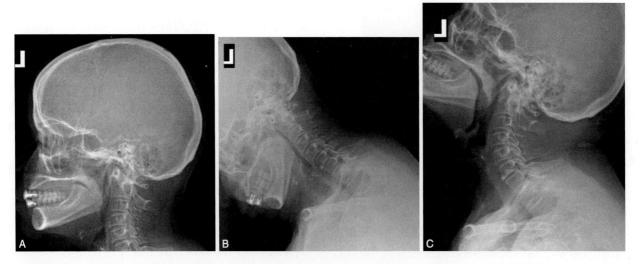

■ 图 31-7　A,颈椎中立侧位片:AADI 8mm,PADI 13mm。Redlund Johnell 线 28mm(女性小于 29mm 为异常)。Ranawat 线 12mm(女性小于 13mm 为异常);B,颈椎侧屈曲位片:AADI 9mm,PADI 12mm;C,颈椎侧伸位片:AADI 4mm,PADI 17mm

核磁

见图 31-8。

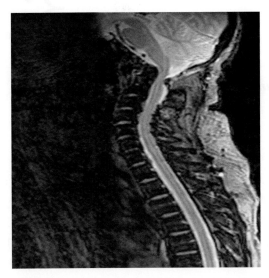

■ **图 31-8**　MR 显示齿凸骨质侵蚀，齿凸后血管翳形成，颅底凹陷，PADI 异常

术后影像学

见图 31-9。

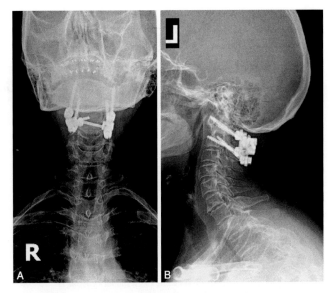

■ **图 31-9**　术后 X 线（前后位及侧位）显示 Harm 后路固定，即 C1 侧块螺钉及 C2 椎弓根螺钉固定牢固

（赵然　周非非　译）

参考文献

1. K. Chin, Surgical management of rheumatoid arthritis, in: Herkowitz, Garfin, Eismont, Bell, Balderston (Eds.), The spine, Elsevier, Philadelphia, 2006.
2. D. Borenstein, Arthritic disorders, in: Herkowitz, Garfin, Eismont, Bell, Balderston (Eds.), The spine, Elsevier, Philadelphia, 2006.
3. A.T. Casey, H.A. Crockard, J. Pringle, M.F. O'Brien, J.M. Stevens, Rheumatoid arthritis of the cervical spine: current techniques for management, Orthop. Clin. North Am. 33 (2) (2002) 291–309.
4. S.D. Boden, L.D. Dodge, H.H. Bohlman, G.R. Rechtine, Rheumatoid arthritis of the cervical spine: a long-term analysis with predictors of paralysis and recovery, J. Bone Joint Surg. Am 75 (9) (1993) 1282–1297.
5. H.V. Nguyen, S.C. Ludwig, J. Silber, D.E. Gelb, P.A. Anderson, L. Frank, A.R. Vaccaro, Rheumatoid arthritis of the cervical spine, Spine J. 4 (3) (2004) 329–334.
6. T. Doan, E. Massarotti, Rheumatoid arthritis: an overview of new and emerging therapies, J. Clin. Pharmacol. 45 (7) (2005) 751–762.
7. D.H. Kim, A.S. Hilibrand, Rheumatoid arthritis in the cervical spine, J. Am. Acad. Orthop. Surg. 13 (7) (2005) 463–474.
8. F.H. Shen, D. Samartzis, L.G. Jenis, H.S. An, Rheumatoid arthritis: evaluation and surgical management of the cervical spine, Spine J. 4 (6) (2004) 689–700.
9. J. Harms, R.P. Melcher, Posterior C1-C2 fusion with polyaxial screw and rod fixation, Spine 26 (22) (2001) 2467–2471.
10. T.J. Puschak, et al., Relevant surgical anatomy of the cervical, thoracic, and lumbar spine, in: Vaccaro, Betz, Zeidman (Eds.), Principles and practice of spine surgery, Mosby, Philadelphia, 2003.

第 32 章　颈椎肿瘤

Oren N. Gottfried ,Scott L. Parker ,and Ziya L. Gokaslan

关　键　点

- 脊柱肿瘤主要分为髓内型,髓外硬脊膜下型和硬脊膜外型。
- 成人中,室管膜细胞瘤是颈椎最常见的髓内型肿瘤,最理想的治疗方案是根治切除术。
- 颈椎神经鞘瘤通常位于硬膜内,通过椎板切除入路可以达到很高的完全切除率,但是,大的肿瘤或肿瘤有一大部分在硬膜外,则需要其他的手术暴露方式。
- 硬膜外最常见的肿瘤是转移瘤,所以最好的治疗方案为脊髓环形减压,重建和即时稳定,再辅以术后放疗。
- 恶性脊髓肿瘤多见于成年人。脊索瘤是最常见的实性原发肿瘤,该肿瘤对于局部有侵犯性,当发生于活动脊椎时,颈椎经常受累,最好的治疗方式为根治切除术。

介绍

脊柱肿瘤通常根据其所在位置不同分为如下几类:髓内型(IM),髓外硬脊膜下型(IDEM)和硬脊膜外型(ED)。髓内型病变发生在脊髓实质中,在所有脊髓病变中占5%,其中50%的肿瘤发生在颈椎部位。室管膜细胞瘤占成人髓内型肿瘤的60%~70%,其次分别为星形细胞瘤和血管网状细胞瘤。髓外硬脊膜下病变占脊柱肿瘤的40%,并经常侵犯神经根。髓外硬脊膜下肿瘤包括脑膜瘤和神经鞘肿瘤(神经纤维瘤和神经鞘瘤),发生频率大概相同。只有15%的脑膜瘤累及颈椎,神经鞘肿瘤在颈椎、胸椎和腰椎的发生频率大致相同。硬脊膜外病变发生于椎体或硬膜外间隙,占脊柱病变的55%。硬脊膜外肿瘤大部分为转移瘤,原发肿瘤相对少见。原发硬脊膜外肿瘤包括骨样骨瘤、骨胚细胞瘤、骨软骨瘤、血管瘤、骨肉瘤、脊索瘤和软骨肉瘤。硬脊膜外转移瘤包括来自乳腺、肺、前列腺、胃肠道和肾细胞癌、骨髓瘤以及淋巴瘤,该类肿瘤经常侵犯脊柱。颈椎是脊柱转移瘤最不易侵犯的区域

(10%)。

在本章中,我们分三部分来讨论脊柱肿瘤:IM,IDEM,ED。内容包括临床表现,影像学表现,手术细节和肿瘤的辅助疗法。我们将更多的关注点放在更常见的颈椎肿瘤和最具有挑战性的颈椎肿瘤。我们将特别提供关于髓内脑膜瘤,颈椎神经鞘瘤和脊索瘤手术治疗的细节讨论和具体病例。

髓内肿瘤

一般信息,临床和影像学表现

髓内神经胶质肿瘤的患者会根据受累节段的不同,可能表现为疼痛、感觉障碍和腱反射减弱。髓内肿瘤的特异性症状表现为不位于具体某一神经根分布节段的进展性钝痛。症状可因为病变的缓慢发展而表现为长期病程。随着病变范围变大,可由开始的不明确症状发展为神经根型分布的感觉甚至是运动功能障碍。但是,恶性星形细胞瘤的患者症状进展很快,通常在 6 个月内就可确诊。

增强 MRI 可用于鉴别三种常见髓内病变(室管膜细胞瘤、星形细胞瘤和血管网状细胞瘤),评估恶变的可能性,术前评估和手术计划的制订。全脊柱 MRI 可用于评估其他部位的病变或转移。IM 病变通常会造成脊髓增宽。此外,MRI 可以评估 IM 病变造成的相应影像学改变,如水肿、出血、囊肿、脊髓空洞症和脊髓萎缩。髓内肿瘤在 T1 相与脊髓等信号,所以很难发现。在 T2 相肿瘤比周围脊髓信号高,较易诊断。室管膜细胞瘤在 MRI 上表现为均匀强化,而星形细胞瘤则欠规整。这是由于不规则区域和坏死部分的不连续对比摄取所造成的。室管膜细胞瘤会导致脊髓对称扩张,星形细胞瘤则更有浸润性,边界欠锐利,反常分布。血管网状细胞瘤可以从其来源、在脊髓后表面的位置

和在软膜表面伴有肿瘤结节以及比室管膜细胞瘤强化更加明显而与其他肿瘤相鉴别。

室管膜细胞瘤

大多数成人髓内肿瘤均为室管膜细胞瘤。在髓内肿瘤中,室管膜细胞瘤占 60%,同时还是脊髓最常见的神经胶质瘤。肿瘤起源于脊髓中央管的室管膜细胞。室管膜细胞瘤是一种良性肿瘤,生长缓慢,位于中央,边界清晰,有时会有包裹。该肿瘤会造成脊髓对称膨大,不伴有对周围神经组织的浸润。血供主要来自脊髓前动脉。室管膜细胞瘤是附有许多小血管的红色或紫灰色肿物,许多室管膜细胞瘤外周合并出血并形成囊肿。

髓内室管膜细胞瘤最常发生于颈椎和颈胸交界处。平均发病年龄为 42 岁,女性发病率略高。症状通常局限于脊柱所造成的颈痛,但是当肿瘤较大,造成脊髓压迫时,也会出现感觉异常,疼痛和麻木。由于该肿瘤生长缓慢,边界清晰,所以症状发展缓慢,通常患者在确诊前有很长的病史。

在 T1 相,室管膜细胞瘤与神经组织等信号,有时会有低信号。T1 相上的不均匀和高信号表现可能与肿瘤部分出血相关。在 T2 相,室管膜细胞瘤比正常脊髓组织信号高。室管膜细胞瘤的头侧和尾侧区域出血现象很常见,在 T2 相表现为低信号。半数室管膜细胞瘤有反应性囊肿,囊肿与脑脊液等信号。同时还有半数室管膜细胞瘤合并有瘘。颈椎损害平均为 4.2 个节段。

星形细胞瘤

星形细胞瘤在成人中罕见,起源于脊髓神经胶质细胞。成人中该肿瘤比室管膜细胞瘤发病率低。大部分星形细胞瘤为低等级肿瘤,但是约 25% 的成人脊髓星形细胞瘤有未分化特征。髓内星形细胞瘤多发于颈椎节段。

髓内星形细胞瘤男性较女性略微高发,成人中以 30～50 岁最为高发,但有可能发病于各个年龄段。与室管膜细胞瘤相似,星形细胞瘤的症状与肿瘤所在节段相近,最常见的症状包括:局限的疼痛,麻木和感觉异常,双侧或单侧的无力,直肠或膀胱功能障碍,强直,行走困难。恶性星形细胞瘤的患者症状与表现为神经功能损害,由于肿瘤生长迅速,继而发展为神经压迫。

在影像学上,髓内星形细胞瘤在长度和大小上有差异,平均为 6 个椎体节段的长度。星形细胞瘤有不同的和不均匀的强化方式,肿瘤边界不清。经常可见肿瘤囊肿,在头侧和尾侧可发现反应性囊肿。髓内星形细胞瘤常伴有瘘。星形细胞瘤比其他髓内肿瘤具有更强的浸润性,位置更加偏侧。星形细胞瘤不易出血。MRI 上星形细胞瘤可表现为明显的水肿,转移和软脊膜扩散。

血管网状细胞瘤

血管网状细胞瘤为血管来源的良性肿瘤,起源于原始红细胞,占髓内肿瘤的 5%。该肿瘤可能与 Hippel-Lindau 病共同发病(20%～30%),这些患者表现为多发病变。典型发病年龄为 40 岁。患者常表现为疼痛,无力和感觉异常。血管网状细胞瘤常位于脊髓背侧。血管网状细胞瘤特征表现为多血供,体积较大的反应性囊肿,合并瘘和宽大水肿的脊髓。但是位于软膜表面的肿瘤结节,通常伴有更强烈的增强。血管网状细胞瘤周围表现为流动空隙和局部水肿。

手术技巧(见图 32-1,图 32-2)

髓内肿瘤

患者通过 Mayfield 头架固定,上肢放于躯干两侧,在压迫点铺上垫子。髓内肿瘤的患者,术中应用神经生理学监测,包括体感诱发电位,经颅运动诱发电位和持续肌电图观测。完全静脉麻醉的应用使得肿瘤切除过程中可以得到有效监测。术中应维持平均动脉压在正常范围内,以保证脊髓灌注。皮肤标记后的侧方位平片可以保证辨别受累节段和精确的手术切口。手术采用标准后正中入路。通过骨膜下剥离椎旁肌肉,暴露椎板和棘突。在椎板切除之前,再次通过影像学确定节段。通常,我们行保留病变上方和下方关节的椎板切除术。若怀疑为高级别星形细胞瘤,则做术中活检,定位于肿物最大的区域,可能不需要切除覆盖整个病变的椎板。在硬膜切开之前,应做术中精确超声来保证足够的暴露。在中间切开硬脑膜,将边缘缝于侧方组织,暴露覆盖脊髓的蛛网膜。使用显微镜切开蛛网膜,用血管夹将切开的蛛网膜固定于硬膜边缘。通过在硬膜外区域放置海绵来防止血液流入手术视野。对于室管膜细胞瘤或没有侵犯硬膜表面的肿瘤,我们建议从后索间通过做脊髓切开,切除肿瘤。对于更侧方的病变,我们采用背侧到背侧神经根进入区域的入路。我们应用神经生理学监测来判断后索和中线,因为由于肿瘤的生长很可能导致中线难以判断。应用锋利的双极电刀进行软膜切开。脊髓切开术应根据肿瘤

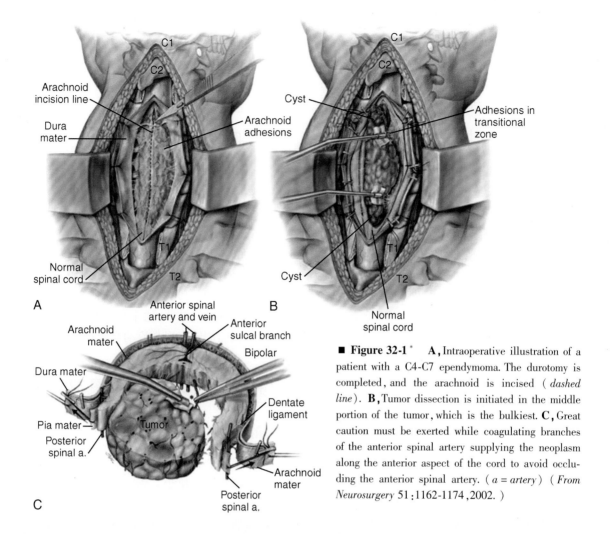

■ **Figure 32-1** * **A,** Intraoperative illustration of a patient with a C4-C7 ependymoma. The durotomy is completed, and the arachnoid is incised (*dashed line*). **B,** Tumor dissection is initiated in the middle portion of the tumor, which is the bulkiest. **C,** Great caution must be exerted while coagulating branches of the anterior spinal artery supplying the neoplasm along the anterior aspect of the cord to avoid occluding the anterior spinal artery. (*a = artery*) (*From Neurosurgery* 51:1162-1174,2002.)

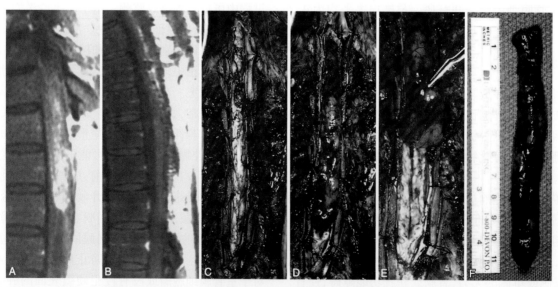

■**图 32-2**　脊髓室管膜瘤。**A,**术前胸椎室管膜瘤 T1 相,钆增强核磁扫描。**B,**术后同一患者接受肿瘤根治术后的 T1 相,钆增强核磁扫描。**C,**术中同一患者的肿瘤切除前脊髓照片。**D,**脊髓切开后的室管膜瘤。**E,**肿瘤在尾侧通过分离前平面的钳子抬起。**F,**切下的室管膜瘤

---

*图 32-1　A. C4-7 室管膜瘤的术中介绍,硬脊膜切开已完成,蛛网膜已被切开(虚线);B. 肿瘤剥离由最大的中部开始;C. 凝固肿瘤前方动脉的时候一定要注意防止阻碍脊髓前动脉。注:此图未获得中文翻译授权,文中保留原文

两极确定范围,保证根治性切除,尽量保留所有动脉和静脉。后索被分离开。通常,我们通过将脊髓缝在软膜上来牵开脊髓加强暴露。

建立一个区分正常组织与肿瘤的平面是肿瘤根治术的关键。无论怀疑是何种病理,我们都在术中送冰冻病理。大部分病变位于中间,因此中间对减少周围神经组织破坏的可能是个很好的入路。如前所述,对肿瘤两极的暴露很重要。对于室管膜细胞瘤,我们通常可以清晰的分开肿瘤与脊髓,并将肿瘤囊肿从脊髓上分离下来。无论何时,我们都推荐尽量完全切除肿瘤,因为这可以减少肿瘤溢出液,减少肿瘤切除时出血,以达到维持更好的手术平面的效果。沿着前正中缝的切除是手术最难的一部分,因为肿瘤会与脊髓这一薄薄的部分粘连。由于脊髓前动脉的分支由脊髓前面穿入肿瘤,所以应小心防止脊髓前动脉的损伤。从腹侧表面分离肿瘤后的最后一步是将室管膜细胞瘤从脊髓前动脉分离出来。

对于体积较大的肿瘤或无法分出清晰平面的肿瘤,可能有必要通过超声吸引器来减小肿瘤体积。当根治术由于无法分出清晰平面而无法进行时,可能会通过减少前方牵引力来从前方减小肿瘤体积。减小肿瘤体积最大的缺点在于破碎肿瘤,进而破坏正确的分离平面。对于体积大的肿瘤,在减小肿瘤体积后,将可能进一步移除肿瘤囊并清晰勾画出肿瘤边界。

一般来说,对于室管膜细胞瘤和低级别星型细胞瘤,如果神经生理学监测没有持续的改变,我们一般都会尝试肿瘤的完全切除。如果有神经生理学监测的改变,我们通常会采取二期手术。对于病理确诊的未分化星形细胞瘤,如果神经生理学监测没有明显改变,我们也尽量尝试全部切除。由于肿瘤很易与脊髓区分,且没有浸润,切除肿瘤就比较容易。切除范围应根据术中超声来确定。对于多形性胶质母细胞瘤和浸润未分化星形细胞瘤,我们只做活检。根治术是血管网状细胞瘤治疗的可选方案。

在肿瘤切除后进行止血,避免凝固任何表面血管。软膜和硬膜上的缝线要移除。硬膜以防水的方式首先关闭。在关闭蛛网膜下腔之前应进行冲洗,移除血液,做 Valsalva 动作来确定脑脊液瘘的位置。纤维蛋白胶涂于硬膜闭合处。伤口以标准方式闭合,留置筋膜下引流,至引流液较少后拔出。我们允许患者术后马上坐起和走动。

以笔者们的颈椎髓内型肿瘤切除经验来看,有脊髓运动功能障碍症状或椎板切除达到或超过三个节段的患者容易继发颈椎不稳,需要融合。所以对于这些患者,在肿瘤切除手术时我们通过标准侧块固定和椎弓根螺钉固定来进行融合。对于没有脊髓损害症状和(或)需要三个或三个节段以上椎板切除的患者,我们推荐椎板成形术或保留关节面的椎板切除术。

术后治疗

目前对于室管膜细胞瘤最好的治疗是肿瘤根治切除术,不需要辅助治疗。对于恶性和浸润性室管膜细胞瘤需要辅以放疗。对于次全切的患者,我们推荐二次手术。一位外科医生(ZG),完成了 26 例脊髓室管膜细胞瘤切除术,其中 11 例患者有手术和(或)放疗史。该医生对 88% 的患者进行了根治切除术。在对这些患者平均 31 个月的随访中,只有 1 名患者有复发。该数据说明根治切除术对于室管膜细胞瘤的治疗对于大多数患者有效。神经功能恢复在术后一到三个月,可以一直持续到术后一年。术后评估的最佳方法就是神经功能状态。

对于不能彻底切除的残留室管膜细胞瘤和低级别星形细胞瘤,我们推荐化疗。这些肿瘤的化疗相比于未分化星形细胞瘤或多形性成胶质细胞瘤剂量要小。对于高级别病变需要高剂量化疗,对于浸润性病变需要全脑全脊髓照射。目前对于髓内肿瘤的化疗和放疗没有公认的给药方案,但在未来,化疗和放疗方案会成为一个有效的治疗选择。一般来说,大部分医生只推荐对高级别的星形细胞瘤做活检,并辅以化疗,但也有医生认为应该对非浸润未分化星形细胞瘤采取更积极的治疗措施。在一个对 35 例高级别脊柱星形细胞瘤的治疗后,未分化星形细胞瘤比非浸润性未分化星形细胞瘤有更高的生存率。高级别病变总体生存率较低。

髓外硬脊膜下肿瘤

一般信息,临床和影像学表现

两类最常见的髓外硬脊膜下肿瘤为脑膜瘤和神经鞘肿瘤(包括神经纤维瘤和神经鞘瘤),发病率基本相同。脑膜瘤在女性患者中高发,最易侵犯胸椎节段,但也有约 20% 发生于颈椎节段,其中最易侵犯接近枕骨大孔的上颈椎。神经鞘瘤的男女性发病率相同,累计各个节段的风险也大致相同。脑膜瘤和神经鞘瘤经常表现为局限疼痛或由于肿瘤压迫脊髓而造成的脊髓受损症状,神经鞘肿瘤由于侵犯神经根,还可造成放射痛。

钆增强核磁是鉴别髓外硬脊膜下肿瘤的两个不同类型的主要手段，并可确认病变来源、位置和范围。应行全脊柱扫描来确定有无其他地方病变。术前影像还应评估肿瘤与周围大血管的关系，包括椎动脉。进一步应行 CT 血管造影或 MR 血管造影，来确定肿瘤是否侵犯横突孔或周围大血管，包括椎动脉。

神经鞘肿瘤

大部分神经鞘肿瘤为神经鞘瘤（85%），神经纤维瘤只占15%。神经鞘瘤一部分可能为神经纤维瘤病Ⅱ型，而神经纤维瘤为神经纤维瘤病Ⅰ型。典型的神经鞘瘤起源于背侧神经根施万细胞（77%），因此经常局限于椎管后外侧区域。神经鞘瘤经常起源于一个单一神经束，其余的神经束位于另一侧或包绕肿瘤。神经鞘瘤表现为一个光滑的球体黏附于神经，不会产生神经扩大，并悬挂于神经上。神经鞘瘤是坚实的被包裹的细胞，可以是囊性的、有出血的或包含脂肪的。神经鞘瘤可能完全位于硬膜内，可能侵犯椎间孔伴或不伴硬膜外部分，或者可能完全位于硬膜外。哑铃型肿瘤是神经鞘瘤合并连续的椎管内、椎间孔和椎间孔外部分。总体来说，49%~84%的神经鞘瘤位于硬膜内，8%~32%完全位于硬膜外，1%~19%既在硬膜内也在硬膜外，6%~23%是哑铃型，1%位于髓内。纯粹的硬膜内神经鞘瘤更高发于胸椎和腰椎，哑铃型肿瘤主要位于颈椎。神经鞘瘤在颈椎的发病率与胸椎、腰椎大致相同。

散发性脊髓神经鞘瘤于50~60岁高发。男女发病率相同。典型症状表现为局部疼痛，相邻神经结构受压体征，随后产生神经症状。由于病变发展较慢，开始的症状并不明显，但会逐渐恶化。大部分患者首先表现为节段疼痛，而后发展为局部疼痛，步态共济失调，运动功能减退，膀胱功能障碍。感觉异常相对少见。患者症状一般持续2~3年，但也有超过15年的患者。

在 MRI 上，神经鞘瘤比脑膜瘤更加不均匀，强化较低，可以借此与脑膜瘤相鉴别。在 T1 相，两个肿瘤信号相同，但在 T2 相，神经鞘瘤信号较强。神经鞘瘤可能位于受累神经根的椎间孔，因此 CT 影像对于评估骨结构很有价值。良性、生长较慢的病变表现为椎间孔光滑的骨扩张且没有明显的侵蚀。总体来讲，评估髓外肿瘤范围对于手术和术前计划很有帮助。

脑膜瘤

脊髓脑膜瘤位于髓外硬脊膜下，生长缓慢，在蛛网膜下腔向侧方进展直至产生症状。脑膜瘤是典型的髓外硬脊膜下肿瘤（83%~94%），但比较少见（5%~14%），3%~9%的肿瘤有硬膜外部分或完全位于硬膜外。大部分脑膜瘤位于侧方，侧后方比前后方更常见。只有一小部分脑膜瘤位于颈椎（<20%），但是在年轻人中，颈椎发病率更高。当侵犯颈椎时，脑膜瘤通常位于上颈椎前侧方，造成运动功能障碍，尤以手和上肢远端为重。

脑膜瘤在49到62岁高发。由于肿瘤生长较慢，所以症状的发生与诊断之间总是相隔较长时间。在诊断之前，症状平均持续时间为1~2年，但有的患者在诊断之前会有15~20年的疼痛症状。患者常表现为疼痛，运动感觉障碍，括约肌功能障碍。典型症状表现为后背痛或放射痛，进而表现为无力和感觉障碍，括约肌功能障碍通常在后期发生。另外，大多数患者有脊髓损害症状，64%的患者表现为无力，32%表现为步行障碍。

MRI 是诊断脑膜瘤最有效的办法。MRI 可以明确肿瘤等级，与脊髓的关系，从而有助于手术计划。典型的脑膜瘤在 T1 和 T2 上与脊髓等信号，钆注射后表现为强化。典型的脑膜瘤强化表现为"脑膜尾征"。

手术技巧

髓外硬脊膜下肿瘤

许多脊髓脑膜瘤和神经鞘瘤表现为离心型，位于脊髓后外侧。通过后方或后外侧入路，在打开硬膜后可以轻易找到肿瘤。单侧椎板切除术，伴或不伴椎骨小关节面切除术，可用于离心型腹侧脊髓肿瘤。腹外侧脊髓肿瘤经常需要齿状韧带切除来获得进一步脊髓暴露和视野。但是有一些腹侧肿瘤，采用标准后方入路，需要必要的脊髓牵开。分离的齿状韧带或者不重要的神经根会被牵开提供进一步的脊髓暴露。术中，在硬膜切开前做术中超声来明确肿瘤部位。肿瘤切除要有神经生理学监测，此外，对于神经鞘瘤，在切除前要有神经束（肢体运动功能的节段）的运动诱发电位的介入。

髓外硬脊膜下肿瘤在颈椎由于需要更多的骨暴露，有造成不稳的可能，所以手术很有挑战性。另外，颈椎大的肿瘤由于压迫周围神经血管组织而造成肿瘤包膜与脊髓、相邻神经根、椎动脉、颈丛、颈动脉鞘的紧密粘连，这些都有可能在术中被损伤。大部分髓外硬脊膜下肿瘤通过后路手术治疗，一些位于正中的肿瘤可通过前路椎体切除术和融合来治疗。一些学者反对前路手术,主要是因为手术视野受限,肿瘤暴露不充分,硬膜外静脉丛出血较多,需要脊柱重建和术后脑脊液漏风险大。但是由于需要不适宜的脊髓牵开,有一些腹侧的脊髓肿瘤不能做后路手术,因此需要纯粹的前方入路或联合前后路手术。

脊髓神经鞘瘤

许多神经鞘瘤完全位于硬膜内,伴或不伴椎间孔部分,可以通过椎板切除术进行切除。但是非常大的肿瘤,位于硬膜外的肿瘤或者那些有 ED 部分的肿瘤经常需要额外的或其他不同的手术入路来进行根治切除。对于 ID 神经鞘瘤的标准中间暴露,肿瘤被暴露出来且肿瘤分离平面需要被很好识别。蛛网膜经常与肿瘤粘连,必须将其与肿瘤表面分离。下一步,烧灼肿瘤及其包膜来减小肿瘤的体积和血供。近端与远端的正常神经被暴露出来,并且与肿瘤粘连受累的神经根要被分离出来。可能要进行超声吸引来压实肿瘤。然后将神经鞘瘤从神经上分离下来。尽管通常受累神经根要被切除,但是在大多数患者中,可以保留所有神经束。通过对有功能的神经根分离并从肿瘤上游离下来以保存神经根的功能。有趣的是,由于许多神经已经没有功能了,所以切断上肢功能神经也不会产生神经功能障碍。一些神经鞘瘤可能会嵌入软脑膜中,所以切除这些肿瘤有可能会切除一些软膜。

对于哑铃型肿瘤,可能会采取单节段,改良正中后路暴露方式。首先,ID 部分已经被切除了,但是仍需要一个完全的单侧关节面切除术。然后在神经根管侧方切开硬膜进入椎间孔和椎间孔外肿瘤部分。切口在硬膜侧方处,大小约 4cm,如果肿瘤范围大于切口,通常需要额外的前侧路入路。如果有可能保留神经根,应进行束间分离肿瘤。如果必须牺牲神经根,则侧方切口应沿着硬膜及根袖延伸,将其从硬膜管分离下来。接下来重建硬膜管,防止漏液。移除椎间孔和椎间孔外的肿瘤取决于肿瘤的大小及其与神经根和神经根袖的关系。总体来说,肿瘤位于神经根侧方的远端。通过从后方横突结节上分离肩胛提肌和后方中间的斜角肌可以使侧方硬膜区域的暴露增加 3.5cm 到 4cm。然后即可分清延髓肿瘤和骶管肿瘤的区域。VA 被放于腹侧正中,并通过肿瘤包膜或神经鞘、骨膜和椎静脉丛与哑铃型肿瘤分离。如果必要的话,在肿瘤切除后进行脊柱固定。对于有明显 ED 部分的患者,在该入路手术完成后,可能需要通过前路或后方更侧方的入路来切除残余肿瘤。

脊髓脑膜瘤

大多数脊髓脑膜瘤可以通过标准正中入路合并切除齿状韧带来方便切除肿瘤,这样可以避免过度的脊髓牵拉。在内部压实后,完成分离使肿瘤与脊髓分开,肿瘤移向硬膜黏附一侧。然后将其从硬膜上分离下来。硬膜和残留肿瘤可以通过双极烧灼或切除,具体采用哪一方式取决于患者的年龄,复发的几率以及无脑脊液关闭硬膜的能力。总体来说,与硬膜粘连的肿瘤对于前方有硬膜粘连,从而很难重建硬膜的患者不应采用切除的方式。硬膜的关闭主要是通过广泛的硬膜切除术来完成的。同时,对于一些患者,可将硬膜分为内层和外层,切除肿瘤时内层一起被切除,保留外层来进行关闭。

术后治疗

脊髓神经鞘瘤和脑膜瘤的主要治疗方式为切除术,最好可以达到根治切除。完全切除该类肿瘤有良好的预后。总体来说,脊髓神经鞘瘤和脑膜瘤的根治切除率可以达到 85% 以上。对于有 ED 侵犯的和神经纤维瘤病 II 型的患者进行根治切除术会更困难。对于脑膜瘤,潜在的挑战包括肿瘤位于前方、脑膜瘤斑块、复发肿瘤伴随蛛网膜斑痕、有硬膜外部分和脑膜瘤钙化。在根治切除术后复发率很低(5% ~ 10%),根治切除术的获益经常要与术中脊髓损伤风险,肿瘤为良性等相权衡。对于髓外硬脊膜下肿瘤,并发症很少,一般少于 5%。术后并发症包括脑脊液漏,伤口愈合,术后出血和不稳。总体来说,术后神经功能改善的患者占 80%,而恶化的患者小于 10%。随着时间的推移,新的感觉和运动功能障碍也会得到改善。尽管对于脊髓脑膜瘤最有效的方法是根治切除术,但是也有学者推荐对于复发肿瘤进行放疗。

硬脊膜外肿瘤

一般信息,临床表现和影像学

原发脊柱肿瘤很少,大部分硬脊膜外肿瘤为转移瘤。脊椎最常见的肿瘤病变为转移瘤,脊柱是骨转移最易受侵的部位,但是颈椎发病率(10%)比胸椎(70%)和腰椎(20%)要低。约 5% ~ 10% 的系统性癌症会伴有脊柱转移,大约 30% ~ 70% 的实体瘤患者在活检下证实有脊柱转移。肺癌、前列腺癌和肾细胞癌,淋巴瘤和肉瘤占据了转移瘤中的 70%。转移发生在椎体(60%),附件(30%),或两者均有(10%)。最常见的症状为颈痛(90%),疼痛经常表现为压痛也有可能有放射痛。由于硬膜外压迫,在有症状的患者中,大于50%会表现为不能行走,直肠、膀胱功能障碍和其他严重的损害,如急性无力并最终可能发展为四肢瘫痪。对于因不稳造成的疼痛评估很重要,这在颈椎很常见,尤其是在那些有骨破坏甚至有病理性骨折和变形的患者中。

尽管转移瘤发生脊髓压迫的仅占5%~10%,但是其严重影响患者剩余生命质量和患者生存率。对于有脊髓压迫的患者我们倾向于更加积极地治疗,如通过全脊椎切除术和固定并进行脊椎重建来进行环形减压,并辅以化疗,进而延长患者的神经功能、行走功能和生存率。Patchell 及其同事的研究表明,对于转移瘤造成脊髓压迫的患者,减压手术辅以术后化疗的效果要优于单纯化疗的患者,比如说:减压手术并辅以术后化疗的患者(84%)比单纯化疗的患者行走能力显著提升(57%),并有更长的时间(122天对13天)。

在原发肿瘤这方面,颈椎区域很独特,其恶性病变较良性病变多见。脊柱原发良性肿瘤包括:骨样骨瘤,成骨细胞瘤,骨软骨瘤,巨细胞瘤,动脉瘤样骨囊肿,血管瘤。脊柱原发恶性肿瘤包括:浆细胞瘤/多发性骨髓瘤(最常见),骨肉瘤,软骨肉瘤,软骨瘤,淋巴瘤和恶性纤维组织细胞瘤。总体来说,良性肿瘤在年轻人身上更多见,35%有神经损害表现,附件经常受累。恶性肿瘤在中年更加常见(40~60岁),更可能造成神经损害症状和椎管压迫(55%),更易侵犯椎体(80%)。

评估和鉴别转移瘤和原发肿瘤的影像学方式包括平片,CT 和 MRI。有趣的是,80%~90%的有症状的脊柱转移瘤在平片上有异常表现,包括椎弓根和椎体的溶骨性改变,或相对少见的成骨表现。平片对于判定脊柱不稳,病理性骨折,异常序列和畸形很有帮助。CT 进一步显示骨受损情况,包括骨质破坏范围,其对于脊柱不稳的判定也很有帮助。对于所有类型的脊柱肿瘤,全脑全脊柱的 MRI 对于诊断有无其他部位病变和脊髓压迫都是至关重要的。MRI 对比增强可以清晰显示肿瘤范围,以及肿瘤和椎管及其他相关组织的关系,包括对于上肢功能很重要的下颈椎神经根,VA。如果肿瘤侵犯血管,则应行血管影像检查。骨或 PET扫描可以帮助评价其他骨或系统受累。

在做完充分的影像学检查后,应行活检以明确组织学诊断。如果缺乏原发肿瘤诊断、基于影像学特征

的明确诊断、更易获取的原发或转移病变,或者严重的神经损害时,我们进行 CT 引导下活检来明确诊断,并为手术决定做基础。在活检过程中,要特别注意防止肿瘤种植到健康组织,因此,活检区域应选择在手术中可切除的部分,并通过影像学资料决定入路。这些细节对于那些全切可以提供更好的局部控制、手术治愈率或影响生存率的肿瘤尤为重要,其中包括软骨瘤和肉瘤。最后,对于放疗敏感的肿瘤可能不需要减压手术。在组织学诊断后,富血供肿瘤,包括肾细胞癌、黑色素瘤和甲状腺癌,在术前可能需要栓塞来减少术中出血。

限于篇幅,我们不能对每一个原发肿瘤和转移肿瘤进行手术治疗的讲解,因此我们对此进行概述。而且由于良性肿瘤在成年人十分罕见,所以进一步的讨论都是基于成年人和老年人更高发的恶性肿瘤。最后我们会具体的讨论一个原发恶性肿瘤的治疗,颈椎脊索瘤。

手术治疗和术后治疗

脊柱转移瘤

总体来讲,手术指征包括局灶脊柱转移伴脊髓压迫,化疗失败,未知病理,病理性骨折伴或不伴畸形,进展性或迅速神经功能损害。以下情况不适宜手术:超过24~48小时的瘫痪,预期寿命小于 3 个月,放疗敏感肿瘤,包括淋巴瘤,多形性骨髓瘤或前列腺肿瘤,存在转移扩散或扩散的硬膜外压迫,有明显的共病。

手术目的应在术前明确,基于以下几点来判断,包括患者的病理、预期寿命、脊髓受累范围和其他系统转移、原发肿瘤的控制情况、相关共病、脊柱由于肿瘤和切除术所造成的稳定性问题和肿瘤对于其他治疗方式的反应性,包括化疗和放疗。总体来说,颈椎转移瘤手术方式分为以下几种,对于大部分背侧压迫脊髓的肿瘤采取椎板切除术伴或不伴固定,对于侵犯椎体的肿瘤采取前路减压,椎体切除和重建,分两期手术的前后路联合治疗。由于要保留神经根来保留上肢功能和椎动脉,颈椎行全脊椎切除术的难度要比胸椎和腰椎区域高很多。虽然有可能进行完全病变切除或全脊椎切除,均需脊髓重建,但这些做法,尤其是全脊椎切除,有很高的致残率并很少有较长的生存时间。全脊椎切除需要更多的仪器来完成困难的融合,需要对神经血管组织进行更多的暴露,同时也提高了神经血管损伤的风险。所以局限切除可以降低风险。手术治疗可能只对那些单发脊柱转移的患者有效,尤其是肾细胞癌和

乳腺癌来源,并可证明有较长生存时间的患者。总体来说,姑息治疗是颈椎转移瘤的适应证,能够减少疼痛,提高神经功能。另外,为了达到减压和固定的效果,可采用姑息治疗的球囊扩张椎体后凸成形术,但是该方法在颈椎部位较少使用,因为椎弓根较小并且很难进入。

对于大多数转移瘤来说,病变位于椎体,所以颈椎前路椎体切除术是肿瘤切除、神经减压和承重椎体重建最直接的术式。该入路对于明显椎体破坏,造成颈痛或脊髓压迫的患者尤其合适。当选择重建材料和技术时,要考虑到多种生物力学因素,矢状面和冠状面畸形的恢复和达到生理负荷。椎体次全切除术后椎体的破坏可行颈椎椎体固定和重建,可通过植骨、骨水泥、钉子或硅胶管、钛或 PEEK 材料的内植物和 Cage 来实现。前方钢板内固定可以达到固定的效果,防止分离失败并提供更好的强度。另外,后方操作伴或不伴植骨,对于补充前方结构很必要。如上面所提到的,有些肿瘤可以先行前路手术,再行后路减压手术或只做后方椎板切除术或更大范围的减压,并通过侧块或椎弓根螺钉来固定。

总体来说,术后要进行标准化疗。如前所述,一些肿瘤,如淋巴瘤,是对化疗很敏感的,一些颈椎肿瘤伴随硬膜外脊髓压迫甚至是不稳定的,均可不需手术,而通过化疗进行有效治疗。比如说,伴有病理性骨折的浆细胞瘤在化疗后会再骨化,重新达到稳定。一些肿瘤有放射抗性,如:肾细胞瘤,黑色素瘤,肉瘤,但就算是这些肿瘤,也经常在化疗后有好的疗效。对于典型的有放射抗性的肿瘤的治疗,化疗的作用也在逐渐增加。通过局部高剂量的放疗可以减少神经并发症,促进肿瘤局部控制。并且,放射外科治疗可作为标准放疗的补充。尽管根据肿瘤的组织学,部位不同,放疗剂量不同,但脊柱肿瘤放疗量基本为 3000rad,相隔 24 小时,分为 10 个部分。目标椎体包括病变范围以上或以下 1~2 个椎体,包括椎旁和硬膜外疾病。

总体来说,最有效的治疗是脊髓环形减压,重建和即时固定,术后辅以化疗。手术联合化疗的患者术后相比单纯化疗的患者有 2.3 倍的几率能够走动,3 倍的几率可以重新获得步行能力。并且 70%~90% 的患者疼痛有显著缓解,60%~100% 的患者可以维持或改善行走能力。原发病是决定患者生存率的关键(一些肿瘤如乳腺癌和肾细胞癌,在诊断脊髓转移后仍有较长的生存预期),总体来讲,脊柱转移瘤的平均寿命为 10 个月,术前和术后有较好行走能力比行走能力较差的患者寿命显著延长。

原发恶性肿瘤

CT 引导下活检对于颈椎原发肿瘤的手术计划非常重要。对于原发肿瘤的分类有癌症分期(Enneking)或用于手术治疗的分期(Weinstein,Boriani 和 Biagini,WBB)。比如:恶性病变在 Enneking 系统中分为低级别(Ⅰ),高级别(Ⅱ)和高级别伴远方转移(Ⅲ)。低级别又分为局限于椎体(Ⅰ A)和侵犯椎旁组织(Ⅰ B),这两类肿瘤通过全切根治术和术后化疗进行治疗。高级别病变(Ⅱ)又分为没有包膜的筋膜室(Ⅱ A)和侵犯周围组织包括骨破坏和骨折(Ⅱ B)。高级别肿瘤的治疗有许多方式,包括全切术、化疗、放疗,预后不好。

在 WBB 系统中,椎体,周围软组织和椎管分为 12 个区域,来精确分级,帮助确定手术入路。肿瘤可以侵犯软组织,骨组织,硬膜外间隙,硬膜或神经组织,或 VA。治愈原发肿瘤最理想的情况就是对阴性区域采取全切,另一方面,阳性区域会增加局部复发和疾病进展的可能性。采取根治全切术还是病灶内切除(伴或不伴阴性区域),主要取决于肿瘤位置,周围组织是否受侵,肿瘤大小以及对其他治疗方式的敏感度。对于一些原发恶性肿瘤,全脊椎切除术并不必要,也不适宜肿瘤的治疗。有学者(ZG)报道,通过全脊椎切除术合并病灶内切除,再辅以新型化疗,对 C6 原发骨肉瘤进行了有效治疗。总体来说,切除术分为病灶内,广泛和边缘性三种。

颈椎脊索瘤全切术和其治疗(见图 32-3 至图 32-5)

脊索瘤是移动脊柱中最常见的原发恶性肿瘤之一,发病率仅低于浆细胞瘤。占原发恶性骨肿瘤的 2%~4%,起源于斜坡至尾椎的脊索残留。大部分病变发生于骶骨,但是 10%~15% 发生于有活动度的脊柱,其中颈椎最高发(50%)。C2 和 C3 最高发,可能伴有明显的硬膜外转移和侵犯咽后壁空间。该肿瘤生长缓慢,但是局部侵袭性很强,很有可能造成局部骨破坏、神经压迫和复发。疾病对于周围解剖结构的侵犯会最终导致神经压迫、不稳和死亡。该肿瘤起源于椎体,可能向后方生长压迫椎管,或向前方生长侵犯椎旁肌。肿瘤开始时很少有转移,但发展到后期时,有 65% 的患者有转移。

诊断的平均年龄为 58 岁,80% 的患者大于 40 岁。男性发病率约为女性的两倍。症状平均持续时间为 14 个月。患者最初症状为局部疼痛。相比于骶骨,脊柱脊索瘤的患者更易有神经损伤,包括无力,感觉改变

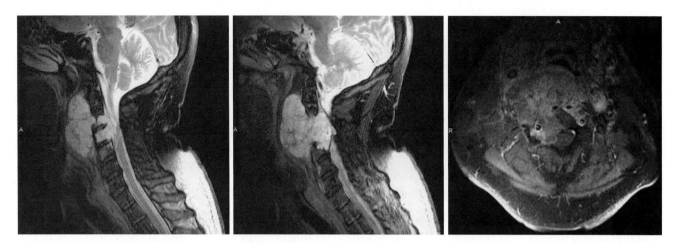

■ **图32-3**　矢状面和轴向颈椎核磁。左侧和中央,矢状位 T2 图像显示脊索瘤侵犯 C2、C3 和 C4 椎体,并伴有咽喉壁和硬膜外扩散,右侧,轴向 T1 相显示侵犯软组织包裹右侧椎动脉并分离后方咽壁。(引自 J Neurosurg Spine 2:199-205,2005)

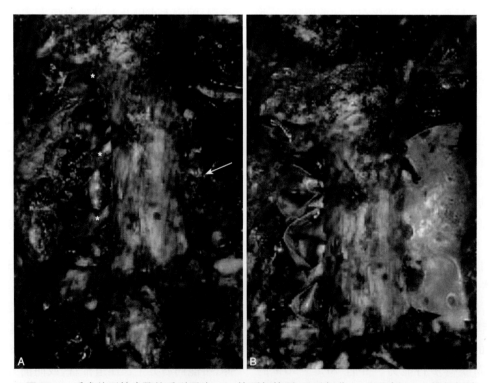

■ **图32-4**　手术从开始步骤的系列照片。**A,**枕颈部特写,显示部分 C1 和双侧 C2-4 椎板切除术和关节面切除术,硬膜外肿瘤在右侧(箭头),左侧 C2、C3 和 C4 神经根(星号),骨化 VA 在左侧。同时可见右侧 VA 近端部分进入肿瘤。**B,**硬膜囊背侧视角,已在腹侧硬脑膜和肿瘤间防止硅胶片。右侧 C2、C3 和 C4 神经根已被切断。(引自 J Neurosurg Spine 2:199-205,2005)

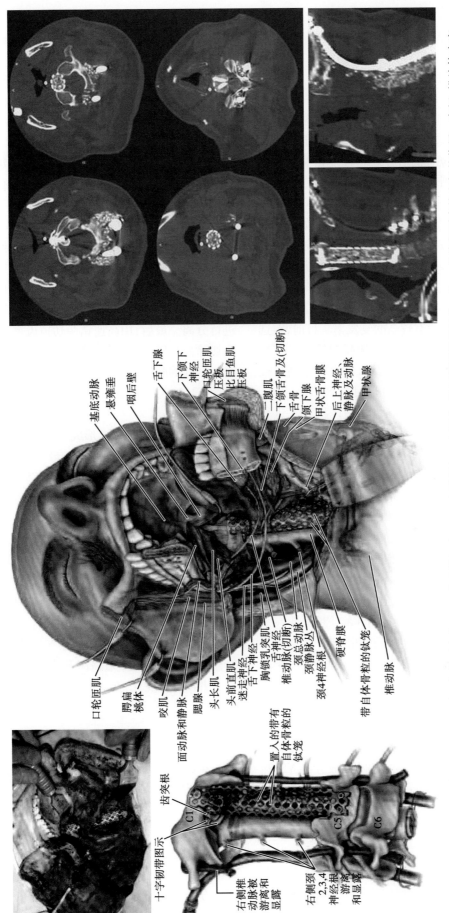

■ **图 32-5** 最后放入前方 Cage。左上方，术中图片为 C1 三皮质螺钉和 C5 双皮质螺钉。左下方，详细说明最终结构。Cage 最终起到支柱和板的作用。中间，描绘体内穿下颌入路和定制的 Cage 重建的完全暴露图。右方，术后骨窗横断面和矢状面重建所展示的最终固定位置。（引自 J Neurosurg Spine 2:199-205,2005）

基底动脉
悬雍垂
咽后壁
舌下腺
下颌下神经
口轮匝肌
压板
比目鱼肌压板
二腹肌
下颌舌骨肌
舌骨
颏下腺
甲状舌骨膜
甲状腺
甲上神经、静脉及动脉

口轮匝肌
腭扁桃体
咬肌
腮腺
头长肌
头前直肌
迷走神经
舌下神经
胸锁乳突肌
椎动脉（切断）
颈总动脉
颈静脉丛
颈4神经根
硬脊膜
带自体骨粒的钛笼
椎动脉
硬膜

最后放入前方 Cage
置入的带有自体骨粒的钛笼

齿突根
十字韧带图示
右侧椎动脉板离和显露
右侧颈2,3,4神经根游离和显露

C1
C5
C6

或直肠膀胱功能障碍,因为骶骨为肿瘤的生长提供了更多的空间。颈椎脊索瘤可能会导致吞咽困难,气道梗阻或口咽肿物。

在 CT 可见溶解性骨破坏和大块软组织肿块,经常伴有钙化。在 MRI 上,常可见肿瘤侵犯或浸润椎间盘空隙。在 T1 相上,脊索瘤与肌肉信号相等或稍低于肌肉。在 T2 相上,表现为高信号。随对比造影剂信号增强,但钙化部位有低信号灶。若侵犯 VA,则应行血管检查,若存在则应在肿瘤切除时牺牲该部分,以保证对面 VA 的通畅。骨扫描显示低或正常同位素摄取。应行全脊柱检查以排除其他部位受累。如前面所述,选择一个活检通路很重要,该通路不能穿过重要的可能种植肿瘤的空腔,并且还要很明显地被辨别以用于将来的切口。

一般认为脊索瘤对于标准的化疗和放疗均不敏感,并且病灶内切除也会有较高的复发率。目前,首选的治疗方案为放射全切术,伴或不伴高能量质子或质子束照射。质子可也保留重要组织,因为质子剂量被 Bragg 峰所限制,相对较低,而治疗目标剂量则很高。肿瘤残留或复发通过手术切除后,采用该种方式进行放射治疗。有活动度的脊柱脊索瘤采用病灶内切除和放疗后会有较高的复发率(术后 37 个月时,复发率约为 66%)。总体来说,5 年生存率为 50% ~68%,10 年生存率为 28% ~40%。

因此,根治切除术是脊索瘤的理想治疗方式,但是颈椎和上颈椎手术难度很大,主要是因为暴露的困难,需要保护 VA 和神经根,切颈椎椎弓根。下面我们描述一个学者(ZG)的根治全切术和重建,这是一个多节段脊索瘤,侵犯 C2,行 C2-4 的全脊椎切除术,牺牲右侧 C2-4 神经根和一个节段的右侧 VA。患者是一个54 岁男性,表现为 2 年的进展性吞咽困难,手麻和不稳。影像学显示一个 C2-4 的巨大咽后壁肿物,伴有C2-4 椎体和硬膜外侵犯,并报过右侧 VA。颈椎脊索瘤治疗需要多种入路,需要耳鼻喉科和整形科医生协助暴露。

手术分两部分进行。第一部分采用俯卧位,切除后方受累部分,释放能够保留的神经,完成分离 VA 和肿瘤后方边缘,并稳定脊柱。在气管造口术后,俯卧位固定头部,侧方固定保证头颈部中立位。C2-4 行双侧椎板切除术和关节面切除术(C1 右侧部分椎板切除)来保证神经根出口充分的暴露。C2-4 右侧神经根由于进入肿瘤,所以被结扎并切除。然后通过钻头暴露C2-4 的 VA。第一个分离平面位于肿瘤的右侧方,然后在肿瘤和腹侧硬膜囊放置硅胶片,在接下来的前方

操作中保护神经组织。行枕颈胸固定,然后在第二步之前,行 MRA 检查,以评估左侧 VA 的通畅,以保证牺牲右侧 VA 的安全性。

然后患者采取仰卧位。第二步行前方入路,计划完成根治全切和重建并稳定腹侧脊髓缺损。通过穿下颌和咽后壁暴露来分离颈部右侧。然后行 C4-5 椎间盘切除术,钻钩突关节,切除后纵韧带以得到硬膜的视野。C1 弓上与肿瘤不相关的软组织被切除。

左侧,在 C2-4 横突穿入颈长肌的部分被取出,使得横突可以被钻掉,完成 C2-5 的 VA 环形暴露。在右侧,颈长肌被置于肿瘤上方和下方,VA 被分离到 C2上方和 C4 下方,不妨碍肿瘤。围绕肿瘤侧面进行额外的分离,内侧至颈动脉鞘,直至看到后方入路的平面。暂时血管瘤夹置于右侧 VA,保持 SSEPs 稳定 30分钟。肿瘤上方两侧血管进行结扎并切除,沿着右侧进行分离。最后,用高速钻头切掉齿突基底部,咬骨钳来切除齿突后的韧带复合体。这创建了一个切除的边缘。全部的肿瘤,包括 C2-4 的椎体、右侧 VA 节段和右侧 C2-4 神经根被完全切除,但是切除的边界位于硬膜。

腓骨植骨切成碎末,形成一个尖状物置于残留的齿突上。植骨下方牢固地固定于最上方的残留椎体的上终板。在 C1 和最上方残留椎体(C5)间构建颈椎板。螺钉通过三面皮质骨于上方固定椎板,穿入 C1 弓并固定于残留齿突上。评估后咽神经看其是否完整(如果不完整,则应从术中准备好的外侧部位植入游离皮瓣)。

患者术后需要数周的呼吸支持并因吞咽困难需要胃造口管。颈椎原发肿瘤术后并发症包括失稳,吞咽困难,声音嘶哑,Horner 综合征,舌下神经损伤,术后通常需要气管造口和胃造口管。术后一年,该患者行走功能无异常,可正常吞咽,去除气管造口和胃造口管,脊柱结构保持稳定,无临床和影像学证据显示复发。该患者没有接受化疗。

总结

在这一章中,我们描述了颈椎肿瘤的流行病学、临床表现、体格检查、影像学,手术计划及技巧,包括脊髓减压和固定,以及术后治疗和辅助治疗。我们分髓内型、髓外硬脊膜下型和硬脊膜外型三类进行了讨论,并重点讨论了在成年人中高发的肿瘤,包括室管膜瘤、神经鞘瘤、转移瘤和脊索瘤。总体来说,该类肿瘤的理想治疗方法为完全手术减压。

(赵然 周非非 译)

参考文献

1. Z. Cohen, D. Fourney, R. Marco, L. Rhines, Z. Gokaslan, Total cervical spondylectomy for primary osteogenic sarcoma, J. Neurosurg. Spine 97 (2002) 386–392.

2. O. Gottfried, W. Gluf, Quinones-Hinojosa, Kan P, Schmidt M: Spinal meningiomas: surgical management and outcome, Neurosurg. Focus 14 (2003) 1–7.

3. O. Gottfried, M. Binning, M. Schmidt, Surgical approaches to spinal schwannomas, Contemp. Neurosurg. 27 (2005) 1–8.

4. F. Hanbali, D. Fourney, E. Marmor, D. Suki, L. Rhines, J. Weinberg, I. McCutcheon, I. Suk, Z. Gokaslan, Spinal cord ependymoma: radical surgical resection and outcome, Neurosurgery 51 (2002) 1162–1174.

5. M. McGirt, I. Goldstein, K. Chaichana, M. Tobias, K. Kothbauer, G. Jallo, Extent of surgical resection of malignant astrocytomas of the spinal cord: outcome analysis of 35 patients, Neurosurgery 63 (2008) 55–60.

6. R. Patchell, P. Tibbs, W. Regine, R. Payne, S. Saris, R. Kryscio, M. Mohiuddin, B. Young, Direct decompressive surgical resection in the treatment of spinal cord compression caused by metastatic cancer: a randomized trial, Lancet 366 (2005) 643–648.

7. L. Rhines, D. Fourney, A. Siadati, I. Suk, Z. Gokaslan, En bloc resection of multilevel cervical chordoma with C-2 involvement, J. Neurosurg. Spine 2 (2005) 199–205.

8. D. Sciubba, J. Chi, L. Rhines, Z. Gokaslan, Chordoma of the spinal column, Neurosurg. Clin. N. Am. 19 (2008) 5–15.

9. F. Vincent, M. Fehlings, Spinal column tumors, in: M. Bernstein, M. Berger (Eds.), Neuro-oncology: the essentials, ed 2, Thieme Medical Publishers, New York, 2008.

第33章　颈椎微创手术在老年患者治疗中的作用

33

Woo-Kyung Kim

关　键　点

- 老年人脊柱的解剖学及病理生理学改变是学者们研究的热点。
- 颈椎微创手术技术包括颈前路椎间孔开大术、经皮颈椎间盘切除术、显微内镜间盘切除术及经皮髓核成形术。
- 目前的颈椎微创手术技术存在争议。

介绍

工业化国家的人口老龄化难以避免。这与民众的医疗卫生支出增多导致的生活成本提高以及人口出生率下降有关。老年人群颈背部疼痛是脊柱疾病的最常见症状,而老年人脊柱的退变影响了医生对症状的准确评估及控制。脊柱是非常特别的解剖及功能单位。老年人群的颈椎影像学退变十分常见。四五十岁的人群当中,30%的无症状人群有椎间盘退变表现,而七八十岁的人群中椎间盘退变比例高达90%[1,2]。因此,用准确的医学术语描述这些影像学特点十分重要。如果患者的症状及体征与影像学表现不相符,则医生需考虑是否存在其他的病理变化并做相关检查。为了评估患者的脊柱状况(临床、影像学表现;实验室检查;神经生理学检查等),骨科医生需要神经科医生协助。医生需基于患者的症状及体征采取有针对性的神经功能检查。除了神经功能评估外,实验室检查及其他检查对患者的鉴别诊断也很有帮助,包括肌电图(EMG)、神经电图(ENG),以及体感诱发电位(SEP)与动作诱发电位(MEP)。

脊椎退行性变导致这些解剖结构的改变:椎间盘、关节突关节、韧带、肌肉及椎体。某些结构的退变,如椎间盘突出、椎管狭窄及其他退变性病变可导致神经功能损害。

虽然现有的脊柱疾病手术治疗方式已经推广了很多年,但目前脊柱手术技术仍朝着微创化发展。微创技术的优点包括减轻术后疼痛、减少住院日期、缩短患者康复时间以及减少并发症发生率、死亡率、后遗症发生率。这些优点是椎旁组织损伤减少的成果。

背景

脊柱是一个可伸屈的多节段圆柱体,它的功能是为躯体提供稳定性及直立状态。脊柱由刚性的椎体与富有弹性的关节复合体组成,而关节复合体包括椎间盘及后方的两个关节突关节。正如之前提到的,老年人脊柱的解剖结构(组织成分、生物力学等)发生了变化。

随着年龄的增长,颈椎间盘髓核(含有大量亲水的糖胺聚糖)的含水量及其缓冲能力减少。椎间盘内逐渐出现裂缝导致水分流失甚至钙化。由于间盘高度的丢失,颈椎前纵韧带与后纵韧带都会出现皱褶。皱褶的后纵韧带突入椎管减小椎管体积导致脊髓受压。椎体局部会出现骨赘增生,相邻终板边缘的骨赘增生可越过椎间盘形成骨桥。椎体终板后缘的骨赘增生可突入椎管,压迫硬膜囊。因此,合并发育性椎管狭窄的人群脊髓受压的风险较高。巨大的椎体前方骨赘甚至能诱发消化系统、呼吸系统、心血管系统疾病。容纳神经通过的椎间孔,其孔径会随着脊柱长度的丢失及椎旁软组织的骨化、增生而减小。这些退行性改变代表了大多数需行颈椎手术治疗患者的症候学。

手术指征与术前准备

手术指征包括:①持续或反复发作的上肢放射性疼痛或保守治疗3~6周后症状不缓解;②进行性加重或严重的神经功能损害;③神经功能损害伴随放射性疼痛;④影像学检查提示与临床表现相符的病理性改

变。

所有患者都应常规行脊柱影像学检查,包括动力位 X 线片、CT 扫描,以及 MRI 扫描。术中体感诱发电位对监测患者的感觉神经功能及脊神经后根功能十分有效。可降低患者血管阻塞、呼吸管道滑脱及术中清醒的风险。此外,术中也可使用动作诱发电位(MEP)及肌电图(EMG)来监测患者神经功能。

影像学评估

常规颈椎 X 线片需包括颈椎正位、侧位、伸位、屈位及双斜位,以评估颈椎退变情况。椎间隙及椎间孔狭窄、骨赘增生、关节突关节半脱位、颈椎节段不稳等是颈椎退变性疾病的常见表现。虽然 X 线与 CT 对观察椎体及韧带结构很有帮助,但他们无法明确脊髓或神经根是否受压。

MRI 能提供脊柱结构如椎间盘、神经根、椎体、肌肉以及韧带的精确图像,是学界公认用来确诊的最佳影像学检查。

手术技术

颈前路椎间孔开大术

经钩突入路

常规全麻后,患者取仰卧位。在 X 线透视下,以胸锁乳突肌内侧缘与椎间盘角的连线做横行手术切口。沿胸锁乳突肌内侧缘横行切开皮肤 2cm。经皮肤切口沿与颈椎长轴垂直方向钝性分离至病变节段,暴露患者颈椎的前外侧。在这个操作中,医生应沿着手术路径显露出钩突。尤其在 C4-5 或 C5-6 节段,皮肤切口位于颈中上部,手术路径正好与皮肤垂直。如上所述,切开皮肤并暴露病变节段后,去除上下两节椎体

的横突中部约 1~2mm 骨质,暴露出椎动脉。此后,小心保护椎动脉下切除钩突的外部。自钩突的外侧垂直向后纵行开槽宽度约 2mm。暴露后纵韧带以后就可以开始切除突出的间盘或骨赘。切断后纵韧带以暴露硬膜囊的外侧部及神经根的近端,探查是否有残留的游离间盘。不要破坏钩突中部的薄层骨质以保持椎间盘完整。

上位椎体前外侧入路

这种手术入路用于暴露上位颈椎的下外侧部,因为垂直入路的方向偏向颈椎尾侧。该入路常用于 C6-7 及 C7-T1 的手术,而选择离头侧较近的手术切口也能暴露其他节段的颈椎。小心暴露椎动脉,去除上位椎体的横突中部直径约 2mm 骨质。自上位椎体下外侧垂直向后纵行开槽宽度约 2~3mm。不要破坏椎间盘前部 2/3 的椎体终板。手术路径应对应病变节段,其余的操作与上面提到的手术方式相同。

下位椎体前外侧入路

该入路适用于下位颈椎外侧部椎间隙水平的暴露。当进行高节段如 C3-4 的手术时,应注意病变部位的暴露,因为该入路的方向应偏向头侧。

沿皮肤做长 1~2 寸的横行切口,纵向分离或横向切开颈阔肌。钝性分离胸锁乳突肌与颈内动脉,暴露椎体前缘。

纵向分离颈长肌,暴露椎体外侧部。用颈椎体自动牵开器(Thompson 牵开器)撑开椎间隙后即可开始内镜下操作。显露下位椎体的横突中部,去除下位椎体横突正中直径约 1~2mm 骨质,暴露椎动脉。以 1mm 或 2mm 磨钻,在椎动脉中部水平小心去除下位椎体上外侧部直径约 2~3mm 的骨质。

头侧手术入路到达病变椎体后部,用微创器械切除突出的间盘及骨赘,使神经根及脊髓外侧获得减压。余下的操作同其他颈前路手术方式。

病例分析

1 名 67 岁的女性主诉左臂持续性放射痛,6 个月的保守治疗及理疗后症状不缓解。颈椎 X 线提示 C5-6 椎间隙变窄(图 33-1)。颈椎 MRI 示 C5-6 及 C6-7 节段椎间孔狭窄(图 33-2)。医生对他采取了颈前路两个节段的微创椎间孔开大术。C5-6 节段行经钩突

入路,C6-7 节段行上位椎体前外侧入路。术后患者行颈椎正侧伸屈位 X 线片及三维 CT 扫描(图 33-3)。术后患者的上肢放射痛明显缓解。随访时患者的放射痛症状完全消失,X 线片及三维 CT 扫描未见明显颈椎不稳。

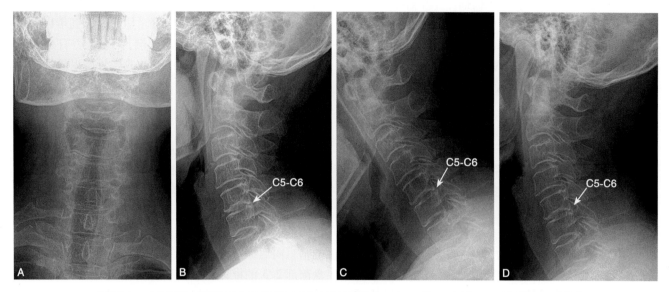

■ 图 33-1　术前颈椎正侧伸屈位 X 线提示 C5-6 椎间隙狭窄。A,正位;B,侧位;C,过屈位;D,过伸位

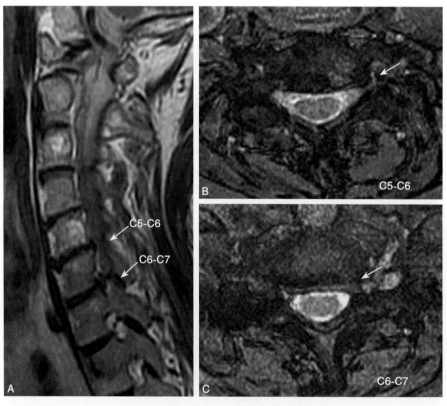

■ 图 33-2　A,颈椎矢状位 MRI 提示 C5-6 及 C6-7 节段椎间孔狭窄。B,颈椎水平位 MRI 显示 C5-6 节段椎间孔受压。C, C6-7 节段椎间孔受压

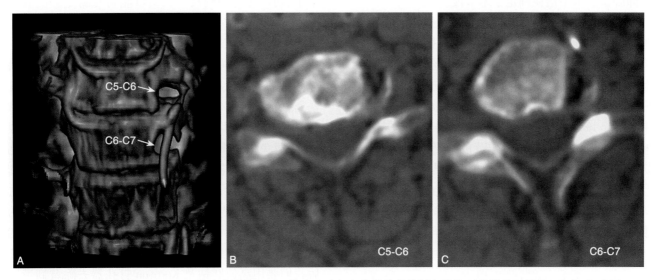

■ **图 33-3**　术后颈椎 CT。**A**，三维重建图像显示经钩突入路与上位椎体前外侧入路的两处骨质开槽处。**B** 与 **C**，水平位 CT 图像显示 C5-6 及 C6-7 节段的开槽减压部位

经皮髓核成形术

　　经皮间盘减压，基于的原理是少量减少密闭的椎间盘内液体体积可大量减少椎间盘内压力。经皮颈椎间盘切除术（PCD）是治疗颈椎间盘突出的有效方法。经皮颈椎髓核成形术（PCN）是新型颈椎微创技术之一，它使用射频消融技术溶解髓核（图 33-4）。

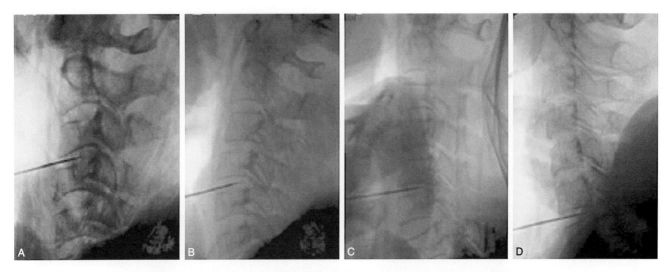

■ **图 33-4**　PCN 术中不同节段的透视图像，**A**，C3-4；**B**，C4-5；**C**，C5-6；**D**，C6-7

　　手术适应证如同其他传统颈前路微创间盘切除术。手术禁忌证包括游离间盘、出血倾向、脊柱脱位、椎管狭窄、后纵韧带骨化（OPLL）、病变节段手术史以及脊髓病患者。

　　患者局麻后，与其他颈前路手术体位相同取仰卧位。指尖触诊椎体前缘，在 X 线透视下于颈部右侧插入颈椎探针，到达病变节段的椎间盘。将射频探头（ArthroCare 公司生产）经穿刺针道穿入髓核。连接探头与标准 ArthroCare 电源。髓核射频消融的能量设定于 3W 的热凝挡位。如果患者无疼痛症状，探头可置于间盘右部，在透视下行 14 秒消融。当射频探头返回髓核表面后可行 1 秒的消融操作以清除周围的胶原物质并扩大消融通道。重复上述操作 4 至 6 次。

经皮内镜颈椎间盘切除术

　　在局麻或全麻后，患者与其他颈椎术式体位相同，

取仰卧位。术中透视确定手术节段。

　　横行切开2~3cm皮肤,在X线透视引导下将带导丝的探针插入病变椎间盘。拔出探针后,沿导丝将扩张套管导入病变间盘,拔出导丝。将摆锯伸入套管,环形切开髓核,伸入微创器械进行松解并摘除部分间盘内容物,冲洗抽吸后用钛激光切割器切除椎间盘。该装置由探针、髓核钳以及光纤构成。25°的斜面套管增加了手术操作范围,能够使50°圆锥形切除椎间盘。手术在透视及内镜视屏的监控下进行。钛激光侧射探针用以切除椎间盘。此外,调整钛激光探针至非剥离档位可以清除间盘内胶原纤维,缩小纤维软骨环厚度。上述操作的间盘减压与塑形效果十分显著。

显微内镜间盘切除术

　　显微内镜间盘切除术(MED)(图33-5)适用于需靠内镜显露椎管的显微镜手术。患者的麻醉方式及体位与颈后路显微内镜椎间孔成形术相同。单节段或多节段减压术中可使用标准的固定孔管状牵开器撑开椎间隙。在两节段的减压术中,套管可朝向头侧或尾侧,切口应该选择两节间盘之间的位置。在三节段的减压

术中,切口应适当延长。长切口能切暴露足够的软组织以提供更好的手术视野。在多节段减压术中应使用可扩大的套管。一般情况下,手术从尾侧节段开始比较容易操作,以减少术野中流入的血量。在X线透视下确定病变节段后,剥离该节段椎板表面的软组织并暴露椎板外缘。术中使用高速磨钻打磨椎板外缘以减少脊髓损伤的风险。如果不需要做该侧的椎间孔成形,应避免损伤该侧的关节囊。否则,可使用高速磨钻及Kerrison打孔器行椎间孔成形术。此后,将内镜套管调至正中位置,以暴露棘突根部。用高速磨钻磨去棘突基底部,适当向头侧调整套管角度以磨除残留的棘突。透视下确认头尾侧的减压范围。手术过程的初始部分需保留黄韧带以保护黄韧带下面的硬膜囊,此后我们要用高速磨钻及Kerrison打孔器去除黄韧带以获得椎管对侧部分的视野。对侧椎板的底面也需磨除,以提供更好的视野。减压彻底充分的标准是神经根能沿硬膜的外侧部显露。完成第一个节段的减压之后,再用高速磨钻及Kerrison打孔器对第二个节段进行减压。骨创面出血应立即止血,以减少发生静脉空气栓塞的风险。与其他颈椎手术一样,逐层关闭手术切口。

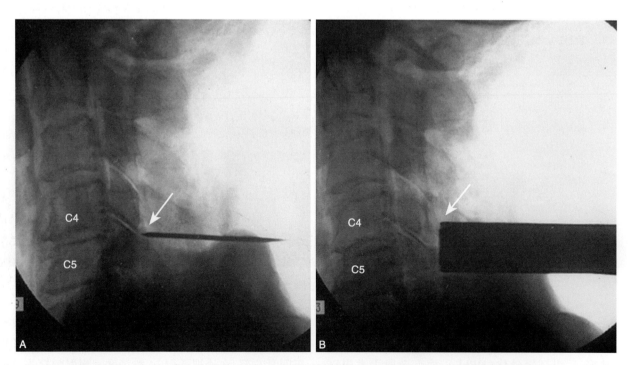

■图33-5　A,探针(箭头处)被插入C4关节突下部以探入C4-5椎间孔。B,放置椎间牵开器(箭头)

讨论

　　近年来脊柱手术的发展趋势是微创化。颈椎手术

微创化是治疗颈椎退变性疾病的理念。传统后路手术需要剥除颈后伸肌,这可导致患者术后疼痛及颈椎后凸畸形。微创术式可通过保留对侧肌肉韧带组织以减小肌肉剥离范围,从而缩短患者住院时间,减少麻药用

量,加速康复。

1928 年 Stookey[3] 提出了颈椎间盘突出症的临床表现及病变部位。Mixter 与 Barr 在其发表的里程碑式的文章中阐述了腰椎间盘突出与坐骨神经痛之间的关系,并提供了确凿证据证明椎板减压、间盘切除能有效缓解下肢的放射痛。Bailey 与 Badgley[5],Cloward[6],以及 Robinson 与 Smith[7]在 20 世纪 50 年代普及了颈前路椎体融合术。Hirsch[8]与 Robertson[9]建议颈椎间盘切除术后不行椎体融合。1973 年 Fukushima[10]将纤维光束脑室镜引入颈椎手术并奠定了经皮内镜颈椎间盘切除术的基础[3,4]。

颈前路椎间孔间盘切除术

在 20 世纪 30 年代,Spurling,Scoville[11],与 Frykholm[12]开创了颈后路术式治疗颈椎病。但后路术式的局限性在于它只对中央型压迫的脊髓减压效果较好,并且需剥离颈后大部分肌肉韧带复合体。此后,在 20 世纪 50 年代,颈前路手术逐渐推广。与后路手术相比,前路术式的恢复时间短,但并发症发生率高。颈前路间盘切除椎体融合术(ACDF)可使手术节段的颈椎活动度减低,并增加相邻节段退变的几率。当致压物位于脊髓前方时,前路手术的手术效果还是很好的。但前路手术的缺点也很明显。传统的颈前路间盘切除椎体融合术需完整切除病变间盘,这将导致颈椎运动功能的降低[13]。

颈前路椎间孔间盘切除术(MACF)是一种能保留颈椎单元解剖与功能完整性的微创手术。因此该术式又被称为功能性颈椎间盘切除术。该术式可避免传统前路术式所诱发的骨关节炎,其疗效显著,并发症发生率低,尤其适用于退变的颈椎。

经皮颈椎髓核成形术(PCN)

经皮间盘减压术的原理是通过少量减少密闭的椎间盘内液体体积以显著降低椎间盘内压力。经皮颈椎髓核成形术(PCN)是治疗颈椎间盘突症的有效方法,也是新型颈椎微创技术之一,它使用能量可控的射频消融技术溶解髓核。

PCN 治疗颈椎间盘突症具有操作安全性高,疗效好的特点。其优点是能减小病变间盘的体积及间盘内压力而不破坏脊柱功能单位。溶解小部分髓核能显著降低间盘内压力。在有 PCN 手术史的患者尸检结果中未发现有周围组织的机械或热力损伤证据。虽然射频消融技术的穿透性很强,但尸检结果未发现髓核外组织或椎体终板中有高热损伤的表现[14]。

PCN 也存在与其相关的少数并发症。由于手术路径是从颈前部到颈椎间盘,监测探针头部到椎管的距离很重要。因此术中对探针的监测是必要的。X 线透视下确认探针的正确位置,能保证探针精确进入椎间盘的髓核部。如果术中探针触及动脉或静脉,有可能发生血管损伤。因此术中应特别注意避免刺穿髓核。然而,Chen[15]对有 PCN 手术史的患者尸检研究中发现,在年轻及椎间盘相对健康的患者中,PCN 的间盘减压效果较好。在高龄及间盘退变严重的患者中,PCN 术后的间盘减压效果很小。间盘退变程度与 PCN 的间盘减压效果呈反比。因此,他们得出结论是髓核成形术的椎间盘减压效果高度依赖于患者的脊柱退变程度。髓核成形术对未退变的间盘减压效果良好,而对高度退变的间盘减压效果较差。

经皮内镜颈椎间盘切除术

自从 1981 年 Tajima 与其同事报道了首例经皮内镜颈椎间盘切除术(PED)后,该术式被认为在颈椎病的治疗中与 ACDF 术式同样重要。该术式的目标是在局麻下,经皮摘除椎间盘的突出部分,缩小髓核体积,解除神经根压迫。

多数因颈椎间盘突出导致颈部及上肢放射痛的患者,药物治疗都能获得较好疗效。然而,神经根持续受压可造成神经周围纤维化,这种病变诱发的症状是不可逆的。因此,如果患者出现进行性加重的神经功能损害症状,即使已进行一段时间的保守治疗,也需要考虑手术减压治疗。PED 适用于不含后纵韧带的软性间盘结构的突出,包括中心、外侧以及椎间孔方向的间盘突出。

局麻下行 PED 手术能预防如硬膜外出血、神经根纤维化、移植物反应、发音困难、声音嘶哑等并发症。PED 也能维持椎间盘的稳定性并使患者较早恢复。更重要的是,即使手术失败,PED 也不会妨碍将来开放式手术治疗。但 PED 禁用于严重存在神经功能损害、颈椎节段性不稳、急性锥体外系综合征、进行性加重的脊髓病的患者,以及其他合并病理状态如肿瘤、骨折、感染、既往手术造成神经粘连的患者。该术式也禁用于存在游离间盘、突出间盘钙化、后纵韧带骨化、椎间隙狭窄的颈椎病患者,以及因间盘突出所致神经或血管走行畸形的患者[17]。

显微内镜间盘切除术

许多研究中提到了前路手术治疗颈椎间盘突出及颈椎管狭窄的有效性。虽然前路手术在治疗椎间盘源性疾病中更常用,后路手术却更适用于椎间孔狭窄及椎间盘向后外侧突出的患者。

Frykholm 与 Scoville 开创了后路椎间孔开大术治疗根性疼痛的患者,即通过部分切除关节突关节的中部以达到神经根减压的效果。传统的后路术式明显的缺陷是剥离了棘突到椎板的颈伸肌。这种创伤是导致患者术后出现持续颈痛、甚至颈椎不稳等并发症的主要原因[18]。

Roh[19]等在一项尸体研究中提到了后路显微内镜间盘切除术,Bruke 与 Caputy[20]也报道该了技术。显微内镜技术能通过扩张肌肉间隙到达病变节段,优点是手术创伤小。然而该术式的缺点是,只提供二维视野,并且视野常被术中出血或组织碎片所遮挡。该手术的主要禁忌证是严重的骨质硬化,这种情况下需行椎板切除以接触脊髓压迫。

结论

上述治疗颈椎退变性疾病的手术技术有效地减轻了患者的症状如放射性疼痛。有证据表明 PCN、MACF、PED 及 MED 等微创技术能缩短患者的康复时间。

此外,MACF 还能减少远期并发症的发生。首先,该术式中,间盘切除仅限于间盘外侧部分,并且不损伤关节突关节,因此 MACF 术后颈椎不稳的发生率也大大降低,也不会出现其他前路手术诱发的骨性关节炎或关节融合。其次,无论病理表现是间盘突出还是椎管狭窄,该术式均能达到较好的神经根减压效果,并能直视下操作。与其他前路手术技术一样,该术式只适用于解除脊髓前方的压迫。

上述微创术式能满足相应部位的脊髓减压要求,操作者还需在具备足够的解剖学知识后,先在尸体上熟练掌握这些操作之后再运用于临床实践。这些技术在将来可能成为老年人退变性脊柱疾病的首选前路微创术式。

（赵然　周非非　译）

参考文献

1. M. Szpalski, R. Gunzburg, C.M. Mélot, et al., The aging of the population: a growing concern for spine care in the twenty-first century, Eur. Spine J. 12 (Suppl. 2) (2003) S81–83.
2. M. Benoist, Natural history of the aging spine, Eur. Spine J. 12 (Suppl. 2) (2003) S86–S89.
3. B. Stookey, Compression of the spinal cord due to ventral extradural cervical chondromas, Arch. Neurol. Psychiatry 20 (1928) 275–278.
4. W.J. Mixter, J.S. Barr, Rupture of the intervertebral disc with involvement of the spinal canal, N. Engl. J. Med. 211 (1934) 210–215.
5. R.W. Bailey, C.E. Badgley, Stabilization of the cervical spine by anterior fusion, J. Bone. Joint. Surg. Am. 42-A (1967) 565–594.
6. R.B. Cloward, The anterior approach for removal of ruptured cervical disks, J. Neurosurg. 15 (6) (1958) 602–617.
7. G.W. Smith, R.A. Robinson, The treatment of certain cervical-spine disorders by anterior removal of the intervertebral disc and interbody fusion, J. Bone. Joint. Surg .Am. 40-A (3) (1958) 607–624.
8. C. Hirsch, I. Wickbom, A. Lidstroem, K. Rosengren, Cervical-disc resection: A follow-up of myelographic and surgical procedure, J. Bone. Joint. Surg. Am. 46 (1964) 1811–1821.
9. J.T. Robertson, S.D. Johnson, Anterior cervical discectomy without fusion: Long-term results, Clin. Neurosurg. 27 (1980) 440–449.
10. T. Fukushima, B. Ishijima, K. Hirakawa, N. Nakamura, et al., Ventriculofiberscope: a new technique for endoscopic diagnosis and operation, Technical note, J. Neurogurg. 38 (2) (1973) 251–256.
11. R.G. Spurling, W.B. Scoville, Lateral rupture of the cervical intervertebral discs. A common cause of shoulder and arm pain, Surg. Gynecol. Obstet. 78 (1944) 350–358.
12. R. Frykholm, Deformities of dural pouches and strictures of dural sheaths in the cervical region producing nerve root compression, J. Neurosurg. 4 (1947) 403–413.
13. H.D. Jho, Spinal cord decompression via microsurgical anterior foraminotomy for spondylotic cervical myelotomy, Minim. Invasive Neurosurg. 40 (1997) 124–129.
14. G.M. Onik, P. Kambin, M.K. Chang, Minimally invasive disc surgery. Nucleotomy versus fragmentectomy, Spine 22 (1997) 827–828.
15. Y.C. Chen, S.H. Lee, D. Chen, Intradiscal pressure study of percutaneous disc decompression with nucleoplasty in human cadavers, Spine 28 (7) (2003) 661–665
16. T. Tajima, H. Sakamoto, H. Yamakawa, Discectomy cervicale percutanee, Rev. Med. Orthoped. 17 (1989) 7–10.
17. Y. Ahn, S.H. Lee, S.E. Chung, et al., Percutaneous endoscopic cervical discectomy for discogenic cervical headache due to soft disc herniation, Neuroradiology 47 (12) (2005) 924–930.
18. W. Krupp, R. Muke, Clinical results of the foraminotomy as described by Frykholm for the treatment of lateral cervical disc herniation, Acta Neurochir. (Wien) 107 (1990) 22–29.
19. S.W. Roh, D.H. Kim, A.C. Cardoso, R.G. Fessler, Endoscopic foraminotomy using MED system in cadaveric specimens, Spine 25(2) (2000) 260–264.
20. T.G. Burke, A. Caputy, Microendoscopic posterior cervical foraminotomy: a cadaveric model and clinical application for cervical radiculopathy, J. Neurosurg. 93 (Suppl. 1) (2000) 126–129.

第5篇

骨质疏松的手术治疗

第34章　椎体后凸成形术

Eeric Truumees

> **关　键　点**
>
> - 椎体后凸成形术和椎体成形术一样,都是骨水泥强化椎体手术,用于恢复椎体强度和刚度。
> - 手术包括经皮置入球囊,当球囊扩张后,能使骨质疏松性压缩骨折椎体恢复部分高度。经皮入路的建立至少需要两个平面的高质量透视影像。通常使用聚甲基丙烯酸甲酯作为骨水泥填充空腔。
> - 球囊扩张后产生的空腔也可能减少骨水泥渗漏的危险。
> - 导致患者顽固性疼痛的压缩骨折是椎体后凸成形术的适应证。在骨折局部疼痛且压痛的患者能获得良好的预后并使疼痛快速的缓解。

介绍

椎体后凸成形术、椎体成形术及新的相关手术都是椎体强化的不同手术方法。手术使用聚甲基丙烯酸甲酯丙烯酸水泥经注射至骨折椎体内以恢复强度和刚度。其他适应证如转移癌导致的病理性骨折也越来越普遍。高能量损伤、爆裂和后伸性骨折出现聚甲基丙烯酸甲酯外渗的危险度高,应该避免执行该手术。

在合适适应证的患者中,椎体后凸成形术可获得良好的早期缓解疼痛和早期恢复活动。椎体后凸成形术的潜在缺点包括手术风险,如骨水泥渗漏和相邻节段可能骨折。

简介

单纯脊柱骨质疏松症是无症状的。然而骨质疏松继续发展后会导致脆性骨折发生率增加。骨质疏松性椎体压缩骨折主要的症状是背痛。一些症状轻的患者不需要治疗[1],其他疼痛不能缓解的患者需要入院治疗。通常3个月后骨折愈合,疼痛就能缓解[2]。虽然骨折不愈合率低,但不是所有的骨质疏松性椎体压缩骨折都能愈合。

骨折愈合后疼痛可能会持续存在。33%～75%的骨折患者会遗留慢性背痛[3]。慢性背痛与后凸畸形导致肌肉张力过大有关。力线不良导致椎体前缘负荷过重可能导致周边终板应力性骨折[4]。迟发型后凸畸形偶尔与骨髓疾病相关[5]。

适应证和禁忌证

椎体后凸成形术的目的是打断骨质疏松性椎体压缩骨折相关的疼痛和功能下降的恶性循环。根据有限的数据比较了椎体后凸成形术相对非手术治疗的长期疗效,发现并不是所有的骨折都需要注射骨水泥。因为很多患者恢复得很快,所以大多数患者在行椎体后凸成形术前应该尝试非手术治疗。

尝试非手术治疗的时间应根据患者的疼痛程度和功能受限程度作出相应的调整。几天后仍然不能恢复行走的患者应该考虑早期干预治疗。长时间卧床的风险可能比手术本身的风险还高。每年至少150 000个骨质疏松性椎体压缩骨折患者不能耐受非手术治疗,需要住院治疗,卧床休息和静脉注射止痛药物。门诊患者应进行4～8周的非手术治疗。在这一组中,治疗通常包括有限接触的胸腰椎支撑,限制活动,适度使用止痛药。对L2及以上的骨折,推荐使用CASH或Jewett支架。低腰椎骨折可能需要椅背支具。高于T6的椎体骨折更常见于转移癌而不是骨质疏松症。以下骨折在常规的医疗治疗下不太可能改善:

- 胸腰段(T11-L2)
- 粉碎骨折
- 矢状面成角>30°的骨折
- 骨折椎体内真空暗影裂隙(骨缺血性坏死)
- 在随访中椎体进行性塌陷[6]

随着时间的推移,椎体后凸成形术适应证不断扩

243

大,包括诸如多发性骨髓瘤和溶骨性转移等疾病。此外,椎体后凸成形术还可结合切开减压内固定手术。更复杂骨折、中柱的压缩和肿瘤病变导致皮质破坏可能适合于这种组合手术。另外一种组合手术是结合放射治疗和椎体后凸成形术。常规放疗仍然是许多椎体转移癌患者的首选治疗方法[7]。单独使用放疗能使疼痛延迟缓解,同时因为之前的骨质破坏和放疗本身会导致椎体进一步塌陷。新的放射治疗技术能更集中的照射,这样就能在更短的时间内进行密集的治疗。

椎体后凸成形术的绝对禁忌证包括以下内容:

- 合并感染
- 妊娠
- 年轻患者
- 无痛性骨折
- 不能纠正的凝血障碍
- 高能量损伤骨折
- 骨块向后突出的骨折
- 其他麻醉或手术禁忌证[6,8,9]

这里所指"年轻患者"是指 65 岁以下的患者。患者的骨质越强,骨水泥恢复椎体刚度的有效性越低。具有良好骨质的患者只有在高能量创伤后才会骨折。在这种情况下,骨水泥渗漏更加常见。磷酸钙椎体后凸成形术(和其他可吸收材料)正研究用于这个适应证。虽然个案报道椎体后凸成形术治疗骶骨骨折能改善疼痛,但是这个适应证没有被广泛的接纳。

虽然比骨质疏松性压缩骨折少见,但是骨质疏松性爆裂骨折(老年爆裂性骨折)并不罕见。任何椎体高度丢失 50% 以上的骨折都有椎体后皮质的受累。在许多情况下,椎体后皮质受累表现为皮质屈曲变形。当椎管累及小于 33%,还可以考虑椎体后凸成形术。另外椎体后皮质粉碎时,应该避免经皮椎体后凸成形术,因为骨水泥外渗的风险增加。有神经损伤的患者,可能需要切开手术治疗。

骨质疏松患者出现的进行性神经受损是切开手术的适应证。不幸的是,给这个虚弱的患者行手术治疗风险很高。而且,因为骨质疏松常出现脊柱内固定失败。骨水泥强化能增加螺钉抗拔出力。椎体后凸成形术与切开减压结合手术能恢复前柱的承载和减少必要重建范围。

设备详情

椎体后凸成形术需要一个或两个高像素的荧光屏和椎体后凸成形术设备。传统方法开始时使用改良

Jamshidi 针和导针。其他系统去除了导针这一步("快速法"和"一步法")。最终,每个系统是用于安全地放置两个工作通道,通过这个通道能插入球囊至椎体内。更小导管用于上胸椎。球囊由血管成形术球囊改良而来。目前,有三种尺寸,根据骨折椎体大小选择:10mm,15mm 和 20mm。球囊连接着带有压力表的注射器。在手术室,10ml 造影剂灌注到球囊后方的注射器内。造影剂打入球囊内时,球囊内压力(PSI 测量)增加。球囊挤压骨质后球囊内压力逐渐下降。

Kyphon(Sunnyvale,CA)为临床上具有挑战性的情况生产几种特殊的球囊。例如,一个双向的气球(kyphx 升级)突出了头尾方向的膨胀与限制内外侧的膨胀。另一个单方向气球(kyphx 精确)是通过一个金属外壳的放置,这被认为能控制球囊的方向。这些球囊增加了额外的手术费用。而且没有数据证明这些设备能改善预后或降低手术风险。

该系统还包括骨填充器,每个装载 1.5ml 的骨水泥。骨填充器是一个有活塞的导管,能逐渐填充球囊创建的空腔。一种改进的骨填充器,活检针,具有更锐利的尖端,可以通过工作套管放置。增加骨水泥中钡含量能增加透视的可见性,混合系统也能单独使用。

科学研究的背景和临床结果

椎体后凸成形术缓解疼痛的原因尚不清楚。目前,大多数作者考虑恢复骨折椎体的强度和刚度后能缓解疼痛。骨水泥量和其占椎体的比例可以预测强化后骨的强度和刚度。总的来说,注入的骨水泥越多,椎体的强度和刚度越高。

(0.18 分;95% CI,0.08 ~ 0.28;$P<0.001$)和在 12 个月时(0.12;95% CI,0.01 ~ 0.22;$P = 0.025$)。在 Roland Morris 24 分量表腰部功能中椎体后凸成形术在 1 个月时改善 4 分($P<0.001$)和在 12 个月时改善 2.6 分($P = 0.001$)。椎体后凸成形术的患者限制活动天数较少,腰部疼痛较轻,镇痛药和助步器使用较少。

值得注意的是,该研究由制造商资助而且许多作者也是 Kyphon 的顾问。另一方面,其他三个较小的研究与椎体后凸成形术和常规治疗比较也发现椎体后凸成形术能改善疼痛和生理功能,效果能持续 6 个月[11-13]。

2005 年 Hadj 0.18 分;95% CI,0.08 ~ 0.28;$P<0.001$)和在 12 个月时(0.12;95% CI,0.01 ~ 0.22;$P = 0.025$)。在 Roland Morris 24 分量表腰部功能中椎体后凸成形术在 1 个月时改善 4 分($P<0.001$)和在 12

个月时改善 2.6 分（P＝0.001）。椎体后凸成形术的患者限制活动天数较少,腰部疼痛较轻,镇痛药和助步器使用较少。

　　值得注意的是,该研究由制造商资助而且许多作者也是 Kyphon 的顾问。另一方面,其他三个较小的研究与椎体后凸成形术和常规治疗比较也发现椎体后凸成形术能改善疼痛和生理功能,效果能持续 6 个月[11-13]。

　　2005 年 Hadjipavlou 等[14]汇总了可查询到的椎体成形术和椎体后凸成形术的疗效文献,相互比较两种手术。使用荟萃分析,作者发现个别研究设计对随后的分析有相当大的影响。前瞻性研究中,椎体成形术与椎体后凸成形术的成功率没有显著差异（分别为 92% 和 93%）。然而回顾性研究中,椎体后凸成形术更为成功（95% 比 86% ;P＝0.019）。

　　椎体强化的主要好处除了止痛外还在于恢复活动能力。在一系列的 11 个坐在轮椅上的癌症患者,73% 的患者椎体成形术后能短暂的行走[15]。其他研究报道 84% 至 100% 椎体后凸成形术后的患者恢复行走[8,16]。在其他类型的生理功能评价上使用了一些不同的疗效评价方法。在一个回顾性分析患者的疼痛性骨质疏松椎体压缩骨折的研究中,49 例患者,平均随访时间 9 个月,疼痛视觉模拟评分改善七分（P<0.05）和 Roland-Morris 残疾问卷提高 11 分（P<0.05）[17]。

　　一个 82 例疼痛性骨质疏松椎体压缩性骨折中 52 例患者随访结果的回顾性分析,椎体后凸成形术恢复 4.6mm 的前柱高度和 3.9mm 的中柱高度[17],Cobb 角平均增加 14%。一项荟萃分析,Hadjipavlou 等得出总结,虽然体位复位可以提高压缩骨折椎体高度,椎体后凸成形术比椎体成形术能获得更好的复位[14]。早期治疗可能能获得更好的复位。

临床表现与评价

　　椎体后凸成形术的成功取决于明确疼痛来源于压缩骨折而非其他病因。临床评估包括患者的脊柱力线和步态评价,其次是脊柱、髂骨、骶骨及椎旁组织触诊。两个研究分析了累及节段棘突局部压痛作为疼痛性椎体压缩骨折主要表现的重要性。在第一个研究中,Gaughen 等[18]指出其中 10 例患者尽管成像结果提示急性骨折,但是局部压痛不存在。最近,Gaitanis 和他的同事[16]发现磁共振成像诊断为急性骨折的溶骨性肿瘤 100% 和椎体压缩性骨折 96% 的相应病理水平会出现棘突压痛。

　　几种成像技术用于评价疼痛的椎体压缩骨折。最近,屈伸或立卧位侧位片已被用于评估骨折的活动性。大量的研究证实了椎体裂的存在。虽然这些骨内氮的确切原因一直争论不休,但是所谓的 Kummel 征可能是假关节的表现。因为这些裂缝在单独的站立侧位片上不容易发现[19],评估骨折椎体垂直朝下的俯卧位侧位片是有必要的。

　　磁共振成像是诊断骨质疏松性骨折的一个重要技术（图 34-1）。它比 X 线平片更敏感,准确性为 96%[19]。骨折敏感性（或骨折不愈合）也能在短头反转恢复序列（STIR）的矢状面核磁上很好的观察到高信号（图 34-2 和图 34-3）[20]。患者无法进行 MRI 检查,结合锝同位素的骨扫描和闪烁活动水平的计算机断层扫面能为诊断相对新鲜椎体骨折提供有用的信息[21]（图 34-4）。

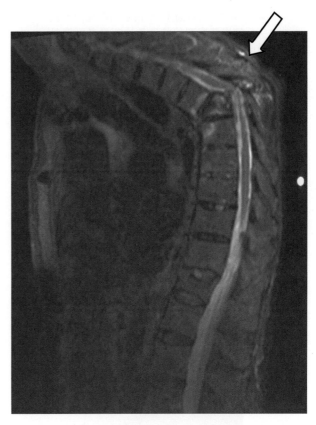

■ 图 34-1　在核磁矢状面上,患者椎体上终板逐渐塌陷与应力集中在峡部,进行性后凸。这个患者主诉下巴贴上胸部并脊髓疾病逐渐加重。此病例不适合行椎体后凸成形术

　　MRI 和 CT 成像对有些患者来说都有用。对于那些可疑的终板侵蚀,骨-软组织对比度更强的 CT 常更清晰地显示出侵蚀（图 34-5）。同样,精确（2mm）的 CT 扫描与矢状位重建能显示骨折椎体上小的溶骨性

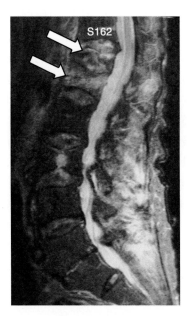

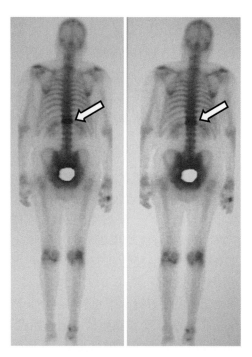

■ 图34-4 患者不能作核磁检查时,骨扫描对鉴别急性或亚急性骨折是有帮助的。这个病例中,T12 椎体呈现明显的放射信号增强

■ 图34-2 矢状面 T2 相核磁共振成像或短头反转恢复序列的核磁是诊断患者可疑骨质疏松椎体压缩骨折导致疼痛的关键图像。腰椎短头反转恢复序列的核磁中可见患者的移行椎体的多发损伤,尤其是 L1 和 L2 急性上终板损伤。急性损伤具有明显的骨髓弥漫性水肿。在 L1 椎体病变,沿骨折线由前向后可见一束水肿信号。这些束带信号通常反应骨折的可复位性

病变,而核磁却不能显示(图 34-6)。因而 CT 常作为那些骨折累及椎管的患者核磁检查的补充。

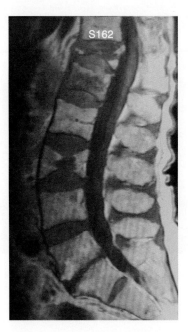

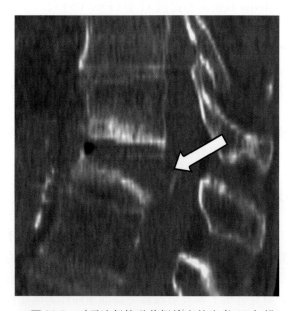

■ 图34-5 对无法行核磁共振检查的患者 CT 扫描了解解剖细节是有用的。不常见骨折、在皮质压缩或可疑转移的患者应该行骨-软组织对比度极佳的 CT 扫描。在一个前列腺癌转移病例中,CT 能观察到后壁皮质破坏椎体的溶骨性病变。这个患者不适合行经皮椎体后凸成形术,而可以考虑小切口或组合手术

■ 图34-3 T1 加权 MRI 比短头反转恢复序列的核磁能更好显示解剖结构。寻找转移肿瘤的证据如软组织的侵犯或骨髓异常信号扩展至椎弓根

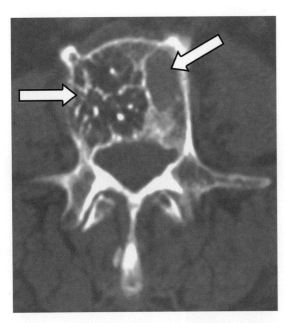

■图 34-6　轴位 CT 扫描显示无外伤的椎体压缩骨折患者的椎体内有血管瘤(右)和溶骨性骨转移(左)

手术技术

椎体后凸成形术可以在手术室或在血管造影室进行。可以在局部麻醉加静脉镇静或全麻下手术。这两种麻醉方法各有优势。全身麻醉有更舒适俯卧位和不自主活动少的优势。但在这种体位下可能发生肋骨骨折。

椎体后凸成形术患者俯卧在无放射性遮挡的手术台或手术架上。这种方式通过垫高维持脊柱前凸。前凸体位能获得体位性复位骨折。后来,当撤出球囊后,前凸体位的患者复位丢失可能性更小。有鉴于此,无放射性遮挡的威尔逊框架往往难以实现前凸体位。杰克逊框架可能允许更好的前凸体位,但可能对

清醒的患者不太舒服。

椎体后凸成形术从真正的正侧位片开始(图 34-7和图 34-8)。在正位片上确保棘突在两侧椎弓根的中线上。在侧位片上椎弓根应该清楚地与椎间孔和椎体后皮质并排。图像应该显示选定节段终板为一条线,而不是椭圆形。

如果可能的话,应采用同时能透视正侧位的透视机。这节省了大量从正位切换到侧位的时间。如果只有一台机器是可用的,标记透视的部位,这样使重新透视定位更容易。通常选择经椎弓根进入椎体。在一些胸椎的病例,椎弓根狭窄而且垂直,经椎弓根不能获得合适的内聚角度,因此必须经椎弓根外穿刺。大多数笔者建议双侧穿刺。

从正位透视开始,11 号贾姆什迪针放在椎弓根环十点或二点位置。不同于椎弓根螺钉,目的不是垂直向下进入椎体,而是通过椎弓根内聚进入椎体。因此从外侧缘向内聚。一旦进入骨质后即可验证在侧位的进针轨迹。如果正位和侧位不显示出清楚的椎弓根内穿刺针位置,可采用正面或斜的成像。

侧位透视下,把贾姆什迪针位于椎弓根中心。回到正位确认穿刺针尖端位置。44 号贾姆什迪针已经通过椎体后皮质边缘前,穿刺针尖端不能超过在正位片上椎弓根内壁。如果针适当的内聚,回到侧位,并尖端过椎体后缘 1~2mm。现在针尖应该正好通过正位片的椎弓根内壁。拔出贾姆什迪针和放置导针。

该骨穿刺装置通过导针进入。取出骨穿刺装置的钝性穿刺头和导针,留置工作套管在合适的位置,正好在椎体后皮质边缘前方。更好的内聚可以允许更安全的往前放置工作通道。更加坚硬的骨质可以使用提供的钻,准备骨填充器通道。当接近前皮质时推荐持续或脉冲透视。

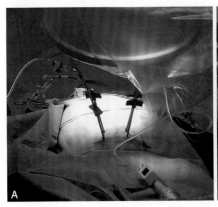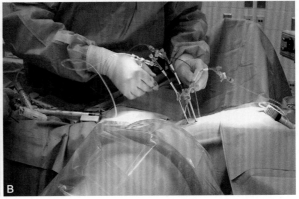

■图 34-7　两个椎体后凸成形术中的头尾方向和侧面的照片。在这个病例中,使用单面透视机器在正位和侧位上定位。四个工作套管已放置。通道里可见可膨胀球囊连接着含造影剂压力注射器。逐渐膨胀进行来复位骨折

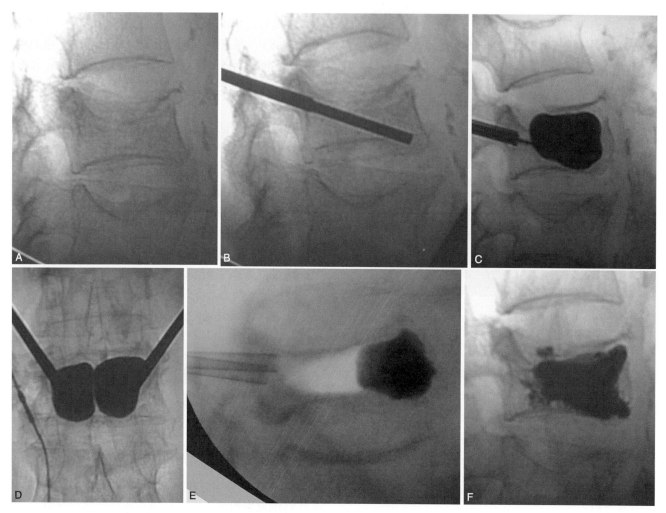

■图 34-8　这一系列透视图像从一个侧面图像开始显示椎体后凸成形术(**A**)。注意椎弓根线能清楚地看到椎间孔。在病例中可通过工作通道活检(**B**)。骨填充材料或特殊活检针可用于活检。注射器连接针然后缓慢吸。使用 8 号的取活检的芯。Tru-cut 针和 Jamshidi 针不能诊断的情况下这种活检芯能避免切开活检。在 **C** 和 **D** 图中,注意到气球有效的工作使得上终板极好的复位。在正位上(**D**),注意球囊内聚,棘突连线在两侧椎弓根的中间。**E**,另一个患者,球囊移除后留下了椎体内空腔。注意骨水泥填满空隙。在最后的侧视片(**F**),骨水泥良好的填充。另外的骨水泥注入填充空腔周围的空隙。但有一些球囊获得的复位会丢失

插入可膨胀球囊至距离前皮质的 4mm 处。扩张球囊至压力到 50psi(磅每平方英寸),保持其位置和填塞骨质。对侧球囊插入后,扩张双侧球囊,每次增加 0.5ml。一旦气囊插入椎体后,气球逐渐膨胀,使用视觉(X 射线),体积和压力控制(通过一个数字压力计)以复位骨折。

监视正侧位、斜位,可膨胀球囊和皮质骨之间的关系。依次扩张直到以下几点:

- 达到椎体终板
- 最大球囊压力(大于 220 psi)无衰减
- 最大球囊体积:规模为 15 号的球囊为 4ml,20 号的球囊为 6ml
- 达到皮质骨壁

多种丙烯酸水泥可以使用。虽然全关节置换术

使用的骨水泥可以使用,但是专为椎体强化设计的骨水泥配方可能有处理和设置更容易的特点。椎体强化骨水泥也要添加额外的无菌钡到聚合物粉中来增加它的显影。

拔出球囊后,骨填充器进入空腔的远端部分。透视下逆行填充骨水泥。椎体后凸成形术中骨水泥置于骨填充器中。骨水泥成牙膏状后再开始注射。早期注射流动性的骨水泥能增加骨水泥漏出的风险。手术室的温度可能会影响骨水泥聚合时间。温暖的盐水偶尔会加快骨水泥硬化。

在连续透视下采用推杆注入骨水泥。注入比最后的可膨胀球囊扩展容量稍多的骨水泥,这样骨水泥能渗透到周围的骨小梁。伤口可以缝合或无菌带黏合。

术后治疗

椎体后凸成形术后不需要支具或特别注意。就是说，骨质疏松症患者应限制持重，搬运的重物不应离体或处于肩部以上。骨质疏松症患者应避免弯腰持重。确保患者进行对其潜在的骨质疏松症评估和治疗。

其他的术后治疗是相当简单的。许多患者会有残留的轴向承受力不足。患者虚弱或有持续的肌肉疼痛可考虑理疗。除服用血液稀释剂患者外其他患者伤口通常无特殊的问题。需要时需加强营养治疗。

并发症和如何避免并发症

椎体后凸成形术并发症可分为：医疗，麻醉相关，仪器安置和骨水泥的问题。在大多数情况下，改善失败是由于选择患者不适当。患者的痛苦部位越分散，他们越不可能受益于椎体强化。注入骨水泥可能会增加邻近节段骨折的风险。

需要做椎体后凸成形术的患者通常身体都比较虚弱。给这样的老年人提供医疗及麻醉并不罕见。另一方面，椎体强化手术对生理上没有明显的影响。医疗上出现问题，原因可能为手术本身或之前存在的心肺问题。在功能明显受限的患者中，深静脉血栓形成后活动限制、肺栓塞和手术相关的并发症的风险可能报道较少，但可能比手术风险更加高。

许多这个年龄的患者服用抗凝药物。如果可能的话，椎体后凸成形术前停用这些药物。特别是多发性骨折患者，合并肋骨骨折和骨质疏松的爆破骨折患者的手术和医疗并发症风险更高。有癌症病史或无外伤史的患者进行椎体后凸成形术时应该做活检。

椎体后凸成形术最严重的并发症是骨水泥渗漏。渗漏在绝大多数情况下是无症状，有症状的渗漏仅占总渗漏的小部分[22]。骨水泥可能渗漏到血管丛、椎间隙，前、侧面软组织及椎管内。外渗最常见于溶骨性转移肿瘤或骨髓瘤[15]。

幸运的是大多数情况下中央椎管渗漏比椎间孔内渗漏有更好的耐受性。然而一旦出现症状，中央椎管渗漏会导致更严重的神经症状，如截瘫。在大多数情况下，症状都是短暂的，神经根阻滞或口服药物后症状缓解，很少需要切开减压[23]。

随着更多的黏性水泥应用，制造空腔和骨压缩效应使得椎体后凸成形术比椎体成形术外渗率更低。由 Belkoff 等[24]的尸体研究报道椎体后凸成形术比椎体成形术后骨水泥渗漏率更低，Fourney 等[25]报道转移癌

的患者中椎体成形术的外渗率为 9%，但椎体后凸成形术没有发生外渗。

椎体强化术另一个严重并发症是术后感染。简单伤口感染可以容易的识别和处理，但深部间隙感染包括水泥周围感染是严重的，而且不取出骨水泥难以完全治愈。合并感染甚至在远处部位有感染灶都是椎体后凸成形术的禁忌证。

骨质量差与脊柱畸形如退行性脊柱侧凸或严重脊柱疾病导致骨性解剖定位困难的患者常使得设备放置困难。一旦设备放置到位后必须注意不要用力过猛，因为杠杆作用可能导致骨折。椎弓根、横突骨折可能导致术后疼痛，刺激局部神经根或导致脊柱不稳定。最后，这些损伤会造成骨水泥不慎渗漏到椎管漏洞。在一个多中心研究中，仪器安置问题导致术后血肿 2 例，椎弓根骨折的椎体使用椎弓根外路径穿刺时出现脊髓的直接损伤 1 例[26]。

甲基丙烯酸单体是有毒性的，有些人推荐每期注射超过 30ml 骨水泥[27]。骨水泥的黏度越高，出现意外血压或血液气体效应的可能性越小[14]。

数个椎体强化术研究报道，椎体强化术后的相邻椎体骨折风险增加[28,29]。两个小样本研究表明，椎体后凸成形术能减少相邻椎体骨折的风险。kasperk 和他的同事[11,30]发现在 6 个月的随访时，30%（6/20）非手术治疗的患者发生了继发骨折，而 40 例椎体后凸成形术患者只有 12.5% 的发生了进一步骨折。同样，Komp 等报道，17 例非手术治疗患者其中 65% 新发骨折，而 19 例椎体后凸成形术患者其中只有 37% 的患者发生新的椎体骨折。另外在 FREE 研究中，在 12 个月内，椎体后凸成形术（41.8%）比非手术组（37.8%）的新发椎体骨折率略高，但无统计学显著差异（P = 0.5）[10]。椎体强化术对相邻节段的确切影响受到激素使用、脊柱节段、局部脊柱疾病和肌肉等因素影响，这些都需要进一步的研究。

优点和缺点

优势
- 疼痛迅速缓解
- 经皮
- 微创
- 能达到部分复位

缺点
- 完全复位困难
- 骨水泥可能渗漏
- 相邻节段可能骨折
- 需要额外成本和时间的椎体后凸成形术尚未证明优于更简单，更便宜的椎体成形术

结论与讨论

椎体后凸成形术已被广泛使用大约 10 年时间。在这段时间里,它作为经皮固定椎体压缩性骨折的方法受欢迎程度暴涨。椎体成形术也广受欢迎和非常成功。利用球囊夯实改善骨折复位和减少骨水泥渗漏率。但在暴力骨折和那些骨折块后移的骨折仍存在渗漏问题。一些更新的手术正在发展,将与椎体成形术和椎体后凸成形术竞争。

试验性非手术治疗后仍持续性疼痛和功能受限的骨折患者应考虑椎体后凸成形,显著的功能有限和卧床不起的患者应早期治疗。在所有的情况下,潜在的骨质疏松症应得到最好的治疗。

现今仍然存在许多的争论。报告的争论集中在获得的复位角度及临床转归。椎体后凸成形术较椎体成形术增加了成本、辐射伤害和手术时间。到目前为止还没有得到证实其有明显的好处。

虽然目前的数据表明,椎体后凸成形术患者显著减少早期疼痛和恢复活动,但对远期预后的影响尚不清楚。随着我们更紧密研究这些骨折,我们预测骨折可能塌陷还是顺利愈合的能力应该提高。

（徐宏兵　译）

参考文献

1. A. Guermazi, A. Mohr, M. Grigorian, et al., Identification of vertebral fractures in osteoporosis, Semin. Musculoskelet. Radiol. 6 (2002) 241–252.
2. G.P. Lyritis, B. Mayasis, N. Tsakalakos, et al., The natural history of osteoporotic vertebral fracture, Clin. Rheumatol. 8 (1989) 66–69.
3. S.M. Pluijm, A.M. Tromp, J.H. Smit, et al., C Consequences of vertebral deformities in older men and women, J. Bone Miner. Res. 15 (2000) 1564–1572.
4. M.M. Kayanja, L.A. Ferrara, I.H. Lieberman, Distribution of anterior cortical shear strain after a thoracic wedge compression fracture, Spine J. 4 (2004) 76–87.
5. A.G. Hadjipavlou, P.G. Katonis, M.N. Tzermiadianos, et al., Principles of management of osteometabolic disorders affecting the aging spine, Eur. Spine J. 12 (2003) S113–S131.
6. E. Truumees, A. Hilibrand, A.R. Vaccaro, Percutaneous vertebral augmentation, Spine J. 4 (2004) 218–229.
7. F. Lowe, F. Phillips, Percutaneous vertebral augmentation for malignant disease of the spine, Curr. Opin. Orthop. 16 (2005) 489–493.
8. J.T. Ledlie, M.B. Renfro, Kyphoplasty treatment of vertebral fractures: 2-year outcomes show sustained benefits, Spine 31 (2006) 57–64.
9. I. Lieberman, M.K. Reinhardt, Vertebroplasty and kyphoplasty for osteolytic vertebral collapse, Clin. Orthop. Relat. Res. (Suppl. 415) (2003) S176–S186.
10. C. Muller, D. Wardlaw, L. Bastien, et al., A randomized trial of balloon kyphoplasty and nonsurgical care for patients with acute vertebral compression fractures: one year results, The Internet Journal of Minimally Invasive Spine Technology, 2008. Supplement I - to IJMIST Vol. 1 No 2. Available at http://www.ispub.com/journal/the_internet_journal_of_minimally_invasive_spinal_technology/volume_2_number_3_1/article/a_randomized_trial_of_balloon_kyphoplasty_and_nonsurgical_care_for_patients_with_acute_vertebral_compression_fractures_one_year_results.html.
11. C. Kasperk, J. Hillmeier, G. Noldge, et al., Treatment of painful vertebral fractures by kyphoplasty in patients with primary osteoporosis: a prospective nonrandomized controlled study, J. Bone Miner. Res. 20 (2005) 604–612.
12. M. Komp, S. Ruetten, G. Godolias, Minimally invasive therapy for functionally unstable osteoporotic vertebral fracture by means of kyphoplasty: a prospective comparative study of 19 surgically and 17 conservatively treated patients, J. Miner. Stoffwechs. 1 (2004) 13–15.
13. M. Weisskopf, S. Herlein, K. Birnbaum, et al., Kyphoplasty—a new minimally invasive treatment for repositioning and stabilizing vertebral bodies, Z. Orthop. Ihre. Grenzgeb. 141 (2003) 406–411.
14. A.G. Hadjipavlou, M.N. Tzermiadianos, P.G. Katonis, et al., Percutaneous vertebroplasty and balloon kyphoplasty for the treatment of osteoporotic vertebral compression fractures and osteolytic tumours, J. Bone Joint Surg. Br. 87 (2005) 1595–1604.
15. L. Alvarez, A. Perez-Higueras, D. Quinones, et al., Vertebroplasty in the treatment of vertebral tumors: postprocedural outcome and quality of life, Eur. Spine J. 12 (2003) 356–360.
16. I.N. Gaitanis, A.G. Hadjipavlou, P.G. Katonis, et al., Balloon kyphoplasty for the treatment of pathological vertebral compressive fractures, Eur. Spine J. 14 (2005) 250–260.
17. A. Rhyne 3rd, D. Banit, E. Laxer, et al., Kyphoplasty: report of eighty-two thoracolumbar osteoporotic vertebral fractures, J. Orthop. Trauma 18 (2004) 294–299.
18. J.R. Gaughen Jr., M.E. Jensen, P.A. Schweickert, et al., Lack of preoperative spinous process tenderness does not affect clinical success of percutaneous vertebroplasty, J. Vasc. Interv. Radiol. 13 (2002) 1135–1138.
19. F. McKiernan, T. Faciszewski, Intravertebral clefts in osteoporotic vertebral compression fractures, Arthritis Rheum. 48 (2003) 1414–1419.
20. M. Qaiyum, P.N. Tyrrell, I.W. McCall, et al., MRI detection of unsuspected vertebral injury in acute spinal trauma: incidence and significance, Skeletal Radiol. 30 (2001) 299–304.
21. A.S. Maynard, M.E. Jensen, P.A. Schweickert, et al., Value of bone scan imaging in predicting pain relief from percutaneous vertebroplasty in osteoporotic vertebral fractures, AJNR Am. J. Neuroradiol. 21 (2000) 1807–1812.
22. J.M. Mathis, A.O. Ortiz, G.H. Zoarski, Vertebroplasty versus kyphoplasty: a comparison and contrast, AJNR Am. J. Neuroradiol. 25 (2004) 840–845.
23. A. Weill, J. Chiras, J.M. Simon, et al., Spinal metastases: indications for and results of percutaneous injection of acrylic surgical cement, Radiology 199 (1996) 241–247.
24. S.M. Belkoff, L.E. Jasper, S.S. Stevens, An ex vivo evaluation of an inflatable bone tamp used to reduce fractures within vertebral bodies under load, Spine 27 (2002) 1640–1643.
25. D.R. Fourney, D.F. Schomer, R. Nader, et al., Percutaneous vertebroplasty and kyphoplasty for painful vertebral body fractures in cancer patients, J. Neurosurg. 98 (2003) 21–30.
26. S.R. Garfin, H.A. Yuan, M.A. Reiley, New technologies in spine: kyphoplasty and vertebroplasty for the treatment of painful osteoporotic compression fractures, Spine 26 (2001) 1511–1515.
27. J.V. Coumans, M.K. Reinhardt, I.H. Lieberman, Kyphoplasty for vertebral compression fractures: 1-year clinical outcomes from a prospective study, J. Neurosurg. 99 (2003) 44–50.
28. I. Legroux-Gerot, C. Lormeau, N. Boutry, et al., Long-term follow-up of vertebral osteoporotic fractures treated by percutaneous vertebroplasty, Clin. Rheumatol. 23 (2004) 310–317.
29. F. Grados, C. Depriester, G. Cayrolle, et al., Long-term observations of vertebral osteoporotic fractures treated by percutaneous vertebroplasty, Rheumatology (Oxford) 39 (2000) 1410–1414.
30. C. Kasperk, J. Hillmeier, G. Noldge, et al., Prospective controlled study of the treatment of painful osteoporotic vertebral fractures by kyphoplasty, Osteoporos. Int. 15 (2004) S108.

第 35 章　椎体成形术

Elizabeth Gardner

关　键　点

- 每年全世界有 140 万椎体压缩骨折,白种人女性一生中骨折的发生率为 16%。
- 因骨质疏松症或肿瘤引起的急性或亚急性疼痛性压缩骨折都是椎体成形的适应证。
- 典型的急性或亚急性椎体压缩骨折磁共振表现为 T1 加权上的低信号、T2 加权和短时间反转恢复序列的高信号。
- 椎体成形术相关并发症包括穿刺局部的疼痛、骨水泥外溢、截瘫、骨水泥或脂肪性肺栓塞、气胸甚至死亡。
- 大量文献报道椎体成形术在治疗急性或亚急性椎体压缩骨折的有效性,Kallmes 和 Buchbinder 在 2009 年发布两个随机对照研究,研究中质疑椎体成形术的有效性,虽然研究结论很吸引人,但是研究中有大量的不足之处,这也使得其研究结果遭到质疑。

介绍

据估计全世界每年约有 140 万例椎体压缩性骨折发生,造成患者疼痛和活动障碍[1]。白种人女性一生中发生椎体压缩性骨折的风险为 16%,而白种人男性概率为 5%。这些骨折的传统治疗方法为止痛剂、卧床休息和佩戴支具[2]。然而,近期发展起来的椎体成形术和椎体后凸成形术为临床医生提供了更多治疗椎体压缩骨折的方法。

椎体成形术的历史

椎体成形术最初为一种开放式手术,其用于增强椎弓根钉支撑作用和填补骨肿瘤切除后遗留的巨大空洞。1984 年,法国 Amiens 大学医院的 Gaibert 和 Deramond 完成了第一例记录在案的经皮椎体成形术[2]。该患者因严重的颈部疼痛入院,影像学提示脊柱有一个巨大的椎体血管瘤,该肿瘤挤压 C2 的整个椎体并进入硬膜外间隙。首先行 C2 椎板切除术,之后切除了硬膜外病灶,一个 15G 的针头经前外侧入路穿刺进入 C2 椎体,随后通过该针头注入骨水泥进而重建该处骨组织结构。1987 年出版的该个案报道声称,患者术后疼痛得到了完全缓解。Lyon 大学医院的临床医生随后开始不断改良经皮椎体成形术并且逐渐扩大了该技术的适应证。他们使用 18G 的针头注入聚甲基丙烯酸甲酯(骨水泥)至椎体,治疗了 4 例椎体压缩骨折。此后椎体成形术得到了迅速的普及。

患者选择/适应证

正如任何手术操作一样,椎体成形术的成功依赖于严格控制手术适应证和临床医生的手术操作技术。必须确认患者的疼痛由椎体压缩骨折引起,且需排除其他任何可能导致背部疼痛的原因,比如椎间盘退行性病变、椎管狭窄、关节突关节炎、骶髂关节功能障碍。首先询问患者完整病史,特别应着重询问患者背部疼痛的发生时间、疼痛的加重或缓解因素。另外,应该询问患者入院前是否出现过类似的背部疼痛,症状持续的时间。了解患者在发病前的身体状况,背部疼痛对日常活动的影响也很重要。最后,需要评估患者的过敏史、抗凝血药物使用和伴随疾病(尤其是呼吸系统疾病),从而更好的评估手术风险。需要根据影像学检查所提示的异常节段进行完善的体格检查,评估该节段的疼痛和触诊压痛。在体格检查时,医师需要注意那些提示疼痛来源非椎体压缩骨折的症状和体征。

放射片对拟行椎体成形术的患者有重要的作用。X 线放射片通常是首选的影像学检查,因为其经济有效且实用。椎体压缩骨折的患者通常会提示弥漫性骨量减少和一个或多个压缩性骨折同时存在。对于肿瘤性压缩性骨折,X 线可能会显示局灶性溶骨病变或骨小梁的破坏。CT 扫描可以提供更为细致的骨图像。CT 更多用于病理性骨折的诊断,因为其可显示椎体的骨轮廓膨胀和多个层面的疾病,从而提示可能为恶性肿瘤。术前 CT 扫描也可以帮助术者评估椎体后壁和椎弓根的完整性,因为如果这些结构有损坏可能导致严重的手术并发症。

磁共振对于评估骨质疏松性椎体压缩骨折特别有用,因为其有分辨骨折新鲜程度的能力。急性或 30 天以内的亚急性骨质疏松性骨折可在 T2 相和短时间反转恢复序列序列上显示为高信号影、T1 相表现为低信号。骨折约 1 月后,T1 相和 T2 相序列上椎体压缩骨折与周围正常骨髓信号相同。完全愈合的骨折同正常骨组织信号相同,或者其在 T1 和 T2 序列上都呈现出低信号影。最近有研究表明,磁共振表现为骨折时间小于 30 天与患者行椎体成形术后临床疼痛的缓解程度呈正相关。

对于恶性肿瘤所致椎体压缩骨折的磁共振诊断要复杂得多。尽管抑脂相的短时间反转恢复序列可能对显示水肿有帮助,在短时间反转恢复序列或 T2 相可能会存在高信号不均匀或弥漫分布的区域。有的笔者提出在弥散加权序列上可能存在低信号或等信号表现。无论如何,椎体后壁存在的不正常信号、椎体或椎体后方轮廓的膨出、任何相关的硬膜外或椎体外软组织影都提示椎体压缩骨折为恶性肿瘤来源可能。

对于不能接受磁共振扫描的患者,可以行骨扫描发现相对新鲜的骨折。研究表明,若患者骨扫描提示骨折处放射性核素摄入增加,则其接受椎体成形术后的预后可能更好。然而,骨扫描目前使用仍然受限,因为骨折后 12 个月之内放射性核素均会摄入增加。因此,这种功能性影像检查的方法必须与相对应的解剖学影像联合运用。

在进行了仔细的病史采集、体格检查、影像学检查后,临床医师除必须确定患者的背部疼痛是由椎体压缩骨折引起之外,还必须确定其椎体压缩骨折可以通过椎体成形术治疗。椎体成形术适应证是减少由骨质疏松性或恶性肿瘤导致椎体压缩骨折产生的疼痛。大量的文献已经证明该治疗方式可以较大程度缓解急性或亚急性椎体压缩骨折引起的疼痛症状。其中影响力最大的临床试验是由 Alvarez 等[3]进行的非药厂赞助的双队列研究,这个研究比较了椎体成形术和非手术保守治疗对椎体压缩骨折的治疗效果。该作者经过 3 个月的随访后发现两种治疗方式的效果存在明显统计学差异。Wardlaw 等[4]报道的一例 RCT 研究比较了球囊椎体后凸成形术和保守治疗对于椎体压缩骨折的治疗效果。在进行了 1 个月的随访后,该作者同样得出了手术治疗效果优于保守治疗的结论。一些临床医生现在建议,对于受伤几天之内的椎体压缩骨折患者,如果疼痛剧烈而必须予以注射止痛药和住院治疗,则手术治疗是首选。受伤后超过 6 个月至 1 年的椎体压缩骨折患者若接受椎体成形术,其疼痛完全缓解的几率下降,但仍有部分文献报道这部分患者接受手术后疼痛症状减轻。

绝对禁忌证

因为椎体成形术的主要适应证是背痛,无临床症状的稳定型椎体压缩骨折是禁忌证。同样,可通过保守治疗而疼痛逐步稳定缓解的骨质疏松性椎体压缩骨折也不应接受椎体成形术。这一点上,因为目前尚没有临床证据支持因推测骨质疏松患者有较高骨折风险的椎体有必要手术,所以对于没有影像学证据支持椎体压缩骨折的患者不应进行椎体成形术。因为骨密度正常的年轻患者椎体压缩骨折可自行愈合且并发症极少,所以这部分急性创伤性椎体压缩骨折的患者应行保守治疗。有证据证明骨水泥可能会影响正常骨组织的愈合。骨折椎体骨髓炎、无法纠正的凝血功能障碍或出血倾向、对手术材料过敏均为椎体成形术的禁忌证。

相对禁忌证

患者椎体压缩骨折节段的神经根病变并不是绝对禁忌证,但必须告知患者手术可能不能完全改善临床症状,甚至可能加重疼痛。同样,有明显的后移或肿瘤突出至硬膜外间隙的椎体压缩骨折需要严格的术前准备和评估。术前 CT 扫描可以观察骨折的形态和有无脊髓压迫情况。即使少量的骨水泥渗漏或者肿瘤进入椎管都可能使临床症状加重,这给减压手术带来更多的技术上困难。椎体高度减少超过 70% 的椎体压缩骨折非常有挑战性,若为扁平椎技术上不可能接受手术。术前 CT 扫描对椎体冠状面和矢状面进行三维重建可能帮助定位后残余高度的椎体区域。一般来说骨折后椎体两侧高度保持较好,这可能是椎体成形术的选择之处。因为骨水泥单体的毒性和脂肪栓塞的风险,不建议单次手术对超过三个节段的椎体压缩骨折进行椎体成形术。最后,证据表明慢性骨折接受椎体成形术预后不良,慢性、无临床症状的骨折亦是椎体成形术的相对禁忌证。

手术技术

和任何手术一样,椎体成形术首先需要选择合适的患者(正如之前讨论的一样)以及签署知情同意书。关于手术风险和预计效果完整的讨论不仅出于道德伦理考虑,也可以评估、调整患者对于临床效果的预期。

手术前,完备的患者病历查阅(以便及时发现可能伴有的合并症)、药物使用(抗凝药物)和体格检查非常有必要,以便于对手术过程进行必要的调整,以保证患者的安全。确认一切完善之后,患者将会进入手术准备。手术开始前 30 分钟可静脉给予预防性抗生素,通常是 1g 头孢唑林。

椎体成形术麻醉通常为镇静和局部麻醉联合使用。在准备手术前通常可给予患者一定剂量的镇静剂以减少患者的不适和焦虑感。若患者因为疼痛和精神因素不能仅靠镇静剂维持俯卧位姿势,可考虑行全身麻醉。然而,这样则增加了手术风险和费用。摆好体位后,需行放射照片。电视荧光显像器常常被使用。双平面成像荧光显示机器可以使手术操作得以快速、实时成像,但此设备价格高且大多数医院难以普及。如果使用单平面显像,必须获得正交投影来准确评估手术穿刺针的位置。CT 扫描可以与荧光显像联合使用,但单纯用于 CT 扫描则不可能获得穿刺针位置或骨水泥注射的实时显像,而且,必须使用全麻以减少患者的移动。术中 CT 使用的适应证为需要对颈动脉、静脉和椎体血管显像的颈椎或高位胸椎骨折、骶椎不全性骨折、有肿瘤脱落移位风险的病理性骨折。在这些病例中,如果没有使用荧光显像,则必须每次少量注射骨水泥和反复摄片以确定有无骨水泥渗漏。

临床医生应该在术前根据骨折位置和病因来确定手术方式,术前 CT 扫描可帮助评估。

经椎弓根入路

这是大多数临床医生治疗标准胸椎和腰椎骨折经典的入路,因为其可以为放置穿刺针提供一个单独的解剖标志。另外,它可提供一个安全的入路以允许术后在软组织上方压迫以减少血肿形成的几率。如果手术同时作为诊断的手段,这种入路也便于取骨折处的病理活检。

椎弓根旁(经肋椎关节)入路

穿刺针在椎弓根外侧插入,并且从横突上方穿刺进入椎体。在椎弓根畸形、消失或者太小而不合适穿刺针时,这种入路可以使用。此入路相关风险包括发生率低的气胸和椎旁血肿。

后外侧入路

这种入路有重要历史意义。这种入路以前常常用于有部分椎弓根小的患者,椎弓根小患者若使用经椎弓根入路,危险性可能增加。该入路使用一个偏外侧的穿刺、一个更小的针头从横突外侧进入,随后以相对于其他入路更偏向于前的位置进入椎体。但是,由于针头从椎弓根下侧进入,有神经损伤的风险。在胸椎区域进行此操作时,如果术者撕裂胸膜则可能产生气胸。

前外侧入路

这种入路常常用于颈椎或高位胸椎骨折,因为此位置脊柱拥有的较小椎弓根和椎弓根的方向致使经椎弓根入路困难。必须要避开颈动脉、颈静脉、椎动脉和食管。偏向右侧的入路在食管对侧,可以允许术者徒手将颈动脉推开。CT 扫描可以更清楚显示这些结构。

操作流程

一旦入路被选择好,需在皮肤和皮下针道附近以及穿刺针接触的骨膜注射局麻药物。在皮肤上切一个小口。穿刺套管由皮肤刺入,逐渐穿过皮下达到骨膜,随后进入骨质。如患者有骨质疏松症,此过程可完全徒手完成。肿瘤性疾病正常骨组织可能密度更大,这需要槌子帮助获得合适的穿刺针深度。最终通过侧位投影显示,穿刺针尖端应超过椎体中点。

有的术者提倡采用常规双侧经椎弓根穿刺针置入。这种方式更安全、增加了注入的成功率、减少了渗漏。绝大部分病例中单侧穿刺均可成功运用。历史上,曾经有术者运用静脉造影来确定可能渗漏的区域。然而,该方法被证明预测价值低,并已经抛弃。

一旦穿刺针通过影像学照片确定成功安放后,按厂家建议的方式在一个真空容器中准备骨水泥。随后骨水泥被装入一个小的注射以便于精确控制剂量,并通过套管针注射骨水泥。骨水泥注入应通过实时监控,也可小剂量注射后监控(每次 0.1～0.2 毫升)。有任何证据表明骨水泥可能渗透至椎体外,必须马上暂停注射。停止注射后几分钟后,可再次经同样的套管针继续注入骨水泥。如果没有更多的渗漏被发现,则可以继续操作。但是,如果有证据表明有持续性的渗漏,需要使用另一个针头由对侧皮肤穿刺进入后注射。最佳的骨水泥注入剂量因患者而异。通常来说,应该填充压缩椎体的可见体积的 50%~70%。通过扭动套管针可使骨水泥在针尖处断裂,然后拔出套管针。

为减少术后血肿形成,在拔出套管针后需在穿刺皮肤上方局部压迫 3~5 分钟。穿刺口上应覆盖无菌敷料。离开手术床后,患者应平躺休息 1~2 小时,在此期间需要严格检测患者任何神经系统改变和其他不良反应。如果没有并发症发生,患者可出院,但必须 24 小时内卧床休息或微量活动。

注射材料

椎体成形术和椎体球囊扩张后凸成形术理想的填充材料需要具有良好的生物相容性,足够的生物力学强度、硬度、放射显影特性(能够在荧光屏上显影以指导手术进程)。除此之外,该材料必须要便于准备,操作中有合适的流动、聚合和结晶特性。

在第一例椎体成形术中,骨水泥和作为对比剂的硫酸钡混合物在放射影像的引导下被注入至椎体[5]。自从 Charnley 在 1960 年第一次报道后,骨水泥被广大骨科医师用于关节置换过程中塑料和金属材料的固定,较少情况下也用于病理性骨折的固定。早期研究表明骨水泥可与假体稳定结合,没有证据表明其具有有害的全身影响。因此,骨水泥在骨科领域运用广泛。

骨水泥的优势在于外科医生对其非常熟悉、良好的可控性、良好的成本效益。其次,骨水泥有良好的生物力学强度、刚度、生物惰性。因为这个原因,2004年 4 月美国食品药品监督管理局批准上市一批骨水泥产品用于治疗骨质疏松和肿瘤累及椎体的病理性骨折。但是,骨水泥的一些缺点越来越明显。最引起人们注意的就是骨水泥缺少骨传导性。因为这个特点,该材料没有骨重建或整合入周围骨质的能力。组织学研究曾经报道在注射到椎体的骨水泥周围有一层稀薄的纤维膜覆盖,进一步证明了其缺少骨连接性。因此,骨水泥依靠其注入的骨水泥的体积作用来维持椎体强度和稳定性。其次,对于骨水泥较高的聚合温度至今为止仍然没有明确的证据来支持。最后,正如在关节成形术文献中记录,骨水泥可能有潜在的单体毒性。在髋关节和膝关节置换使用的骨水泥剂量有心律失常毒性和心脏毒性。因此,很多笔者建议把单次椎体成形手术控制在 2 或 3 个节段椎体以内。

骨水泥的这些缺点致使研究人员开始找寻其他可替代的填充物。这些新材料首先应具有的特点就是骨传导性。目前对于能整合的骨水泥替代物研究主要集中在钙磷骨水泥上。作为一种具有骨传导性的材料,再注入椎体后,这种骨水泥可以逐渐被吸收,随后被新生骨组织替代,最终有效的重建椎体结构。研究表明这种骨水泥具有可被破骨细胞吸收、血管生长、骨组织生长的特性[6]。组织学研究发现骨质长入,这证明钙磷骨水泥可使骨重塑。尽管钙磷填充物最初作用与骨水泥相同,即起到压缩骨折的体积填充支撑作用,但逐渐因其具有骨传导性,这种支撑作用随着长入的新生骨组织逐渐加强。对钙磷骨水泥的生物力学测试同样证实了其椎体的力学完整性。

硫酸钙,即我们常说的熟石膏,也是一种正在被研究的填充物。其长期被用作移植骨替代物,具有可注射性、骨传导性,且因其可产生有限的放热反应,也可作为一种治疗方式。组织学和放射学检查发现其作为骨水泥注入骨质后可被吸收,且新生的编织骨周围有破骨细胞聚集。但是,也有学者认为这种材料吸收过快可能导致骨重建过程中缺乏稳定性。

钙磷骨水泥和硫酸钙有一些共同的缺点。不同于骨水泥,这两种材料的价格高、黏度低、操纵性低,因此大部分骨科医生不熟悉。作为离子悬浮剂,这些材料具有触变特性。因此,在注射管道中这些材料容易分解,增加了注射的难度。

新型合成材料比如交联树脂和 Orthovita 公司的 Cortoss 玻璃陶瓷粒子已经被 FDA 批准,可用于骨替代填充物。这些新型材料的优点在于其稳定的流体特性、天生的放射显影、较低的聚合温度和超过骨水泥的力学强度特性。动物试验表明这些材料具有骨传导性。这些合成材料的临床运用前景仍然有待验证。

并发症

对于使用经皮椎体成形术治疗骨质疏松性椎体压缩骨折的病例中,需要手术干预的临床并发症的发生率低于 1%[7],这个比率在肿瘤性椎体压缩骨折当中为 2.7%~5.4%。肿瘤患者行椎体压缩骨折的非严重并发症的发生率为 10%,其增加的原因可能是椎体皮质骨损坏导致骨水泥外渗的风险增加。

椎体成形术最常见的并发症为术后 72 小时内伤口轻微的局限性压痛。若穿刺部位有严重的疼痛,其原因可能是该处产生了血肿或软组织挫伤,避免方式为术后拔出套管针后局部按压 5 分钟,可减少这种并发症。在恶性肿瘤患者中,更为常见的并发症为神经根痛或皮肤痛。一般来说,仅需要给予非甾体类消炎止痛药止痛即可。某些病例术后可短期内使用口服激素或局部注射激素封闭缓解疼痛。只要没有相关的运动障碍或膀胱、肠道功能失调,这些症状可继续观察、保守治疗缓解。神经根疼痛的原因可能是由于由肿瘤组织挤压或骨水泥溢出压迫脊髓或神经根,严重者可产生截瘫。

骨水泥外渗至硬膜外静脉可导致骨水泥的肺栓塞。和髋关节、膝关节成形术类似,椎体成形术术中加压注射骨水泥可能导致脂肪栓塞形成。大部分栓子并不会引起患者的症状,但对于有诸如慢性阻塞性肺炎等基础肺部疾病的患者,栓子形成可能更具有危险性。若术中穿刺针位置不当,可能导致更加严重的呼吸系统并发症如气胸。同任何侵入性操作类似,椎体成形术的出血风险不可忽视。椎弓根旁入路因为靠近较大的棘突旁血管,出血风险更大。感染较少见。曾报道过椎体成形术后死亡病例,其原因可能由于骨水泥过敏或术前存在肺部基础疾病患者出现了术后肺功能衰竭。

新英格兰杂志随机对照研究

2009 年 8 月 6 日在新英格兰杂志刊登的文献报道了 2 个旨在评估椎体成形术对缓解骨质疏松性椎体压缩骨折效果的随机对照研究。Buchbinder 等人[8]开展的临床试验患者入组标准为由磁共振确诊、骨折时间 12 个月以内、骨折未愈合、骨折 2 个节段以内、有疼痛临床症状的椎体压缩骨折患者。这些患者被随机分为假手术组或手术干预组,随访期为六个月。他们得出结论,对于有疼痛症状的患者骨折后 1 周、1 月、3 月或半年进行随访,椎体成形手术治疗在各个时间点相对于假手术组均无明显优势。Kallmes 等[9]人的试验入组标准为骨折时间小于 1 年、骨折 3 个节段以内,入组的 131 例患者接受假手术或椎体成形手术,随访期为 3 个月。值得注意的是,仅对患者对骨折时间点不确定时才使用磁共振检查。该试验结论认为接受椎体成形术后患者疼痛症状的改善程度或疼痛相关的行动障碍改善程度与接受假手术组的患者相似。

这些研究的进一步检验后,提出了几个重要结论[10]。以后讨论。

骨折诊断敏感性

椎体压缩骨折的自然病史长度大约为 6～8 周,在此时间内大部分骨折均可愈合。Buchblinder 运用磁共振评估(水肿或骨折线的存在)作为入组标准一部分。然而 Kallmes 在骨折时间不确定时才运用磁共振,这可能导致入组患者包含已愈合的骨折或慢性骨折。Buchblinder 的队列研究中仅有 32% 的患者骨折时间小于 6 周。在 Kallmes 的研究中这一数值为44%。另外,两个研究均把骨折年限提高至 1 年以内,这远远超过了骨折的自然愈合时间,因此入组患者背部疼痛可能由非椎体压缩骨折或难治性椎体压缩骨折导致。

入组标准

正如所有研究一样,这 2 个研究仍然存在选择偏倚。由椎体压缩骨折导致的严重背部疼痛患者椎体成形术后效果可能更好,但是,这些患者不太可能纳入研究中的对照组。Kallmes 仅入组了 1812 个患者中的 131 例,其主要原因是患者拒绝参与。Buchblinder 的研究团队中,141 例符合所有入组标准的患者没有入组,这就导致了无法量化的选择性偏倚,从而使研究结果临床适用性差。

作为另一种干预的对照组

Buchblinder 和 Kallmes 均运用了假手术方式,即把麻醉药物注射至皮肤、皮下组织、关节突关节和骨膜。事实上,这可能根本没有起到安慰剂的作用,因为即使疼痛不由骨折引起,其麻醉药物仍然可能会缓解背部疼痛(比如缓解椎间关节所导致的疼痛)。

交叉治疗

Kallmes 报道了治疗组与对照组分别为 12% 和43% 的交叉治疗。这个区别提示患者对对照组的不满意,但是并没有完全被疼痛量表评价记录下来。另外,干预到治疗分析可能低估了椎体成形术的实际疗效。

结论

椎体成形术和现在的椎体后凸成形术的引入使临床医生治疗椎体压缩骨折有了更多的选择。椎体成形术对于因骨质疏松症或恶性肿瘤导致的急性或亚急性椎体压缩骨折治疗有重要意义。其手术禁忌证为无症状性椎体压缩骨折,可通过保守治疗改善疼痛症状的椎体压缩骨折,青年患者创伤性和非骨质疏松性椎体压缩骨折,合并有骨髓炎,无法纠正的凝血功能异常,对手术材料过敏。

椎体技术在发展,其适应证也越来越多,包括 Alvarez 等在内报道的大量研究证实其仍然是缓解骨质疏松性或肿瘤性椎体压缩骨折患者急性或亚急性疼痛的安全有效的方法。近期 Kallmes 和 Buchbinder 的研究结论并不支持椎体成形术有如其他研究证明的那样对患者极大的益处,但考虑到上述阐述的其实验过程设计和操作中的瑕疵,特别是使用局麻药物注射作为假手术方式这一设计,Kallmes 和 Buchbinder 试验结论的有效性尚存在异议。

（徐宏兵　译）

参考文献

1. O. Johnell, J.A. Kanis, An estimate of the worldwide prevalence and disability associated with osteoporotic fractures, Osteoporos. Int. 17 (2006) 1726–1733.
2. P. Galibert, H. Deramond, et al., Preliminary note on the treatment of vertebral hemangioma by percutaneous acrylic vertebroplasty, Neurochirurgie 33 (2) (1987) 166–168.
3. L. Alvarez, M. Alcaraz, et al., Percutaneous vertebroplasty: functional improvement in patients with osteoporotic compression fractures, Spine 31 (10) (2006) 1113–1118.
4. D. Wardlaw, S.R. Cummings, et al., Efficacy and safety of balloon kyphoplasty compared with non-surgical care for vertebral compression fracture: a randomized controlled trial, Lancet 373 (9668) (2009) 1016–1024.
5. I.H. Lieberman, D. Togawa, M.M. Kayanja, Vertebroplasty and kyphoplasty: filler materials, Spine J. 5 (6 Suppl) (2005) 305S–316S.
6. T.M. Turner, et al., Vertebroplasty comparing injectable calcium phosphate cement compared with polymethylmethacrylate in a unique canine vertebral body large defect model, Spine J. 8 (3) (2008) 482–487.
7. J.M. Mathis, H. Deramond, S.M. Belkoff, Percutaneous vertebroplasty and kyphoplasty, ed 2, Springer, New York, 2006.
8. R. Buchbinder, R.H. Osborne, et al., A randomized trial of vertebroplasty for painful osteoporotic vertebral fractures, N. Engl. J. Med. 361 (6) (2009) 557–568.
9. D.F. Kallmes, B.A. Comstock, et al., A randomized trial of vertebroplasty for osteoporotic spinal fractures, N. Engl. J. Med. 361 (6) (2009) 569–579.
10. North American Spine Society: Newly released vertebroplasty RCTs: a tale of two trials: www.spine.org/Documents/NASSComment_on_Vertebroplasty.pdf. Accessed May 5, 2010.

第36章 椎体支架

Paul F. Heini

介绍

椎体压缩骨折(VBCFs)是骨质疏松的标志,它的发生率随着年龄的增加呈指数增长。VBCFs 和髋部骨折一样,都有着较高的发病率并能导致生活质量的丧失(图 36-1)[1,2]。

经皮骨水泥固定治疗椎体压缩骨折的疼痛已有很长的历史,并在接受治疗的患者中有着非常高的有效率。有很多被报道的案例支持这一治疗,最近发表的文献也提供令人鼓舞的长期随访结果[3-5]。此外,更有关于经皮球囊扩张骨水泥固定对比保守治疗的大样本量随机对照实验的 A 级证据。该研究清楚地显示了在治疗的第一年里,骨水泥固定对于疼痛、活动水平以及疼痛的药物治疗的优越性[6]。该研究基于回顾性文章,只将球囊扩张后凸成形术这一特定的固定技术和保守治疗做了对比,并没有对比球囊扩张后凸成形术和椎体成形术的优劣[7,8]。最近有两篇关于球囊扩张椎体成形术和椎体成形术两者术后疗效是否存在差异的研究得到发表,表明两者在早期预后是没有差别的。尽管这项研究是一项独立随机对照研究,是一项多中心的研究设计,但患者的纳入时间长达了数年,仍可能存在选择偏倚[9,10]。

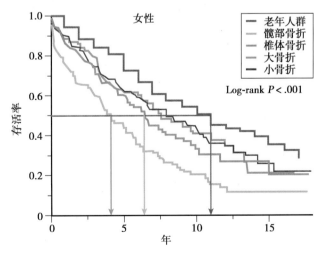

■ 图 36-1 对比 75 岁女性在一般人群和髋部或椎体骨折患者的存活率。发生骨折的两组患者的预期寿命都显著减少

虽然骨水泥固定可以稳定骨折和减轻疼痛,但高度恢复的问题仍有待解决。球囊扩张后凸成形术则是针对恢复椎体高度而问世的。然而,大部分患者的高度恢复是有限的,临床影响仍旧不明确。当球囊膨胀时,可以获得显著的高度恢复,但球囊缩小后,恢复的高度会丢失很多。

椎体高度丢失的危害性和驼背的增加在很多流行病学研究中有过报道:影响生活质量,甚至增加死亡率(见图36-1)[2,12,13]。

后凸畸形导致重心前移,前柱负重增加,从而增加新发骨折的风险。此外,驼背的出现极大地增加了背部肌肉的负担[16,17](图36-2)。

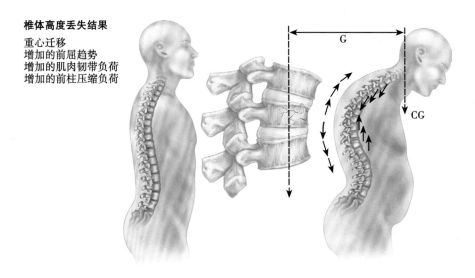

椎体高度丢失结果

重心迁移
增加的前屈趋势
增加的肌肉韧带负荷
增加的前柱压缩负荷

■ 图36-2　椎体骨折的恶性循环:脊柱后凸的增加与椎体前柱压力的增高呈线性关系。一方面有新发骨折的风险,另一方面增加了背部肌肉的负重,导致远期形态丢失的增加

椎体支架

如何恢复和维持椎体高度

使用球囊可以恢复椎体高度是显而易见的,因为它通过逐渐增大的球面提供了理想的均匀分布的力量。利用这一原理的优点,把球囊和可膨胀的支架结合起来成为了恢复和维持椎体高度的理想解决方案。

体外实验

解剖数据大小计算和有限元法(FE)证实了球囊支架的构造设计可达到足够强大的扩张和稳定,以致在仰卧位的有效弹性负荷下不崩塌。大量的尸检同样证实了这一观点的可行性。在一个复杂的体外设置中,可以清楚地展示球囊支架构造比单纯球囊扩张的出众潜力(图36-3)[18]。

临床应用

适应证

VBS可以被应用于急性和亚急性的椎体高度丢失大于15%,驼背畸形有复位可能的VBCFs。在已经压实或固定的骨折中,支架不再适用。

外科技术

整个操作过程最好在全麻下进行,患者呈过伸位固定。根据术前影像学(CT扫描、MRI或传统的X线),计划好工作套管和支架穿刺点,以达到最理想骨折复位效果(图36-4,A)。在术中穿刺点使用二维C型臂进行导航。至关重要的标志点是椎弓根内侧壁和椎体后壁。根据个体的解剖情况,工作套管可位于椎弓根内或椎弓根外(图36-4,B)。

工作套管定位好后,开始准备支架的空间,使用扩孔钻,决定并确认其大小,然后在两个平面的监控下将支架放置到理想的位置。确保支架脱离

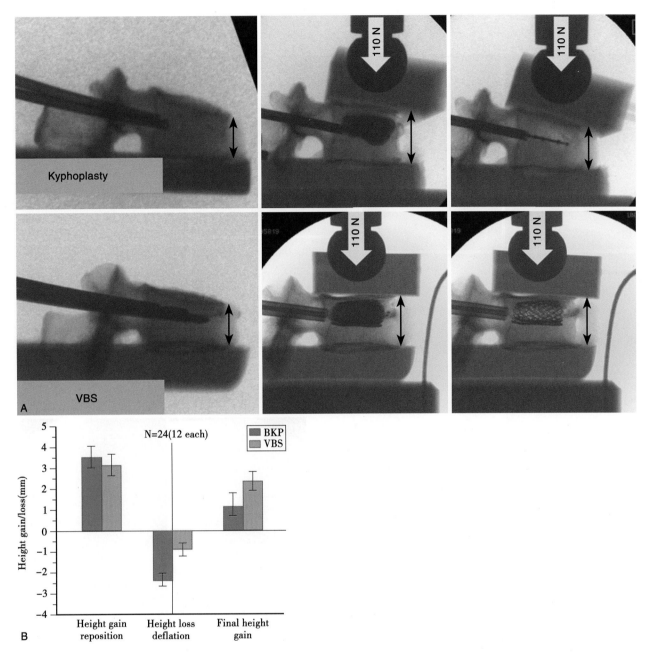

■ **Figure 36-3** * **A,** Comparison of a kyphoplasty procedure and a vertebral body stenting system as assessed in a cadaver model with a preload of 110 N. [21,22] Initial reduction can be achieved equally well with both systems. After deflation of the balloon there is a significant loss of reduction with the kyphoplasty system (*), whereas the height can be maintained with the VBS (**). **B,** Summary of twelve pairs of vertebrae tested. Initial height gain is similar in both techniques. Loss of height is observed with both systems, but significantly less with VBS ($p = .024$), and consequently the overall height restoration is superior with the VBS system ($p = .035$). (From Wilke HJ, Neef P, Caimi M, Hoogland T, Claes LE. New in vivo measurements of pressures in the intervertebral disc in daily life. Spine 1999;24-8:755-762; and Sato K, Kikuchi S, Yonezawa T. In vivo intradiscal pressure measurement in healthy individuals and in patients with ongoing back problems. Spine 1999;24-23: 2468-2474.)

* 图36-3　A,对比椎体球囊扩张和椎体支架系统在尸体模型承受110N的前负荷的表现[21,22]。最初的高度恢复,两者基本相近。但球囊缩小后球囊扩张(*)恢复的高度会有显著丢失,而VBS(**)可以维持椎体高度。B,总结十二对椎体实验。就最初的高度恢复来说两者基本相同,高度的丢失在两者都会观察到,但VBS的丢失明显少得多(P=0.024)。最终的高度恢复在VBS有明显的优势(P=0.035)。
注:此图未获得中文翻译授权,文中保留原文

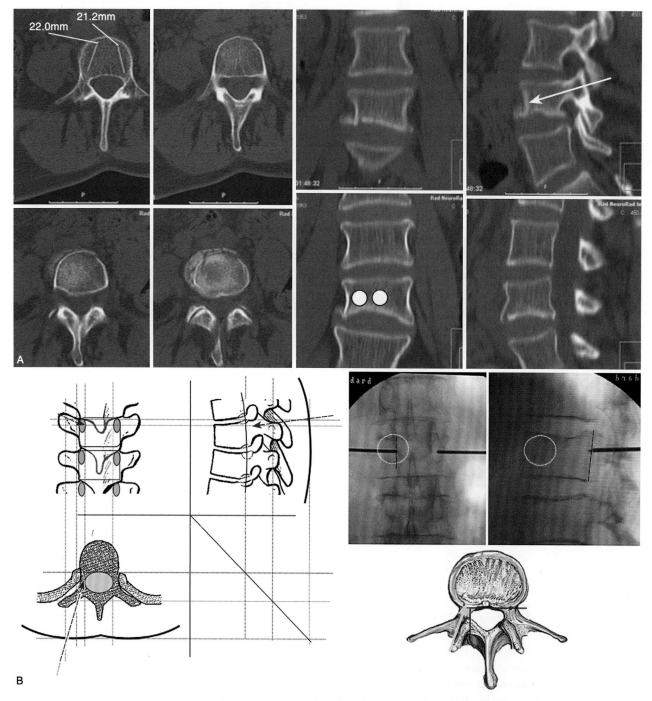

■ **图 36-4 A,** 外科技术的原则：术前根据 CT 扫描或 MRI 调查，评估并设计好支架的理想位置，以期达到理想的复位效果。通常是压缩最大区域的终板下 5mm。白线是椎体的前后径，箭头是工作套管的穿刺轨迹，白圈是椎弓根。**B,** 术中的穿刺方向根据 C 形臂的前后位和侧位的投影来确定。至关重要的标志点是前后位的椎弓根内侧壁和侧位的椎体后壁。导针的尖端在触及椎体后壁之前，绝不能触及椎弓根内侧壁。左上左下两图中箭头指示了工作套管的内倾角，右上图指示了前倾角。左上图的红线是椎弓根内侧壁，右上右下两图的红线是椎体的后壁

套管，完全进入椎体内，且在套管尖端不受干扰。在扩张前必须进行这一检查。然后逐步的均匀的加大球囊支架的压力与体积，在直视下填充椎体。一旦达到最大的填充或是椎体高度得到恢复，球囊放气并撤出，开始填充高黏聚甲基丙烯酸甲酯（PMMA）。水泥填充支架的空隙，并渗入周围骨质内。如果出现骨水泥渗漏，注射必须马上停止，等待45秒后，再开始小心地继续注射（图36-5）。当骨水泥凝固后移除填充套管。

与椎体成形术一样，术后即可动员患者在疼痛可耐受的情况下开始活动。

临床经验

2008年11月 VBS 在欧洲统一（CE）注册后，我们治疗了49例患者，并在前瞻性研究中记录了这些患者。评估的参数包括技术方面、术后并发症、高度恢复的可能性。

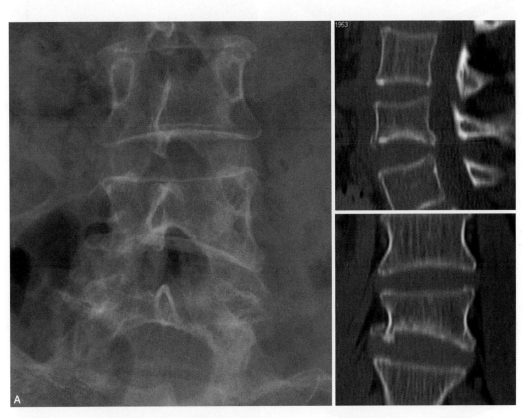

■图36-5　A,56岁女性,车祸伤。影像学可见右侧下终板的不典型压缩骨折。患者主诉站立时 L4 神经根痛。患者接受了经皮的支架植入复位

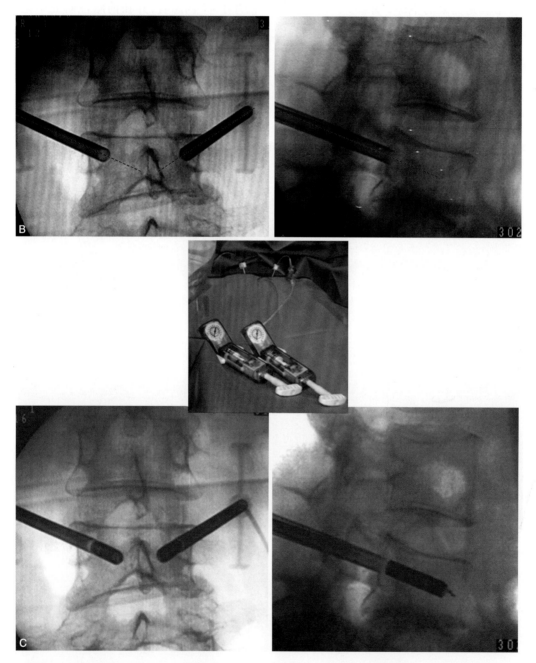

■ 图 36-5（续）　（B~G）。B,工作套管在两侧均有轻度的内聚。红色虚线显示了工作套管的穿刺轨迹和支架的最终位置。C,钻孔后双侧植入支架。上图:支架植入装置和压力表。左图:膨胀前支架在前后位像上的位置。右图:膨胀前支架在侧位像上的位置

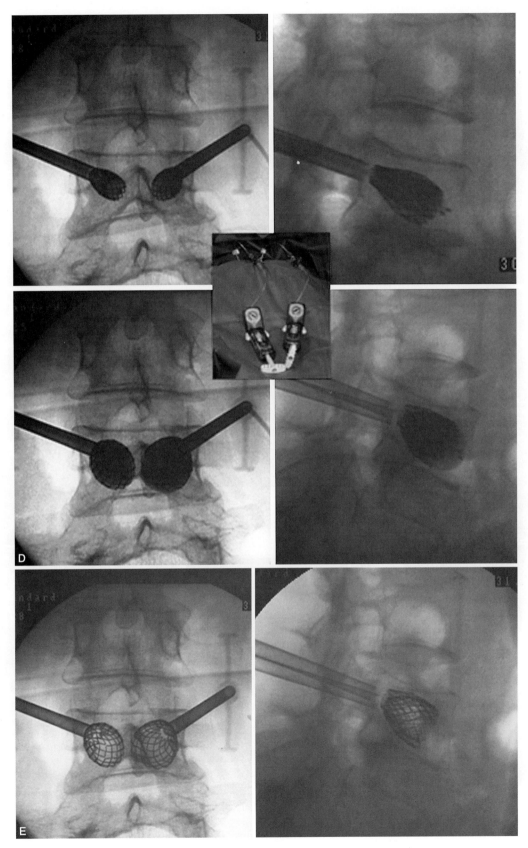

■ **图 36-5（续）**　**D,**支架逐步膨胀至椎体获得最大复位或达到最大体积。**E,**球囊放气并撤出后,支架仍呈膨胀状态,恢复的高度也得到保持。左图:膨胀后支架在前后位上影像。右图:膨胀后支架在侧位上的影像

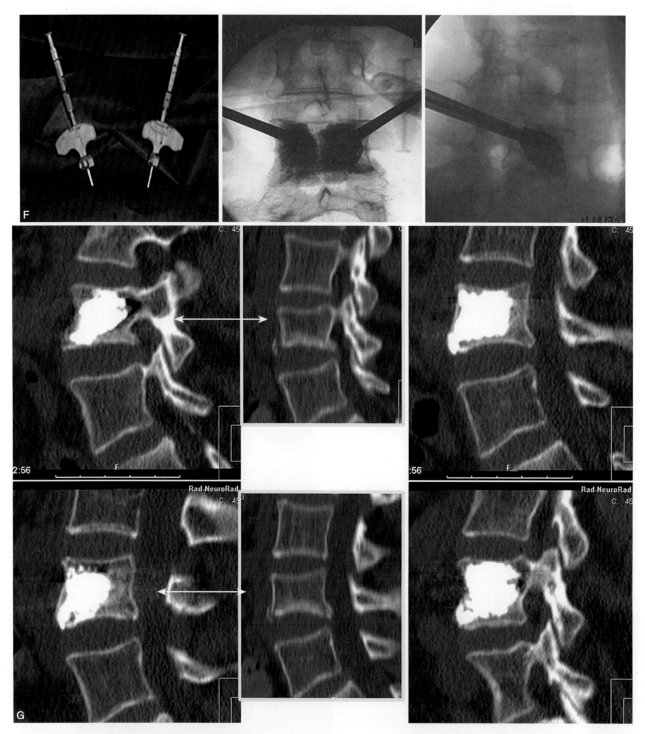

■ 图 36-5（续）　F，使用聚甲基丙烯酸甲酯（PMAA）进行水泥加固。水泥填充支架的空隙，并渗入周围骨质内。G，H，术前和术后的 CT 扫描显示复位的效果以及骨水泥理想的填充（左至右）

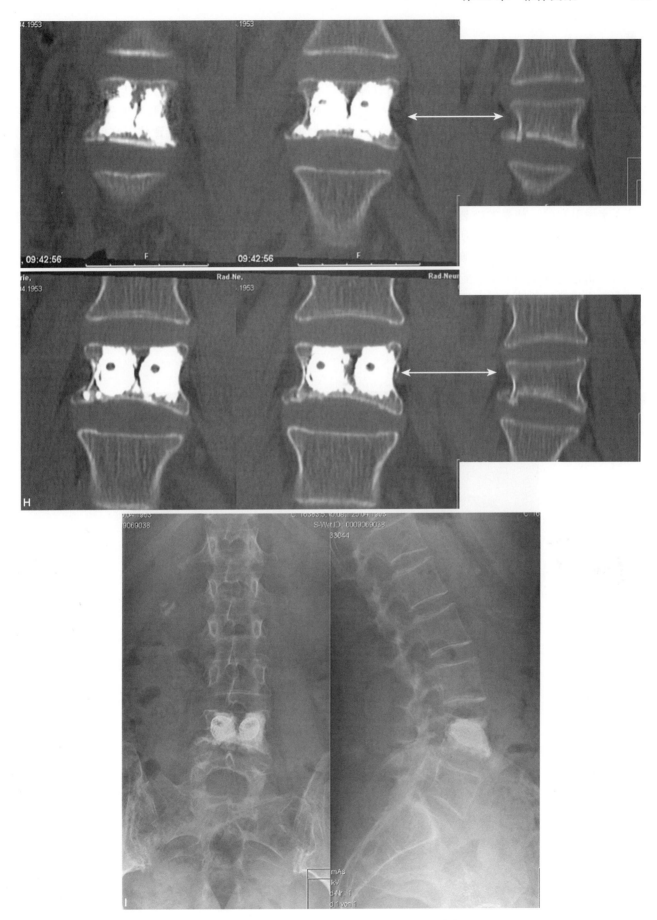

■ 图 36-5(续)　I，术后 6 个月随访的站立位 X 线片

结果

在49例患者中,32例是骨质疏松性压缩骨折,12例是胸腰椎的创伤性骨折,5例患者的骨折与骨髓瘤有关。平均年龄是67岁(27~85岁),其中女性31名,男性18名。

技术失败包括球囊破裂,我们有3例出现。在这些失败病例中我们发现支架出现了异常的撑开,支架的边缘最有可能导致失败。1例失败的原因可能是人字嵴引起的。球囊的破裂一般发生在扩张末期。但破裂不会导致失败,因为在放气后球囊可以完整的取出来,而后的骨水泥填充也是正常。有5例因为骨折已经愈合,支架不能扩张。所有病例中带有内置峰值限制的压力泵在压力达到32bars时均失效。在2例病例中,支架随着球囊一起被撤了出来。其余均留在原位。在所有病例中,均可注入骨水泥。

共40例没有愈合的骨折患者,椎体的压缩得到恢复,并测量了后凸的角度(图36-6,C)。术前后凸畸形平均达23°(13°~32°),术后纠正到12°(0°~16°)。在那些不以后凸畸形为主表现的病例中,我们进行高度恢复的半定量评估。高度的恢复程度分为三级:0~3级。其中0级为无恢复。3级为完全恢复。9例患者为0级。18例患者恢复程度为1级,即高度恢复50%(见图36-5)。15例患者为2级,即高度恢复75%(图36-7)。7例患者高度得到完全恢复(图36-8)。

在49例病例中有9例水泥渗漏。6例渗入椎旁组织,2例血管内,1例椎间孔内。9例均无临床症状。

在本组病例中,新鲜的创伤性骨折的患者椎体高度恢复最好(n=12)。健康的骨组织因支架的复原力量而产生了理想的反作用力。

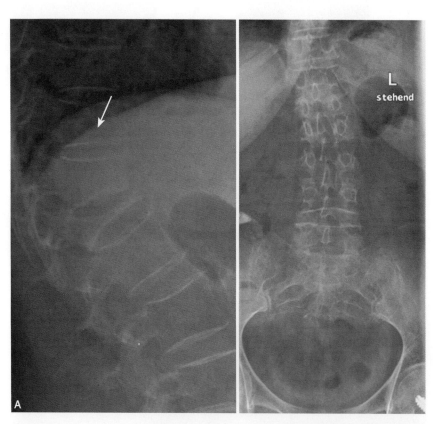

■图36-6　A,72岁女性,疼痛8周。第一张X线片显示L1椎体完全坍塌,严重的后凸畸形

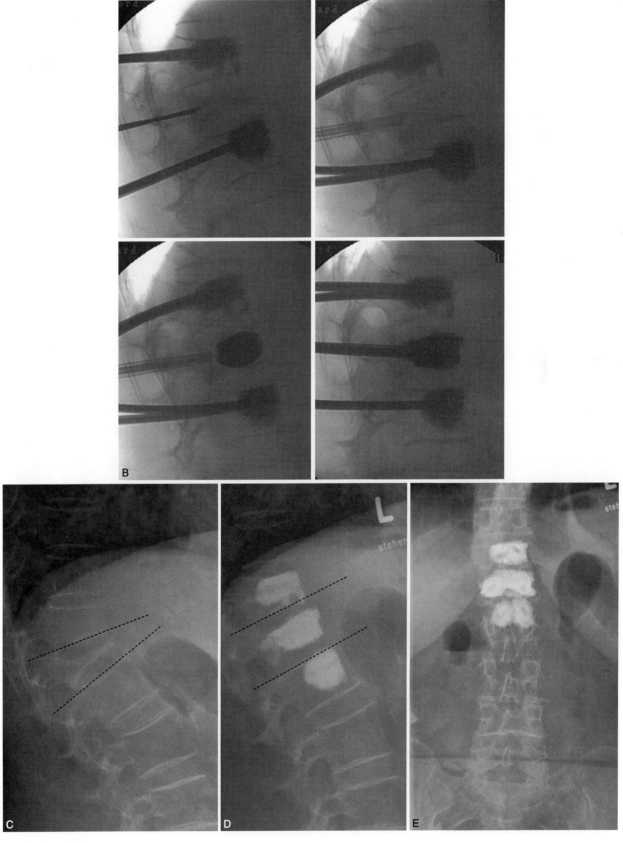

■ 图 36-6(续)　B,闭合复位和 VBS 两重技术联合使用几乎完全恢复椎体的高度。C,对比术后及 6 个月随访时的站立位片,椎体的高度得到很好的恢复和保持,后凸畸形几乎完全纠正(D 和 E)

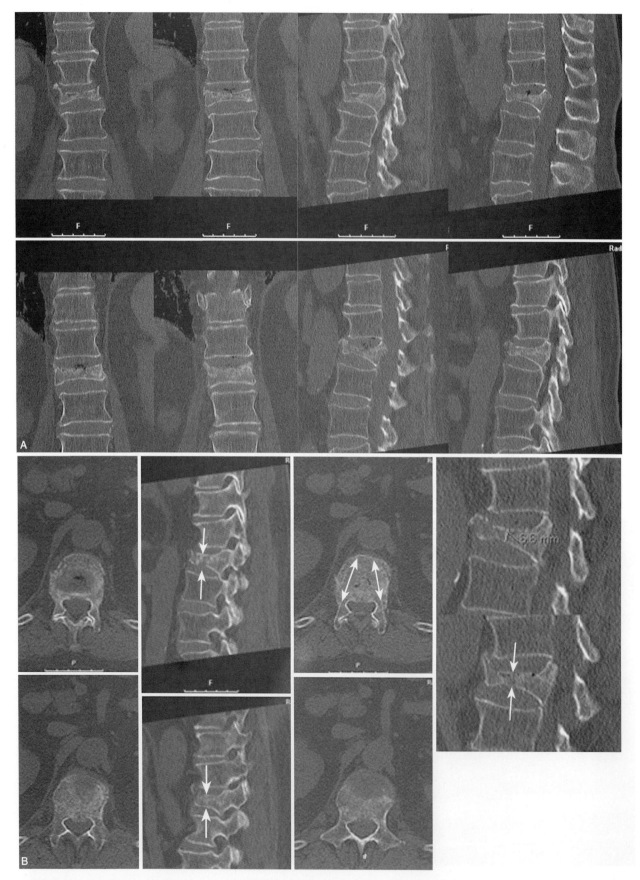

■ 图 36-7　78 岁男性,因摔倒出现 L1 椎体的严重压缩骨折。已知因激素治疗致骨质疏松症。尽管住院 10 天,仍疼痛不已。**A,** CT 扫描显示严重的椎体压缩骨折,后壁移位,裂痕形成。**B,** 根据 CT 扫描,术前计划好支架可能的大小及可行性。支架放置空间的最小高度大约是 8mm

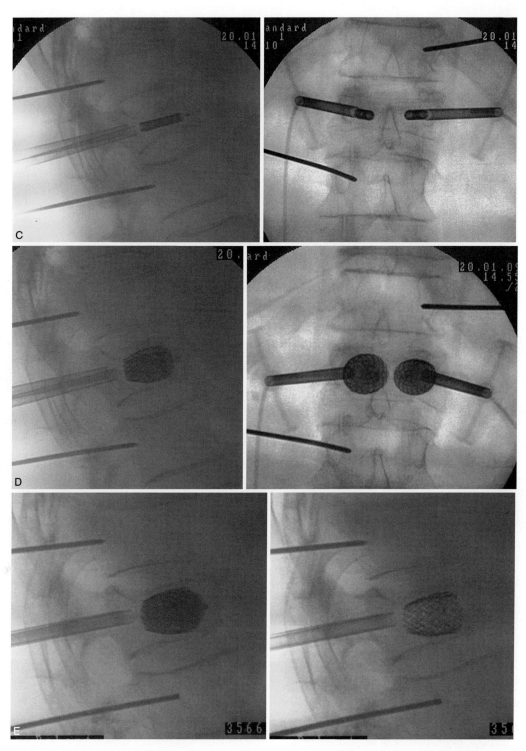

■ 图 36-7(续)　C ~ E,操作术中的影像:放置支架,膨胀,撤出球囊。图中箭头指示骨折位置

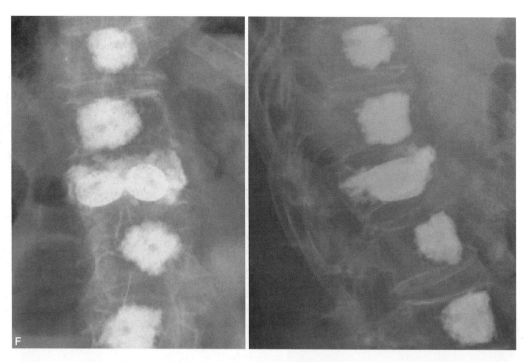

■ 图 36-7(续)   F,术后 4 个月随访的站立位像,椎体高度维持很好。临近椎体进行预防性加固

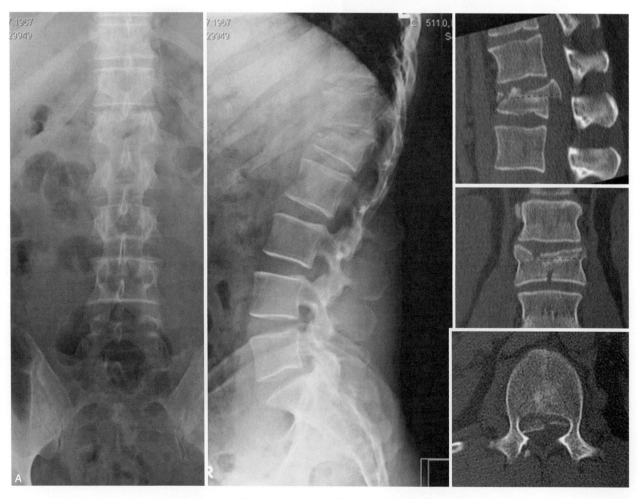

■ 图 36-8   A,男性,41 岁,滑雪意外致 L1 爆裂骨折(AO 3.2)

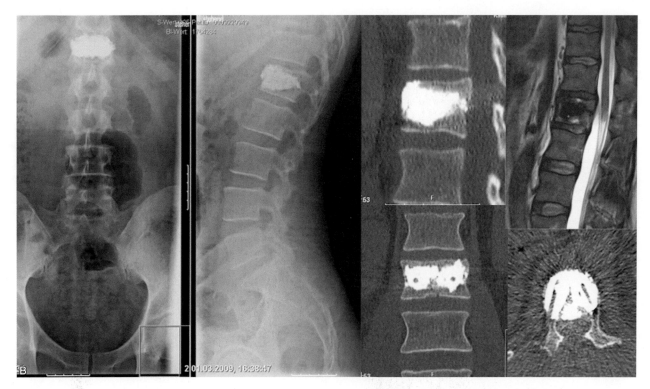

■图 36-8(续) B,支架恢复 L1 椎体先前的高度。韧带修复术使碎片重新排列。骨水泥为椎体立即负重提供了稳定性。对于年轻人使用 PMMA 持保留意见是合情合理的。但是,现在没有替代材料,尸检标本的组织学检查也没有显示骨水泥的危害。介入治疗术后 1 个月的 MRI 表现[24]

讨论

椎体支架在体外实验中成功恢复并维持了椎体的高度,在临床上,椎体支架也使急性或亚急性骨折的高度恢复成为可能。另外,理论上支架让临床医生克服了球囊的限制。球囊在提供最大可能的最佳负荷分配区域这一点上是理想的,但放气后无法实现高度的维持。

至今为止,支架的可行性已被证实。支架的使用和临床应用安全可靠。但相比简单的椎体成形术,它需要更好的外科技术。为了达到最优的效果,正确地放置支架至关重要。为了达到可控的填充,使用高黏水泥时需要强制性地延长操作时间。

VBS 的优缺点

优点
- 高度的恢复和维持成为可能
- 球囊/支架结合实现膨胀的可控性
- 空隙/支架空间的水泥安全填充

缺点
- 外科操作的依赖性;准确的支架位置
- 费用大

椎体高度恢复的临床影响需要证实。根据临床的比较,骨折形成后凸畸形对脊柱平衡的影响似乎要比单纯的后凸畸形严重[19]。生物力学运算证实后凸的增加一方面加重前柱的负荷,更重要的是,极大的增加后背肌肉的负荷[14,20]。这可能是最终导致矢状面失代偿的恶性循环的原因。因此,这是恢复和维持脊柱序列高度的原理。我们还需要进一步的临床研究来证实椎体支架是如何有助于此的。

(刘驰 译)

参考文献

1. Incidence of vertebral fracture in Europe: results from the European Prospective Osteoporosis Study (EPOS), J. Bone Miner. Res. 17–4 (2002) 716–724.
2. D. Bliuc, N.D. Nguyen, V.E. Milch, T.V. Nguyen, J.A. Eisman, J.R. Center, Mortality risk associated with low-trauma osteoporotic fracture and subsequent fracture in men and women, JAMA 301–5 (2009) 513–521.
3. L. Alvarez, M. Alcaraz, A. Perez-Higueras, J.J. Granizo, I. de Miguel, R.E. Rossi, D. Quinones, Percutaneous vertebroplasty: functional improvement in patients with osteoporotic compression fractures, Spine 31–10 (2006) 1113–1118.
4. S.P. Muijs, M.J. Nieuwenhuijse, A.R. Van Erkel, P.D. Dijkstra, Percutaneous vertebroplasty for the treatment of osteoporotic vertebral compression fractures: evaluation after 36 months, J. Bone Joint Surg. Br. 91–3 (2009) 379–384.
5. P.F. Heini, B. Walchli, U. Berlemann, Percutaneous transpedicular vertebroplasty with PMMA: operative technique and early results. A prospective study for the treatment of osteoporotic compression fractures, Eur. Spine J. 9–5 (2000) 445–450.
6. D. Wardlaw, S.R. Cummings, J. Van Meirhaeghe, L. Bastian, J.B. Tillman, J. Ranstam, R. Eastell, P. Shabe, K. Talmadge, S. Boonen, Efficacy and safety of balloon kyphoplasty compared with non-surgical care for vertebral compression fracture (FREE): a randomised controlled trial, Lancet 373–9668 (2009) 1016–1024.
7. P.A. Hulme, S.K. Boyd, P.F. Heini, S.J. Ferguson, Differences in endplate deformation of the adjacent and augmented vertebra following cement augmentation, Eur. Spine J., 2009.
8. J.C. Eck, D. Nachtigall, S.C. Humphreys, S.D. Hodges, Comparison of vertebroplasty and balloon kyphoplasty for treatment of vertebral compression fractures: a meta-analysis of the literature, Spine J. 8–3 (2008) 488–497.
9. D.F. Kallmes, B.A. Comstock, P.J. Heagerty, J.A. Turner, D.J. Wilson, T.H. Diamond,

R. Edwards, L.A. Gray, L. Stout, S. Owen, W. Hollingworth, B. Ghdoke, D.J. Annesley-Williams, S.H. Ralston, J.G. Jarvik, A randomized trial of vertebroplasty for osteoporotic spinal fractures, N. Engl. J. Med. 361–6 (2009) 569–579.

10. R. Buchbinder, R.H. Osborne, P.R. Ebeling, J.D. Wark, P. Mitchell, C. Wriedt, S. Graves, M.P. Staples, B. Murphy, A randomized trial of vertebroplasty for painful osteoporotic vertebral fractures, N. Engl. J. Med. 361–6 (2009) 557–568.

11. G. Voggenreiter, Balloon kyphoplasty is effective in deformity correction of osteoporotic vertebral compression fractures, Spine 30–24 (2005) 2806–2812.

12. P.J. Ryan, G. Blake, R. Herd, I. Fogelman, A clinical profile of back pain and disability in patients with spinal osteoporosis, Bone 15–1 (1994) 27–30.

13. C. Cooper, E.J. Atkinson, W.M. O'Fallon, L.J. Melton 3rd, Incidence of clinically diagnosed vertebral fractures: a population-based study in Rochester, Minnesota, 1985-1989, J. Bone Miner. Res. 7-2 (1992) 221–227.

14. M.H. Huang, E. Barrett-Connor, G.A. Greendale, D.M. Kado, Hyperkyphotic posture and risk of future osteoporotic fractures: the Rancho Bernardo study, J. Bone Miner. Res. 21–3 (2006) 419–423.

15. R.P. Heaney, T.M. Zizic, I. Fogelman, W.P. Olszynski, P. Geusens, C. Kasibhatla, N. Alsayed, G. Isaia, M.W. Davie, C.H. Chesnut 3rd, Risedronate reduces the risk of first vertebral fracture in osteoporotic women, Osteoporos. Int. 13–6 (2002) 501–505.

16. A.M. Briggs, A.M. Greig, K.L. Bennell, P.W. Hodges, Paraspinal muscle control in people with osteoporotic vertebral fracture, Eur. Spine J. 16–8 (2007) 1137–1144.

17. A.M. Briggs, A.M. Greig, J.D. Wark, The vertebral fracture cascade in osteoporosis: a review of aetiopathogenesis, Osteoporos. Int. 18–5 (2007) 575–584.

18. R. Rotter, S. Fürderer, P. Heini, Vertebral stenting, a new device for vertebral height restoration, Eur. Spine J. 17 (2008) 1551.

19. A.M. Greig, K.L. Bennell, A.M. Briggs, J.D. Wark, P.W. Hodges, Balance impairment is related to vertebral fracture rather than thoracic kyphosis in individuals with osteoporosis, Osteoporos. Int. 18–4 (2007) 543–551.

20. A.M. Briggs, J.H. van Dieen, T.V. Wrigley, A.M. Greig, B. Phillips, S.K. Lo, K.L. Bennell, Thoracic kyphosis affects spinal loads and trunk muscle force, Phys. Ther. 87–5 (2007) 595–607.

21. H.J. Wilke, P. Neef, M. Caimi, T. Hoogland, L.E. Claes, New in vivo measurements of pressures in the intervertebral disc in daily life, Spine 24–8 (1999) 755–762.

22. K. Sato, S. Kikuchi, T. Yonezawa, In vivo intradiscal pressure measurement in healthy individuals and in patients with ongoing back problems, Spine 24–23 (1999) 2468–2474.

23. R. Orler, L.H. Frauchiger, U. Lange, P.F. Heini, Lordoplasty: report on early results with a new technique for the treatment of vertebral compression fractures to restore the lordosis, Eur. Spine J. 15 (2), 2006 1769–1775.

24. V. Braunstein, C.M. Sprecher, A. Gisep, L. Benneker, K. Yen, E. Schneider, P. Heini, S. Milz, Long-term reaction to bone cement in osteoporotic bone: new bone formation in vertebral bodies after vertebroplasty, J. Anat. 212–5 (2008) 697–701.

第 37 章　结构性骨成形术：应用 OsseoFix 器械治疗椎体压缩骨折

37

James J. Yue ,Hitesh Garg ,and Rudolf Bertagnoli

关　键　点

- 椎体压缩骨折的控制性复位和方向性复位相结合。
- OsseoFix 器械相比椎体成形术或球囊扩张成形术,可以用更少的骨水泥实现骨折的方向性复位。
- 在实验室环境下,Osseofix 器械相比球囊扩张能够提供更好的反作用力避免椎体再次移位。
- 器械有 4.5mm、5.5mm、7.0mm 三种规格。
- 在实验室环境下,Osseofix 相比球囊扩张术及椎体成形术使用更少的骨水泥就可以产生等效强度。

介绍

骨质疏松及骨质疏松性压缩骨折(VCFs)的发病率随年龄增长不断升高,80 岁女性的发病率预计高于 50%[1]。骨质疏松性压缩骨折的解剖学和生物力学的不良后果相当大地增加了慢性病的发病和骨质疏松的经济影响[1]。随着改善生活质量的需求不断增长,尽早解除疼痛、早期运动以及功能保护已成为骨质疏松性压缩骨折治疗的目标[2]。

单一节段的椎体压缩骨折导致矢状面的畸形及骨折椎体周围更大的弯曲力矩。因此,更小的力量就会导致更多、更严重的邻近椎体的压缩骨折,后凸畸形也相应增加[1]。椎体高度丢失形成的脊椎畸形也将导致肺容量的丢失、营养不良、活动量减少,甚至抑郁[3]。继发于骨质疏松性压缩骨折的后凸畸形因肺部疾病的原因导致死亡率增加了 2~3 倍[3]。而且,急性椎体压缩骨折的疼痛在大量的病例中变为慢性。介入治疗恢复了骨折椎体的高度,稳定了骨折节段,改善了椎体的生物力学,从而改善了预后[5,6]。

椎体成形术和球囊扩张成形术是骨质疏松性压缩骨折的有效替代治疗方法。椎体成形术的缺点包括高压注射、不能纠正畸形以及骨水泥的外渗。相似地,球囊扩张成形术治疗爆裂骨折过程中表现的不足包括:椎体复位效果差、骨水泥流注的方向性、可控性较差及较高的骨水泥外渗几率。OsseoFix (Alphtatec Spine ,San Diego ,CA USA)技术和植入物组成的混合技术,我们称为结构性骨成形术。结构性骨成形术能够实现骨水泥流注方向的可控及有效恢复椎体高度,并实现增加骨折椎体的骨量。OsseoFix 是类似支架的钛合金的器械,经皮通道插入骨折椎体,在填充骨水泥(PMMA)之前,以可控的、预测性的方式恢复压缩骨折椎体的稳定性和高度。这一植入物在设计上克服了椎体成形术和球囊扩张成形术的不足。

临床适应证和禁忌证

OsseoFix 的临床适应证包括从 T6 到 L5 的有症状、未愈合的胸腰椎骨质疏松性压缩骨折。此外,潜在的适应证包括肿瘤和创伤性骨折。在术前,必须通过临床检查和影像学分析明确骨折的椎体确实出现了骨折。影像学方法包括 X 线片和短 T1 反转恢复序列(STIR)的 MRI 影像。MRI 同时可以明确有无脊髓和马尾神经受压,是否需要行减压手术。如果怀疑受累椎体的后方皮质有破损,做一个 CT 扫描很有必要,尤其是创伤患者。

手术的禁忌证包括钛合金过敏、慢性的已经愈合的骨折、扁平椎、不稳定的爆裂骨折、颈椎骨折、局部或全身性感染、白细胞升高、发热、肥胖症、怀孕、精神病,以及由于其他内科疾病导致无法手术的全身性禁忌证,比如凝血功能障碍、无法耐受全麻或局麻、不能取俯卧位。

Osseofix 器械产品说明

Osseofix 是钛金属的植入物,由手术级的钛合金

（Ti-6Al-4V，ASTM F 136）和商品级的纯钛（Ti-CP2，ASTM F 67）组成，外层镀有电解转化膜。它是一个圆柱形类胶囊体，展开后可在中部膨胀来恢复和维持骨折椎体的高度。然后将骨水泥填充入展开的植入物中。根据不同个体的解剖学上的尺寸需求可以提供不同的型号的植入物（图 37-1；表 37-1）。

未打开的植入装置   **打开的植入装置**

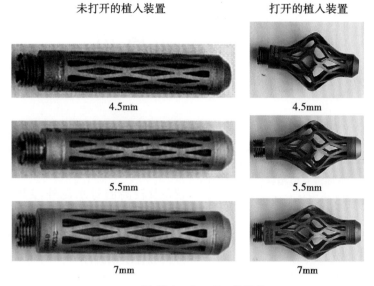

■ 图 37-1 OsseoFix 钛植物

表 37-1 植入物应用比较表

原始直径 （mm）	原始长度 （mm）	最大应用直径 （mm）	最终长度 （mm）
4.5	26.4	11.4	22.8
5.5	30.0	13.0	26.4
7	35.2	14.8	31.7

生物力学研究

OsseoFix 植入物嵌入骨折的椎体后经历了大量的体外实验，涉及刚度、屈服负荷、极限负荷等[7,8]。通过对比球囊扩张椎体成形术和 OsseoFix 修复术，这些研究对修复后压缩骨折的椎体的稳定性进行了评估[7,8]。

最先报道的通过体外实验评估 Osseofix 植入物生物力学的研究，利用四名男性尸体（68±9 岁）的椎体，使用三维计算机断层扫描（CT）骨密度（BMD）测量系统从 T2 到 L5 扫描 BMD（椎体的平均 BMD = 119±44mg/ml）。单个椎体从脊柱上分割下来，并测量椎体前柱的高度。测量后，使用既定的技术对完整的椎体进行机械测试[5,6]。

为总结这些技术，完整的椎体被放置在测试架上，通过定制的固定装置固定，并利用环氧树脂模拟上下椎体终板（图 37-2）。完整椎体的前柱高度的 25% 被压缩（30mm 高度×25% = 压缩 7.5mm）。完成整个测试后，计算关于刚度（N/mm）、屈服载荷（N）和

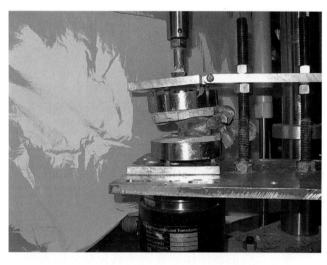

■ 图 37-2 压缩完整椎体前柱高度 25% 的测试装置

极限荷载（N）的数据。

骨折的椎体随机分入两组：一组使用标准的球囊扩张椎体成形术，另一组使用最小号的 OsseoFix 器械（4.5mm）（图 37-3，图 37-4）。两组都注射 PMMA 骨水泥。修复后，再次测量前柱高度，然后再次压缩25%的椎体前柱高度，相同的数据两组再测量一次。完整椎体的数据和修复后椎体的数据，以及两个修复组之间的数据使用双向方差分析进行了评估（$P < 0.05$）。此外，注入骨水泥的容量和修复后的椎体经测试后高度的维持使用单向方差分析进行评估（$P < 0.05$）。

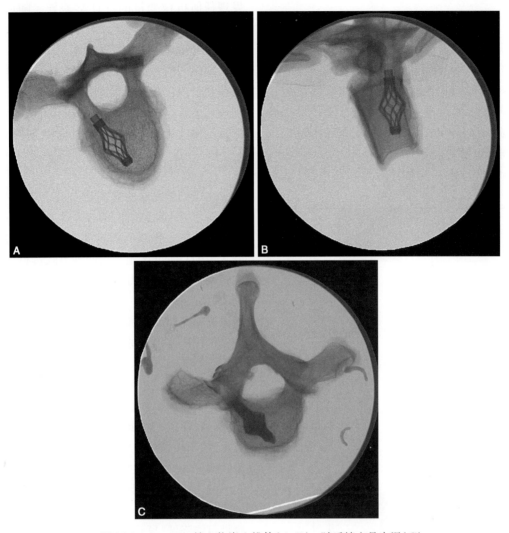

■ 图 37-3 OsseoFix 植入物嵌入椎体(A,B),随后填充骨水泥(C)

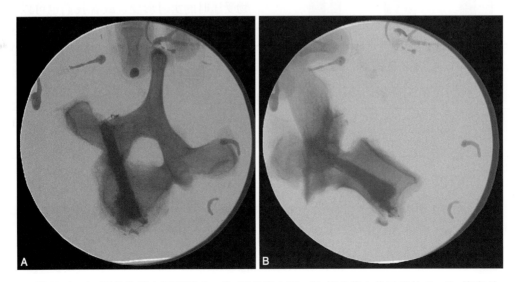

■ 图 37-4 A,冠状位像上展开的 Ossefix 填充骨水泥。B,侧位像上像展开的 Ossefix 填充骨水泥

结果——研究 1

最初的研究数据发现,无论在椎体完整阶段,还是在修复后阶段,前柱高度在两组修复技术间没有差异。然而,OsseoFix 组相比球囊扩张椎体成形术组在修复的椎体再次压缩后高度的维持上有统计学优势(图 37-5)。此外,OsseoFix 组注射骨水泥的计量在统计学上少于球囊扩张椎体成形术组。

在 Osseofix 和球囊扩张椎体成形术两组间,没有

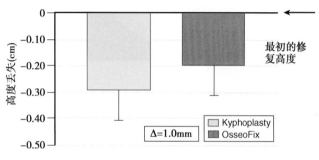

■ 图 37-5　修复的椎体再次压缩后

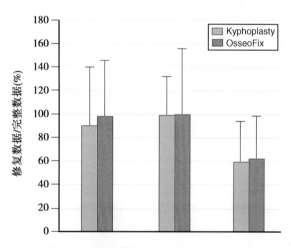

■ 图 37-6　恢复椎体完整的机械强度的能力

发现任何机械变量的统计学差异。随后这些数据按完整的数据进行标准化,来评估每个修复技术恢复椎体完整的机械强度的能力(图 37-6)。

两组间的标准化的数据没有统计学差异。屈服负荷和极限负荷均恢复到了最初值,但刚度都没有达到最初值。这一结果与先前报道的对比 PVP 和 PKP 的恢复椎体压缩骨折的生物力学数据相似[5,6]。

结果——研究 2

由于椎体复原的强度是由最小的植入物以及较少的水泥所提供的,因此,第二个生物力学研究旨在评估单独使用植入物时的固有强度,并将其与 PKP 及填充骨水泥的 OsseoFix 植入物两种方式进行比较[8]。这一研究使用与前一生物力学实验同样的标本制作方式[7]。然而,在第二项研究中,OsseoFix 植入修复的选择基于椎弓根的宽度和高度和所需的恢复椎体高度。此外,机械数据都按个体椎体的 BMD 进行了标准化,以消除固有骨密度的影响,从而了解骨折的椎体是如何变得稳定。

这项研究没有发现使用 PKP、OsseoFix 伴骨水泥、OsseoFix 不伴骨水泥这三种方法的机械变量存在机械差异(表 37-2)。因此,单独使用 OsseoFix 植入物(不伴骨水泥)所提供的生物力学强度和其他被评估的修复技术是相等的。确切的解释尚不清楚,它可能与在上终板之下的工业纯钛承受负荷时,可膨胀的区域出现变形的顺应性或弹性有关。使用骨水泥时,上终板之下的物块弹性可能降低,导致更多直接负荷作用于终板,从而稳定性变差。我们需要进一步的可视化研究来了解植入物受压时的实时形变。或者我们也可以使用不同的填充材料,因为 OsseoFix 植入物是不需要填充材料就可以提供稳定性和结构的支撑。此外,进一步的研究需要去了解骨折的稳定在这种情况下是如何保证的。

表 37-2　每个治疗组标准化生物力学数据

	产生负荷(N/BMD)		最大负荷(N/BMD)		硬度(N/BMD)	
	完好无损	发生损坏	完好无损	发生损坏	完好无损	发生损坏
椎体后凸成形术						
均值	22.2	15.8	22.9	17.0	11.0	3.9
SD	17.0	9.4	16.7	9.8	10.3	2.8
带骨水泥的植入物						
均值	23.0	16.8	23.9	18.8	11.5	4.9
SD	16.1	16.6	15.8	20.7	9.2	4.6
不带骨水泥的植入物						
均值	23.8	18.8	25.1	22.2	12.6	5.4
SD	15.5	16.1	15.5	16.9	11.3	3.4

结论

几项体外生物力学研究发现，OsseoFix 植入物可以提供与标准 PKP 技术等价的生物力学强度。然而，在初始的研究中，更好的高度维护和更少的水泥注入量是关键结论。随后的研究发现，单独使用 OsseoFix 植入物所提供的生物力学强度和其他修复技术是相等的。从这些调查研究，我们可以得出结论，OsseoFix 修复技术相对标准 PKP 修复技术而言，是一个可行的生物力学替代技术。

临床数据

第一例使用 OsseoFix 骨折复位内固定系统治疗椎体压缩骨折的手术，是由 Rudolf Bertagnoli 医生于 2008 年 7 月 21 日在德国 Bogen 中心完成的。此后，数百名患者接受了这种治疗。第一名患者为 T12 椎体急性压缩骨折（图 37-7）。外科医生使其恢复了理想的高度（图 37-8）。患者疼痛即可缓解，不需要任何外部支具或支撑。到目前为止已经完成两例这样的病例，都获得良好的临床疗效，至今无并发症。

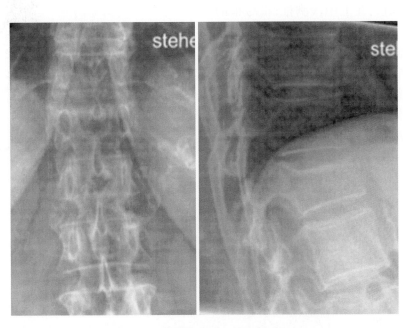

■ 图 37-7　T12 椎体骨质疏松性压缩骨折

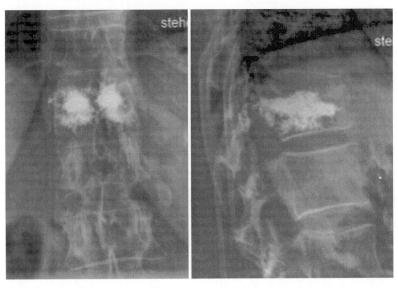

■ 图 37-8　使用 OsseoFix 骨折复位系统完成 T12 椎体骨质疏松性压缩骨折的复位和内固定

手术技巧

步骤 1:定位。将患者小心谨慎地俯卧位放置在 Jackson 工作台上,所有骨性突起均垫好。屏幕上显示椎体的前后位和侧位片,这样可以清楚直观地显示椎体。在前后位上,棘突到椎弓根内侧缘的距离需相等。侧位片上,终板需重叠。确认并标记手术区域的位置和水平。

步骤 2:创建进入椎体的通道(图 37-9)。经椎弓根入路目前最常用,且便于掌握。椎弓根外侧入路对于上中段胸椎较适宜。在上中段胸椎,椎弓根的直径限制了 OsseoFix 的大小。在已标记的骨性突起上方做 1cm 切口。瞄准目标,将携带有套针的 Jamshedi 套管经椎弓根外侧或经椎弓根入路置入椎体。经 Jamshedi 套管,将套管针替换成导线。在这一步,导线的位置必须透视确认。然后将 Jamshedi 套管去除,替换成钻套。使用钻套沿导线建立通道至椎体的前三分之一(图 37-10)。通道应到达椎体前皮质后方数毫米。再次透视,确认位置。然后去除钻套,保留导线。

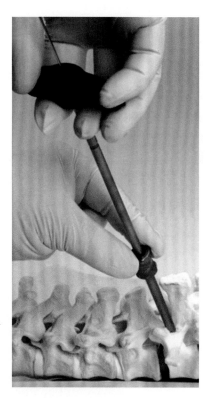

■ 图 37-10　在椎弓根建立通道,沿导线在椎体钻孔

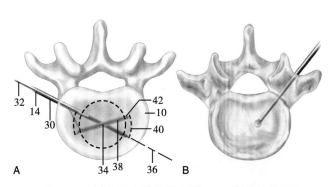

■ 图 37-9　创建进入椎体的通道。A,椎弓根外侧入路。B,经椎弓根入路

步骤 3:插入并展开植入物(图 37-11)。选好尺寸的植入物预先装在插入器上。确保植入物在推杆上没有扭转。然后将调节器垂直安装在植入物插入器手柄的顶部。顺时针旋转调节器的带槽金属杆,直到听到咔哒一声,表示调节器已经锁在了植入物插入器手柄上。如果调节器上端的红色标志露了出来,逆时针旋转调节器直到看不到红色标志。然后将颜色匹配的调节器操作杆通过调节器装进植入物插入器内,旋转至操作杆末端完全进入植入物。将调节器操作杆的外部把手压入到调节器的节点内,然后顺时针旋转,将其锁牢。调节器操作杆的尖端需露出植入物的远端。组装好的植入物插入器装置

和调节装置穿入导线。前后位及侧位透视确认植入物的位置。然后去除导线,在屏幕直视下,顺时针旋转调节器完成植入物的初始化展开。若术者对植入物的初始展开和终板的复位满意,便继续完成最终的展开。调节器设有停顿装置,避免植入物的过度展开。在停顿装置起作用前,调节器可以旋转 3.5 圈。达到满意的展开状态后,拆卸掉植入物插入装置,去除调节器操作杆。在椎体内保留插入器套管。如临床需要,可通过另一椎弓根向相同椎体放置第二枚植入物。

步骤 4:填充骨水泥。在室温下,在搅拌器内将骨水泥粉末与混合液搅匀。将所需量的骨水泥装入填充枪内。将一个骨组织活检套管通过植入物插入装置插到植入物最远端。然后将骨水泥填充枪接上延长管。在透视下,将所需量的骨水泥通过骨组织活检套管注入椎体内。骨水泥绝不能不经活检套管直接注入植入物插入管内。当达到骨水泥的量足以稳定骨折时,需停止注入。如果骨水泥到达了皮质或终板或是发现渗漏时,也要停止骨水泥的注入。骨水泥填充完成后,去除骨活检套管和插入器套管。透视观察骨水泥最终的填充效果,关闭皮肤切口。

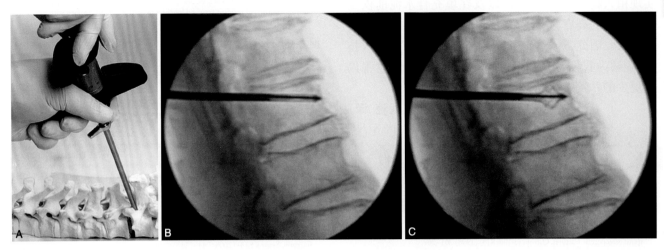

■图 37-11　**A**,旋转器械的展开调节器的金属杆。**B**,屏幕显示植入物被放置到椎体的前三分之一。**C**,屏幕显示植入物已经展开

操作的误区和并发症

除了任何手术都会面临的麻醉并发症外,有一些 OsseoFix 操作过程中可能出现其他并发症。对于存在后退的碎骨片和后方皮质破裂的病例,术前影像学检查,如 MRI 和 CT 扫描,应该仔细研究。这些后退的碎骨片可能在器械展开时被推进椎管内,引起严重的神经症状,包括神经根病、麻痹或瘫痪。骨水泥可能从骨折处或破裂的后方皮质渗漏,引起神经损伤。脂肪栓塞、血栓或其他事件可能在复位或水泥填充时发生,导致灾难性的临床后遗症。植入物折断、移位或感染,从而需要翻修手术。这种可能虽然不大,但是存在。适当的患者选择,良好的荧光镜的指导,高质量的图片,患者的依从性,适当的手术培训,掌握脊柱的解剖,在插入器械时要时刻避开脊髓和神经,适当的术后护理和物理治疗,抗骨质疏松治疗都有助于提高手术的效果。

替代疗法

椎体成形术,或是骨水泥填充椎体,最早在 20 世纪 80 年代开始应用于椎体血管瘤,后来扩展到骨质疏松性椎体压缩骨折的疼痛治疗和脊柱的溶骨性转移瘤。各种研究均报道椎体成形术缓解疼痛的成功率非常高[9]。骨水泥与椎体的松质骨相互交合,从而加固了椎体。但是,椎体成形术并不能纠正椎体在矢状面的序列,其对生物力学尤为重要,能够阻止后凸畸形的进展[10]。此外,一些研究报道椎体成形术出现骨水泥的渗漏和栓塞,这可能是高压下骨水泥注射的结果[11]。

球囊扩张椎体后凸成形术(PKP)是一种微创的技术,通过一个很小的皮质骨窗插入压力泵,扩充夯实骨质,在低压下向压缩骨折椎体内注入骨水泥(PMMA),恢复椎体高度。PKP 可以纠正椎体畸形,并改善脊柱在矢状面的序列。但低压下骨水泥的注入也存在争议,因为在骨水泥注入前,球囊已经在椎体内通过夯实骨质形成一个空腔。近期研究发现骨水泥注射的压力取决于套管的直径和注射的速度,而不是椎体内空腔的大小。PKP 的其他问题之一就是,在撤去球囊没有填充骨水泥前,恢复的椎体高度会有丢失。这也是因为 PKP 没有使骨水泥与椎体的松质骨相互交合。而且 PKP 进一步增加松质骨的负荷,压缩周围的松质骨,导致恢复的高度部分丢失。卧床休息、镇痛药物、围腰以及抗骨质疏松治疗,仍然是稳定型 VCFs 的主要治疗方法。当存在脊髓或马尾神经的机械压迫,合并或不合并神经功能损伤时,需通过前路、后路或是前后联合通路进行开放性手术完成减压、复位、内固定治疗。

讨论和结论

早期的临床和生物力学的研究结果表明 OsseoFix 可以成功纠正椎体畸形,恢复脊柱在矢状面的序列,快速缓解疼痛,改善生活质量,并能够防止再发骨折和进一步的驼背。相对于 PKP,OsseoFix 能够让骨水泥与椎体的松质骨相互交合,因此承重能力加强。而且比 PKP 使用的骨水泥量要少。另外,OsseoFix 能够

实现植入物展开的可控性,以及在填充骨水泥前恢复骨折椎体的高度,并能够提供可预见的和可重复的实验结果。因此,选择合适的患者使用 OsseoFix 植入技术,能够为我们带来积极的疗效、临床结果的改善以及更少的并发症。

(刘驰 译)

参考文献

1. D.M. Kado, W.S. Browner, L. Palermo, et al., Vertebral fractures and mortality in older women: a prospective study. Study of Osteoporotic Fractures Research Group, Arch. Intern. Med. 159 (11) (1999) 1215–1220.
2. S.R. Garfin, R.A. Buckley, J. Ledlie, Balloon kyphoplasty for symptomatic vertebral body compression fractures results in rapid, significant, and sustained improvements in back pain, function, and quality of life for elderly patients, Spine 31 (19) (2006) 2213–2220.
3. C. Schlaich, H.W. Minne, T. Bruckner, et al., Reduced pulmonary function in patients with spinal osteoporotic fractures, Osteoporos. Int. 8 (3) (1998) 261–267.
4. S.L. Silverman, M.E. Minshall, W. Shen, et al., The relationship of health-related quality of life to prevalent and incident vertebral fractures in postmenopausal women with osteoporosis: results from the Multiple Outcomes of Raloxifene Evaluation Study, Arthe. Rheum. 44 (11) (2001) 2611–2619.
5. C. Kim, A. Mahar, A. Perry, et al., Biomechanical evaluation of an injectable radiopaque polypropylene fumarate cement for kyphoplasty in a cadaveric osteoporotic vertebral compression fracture model, J. Spinal. Disord. Tech. 20 (8) (2007) 604–609.
6. A. Perry, A. Mahar, J. Massie, et al., Biomechanical evaluation of kyphoplasty with calcium sulfate cement in a cadaveric osteoporotic vertebral compression fracture model, Spine J. 5 (5) (2005) 489–493.
7. V. Upasani, C. Robertson, D. Lee, et al. Biomechanical comparison of kyphoplasty versus a titanium mesh implant for stabilization of vertebral compression fractures. Spine (Accepted, In Press).
8. H. Ghofrani, T. Nunn, C. Robertson, et al., Biomechanical evaluation of a titanium mesh implant compared to kyphoplasty: is bone cement necessary for vertebral body fracture stabilization? Presented: at meeting of North American Spine Society, San Francisco, Calif., 2009.
9. S.R. Garfin, H.A. Yuan, M.A. Reiley, New technologies in spine: kyphoplasty and vertebroplasty for the treatment of painful osteoporotic compression fractures, Spine 26 (14) (2001) 1511–1515.
10. C. Kasperk, J. Hillmeier, G. Noldge, et al., Treatment of painful vertebral fractures by kyphoplasty in patients with primary osteoporosis: a prospective nonrandomized controlled study, J. Bone Miner. Res. 20 (4) (2005) 604–612.
11. M.E. Majd, S. Farley, R.T. Holt, Preliminary outcomes and efficacy of the first 360 consecutive kyphoplasties for the treatment of painful osteoporotic vertebral compression fractures, Spine J. 5 (3) (2005) 244–255.

第 38 章　Kiva 系统治疗骨质疏松椎体压缩骨折

38

Luis M. Rosales

- Kiva 系统对于 T10 到 L5 节段骨质疏松椎体压缩骨折的复位和治疗是有效的。
- Kiva 系统通过经皮通道将环形聚醚醚酮材料植入椎体内,形成巢样螺旋体结构支撑松质骨结构。
- 植入物通过一个可去除的导引装置植入椎体内。通过"椎体内置换"达到抬升终板复位骨折。
- 骨水泥通过 Kiva 系统固有腔隙弥散进入松质骨进而稳定骨折并达到最少外渗率。
- Kiva 系统达到与同类产品相似的止痛效果和 ODI 功能评分,并且没有材料相关副作用。

介绍

椎体压缩骨折在老年人群中发病率很高,是最常见的骨质疏松骨折类型。大多数骨折患者没有明显外伤史[1]。有椎体骨折史的患者再发骨折率更高,有研究发现 20% 的骨折患者会在 1 年内再次发生骨折[2]。椎体骨折不仅带来疼痛、功能丧失和脊柱畸形,而且会导致患者死亡率增加,比无骨折患者死亡率增加 9 倍[2]。

经皮椎体成形术(PVP)作为一种治疗椎体侵袭性血管瘤的治疗方法在 1984 年由法国的 Galibert 和 Deramond 提出,被作为一种减轻疼痛稳定病灶的治疗手段[1]。随后,PVP 被作为一种治疗血管瘤、转移瘤、骨质疏松症等导致的椎体病理骨折的治疗手段。今天,大多数骨折患者可通过 PVP 手术解除骨折带来的痛苦。PVP 可作为一种安全有效的治疗疼痛性骨质疏松骨折的手术方式。

使用球囊后凸成形术和椎体成形术进行椎体强化常规是通过注入骨水泥[3]。临床研究表明两种治疗方式均可有效减少骨折带来疼痛[2,4]。但骨水泥注入也带来一些并发症:骨水泥外溢、骨水泥导致血管栓塞、

未聚合单体毒性导致的全身反应以及邻近组织的热损伤。而后两个并发症是骨水泥特有的并发症。由于骨水泥的副作用,又因为骨水泥本身不能诱导骨合成,因此,近年来不断通过研究基于钙磷酸盐类的生物材料来探索替代骨水泥的可能性。但是,这种替代品必须达到一定的基本参数,适宜的形变特征,一定力学强度,安全的生物学反应。

Kiva 治疗系统(Benvenue Medical, Santa Clara, Calif)是一种新型的椎体增强系统,可用来治疗疼痛骨质疏松椎体骨折患者。与传统的球囊系统通过球囊扩张将松质骨推到椎体周围、形成空腔以填塞骨水泥不同,Kiva 系统通过经皮通道将环形聚醚醚酮材料植入椎体内,去除导丝后形成巢样螺旋体,对松质骨提供结构支撑,同时也是骨填充植入物注入的通道。通过植入物实现椎体置换达到终板抬升和骨折复位的目的。骨水泥通过植入物固有通道注入并与松质骨交互结合进而稳定骨折,减少骨水泥的外溢。

适应证

Kiva 系统通过经椎弓根通道应用 PEEK 材料,被用来治疗 T10 到 L5 骨质疏松椎体骨折。也可用来治疗良性或恶性病变导致的病理性骨折。

禁忌证

包括:

- 感染,全身或局部,手术部位。
- 任何导致患者无法手术或妨碍手术效果的医疗情况。
- 手术节段的病理情况(例如癌症病理性骨折)。
- 有神经症状体征的压缩骨折。
- 曾经手术治疗过的椎体再次发生压缩骨折。

● 受累椎体塌陷导致无法建立工作通道。

预防措施

包括：
- 没有主动仔细观察就行手术可能导致患者严重损伤。
- 尽量不要触碰 Osteo Coil 导引线尖端。
- 发现装置破损，不要使用，销毁或返厂。本系统是一次性产品。
- 装置使用必须在透视引导下，没有使用透视引导将可能导致严重患者损伤。

Kiva 系统介绍

Kiva 系统是一次性无菌消毒产品，包括可植入的 PEEK 植入物。手术配套工具被用来提供经皮通道及建立经椎弓根通道以植入 PEEK 植入物。Kiva 系统有 5 个基本组件：

1. Nitinol Kiva coil 轨道（Kiva coil 轨道是镍钛合金做成的导丝）。

2. 有 PEEK 内衬的不锈钢操作装置。

3. 聚酯操作手柄（图 38-1）。

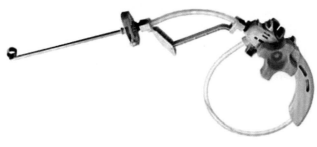

■ 图 38-1　Kiva 手柄

4. 含 15% 硫酸钡的 PEEK 材料制成的可分离植入物。

5. 骨水泥推杆。

具有"形态记忆"功能的镍钛合金轨道可形成环形结构，它可暂时被拉直后放在套管内，然后被植入松质骨内。而一旦套管进入松质骨，Kiva 植入物被从套管里推出来。医生使用手柄来控制 coil track 数量，每旋转 90 度手柄相当于增加 2mm。一旦离开套管，镍钛合金就会恢复记忆形态插入松质骨内。一旦镍钛合金轨道建立，透视下可显影的 PEEK 植入即可沿轨道植入椎体内然后通过操作分离装置将植入物与植入装置分离。

临床表现和评价

研究对象和研究方法

22 例 T10 到 L5 影像学确定是有典型临床疼痛症状的骨质疏松压缩骨折病例采用了 Kiva 系统治疗。研究入组标准包括：VAS 评分大于 5 分，骨折在 6 个月内，ODI 评分 30%。患者随访 3 个月到 12 个月，随访内容为 VAS 评分和 ODI 评分。

结果

研究组（22 例）平均年龄 70.4 岁，95.5% 是女性。VAS 平均评分 7.6 ~ 2.8（$P < 0.0001$），ODI 平均分 61.0% ~ 31.7%（$P < 0.0001$）。无 Kiva 系统相关不良事件。

手术技巧

整个手术过程应该严格无菌操作。医生通常选择带抗生素骨水泥。患者常规俯卧位，根据麻醉评级选择合适麻醉方法。可通过静脉给予芬太尼和咪达唑仑或其他药物达到镇痛镇静作用。整个手术过程监测患者生命体征。如果需要，可鼻导管吸氧，控制呼吸。常规透视确定手术节段及引导穿刺建立工作通道。应用 0.25% 布比卡因溶液行穿刺部位局部皮肤表面麻醉，然后用长针头将麻药注入椎弓根骨膜周围麻醉。注入 6 ~ 7ml 布比卡因溶液。椎弓根对应皮肤小切口，应用穿刺针建立经椎弓根工作通道。

应用标准的经椎弓根穿刺技术，可在椎弓根与椎体之间建立工作通道。经过通道 Kiva 系统可进入椎体，应用专用操作装置将镍钛轨道打入松质骨内。

1. 应用术中影像的引导下，将操作套筒推进，然后将镍钛合金打入椎体松质骨内，套筒的位置要保证轨道的中心位于椎体前柱。

2. 旋转轨道操作手柄，将镍钛合金轨道慢慢打入椎体松质骨内，旋转 1 圈半后，透视确定通道外的轨道方向是否正确（图 38-2）。

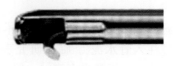

■ 图 38-2　经皮可引导的镍钛合金 Kiva 环（导丝）

3. 如果发现轨道位置不佳,将轨道重新收回到工作通道内,调整通道位置,以使轨道位置更满意。

4. 反复调整以使轨道位置达到最佳。

5. 术中影像引导下,持续将轨道打入椎体松质骨内,整个过程在透视下监测(图 38-3)。

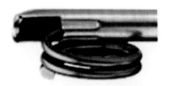

■图 38-3　镍钛合金 Kiva 环在骨折椎体内松质骨内可完全变成环状

6. 持续将轨道打入直到全部长度轨道植入或达到满意的轨道圈数形成层叠多环形状。

应用分离装置

可透视的 PEEK 材料植入物应用左手侧的专用装置推入。PEEK 材料植入物只能前进,不能退回。

1. 一旦轨道充分推进到松质骨内,就可以将 PEEK 材料的植入物沿着轨道产生的隧道推进(图 38-4)。

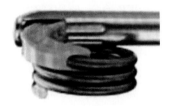

■图 38-4　可显影的 PEEK 材料的植入物可通过可去除的 Kiva 环持续推进

2. 通过前后位和侧位术中影像确保植入物达到最佳植入位置。

3. 在术中影像的引导下将植入物持续推进直到轨道末端或遇到阻力为止(图 38-5)。

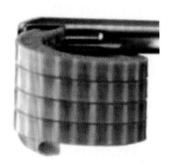

■图 38-5　持续环形植入材料形成鸟巢样螺旋柱体,实现了椎体置换,引起终板抬升和骨折复位

4. 应用术中影像评估植入物的位置。如果发现任何环形轨道直径过大,回退四分之一或半圈,直到所有环形轨道直径相同。

5. 在影像的监视下,轨道慢慢增加,一次只增加半圈,直到达到轨道全长,或者发现环形轨道直径出现过大情况则停止轨道增加。

6. 使用术中影像推进分离装置。

7. 持续推进分离装置,直到遇到阻力或直到发现有环形轨道增大超过其他环形轨道。

8. 此时,植入物植入完成(图 38-6)。通过分离装置将轨道回退取出(图 38-7)。

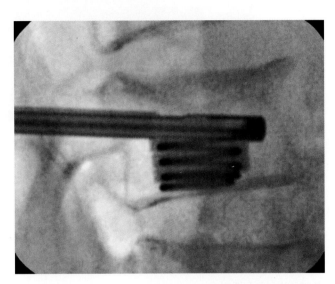

■图 38-6　术中影像证明植入物沿着环形可去除轨道形成一个联系环形柱体,并证明正确的椎体位置

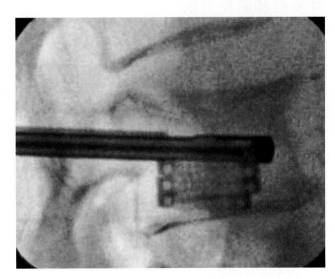

■图 38-7　在去除 Kiva 轨道后,植入物完全植入,形成骨水泥植入通道

9. 通过专用手柄将分离装置完整取出。

10. 通过打开连接开关断开操作装置手柄末端的

连接器。

注射 PMMA 骨水泥

1. 通过调节套管插入 PMMA 骨水泥填充针,直到针尖与空心套筒植入物的内腔对合。

2. 当针尖与空心套筒植入物的内腔对合后,轻柔地向前施以压力,来回旋导针,确保骨水泥填充针牢固地插入植入物内。

3. 这样空心套筒植入物和椎体便准备好填充骨水泥。最后填充适用于脊柱的骨水泥(图 38-8,A,B)

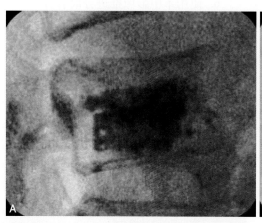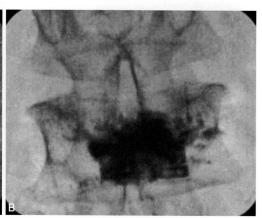

■图 38-8　前后位和侧位透视显示骨水泥可控的和邻近的松质骨嵌合,骨水泥外渗的风险降到了最低,骨折在原位充分固定。侧位片(A)和前后位片(B)透视显示在椎体中心,PEEK 植入物被骨水泥填充

术后护理

无需特殊的术后护理。术后当天或是第二天,患者就可以站立活动。

并发症和避免方法

虽然这一手术是经皮操作,它也有任何椎体成形术的风险,包括感染、出血、神经症状。但细心操作的话,这些潜在的并发症可以避免。

结论与讨论

这些结果,虽然都是短期的研究,但是显示了强大的始终如一的临床疗效。接受这一新颖的椎体扩张术的椎体压缩骨折患者,明显解除了疼痛,改善了功能。临床相关的收益在术后早期得以实现,在随访中也得到维持。这一器械可以调节和植入,而没有不良事件发生。以 VAS 疼痛评分改善 2 分以上和 Oswestry 功能障碍指数改善 15 分以上为临床成功的标准,患者的 VAS 疼痛评分($P=0.0002$)和 ODI 评分($P<0.0001$)均得到改善。两例病例出现骨水泥外渗,但均无临床症状。

虽然 PMMA 骨水泥在这一手术中发挥着作用,但可生物降解的椎体成形术材料也正在进行实验。一篇近期的报道[5]首次提出骨质疏松性椎体压缩骨折的患者因疼痛采用 PKP 治疗,使用磷酸钙骨水泥(Calcibon)或是传统的 PMMA 材料,在术后 3 年内的随访中临床疗效和形态学表现未见差异。在术后减轻疼痛和改善活动方面,CaP 和 PMMA 两组无显著性差异。此外,在骨折椎体高度恢复和 3 年内再发骨折的椎体数量上也未见显著性差异。通常情况下,PKP 是将 PMMA 填充到骨折椎体内部实现稳定。然而,PMMA 是不能降解的,最终在植入物周围形成一层纤维组织膜。而 CaP 骨水泥作为可降解材料被研发出来,它可以被破骨细胞吸收,从而实现整个植入物表面的骨性嵌合,正常骨组织被缓慢替代也成为了可能。

椎体成形术作为一种有效的、微创的手术,已经被广泛接受。它已经变成疼痛性骨质疏松 VCFs 的标准的治疗方法。78% ~ 95% 的骨质疏松性椎体压缩骨折的患者的疼痛得到明显缓解。然而,很少有文献关注经初次治疗后疼痛不缓解的患者。虽有一项研究报道称,先前治疗过的椎体再次行 PVP 手术对于解除反复发作的疼痛是有治疗益处的(这些患者在初次治疗后的 8 ~ 167 天疼痛得以缓解),但我们并不了解那些关于初次椎体成形术后疼痛不缓解再次行椎体成形术治疗的患者的研究[5]。

[张啟维　王强(研究生)译]

参考文献

1. R. Rousing, O. Andersen Mikkel, M. Jespersen Stig, K. Thomsen, J. Lauritsen, Percutaneous vertebroplasty compared to conservative treatment in patients with painful acute or subacute osteoporotic vertebral fractures: three-months follow-up in a clinical randomized study, Spine 34 (13) (June 1, 2009) 1349–1354.
2. K. Becky Benz, M. John Gemery, J. John McIntyre, J. Clifford Eskey, Value of immediate pre-procedure magnetic resonance imaging in patients scheduled to undergo vertebroplasty or kyphoplasty, Spine 34 (6) (March 15, 2009) 609–612.
3. R. Blattert Thomas, L. Jestaedt, A. Weckbach, Suitability of a calcium phosphate cement in osteoporotic vertebral body fracture augmentation: a controlled, randomized, clinical trial of balloon kyphoplasty comparing calcium phosphate versus polymethylmethacrylate, Spine 34 (2) (January 15, 2009) 108–114.
4. Shi-Cheng He, Teng, Gao-Jun; Deng, Gang; Fang, Wen; Guo, Jin-He; Zhu, Guang-Yu; Li, Guo-Zhao, Repeat vertebroplasty for unrelieved pain at previously treated vertebral levels with osteoporotic vertebral compression fractures, Spine 33 (6) (March 15, 2008) 640–647.
5. A. Grafe Ingo, M. Baier, G. Nöldge, C. Weiss, K. Da Fonseca, J. Hillmeier, M. Libicher, G. Rudofsky, C. Metzner, P. Nawroth, P.-J. Meeder, C. Kasperk, Calcium-phosphate and poly-methylmethacrylate cement in long-term outcome after kyphoplasty of painful osteoporotic vertebral fractures, Spine 33 (11) (May 15, 2008) 1284–1290.

第 39 章 可引导骨水泥流向的球囊扩张系统治疗骨质疏松性压缩骨折

39

Kern Singh and Robert Pflugmacher

关 键 点

- 应用带保护壳的椎体后凸成形系统可经单侧入路注入中等黏度骨水泥，从而成功治疗胸腰椎骨质疏松性压缩骨折。
- 通过插入一个特殊的具有弯曲腔隙的装置，可以经很小创伤的通道进入椎体中央。
- 骨水泥的均匀灌注可以降低渗漏发生率，特别是向后方的渗漏，通过置于椎体中央的骨水泥导向装置，可以引导骨水泥向前、向上及下方弥散。
- 通过评估椎体的强度及周而复始的抵抗压应力的能力，可以证实带保护壳的椎体后凸成形系统充足的骨水泥填充、交错分布及生物力学加固作用。
- 通过对患者 2 年时间的随访，应用带保护壳的椎体后凸成形系统治疗具有疼痛症状的骨质疏松性压缩骨折，可以立即缓解疼痛，并维持很长时间。

介绍

椎体成形术是应用最多的影像引导下微创椎体加强术，可以治疗疼痛性椎体压缩骨折。通常采用经皮双侧入路进入椎体，将聚甲基丙烯酸甲酯（PMMA）骨水泥直接注入松质骨，稳定骨折并能够立即止痛。一般采用相对低黏度的骨水泥，以达到充分的填充及弥散分布。骨水泥的流动方向很难控制，通常报道的渗漏部位有血管系统、椎旁间隙和椎间盘内。尽管大多数骨水泥渗漏是无症状的，但仍有一些严重的与渗漏相关的临床并发症被报道，如神经组织压迫、肺栓塞形成。

为了能够降低骨折发生率并重建矢状位平衡，球囊椎体后凸成形术被引入。这一技术已被证明是安全有效的，且最近的临床研究证实其有益的效果是持久的[1]。但在上述研究中，这一技术对于降低骨折发生率的临床显著性及可重复性并没有被清楚地展示出来[2,3]。这一技术包括应用可膨胀的骨夯实器，压紧骨

和骨髓，从而制造一个腔隙，再用骨填充套管将高黏度骨水泥注射进去。填充椎体内腔隙的骨水泥需要多个套管注入，但与椎体成形术相比，这可以使手术医生更好的控制骨水泥的注入速率及注射量。骨水泥的流向及分布在一定程度上受限于压缩椎体内腔壁的压力以及骨水泥的黏度。在保证骨水泥一定黏度且术者通过仔细的透视监测情况下，这一技术通常是安全可靠的。

新近设计的装置及技术有助于骨折复位并降低骨水泥渗漏率。带保护壳的椎体后凸成形系统可以更好地容纳及控制骨水泥的流向，降低骨水泥渗漏率，并使骨水泥的弥散达到最佳的生物力学效果。在这一章中，我们将详细描述带保护壳的椎体后凸成形系统的组件部分及相关手术技巧。我们将在单一及循环负荷条件下对应用这一系统的骨质疏松性骨折椎体进行生物力学测试。最终，我们将给出对这一系统长期临床评估的最终结果，包括应用这一系统与传统经椎弓根椎体成形术在疼痛缓解及骨水泥渗漏方面进行比较的随机多中心研究结果。

系统回顾

带保护壳的系统其特点在于，可以为骨水泥的弥散灌注提供一个非负重关系的腔隙，使之灌注到在骨折椎体中创造的腔隙中。这一装置在最开始可以包含住注入的骨水泥，然后，通过装置前壁上设计的开口来控制骨水泥的流向。通过前壁开口注入骨水泥可以为椎体前方的骨水泥提供一个遮挡，使骨水泥填充至骨折裂隙及腔隙，与可再生的小梁骨相互交错，从而横跨终板并稳定骨折。将装置置于中央腔隙中可以限制骨水泥经椎体血管或神经束向后方渗漏，并能通过单侧椎弓根入路使骨水泥弥散至整个椎体。

带保护壳的系统包括一套供单个患者使用的一

次性的手术器械,可经皮经单侧椎弓根穿刺操作,这些特殊设计的器械包括腔隙制造装置、置入控制装置及骨水泥注入装置,如图 39-1 所示。腔隙制造装置的独特弧形设计使手术医生可以经单侧椎弓根钻出一个弧形通道,越过矢状位中线,置于椎体对侧前四分之一处。腔隙制造装置接着转换为体内的钻头使用,它可以制造一个直径约 10mm 的圆柱体腔隙,这一腔隙与骨水泥弥散范围相匹配。随后,传输装置将骨水泥导向系统置入腔隙,并利用高压注射系统注入骨水泥。

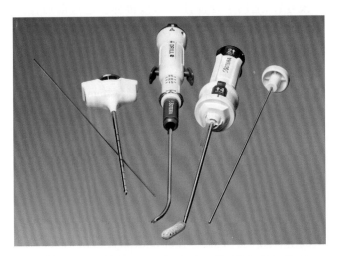

■ 图 39-1　带保护壳的椎体后凸成形系统组件。从左至右所示:钝头导针,工作套管,弧形钻/空腔切割器,植入管及骨水泥传输系统,夯实器

　　带保护壳的骨水泥导向器是由镍钛合金编织线、组织相容性好的生物材料及聚合材料制成的,是一个直径约 10mm 的长圆柱体。这一装置有三种长度:15mm,20mm 及 25mm,这一范围包括了骨质疏松患者平均的胸腰椎解剖距离界限。这一装置仅能通过圆柱体壁前上方或前下方的小孔渗透骨水泥,其余部分不能渗透骨水泥,如图 39-2 所示。灌注装置可以在传

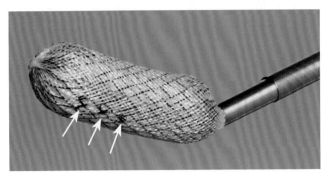

■ 图 39-2　带保护壳的植入管,所示为扩张状态。设置的小洞(6 个中的 3 个,箭头所指)可以向前、向上、向下引导骨水泥的流向。植入管的后壁上没有小洞,以防骨水泥向这个方向流出

输装置上提供预加负荷,并在外壳内通过工作通道置入腔隙中。置入完成后,回缩外壳,并在先前制造的腔隙中展开膨胀灌输装置。

适应证

　　带保护壳的椎体后凸成形系统适用于成人脊柱 T4-L5 节段的骨质疏松性椎体压缩骨折。它通过应用聚甲基丙烯酸甲酯骨水泥固定骨折椎体。只要排除椎体横切骨折、不稳定骨折或潜在感染可能,可以通过一次手术处理最多 3 个节段的骨质疏松性压缩骨折。

禁忌证

　　在下列情况下不应使用带保护壳的椎体后凸成形系统:

- 先前切除或处理过的椎体。
- 爆裂骨折。
- 脊柱椎管损伤。
- 因各种病因造成的难以纠正的凝血功能异常或出血倾向。
- 活动性的全身性或局部感染。
- 孕期。
- 多发性骨髓瘤。
- 椎体终板之间制造腔隙的空间小于 10mm。
- 椎体之间制造腔隙的空间长径不足 15mm。
- 需要治疗的椎体多于 3 个节段。
- 术中透视指导下解剖结构显示不清。

生物力学测定

　　经带保护壳的椎体后凸成形系统治疗的骨质疏松性骨折椎体,其生物力学状态已分别经过单一负荷及循环负荷的测试。在单一轴向压力负荷下,制作可重复的椎体高度丢失 25% 的压缩骨折模型。接着,应用带保护壳的椎体后凸成形系统治疗骨折椎体,并用经椎弓根椎体成形术作为对照比较。椎体最初及经过治疗后所能承受的破坏强度如图 39-3 所示。无论是椎体最初状态还是经过治疗后,其能承受的破坏强度在两组间无明显统计学差异($P = 0.146$)。应用带保护壳的椎体后凸成形系统经单侧椎弓根穿刺治疗椎体压缩骨折,其生物力学表现与传统的经双侧椎弓根穿刺椎体成形系统相当。而且,骨水泥导向器的应

用也没有影响骨水泥的弥散分布及对骨折椎体的加固作用。

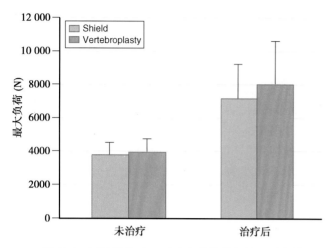

■图39-3　原始椎体及经过治疗的椎体所能承受负荷的比较

经带保护壳的椎体后凸成形系统治疗的骨折椎体在日常生活中反复经受的压应力或屈伸应力,其状况评估通过循环载荷试验测定。测试所用骨水泥为史塞克公司脊柱系列生产。由于新鲜尸体上的椎体在37℃的环境下出现生物学退化,为了缩短测试时间,循环载荷测试中的压应力采取阶梯式增长的方式直至椎体无法承受。

15例经过治疗的椎体在接受循环负荷测试时,有6例在经受初级应力水平即告失败,其余9例经受了多次的应力冲击。治疗椎体进行循环负荷试验测试的结果汇总如图39-4所示。8组当中有6组经带保护壳的椎体后凸成形系统治疗后,比传统的椎体成形术可以经受更强的压应力。这一结果证明,应用带保

护壳的椎体后凸成形系统控制骨水泥流向,其为椎体提供的生物力学加固作用等同于或优于传统的椎体成形术,同时可以降低骨水泥渗漏的几率。

带保护壳的椎体后凸成形系统手术技巧

带保护壳的椎体后凸成形系统经皮穿刺导针入路与传统治疗椎体压缩骨折的椎体后凸成形术相同。但带保护壳的系统仅需向椎体前方矢状位中线置入一枚导针,适用于脊柱任何节段椎体。通过前后位及侧位的透视,可以调整穿刺角度及导针位置,如图39-5所示。一旦穿刺角度确定,便可以将导针经椎体后壁皮质穿入。接着去除导针的探针并置入钝头线网,再从线网中撤出导针。再用一直径4mm的工作通道套管沿线网置入椎体,其深度超过椎体后壁皮质5mm,如图39-6所示。工作套管的恰当位置位于中间方向,这确保了随后包括骨切割等操作均沿适当的方向进行。

沿工作套管置入带锁的腔隙切割器。切割器设计为钻形,可通过工作通道的前内侧沿弧形方向伸出。术者用一只手沿顺时针方向旋转切割钻头,另一只手稳定工作套管。我们建议旋转钻头直至钻头尖端达到对侧椎弓根内侧缘,如图39-7所示。通道建立完成后,通过旋转刀片在近端建立最初的圆柱体腔隙。旋转几圈后,从通道中回缩刀头,根据选择的灌注装置长度,可以制造出长径为15mm、20mm或25mm的腔隙。

带保护壳的灌注装置通过大小合适的传输系统插入工作通道内。传输系统为弧形,可以使灌注装置

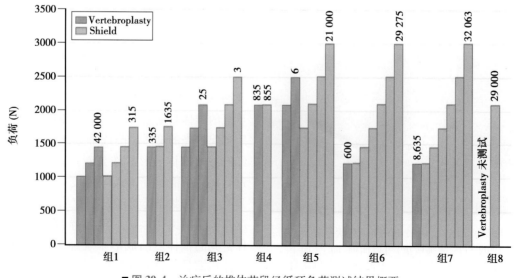

■图39-4　治疗后的椎体节段经循环负荷测试结果概要

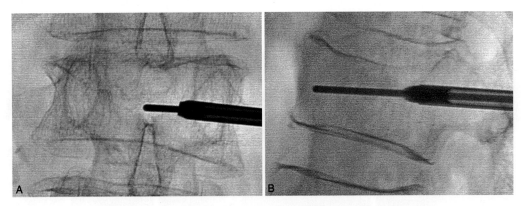

■ 图 39-5　前/后位(A)及侧位(B)透视图像确定钝头导针置入的位置

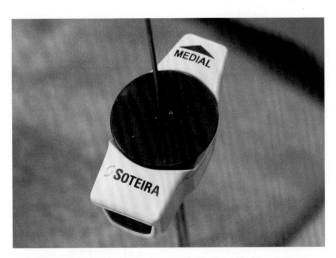

■ 图 39-6　工作通道套管沿导针置入,超过椎体后壁 3 ~ 5mm。内侧箭头标识指向患者脊柱位置

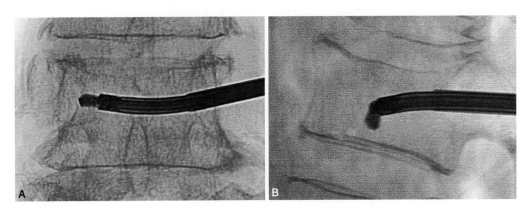

■ 图 39-7　透视图像显示钻头沿弧形路径前进(A,前后位)。钻头达到对侧椎弓根时钻孔完成。通过逆向旋转向下倾斜的刀片制造出一个直径约 10mm 的腔隙(B,侧位)

在腔隙中央充分展开。去除装置内的线圈，显露骨水泥填充通道的连接器。带保护壳的椎体后凸成形系统有一个混合及注射骨水泥的装置，可以和传输系统配合使用。注射系统可注射高黏度骨水泥，并在两个平面的透视下进行。带保护壳的骨水泥导向器的材料可以看到骨水泥在灌注过程中的流向，在松质骨中向前、向上、向下方的区域，如图 39-8 所示。

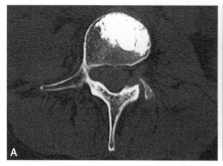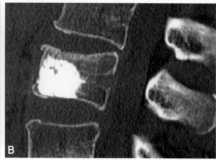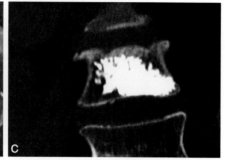

■ 图 39-8 通过轴位（A）、侧位（B）和前后位（C）影像观察带保护壳的灌注装置注入的骨水泥在椎体内的覆盖情况。骨水泥充入植入装置，通过孔隙定向流入椎体的前方、上方和下方区域。骨水泥被限制流入后方区域，以降低后方渗漏的风险

经带保护壳的椎体后凸成形系统治疗的患者，其术后护理原则与标准的椎体成形术或后凸成形术相同，可能出现的并发症也相似，包括骨水泥渗漏、肺栓塞、神经损伤及终板骨折。

临床结果

带保护壳的椎体后凸成形系统其临床结果已经过一项为期 1 年、多中心的、前瞻性的、2∶1 随机对照试验进行评估，在疼痛缓解程度、骨水泥渗漏率、渗漏部位等方面与传统的经皮穿刺椎体成形术作比较[4]。纳入研究的患者均为 50 岁以上的成人，患有一至三个节段的疼痛性骨质疏松性压缩骨折，骨折节段位于 T4 至 L5 节段之间。共有 77 例患者的 104 个椎体经过治疗，其中 49 例患者的 65 个椎体是通过带保护壳的椎体后凸成形系统治疗，其余 28 例患者的 39 个椎体由传统的椎体成形术治疗。带保护壳的椎体后凸成形系统操作时选择经单侧椎弓根入路或椎弓根旁入路，而椎体成形术的操作采用标准的经双侧椎弓根穿刺入路。

分别在术后 24 小时、3 个月及 1 年的时间对患者的疼痛进行评估，采用 10 分制的视觉评分法（VAS）。通过术后 24 小时内拍摄 X 线片（正侧位）及 CT 扫描来评估及比较骨水泥的渗漏率。骨水泥渗漏由手术医师（X 线片）及独立的阅片人（CT 图像）进行评估。CT 图像可能会发现一些在 X 线平片上难以看到的小的渗漏。骨水泥渗漏被分为以下几种类型：B 型——通过椎体静脉，C 型——通过皮质骨缺损（包括终板），S 型——通过节段静脉[5]。

通过带保护壳的椎体后凸成形系统或传统的椎体成形术治疗，均能立即获得明显的止痛效果，如图 39-9 所示。前者的术前疼痛评分为 8.31±1.12，后者为 8.49±1.18。两组术后 24 小时疼痛评分均可下降超过 6 分，并可在随访的 12 个月内持续缓解疼痛。一项为期 2 年的单组病例研究（20 例患者）进一步证实了应用带保护壳的椎体后凸成形系统可以长期缓解患者疼痛，如图 39-10 所示。

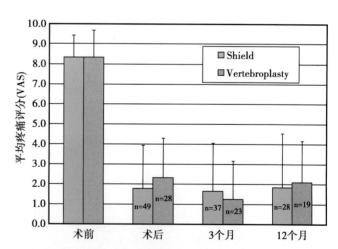

■ 图 39-9 在为期 1 年的多中心随机临床研究中，比较通过带保护壳的椎体后凸成形系统与传统的椎体成形术治疗后的疼痛评分情况。疼痛评分在术后 24 小时大幅下降，在随访的 12 个月内疼痛可持续得到缓解

在随机临床试验中，同时通过 X 线平片和 CT 重建来确定骨水泥渗漏并做出分型。文献中报道的渗漏率差异很大，椎体成形术从 7%～90%，后凸成形术从 0～33%[6]。由于评估骨水泥渗漏率的方法存在差异，因此难以解释上述数据的准确性。通常情况下，

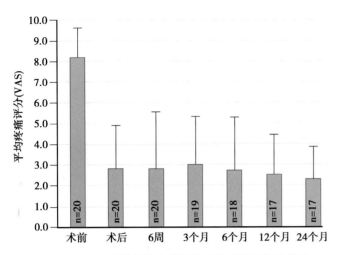

■ 图 39-10　应用带保护壳的椎体后凸成形系统治疗后疼痛评分的病例研究。在随访的 2 年内疼痛可持续得到缓解

应用 CT 图像进行评估的研究比应用 X 线片的研究报告的渗漏率要更高。应用带保护壳的椎体后凸成形系统治疗的整体渗漏率要低于传统的椎体成形术，如表 39-1 所示，各种类型渗漏的渗漏率也比传统椎体成形术低，如表 39-2 所示。应用带保护壳的椎体后凸成

表 39-1　骨水泥渗漏率（渗漏节段/治疗节段）[*]

	X 线片	CT 图像
带保护壳的椎体后凸成形系统	8/65（12.3%）	42/65（64.6%）
椎体成形术	10/39（25.6%）	54/39（138.5%）

[*] 某些节段存在多处渗漏

表 39-2　渗漏分型（渗漏节段/治疗节段）[*]

	B 型	C 型	S 型
带保护壳的椎体后凸成形系统	8/65（12.3%）	15/65（23.1%）	19/65（29.2%）
椎体成形术	12/39（30.8%）	22/39（56.4%）	20/39（51.3%）

[*] 某些节段存在多处渗漏

形系统其 B 型渗漏即椎体后静脉丛渗漏的几率要显著低于对照组，且是各种分型中最低的。这一结果证明带保护壳的灌注系统可以在椎体内有效向前方引导骨水泥流向。

结论

带保护壳的椎体后凸成形系统为治疗骨质疏松性椎体压缩骨折提供了新的趋势及可操控性。这一系统可以通过单侧入路治疗胸椎及腰椎的痛性骨折。独特设计的弧形腔隙制造装置可以最大程度降低进入椎体中央造成的创伤，并可以调整带保护壳的骨水泥引导灌注装置的位置和方向。通过灌注器将骨水泥注入前方、上方及下方各个方向。生物力学测试证实，带保护壳的灌注器使骨水泥弥散分布形成的支架，如同最初的骨结构，稳定骨折，并提供持久的生物力学强度。与经双侧椎弓根穿刺的椎体成形术相比，应用这一系统获得了良好的长期临床效果。术后可以立即缓解疼痛并至少维持 2 年时间。引导性的骨水泥注入还能降低骨水泥渗漏率，并降低骨水泥渗漏相关并发症的风险，从而潜在地提高了手术安全性。

（石磊 译）

参考文献

1. D. Wardlaw, S.R. Cummings, J. Van Meirhaeghe, L. Bastian, J.B. Tillman, J. Ranstam, R. Eastell, P. Shabe, K. Talmadge, S. Boonen, Efficacy and safety of balloon kyphoplasty compared with non-surgical care for vertebral compression fracture (FREE): a randomised controlled trial, Lancet 373 (9668) (2009 Mar 21) 1016–1024.
2. A. Hiwatashi, R. Sidhu, R.K. Lee, R.R. deGuzman, D.T. Piekut, P.L. Westesson, Kyphoplasty versus vertebroplasty to increase vertebral body height: a cadaveric study, Radiology 237 (3) (2005) 1115–1119.
3. B.B. Pradhan, H.W. Bae, M.A. Kropf, V.V. Patel, R.B. Delamarter, Kyphoplasty reduction of osteoporotic vertebral compression fractures: correction of local kyphosis versus overall sagittal alignment, Spine 31 (4) (2006 Feb 15) 435–441.
4. R. Pflugmacher, J. Hierholzer, G. Stender, R. Hammerstingl, E. Truumees, A.K. Wakhloo, M.J. Gounis, T.J. Vogl, Evaluation of leakage rates for a cement directing kyphoplasty system, Presented at the 25th Annual Meeting of the North American Spine Society, San Francisco CA, Nov. 10-14, 2009.
5. J.S. Yeom, W.J. Kim, W.S. Choy, C.K. Lee, B.S. Chang, J.W. Kang, Leakage of cement in percutaneous transpedicular vertebroplasty for painful osteoporotic compression fractures, J. Bone Joint. Surg. Br. 85 (1) (2003 Jan) 83–89.
6. P.A. Hulme, J. Krebs, S.J. Ferguson, U. Berlemann, Vertebroplasty and kyphoplasty: a systematic review of 69 clinical studies, Spine 31 (17) (2006 Aug 1) 1983–2001.

第40章　射频椎体后凸成形术：一种微创治疗椎体压缩骨折的新方法

40

Kieran Murphy

关　键　点

- 在灌注骨水泥前通过高频能量直接加热骨水泥可以增加灌注超高黏度骨水泥的工作时间。
- 应用带导航的骨凿装置可以在灌注骨水泥前更加精确地为制造腔隙定位并确定大小，从而增加经单通道治疗椎体压缩骨折的可能性。
- 遥控骨水泥传输系统可能会降低辐射暴露。
- 高频椎体后凸成形术在缓解疼痛和减少椎体压缩骨折相关残疾的作用与传统的球囊后凸成形术和椎体成形术相仿。

介绍

1984年，Galibert和Deramond在法国最早应用经皮穿刺技术治疗椎体压缩骨折（VCFs）[1]。最常用的两种微创治疗椎体压缩骨折的方法为椎体成形术和后凸成形术。两者最根本的差别在于，行后凸成形术时，为增加椎体强度，在灌注骨水泥前，通常需要通过一个机械装置制造一个腔隙。这两种方式均能够有效缓解因骨质疏松或恶性肿瘤造成的椎体压缩骨折，特别受到保守治疗效果不佳而又不愿接受创伤较大的手术治疗的患者的欢迎[1-7,10-14]。由于女性骨质疏松症发病率更高，接受这种手术治疗的多为女患者。但男性骨质疏松性椎体骨折患者也可接受治疗。近期报道了很多典型的男性骨质疏松性椎体骨折患者[4,7]。椎体骨折是男性最常见的骨质疏松性骨折。和女性患者相仿，男性患者也有明显的发病率并使日常生活能力受限[8]。据估计，1995年仅男性患者因骨质疏松性骨折造成的经济影响就高达27亿美元[9]，无论从花费或发病率的角度来看，这都是一个严峻的健康问题。

椎体压缩骨折的微创治疗需要在图像引导下经过或紧邻椎弓根向椎体内插入导针或工作套管。接着向椎体内（可以制造一个腔隙）注入含有丙烯酸或磷酸钙成分的骨水泥并使之凝固，从而提供一个结构支撑，并防止骨折活动引起的疼痛[3,14]。

2002年，美国约进行了38 000例椎体成形术及16 000例后凸成形术。到2007年，这一数字已增长到80 000例椎体成形术和50 000例后凸成形术。由于椎体压缩骨折治疗的不断增加，关于治疗安全性、有效性以及更好地控制骨水泥传输相关问题越来越被重视。对骨折椎体高度恢复及手术最小创伤入路的需求使微创治疗椎体压缩骨折这一领域得到了集中发展，就像Montgolfier兄弟和Wright兄弟采用的方式一样。尽管两种手术方式都很安全，但美国食品和药品管理总局的数据着重提示两点顾虑：静脉渗漏导致的脊髓压迫和肺栓塞导致的瘫痪。

尽管椎体成形术和后凸成形术都很安全并且止痛效果相当，但操作更为复杂且可能接受更多辐射暴露的传统（球囊辅助）的后凸成形术仍具有一定优势，它为椎体高度的恢复提供了可能性，并能降低骨水泥渗漏的几率。它对骨水泥传输的控制及恢复椎体高度的可能性使之被广泛接受。可通过两种方式改善对骨水泥的控制：传输过程中骨水泥的黏度及骨水泥的传输时间（工作时间）。众多新兴技术为医生治疗脊柱椎体压缩骨折提供微创且安全的方法，并为患者减轻疼痛。2006年起，这一技术广泛发展，传统的后凸成形术开始和其他技术一起使用。最初，后凸成形术被定义为"球囊技术"。现今已经有其他的技术用于微创化治疗椎体压缩骨折。因此，操作术语也随之发展，例如，2009年度中央医保服务（CMS）在国际疾病分类（ICD-9）编码中将"后凸成形术"替换为"经皮穿刺椎体加强术"，"传统的"球囊辅助技术被列为椎体加强术的一个例子。

StabiliT椎体加强系统是治疗骨质疏松或脊柱肿瘤引起的椎体压缩骨折的一种新产品，属于高频后凸成形术。高频椎体后凸成形术旨在通过精确定位、定量腔隙大小,延长和控制高黏度骨水泥的传输,尽可能减少渗漏,恢复骨折椎体高度,并稳定骨折缓解疼痛。这一新型经皮穿刺椎体加强系统有以下特点:导航腔隙制造装置;通过高频能量调整的超高黏度的骨水泥;独特的水压传输系统;以及可以让医生遥控的输送装置。骨水泥在注入患者体内前经过高频能量调节,在周围温度情况下存放于蓄积池中,有很长的工作时间,其黏度比传统的聚甲基丙烯酸甲酯骨水泥高出数倍。这种对骨水泥传输的控制可以尽可能减少经血管的渗漏,并保留了移动骨块及恢复高度的能力。

这一章综述了新型 StabiliT 椎体加强系统作为高频椎体后凸成形术在尸体及临床应用的情况。在尸体模型上,应用 StabiliT 椎体加强系统行高频椎体后凸成形术在恢复椎体高度方面的作用与传统的椎体成形术及球囊后凸成形术相当。神经介入放射学家、骨科医生及神经外科医生总结了这一技术的初步临床经验,并与传统的椎体成形术及球囊后凸成形术的早期临床报告做了比较。迄今为止,有超过 1200 位患者接受了 StabiliT 椎体加强系统的治疗,并且没有产生症状性的骨水泥外漏。

材料和方法

StabiliT 椎体加强系统

StabiliT 椎体加强系统是一种通过特殊高频控制骨水泥传输的治疗椎体压缩骨折的系统。这一系统在美国已被批准应用于治疗疼痛性压缩骨折,包括骨质疏松性骨折,良性损伤(血管瘤)或恶性损伤(转移性肿瘤、脊髓瘤)。这套系统包括以下组件部分:一套专用的具备能量响应的 PMMA 骨水泥(StabiliT 能量响应骨水泥);一套独特的真空骨水泥搅拌系统;一个包括高频发生器和液压传动装置的控制器;穿入椎体的引导器或工作通道;能够在特定位置制造出特定大小的带导航的腔隙制造器;一套可溶性聚四氟乙烯加热元件及可传输独特的高黏度骨水泥的传输套管;一套可以减少术者辐射暴露的 3 米长的遥控线缆(图 40-1)。通过应用带关节杆的骨刀来制造腔隙,再用 StabiliT 系统把骨水泥传输至腔隙中,并将超高黏度骨水泥弥散至合适的骨小梁床中(图 40-2)。

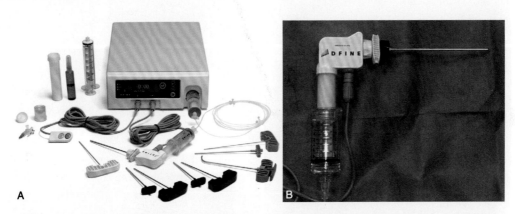

■ 图 40-1　**A**,行高频椎体后凸成形术操作的 StabiliT 椎体加强系统。**B**,容器中的骨水泥在通过激活元件及传输套筒前已经延长了工作时间

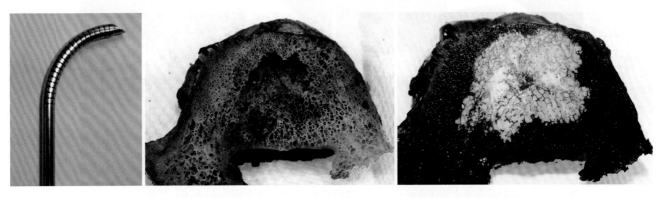

■ 图 40-2　具有引导性的射骨刀可以制造特定位置的腔隙并使超高黏度骨水泥弥散良好

在尸体骨模型上三次微创操作恢复椎体高度及椎体内压力的评估

　　压缩骨折椎体高度的恢复及椎体内所受的压力在各种研究中均有报道[17,18]。脊柱模型来自 66 岁到 87 岁的女性尸体。各试验样品的骨密度分别为 (0.687 ± 0.136) g/cm^3 和 (0.707 ± 0.136) g/cm^3。横断各个椎体的椎弓根并从终板上切除椎间盘组织。

　　每一节椎体均被安装在订制的半限制固定装置上,并紧密连接液压控制的负荷装置上。标本均施加 500 牛顿的应力,并拍摄 X 线片确定骨折前椎体前方的高度。在 20Hz 数据采集频率下,以 5mm/min 的位移速率施加应力负荷。单次试验直至椎体高度

丢失 30% 为止。在 500 牛顿的压力负荷下,照射 X 线片确定骨折后的椎体高度。椎体采用传统的球囊扩张后凸成形术(BKP)、高频后凸成形术(RFK)或椎体成形术进行治疗均为随机分配。这三种术式均由医生按微创操作技术进行。在 BKP 样本中采用标准的经双侧椎弓根穿刺技术。RFK 采取经单侧椎弓根穿刺技术并应用中线骨刀。所有样本中均使用 6ml 骨水泥。治疗后,将椎体置于 37 摄氏度的水池中培育至少 2 小时,再进行术后 X 线片复查。术后 X 线片是在样本承受 500 牛顿应力负荷时拍摄的。应用 Photoshop 软件对骨折前、骨折后及治疗后的椎体前缘高度进行测量。对治疗样本的测量由五位不同测量者分别进行(图 40-3)。对各治疗组进行统计

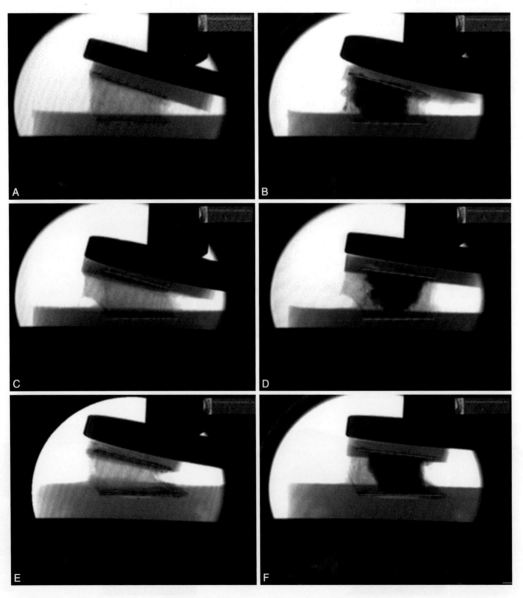

■图 40-3　椎体成形术中椎体骨折后(左侧)及治疗后(右侧)的透视图像(**A**,**B**),传统的球囊扩张椎体后凸成形术(**C**,**D**),以及高频椎体后凸成形术(**E**,**F**)

学分析,P<0.05 视为具有统计学差异。其中一项研究中,通过椎体皮质将一个压力传感器置于静脉丛内,用于测量骨水泥灌注时的椎体内压力。

结果

　　三组样本术前术后椎体高度的改变均有统计学差异。BKP 及 RFK 机械性椎体压缩骨折椎体高度相当。与此相反,传统的椎体成形术仅仅是在骨水泥从压力最小的方向渗漏之前,将骨水泥填充于压缩骨折椎体内原本存在的腔隙中,无法恢复椎体高度。通过经典的 BKP、RFK 及传统的椎体成形术治疗,椎体高度恢复率分别为(74.8±9.4)%、(83.7±17.5)% 及(32.8±8.1)%[17]。BKP 及 RFK 两组对恢复椎体高度的作用无明显统计学差异($P=0.40$),但均明显优于椎体成形术($P<0.001$ 及 $P<0.002$)。在行 RFK、BKP 及椎体成形术时记录到的椎体内最大压力值分别为(9.8±0.1)kPa、(9.8±0.0)kPa 及(14.7±9.7)kPa。Wilcoxon 指出无论高频后凸成形术与椎体成形术相比,球囊后凸成形术与椎体成形术相比,或是高频后凸成形术与球囊后凸成形术相比,均无明显统计学差异(P 值分别为 0.5、1.0、1.0)[16]。这些数据证明,应用超高黏度骨水泥及适合的传输系统,可以在不增加椎体内压力的情况下,选择恰当的方式恢复压缩骨折椎体的高度。

应用 StabiliT 椎体加强系统行高频后凸成形术的临床经验

　　迄今为止,应用 StabiliT 椎体加强系统进行的高频椎体后凸成形术已经超过 1200 例、2000 多个椎体。尚未有报道骨水泥相关性的症状性的不良事件。操作过程包括在透视下应用中线骨刀在特定位置制造一个腔隙,随后控制超高黏度骨水泥注入(图 40-4)。超高黏度骨水泥在进入骨折面或弥散至临近小梁骨前,优先填充至特定区域的腔隙内。由于骨水泥在注入患者体内前经过高频能量照射,注射骨水泥的操作时间可以适当延长,这样在有较大骨折破裂面或溶骨损伤时,可以尽可能减少溢出。最早的临床经验来自一项前瞻性对照试验,并通过了伦理委员会的批准。该试验在两个国家(匈牙利和奥地利)的三个地区进行,由神经外科、介入放射科及骨外科三方面医生参与执行。这项实验(SPACE-应用骨水泥及能量增强脊柱)中患者的入组条件为 T7 至 L5 范围内的一至三节椎体骨折。在 2009 年的介入放射学学术会议上,该研究报告了应用 StabiliT 系统治疗的 73 例患者、104 个骨折椎体的情况。这一研究证实在缓解疼痛(通过 VAS 视觉模拟评分测量)和提高活动功能(通过腰椎功能障碍指数 ODI 评分测量)方面,该技术与传统的球囊扩张后凸成形术及椎体成形术作用相当(表 40-1)。与传统球囊扩张后凸成形术和椎

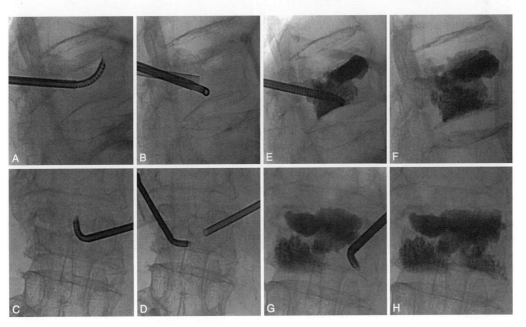

■ 图 40-4　术中图像演示制造特殊部位腔隙以及注入超高黏度骨水泥。注射前 X 线片:通过单个套管(**A** 和 **B**)以及通过双套管(**C** 和 **D**);注射后 X 线片(**E**、**F**、**G** 和 **H**)

体成形术报道的一样,通过 VAS 评分测量,高频后凸成　　形术降低疼痛评分可超过 50%。

表 40-1　在欧洲进行的关于应用 StabiliT 椎体加强系统治疗与传统的球囊扩张后凸成形术及椎体成形术在疼痛缓解和功能评分方面比较的前瞻性临床试验结果

操　作	VAS 评分		ODI 评分		
	术前	术后 3 个月	术前	术后 1 个月	术后 3 个月
球囊扩张椎体后凸成形术	6.2	2.8	46	30	未进行
椎体成形术	7.5	3.5	75	未进行	38.7
高频椎体后凸成形术	7.2	2.4	55	33	26

另外,在一项纳入 14 例患者、20 个压缩骨折椎体的研究中,ELgeti 报告有 50% 的骨折椎体可以恢复高度并矫正后凸畸形,椎体高度平均可恢复 4mm,后凸畸形平均可矫正 5.6 度(图 40-5)[18]。

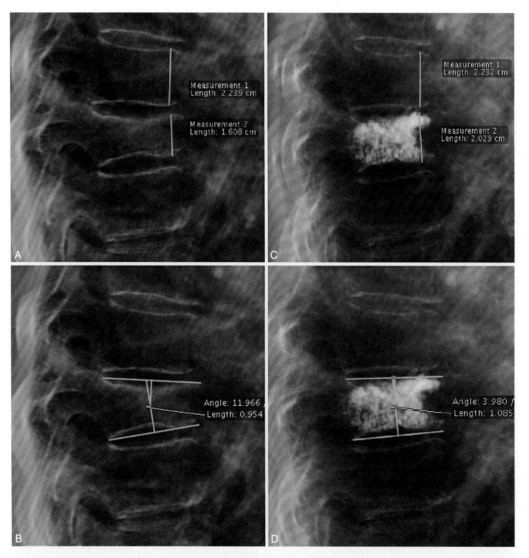

■ 图 40-5　术前(**A** 和 **B**)及术后(**C** 和 **D**)X 线片显示了通过高频椎体后凸成形术治疗一例病史 3 周的胸 9 椎体骨质疏松性压缩骨折,可以使椎体恢复 4mm 高度(椎体压缩 19%),并矫正 8 度后凸角度(术前 12°,术后 4°)

生提供便利。

（石磊 译）

讨论

StabiliT 椎体加强系统在美国已经被批准应用于经皮传输 StabiliT 高频骨水泥治疗脊柱病理性骨折的后凸成形术。疼痛性椎体压缩骨折可以由骨质疏松、良性病变(血管瘤)、恶性病变(转移癌,骨髓瘤)造成。

通过在特定位置制造腔隙及应用独特的液压传输系统注入超高黏度骨水泥,可以机械性提升压缩骨折椎体的高度,其作用等同于球囊辅助的后凸成形系统,而不需要填充球囊膨胀制造的腔隙。医生在使用一项新手段治疗高度丢失的不稳定骨折时,应用骨水泥增强压缩骨折椎体,对于骨水泥分布及量的控制是十分重要的,这样不用担忧以后出现的应力遮挡。

1984 年起,传统的后凸成形术这一术语的应用受到了新技术的冲击。最初的后凸成形术被定义为"球囊操作"。今天,有更多的技术应用于微创制造腔隙来治疗椎体压缩骨折。因此,操作术语也不断演化,如 CMS 已将 ICD-9 代码中的"后凸成形术"替换成为"经皮椎体加强术",这一类型的操作包括传统的后凸成形术及各类发表或描述的技术。高黏度骨水泥可以应用于最简单的椎体成形术,通过椎体内灌注或球囊扩张可以获得良好的机械学作用。我们的数据提示能否更好地控制骨水泥灌注及创造良好的高度恢复能力,取决于分布的位置及黏度。从根本上讲,这一新方法作为治疗椎体压缩骨折的一种选择,扮演着现代快餐一样的角色,它可以给患者带来好处并为医

参考文献

1. P. Galibert, H. Deramond, P. Rosat, et al., Preliminary note on the treatment of vertebral angioma by percutaneous acrylic vertebroplasty, Neurochirurgie 33 (2) (1987) 166–168. French.
2. G.H. Zoarski, P. Snow, W.J. Olan, et al., Percutaneous vertebroplasty for osteoporotic compression fractures: quantitative prospective evaluation of long-term outcomes, J. Vasc. Interv. Radiol. 13 (2002) 139–148.
3. A. Weill, J. Chiras, J.M. Simon, et al., Spinal metastases: indications for and results of percutaneous injection of acrylic surgical cement, Radiology 199 (1996) 241–247.
4. A. Cotton, F. Dewatre, B. Cortet, et al., Percutaneous vertebroplasty for osteolytic metastases and myeloma: effects of the percentage of lesion filling and the leakage of methyl methacrylate at clinical follow-up, Radiology 200 (1996) 525–530.
5. J.K. McGraw, J.A. Lippert, K.D. Minkus, et al., Prospective evaluation of pain relief in 100 patients undergoing percutaneous vertebroplasty: results and follow-up, J. Vasc. Interv. Radiol. 13 (2002) 883–886.
6. A.J. Evans, M.E. Jensen, K.E. Kip, et al., Vertebral compression fractures: pain reduction and improvement in functional mobility after percutaneous polymethylmethacrylate vertebroplasty retrospective report of 245 cases, Radiology 226 (2) (2003) 366–372.
7. C. Vasconcelos, P. Gailloud, N.J. Beauchamp, et al., Is percutaneous vertebroplasty without pretreatment venography safe? Evaluation of 205 consecutive procedures, AJNR Am. J. Neuroradiol. 23 (6) (2002) 913–917.
8. T.W. O'Neill, D. Felsenberg, J. Varlow, et al., The prevalence of vertebral deformity in European men and women: the European vertebral osteoporosis study, J. Bone Miner. Res. 11 (1996) 1010–1018.
9. N.F. Ray, J.K. Chan, M. Thamer, et al., Medical expenditures for the treatment of osteoporotic fractures in the United States in 1995: report from the National Osteoporosis Foundation, J. Bone Miner. Res. 12 (1997) 24–35.
10. M.J. McGirt, S.L. Parker, et al., Vertebroplasty and kyphoplasty for the treatment of vertebral compression fractures: an evidenced-based review of the literature. Spine J. 9 (2009) 501–508.
11. I.H. Lieberman, S. Dudeney, M.K. Reinhardt, et al., Initial outcome and efficacy of "kyphoplasty" in the treatment of painful osteoporotic vertebral compression fractures, Spine 26 (14) (2001) 1631–1638.
12. S.R. Garfin, H.A. Yuan, M.A. Reiley, Kyphoplasty and vertebroplasty for the treatment of painful osteoporotic compression fractures, Spine 26 (2001) 1511–1515.
13. E. Truumees, A. Hilibrand, A.R. Vaccaro, Percutaneous vertebral augmentation, Spine J. 4 (2004) 218–229.
14. D.K. Resnick, S.R. Garfin, Vertebroplasty and kyphoplasty, Thieme, New York, 2005.
15. K. Murphy, E.Wong, R. Poser, et al., Comparison of intravertebral pressure and height restoration in three minimally invasive treatments of vertebral compression fractures. 2009 SIR Annual Scientific Meeting, Abstract #34.
16. T. Raley, R. Poser, A. Kohm. Comparative Height restoration of three vertebral augmentation systems for treatment of vertebral compression fractures. 55th Annual Meeting of the Orthopedic Research Society (2009), 0639.
17. L. Miko, I. Szikora, J. Grohs, et al., Initial clinical experience with radio-frequency based vertebral augmentation in treatment of vertebral compression fractures. 2009 SIR Annual Scientific Meeting, Abstract #35.
18. Fourth Symposium Vertebroplastie/Kyphoplastie. 26 September 2009. Potsdam, Germany.

第41章 结构性椎体后凸成形术：StaXx FX 系统

41

Harvinder S. Sandhu and Wayne J. Olan

关 键 点

- StaXx FX 系统是除球囊扩张椎体后凸成形术或经皮椎体成形术外的另一种应用于椎体压缩骨折治疗的方法。
- StaXx FX 系统包括应用永久性的单个聚醚醚酮(PEEK)晶片以复原骨折椎体，并且为椎体终板提供持久性支持。聚醚醚酮(PEEK)晶片植入椎体后，被骨水泥包裹。
- 采用 StaXx FX 系统骨水泥的用量少于椎体后凸成形术或椎体成形术，因此降低了与骨水泥相关的并发症的风险。
- 初步的生物力学数据显示 StaXx FX 设备能够较大程度恢复所治疗椎体的正常椎间盘压力，同时对椎体前方骨皮质层的压力较低。
- 经过 StaXx FX 设备治疗后使得椎间盘压力恢复正常或许能够降低邻近节段椎体骨折的发生率，但尚需临床数据考证。

介绍

经皮椎体成形术和球囊扩张椎体后凸成形术的目的在于减轻骨质疏松性椎体压缩骨折患者的疼痛。椎体成形术通过直接向骨折椎体注射高压力、低黏度骨水泥的方式来稳定应力性骨折，这种方法的短期疗效也是为了减轻椎体损伤所引起的不稳定性疼痛。但是传统的椎体成形术也有许多弊端，包括骨水泥从椎体中渗漏以及无法矫正骨折椎体畸形，或者说无法减轻骨折椎体压缩度。球囊扩张椎体后凸成形术的发展则致力于解决以上问题。球囊扩张椎体后凸成形术通过应用可膨胀性球囊在骨折的椎体中制造一个空腔，并填充骨水泥。

Hadjipavlou 等人[1] 就现有的关于以上治疗方法的论著进行了全面的综述。报道中以上治疗方法的成功率都高于80%（定义为患者自述的好到极好的疼痛缓解），但仍有一定的并发症风险，包括短暂的疼痛加

重、感染、骨水泥渗漏，以及继发性椎体压缩骨折。此外，尚有少量椎体后凸成形术中球囊破裂的报道，但破裂的球囊全部顺利取出。骨水泥渗漏是引起呼吸系统和神经系统并发症的最常见原因。关于椎体后凸成形术和椎体成形术骨水泥渗漏风险高低的比较还具有争议。有些报道认为两种术式骨水泥渗漏风险无临床显著性差异，另一些报道则认为椎体后凸成形术骨水泥渗漏率更低。

两种方法都有增加继发性椎体骨折的风险，尤其是邻近节段的骨折。有学者认为这可能与椎体终板骨折后椎间盘压力丢失，继而引起邻近终板内负荷分布改变有关。终板骨折增加了对髓核的容量，降低其抵抗压缩负荷的能力。脊柱弯曲时，髓核负荷的降低引起纤维环以及邻近椎体前方皮质的负荷增加。以上机制由 Patwardhan 等人[2] 研究表明。有些学者推测向椎体内注入骨水泥会增加椎体僵硬度，进而导致继发骨折。骨水泥对于经治椎体及其相邻椎体的作用仍处于研究中，但与对骨强度的影响相比而言则显得微不足道[3]。

支持椎体后凸成形术的学者们认为，与椎体成形术相比，此种术式实际上可以降低邻近节段骨折的发生率，因为它可以更有效地恢复椎体高度。但是，目前尚无随机实验比较这两种技术，邻近节段骨折的自然发展过程也很难量化。Frankel 和 Vandergrift[4] 回顾了一项评估双膦酸盐治疗效果的临床试验，该试验纳入了 2000 例椎体压缩性骨折的患者。作者注意到给予双膦酸盐治疗和安慰剂的患者中新发骨折的发生率分别为 7.9% 和 15%。此外，在双膦酸盐治疗组中仅有 3.4% 的新发椎体压缩性骨折发生在邻近节段，而在安慰机组中则达到 7.1%[4]。Frankel 和 Vandergrift 的回顾发现经过椎体后凸成形术治疗的患者出现继发邻近节段骨折的发生率为 13%，而在采用椎体成形术的患者中则为 10%，结果提示选用这两种技术进行骨

水泥填充与自然进程相比，都增加了继发骨折的风险[4]。

Frankel 等人[5]对比了 17 名（20 处骨折）行椎体后凸成形术患者和 19 名（26 处骨折）行椎体成形术患者的治疗效果，作者报道了采用椎体后凸成形术及椎体成形术每个椎体所用骨水泥的平均含量分别为 4.65ml 和 3.78ml。其中 3 名行椎体后凸成形术的患者[3/17（18%）]出现了 5 个相邻节段的骨折，而在行椎体成形术的患者中没有出现[5]。Fribourg 等人[6]发表了一篇关于 38 位接受椎体后凸成形术患者（47 处骨折）的回顾性综述。患者每个椎体接受了 1.5~6.0ml 骨水泥填充，据作者报道，10 名患者（26%）在随访中（平均 8 个月）出现了继发骨折，其中 8 名患者在 2 个月内即出现了继发骨折。这 8 名早期即出现"新发骨折"的患者骨折都发生在邻近节段，而较晚出现"新发骨折"的 2 名患者，其新发骨折则不在邻近节段[6]。

Harrop 等人[6]设计了一个更大样本量的实验，包含 115 名经椎体后凸成形术治疗的患者。所有患者皆进行了为期至少 3 个月的随访，其中 26 名患者（22.6%）出现了 34 处新发压缩性骨折。作者随机将这些患者分为原发性骨质疏松症组（80 名患者）及继发性激素诱导的骨质疏松症组（35 名患者），并且计算了各组的继发骨折发生率。他们报道了椎体后凸成形术后的压缩骨折发生率在原发性骨质疏松症患者中为 11%，而在激素诱导的骨质疏松症患者中为 49%（$P < 0.00001$）[7]。此实验未提到双膦酸盐在患者中的使用情况。

Frankel[4,5]和 Harrop[7]的文章表明双膦酸盐和类固醇激素都对骨质量有较显著的影响，因此在分析椎体成形术和椎体后凸成形术所致邻近节段骨折时，应该考虑到这些因素。这些文章报道了 18%~26% 的患者出现了继发性骨折，最好的情况也有 11%，尤其是原发性骨质疏松症的患者。由于自然病程中邻近节段骨折的发生率约为 8%~15%，标准化的椎体成形术和球囊扩张椎体后凸成形术可能确实增加了继发性压缩性骨折的发生率，虽然其有效降低了患者骨折部位的疼痛[4-7]。

尸体试验已被应用于研究中，以验证椎体后凸成形术在矫正畸形方面是否较标准椎体成形术更为有效。Belkoff 等人[8]在 16 个骨质疏松性椎体中建立了压缩性骨折的模型，并分别应用椎体后凸成形术和椎体成形术治疗。椎体被压缩至原有高度的 25%，但是有 15% 左右的初步弹性复原。作者测量了应用骨水泥后椎体的高度变化，然后将这些椎体进行压缩破坏。作者报道了经椎体后凸成形术治疗后，椎体被压缩高度的 97% 能够得到恢复，而椎体成形术仅有 30% 得到恢复。由于肌肉力量和体重会影响高度复原，以上结果可能并不能准确反映在体的实际情况，Voggenreiter[8]通过临床测量的结果恰是如此。两组的椎体在应用骨水泥填充后都较术前更为坚固，但是，经过椎体后凸成形术治疗的椎体恢复到了原始的坚硬度，而经椎体成形术治疗后的椎体却尚未达到[9]。Kim 等人[10]设计了相似的尸体模型试验，通过施加循环负荷以期明确椎体骨折的矫正能否长期维持。根据他们的发现，球囊扩张椎体后凸成形术可以恢复椎体原始高度，但是经 100 000 次循环压缩负荷后会有显著的高度损失。而椎体成形术能够在动态负荷中更好的维持椎体高度。最后，经过这种循环性测试后，经椎体后凸成形术治疗后的椎体高度低于经椎体成形术治疗的椎体[10]。与 Belkoff[8]结论不同的是，经椎体成形术治疗后的椎体坚硬度高于经椎体后凸成形术治疗后的椎体。

针对尸体取得的孤立椎体的研究无法评估椎体间的相互作用或者在体的负荷情况。因此，能够真实衡量椎体压缩性骨折恢复的临床数据显得十分必要。Pradham 等人[11]评估了 65 名续贯接受 1~3 节段后凸成形术的患者。椎体后凸成形术平均降低了脊柱局部约 7.3° 的后凸畸形（63% 术前椎体后凸），但是在整体的矢状位上并不能获得相似的矫正程度。当测量骨折椎体相邻的上下椎体间角度时，角度矫正降至 2.4°。同样的，在延伸到骨折椎体水平以上及以下 2~3 节段椎体时，矫正的角度分别降至 1.5° 和 1.0°。最后作者指出，发生椎体压缩性骨折后，期望通过 1~2 个椎体的后凸成形术获得脊柱矢状位上力线的明显改善是不现实的[11]。

StaXx FX 结构性椎体后凸成形术系统（Spine Wave，Inc.，Shelton，Conn.）通过不断堆叠聚醚醚酮晶片使临床医生能够恢复压缩的骨折椎体并矫正后凸畸形（图 41-1）。这种永久性植入方法能进行可控制的椎体垂直方向的高度扩展，并消除术中球囊放气后可能产生的高度损失。Pradhan 等人[11]指出应用球囊复原骨折椎体的方法并不理想，因为球囊扩张以及后续的骨水泥植入均是沿着阻力最小的路径进行，最终将导致终板上的局部压力集中。这些局部的压力使得终板维持脊柱整体矢状位力线的能力受限。StaXx 系统的几何结构包含一个宽而平的表面，能够支持椎体终板，进而提高髓核的静态压力并促进椎间盘负荷的正常分布。这种终板支持或许能够使 StaXx 系统减少治疗原始压缩性骨折引起的邻近节段骨折的数量。

触觉反馈以及手工晶片植入为临床医师提供了更好的可控性,并具有更好的直接的轴向扩展以恢复压缩的终板。

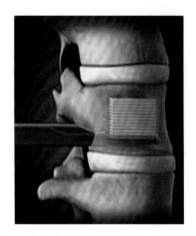

■ 图41-1   StaXx Fx 结构性椎体后凸成形术设备中堆叠的聚醚醚酮晶片便于临床医生更好地掌控椎体压缩性骨折的修复过程

StaXx FX 结构性椎体后凸成形术系统仅需用到少量的骨水泥,因为聚醚醚酮晶片占据了较大的空间。与椎体后凸成形术相比,这或许能够降低骨水泥相关的呼吸系统并发症的发生率。当从椎体前方置入时,设备本身可以阻碍骨水泥的流动,因此减少了骨水泥向后方渗漏的风险。

适应证及禁忌证

StaXx FX 结构性椎体后凸成形术系统的应用旨在复原脊柱压缩骨折。此设备在有明显骨碎片移位或者一个或多个骨碎片后移累及椎管的患者中禁用。临床医生还需要评估患者的相关病史,如无法耐受麻醉、病态肥胖、急性感染、发热、白细胞增多症或限制适当跛行的因素。对脊柱解剖和形态方面也需要加以关注。安全的手术入路和大小适当的植入物是保证手术顺利进行的关键因素。

设备详情

StaXx FX 结构性椎体后凸成形术系统是一种被应用于椎体后凸成形术步骤中的先进设备。与传统的球囊扩张椎体后凸成形术不同的是,结构性椎体后凸成形术使医生能够控制骨折的复原过程。此设备通过经皮经椎弓根旁的手术入路进入到骨折的椎体中。StaXx 晶片为 1mm 厚的聚醚醚酮。每次植入一枚

晶片,利用其楔形特点在垂直方向上进行抬举,从而对骨折椎体进行复原。第一个植入的晶片作为后续植入晶片的末端,同时也是堆叠晶片的基础。一旦StaXx 晶片植入后,骨水泥便被注入椎体以作后续的固定。小剂量的骨水泥从晶片堆的前方底层注入,维持椎体前柱的形态。此过程可由介入放射科医生、神经外科医生或骨科医生进行操作。

科学检测以及临床转归的背景

StaXx FX 结构性椎体后凸成形术系统于 2006 年被引进欧洲市场。2007 年 4 月通过 510(k)路径进入美国市场,第一例手术于同年 8 月进行。尽管临床经验还十分有限,仅有几百个病例,该系统却有着很大的发展前景。目前还没有任何关于设备引起或者手术方式相关的神经系统并发症的报道。骨水泥的用量大大降低,在早期登记的患者中平均每个椎体约2.5ml。在相对急性期的骨折中,临床医生对 StaXx FX 结构性椎体后凸成形术系统矫正的椎体终板畸形给予了高度的认可。

Stephen M. Belkoff 医生进行的尸体试验显示了球囊扩张椎体后凸成形术和结构性椎体后凸成形术治疗的椎体具有相似的力量和硬度(发表于 2007 年 9 月15~20 日的神经外科医师协会年会上)[12]。研究比较了经双侧椎体后凸成形(KyphX)与经单侧 StaXx Fx 结构性椎体后凸成形术(Spine Wave Shelton,CT USA)。椎体首先用 89N 的负荷压力预处理,然后用速度5mm/min 的压缩负荷进行加压,直到椎体的高度丢失达到原有高度的一半。骨折椎体随后被加以 144N 的负荷压力以模拟手术中的状况,再分别用 KyphX 和StaXx 方法进行治疗。椎体后凸成形术使用的骨水泥量平均约为 7.25ml,而 StaXx 方法所使用的骨水泥量平均约为 2.50ml。仅在应用 StaXx 设备时椎体前柱的高度可以得到最大程度的恢复,恢复高度约为 5~10mm。作者观察到膨胀的球囊可以恢复椎体的高度,但是当球囊放气并移去时,负荷压力使椎体获得的复原高度会再次丢失。对经过治疗的椎体再次进行挤压,发现两种设备在改善椎体力量和硬度方面并无明显差异。

Patwardhan 通过尸体试验来验证 StaXx FX 设备是否能够将骨折终板邻近节段的椎间盘压力复原至骨折前的水平(尚未发表的公司赞助研究)。恢复邻近节段的椎间盘压力被认为可以降低椎体前方皮质的负荷,从而降低继发性骨折的发生率。本试验还就

椎体的高度恢复以及终板畸形的复原进行了研究。Patwardhan 通过压力感受器测量骨折前、骨折后以及治疗后的椎间盘压力。虽然测量结果仍在分析中,作者的初步研究报告指出通过 StaXx 设备能使骨折终板邻近节段的椎间盘压力恢复至骨折前的水平。目前仍需临床数据验证这项发现是否能降低继发性骨折发生率。

临床表现及评估

椎体压缩性骨折的患者以脊柱特定局限部位的疼痛为典型临床表现。通常骨折引起的严重疼痛可以极大程度导致患者功能的丧失。抗炎以及镇痛治疗往往不能有效的缓解疼痛。综合评估应该包括感觉、触觉以及反射的评估。医生还应该询问患者疼痛发生时活动情况,全面的病史也有助于判断疼痛的来源。患有骨质疏松症、长期应用激素治疗(如哮喘的吸入性激素治疗)以及肿瘤病史的患者有更高的椎体压缩性骨折的风险。有椎体压缩性骨折病史的患者很可能发生继发性骨折。

条件允许的情况下最好能行站立位脊柱侧凸的影像学检查,没有条件时也至少应行站立位脊柱侧位片和正位片(AP)检查。MRI 在明确疼痛部位以及骨折部位、了解骨折椎体形态时至关重要。但是必须明确的是,放射学检查在确定骨折是急性期还是慢性期方面作用有限。理想的情况是能够获得以往的影像学资料,以便通过畸形表现辨认出新发椎体骨折。由于急性期骨折处周围往往水肿明显,因此 MRI 非常适用于诊断急性期压缩性骨折。水肿区域在 T2 加权图像上呈高信号,使用压脂处理可使椎体中脂肪信号受到抑制,从而得到更高质量的图像,以更佳地显示水肿信号,同样水肿在 T2 FSE(快速自旋回波)图像上也呈高信号(图 41-2)。临床医生需要注意的是,院外的 MRI 图像可能不是通过压脂处理采集,其诊断价值可能会降低。在上述情况中,T1 加权图像上的水肿区域呈低信号(图 41-3)。早期的 CT 扫描可以更好地评估骨折椎体和骨折碎片的位置。如果患者不适合进行 MRI 检查,椎体 CT 扫描联合核素骨扫描也可以用于评估骨折的新旧。无论是通过椎体成形术还是椎体后凸成形术治疗,新鲜骨折部位可以获得更好的终板

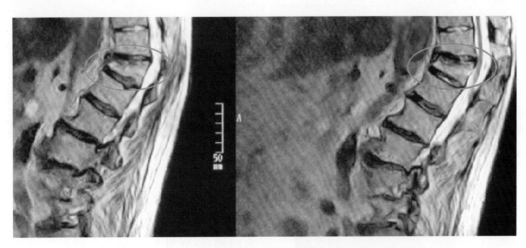

■ 图 41-2　T2 加权图像可见高信号水肿区域,提示急性期骨折

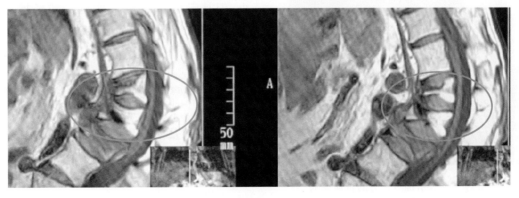

■ 图 41-3　T1 加权图像显示的椎体水肿低信号区,提示急性骨折

复原和椎体高度的恢复。通常慢性骨折的可移动性并不高,这会影响到椎体终板的复原以及椎体高度的恢复。事实上,慢性骨折的复原仍具有较大难度。

所有的结果均需与患者自己描述的疼痛部位对比,以确定疼痛是否来源于骨折的椎体。T 积分可以帮助判断患者是否患有骨质疏松症,尤其是对于初发骨折并需要双膦酸盐治疗以预防骨量继续丢失的患者。

手术技术

麻醉

结构性椎体后凸成形术可在全身麻醉或清醒状态镇静的情况下进行。术者应该考虑到麻醉方式的选择。无论如何,在选择麻醉方式时必须对患者病史进行评估并考虑到患者的基础疾病。

体位

患者应采用标准俯卧位。StaXx FX 结构性椎体后凸成形术器械应在透视监控下通过椎弓根旁入路置入。首先,应先拍摄正侧位片观察椎体形态。注意拍摄正位片时一定要与椎体方向保持一致而非患者,因此,C 形臂必须旋转到与脊柱弯曲相一致的位置。待 C 形臂调整到正前后位角度后,应将长臂旋转,直至侧位像上椎弓根移位达到椎体的 50%(图 41-4)。操作时应在侧位像上从椎弓根垂直于下方椎体终板做一条垂直线(图 41-5)。定位点就在这条垂线上,距下方终板 3~5mm。定位针方向应与 C 形臂保持一致,就像从步枪枪管瞄准一样。这条轨道保证了进针点位于 Kambin 三角上方,可安全地避开下方神经根。

在胸椎进行手术时需要经过轻微调整,因为肋

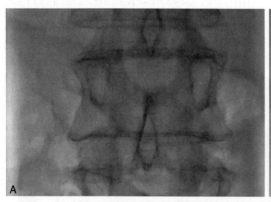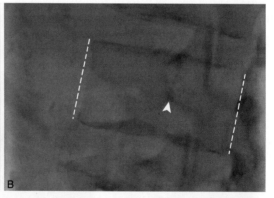

■图 41-4 初始设。A,StaXx 结构性椎体后凸成形术时先获得正位透视图像。调整角度使骨折椎体下方终板与图像平面垂直,棘突位于椎弓根中间。B,待初始图像获得后,旋转 C 型臂至斜位像,使椎弓根位于椎体的中线上。(箭头为椎弓根,虚线为椎体边缘)

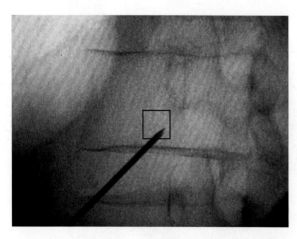

■图 41-5 红色方框表示椎弓根旁的目标穿刺区域

骨头端也需要作为定位标志。定位针应置于肋骨头内侧,以保证胸腔不会受到损伤,同时要置于椎弓根外侧,以避开神经根。虽然胸椎的定位靶点更小,但是定位标志更加明确。和经椎弓根入路相比,经椎弓根旁入路在胸椎手术中更加理想,因为这一路径与椎体终板平行,更容易进行骨折椎体复位。

同时观察正位片及侧位片以确定定位针的位置(图 41-6)。撤出针心后,将 Steinmman 针插入,使针尖在正位片及侧位片上都处于椎体中线位置。这确保了手术通道及后续堆叠的晶片恰好位于椎体的中心。

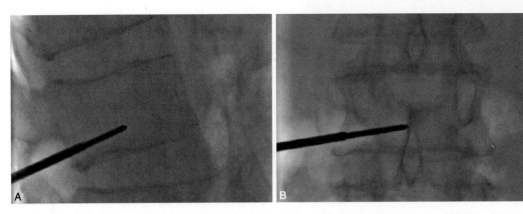

■ 图 41-6　**A,**当术者面朝投照方向操作时,拍摄侧位片以确定定位针的穿刺点。**B,**当分别在正位及侧位图像上完成定位后,置入 Steinmann 针

手术步骤

做一个小切口(≤1.5cm),将导向器和进入通道组件置于 Steinmann 针上,然后进入椎体 5～10mm。

C 形臂旋转 90°,进行透视,确保导向器和进入通道组件进入了椎体,此时可以移除 Steinmann 针。继续向内插入进入通道组件,直至进入通道组件完全固定在皮质层中(图 41-7)。然后拔出导向器,只留下进入通道。在正位和侧位透视的引导下,用一个深度测量计测定进入椎体的长度(图 41-8)。

选择合适长度的晶片,将晶片弹头插入植入枪,在正位透视的引导下,将组装好的植入枪和晶片弹头插入进入通道(图 41-9)。在侧位透视的引导下,将 1mm 厚的 PEEK 晶片一个接一个地插入,这样可以直接控制压缩椎体的复原(图 41-10)。

停止继续植入晶片的标志包括骨折椎体恢复、触觉反馈、椎体上方终板畸形矫正或晶片弹头偏曲。将植入枪从进入通道内拔出,在侧位透视下用一个套管

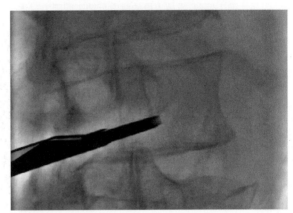

■ 图 41-7　通道置入。当导向器和进入通道安全置入椎体后,移除 Steinmann 针

进行引导,将骨水泥针沿着晶片堆的前方插入。将骨泥尘混合,至黏度于牙膏相似,然后注入晶片堆的前方以做进一步固定。骨水泥会覆盖晶片堆,填充在椎体前方。如果在正位透视像上,骨水泥填充没有超过椎体中线,应在晶片堆的后方再注入一部分骨水泥(图 41-11)。

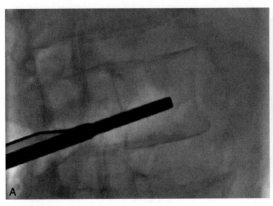
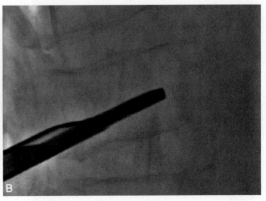

■ 图 41-8　置入大小测定器。**A,**通过进入通道将大小测定器置入椎体。**B,**在斜位像透视监测下,向内插入大小测定器,使其靠近远侧皮质。这确定了植入晶片的大小

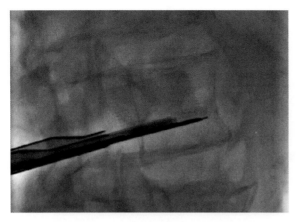

■ 图 41-9　晶片插入。将 PEEK 晶片一个接一个地插入，直到骨折椎体复原，或终板畸形得到矫正，或将要插入下方终板处的晶片弹头偏曲，或植入枪的触觉反馈表明阻力过大

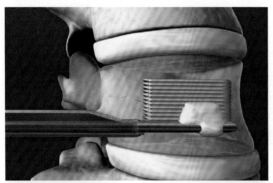

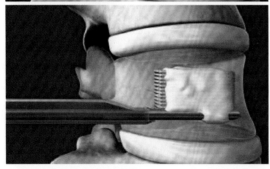

■ 图 41-10　StaXx 植入后，用少量骨水泥进行加固

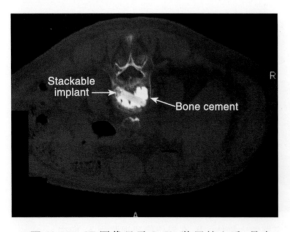

■ 图 41-11　CT 图像显示 StaXx 装置植入后，骨水泥被置入椎体前方

术后监护

结构性椎体后凸成形术跟椎体成形术和球囊扩张椎体后凸成形术一样，一般在门诊即可完成。患者一般在术后经过标准的康复护理后即可离院回家。在患者离院前可能需要进行标准的影像学检查。

并发症及避免方法

椎体后凸成形术是一项相对安全的技术，许多并发症的产生是因为骨水泥的运用而不是操作过程本身。不管是椎体成形术还是椎体后凸成形术，都可能因植入物的位置不当而引起神经损伤，但这种情况并不常见。最常见但非致命的可能并发症包括一过性血压下降、出血、血肿形成或短时间心脏传导不规律。疼痛加重、肋骨或椎体骨折、骨水泥过敏、血尿、膀胱瘘、感染和其他并发症也有报道。和任何椎体后凸成形术一样，应用 StaXx FX 结构性椎体后凸成形术时应监测骨水泥相关的并发症，包括心肌梗死、呼吸衰竭、心功能衰竭、气胸、腹腔受累或功能性肠梗阻、肺栓塞等。应该密切监护患者并评估是否发生了这些并发症，因为这些并发症有潜在致命性。手术室应具有相应的仪器和能力来处理这些并发症。

尽管结构性椎体后凸成形术骨水泥的用量较传统的椎体后凸成形术要少，但仍有骨水泥渗漏出椎体的可能性。应该监测患者是否出现软组织损伤、神经根疼痛、脊髓受压和神经受损的症状和体征。这些并发症也许不会在手术后立即出现，医生应该在诊室随访或通过电话随访时评估这些并发症。

我们应该要注意预防由于经皮脊椎装置对线或对位偏差所引起的并发症，应该要确保结构性椎体后凸成形术装置位置恰当和植入准确，才能带来最好的临床结局。同时，与任何脊椎硬件的植入一样，结构性后凸成形术装置定位或植入不当都有可能导致邻近神经血管结构的损伤。

病例

这里提供两个案例研究。图 41-12 展示了第一个案例,是一个椎体压缩性骨折,椎体前部的高度几乎完全消失,上下部终板形成了一个 45°角。在应用了 StaXx 和骨水泥之后,椎体前部的大部分高度得到恢

复,终板形成了一个 30°角。复位需要 11 个晶片和 3ml 骨水泥。图 41-13 展示了第二个案例,是两个相邻椎体压缩性骨折的复位,复位后,脊柱后凸角度从 38° 改善为 21°。骨水泥在两个椎体内有良好的弥散。

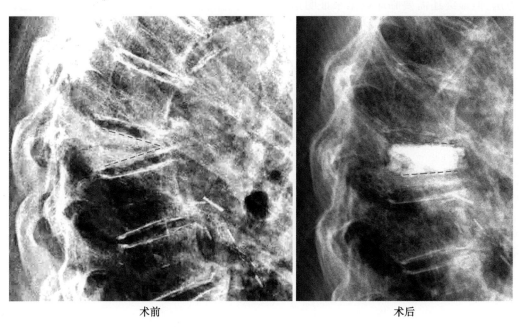

术前　　　　　　　　　　　　　术后

■ 图 41-12 病例 1。红色虚线显示了高度的恢复

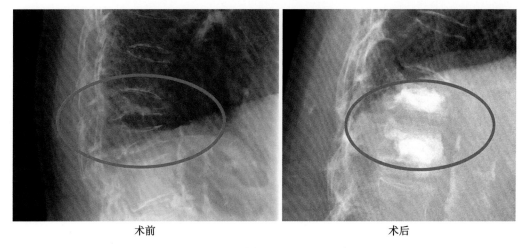

术前　　　　　　　　　　　　　术后

■ 图 41-13 病例 2。圈显示了骨折

结论和讨论

椎体成形术和球囊扩张椎体后凸成形术是具有创新性的技术,使医生能够治疗这种之前无法医治的

脊柱功能丧失的情况。事实上,椎体应力性骨折仍然是引起老年人病态损伤逐渐加重的首要原因。结构性椎体后凸成形术应用 StaXx 晶片堆叠系统,提供最新的代替方法,解决了与先前技术相关的许多问题。这个系统使医生能精确地控制矫正技术,晶片堆叠的位置精确

地决定了矫正负荷所作用的位置,单个的 1mm 晶片决定了矫正的精确度。作为一个永久性植入物,堆叠晶片的使用减少了手术后已恢复的椎体高度丢失的风险,并使医生能够控制骨水泥的位置和分布。

　　体外机械实验表明终板的损伤和畸形是导致邻近节段椎体骨折风险增大的原因之一。相似的实验也说明晶片堆叠理念为终板畸形的矫正提供了一个更理想化的方法,但最终还需要临床数据来证明这个观点。然而,这个装置的早期经验是很有前景的,使得更大规模的正式临床检验有望实施。

优缺点

优点

- 可定向和可控制的矫正。
- 终板复位。
- 永久性植入,矫正效果持久。
- 骨水泥用量少。
- 对填充的骨水泥扩散有阻挡作用。

缺点

- 需要外科或放射科的专业知识。
- 需要熟悉解剖结构。

（石磊　译）

参考文献

1. A.G. Hadjipavlou, M.N. Tzermiadianos, P.G. Katonis, et al., Percutaneous vertebroplasty and balloon kyphoplasty for the treatment of osteoporotic vertebral compression fractures and osteolytic tumors, JBJS 87-B (12) (2005) 1595–1604.
2. M. Tzermiadianos, A. Hadjipavlou, S. Renner, et al., Altered disc properties after an osteoporotic vertebral fracture. Is it a risk factor for adjacent fractures? Journal of Bone and Joint Surgery - British, Vol. 91-B, Issue (Suppl. 1), 108-109.
3. J. Luo, D.M. Skrzypiec, P. Pollintine, et al., Mechanical efficacy of vertebroplasty: influence of cement type, BMD, fracture severity, and disc degeneration, Bone 40 (4) (2007) 1110–1119.
4. Frankel B and Vandergrift A. The natural history of subsequent adjacent level vertebral compression fractures. Paper #13. Presented at the North American Spine Society 22nd Annual Meeting, October 23-27, Austin, Texas.
5. B.M. Frankel, T. Monroe, C. Wang, Percutaneous vertebral augmentation: an elevation in adjacent-level fracture risk in kyphoplasty as compared with vertebroplasty, Spine J. 7 (2007) 575–582.
6. D. Fribourg, C. Tang, P. Sra, et al., Incidence of subsequent vertebral fractures after kyphoplasty, Spine 29 (20) (2004) 2270–2276.
7. J.S. Harrop, B. Prpa, M.K. Reinhardt, et al., Primary and secondary osteoporosis incidence of subsequent vertebral compression fractures after kyphoplasty, Spine 29 (19) (2004) 2120–2125.
8. S.M. Belkoff, J.M. Mathis, D.C. Fenton, et al., An ex vivo biomechanical evaluation of an inflatable bone tamp used in the treatment of compression fracture, Spine 26 (2) (2001) 151–156.
9. G. Voggenreiter, Balloon kyphoplasty is effective in deformity correction of osteoporotic vertebral compression fractures, Spine 30 (24) (2005) 2806–2812.
10. M.J. Kim, D.P. Lindsey, M. Hannibal, et al., Vertebroplasty versus kyphoplasty: biomechanical behavior under repetitive loading conditions, Spine 31 (18) (2006) 2079–2084.
11. B.B. Pradhan, H.W. Bae, M.A. Kropt, et al., Kyphoplasty reduction of osteoporotic vertebral compression fractures: correction of local kyphosis versus overall sagittal alignment, Spine 31 (4) (2006) 435–441.
12. S.M. Belkoff, R. Manzi, R.D. Paxson, Mechanical comparison of vertebral body compression fracture reduction: StaXx FX versus Kyphoplasty. Annual Meeting of Congress of Neurological Surgeons, September 15-20, 2007.

第 42 章 经皮 Crosstrees 椎体强化

Philip S. Yuan ,Huilin Yang and Dewei Zou

关 键 点

- 骨质疏松症是一种典型的静悄悄的疾病,可以首先表现为椎体压缩性骨折。
- 椎体压缩性骨折可以导致后凸畸形和功能下降。
- 通过卧床休息,支撑和止痛药物治疗椎体压缩性骨折通常无效。
- 经皮 Crosstrees 椎体强化系统使用可移除的空箱,它在一开始就装入了骨水泥,能更安全地注射骨水泥和防止骨水泥渗漏的并发症。

介绍

骨质疏松症是一个重大的公共卫生问题,关系到 50 岁以上大约 55% 的人。在美国每年有超过 70 万的人患有椎体压缩性骨折,其主因是骨质疏松症。骨质疏松症,最常见的骨代谢疾病,通常是一个静悄悄的疾病,但能引起骨折并出现顽固性背部疼痛。椎体骨折的其他原因包括创伤,良性病变(例如血管瘤),恶性病变(例如多发性骨髓瘤和转移癌)。骨质疏松症的典型特点是骨密度降低。

对于正常人,椎体内是多孔的结构,称为骨小梁或松质骨,外层覆盖薄的(致密)皮质骨。骨质疏松患者中,其形成中央多孔骨的骨小梁变薄弱。当这种情况发生时,脊椎可能出现骨折并变形。椎体的畸形按形状分为三种类型:楔型,双凹型,粉碎型。由于椎体塌陷,脊柱的自然曲度发生了改变。这些变化对椎旁肌肉和神经产生力学效应,导致一系列症状,包括疼痛、感觉障碍、刺痛和肌力减弱。多椎体压缩性骨折能导致后凸畸形、肺功能减退、食欲缺乏、抑郁和机体功能下降。

迄今为止,椎体骨折的治疗方法仍然有限。患者卧床时间长,被给予大剂量镇痛药。支具也常常不能被这些老年患者接受因此不再推荐使用。这些姑息治疗不能使患者的脊柱椎体解剖恢复至骨折前的力线和形态。即使治疗成功也只是缓解疼痛症状和骨折自行愈合。这种向前成角力学改变会导致持续性后凸畸形。

因为疏松的骨质不足以支撑钉棒,因此用于治疗椎体骨折或维持脊柱稳定的传统手术方法对于骨质疏松患者无效。因为这是一种使人慢慢衰竭的疾病,我们尝试了许多不同的手术方法。其中,最成功的手术是骨水泥注入椎体使其稳定。疼痛性椎体骨折患者经保守治疗失败后进行这个手术,称为椎体成形术或椎体球囊扩张后凸成形术(首先应用球囊在椎体内建立空隙)。

椎体成形术潜在的灾难性并发症是骨水泥从椎体意外逃逸(或泄漏),这称为骨水泥渗漏。这可以破坏重要的结构,如脊髓,或形成血栓并流入静脉丛。这可能会导致严重的神经系统并发症甚至死亡。椎体球囊扩张后凸成形术首先通过球囊扩张建立要填充骨水泥的空隙和夯实周围骨质,从而减少骨水泥渗漏。但椎体后凸成形术中骨水泥渗漏仍有可能,因为球囊取出后才开始注入骨水泥。

经皮 Crosstrees 椎体强化空箱能在椎体强化过程中良好控制经皮骨水泥注入。经皮 Crosstrees 椎体强化系统(Crosstrees 医疗,博尔德,科罗拉多州)使用 TECRES 公司制造的 Mendec 脊柱骨水泥(维罗纳,意大利),并已被批准用于病理性椎体骨折。空箱装置包括限制骨水泥在一个密闭可释放纤维网的导管。在注入一定量骨水泥和空箱扩展到预定的体积后,打开纤维网并从椎体中取出,仅保留骨水泥在骨质中。最后注入高黏度骨水泥,添加到初始骨水泥周围以提供额外的骨水泥弥散在松质骨中。该新型系统能够控制骨水泥注入椎体并维持骨折复位,而且没有永久性植入物保留在患者体内。

适应证和禁忌证

　　椎体压缩骨折经非手术治疗后仍有顽固性背部疼痛是经皮 Crosstrees 椎体强化手术适应证(表42-1)。诊断椎体压缩骨折的影像学研究表明,当椎体压缩骨折是急性/亚急性或者有残留的骨水肿表示不完全愈合时,磁共振显像在短 T1 反转恢复序列(STIR)呈高信号。如果不能行磁共振检查(例如,当患者体内有心脏起搏器),核医学检查(骨扫描)是特别有用的方法。

表 42-1　相对指征

1. 确认在 X 线压缩畸形和 MRI 或骨扫描提示部位或接近部位有急性疼痛和压痛。
2. 位于 T4 和 L5 之间且不超过三个椎体压缩骨折。
3. 在放射学检查中,相对于相邻椎体的正常高度,骨折椎体高度丢失 0%~60% 并伴有疼痛。
4. T1、T2 和 STIR 加权序列 MRI 确认骨折的诊断和类型,如果不能行磁共振检查(例如,当患者体内有心脏起搏器),可选择核医学检查(骨扫描)。
5. 椎体高度和几何形态能容纳外径为 5.2mm 器械插入。
6. 椎体前缘高度≥6mm。

　　慢性骨折不是椎体强化的适应证。Crosstrees 或任何其他经皮椎体强化技术的其他绝对禁忌证包括妊娠,凝血功能障碍,骨髓炎,脊柱不稳,已知对骨水泥过敏,之前已行椎体骨水泥强化(表42-2)。

表 42-2　绝对禁忌证

1. 慢性骨折。
2. 脊柱不稳。
3. 已知或怀疑有骨水泥过敏。
4. 妊娠。
5. 不可控制的凝血病或出血性疾病。
6. 活动性或局部感染。
7. 骨折椎体已注入骨水泥或行椎体强化。

　　相对禁忌证(表42-3)包括神经功能障碍(例如,骨块明显后突的爆裂骨折或椎体后壁骨折)和原发性或转移性肿瘤相关的病理性骨折。然而,Crosstrees 空箱装置能在植入过程中完全包含骨水泥并塑造一定的形状。在以上情况下使用这种技术可能比现有的椎体成形术或椎体后凸成形术更加安全。另一个相对禁忌证是扁平椎或椎体高度降低超过 60%。

表 42-3　相对禁忌证

1. 椎体后壁破裂的粉碎性或高能损伤骨折。
2. 爆裂性骨折或椎弓根骨折。
3. 通过测量最近正常椎体高度比较,骨折椎体压缩高度超过 60% 的扁平椎或明显的椎体塌陷。
4. 明显侵犯椎管或骨块后突,尤其有神经损伤。
5. 椎管狭窄。
6. 良性与恶性的病理性骨折(例如,骨髓瘤,转移性病变)。
7. 急性椎体压缩骨折数目>3 个。

该装置的描述

　　Crosstrees 空箱装置(图 42-1)能够在骨科手术中经皮向手术部位注入特定量的骨水泥。该装置是这样设计的:编织的纤维空箱装置插入椎体内,注入一定量骨水泥,从而减少骨水泥渗漏的可能性。空箱装置扩张成特定的形状,使得注入的骨水泥能有较大的表面积,提升终板和恢复骨折椎体高度。骨水泥注入后空箱装置打开并撤离椎体。在原骨水泥核心周围增加额外骨水泥能增加骨水泥在骨质中的弥散。骨水泥通过螺纹注射器注入空箱装置中,Crosstrees CDrive 骨水泥分配器(图 42-2)能够测量和传送需注入特定空箱装置的骨水泥剂量。

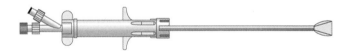

■ 图 42-1　Crosstrees 空箱装置

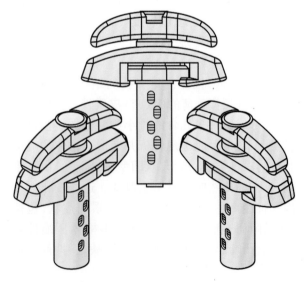

■ 图 42-2　Crosstrees CDrive 骨水泥分配器

手术原则

Crosstrees 空箱装置由编织纤维组成,其末端为不锈钢骨水泥输送轴。骨水泥输送轴装在另外一个沿骨水泥输送轴和空箱长轴方向的不锈钢套筒中。在 PMMA 填充前,空箱包含在插入套筒中或暴露出来。输出轴的近端连接到一个 Y 形适配器,适配器的每个臂都有 Luer 连接器配件。

空箱装置有一个尼龙释放绳,绳上常规附有针。释放绳有输送轴和 Y 形适配器直腿一样的长度,在装置的近端可以操作释放绳。聚合物盖连接到释放绳近端并由 Luer 绳确保固定在 Y 形适配器上。盖子可从 Y 形适配器取下,施加张力作用于释放绳。在注入一定量的骨水泥到空箱后,术者施加张力到释放绳上,从空箱的壁拔针,打开远端空箱。

用针和 5.2mm 直径工作通道穿过椎旁肌肉组织后经椎弓根进入椎体。可以使用经椎弓根或椎弓根外的方法。针和工作通道穿刺到椎体后撤出,在椎体上创建 Crosstrees 空箱放置的位置。作为一种替代方法,针从套管中撤出,钻头经工作通道钻入椎体后撤出,在椎体上创建 Crosstrees 空箱放置的空间。经常有骨头碎片残留在钻头上,可以留作病理检查。

Crosstrees 空箱经工作通道并在透视监视下放置在椎体内理想的位置。使用影像学成像确认其在椎体的位置。在确定位置后工作通道撤出,显露出空箱。空箱的纤维部分将填充到一个已知的和可预测的立体几何形状,最大表面积的取向平行于椎体终板。这种几何形状将提供最优的表面积区域,以提升压缩骨质和恢复椎体高度。

Mendec 脊椎骨水泥是按照制造商意见制造的。骨水泥加载到 Crosstrees CDrive 中,通过 Luer 锥形远端链接配件链接空箱。在透视引导下,骨水泥是从 CDrive 骨水泥分配器注入传送轴和注射到空箱中。骨水泥传送轴注射骨水泥直到在椎体中的空箱骨水泥达到最大容量。空箱中骨水泥填充至最大量后,释放绳帽从 Y 型适配器直腿上取下并施加张力到释放绳。释放绳从 Crosstrees 空箱取下,取出空箱远端的针。释放绳从 Crosstrees 空箱逐步全部撤出。释放绳撤出和远端空箱打开后,Crosstrees 空箱从工作套管撤出。打开的空箱从患者体内撤出,这样患者体内植入物就只有骨水泥。螺旋式旋转空箱近端逐步撤离,这样纤维空箱部分会向近端移动到工作通道的一个位置。空箱的撤离会减少工作通道入口处空箱纤维的直径,保留骨水泥在椎体中。随着 Crosstrees 空箱撤离,工作通道可用作在椎体中注入最后骨水泥的进一步通道。工作通道撤离后,手术结束。

科学试验和临床效果的背景

文献中报道,椎体强化效果手术后几乎立即就有明显的效果。许多作者报道在 24 ~ 48 个小时内疼痛明显缓解,大多数患者的进一步随访都能维持稳定的效果[1]。椎体强化有效性研究主要是评价疼痛缓解,因为患者通常寻求治疗的原因就是疼痛。大量报道的疼痛缓解评价是通过 VAS 评分评价,患者在术后 24 小时或之后疼痛明显缓解。也有报道采用多元评价方法评价功能结果,但通常相对疼痛缓解是次要的[2-4]。Lelie 等[5]报道术后疼痛缓解的持续效果。该研究共纳入 117 例受试者接受椎体强化术。作者观察到受试者疼痛迅速缓解,1 周内有实质性的改善,术后 1 ~ 24 个月疗效相对稳定。

在一篇 2006 年的综述中,Hulme 等报道[4],骨质疏松性骨折和转移性病变术后并发症发生率分别为 1% ~ 2% 和 5% ~ 10%[6]。包括局部疼痛增加,有症状的骨水泥肺栓塞,神经根病变和脊髓受压的骨水泥渗漏相关特定并发症发生率估计约为 1% ~ 3%[7]。椎体成形术和椎体后凸成形术潜在的相关并发症中,新的椎体骨折几乎都发生在手术期间或术后。因此绝大多数并发症是可以在术后短时间内发现。

作为更长时间随访中主要的关注点,相邻节段骨折发生率在椎体强化的临床文献也有报道。骨水泥从椎体中渗漏与新发骨折发生率有相关性,骨水泥渗漏的相邻节段新发骨折的平均时间为 48 天,无骨水泥渗漏的相邻节段新发骨折的平均时间为 98 天[8]。有关治疗椎体相邻节段和非相邻节段骨折发生率的文献报道,3 个月内随访新发骨折中一半发生在相邻节段。大部分继发的椎体骨折发生在椎体成形术后 30 天内。Lin 等[9]报道了椎体成形术的 38 例病例中,14 例发生新的骨折。当骨水泥渗漏发生时,出现新发骨折的平均时间 48 天。当骨水泥无渗漏发生时,出现新的骨折的平均时间 98 天。

各个研究中观察骨水泥渗漏发生的时间是相似的。通常椎体成形术中或术后不久就能发现骨水泥渗漏。因此,虽然骨水泥渗漏似乎是最常见的并发症,但会在 30 天随访期内就确定。

除了评价安全性和疼痛缓解外,在文献中报道椎体强化的研究往往包括椎体形态学的评估。目前治疗对椎体高度恢复的有效性和椎体高度恢复的临床意义还存在学术上的分歧[4,7]。

在文献中也报道了手术中使用骨水泥的量。临床文献报道成功手术所需的骨水泥量也是因人而异的[8,10]。Crosstrees 系统注入最初预定的骨水泥量,根据研究者决定、椎体节段、椎体塌陷程度和外科医师对设备放置状态选择。之前的文献综述中提到了疼痛往往立即且持续缓解。如果出现并发症,在术后早期就很明显。

手术技术

麻醉

全身麻醉通常是首选,因为它可以避免患者出现任何不适感,制造经椎弓根安全放置通道的可控环境。如果患者不能耐受全身麻醉,手术也可以在局部麻醉下安全进行。

体位

手术通常要求患者俯卧在透射线的手术架上,如 Jackson 架。应尽量伸直脊柱,用韧带整复术恢复伤椎高度。

在 Crosstrees 系统手术要求患者俯卧在透射线的手术架上。根据标准的外科技术布置悬架和准备。两个 C 形臂能实现两个平面透视能力。如果只有一个 C 形臂,透射线的手术架必须允许 C 形臂能够从正位来回旋转到侧位透视。

经椎弓根途径

透视引导下对应椎弓根上、外交点的皮肤稍外上作切口(每个节段不同)。将 11 针插入切口并锚定在骨骼上,如果需要的话用锤子轻轻敲打它。透视确认其位置(正位片)。继续击打 11 针到位,定期在正位和侧位透视下确认针尖的位置。为了避开椎管,在针尖达到椎体后皮质前须确保针尖不超过椎弓根内侧缘。一旦针尖越过椎体后壁,取出内芯和插入导针。向前内推进导针进入椎体。根据近端最清楚的尺寸

标志选择适当尺寸的空箱。导针达到侧位片上椎体的一半,移出 11 号套管后经导针插入钝头的空心工作套管。衔接打击板到打击板延伸。打击板尖端插入钝头的空心工作通道中和用锤轻轻敲击针直至其尖端在侧位片上刚刚超过椎体后壁。

拆下内芯和导销,保留工作通道到位。注:如果使用原始几何形状的空箱,工作通道翼部应该朝头尾方向。使用另一个几何形态,工作通道翼部要平行于椎体终板。在 X 线透视下,采用空心钻在椎体内创造一个空间,为了空箱的放置和向空箱内注射骨水泥。透视下观察推进空心钻,避免其与椎体前壁接触。

椎弓根外途径(通常建议在胸椎使用)

透视引导下对应椎弓根上、外的交点的皮肤稍外上作切口。将 11 针插入切口并锚定在骨骼上,如果需要的话用锤子轻轻敲打它。正确的切入点在肋胸关节处。透视下确认位置(正位片)。采用空心钻在椎体内创造一个空间,为了空箱的放置和向空箱内注射骨水泥。透视下观察推进空心钻,避免其与椎体前壁接触。

依靠钻杆上的标记确认钻头超过工作通道末端的深度。钻头不要超过工作通道末端 20mm。透视引导下,将空箱插入工作通道,滑动撑开器领部连接器至套管翼部。如果使用主要的空箱几何结构,Y 型适配器倒向侧面并平行于椎体终板。

注入骨水泥

从空箱逐步撤出套筒锁并放置一旁。逐步拔出设备翼部暴露空箱膜。在对侧重复这些步骤。透视引导下,转动 CDrive 上的手柄注入脊柱树脂至空箱膜内。旋转手柄将 CDrive 全部内容注入,直至 CDrive 套筒中骨水泥涌出。在对侧重复此过程。在正侧位透视下确认骨水泥注入空箱中。逐步拆卸 Luer 帽和移出空箱近端以释放绳索,打开空箱织物的远端。顺时针旋转提取器螺母翼部将空箱从椎体中退出直到线长的极限。从工作通道中逐步撤出空箱。在对侧重复此过程。

插入填充管道到工作套管中,推进深度正好使得填充管道尖端至骨水泥中心。透视下定位确认填充管道标志点的位置。在连续透视下手动注入额外骨水泥以达到骨水泥向骨质充分弥散(表 42-4)。

表 42-4　骨水泥的准备和操作时间（Mendec Spine Resin，68℉相当于 20℃）

操作（Mendec）	定　义	功能（Crosstrees 空箱）	节段时间（秒）
混合	各成分混合		60
填充设备准备	骨水泥装配到骨水泥填充器中	面团装备到 CDrive	60
等待	骨水泥不能使用		300
工作	骨水泥能注入	骨水泥注入，移出释放绳，撤出空箱	600
硬化	骨水泥硬化和黏稠度增加，再不能填充，发生发热反应	通过填充通道手动注入骨水泥和骨水泥弥散	360

术后护理

患者通常背部疼痛立即缓解，常常不需要麻醉止痛药。患者可以手术当天出院回家，如果因为其他的合并症且有必要的话，可以监控一晚后出院。因为长期卧床，这些患者往往身体较弱，可以从住院一晚和一系列康复中受益。

结论和讨论

在 2005 年，骨质疏松相关骨折造成了 19 亿美元的花费。骨质疏松症是以骨量减少为特征的疾病，导致骨脆性增加并容易导致身体任何部位骨折，尤其是脊柱、髋部和腕部。椎体压缩骨折是老年患者常见的疼痛和致残原因。

椎体成形术和椎体后凸成形术已被证明能有效地减轻椎体压缩骨折引起的疼痛。这些手术的一个潜在的严重并发症是骨水泥渗漏。经皮椎体强化的 Crosstrees 医学 PVA 系统包括可控制骨水泥注入并预防发生骨水泥渗漏的装置，又不需要放置植入物。这个装置能减少骨水泥渗漏至椎管和静脉丛从而预防骨水泥渗漏出现的并发症。Crosstrees 空箱也实现了在注入骨水泥过程中获得和维持骨折复位的好处，而在椎体后凸成形术中球囊能实现复位骨折，但在球囊撤离与骨水泥注入的时间间隙里许多病例出现了复位的丢失，Crosstrees 空箱为外科医生治疗椎体压缩性

骨折增加了新的医疗设备。

优点和缺点

Crosstrees 装置使可控制骨水泥注入骨折的椎体内，填充成一个固定的形状并减少骨水泥渗漏。它不需要在注入骨水泥之前插入和拔出球囊装置，而是插入空箱，复位骨折，在骨水泥注入和复位后移出空箱。尽管有这么多优势，但是 Crosstrees 技术上更具有挑战性，因为插入的位置对于结果至关重要。因为它们未必会寻找阻力最小的路径，且空箱需要置于椎体的中心附近。骨水泥只能填充空箱成为固定的形态。一旦空箱移出，如果需要注入额外的骨水泥而选择这条路径，就有可能出现骨水泥渗漏的危险。

（尹自龙 译）

参考文献

1. C. Bono, C.P. Kauffman, S. Garfin, in: H. Herkowitz (Ed.), Surgical options and indications: kyphoplasty and vertebroplasty in the lumbar spine, Lippincott Williams & Wilkins, 2004.
2. J.M. Mathis, Percutaneous vertebroplasty or kyphoplasty: which one do I choose? Skel. Radiol. 35 (2006) 629–631.
3. J.B. Gill, Comparing pain reduction following kyphoplasty and vertebroplasty for osteoporotic vertebral compression fractures, Pain Physician 10 (4) (2007 Jul) 583–590.
4. P. A. Hulme, Vertebroplasty and kyphoplasty: a systematic review of 69 clinical studies, Spine 31 (17) (2001), 1983.
5. J.T. Ledlie, Kyphoplasty treatment of vertebral fractures: 2-year outcomes show sustained benefits, Spine 31 (1) (2006) 57–64.
6. K.M. Eicholz, J.E. O'Toole, S.D. Christie, R.G. Fessler, Vertebroplasty and kyphoplasty, Neurosurg Clin N Am 17 (2006) 507–518.
7. K. Talmadge, Vertebral compression fracture treatments, in: S.M. Kurtz, A.A. Edidin (Eds.), Spine technology handbook, Elsevier Academic Press, 2006, pp. 371–396.
8. E.P. Lin, Vertebroplasty: cement leakage into the disc increases the risk of new fracture of adjacent vertebral body, AJNR Am J Neuroradiol 25 (2) (2004 Feb) 166–167.
9. E.P. Lin, S. Ekholm, A. Hiwatashi, P.L. Westesson, Vertebroplasty: cement leakage into the disc increases the risk of new fracture of adjacent vertebral body, AJNR Am J Neuroradiol 25 (2004) 175–180.
10. B.M. Frankel, Percutaneous vertebral augmentation: an elevation in adjacent level fracture risk in kyphoplasty as compared with vertebroplasty, Spine J 7 (5) (2007 Sept-Oct) 575–582.

第43章　骨质疏松压缩骨折的生物治疗:OptiMesh

43

Karl D. Schultz ,Jr.

关　键　点
• 治疗骨质疏松性椎体压缩骨折(OCVF)的目标。
• 最新治疗方案:聚甲基丙烯酸甲酯(并发症:外渗,邻近节段椎体骨折风险增加)。
• 新的生物治疗方案(同种异体骨填塞的多孔隙网眼)。
• 外科治疗步骤(造腔,填充网眼)。
• 骨折固定和移植物整合。

介绍

据美国疾病控制预防中心 2005 年的报道,美国 65 岁以上的居民有 3600 万。预测到 2030 年[1],这个数字将超过 7000 万。目前,经过评估,25% 年龄超过 50 岁的女性,40% 年龄超过 80 岁的女性及 33% 年龄达到 75 岁的男性患有骨质疏松性椎体压缩性骨折(OCVF)[2]。许多 OCVF 患者发病临床无法察觉,约 30% 有症状的 OCVF 对保守治疗无效,需要外科干预[3,4]。考虑到这些数据与治疗 OCVF 患者慢性疼痛的椎体强化总体有效率相一致,很容易理解外科干预治疗此类疾病的比例有稳定的增长。

经皮注射骨水泥(聚甲基丙烯酸甲酯 PMMA)最初于 19 世纪 80 年代由法国发明,用来治疗椎体血管瘤,之后于 1994 年引入美国用来治疗有症状性 OCVF。之后,这项治疗方法被广泛用于治疗 OCVF。椎体成形术和椎体后凸成形术可以有效地改善高危组患者的疼痛和运动,提高患者功能和生活质量[5]。然而,风险包括骨水泥毒性,放热反应所致组织损伤,栓塞和潜在从椎体外渗的骨水泥引起的神经毁损性并发症(对椎管和神经孔的刺激)[2,6]。此外,PMMA 强化的椎体由于附加的骨折风险,邻近椎体骨折(ALF)发生率是否比预期的高一直备受关注和争论。研究者质疑了 PMMA 强化椎体和 ALF 的相关性,认为 ALF

仅仅是骨质疏松疾病自然史的结果。然而,在术后 3 个月内,PMMA 强化椎体的 ALF 发生率要高于其他节段椎体[7]。作为对比,未行 PMMA 强化椎体治疗的 OCVF 患者在随后一年内,椎体骨折发生更为随机地分布于脊柱各个节段。这类数据提示我们,PMMA 强化椎体治疗更易于发生邻近椎体骨折[8-12]。

理想的强化椎体的骨水泥必须具备生物可降解性和无毒性,低凝固温度,生化属性接近人体骨[13]。为了避免之前提到的 PMMA 的缺点,建立了一种新的治疗方式:采用微创方法向聚酯可扩张网眼(OptiMesh, Spineology Inc,Minn)内注射异体微粒骨。这项骨内注射技术为潜在的骨折复位产生了抬升力,合成的移植骨能立即承受负荷,与自然骨有着相近的弹性模量。

适应证及禁忌证

应用这类网眼骨架的主要适应证包括:疼痛性 OCVF,创伤性椎体压缩性骨折,从 T4 到 L5 节段的类固醇激素所致椎体压缩性骨折,伴或不伴继发性脊柱后凸畸形的骨折,合理的保守治疗无效的骨折等。良性的有症状性椎体血管瘤也是其适应证。疼痛和压痛部位必须与 X-ray、CT、MRI 或[99m]锝骨扫描确定的骨折节段相一致。患者必须能在药物作用下耐受经皮穿刺操作并且能够耐受俯卧位。

和所有椎体强化手术一样,主要的禁忌证包括:存在不稳定性椎体后缘骨折块导致超过 20% 的椎管占位(例如爆裂性骨折模式),或者任何具有神经压迫的骨折。笔者成功且安全地运用这项技术治疗了椎体后皮质弯曲合并上下方椎体后缘微小椎体终板骨折块所致的小于 20% 椎管占位的椎体压缩性骨折。有趣的是,运用这类微创方式结合短节段的椎弓根螺钉固定,能够有效地治疗真实的椎体爆裂性骨折合并 A1 型骨关节炎[14]。

对于辅助治疗和具有固有生物侵袭性的肿瘤转移所致的压缩性骨折，这类治疗方式不适用，特别是运用异体骨填充材料。其他绝对禁忌证包括凝血异常、出血性疾病、骨髓炎、硬膜外脓肿和扁平椎体。最后，预防性治疗椎体压缩性骨折高风险患者的有效性还有待证实。

装置说明

这项技术的基本理念是在透视引导下单侧经皮经椎弓根经过一个相对小的路径在骨折椎体内创造出一个空腔。将一个未充气的多孔聚酯网眼袋（OptiMesh）植入，接着填入异体微粒骨，让一个负荷均分的植入物在椎体内支撑起来。OptiMesh 被设计来装载和加固微粒移植骨。网眼孔径大约 1500μm，这样既能保证有效地束缚住微粒移植骨，又能允许新生血管的长入，促使移植骨和本体骨的整合和重塑。

运用微粒工艺原理，置入网眼袋里的致密骨微粒产生均匀的拉力，形成使骨折椎体复位的能力（椎体高度复位）。由于微粒骨是紧密压缩，应力链在骨片之间建立从而支撑脊柱轴向方面负荷。

异体骨（Musculoskeletal Transplant Foundation, Edison, N. J.）是由冻干的皮髓质骨片及去矿化的骨基质（DBM）混合而成，为移植骨的整合提供骨传导及骨诱导特性。

科研背景及临床预后

这类不可吸收的金属网眼是由聚对苯二甲酸乙二醇酯（PET）纤维交织而成。动物试验显示未见此类网眼产生组织不良反应或对患者本体骨长入产生障碍[15]。体外生化试验表明填充着移植骨的网眼能够恢复椎体的抗压强度。最终构建恢复的椎体无论在强度和硬度方面都比 PMMA 强化的椎体要低，从而有利于降低邻近椎体骨折发生率。随着骨折的逐渐恢复，该装置也会展开并填满，笔者发现这个过程能有效地恢复和维持椎体高度。与此作为对比，运用球囊扩张椎体后凸成形术治疗类似的不稳定椎体压缩性骨折的方式在椎体高度恢复上要低三分之二[16]。最后，当植入羊椎体时，MTF 骨混合物产生的新骨量与自体骨移植相当[17]。

为了评估临床有效性，笔者开展了 Investigational Review Board（IRB）认证的回顾性研究，连续地研究从 2004 年 3 月到 2007 年 12 月期间接受 OptiMesh 治疗的患者。40 名患者登记入组。其中有 32 名女性和 8 名男性，平均年龄 73.4 岁，年龄范围 44 岁至 95 岁。40 名患者里，29 名患有骨质疏松性压缩性骨折，10 名受外伤，1 名患有乳腺癌。总共植入 48 个节段椎体。超过 50% 的骨折发生于胸腰结合部椎体（图 43-1）。平均随访期限为 16 个月。27 名患者（67.5%）超过 6 个月随访，平均随访期限为 23 个月。治疗骨质疏松椎体压缩性骨折的患者中，19 名接受了术前双光能 X 线摄影检查，平均 T 值为−2.4。

采用了四点 Odom 评分法（极好，好，一般，差）评估疼痛和功能。这套标准允许治疗者可以结合临床观察和体格检查来进行患者的总体评估。只有 2 名患者（5%）在早期术后评了"差"。所有的患者在超过 6 个月随访都对术后功能和疼痛的改善表示满意，均评了"极好"和"好"。

术后 X 片用来评估新发椎体骨折和椎体高度维持恢复程度。6 名患者（15%）出现术后新发骨折，但只有 2 名患者（5%）为邻近椎体骨折（ALF）。一名患者术后 CT 扫描发现内侧椎弓根壁发生骨折，没有后遗症。1 名患有复发性恶性胶质细胞瘤的患者

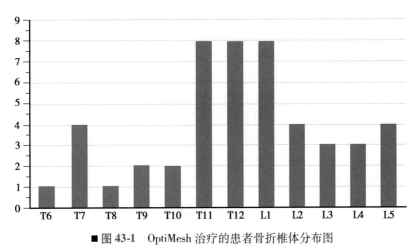

■ 图 43-1　OptiMesh 治疗的患者骨折椎体分布图

也接受了 OVCF 治疗,但 3 个月后 X 片随访发现椎体恢复高度显著降低,虽然没有临床症状。所有患者术后 12 个月均接受了 CT 扫描,发现网眼内移植骨整合良好。

临床表现和评估

Patent MW:69 岁老年女性,患有骨质疏松(T 值: -2.5),摔倒后出现 T7 和 T8 的压缩性骨折。X 线片和 MRI 诊断骨折,患者有剧烈疼痛且保守治疗无效。该患者在静脉镇静麻醉下,接受了使用 OptiMesh 和异体微粒骨的 T7 和 T8 生物学椎体固定术。患者术后疼痛在 24 小时内完全缓解,48 小时内能够不需要辅助下地行走并完成一些生活中的动作。术后 3 年随访,该患者无疼痛主诉,CT 扫描显示了移植骨的成功整合(图 43-2)。

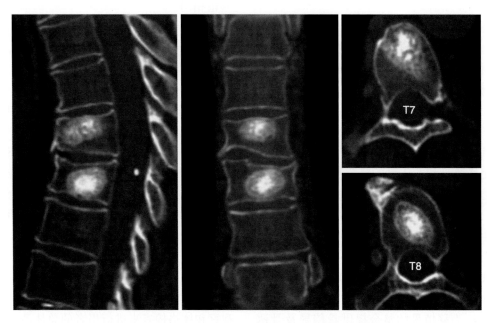

■ 图 43-2　术后 36 个月 CT 扫描显示了移植骨的良好整合

手术技巧

该手术通常需要在可控制麻醉和放射床的条件下进行。由于该手术是经单侧椎弓根旁路方式进入椎体,需要双平面荧光镜成像指导器械定位,以降低神经损伤的风险,确定网眼的大小及填充量。

导针的全程[斯氏针(Steinmann pin)]定位来决定器械路线,是整个手术正确展开的标尺。导针经皮穿刺经旁内侧(距中线约 7cm,主要取决于做的椎体节段)。最终确定好位置,接着从椎弓根与椎体结合处椎弓根外侧基底穿刺。导针最终的位置需在前后位及侧位荧光成像上位于椎体轮廓的一半,即导针针尖位于椎体的中央。精确的轨迹定位完成后,扩张管在导针上进入到椎弓根椎体结合处。操作通道按顺序经过扩张管进入椎体。操作通道建立完成后,撤出导针和扩张管。

椎体内建立空腔。首先用 6mm 的手钻斜行地钻进椎体至对侧椎体皮质内 5～6mm 深度。接着,用可扩张的牛头刨来掏空出一个空腔,这个空腔边缘距离终板要求 2～3mm。

基于钻孔深度、牛头刨的使用、邻近椎体高度和骨折的硬度(急性和亚急性)来选择合适型号的网眼袋。急性骨折需要更大一点的网眼袋来恢复椎体高度,然而在一个稳定性骨折中,治疗的目标是仅进行填充空腔而不需要恢复椎体高度。每一个型号的网眼都有最大填充体积,不能超过这个量以防止出现破裂和异体移植骨的丢失。慢性骨折只需要轻微的扩张型号的网眼。在这种情况下,植入袋能够在填充低于推荐量的情况下就达到承重能力。

网眼袋通过网眼袋持固定住,穿过通道进入空腔内。通过之前准备好的管道来填充网眼,这种管道由 Musculoskeletal Transplant Foundation(肌肉和骨骼移植基金会)提供。网眼袋首先通过可转换的管道环周填充四周,之后用垂直管道填充网眼袋的中央,这样来保证在整个过程中均匀地放置异体骨。接近填充完毕时,网眼从卷曲的边缘分离开,随后就可以从患者身上撤离所有器械(图 43-3)。

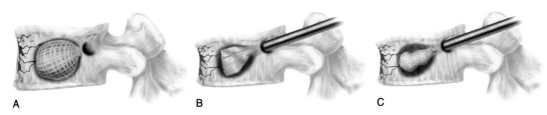

■ 图 43-3　**A**,创建空间。**B**,插入中空的 Mesh。**C**,填充 Mesh 并释放

术后护理

如果麻醉允许患者术后走动的话,该手术经常在门诊完成。患者术后能立刻恢复轻度到中度的活动,没有必要使用支具。对于患有骨质疏松的患者,药物治疗基础病是必要的。

并发症及避免措施

由于这项手术涉及椎体内的移植置换,所以需要预防性使用抗生素来防止脊椎炎。所有经皮脊柱操作术,合适的双面荧光透视和解读图像的外科经验是必需的。尽管椎弓根外操作降低了隧道破坏、神经根损伤、椎弓根骨折、脊柱损伤和植入物的异位的发生率,但如果在荧光透视下导针定位不准或者图像解读不准有可能导致上述并发症的发生。

手术有潜在的发生腹膜后出血(腰椎骨折)、血胸或气胸(胸椎骨折)的可能,但根据笔者经验,极少发生。为了避免在治疗胸椎骨折时误入胸膜间隙,导针必须沿着胸腔的背侧从外侧向中心至肋骨椎体结合部,然后更往腹侧沿着椎弓根的外侧面走行。任何节段平面的同侧神经根损伤均可通过以下方式来避免,即在荧光透视图像上一直保证导针在椎弓根阴影里走行。

优势和劣势

首要优势在于使用了生物材料治疗压缩性骨折,从而避免了黏合剂相关的并发症的发生,这些并发症包括生物抑制、毒性和最终的结构僵硬。由于使用了 OptiMesh 和移植骨进行椎体生物强化,所以出现 PMMA 渗漏和栓塞的可能性很小。设计多孔隙结构是完全生物相容的,强度足够承担负荷而且足够缓解疼痛。最终结果可能是,随着生物学椎体强化,硬度较低的结构更少导致和诱发邻近椎体骨折的发生。我们早期的经验表明:与引用文献中椎体成形术和脊柱后凸成形术后邻近椎体骨折的 15% ~20% 发生率相比较[18],我们的邻近椎体骨折发生率仅为 5%。以后将会有更多的研究来证实这一发生率。

结论和讨论

这一临床研究表明平均负重网眼和前柱骨移植能建立稳定结构并有效地缓解疼痛,而且能增加椎体压缩性骨折患者的功能。长期影像学随访结果显示了较低的邻近椎体骨折发生率,甚至在骨质疏松患者内移植骨也能很好地进行骨整合。最近这项技术又有了新的进展,包括新的生物移植材料、更小的开口入路(外径 5.5mm)和更简单的操作步骤。

（尹自龙　译）

参考文献

1. Health, United States, 2007, Table 1. Retrieved 11/3/08 from http://www.cdc.gov/nchs/fastats/older_americans.htm.
2. M. Eicholz, J.E. O'Toole, S.D. Christie, et al., Vertebroplasty and kyphoplasty, Neurosurg Clin. N. Am. 17 (2006) 507–518.
3. D.M. Kado, T. Duong, K.L. Stone, et al., Vertebral fractures and mortality in older women, Arch. Intern. Med. 159 (1999) 1215–1220.
4. T. Jalava, S. Sarna, L. Pylkkanen, et al., Association between vertebral fracture and increased mortality in osteoporotic patients, J. Bone Miner. Res. 18 (2003) 1254–1276.
5. R.S. Taylor, P. Fritzell, R.J. Taylor, Balloon kyphoplasty in the management of vertebral compression fractures: an updated systematic review and meta-analysis, Eur. Spine J. 16 (2007) 1085–1100.
6. A.A. Patel, A.R. Vaccaro, G.G. Martyak, et al., Neurologic deficit following percutaneous vertebral stabilization, Spine 32 (16) (2007) 1728–1734.
7. D. Fribourg, C. Tang, P. Sra, R. Delamarter, H. Bae, Incidence of subsequent vertebral fracture after kyphoplasty. Clinical Case Series, Spine 29 (20) (October 15, 2004) 2270–2276.
8. T. Faciszewski, F. Kiernan, R. Rao, Treatment of osteoporotic vertebral compression fractures, in: J.M. Spivak, P.J. Connolly (Eds.), Orthopedic Knowledge Update, Spine 3, American Academy of Orthopedic Surgeons, Rosemont, IL, 2006.
9. F. Grados, N. Hardy, Treatment of vertebral compression fractures by vertebroplasty [abstract], Rev. Rheum. 64 (1997) 38.
10. Carlson SD, Smith JS, Gordon CD. Is there an increased risk of adjacent segment compression fracture after kyphoplasty. Poster presentation, Annual Meeting of the American Academy of Orthopaedic Surgeons, Feb 13-17, 2002, Dallas, TX.
11. Anselmetti GC. Long-term data confirm benefit of vertebroplasty for back pain relief after osteoporotic vertebral collapse. Presented at Society of Interventional Radiology 33rd Annual Scientific Meeting: Abstract 182, March 18, 2008, Washington, DC.
12. E.P. Lin, S. Ekholm, A. Hiwatashi, P.L. Westesson, Vertebroplasty:cement leakage into the disc increases the risk of new fracture of adjacent vertebral body, AJNR Am. J. Neuroradiol. 25 (2004) 175–180.
13. U. Berlemann, S.J. Ferguson, L.P. Nolte, P.F. Heini, Adjacent vertebral failure after vertebroplasty. A biomechanical investigation, J. Bone Joint Surg. Br. 84 (2002) 748–752.
14. J. Inamasu, B.H. Guiot, J.S. Uribe, Flexion-distraction injury of the L1 vertebra treated with short-segment posterior fixation and OptiMesh, J. Clin. Neurosci. 15 (2008) 214–218.
15. B.W. Cunningham, S.D. Kuslich, J.C. Sefter, et al., Interbody arthrodesis using a polyester surgical mesh (the BAG™ surgical mesh): an in-vivo and in-vitro assessment. Presented at the 3rd Annual Meeting of the Spine Society of Europe, Gotenburg, Sweden, Sept. 4-8, 2001.
16. L. Beckman, D. Giannitsios, T. Steffen, An evaluation of the height restoration performance of three vertebral body fracture repair procedures, ex-vivo. Presented at the 8th Annual Meeting of the Spine Society of Europe, Istanbul, Turkey, Oct. 25-28, 2006.
17. T. Fujishiro, T.W. Bauer, N. Kobayashi, et al., Histological evaluation of an impacted bone graft substitute composed of a combination of mineralized and demineralized allograft in a sheep vertebral bone defect. J Biomed Mat Res, published online 16 February 2007 in Wiley InterScience (www.interscience.wiley.com). DOI: 10.1002/jbm.a.31056.
18. R. Lindsay, S. Silverman, C. Cooper, et al., Risk of new vertebral fracture in the year following a fracture, JAMA 285 (3) 320–323, 2001.

第 44 章　Vessel-X

Darwono A. Bambang

关 键 点

- Vessel-X 用于恢复有症状的椎体压缩骨折的椎体高度，并防止注射的骨填充材料(BFM)泄漏。
- 这项装置包括双层不可延展的具有 100μm 多孔结构的聚乙烯对苯二酸甲酯,钛标记和钛喷嘴。
- 当骨填充材料注射进入 Vessel-X 内时,Vessel-X 作为扩张移植体,结合球囊和椎体成形术的优点,还能防止泄漏。
- 把骨填充材料填入容器创造出一个压力,这压力能均匀分布于各个方向,并且当骨填充材料穿过孔隙时,这压力也会随之均匀地分布,进而防止泄漏。

介绍

　　自从 Herve 和 Deramond 在 1984 年介绍椎体成形术以来,许多经皮骨成形术方法被用来治疗有症状的椎体压缩骨折,通过注射骨填充材料(BFM):聚甲基丙烯酸甲酯(PMMA)、其他种类的骨水泥、骨移植物(自体和同种异体)及其他骨诱导和骨传导材料来治疗。上述的这些技术共同的风险是骨填充材料的泄漏,因为注入的压力会集中于骨折最薄弱的部位从而导致泄漏。Vesselplasty 是一种运用 Vessel-X 的骨成形技术,Vessel-X 作为扩张性移植体能恢复椎体压缩性骨折的椎体高度并且能防止泄漏的潜在风险[1,2]。

适应证和禁忌证

适应证

　　这项操作适用于胸腰段有症状的椎体压缩骨折,包括以下疾病引起的骨折[2]:

- 原发性骨质疏松
- 继发性骨质疏松

- 高能性创伤
- 多发性骨髓瘤或骨转移瘤引起的破坏
- 疼痛性椎体血管瘤

禁忌证

　　包括[2]:

- 妊娠
- 未纠正的凝血疾病
- 与椎体压缩性骨折不相关的疼痛
- 技术不允许
- 溶骨性肿瘤
- 对内植物过敏
- 后壁不规则骨折

装置说明

　　这项原型背后的想法在 2002 年 2 月起源于台湾(图 44-1)。作者于 2003 年 7 月在印度尼西亚雅加达将此种模型进行尸体研究。由于使用了螺纹钉进行连接,临床使用的第一代技术被称为:"螺纹成形术"(图 44-2)。

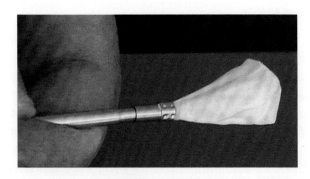

■ 图 44-1　原型

　　在 2004 年 7 月至 2005 年 7 月,作者于印度尼西亚雅加达进行了临床试验。在 2004 年 9 月 5 日至 10

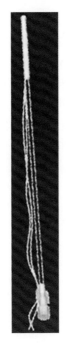

■ 图 44-2　螺纹成形术

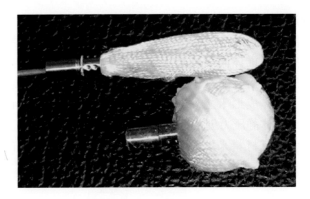

■ 图 44-4　Vessel-X、PET 容器

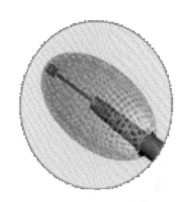

■ 图 44-5　Mesh 容器

日期间,此项临床试验的初始报告在吉隆坡每三年举行一次的 APOA 会议上介绍。经过了起初 10 代的更新后,Vesselplasty 装置出现,并且在临床试验过程中,进行了主要的发展和改进从而形成了最后一代能够运用于临床的装置(图 44-3)[1-6]。

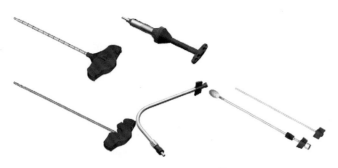

■ 图 44-3　Vesselplasty 装置

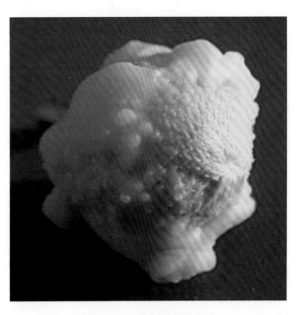

■ 图 44-6　骨填充物的整合

Vessel-X 是一个由聚乙烯对苯二酸甲酯合成的骨填充容器,是不可伸缩的材料。在未填充状态下它是长形,随着填充的增加,它变得短而大。当该容器内压力和外环境阻力相同时,最终的大小将会形成,并可一直维持该大小。这项机械装置用于抬高椎体终板,起到了内置体扩张器的作用(图 44-4)。

Vessel-X 是聚乙烯对苯二酸甲酯合成的网眼,具有100um 多孔结构。当该容器内部压力高于外界时,骨填充物(BFM)开始通过孔隙相互交联,进而一部分压力得以释放,终板被抬举得更高(图 44-5 和图 44-6)。

这种经皮骨成形术多变的技术观念导致了技术的差异,并且导致了众多的方式方法:Vesselplasty

(KYPHON INC. CA),椎体成形术,椎体后凸成形术,VEX-3000(Taeyen Medical CO., LTD, South Korea),Sky Expander(DISC-O-TECH MEDICAL TECHNOLO-GIES, LTD., IS),arcuplasty(Warsaw Orthopedic, Icn, IN),以及 Optimesh system(Spineology, Inc., MN)(图 44-7)。椎体成形术(vertebroplasty)不能用来恢复椎体高度(VBH),然而其他的几项技术都可以通过首先

创造一个空隙来达到相同的目的。其他的恢复椎体高度的观念是通过机械性或液体静压力来创造空隙。这些恢复椎体高度的技术差别在于基于的技术方式及所用来抬高椎体终板的器材。为了恢复椎体高度，除了椎体成形术之外的所有技术都需要首先运用机械或液体静压力创造一个空隙，然后使用 PMMA 或其他骨填充材料来填充该空隙。所有的之前所提到的技术都有不同的填充材料泄漏风险，因为这些骨填充物是直接注射进入骨内或间隙内，这样填充物会进入最薄弱的骨折区域。Vesselplasty 技术仅仅需要向椎体内钻一个能够置入未填充 PET 容器（几乎像螺钉一样旋进骨内）。接着，向容器内填充黏性的 PMMA 或其他的骨填充材料，通过液体静压力抬高椎体终板，起到内置体扩张器的作用[1,6-16]。

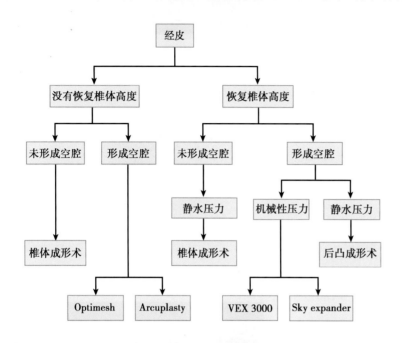

■ 图 44-7　骨成形术：不同的填充物和不同的技术

连续向不可延展的容器内注射骨填充材料能够防止泄漏，因为这样能使得容器内各个方向的压力相同。通过持续地注射，压力通过 Vessel-X 的孔隙逐渐释放于其外，由于容器的大小是持续变化的，进而形成交联完成椎体成形。因为这样持续的压力是各个方向均匀分布的，其释放和交联将会进一步抬高椎体，同时还防止外漏。关键点在于，有经验的术者如何掌控终止该操作的时机，这取决于患者的个体状况（图 44-8 和图 44-9）。

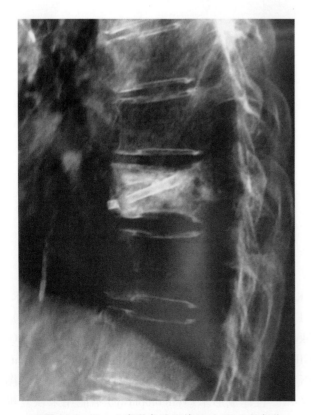

■ 图 44-8　Vessel 成形术后 X 线显示 100% 的复位

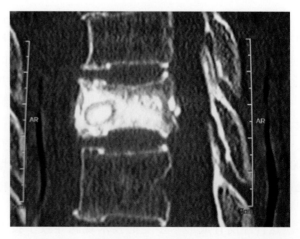

■ 图 44-9　Vessel 成形术后 CT 显示容量是固定的

试验背景和临床预后

一项为期 3 年的非随机对照前瞻性随访研究共纳入 103 例患有单节段或多节段稳定性椎体压缩骨折的患者,涉及节段范围从 T5 至 L5,共计 117 个椎体节段(图 44-10)。其中有 86 例为骨质疏松性椎体骨折,17 例为高能量创伤性骨折。其中有 69 例女性,34 例男性,男女比例为 1∶2。平均年龄为 70.3 岁,年纪最小 34 岁,最大 98 岁。骨折发生时间从创伤后 1 天到 70 天不等。

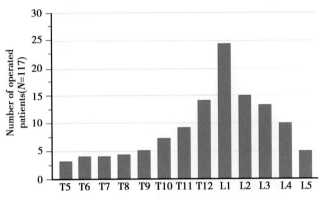

■ 图 44-10　受累椎体的节段分布(T5 ～ L5),手术患者数为 117 例

所有病例均使用 20mm 的 Vessel-X 经椎弓根或椎弓根外路径,使用单侧或双侧容器。随访最短年限为 3 个月,使用视觉模拟量表(VAS),SF-36 和功能障碍指数(ODI)作为预后的评估指标。

术后第 1 天,所有患者疼痛都有显著性缓解,VAS 从术前的 9.9 降至 1.7($P<0.001$),平均住院日为 2.2 天(图 44-11)。平均椎体高度恢复比率为 96.4%(范围从 50% 到 100%),主要受到年龄、骨密度、骨折类型和骨折时间的影响。向 20mm 的 Vessel-X 中注入的骨填充材料的量从 2.5ml 到 10.25ml 不等,未出现泄漏、出血、神经损伤等并发症。只有 2 例在术后 1 年出现了邻近节段椎体的骨折,且这两例患者年龄均超

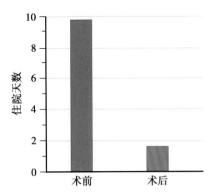

■ 图 44-11　VAS 疼痛评分($P<0.001$)

过 90 岁。

手术技术

麻醉

在操作过程中,推荐局部麻醉和清醒镇静来使患者舒服和放松,而不是全身麻醉。清醒镇静联合局麻能降低神经根损伤的风险,因为在操作过程中患者能感受到神经放射痛,而全麻的患者无法感知。局麻范围包括欲行操作位置的皮、皮下组织以及骨膜,需要充分地进行逐层浸润麻醉。局麻完成后,在穿置骨针时患者只会感受到轻微的不适感,如果联合清醒镇静,患者将会很放松。局麻使用 0.5% 利多卡因按照 1∶200 000 比例加入肾上腺素,这样能使用更大的麻醉量而不会出现毒性。

体位

患者体位可采取俯卧于气垫上或仅仅需要在胸部及臀部下垫上枕头。当为了更好复位骨折椎体而需要过伸时,可额外地在患者臀部和腿部下放置枕头。这样的体位优势在于,使用 C 形臂无论在前后位还是侧位进行透视时都能够得到清晰的图像,因为其中间不会有金属的干扰。

案例分析

案例 1（2005）（图 44-12 和图 44-13）

　　患者是一位 77 岁女性，2 天前摔倒后出现 T11 和 T12 椎体压缩骨折。第 3 天使用 20mm 的 Vessel-X 单侧经椎弓根外路径完成两个节段的 Vesselplasty。共注入 3.5ml 骨水泥，未发生渗漏，并获得 100% 的复位。术后 1 天患者能够坐立和行走，并于第 4 天出院。随访 3 年，患者状态良好。

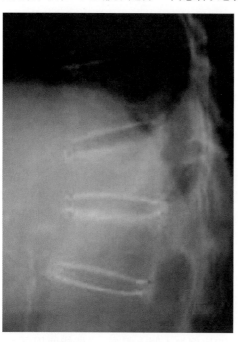

■ 图 44-12　Vesselplasty 术前

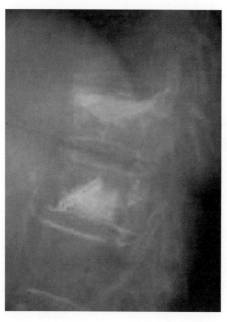

■ 图 44-13　Vesselplasty 术后

案例 2（2006）（图 44-14 和图 44-15）

　　患者是一位 67 岁女性，1 周前摔倒后出现 L3 椎体压缩骨折。使用 20mm 的 Vessel-X 单侧经椎弓根外路径注入 6.75ml 骨水泥，完成 Vesselplasty。椎体高度恢复 100%，第 2 天患者顺利出院。随访 2 年，患者状态良好。

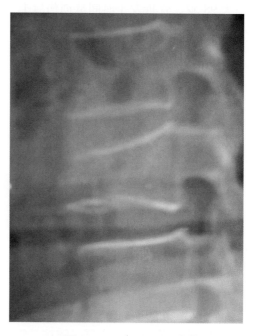

■ 图 44-14　Vesselplasty 术前

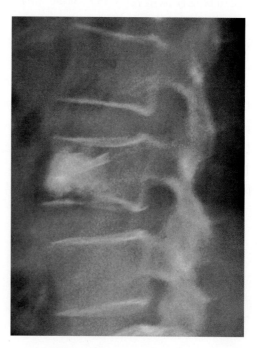

■ 图 44-15　Vesselplasty 术后

案例 3（2007）（图 44-16 和图 44-17）

患者是一位 77 岁女性，2 周前出现 T12 和 L1 椎体压缩骨折。使用 20mm 的 Vessel-X 单侧经椎弓根外路径完成两个节段的 Vesselplasty。椎体高度完全恢复（100%）。两个椎体分别注入 9ml 和 7.25ml 骨水泥，未发生渗漏。患者次日出院，状态良好。

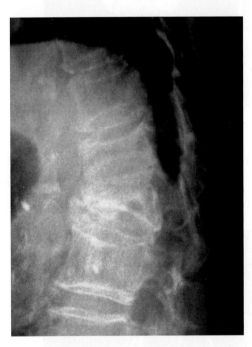

■ 图 44-16　Vesselplasty 术前

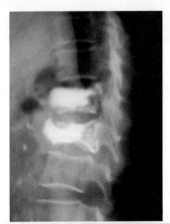

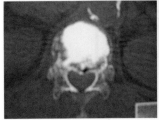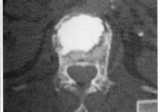

■ 图 44-17　Vesselplasty 术后

案例 4（2005）（图 44-18 和图 44-19）

患者是一位 98 岁女性，2 周前出现 T12 椎体压缩骨折。使用 20mm 的 Vessel-X 双侧经椎弓根路径完成单节段的 Vesselplasty。两个 Vessel-X 中分别注入 3.5ml 骨水泥，椎体高度完全恢复。患者 1 天后出院。4 年后在 102 岁高龄仍有良好的生活质量。

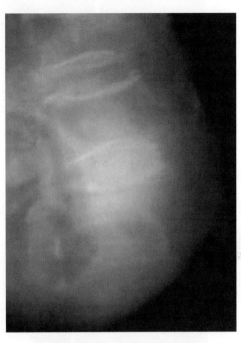

■ 图 44-18　Vesselplasty 术前

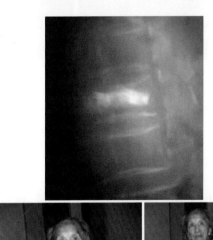

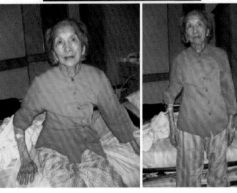

■ 图 44-19　Vesselplasty 术后

案例 5（2006）（图 44-20）

患者是一位 81 岁女性，1 个月前出现 L1 椎体压缩骨折。使用 20mm 的 Vessel-X 单侧经椎弓根外路径

完成 Vesselplasty。共注入 10.25ml 骨水泥，但由于骨折时间较长（1 个月），最大椎体高度恢复仅有 90%。优点是未发生渗漏，患者次日出院，日常生活质量良好。

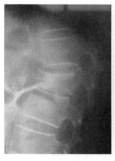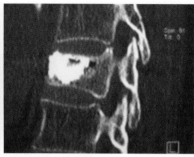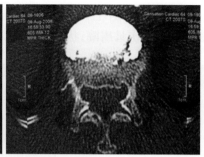

■ 图 44-20　被忽视 1 个月的骨折，90% 高度恢复，无渗漏

案例 6（2005）（图 44-21）

患者是一位 70 岁女性，2 个月前出现 T9 椎体压

缩骨折（扁平椎）。使用 20mm 的 Vessel-X 单侧经椎弓根外路径完成 Vesselplasty，共注入 4ml 骨水泥。椎体高度恢复 90%，但未发生渗漏，患者次日出院。

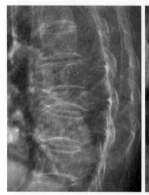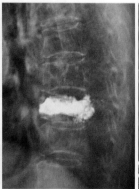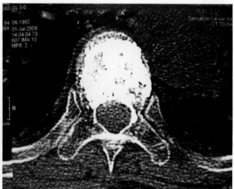

■ 图 44-21　扁平椎，90% 高度恢复，无渗漏

操作过程

与椎体压缩骨折的生物机械理论相关，椎体高度的恢复可通过给予椎体内部足够的压力来实现（图 44-22 和图 44-23）[1-8,9,17-19]。椎体高度的恢复更多地与创造的压力相关，而不是注入的骨填充材料的量。使用压力注入椎体内的骨填充材料能够填充空腔或孔隙，朝着骨折最薄弱的部位聚集从而导致泄漏的风险。一个不可延展的容器能够防止泄漏的发生，因为填充入容器内的骨填充材料能均匀地分布于各个方向上，这样形成压力能够有效地抬升椎体终板，使其能移向相应的正常位置。

Vessel-X 容器（A-Spine Holding Tapei, Taiwan,

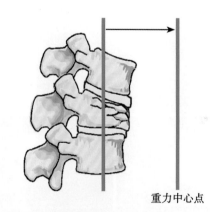

重力中心点

■ 图 44-22　重心前移

China）的设计即可满足此种目的。它是由聚乙烯对苯二酸甲酯（PET）合成的生物相容性材料，而 PET 通常

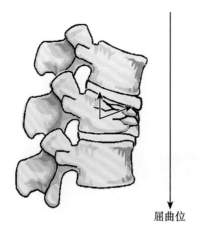

■ 图 44-23　屈曲和对抗阻力时椎体内的压力

是用于移植血管和疝修补网眼的材料。PET 网眼容器有着 100μm 直径的多孔隙,而且能够实现一层或两层结构。结构层数、孔径和不可延展的 PET 容器尺寸可以用来控制形成的压力大小和骨填充材料的体积。该容器相对薄弱区域位于后部,此处的压力集中。一个钛管(一种生物相容性材料)用于促进此处压力的释放,同时用来与回弹力相对抗(图 44-24)。

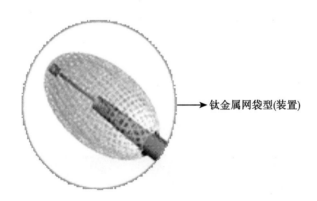

■ 图 44-24　Vessel-X 的外层、孔的直径和钛嘴头

由于 Vessel-X 是通过 6 圈顺时针方向的螺纹面固定于插入器上,所以插入器必须行 6 圈逆时针方向旋转来释放 Vessel-X(图 44-25)。

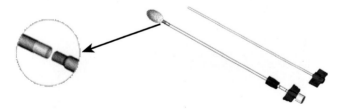

■ 图 44-25　插入器和嘴头之间的螺纹连接

Vessel-X 前面有钛标记,为了方便术中置入后的确认。一个 1.2mm 预置导线放置于插入器内,与前面的钛标记一起用来维持插入的 Vessel-X 的总体长度(图 44-26)。

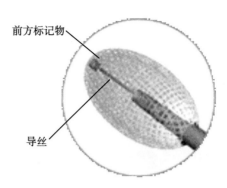

■ 图 44-26　前部制作器和导丝

骨通道针和精确的钻子被用于更好地协助经椎弓根或椎弓根外路径,向椎体内释放 Vessel-X(图 44-27)。一旦 Vessel-X 在椎体置于合适的位置,就可以撤出导线,然后将插入器往前推数毫米来促进这个不可延展的容器的膨胀(图 44-28)。

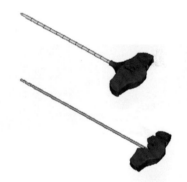

■ 图 44-27　骨通道针和精准钻

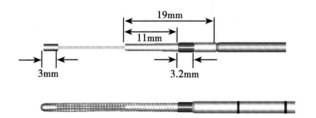

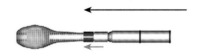

■ 图 44-28　向前推几毫米能有利于扩张

为了防止插入器的脱位,在移除导线之前,需要将插入器上的鲁尔接口(Luer connector)的锁定结与操作套管拧紧(图 44-29)。在注入骨填充材料前 Vessel-X 和插入器的最终位置示意图见图 44-30。

合适黏度的骨填充材料对于形成液体静态压来

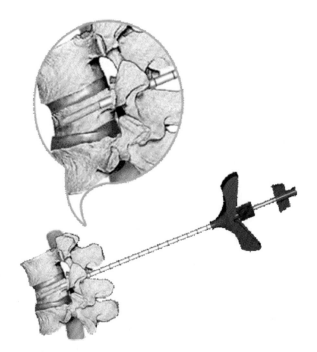

■ 图 44-29　拧紧 Luer 连接器

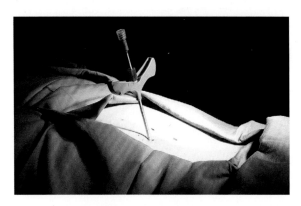

■ 图 44-30　插入器最后的位置

抬高椎体高度很重要。(注:粉末没有液体静态压,而粘状物有一些。)当达到了合适的黏度,骨填充材料通过可控制的黏合剂释放系统(CCD system)和延长管来注射(图 44-31)。延长管连接在 CCD 上,骨填充材料缓慢地注射直到从延长管的末端出来为止。接着,转动 CCD 手柄 180°,这样 0.25ml 的骨填充材料将会喷射出来。

延长管通过拧紧鲁尔接口锁定结与 Vessel-X 插

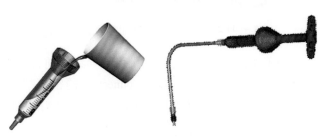

■ 图 44-31　骨水泥可控传输和延长管道

入器连接,从而防止延长管的脱离。最终的装置连接完成,这样为骨填充材料的填充做好准备(图 44-32)。

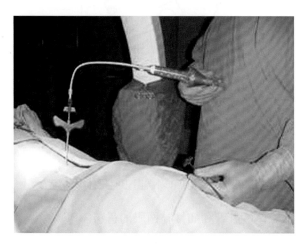

■ 图 44-32　准备注入骨移植物

每种型号的 Vessel-X 能填充的骨填充材料最大体积为:
- 20mm Vessel-X:2ml
- 25mm Vessel-X:2.5ml
- 30mm Vessel-X:3ml

在注入了一定量的骨填充材料后,Vessel-X 扩张到最终的形态,其内部的压力和外面空气压力相同:1atm。随着继续注入骨填充材料,其内部压力将会超过 1atm,骨填充材料开始穿过容器的孔隙,其释放出的压力能够抬高椎体终板(图 44-33)。

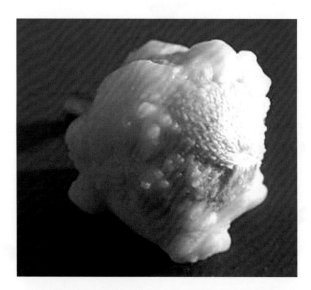

■ 图 44-33　通过 Vessel 上孔隙穿出的骨移植物

由于不同的骨密度(骨折时间、骨质疏松、骨龄),骨内部的阻力大于 1atm,骨弯矩取决于后凸畸形程度。为了恢复椎体高度,不同的骨阻力和骨弯矩需要不同的压力来对抗。举个例子,如果骨阻力为 P_0($P_0>$ 1atm),向 20mm 的容器内注入骨填充材料的量超过 2ml,直到容器内部压力达到 P_0 后,将会达到最终的持续形态。容器的最终形态较之前扩大,能够恢复一些椎体高度。随着更多的骨填充材料注入,其内部的压力将达到 P_1 后($P_1>P_0$),骨填充材料开始穿透容器孔隙到达周围骨。

骨周围的阻力受到穿透出来的骨填充材料的影响;它从 P_0 变化至 P_1,从容器的中心向外周分布。释放出的压力 P_1 能够抬高终板进而恢复椎体高度。穿透出来的骨填充材料与体液接触放热使周围骨温度升高,从而使外部的骨填充材料硬化速度快于内部。当容器内的阻力为 P_1 时,外部的骨阻力已经从 P_0 变为 $P_1+(P_1+>P_1)$。

为了与外周的 P_1+ 阻力相对抗,更多的骨填充材料需要注入来维持不可延展的容器的持续形态,直到内部的压力达到 P_2($P_2>P_1+$);接着又出现骨填充材料的穿出,释放的 P_2 压力进一步抬高椎体终板。

通过一步一步地进行上述操作,逐渐形成的压力抬高终板直到完全恢复了椎体的高度。最终的结局是骨和骨填充材料逐渐形成阻力或硬化。容器的中心压力最高,这样能防止连接部或相同节段椎体的骨折发生(图 44-34 和图 44-35)。

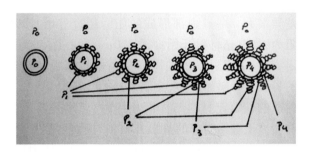

■ 图 44-34　压力逐渐释放,中心压力最高($P_4>P_3>P_2>P_1>P_0$)

最开始注入的 1.25ml 骨填充材料填充插入器,之后才逐渐注入容器内。每注入 0.25ml 骨填充材料后都需暂停操作,进行透视检查,并给予时间让一部分穿出的骨填充材料硬化。确认无误后,继续操作直至达到预期注入的体积。术者通过透视评估,一旦椎体高度恢复到预期高度时,注射操作就可以停止(图 44-36 和图 44-37)。

下一步操作是分离延长管,使用推进器将插入器内的 1.25ml 骨填充材料推入 Vessel-X 内形成最终的交联。骨填充材料的逐渐交联和硬化能够将 Vessel-X 稳定于周围的骨环境,进而防止迟发的相邻或相同节

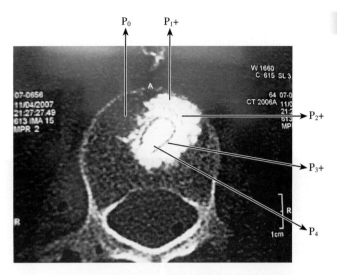

■ 图 44-35　骨和骨移植物逐渐坚硬($P_4>P_3>P_2>P_1>P_0$)

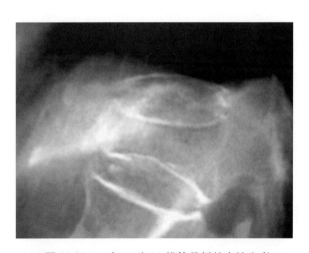

■ 图 44-36　一名 67 岁 L2 椎体骨折的女性患者,治疗前

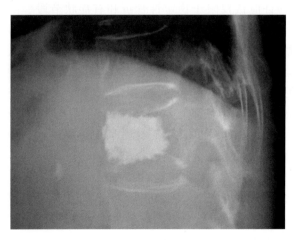

■ 图 44-37　治疗后,20mm Vessel。椎弓根外路径,5.25ml 骨移植物,无渗漏

段椎体的骨折。当骨填充材料开始从黏性状态变为粘连状态时,逆时针旋转手柄 6 圈松弛鲁尔接口,同时

拉出插入器,使得插入器与 Vessel-X 分离(整个过程需要保证操作通道不能移动)。接着,向操作通道内插入针,最后一起拔出,将 Vessel-X 留置于椎体内(图 44-38)。

Vesselplasty 需要在荧光透视下严格地进行指导操作(图 44-39)。

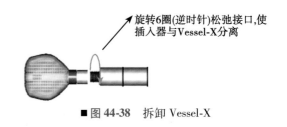

旋转6圈(逆时针)松弛接口,使插入器与Vessel-X分离

■ 图 44-38   拆卸 Vessel-X

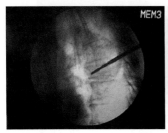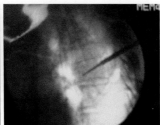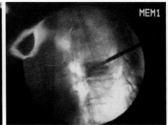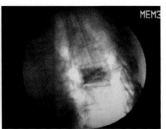

■ 图 44-39   荧光屏(C 形臂)下椎体成形术手术过程

术后管理

当清醒镇静麻醉药物代谢完全,患者可以坐起或站立。患者的活动量必须与骨的愈合过程相一致,而骨愈合大约需要 3 个月的时间。两种活动需要严格地限制:弯曲和负重。患者可以术后当天或术后第 1 天出院,在骨愈合之前每月需进行 X 线评估。

并发症及注意事项

并发症主要与患者的筛选错误及手术指征把握不当相关。因为非融合性技术不能纠正不稳定,所以适应证应该仅限于稳定性骨折和有症状节段。由于骨填充材料的黏度大于水,黏性状态的骨填充材料注射需要缓慢进行,类似材料的释放需要时间来进入椎体内的 Vessel-X。如果骨填充材料的注入速度太快,插入器内的压力将会急剧增加导致整个操作系统的损毁,进而导致失败。选择合适黏度的且至少 10 分钟以上的启动时间的骨填充材料是很重要的。一种快速起效的骨水泥会强制使得整个操作过快完成。容器的释放需要柔和地进行,因为一个粗鲁的插入可能导致预先部署的网眼容器损坏。Vessel-X 椎体内位置放置不合适会导致骨填充材料泄漏于椎体外,例如太过靠近椎体边缘、椎管或椎体骨外。

结论

与其他骨成形技术相比较,通过将骨填充材料注入一个事先置入椎体内的、PET 做成的不可延展的容器,Vesselplasty 能够有效地控制骨填充材料的泄漏。液体静压力形成与 PET 容器的阻力相关,而 PET 容器的阻力与 100μm 孔隙、PET 层数及容器大小(20mm、25mm 和 30mm)相关。骨填充材料的黏度在达到最合适的液体静压方面起到关键作用,因为粘连状态的骨填充材料提供一个较低的液体静压力。

最大压力在容器内部形成,其大小与不同骨密度形成的环境阻力相关。新鲜骨折和陈旧骨折的骨密度差异很大。一旦内部形成的压力超过外周骨环境的阻力,骨填充材料开始穿透 100μm 的孔隙,交联和稳定容器,并通过增加的压力抬高椎体终板,随着注入的骨填充材料的增多,交联和压力也随之增加。一旦穿透的骨填充材料与体液相接触、温度升高,其硬度将会大于容器内部的骨填充材料,进而增加外周环境的骨密度。随着骨填充材料注入的进行,压力逐渐地释放到外周,最后椎体的高度得到恢复,并且形成从外周的骨加骨填充材料至容器中央的逐渐硬化。理论上这种逐渐形成的硬化能够预防相同或相邻节段椎体骨折的发生。体内研究表明,9.5ml 的骨填充材料注入 20mm 的 Vessel-X 容器内且没有泄漏,能够恢复椎体高度的 100%。

(尹自龙 译)

参考文献

1. B. Darwono, Vesselplasty: a novel concept of percutaneous treatment for stabilization and height restoration of vertebral compression fractures. J. Musculoskelet. Res. 11 (2008) 71–79.

2. A.B. Darwono, Vesselplasty as an alternative to kyphoplasty: a preliminary report, Triennial APOA meeting, Kuala Lumpur, Malaysia, 2004; September 5-10 Abstract not published.

3. A.B. Darwono, Surgical technique of vertebroplasty and vesselplasty, 13th APOA Spine Surgery Course, Coimbatore, India, 2007; March 8–11 Abstract not published.

4. A.B. Darwono, Vesselplasty as an alternative to Kyphoplasty: a new concept, 2nd CAMISS

congress, Changsha, Hunan, PRChina, 2007; June 17 Abstract not published.

5. A.B. Darwono, Vesselplasty as an alternative to kyphoplasty: 2 years follow-up study, 7th PASMISS Congress, Qeongju, SouthKorea, 2007; August 17 Abstract not published.

6. A.B. DarwonoVesselplasty, A new concept to treat vertebral compression fractures: 3 years follow-up study, 1st Panhellenic Congress, Athens, Greece, 2007; September 21 Abstract not published.

7. P. Galibert, H. Deramond, P. Rosat, et al., Preliminary note on the treatment of vertebral angioma by percutaneous acrylic vertebroplasty, Neurochirurgie 33 (1987) 166–168.

8. A. Gangi, S. Guth, J.P. Imbert, et al., Percutaneous vertebroplasty: indications, technique, and results, Radiographics 23 (2003) 10.

9. O. Johnell, J. Kanis, A. Oden, et al., Mortality after osteoporotic fractures, Osteoporos. Int. 15 (2001) 35–42.

10. D.M. Kado, M.H. Huang, A.S. Karlamangla, et al., Hyperkyphotic posture predicts mortality in older community-dwelling men and women: a prospective study, J. Am. Geriatr. Soc. 52 (2004) 1662–1667.

11. C. Kasperk, J. Hillmeier, G. Noldge, et al., Treatment of painful vertebral fractures by kyphoplasty in patients with primary osteoporosis: a prospective nonrandomized controlled study, J. Bone Miner. Res. 20 (2005) 604–612.

12. J.T. Ledlie, M.B. Renfro, Kyphoplasty treatment of vertebral fractures: 2-year outcomes show sustained benefits, Spine 31 (2006) 57–64.

13. I.H. Lieberman, S. Dudeney, M.K. Reinhardt, et al., Initial outcome and efficacy of "kyphoplasty" in the treatment of painful osteoporotic vertebral compression fractures, Spine 26 (2001) 1631–1638.

14. M.E. Majd, S. Farley, R.T. Holt, Preliminary outcomes and efficacy of the first 360 consecutive kyphoplasties for the treatment of painful osteoporotic vertebral compression fractures, Spine J. 5 (2005) 244–255.

15. D.B. Moreland, M.K. Landi, W. Grand, Vertebroplasty: techniques to avoid complications, Spine J. 1 (2001) 66–71.

16. D.A. Nussbaum, P. Gailloud, K. Murphy, A review of complications associated with vertebroplasty and kyphoplasty as reported to the Food and Drug Administration medical device related website, J. Vasc. Interv. Radiol. 15 (2004) 1185–1192.

17. R.D. Rao, M.D. Singrakhia, Painful osteoporotic vertebral fracture. Pathogenesis, evaluation, and roles of vertebroplasty and kyphoplasty in its management, J. Bone Joint Surg. Am. 85-A (2003) 2010–2022.

18. J. Cauley, D. Thompson, K. Ensrud, et al., Risk of mortality following clinical fractures, Osteoporos. Int. 11 (2000) 556–561.

19. W. Cockerill, M. Lunt, A. Silman, et al., Health-related quality of life and radiographic vertebral fracture, Osteoporos. Int. 15 (2004) 113–119.

第6篇

老年胸椎疾患的手术治疗

第45章 胸椎骨折的治疗

Samer Ghostine, *Kamal Woods*, *Shoshanna Vaynman*, *Ali Shirzadi*, *Stephen Scibelli*, *Srinath Samudrala*, *and J. Patrick Johnson*

关 键 点

- 稳定性胸椎骨折可采用支具固定和对症止痛等保守治疗。
- 如果稳定性胸椎骨折患者虽然采用了保守治疗，但依然存在持续性背痛，可采用椎体后凸成形、椎体成形、StaXx后凸成形及经皮固定等方法。
- 不稳定性胸椎骨折需要采用胸椎内固定和融合术。多种手术入路包括前路、后路和(或)外侧入路，可单独使用或联合使用。
- 大约10%的胸椎骨折患者伴随神经损伤，需行胸椎板切除，脊髓减压术。
- 胸椎骨折导致胸椎畸形，伴或不伴脊髓症，需采用经椎弓根截骨、Smith-Peterson截骨、椎弓根内固定和(或)脊柱关节融合术等进行畸形矫正术。

介绍

胸椎骨折大约占所有脊柱骨折的16%[4]。有多种分型方法来界定胸椎骨折是稳定还是不稳定。但重要的是要知道没有一种分型方法是完美的，分型的目的是用来进行较理想的临床治疗选择。这些分型方法包括较简单的Denis三柱分型到较复杂的Magerl(AO)分型[7]。不管采用哪种分型方法，如果椎体损伤水平存在神经损伤、成角畸形、椎体移位、椎体分离和(或)椎体旋转，则需要高度怀疑存在不稳定[5]。

基本理论

胸椎很特殊，因为它有胸廓作为内固定支撑。完整的胸廓被认为能增加胸椎耐受4倍的轴向应力。因为胸廓还限制胸椎的旋转和过伸，所以大多数的胸椎骨折都是由屈曲和压缩应力导致。

胸椎有大约20°~40°的生理后凸曲度。这个曲度部分是由于胸椎体腹侧比背侧短所致。相应地，这个后凸曲度使胸椎在受到轴向应力时易于发生压缩骨折。当压缩应力超过椎体腹侧的强度时，就发生了压缩骨折。如果轴向应力足够大，它将超过椎体背侧及相关韧带的强度，引发爆裂骨折。

胸椎骨折导致神经损伤的几率为10%或更高，由几种原因所致。第一，胸椎管的直径比颈椎管或腰椎管直径都小，最狭窄的区域在T3~T9[9]。第二，中胸段脊髓位于颈胸段血供和胸腰段血供的分水岭。最后，胸椎骨折所需的高能量机制会被传输至内部的脊髓和神经根。

临床实用指南

胸椎稳定骨折

稳定性胸椎骨折适合采用胸腰段支具固定，配合对症止痛治疗。支具固定后拍摄直立前后位和侧位X线片，评估胸椎序列和矢状位、冠状位平衡，来确定支具固定的稳定性。如果存在任何急性神经损伤或持续性胸背痛，则需进一步评估稳定性程度。

稳定性胸椎骨折可能非常疼痛。如果保守治疗不能控制患者的疼痛，可考虑椎体后凸成形、椎体成形、StaXx后凸成形及经皮固定等方法。椎体成形和椎体后凸成形的优点是可以局麻操作。另外椎体后凸成形可以更好地恢复椎体高度。StaXx允许在椎体后壁完好的情况下重建椎体。经皮椎弓根螺钉在骨折椎体水平联合椎体成形、椎体后凸成形和StaXx，可以提供额外的支撑。一些作者认为在椎体成形、椎体后凸成形和StaXx时注入骨水泥不仅可以重建椎体高度，还可通过杀死相应的神经来缓解患者的疼痛。

相当比例的胸椎压缩骨折在3~6周内不能愈合。这部分骨折容易导致后凸畸形加重，并导致患者严重背痛。在一些病例中,疼痛非常明显,使患者不愿活动,从而易于发生深静脉血栓、肺炎或骨吸收。最初用于治疗疼痛性椎体血管瘤的椎体成形和椎体后凸成形术来用于治疗胸椎压缩骨折不愈合,大约可以使63%到90%患者疼痛明显缓解或完全缓解[8]。

懂慎的患者选择对于椎体成形和椎体后凸成形很关键。尤其对于骨质疏松患者,因为他们可能存在多节段椎体压缩骨折。局限于影像学显示骨折部位的点触痛是选择合适操作水平的可靠方法。但是不存在这种触痛不能排除骨折不愈合,采用T2加权压脂像MRI非常有用。除了在急性骨折、骨折不愈合显示高信号之外,MRI还可评估后纵韧带的完整性,排除椎管狭窄,还可采用钆增强影像鉴别潜在的肿瘤。X线片有利于术前设计,同时与原来的X线片比较可以检查新发骨折或骨折畸形是否进展。

但是椎体成形和椎体后凸成形有几个绝对的禁忌证,在以下情况强烈不建议使用:系统感染,出血倾向,椎管狭窄或椎间孔狭窄导致相应的脊髓症或神经根病。潜在的肿瘤所致的椎体压缩骨折患者也适合椎体成形或椎体后凸成形,然而术者必须同时采用化疗和(或)放疗。

对于椎体成形或椎体后凸成形,穿刺针可经椎弓根或椎弓根旁入路放置。经椎弓根入路,由于经历了更长的骨性通道进入椎体,所以减少了对节后神经根的损伤和降低骨水泥渗漏的风险。经椎弓根旁入路允许穿刺针的行径更靠内侧,尤其适用于上胸段和中胸段,因为这些节段椎弓根常规轴线更偏外侧。

一旦套管针经影像学引导置入椎体内合适的位置后,则注入PMMA骨水泥。在椎体后凸成形的病例中,则先经套管针置入球囊,在椎体内形成一个供骨水泥填充的空腔。这种操作可使2/3椎体后凸成形患者获得50%的椎体高度恢复和序列重建[6]。

StaXx后凸成形术是一种较新的系统,它能通过位于椎弓根正下方和外侧缘的装置将一系列的PEEK薄片注入椎体内部(图45-1)。这种操作也在X线透视引导下进行。一旦获得终板复位和合适的椎体复位高度,则能确定骨折椎体内PEEK薄片所需数目。这些薄片提供了椎体的结构性支撑。相对于椎体成形和椎体后凸成形术,需要较少量的PMMA骨水泥通过同样的通道注入PEEK薄片周围。StaXx后凸成形相对于单独使用的椎体后凸成形有明显的优势,因为后者由球囊所形成的空腔在PMMA骨水泥注入之前可能会有部分塌陷。而在椎体成形中,PMMA骨水泥仅仅流入最少阻力的间隙,没有椎体高度重建的作用。

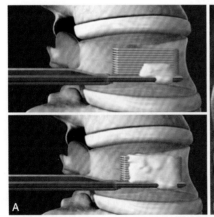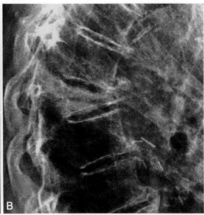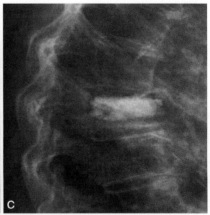

■ 图45-1　A,图形显示PEEK薄片在骨折椎体水平层积,并且另外注入了PMMA骨水泥。B,侧位X线显示T10椎体骨折伴成角和局部后凸畸形。C,侧位X线显示StaXx和PMMA骨水泥注入后,局部后凸畸形和高度复位满意

胸椎固定术

对于不稳定性胸椎骨折手术治疗入路包括前路,后路及前后联合入路。如果骨折主要涉及骨性结构而韧带是完好的,则可采用微创经皮椎弓根螺钉内固定术。如果存在韧带的损伤,则建议采用椎弓根螺钉内固定联合关节融合术。

脊髓和神经根减压术

胸椎骨折如果存在脊髓或神经根压迫,则需要行减压术。脊髓减压可通过单纯椎板切除术进行(当致压因素主要位于脊髓背侧)。当然移除脊髓腹侧的骨折块有时也是必需的。这可从后路利用保留关节的经椎弓根入路或极外侧入路进行。如果压迫脊髓的骨折

块位于腹侧正中,则可能需要前路进行。减压术通常都需要内固定和融合术。

畸形矫正

为了治疗脊柱畸形[后凸和(或)侧凸],伴或不伴脊髓症状,需要用到几个外科技术,包括经椎弓根截骨(PSO)、Smith-Peterson 截骨、椎弓根内固定和关节融合术。通过后路进行 PSO 和 Smith-Peterson 截骨是前后联合入路的良好替代。

由于压缩骨折引起的后凸畸形会造成局灶性异常凹陷,这会造成脊髓牵张。脊髓向腹侧移位来减少牵张效应。如果腹侧压迫明显就会造成脊髓症状,需要去除腹侧骨性结构,改变上胸椎的向前凹陷状态,来重建脊髓正常三维结构。上胸椎不寻常的解剖结构使得

脊髓更易于发生腹侧的压迫。

也可采用前路来治疗脊柱畸形。但是,前路多节段的融合固定易于承受较高的机械应力,会导致前路融合的失败[3]。另外,因为上胸椎前部主要大血管和其他重要结构的存在,所以从前路难于达到[2]。还有,Boockvar 等报道单纯前路内固定可能达不到上胸椎的生物力学需求。近年来麻醉学、神经监测和后路内固定器械的进展使得后路治疗上胸椎成为可能[1]。

在一些病例,PSO 可以安全地用于矫正造成脊髓牵张和腹侧压迫的严重局灶性后凸畸形,因为它可以通过一个脊椎节段的短缩进行明显的矫形,复建脊柱的矢状序列。当施行 PSO 时,同时联合内固定融合是必需的,另外在截骨部位需要行胸椎板切除来避免硬膜皱折。

临床病例

病例 1:椎体成形术

一名 80 岁老年男性因激素诱导骨质疏松所致中段背部疼痛,10 周就诊。胸椎 X 线片显示 T7、T8、T9 压缩骨折伴有明显的高度丢失和轻度后凸畸形(图 45-2A)。MRI 显示 T8 椎体高信号为急性骨折,而另两个椎体为陈旧骨折。尽管进行了充分

的保守治疗,但患者仍然有持续性背痛,影响背部功能和活动。

患者 T8 椎体做了椎体后凸成形术,椎体高度和后凸畸形矫正满意(图 45-2B)。术后患者没有明显的残余背痛,恢复到发病前的功能状态。

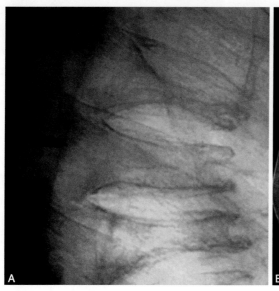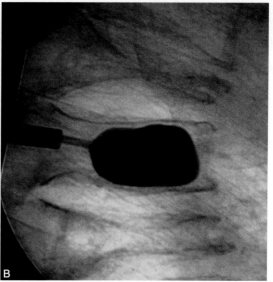

■ 图 45-2 A,侧位胸椎 X 线片显示 T7、T8、T9 椎体压缩骨折。B,T8 椎体注入 PMMA 骨水泥,高度恢复后的术中 X 线透视像

病例 2：经皮椎弓根内固定术

一位 84 岁的老年女性因为车祸致 T9 椎体 Chance 骨折，伤后 1 个月来就诊（图 45-3A）。伤后数小时胸椎 MRI 显示骨折水平存在硬膜外血肿，后部韧带复合体未受影响。患者行多水平胸椎板切除，硬膜外血肿引流术。随后的 MRI 显示没有残余的脊髓压迫。然而，她存在持续性脊髓损伤症状，下肢活动不能对抗地心引力。她还有严重背痛，限制了她的活动和康复。我们决定施行经皮椎弓根螺钉内固定术（图 45-3B）。两个月以后，患者康复良好，下肢肌力得到明显改善。

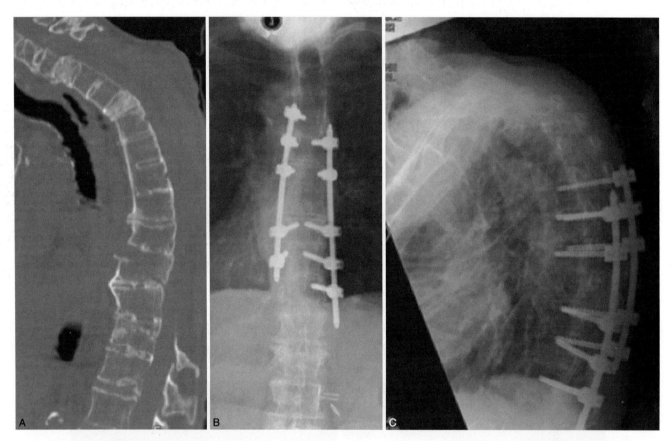

■图 45-3   A，术前 CT 显示 T9 Chance 骨折。术后后前位（B）和侧位（C）X 线片显示 T6-8 和 T10-12 椎弓根螺钉和杆固定

病例 3：经椎弓根截骨术

一位 57 位男性，因为进行性脊髓症状，包括由于下肢痉挛所致步态不稳，5 年就诊。直肠和膀胱功能受影响，下肢弥漫性肌力对抗阻力弱。他自诉下肢严重感觉异常。双侧 Babinski 阳性，双侧踝反射和膝反射存在。查体可发现上胸椎无痛性驼背。

MRI 和 CT 显示在 T3-T4 水平 30 度的局灶性后凸畸形，导致脊髓腹侧严重压迫。在相应水平脊髓内存在 T2 高信号，说明存在脊髓损伤（图 45-4A 和 B）。

利用术中二维 X 线透视引导，后路经椎弓根在 T4 椎体行楔形截骨（图 45-5A-C）。在 T4 水平切除部分肋骨，在进行外侧壁截骨时保留胸膜。在截骨自行部分复位后，通过抬高 Mayfield 头架来复位驼背，矫正上胸椎的序列。在二维 X 线透视和术中神经监测下通过关闭椎体截骨形成的空腔完成手动复位，将预弯好的纵向连杆置于 T1、T2 和 T3 椎体（图 45-5C-D）。纵向连杆放置于复位的位置，获得完全的胸椎后凸的复位和矢状面畸形的矫正（图 45-5E）。二维 X 线透视在内固定水平确定矢状位和冠状位序列，驼背畸形完全解决，诱发电位没有改变（图 45-5E 和 F）。

术后两天，患者从重症监护病房转回，很快恢复了基础肌力，出院后可以扶拐独立行走。术后 CT 扫描证实矢状面畸形矫正良好（图 45-6A 和 B）。

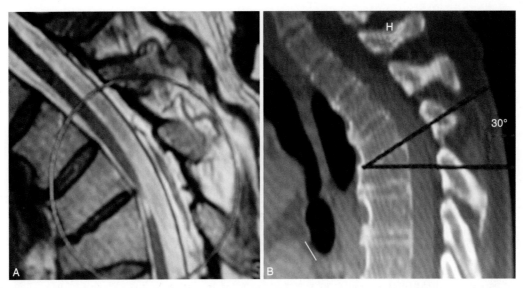

■ 图 45-4　**A**,T2 加权像矢状序列图,显示 T4 水平创伤后局部后凸畸形所致脊髓腹侧压迫和牵张。T4 椎体水平脊髓明显萎缩并呈现明显的高信号,与脊髓损伤一致。**B**,矢状位 CT 扫描显示 T4 椎体压缩骨折愈合,造成局部大约 30° 的后凸畸形

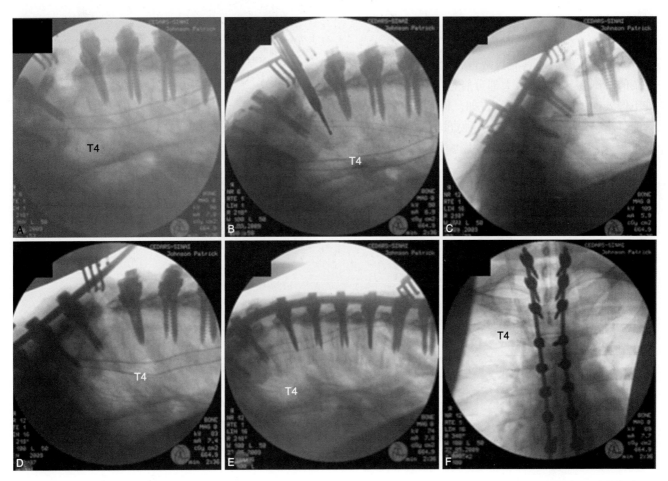

■ 图 45-5　**A**,术中 X 线透视显示从 T1-T10 双侧椎弓根置入 5.5mm 和 6.5mm 螺钉。T3 棘突、椎板下部和双侧下关节突被切除。T4 上关节突和椎弓根被切除,造成一个容纳 T3 和 T4 神经根的大空腔。T4 水平肋骨头和横突被截除。**B**,在透视引导下,利用不同大小的刮匙和磨钻行 T4 椎体楔形切除。用髓核钳将椎体外侧壁切断。**C**,在 T1、T2、T3 椎体放置预弯好的连杆,在二维透视引导下和术中诱发电位监测下在 T3 水平手动复位局部后凸畸形。**D**,关闭椎体截骨造成的骨缺损。**E**,纵行连杆置于复位的位置,后凸畸形完全复位,矢状面畸形得到矫正,去除驼背畸形,关闭了由 PSO 所造成的骨缺损。**F**,术中二维透视确证内固定水平冠状面的序列

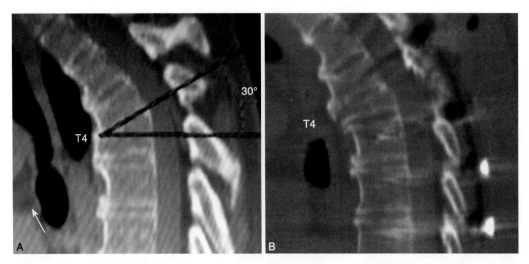

■图 45-6　**A,** 术前胸椎矢状位 CT 扫描显示楔形切除计划。**B,** 术后胸椎矢状位 CT 扫描显示"关闭"了 PSO 截骨造成的楔形缺损,由此在 T4 水平造成"短缩"

结论/讨论

　　胸椎骨折的治疗具有挑战性,因为这个区域具有复杂的解剖变异。另外,大部分脊柱外科医生处理胸椎不像处理颈椎和腰椎那么自如。但是,随着目前技术的进步,脊柱外科医生具有各种资源和方法,能依据严重程度、症状和对患者功能的影响程度来治疗胸椎骨折。

（袁宁　译）

参考文献

1. K. Abumi, Y. Shono, M. Ito, H. Taneichi, Y. Kotani, K. Kaneda, Complications of pedicle screw fixation in reconstructive surgery of the cervical spine, Spine 25 (2000) 962–969.
2. J.A. Boockvar, M.F. Philips, A.E. Telfeian, D.M. O'Rourke, P.J. Marcotte, Results and risk factors for anterior cervicothoracic junction surgery. J. Neurosurg. 94 (2001) 12–17.
3. H.F. Defino, A.E. Rodriquez-Fuentes, F.P. Piola, Surgical treatment of pathological kyphosis [in Spanish], Acta Ortoped. Bras. 10 (2002) 10–16.
4. S.D. Gertzbein, Scoliosis Research Society: multicenter spine fracture study, Spine 17 (1992) 528.
5. J.Y. Lee, A.R. Vacarro, M.R. Lim, et al., Thoracolumbar injury classification and severity score: a new paradigm for the treatment of thoracolumbar spine trauma, J. Orthop. Sci. 10 (2005) 671–675.
6. I.H. Lieberman, S. Dudeney, M.K. Reinhardt, et al., Initial outcome and efficacy of "kyphoplasty" in the treatment of painful osteoporotic vertebral compression fractures, Spine 26 (2001) 1631–1638.
7. F. Magerl, M. Aebi, S.D. Gertzbein, et al., A comprehensive classificaton of thoracic and lumbar injuries,, Eur. Spine J. 3 (1994) 184–201.
8. J.B. Martin, B. Jean, K. Sugui, et al., Vertebroplasty: clinical experience and follow-up results, Bone 25 (1999) 11S–15S.
9. M.M. Panjabi, K. Takata, V. Goal, et al., Thoracic human vertebrae: quantitative three-dimensional anatomy, Spine 26 (1991) 888–901.

第 46 章　胸椎肿瘤

Timothy F. Witham , Vivek A. Mehta ,and Ziya L. Gokaslan

关　键　点

- 手术减压联合术后放疗已经取代单纯放疗作为转移癌导致脊髓压迫治疗的金标准。
- 肿瘤组织学、部位以及脊柱前柱受累决定手术入路。
- 作为胸椎肿瘤的疾病导向性治疗需要考虑手术采用前路、后路、联合入路,还是全椎体切除。
- 必须要考虑到脊柱不稳定,特别是在前柱受累的情况下。
- 手术治疗的目标是控制局部病灶、保留或重建神经功能、稳定脊柱和控制疼痛。

介绍

美国每年有将近 140 万的新增肿瘤病例被确诊[1]。每年约 72.4 万肿瘤相关死亡中的大多数患者最终是因为肿瘤转移所致并发症死亡。大约 30% ~ 90% 的癌症患者尸检时存在肿瘤脊柱转移的证据,5% ~ 10% 的癌症患者发展为有症状的转移病灶硬膜外脊髓压迫(MESCC),这是一种肿瘤科急诊[1]。美国每年约有 2.5 万例有症状的 MESCC 患者。胸椎是脊柱中最常见的肿瘤转移部位,并且也是最常见的原发性脊柱肿瘤部位。因为相对于颈椎和腰椎而言,胸椎出现有症状的退行性疾病较少见,中年或老年患者出现胸椎区域疼痛应该被认为是一种预警症状。应考虑早期行影像学检查,特别当患者有原发性肿瘤病史时。尽管如此,对胸椎区域肿瘤诊断的延迟还是很常见的。胸段脊髓肿瘤以及胸椎肿瘤的手术治疗对于医生而言仍然具有很大的挑战。胸椎病灶又能被细分为四个主要类型:转移瘤、髓外硬膜内肿瘤、髓内肿瘤,以及侵及骨性结构的原发肿瘤。

转移瘤

大约有 70% 的椎体转移病灶侵犯胸椎,因此胸椎是最常见的脊柱转移部位[2]。随着对原发肿瘤治疗策略的改进,患者生存率得以提高,肿瘤脊柱转移的发生率也在增加。对这个现象的一种解释是内脏脏器具有通过 Batson 丛这种独特的静脉回流方式,并且胸腹腔脏器与胸椎毗邻[2]。80% 的转移瘤累及椎体,20% 累及后方附件[2]。在胸椎肿瘤的四种亚型中,转移瘤最为常见。具有胸椎转移倾向的肿瘤包括乳腺癌、肺癌、白血病/淋巴瘤、前列腺癌和肾癌[2]。外科治疗需要考虑神经减压的必要性、脊柱稳定性的重建,以及疼痛的缓解。乳腺、前列腺或肾脏来源的肿瘤需要行广泛切除,因为已经证明这对患者的行动功能具有良好的影响,并且可能对患者的生存率有正向作用[3]。

髓外硬膜内肿瘤

髓外硬膜内肿瘤(IDEM)占硬膜内肿瘤的三分之二[4]。最常见的胸椎髓外硬膜内肿瘤是脊膜瘤、神经纤维瘤以及施万细胞瘤,它们占到此区域肿瘤的 80%[5]。脊膜瘤起源于蛛网膜帽细胞;75% 的脊柱脊膜瘤位于胸椎,它们具有明显的女性性别倾向(80%)[5]。脊膜瘤在脊柱中表现为良性的生物学行为,治疗时应该完整切除,以达到治愈的目的。对于位置靠前并出现钙化的肿瘤可能无法完整切除,神经损伤的风险必须同次全切除术后肿瘤的生长速度进行权衡。因此,对于不能完整切除的复发肿瘤需行放疗。

施万细胞瘤起源于后根神经的施万细胞,最常见于胸椎和上腰椎。13% 的病例可以同时位于髓外和髓内。在某些特殊的遗传疾病中,脊柱施万细胞瘤的发生几率增加,例如 II 型神经纤维瘤病(NF2)。

脊神经根来源的神经纤维瘤可能是散发,也可能是神经纤维瘤病。30% 的病例中肿瘤包含有髓外的组分[5]。治疗胸椎施万细胞瘤和神经纤维瘤的手术目标是完整切除肿瘤。如果肿瘤不能够从起源的神经根上分离,那么切除该神经根有时是必要的。幸运的是,对于胸椎来说,切除神经根通常没有不良后果。

胸椎髓外硬膜内肿瘤通常表现出传导束受压的体征,特别是皮质脊髓束。僵直和肌肉疲乏是最常见的初始体征,随后常出现痉挛。表现为脊髓受压症状的患者,手术指征是明确的。偶然发现的脊膜瘤和神经鞘瘤在处理上会不好抉择。患者的年龄、内科合并症,以及定期影像学观察肿瘤生长情况有助于决定手术的必要性和时机。

髓内肿瘤

脊柱髓内肿瘤(IMSCTs)占所有中枢神经系统(CNS)肿瘤的2%~8.5%,约占脊柱原发肿瘤的三分之一[6]。大约90%是胶质来源的[4]。胸椎的髓内肿瘤大部分是星型胶质细胞瘤和室管膜细胞瘤,在成人两者的发生率几乎相同。血管网状细胞瘤发生率相对较小,可以是散发,也可以是von Hippel-Lindau综合征的一部分。星型胶质细胞瘤最常见于颈胸结合部以及下胸髓。在成人中,室管膜细胞瘤是最常见的脊柱髓内肿瘤。但它最常发生于颈椎,或起源于终丝(髓样乳头状室管膜细胞瘤)。对于室管膜细胞瘤的治疗主要是完整切除。肿瘤未完整切除的患者需考虑再次切除或影像学密切随访,必要时需再次手术。放疗通常用于再次手术后仍不能完整切除的患者。成人星型胶质细胞瘤具有浸润的倾向,肿瘤边缘和脊髓组织出现细小的混合。因此,可能不能完整切除肿瘤。大多数情况下,浸润性的肿瘤次全切除后需行放疗。对于高度浸润的病灶,活检或次全切除术后也同样常需要行放疗。对于一些低度病灶,次全切除术后放疗仍然存在争议[6]。

对于胸椎髓内肿瘤而言疼痛是最常见的主诉,通常位于肿瘤水平,可以表现为区域性背痛,也可以是根性疼痛[4]。三分之一的患者可能出现感觉或运动障碍或表现为肌肉痉挛。胸椎髓内肿瘤最常见的体征是轻度侧弯伴肌肉痉挛,以及感觉异常[6]。迄今为止,后路减压和术后放疗被认为是应该给予的所有干预,但是在显微外科工具以及术中监测辅助下行肿瘤广泛完整切除被证明是安全的,能够提高患者功能恢复,减少肿瘤复发。

原发性椎体肿瘤

原发性椎体肿瘤少见,在所有脊柱肿瘤中占不到10%[7]。需要强调的是,当患者主诉脊柱肿块,但没有神经损伤时,应该在最终治疗方案确定前行图像辅助

下微创活检。胸椎的许多原发肿瘤最佳治疗方法是手术根治性全椎体切除。这些类型的手术需要有经验的手术团队进行认真而详细的术前设计。因此,对肿瘤组织学的预先认识对手术计划是至关重要的。

原发性骨肿瘤能够分为三种类型:良性、良性但局部浸润、恶性。良性肿瘤包括血管瘤、骨样骨瘤/骨母细胞瘤、软骨瘤/骨软骨瘤、动脉瘤样骨囊肿,以及嗜酸性肉芽肿。血管瘤是最常见的累及胸椎的原发肿瘤,约11%的尸检病例能发现此病灶[7]。很少见地,血管瘤表现为一种不典型的或局部浸润的生物学行为,从而能够导致脊髓受压。这种情况推荐行肿瘤广泛切除。骨巨细胞瘤的生物学行为多样,可能表现为局部浸润。因此,对于表现为这种病理类型的肿瘤,笔者常推荐行根治性全椎体切除,并且强烈考虑行术后辅助放疗。发生在胸椎的脊索瘤几乎都表现为局部浸润,病灶内切除术后(包括完全切除)复发是常见的。相同的,对于胸椎脊索瘤我们推荐行根治性全椎体切除。对于脊索瘤化疗和传统放疗疗效均不佳。质子束辐照治疗被证明是最有效的放射治疗方式,对需要行该治疗的患者术后需行个体化评估。尽管如此,我们仍然认为获得长期局部病灶控制最有效的治疗方法是广泛全椎体切除,并达到边缘阴性,如果可能的话应该包括活检针道的切除。质子束辐照治疗不应该作为肿瘤不能完整切除的补救措施,相反,对于切缘阴性的全椎体切除的患者,质子束辐照治疗仍然可以应用。

恶性肿瘤包括浆细胞瘤、软骨肉瘤以及骨肉瘤。浆细胞瘤占所有原发肿瘤的近30%并好发于胸椎[8]。这种肿瘤对放射线敏感,因此手术用于治疗放射治疗失败、因脊髓受压致急性神经功能恶化,以及脊柱明显不稳定的患者。肉瘤在治疗上较为困难。活检被推荐用于评估肿瘤的组织学和分级。治疗前对转移病灶进行系统检查是非常重要的。高度恶性的病灶如果较大或出现转移灶可以采用新辅助化疗治疗,以在手术前缩小局部病灶,消灭转移病灶。对于这类肿瘤,全椎体切除术能使患者获得最佳的长期生存率,特别是不存在转移病灶时。

胸椎肿瘤的治疗充满着挑战。开始正式手术治疗前通过活检了解肿瘤的组织学是最理想的。在神经功能恶化的情况下,可能无法进行活检,紧急手术减压是必要的。尽管如此,了解肿瘤的组织学、患者的系统疾病状况、患者年龄和内科合并症,才能制定最佳的手术方案。

基础知识

无论是累及脊柱的原发肿瘤还是转移病灶,与其

相关的分子生物学和基因学研究已超出本章讨论范围。但是,脊柱肿瘤的一些动物模型以及与这些动物模型相关的转化研究值得在此讨论。当前,随着脊柱转移瘤以及脊髓髓内胶质瘤动物模型的出现,对新疗法的临床前分析变得更加严格。Mantha 等人在大鼠上建立了可重复的乳腺癌椎体转移模型[9]。它的建立是这类模型中的第一例,从而可以进行针对脊柱转移瘤的多种治疗方式的研究,包括手术、放疗以及最新的局部使用化疗药物。

使用 Mantha 等人建立的转移瘤模型,Bagley 等人证实放疗以及局部使用紫杉醇能够可靠地延缓瘫痪和死亡的发生[10,11]。这两种治疗方式的联合被证明比其中任何一种单一治疗都更为有效[11]。此外,Gok 等人证实在这种转移瘤产生硬膜外脊髓压迫的动物模型中,减压手术联合局部化疗及放疗对保留神经功能、延长生存有最佳的治疗效果[12]。这个实验的结果给了我们希望,在将来,实验数据可能会转化为真正有用的临床试验,从而改善因为乳腺癌或其他肿瘤转移造成硬膜外脊髓压迫所致的神经并发症,提高患者生存率。

Pennant 等人使用显微外科技术切除大鼠模型中脊髓内肿瘤。这个模型能模拟髓内肿瘤的功能学及组织病理学行为[13]。肿瘤种植后,动物被随机分为治疗组(显微外科切除)和非治疗组。相比非治疗组而言,治疗组动物功能性瘫痪出现时间明显延迟,实验结果具有非常高的可重复性。这个新的模型使研究人员能够对高度恶性髓内肿瘤进行新治疗方式的研究。

Schuster 等人使用人类成骨细胞种植免疫缺陷(SCID)小鼠建立了一种新的脊柱转移瘤模型,该模型具有很高的重复性[14]。在这个模型上可以进行转移瘤病例中骨肿瘤相互作用的研究,以及骨转移瘤基础生物学的研究。脊索瘤模型建立较为困难,但通过对人类细胞的培养,裸动物模型已经有了初步的概念。对于这个局部浸润明显的肿瘤,实验室研究是非常需要的,因为除了广泛根治性切除以外,治疗方式的选择非常有限。

临床实践指南

外科手术在胸椎转移瘤产生脊髓压迫的治疗中具有明确的地位。手术治疗联合术后放疗不仅能改善患者的活动状态,而且能延长生存时间,减少皮质激素和止疼药物的使用[3]。

手术治疗的指征包括:需要明确诊断,治疗脊柱不稳定,在存在硬膜外脊髓压迫时恢复和保留神经功能。

其他指征包括治疗放疗不敏感的肿瘤,治疗放疗后肿瘤复发,或治疗放疗期间神经功能恶化。现在已经建立了胸椎转移瘤的系统治疗方法,这有助于设计最佳的手术方案[15]。缩写"MAPS"代表了切除方式(M)、脊柱疾患的解剖(A)、患者健康状况(P)以及稳定(S)。

脊柱的手术入路可以大致分为前方入路、后方入路或者联合入路。后方入路包括单纯椎板切除术、椎板切除术联合经椎弓根、肋横突切除术、侧方经胸腹腔外切除及内固定术。上胸椎的前方入路包括经颈胸结合部入路和"开门"式颈胸段入路(trap door exposure)。下胸椎的前方入路包括开胸入路和胸腹联合入路。

当进行前方入路手术时,对血管解剖及肿瘤偏侧性的了解尤为重要。例如,T6 或 T7 以上的开胸入路时,从右侧更为方便,因为主动脉弓常常会在中/上胸椎妨碍左侧入路的暴露。同样的,当肿瘤位于 T1 到 T4 时,对于前方入路来说是一个挑战。当转移性病变位于上胸椎时,笔者通常会考虑行后方入路。当需要做前柱切除或重建时,则经常采用经椎弓根、肋横突切除术或外侧经胸腹腔外切除术。

切除肿瘤的方式包括不同程度的病灶内切除(从切开活检到完全切除)和全椎体切除(广泛切除或边缘性切除)。当仅有孤立的脊柱转移病灶,不伴有内脏转移,且肿瘤组织学类型较好(乳腺癌、前列腺癌、肾细胞癌和甲状腺癌)时,可考虑行全椎体切除。此外,当考虑该手术方式的可行性时,还应考虑手术分期和患者的身体状况。胸椎椎体的全椎体切除可通过单纯后方入路或者后方入路联合二期前方入路完成。单纯后方入路行全椎体切除时需切除责任节段上下椎体的椎板。然后在保护脊髓和神经根的前提下,使用骨凿或锯在椎弓根与椎体连接处切断椎弓根。这样可以在破坏两边的小关节后将椎体后方结构整个切除。在两侧行广泛的肋横突切除以便在椎体周围分离,逐渐将主动脉和静脉结构同脊柱分离开。广泛切除责任节段上下椎间盘,可使责任节段椎体活动。当胸膜完全暴露后,椎体能够被旋转,小心地绕过脊髓向后平移椎体,然后整个切除。后方入路联合二期前方入路行椎体切除的过程相似,但在广泛切除椎间盘后,在椎体后方、硬膜前方放置一个硅胶套。随后行开胸入路,切除整个椎体。尤其要注意不要损伤前方的血管。由于一期后方入路时放置了硅胶套来区分椎体和脊髓硬膜平面,脊髓相对受到了保护。

发生于胸椎的大部分转移病变会影响椎体,因此倾向于采用前方入路。在胸椎采用病灶导向的手术入路为切除椎体内肿瘤提供了最直接的通路,并且有利于对承重的脊柱前柱进行最有效的重建。选择手术入路时要考虑患者的身体状况。先前接受过放射治疗的组织会增加伤口裂开的风险,因此适合采用前方入路。此外,还应考虑术中大出血、营养缺乏、使用皮质激素、高龄、合并症和截瘫等高危因素。

尽管胸椎被胸廓很好地支撑,当病变严重或切除了椎体、小关节或椎弓根时应考虑行内固定手术。椎体切除术后通常需要进行前方固定,此外还要考虑是否需要行后方固定。椎体切除和椎体重建后需要进行后方固定的情况包括后外侧入路、患者存在显著的后凸或畸形、病灶位于交界区、需要进行较大的邻近胸廓重建、超过两个节段的椎体或脊柱切除术,以及低骨量的患者。对于胸椎肿瘤的治疗,除非是髓内肿瘤,笔者不推荐行单纯椎板切除术。通常来说,椎板切除术对于髓内肿瘤是一个很好的选择。对于转移性肿瘤行后方重建时,通常在行椎板切除部位的上、下各 2 ~ 3 个节段置入椎弓根螺钉,尤其是采用后方入路行前柱重建时。

最后,淋巴瘤、多发性骨髓瘤和小细胞肺癌的转移病灶对于放射线非常敏感,因此放射治疗可以作为一线治疗。进行放疗之后或者放疗无效的患者可考虑手术治疗。

临床病例

病例 1:后外侧入路治疗脊柱转移瘤

病史

70 岁老年女性,既往有糖尿病和髋关节骨性关节炎病史,就诊于急诊,主诉呼吸急促和呼吸困难。胸部 CT 检查偶然发现在 T3 椎体有一病变。进一步行脊柱 MRI 和 CT 扫描。最初认为这个病灶是转移瘤。患者最初无神经症状,并且病灶是偶然发现的。但关于转移瘤的系统检查为阴性。考虑到虽然在 MRI 上显示脊髓硬膜外受压,但患者没有神经症状,遂行 CT 引导下穿刺活检。尽管经过有经验的神经病理学家的全面检查,穿刺结果在两次穿刺中均不具有诊断性。虽然病理确实出现了罕见的浆细胞,但是血清蛋白电泳和尿蛋白电泳结果均为阴性。当患者开始出现轻度下肢无力、轻微的步态困难、下肢轻瘫和检查发现传导束征时,就诊于我科行进一步诊治。

胸椎 MRI 和 CT 扫描见图 46-1。我们认为尽管穿刺结果阴性,但是根据典型的影像学表现,这是一个非典型的椎体血管瘤伴有脊髓硬膜外受压。支持该诊断的影像学特征包括 MRI 和 CT 上血管管道“圆点样”外观。鉴别诊断包括浆细胞瘤和多发性骨髓瘤。

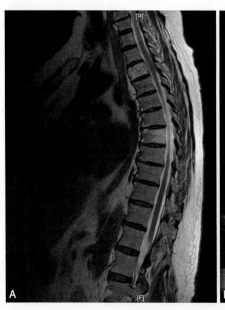
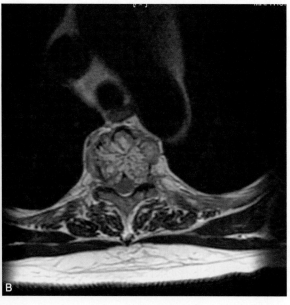

■ 图 46-1　A,矢状位;B,轴位胸椎 MRI T2 加权像显示 T3 病变,硬膜外脊髓受压。T7 也可见一病灶,所有序列显示符合典型的血管瘤影像表现

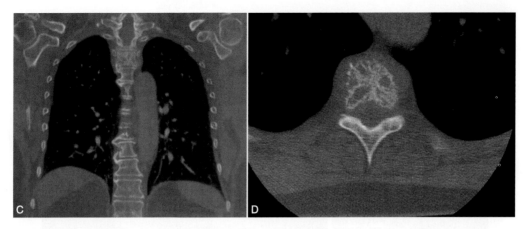

■ 图 46-1（续）　C 冠状位和 D 轴位胸椎 CT 显示 T3"圆点样"病灶，可见血管管道，考虑为非典型血管瘤

由于即将发生神经功能恶化，且病变诊断不清，故采用手术治疗。考虑到血管病变例如椎体血管瘤的可能，神经介入科医生行术前栓塞，成功地用明胶海绵对滋养动静脉瘘的右侧 T3 肋间动脉进行了栓塞，而这个动静脉瘘是到 T3 椎体和肿瘤的。第二天对患者行手术治疗。

对于这个病灶的手术入路有几个方面的考虑。首先，硬膜压迫来自前外侧的一个节段，这样可以考虑行前方入路。但是在 T3 水平行前方入路比较复杂，需要劈开胸骨以到达病变处，并且需要在大血管周围操作。因此我们推荐行后外侧入路来减压、切除肿瘤和重建前柱及后方结构。

手术方法

患者俯卧于 Jackson 床上，行神经监测。先行 T2-T4 椎板切除，随后行 T3 肋横突切除，经椎弓根椎管减压，T3 椎体切除，对肿瘤行病灶内切除。对脊柱的重建包括 T2-T4 放置可膨胀椎间融合器，T1-T9 行椎弓根螺钉内固定术。术中图片见图 46-2。我们选择延长内固定节段至肿瘤下方多个节段，是因为担心若内固定终止于胸椎后凸的顶点或其上方，会导致下方内固定失效。使用同种异体骨或脱矿骨基质进行植骨。考虑到肿瘤为潜在恶性，会影响骨髓以及脊柱肿瘤的原则，我们避免使用自体骨或骨形态生成蛋白（BMP）。

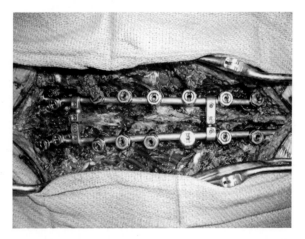

■ 图 46-2　术中图像显示 T2-T4 椎板切除及 T1-T9 脊柱后方内固定

术后过程

患者很好地耐受手术，术后在神经科特护病房观察一晚。患者没有出现新的神经功能障碍。术后 CT 显示椎间融合器及椎弓根螺钉内固定，见图 46-3。病理确诊肿瘤为血管瘤。患者出院后行康复治疗，术后行一系列影像学检查及临床检查评估肿瘤是否复发。尽管血管瘤表现为局部侵袭性，但考虑到其组织病理学上为良性肿瘤，我们认为患者已治愈，不推荐行其他辅助治疗。

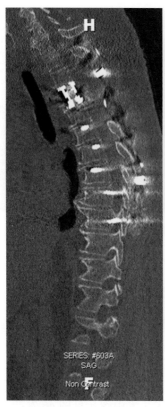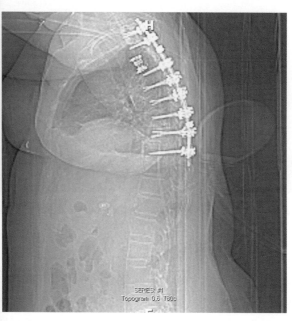

■ 图46-3　术后矢状位 CT 扫描以及侧方定位像显示 T3 椎间融合器重建和椎弓根螺钉内固定

病例 2：前方入路

病史

61 岁老年男性，既往有嗜铬细胞瘤病史，主诉渐进性中胸部疼痛。19 年前患者诊断为嗜铬细胞瘤，成功通过左侧肾上腺切除术治愈。6 年前患者开始出现中胸部疼痛，行物理治疗、非甾体类抗炎药保守治疗。随后患者出现脊髓病理症状和体征，包括下肢无力、步态异常。胸椎 MRI 显示 T5 病变伴明显硬膜外脊髓压迫。对患者行放射治疗，其疼痛及神经功能异常得到改善。放疗数年后，患者中胸部疼痛恶化加重，并出现机械性疼痛。伴随症状包括两侧胸部放射性疼痛，自觉双下肢无力。患者诉抬脚困难，否认括约肌功能障碍。体格检查显示患者双侧髂腰肌及足背伸肌肌力 4/5 级，双下肢腱反射亢进。胸椎 MRI（图46-4）显示 T5 椎体部分塌陷伴后凸畸形以及硬膜外脊髓压迫。脊髓在该节段 T2 像有信号改变，符合脊髓软化表现。鉴于影像学上脊髓受压、临床表现上脊髓病理表现、椎体前柱塌陷以及后凸畸形，建议患者行手术治疗。最初考虑行单纯后方入路，行经椎弓根椎体切除，前柱重建。然而，前方入路是切除前方压迫的肿瘤、纠正后凸、进行前柱重建的最佳入路，可以避免行单纯后方入路时多节段固定融合。

手术方法

鉴于患者嗜铬细胞瘤病史，术前请内分泌科和麻醉科会诊，术前应用 α 受体阻滞剂酚苄明。嗜铬细胞瘤是高度血管化的肿瘤，术前推荐血管栓塞。T5 双侧的肋间血管使用三丙烯微球（embospheres）成功栓塞。因为主动脉弓凸向左侧，手术采用右侧、后外侧高位开胸入路，以便于到达椎体的前外侧。该入路要求分离活动肩胛骨，并且在此病例中右侧第 5 肋骨被部分切除。T5 椎体切除后，打开后纵韧带以充分减压（图46-5）。使用可牵开的椎间融合器和钢板行前柱重建。使用同种异体骨植骨。因为肿瘤可能会存在于邻近肋骨的骨髓中，因此避免使用自体骨植骨，以限制肿瘤的转移扩散。

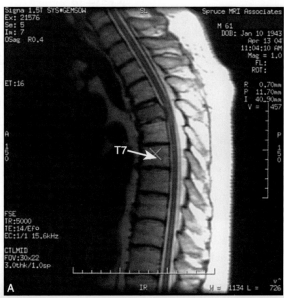

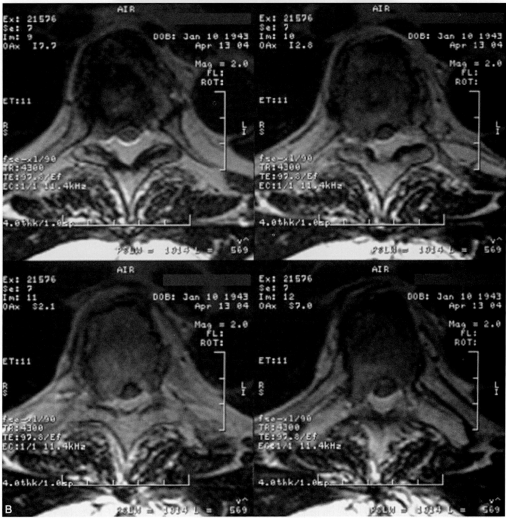

■ 图 46-4　矢状位（A）及轴位（B）胸椎 MRI 显示 T5 嗜铬细胞瘤,前柱部分塌陷,硬膜外脊髓受压,T2 像脊髓内信号改变

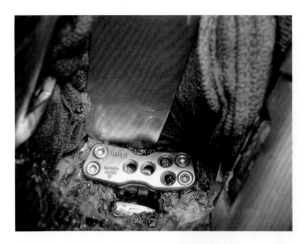

■ **图 46-5** 术中照片显示患者行右侧开胸入路,T5 椎体切除,脊髓减压,T4-T6 可膨胀椎间融合器及钢板重建

术后过程

当晚患者在神经科特护病房观察。术中放置胸腔闭式引流,术后 72 小时内拔除。患者神经学检查与术前相同。患者出院回家,术后第 8 天可下地自由活动。术后 X 线平片显示椎间融合器及钢板位置良好(图 46-6)。术后 1 年随访时,患者疼痛控制良好,术后影像学显示病情稳定。

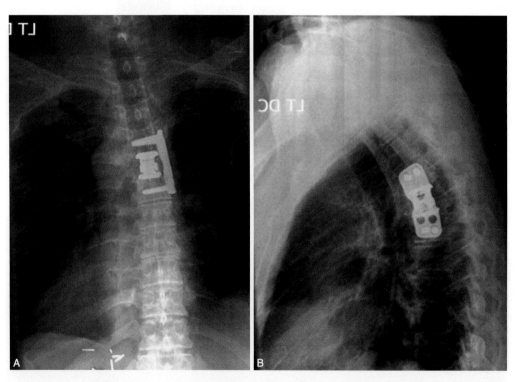

■ **图 46-6** 术后胸椎正侧位 X 线片显示椎间融合器及钢板固定牢固

病例 3:前后联合入路

病史

52 岁男性,高血压病史,一年前出现渐进性右侧腹部与胁腹部区域疼痛。患者疼痛逐渐发展至背部轴性疼痛,且夜间卧床时最重。患者胸椎 CT 扫描(图 46-7)示 T9-T10 的溶骨性/破坏性病变,合并右侧后方胸膜来源的巨大椎旁肿块。MRI(图 46-8)示明显的硬膜外间隙浸润伴脊髓受压。患者否认下肢感觉改变、肌力减退、二便功能异常。既往无肿瘤病史。神经检查示患者双下肢肌力 V 级,除右侧 T9-T10 皮节感觉丧失外无其他感觉异常。患者双下肢反射亢进,且双侧踝阵挛阳性。考虑到患者病史较长,我们认为病变可能在组织病理学上生长相对缓慢。考虑可能为肉瘤、浆细胞瘤/多发性骨髓瘤或转移癌。结合患者目前

的运动功能,建议对患者进行 CT 引导下活检。活检病理结果为浆细胞瘤/多发性骨髓瘤。进一步病理分期结果为 Ⅰ A 期的 IgGκ 多发性骨髓瘤。尽管肿瘤组织呈溶骨性表现,但患者起初并无机械性疼痛,且胸椎前柱高度保留无病理性骨折或畸形。考虑到多发性骨髓瘤对放疗敏感性高,我们推荐对患者行放疗并密切随诊。但患者放疗效果不佳,并出现轻微的步态异常。此时考虑行手术治疗。由于患者对放疗不敏感,使得多发性骨髓瘤的诊断存疑。计划实施开胸术联合后路手术。对于前路手术需要切除一个以上椎体时,我们建议还需同时行后路内固定手术。在本病例中,我们认为联合后路手术还有助于肿瘤切除和神经减压。

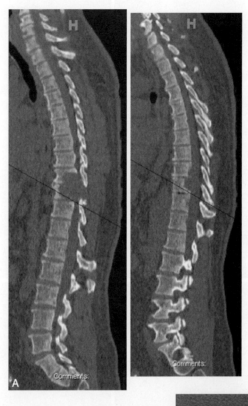

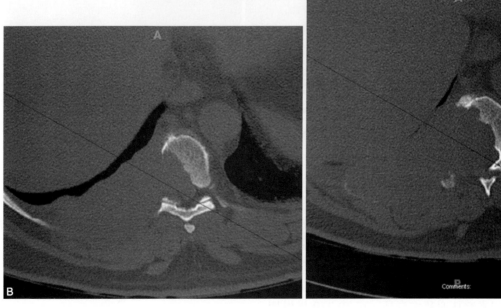

■ 图 46-7　脊柱矢状位 (A) 及轴位 (B) CT 图像显示 T9-T10 存在溶骨性破坏性病变,伴右侧椎旁巨大肿块(骨髓瘤)。尽管存在明显的骨质破坏,但脊柱并无畸形

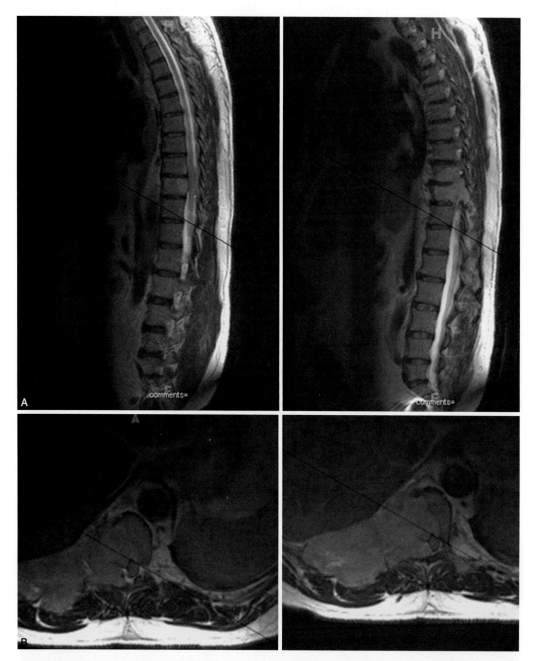

■ 图 46-8　矢状位（A）及轴位（B）T2 像显示 T9-T10 节段肿块（骨髓瘤）合并硬膜外脊髓压迫。注意肿块存在大量椎旁成分

手术方法

患者左侧卧位，以暴露右侧胸腹区域及后方胸腰椎。后方胸腰椎从 T7 暴露至 L2 节段。在 T7-T8 及 T10-L1 节段置入椎弓根螺钉，L2 仅能置入 1 枚螺钉，因患者为侧卧位，T6 无法成功置入螺钉。在左侧安置一临时连杆，以在减压时稳定脊柱。行 T9-T10 椎板切除术，并将硬膜外肿瘤切除。在第 9～10 肋上方行右侧开胸切口，向背侧延伸与胸腰段切口相连。切除肿瘤远端部分第 9～10 肋，以暴露胸膜腔。将第 9～10 肋在关节处与脊柱分离，以便将肿瘤的椎旁部分同胸壁一同切除。切除 T9 及 T10 椎体以清除剩余肿瘤组织。在 T8 至 T11 节段使用可膨胀性椎间融合器进行重建，同时置入侧方钢板固定。最后由后方置入连杆并行同种异体骨植骨。整形外科辅助闭合切口并重建胸壁。

术后过程

术后患者神经功能保持术前水平。术后病理再次确定了多发性骨髓瘤诊断。术后患者出现较长时间的胸膜腔气漏,需放置胸腔闭式引流管。患者术后 17 天出院。术后影像学检查显示内固定位置良好(图 46-9),术后 2 年半患者神经功能完整,内固定良好。患者骨骼系统骨髓瘤进展至Ⅲ期。

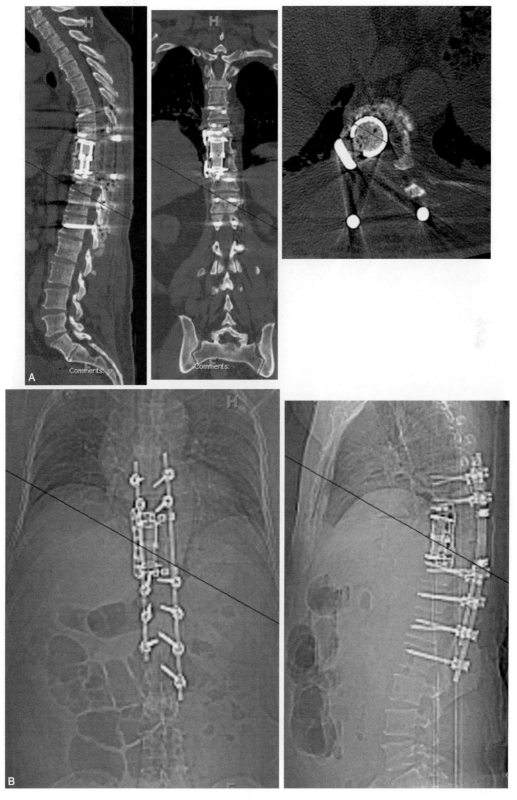

■ **图 46-9**　CT 矢状位、冠状位、轴位以及定位像显示前后联合入路肿瘤切除及内固定重建术后表现

病例4：全椎体切除

病史

67岁男性，前列腺癌病史，经切除后认为肿瘤已处于缓解期。患者主诉胸腰段及右侧椎旁疼痛，伴局部麻木及感觉异常，近期出现足部麻木及感觉异常。对患者行X线片及平扫和增强胸、腰椎MRI检查（图46-10）。X线片未发现骨性改变；MRI显示T10节段存在一T2像高信号并可被造影剂增强的病变，同时伴硬膜外浸润及脊髓压迫。尽管患者体格检查有轻度脊髓病变表现（反射亢进），但其肌力、步态及括约肌功能均正常。鉴别诊断包括脊索瘤，典型表现为T2高信号病变，以及转移瘤，根据既往病史高度怀疑前列腺癌转移。由于考虑脊索瘤诊断，而脊索瘤属于局部侵袭性肿瘤，单纯病灶内切除罕有治愈，因此建议在进一步治疗前行后路CT引导下活检以确定其病理类型。病理结果为脊索瘤，建议行全椎体切除术。建议行单纯后路手术，但是如果无法通过该入路完成全椎体切除，则需考虑后路切除T10后方结构后再行前路开胸手术整块切除椎体。

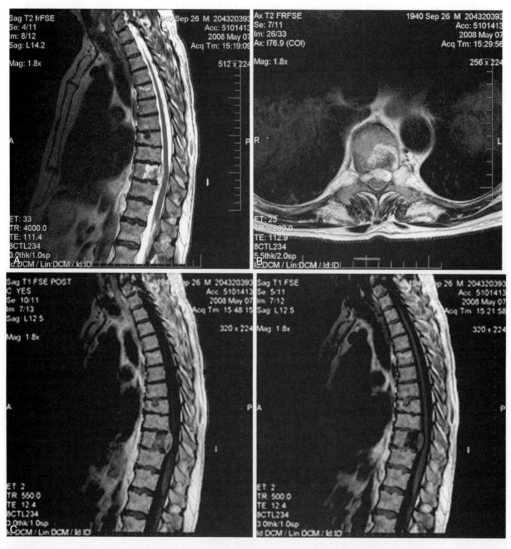

■ 图46-10　矢状位（A）和轴位（B）T2加权像胸椎MRI显示T10节段高信号病变（脊索瘤）伴硬膜外脊髓压迫。造影剂增强前后T1加权像显示病变有增强

手术方法

患者俯卧于 Jackson 床上。从 T7 至 T12 暴露后方脊柱。手术计划是将内固定止于 T12 节段，即胸腰结合部。尽管在胸腰结合部终止内固定可能并不理想，但作者认为当决定行该种固定方式后，将内固定终止于胸腰结合部上段要优于将内固定终止于胸腰结合部下段。尽管还没有足够有力的数据来支持这种临床经验。此外，从影像学上判断患者胸椎后凸的顶点位于 T8-T9 或 T9-T10，内固定终止于 T7，对于患者胸椎后凸而言已经足够高。在 T7-T9 以及 T11-T12 双侧置入椎弓根螺钉，在 T9 及 T11 节段行椎板切除术。在 T10 椎板与硬脊膜之间，关节突关节连接处放置两个 To-mita 线锯，利用线锯整块切除 T10 棘突及双侧椎板。使用丝线将双侧 T9、T10 神经根在背根神经节近端结扎，防止脑脊液漏。通常在全椎体切除术中，一至两个节段的神经根需要被切断以便于从后方取出椎体。根据经验，在背根神经节近端切断神经根能够降低术后神经性根性痛的发生率。小心地将硬膜囊和位于前外侧的硬膜外肿瘤分离开。将椎旁肌肉从胸廓上分离开，并用 Penrose 引流管向中间牵开。从肋横突关节外 1cm 处起至向外 5cm 范围内切除 T10 双侧肋骨。打开胸膜后放置胸腔撑开器，先左侧后右侧。将肺叶从术野中牵开，并将血管（主动脉和腔静脉）周缘与胸膜及 T9、T10 椎体分离。结扎双侧 T9、T10 节段血管。安装连杆连接 T7-T12 椎弓根螺钉。使用 Tomita 线锯将 T9 椎体及 T10-T11 椎间盘从中间切开，使之完全活动，并从后外侧将其整块取出（图 46-11）。在 T9 至 T11 间放置可牵开椎间融合器并行同种异体骨植骨。术中神经监测一直保持稳定。

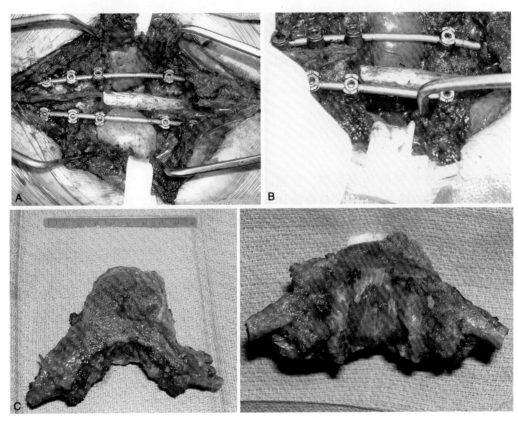

■ 图 46-11　术中照片。A，脊柱后路内固定以及椎体切除部位与脊髓相邻的双侧肺野。B，在全椎体切除部位经前路放置的可牵开椎间融合器。C，T10 全椎体切除术后的大体病理标本。注意椎体后方的硬膜外肿瘤包膜

术后过程

术后患者转入重症监护室，下肢神经功能保留。术后第 1 天拔除气管插管。术后影像学显示椎间融合器和螺钉位置良好（图 46-12）。患者术后出现房颤。其双侧胸管分别于术后第 5 天和第 6 天拔除。患者术后第 8 天出院。术后 3 个月，患者停用麻醉药物并恢复工作。计划开始行质子束辐照治疗。

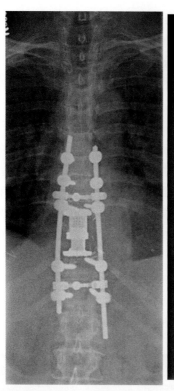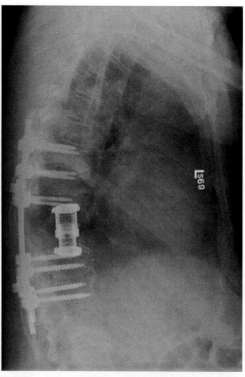

■ 图 46-12   术后胸椎正侧位片显示脊柱重建

讨论

转移瘤是侵及胸椎最常见的肿瘤类型。根据 Patchell 等人的研究,手术切除联合术后放疗已经取代单纯放疗,成为转移瘤硬膜外脊髓压迫症(MESCC)治疗的金标准。小细胞肺癌、淋巴瘤以及多发性骨髓瘤等对放疗极为敏感。对于这些肿瘤,放疗仍作为 MESCC 的一线治疗方案。手术入路可选择前路、后路或前后联合入路。全椎体切除术可作为特定的局部侵袭性原发脊柱肿瘤的治疗术式。在进行治疗前明确肿瘤的组织学十分重要,因此对神经功能稳定的患者建议行 CT 引导下活检。肿瘤史、肿瘤的部位、脊柱疾病的解剖、系统疾病或内科合并症的严重程度以及脊柱的受累情况是决定手术入路的相关因素。除髓内肿瘤和部分髓外硬膜内肿瘤外,胸椎肿瘤需要内固定物进行重建。胸椎肿瘤手术治疗的临床目标包括局部疾病的控制、保留或恢复神经功能、稳定脊柱以及疼痛控制。

（郎昭 译）

参考文献

1. T.F. Witham, et al., Surgery insight: current management of epidural spinal cord compression from metastatic spine disease, Nat. Clin. Pract. Neurol. 2 (2) (2006) 87–94.
2. M. Bilsky, Metastatic tumors of the spine and spinal cord, in: C.A. Dickman, M.G. Fehlings, Z.L. Gokaslan (Eds.), Spinal Cord and Spinal Column Tumors, Thieme, New York, 2005.
3. R.A. Patchell, et al., Direct decompressive surgical resection in the treatment of spinal cord compression caused by metastatic cancer: a randomised trial, Lancet 366 (9486) (2005) 643–648.
4. P.C. McCormick, BB: Spinal tumors, in: L.C., R.G. Grossman (Eds.), Principles of neurosurgery, Lippincott-Raven, Philadelphia, 1999.
5. S.J. Hentschel, M.I. Intradural extramedullary spinal tumors, in: M.G. Fehlings, C.A. Dickman, Z.L. Gokaslan (Eds.), Spinal cord and spinal column tumors, Thieme, New York, 2005.
6. P.R. Cooper, H.K, Intramedullary spinal cord tumors, in:M.G. Fehlings, C.A. Dickman, Z.L. Gokaslan (Eds.), Spinal cord and spinal column tumors, Thieme, New York, 2005.
7. W.B. Jacobs, F.M, Primary vertebral column tumors, in: M.G. Fehlings, C.A. Dickman, Z.L. Gokaslan (Eds.), Spinal cord and spinal column tumors, Thieme, New York, 2005.
8. J.H. Chi, et al., Epidemiology and demographics for primary vertebral tumors, Neurosurg. Clin. N. Am. 19 (1) (2008) 1–4.
9. A. Mantha, et al., A novel rat model for the study of intraosseous metastatic spine cancer, J Neurosurg. Spine 2 (3) (2005) 303–307.
10. C.A. Bagley, et al., Fractionated, single-port radiotherapy delays paresis in a metastatic spinal tumor model in rats, J. Neurosurg. Spine 7 (3) (2007) 323–327.
11. C.A. Bagley, et al., Local delivery of oncogel delays paresis in rat metastatic spinal tumor model, J. Neurosurg. Spine 7 (2) (2007) 194–198.
12. B. Gok, et al., Surgical resection plus adjuvant radiotherapy is superior to surgery or radiotherapy alone in the prevention of neurological decline in a rat metastatic spinal tumor model, Neurosurgery 63 (2) (2008) 346–351.
13. W.A. Pennant, et al., Microsurgical removal of intramedullary spinal cord gliomas in a rat spinal cord decreases onset to paresis, an animal model for intramedullary tumor treatment, Childs Nerv. Syst. 24 (8) (2008) 901–907.
14. J. Schuster, J. Zhang, M. Longo, A novel human osteoblast-derived severe combined immunodeficiency mouse model of bone metastasis, J Neurosurg. Spine 4 (5) (2006) 388–391.
15. D.R. Fourney, Z.L. Gokaslan, Use of "MAPs" for determining the optimal surgical approach to metastatic disease of the thoracolumbar spine: anterior, posterior, or combined: invited submission from the Joint Section Meeting on Disorders of the Spine and Peripheral Nerves, March 2004, J. Neurosurg. Spine 2 (1) (2005) 40–49.

第 47 章　胸椎感染

Daniel J. Hoh and Michael Y. Wang

关　键　点

- 关于脊柱感染的报道越来越多,相关的因素主要包括整体人群寿命延长、慢性疾病增多,而且采取手术治疗的患者也越来越多。
- 脊柱感染被广为关注的主要原因是这种疾病会造成病理性骨折、脊柱不稳定、脊柱力线的丢失、神经压迫造成的疼痛、畸形和神经功能障碍。
- 改进诊断和治疗的方法是很有必要的,这可以更早地明确病原微生物,找到合适的药物治疗方案,消灭感染并避免复发。
- 外科干预的指征是明确病原微生物、避免神经损伤、保持脊柱力线、保持稳定性以及缓解疼痛。可供选择的手术入路包括前路、后路和圆周技术。手术入路的选择主要取决于病灶的范围、对脊柱重建和稳定性的需求以及患者接受外科手术相关的风险。
- 外科技术、医疗器械和生物医药的发展正在不断改进脊柱感染的手术治疗方法。最新的进展包括钛材质金属植入物的安全广泛使用、植入物的选择以及脊柱微创手术的开展。以上这些诊断、药物、手术技术上的发展也带来了脊柱感染患者的预后的改善。

介绍

在刚刚过去的几十年中有证据表明脊柱感染的报道呈上升趋势。这种增长趋势明显与人口老龄化有关。医疗卫生的发展直接导致人口预期寿命的延长,但慢性疾病也随之越来越多。在这些寿命延长相关的疾病当中,糖尿病或者是其他一些导致免疫机能降低的疾病诱发了脊柱的感染。另外,随着寿命的延长,很多患者需要通过外科手术的方式缓解脊柱退行性疾病所带来的疼痛。无论是一些创伤很小的操作,比如椎间盘造影或是硬膜外注射,还是脊柱融合等外科手术都会直接增加脊柱细菌感染的风险。

脊柱的感染具备微生物学基础和局部病理学改变两个特点。从微生物学的角度出发,脊柱感染可以分为局部化脓性和局部肉芽肿性两种类型。化脓性感染主要是由细菌感染造成的。肉芽肿性脊柱感染包括真菌感染,但是也包含细菌来源,出现了感染的组织学改变。脊柱结核就是世界范围内最常见的一种肉芽肿性脊柱感染。

脊柱感染也可以根据发生的部位分类。仅累及椎间盘部位的叫做间盘炎。脊柱骨性结构感染的叫做骨髓炎(图 47-1)。骨间盘炎或脊柱间盘炎是由椎间盘感染和椎体感染共同造成的。脓肿和肉芽组织会发生

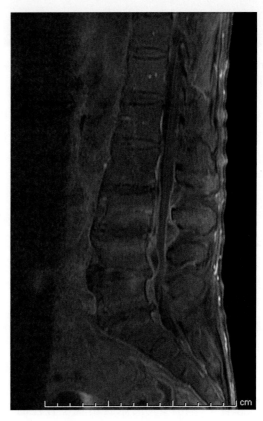

■ **图 47-1**　静脉钆加强 MRI 的 T1 像显示异常的信号增强,下胸椎的骨间盘炎伴发硬膜外脓肿压迫脊髓

在硬膜下、硬膜外和椎旁间隙中(图47-2)。通常,脊柱感染常常累及脊柱相关的所有结构,包括软组织、骨组织和椎管。

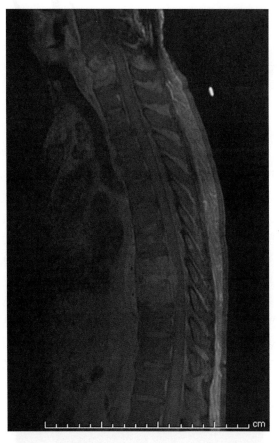

■ 图47-2　钆加强腰椎 MRI 的 T1 像显示硬膜外脓肿周围的环状增强

脊柱骨髓炎发生率约为 1/100 000 到 1/250 000,占所有骨髓炎的 2% ~ 7%。在老年人中脊柱骨髓炎的发生率更高,在所有脊柱骨髓炎的患者中,有一半都是大于 50 岁的老年人。相似地,硬膜外脓肿发生于成人年,每年 10 000 名入院患者中约有 0.2 ~ 1.2 人发生这类疾病。当年轻人发生脊柱细菌感染时,他们很可能是经静脉使用药物的人群。无论是骨髓炎还是硬膜外脓肿,都多发于胸腰椎,其中胸椎的病例约占三分之一到一半的比重。剩下的病例大多为腰椎感染。颈椎感染的病例只占所有病例的 5% ~ 14%。

在美国以外的地区,脊柱结核仍然是一种需要关注的疾病。结核主要存在于那些容易发生营养不良和过度拥挤的不发达国家。据估计,全球约有 20 亿的结核患者,而且在以每年 900 万的速度递增。在这些患者中,约有 5% 的患者出现了脊柱的受累。在欠发达的国家中,脊柱结核是无创伤性截瘫发生的最主要原因。

在脊柱感染发生率不断增高的同时,治疗方式也在随之逐步改善。早检查、密切观察和影像学检查能够帮助我们提高对脊柱感染的诊断水平和解释其病理过程。更多有效的抗生素产品提高了脊柱感染的治疗水平并降低了复发率。由于外科技术、手术器械、生物医药技术的不断进步,对于脊柱感染的治疗、神经功能的挽救、脊柱力线的保留、预防畸形及慢性疼痛也随之不断进步。

病理生理

脊柱感染的病理生理始于患病的个体具有某些易感因素。高龄、糖尿病、多种药物并发症都是脊柱感染的易感因素。另外,脊柱手术、静脉使用药物、免疫缺陷都增加了这种风险。脊柱感染大多由脊柱外的感染病灶经血液播散而来,比如泌尿系感染、呼吸系统感染、皮肤软组织感染或心脏疾病。直接由手术获得、经皮穿刺、穿透伤都是细菌感染的途径。邻近组织的创口也会成为脊柱感染的细菌来源,比如腹膜后、腹盆腔、胸膜腔、咽后壁。感染的播散同样会由脊柱的骨或软组织直接播散到硬膜。

细菌发病机理

经血液播散的脊柱感染来源于动脉或静脉。每一个椎体周围都有一个和椎管内静脉丛相交通的静脉环。这些静脉系统与盆腔静脉相交通。Batson 指出这些静脉通路是一个相对无用的系统,微生物会在椎体周围这些血流速度较慢的终末血管中循环和聚集。上行或下行的动脉穿支会选择性地造成椎体的直接细菌感染。

脊柱感染的后遗症包括进展性的畸形、力线丢失以及随之发生的神经压迫。细菌侵袭脊柱以及随后的炎性反应会造成脊柱骨性结构的损伤,而且会侵袭到邻近的无血供的间盘组织(图47-3)。随着多节段的骨结构的丢失以及间盘间隙的狭窄,导致进行性加重的后凸畸形。严重的骨性结构的损伤会带来神经受压,比如病理性骨折导致骨块进入椎管。硬膜外脓肿的形成或是炎性肉芽组织的增生也会直接压迫脊髓或神经根。另外,硬膜外静脉内脓栓的形成或小动脉供血不足会造成局灶性的缺血。特别是在脊髓已经受到脓肿或骨折的机械性压迫之后,随之又发生了动脉或静脉内的血栓,这将导致严重的神经功能障碍。

革兰氏阳性球菌是最常见的致病微生物,占致病微生物总数的 50% ~ 67%。金黄色葡萄球菌是最常染造成的硬膜外肉芽肿。

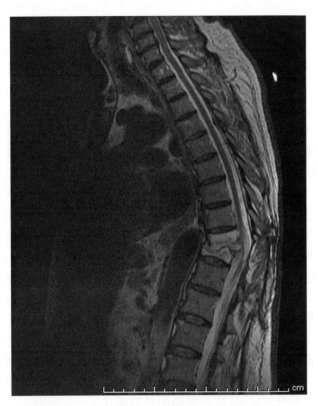

■图 47-3　64 岁,男性,诊断为亚急性骨间盘炎,MRI 的 T2 像显示,因为骨量减少和软骨下骨结构损伤,病变节段出现了明显的后凸

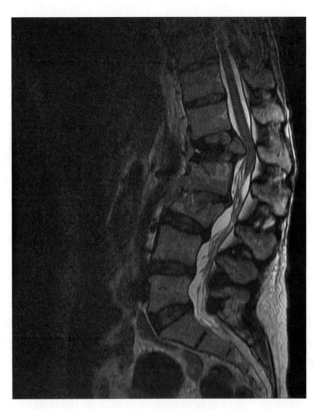

■图 47-4　58 岁,女性,诊断为腰椎结核,MRI 的 T2 像显示,L1 骨折,骨块突入椎管,压迫神经

见的致病菌,占革兰氏阳性致病菌的 80%,占所有致病菌的 55%。在一则对 915 名患有硬膜外脓肿的病例进行的 meta 分析中,73.2% 的病例是由于金黄色葡萄球菌的感染造成的。革兰氏阴性菌,特别是大肠杆菌和变形杆菌,大多在伴有泌尿系感染的患者中存在。假单胞菌大多存在于免疫障碍的患者和静脉应用药物的患者中。慢性感染往往由于低毒性的感染造成的,比如草绿色链球菌和表皮葡萄球菌。

脊柱结核的发病机理

　　脊柱结核大多是由脊柱外的结核病灶经血行传播而来,原发病灶处于呼吸系统或泌尿生殖系统。和化脓性骨髓炎不同的是,脊柱结核往往是发生于间盘附近的区域,沿着前纵韧带下方播散到邻近的椎体,相对地避开了间盘组织。另外,脊柱结核往往侵袭脊柱后弓,而脊柱化脓性感染大多侵袭脊柱前柱。因为脊柱结核经常造成脊柱结构的广泛损害,伴有半脱位的椎体塌陷,以及后凸畸形,在严重的病例中会发生比化脓性骨髓炎更严重的急性神经压迫症状(图 47-4)。迟发的慢性并发症包括进行性加重的畸形和长期结核感

临床表现

　　脊柱细菌性感染的临床表现往往取决于病原体的致病性,感染持续的时间以及患者自身免疫系统的完整性。随着诊断条件的改善,我们能够更早的发现疾病并在发生严重的系统性疾病和无法挽回的神经压迫症状之前开始早期合理的药物治疗。大于 90% 的脊柱化脓性骨髓炎的患者都以轴性项背痛为早期的主诉。这种疼痛大多被描述为隐痛,没有力学规律,休息后不缓解。患者会主诉脊柱局部疼痛,活动受限。系统性的症状包括感染相关的发热、寒战、不适,但是发病时体温升高的患者只占 52%。

　　神经症状在脊柱化脓性骨髓炎中并不常见。对文献的回顾表明在细菌性骨髓炎的患者中,早期表现出神经系统症状和体征的只占 17%。相对地,在急性细菌性硬膜外脓肿的患者中出现神经症状更为多见,56% 的患者伴有肌力下降,36% 的患者伴有放射痛。但是,对于已经出现发热、局部疼痛、进行性神经功能障碍的患者,只有 36% 伴有硬膜外脓肿。

　　脊柱结核和细菌性骨髓炎的表现很相似,都有脊

柱疼痛和局部不适。但是,与细菌性骨髓炎不同的是,脊柱结核往往表现为隐痛。明确诊断之前,症状不典型,这段时间平均为 6.1 个月。神经功能障碍也很常见,44.9% 的患者存在神经症状。脊柱结核的患者中,34.6% 存在肌力障碍,6.4% 表现为截瘫。

诊断评价

脊柱感染的早期诊断包括感染或炎症的标准化的血清学标记。基本上包括:WBC、ESR、CRP。但是,WBC 在正在发病的患者中阳性率只有 42%,在慢性感染的患者中常常表现为阴性。ESR 和 CRP 是炎性反应的标志,对脊柱感染有着很好的敏感性。CRP 是一种急性期蛋白,在感染后 4~6 个小时就会升高。ESR 在感染发生几天后开始升高,并在 7、8 天的时候达到峰值。90% 的脊柱感染的患者都会出现 ESR 的升高,但是 ESR 和 CRP 都缺乏特异性,在感染或其他炎性疾病的时候都会升高。结核感染的患者需要做PPD 实验,随后要做抗酸杆菌的痰涂片染色。

脊柱感染的最终明确诊断需要依靠病原学检查的阳性结果。血液和尿液样本很容易采集,而且脊柱感染大多是由泌尿生殖系或血行播散而来的。25%~59% 的病例可以在血液中检测到病原体。原则上讲,为了能够准确的诊断,血液样本应该在使用抗生素治疗之前进行采集。

对异常的脊柱病变进行活检对感染进一步确诊以及确定病原体有帮助。经皮穿刺活检需要透视或 CT的介导。据文献报道,穿刺活检的确诊率可以达到70%~100%。对于确实存在临床感染的或是经过广泛药物治疗却病情加重的或是经皮穿刺无法到达病灶的病例,封闭的穿刺活检如果不能够确诊,还可以行切开活检。也许是因为能够获得更多的骨样本,切开活检的确诊率可以达到 80%。对于血液样本和活检样本都呈阳性的病例,确诊率很高,特别要注意的就是一定在使用抗生素药物治疗之前采集血液样本。

影像学检查

X 线片可以发现一些骨髓炎或间盘炎的特征,常常被作为在全脊柱范围内发现潜在的感染病灶的快捷方法。间盘间隙狭窄是常见的早期的影像学改变,在感染发生后的 2~4 周左右,间盘间隙狭窄发生率约为74%。逐渐增大的椎旁阴影间接提示胸椎旁脓肿的存在。3~6 周之后,白细胞渗透入软骨下骨,开始出现椎体骨结构的改变,表现为椎体前方间盘相邻部位出

现透亮区,或是终板结构的模糊不清。随着骨结构的丢失,最终发生椎体的塌陷。91.44cm 的站立位 X 线平片可以发现很多脊柱感染的患者出现了矢状位或冠状位的畸形。在慢性疾病期(8~12 周之后),会发生反应性的骨塑形和终板的硬化。最终,骨修复的过程会造成新的骨结构的塑形和增生性的改变。最终,50% 的病例发生了自发融合,但是,融合的过程可能需要好几年的时间。其余的病例会形成纤维性的融合,同样会导致受累节段失去活动。

在平片发现异常之前,放射性核素检查能够发现感染的征象和位置。镓扫描对于间盘感染的诊断具有89% 的敏感性,85% 的特异性,86% 的准确性。锝扫描具有 90% 的敏感性,78% 的特异性,94% 的准确性。据报道,整合了镓扫描和锝扫描的结果具有 94% 的准确性。SPECT 是一种对于骨髓炎很敏感的核医学早期检查方法,经常与锝扫描和镓扫描一起使用。

CT 扫描很适合评价骨破坏的程度。轴向 CT 扫描非常适合发现椎体后缘的骨块,以及评价病理性骨折对椎管内形成的压迫。矢状位重建 CT 能够显示终板的骨量减少,这是感染的早期表现。对于需要手术的病例,精细的骨结构显像能够帮助医生更好地做出术前计划。同时,CT 还能够显示邻近的软组织脓肿和肉芽肿组织,这也是需要术中清除的。

核磁共振(MRI)是评价脊柱感染的金标准。MRI具有 96% 的敏感性,92% 的特异性,94% 的准确性。经静脉注射的钆可以在感染的部位出现异常的浓集,以便于确定感染在椎体、椎间盘、硬膜外间隙的位置。对神经结构的最佳显像能够帮助我们更好的评价椎管内占位和脊髓受压的情况。MRI 还能够显示椎旁脓肿。多角度的重建可以更全面的评价脊柱在轴位和矢状位多柱受累的情况。

治疗方法

脊柱感染的治疗近几十年不断发生变化。影像学技术的发展促进了根据诊断在早期病例进行合理的抗生素药物治疗。不断改进的外科技术以及手术器械的进步减少了外科并发症发病率,并且改善了远期的治疗效果。对于脊柱感染的一般治疗原则,无论是药物还是外科治疗,基本上都是相同的。首要目的是消灭感染,保护神经功能,维持脊柱力线和缓解疼痛。

药物治疗

对于脊柱感染的药物治疗首选抗生素治疗。很多

非手术治疗的患者可以取得满意的治疗效果。药物治疗的主要原则就是通过验血或活检明确病原体，并尽早使用合适的抗生素。使用单一抗生素还是联合用药，取决于病原体的毒性和种类。但是最佳的治疗方案是明确一种病原体有针对性地进行治疗。同时，在治疗的过程中，一定要保证神经功能和临床症状的稳定，直到取得确切的疗效。伴有败血症或病情进展的患者应先使用广谱抗生素直到找到明确的致病菌。

抗生素治疗最少应维持六周，抗生素治疗少于四周的患者治疗失败率为 25%。连续监测 ESR 的变化，是对治疗效果的有效评价方法。经过静脉抗生素治疗六周后，继续口服抗生素治疗直到 ESR 的水平降至治疗之前的一半，以避免复发。ESR 较治疗前降低 2/3 是感染被完全控制的标志。在抗生素治疗之外，免疫治疗是对于伴有严重疼痛的、椎体高度丢失 50% 以上的、病变累及胸腰段的患者的进一步治疗方法。

脊柱结核的药物治疗主要针对没有神经症状的患者。热带结核药物治疗研究委员会指出在发展中国家对脊柱结核的治疗主要通过门诊药物治疗，可进行 6～9 个月的异烟肼或利福平治疗。在西方国家，脊柱结核的治疗方式为联合应用异烟肼、利福平、吡嗪酰胺的三联治疗 6 个月。也有学者提倡为期 12 个月的脊柱结核的药物治疗，先进行 2 个月的异烟肼、乙胺丁醇、利福平、吡嗪酰胺的联合治疗，继之选择敏感性高的药物继续进行个体化治疗。多重治疗是很有必要的，这是因为潜在的药物抵抗以及某种药物对于不同病原菌的疗效会有所下降。遗憾的是，这些药物很多都有副作用，最明显的表现是肝损害。

外科治疗指征

脊柱感染有很多外科治疗的指征。对于闭合活检或得不到诊断依据的病例，切开活检可以作为获得细菌学诊断的推荐方法。对于药物难以治疗的败血症患者大多需要脓肿引流或对坏死组织清创，以促进抗生素药物向活动性感染部位的渗透。对于因脊髓受压而出现急性神经功能障碍的病例，需要行急诊减压手术。择期手术主要适用于神经压迫明显倾向于手术干预的病例，以及神经功能障碍超过 72 小时的患者。慢性疼痛和明显的畸形也是手术治疗的指征。

脊柱结核伴有神经功能障碍的病例需要彻底的清创、植骨和内固定。有数据表明，脊柱结核伴有神经功能障碍的患者只需要进行药物治疗。在一个包含了 200 名脊柱结核合并神经功能障碍的患者的研究中，38% 的患者经过药物治疗后痊愈；62% 的患者最终进行了手术治疗，其中 69% 的患者也被治愈。对于神经功能障碍的患者是否手术干预的直接对照获得的结果，还是支持早期手术干预对于神经功能障碍的恢复是有好处的。随着外科技术的进展，神经功能的恢复和避免畸形发生会取得令人期待的结果。

外科治疗

在进行外科手术治疗之前有很多因素需要提前考虑到。首先需要从前述的大量手术方式中选择合理的手术入路及融合技术。前路手术包括前路清创融合，伴或不伴内固定。后路手术包括后路减压清创和固定融合。环周手术包括前路清创植骨和固定以及后路的补充固定，一期或择期的融合。最终，手术入路的选择取决于病变位于腹侧、背侧或环周，以及感染组织需要彻底的或部分的清创。其他的因素包括确定畸形存在的程度，确定保留脊柱力线的最佳手术技术，以及是否需要脊柱结构的重建和固定。最后，考虑到这类患者明显药物治疗并发症的倾向性，在选择手术入路的时候需要慎重的考虑患者对于疾病的忍耐力。

手术治疗的时机也是关键的因素。脊髓压迫造成的急性神经功能障碍需要急诊减压以避免无法挽回的后果。败血症的患者，不仅需要药物治疗，对于明显的脓肿或感染坏死组织需要进行紧急的引流和清创，以减少感染对机体造成的负累并促进抗生素的作用。危及到神经结构的急性失稳需要紧急制动以及急诊手术固定。择期手术主要适用于神经功能及临床表现稳定，但是疼痛剧烈、出现进展性畸形的患者。一般情况下，对于这类病例，在急性感染控制后，都会进行内固定手术和融合。

在急性感染的伤口内应用内固定器材及植入物尚存在争议。脊柱融合内固定手术比非融合手术有更大的感染风险。但是，有越来越多的实验室和临床证据表明，钛材质内固定比传统不锈钢材料有更好地抑制细菌增殖的作用，也许可以作为急性感染的内固定材料。选择合适的内置物材料也非常关键，既要提高融合率，又要避免为细菌滋生提供温床。最后，有很多微创手术的方式应用于临床，适用于清创、内固定和融合。相对于传统开放手术，提高了治疗效果，减少了并发症。

后路手术

对于不累及脊柱前部骨性结构及间盘的单纯硬膜外脓肿,后路减压手术是首选的治疗方式。硬膜外脓肿,尤其是位于胸腰椎部位的,非常适合行椎板切除来减压和引流。椎板切除的范围不应包括小关节,以避免造成不稳定。已经有椎板间减压和硬膜外脓肿开窗引流的报道,但是这种微创治疗方式相比于标准椎板切除减压并未显现出绝对的优势。术中留置硬膜外负压引流管以利于术后持续冲洗引流,也是大有裨益的。

对于骨髓炎、间盘炎、骺板炎的病例并不建议单纯后方减压。椎板切除并切除后方韧带会造成远期只有前方支撑的脊柱不稳定。椎体骨髓炎部位的减压会造成如下不良预后:畸形进展,不稳加重,神经功能障碍。

随着椎弓根钉内固定技术的发展,一期的后部减压清创内固定已经是一种更为合适的治疗方式(图47-5A～C)。后路手术有很多种方式可以到达前方的病变部位。肋横突切除术,极外侧入路,经椎弓根入路都可经后方切口到达脊柱前方病灶。使用这些技术,可以进行各种程度的前柱清创。因为硬膜前方的术中视野有限,经后路行病变椎体的全切还是临床技术上的一个挑战。

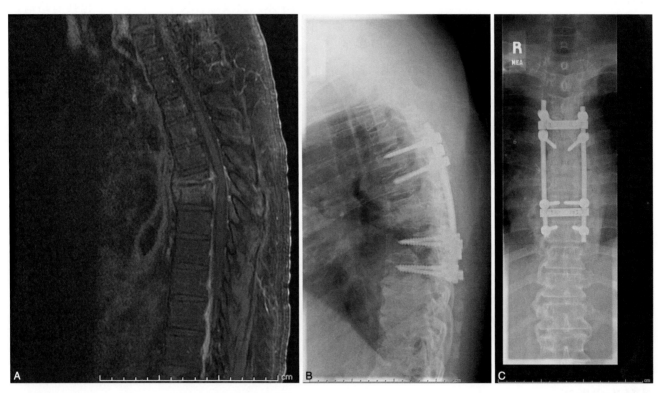

■ 图47-5　A,同一患者钆加强MRI的T1像显示椎体及硬膜外脓肿又异常的增强。B,术后在X线侧位片上可见椎弓根螺钉内固定和脊柱力线。C,后方减压及椎弓根螺钉内固定术后正位X线片

在对感染坏死的组织清创以后,可以经后路植入的固定或扩张式的椎间植入物用来进行前柱结构的重建(图47-6A-B)。尤其是胸椎脊柱,往往需要单侧单节段的神经根结扎以便于椎间植入物的置入。但是,需要再次说明,有限的后方入路的术野可能对椎间植入物的大小造成限制,而且存在假体下沉、后凸和不愈合的风险。辅以后方的椎弓根钉内固定可以提供更好的脊柱稳定性,可以避免局部的畸形形成以及提高融合率。一期的后路减压清创内固定尤其适用于药物治疗无效,而且不能耐受前路开胸手术的患者。

前路手术

自从1960年,Hodgson第一个提出前路清创融合治疗脊柱结核之后,前路手术治疗椎体骨髓炎变得越来越普及,已经变成了治疗化脓性骨髓炎的标准术式。因为主要的病灶都位于腹侧,前路手术非常适合于对感染和坏死的组织进行彻底的清创,以及对腰大肌和椎旁脓肿进行引流。前路手术可以彻底的清除坏死组织,直到创面渗血、见到血运良好的骨组织,对硬膜腹侧进行彻底减压。前路手术最适合于进行脊椎前柱的融合器置入、融合、支撑和重建、保留矢状位力线。前

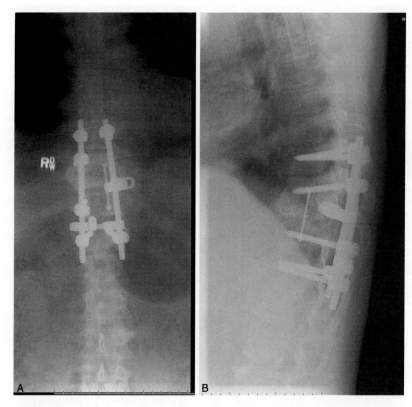

■ 图 47-6　50 岁，男性，正位（A）和侧位（B）X 线片诊断为 T10-11 骨髓炎。行左侧经肋横突关节的椎体次全切和清创，并植入 cage 行前路支撑，后方辅以椎弓根螺钉内固定

路手术同时也可以进行内固定以达到稳定和促进融合（图 47-7 A ~ D）。

有很多技术可以用于前路的清创、椎体重建和内固定。Hodgson 最初对前路手术治疗脊柱结核的描述是前路清创自体骨植骨，没有行内固定治疗。尽管最初的报道称治疗获得了满意的效果，但是后续的研究发现不做内固定会造成正常结构的丢失，畸形的进展和假关节的形成。积于这些研究结果，为了脊柱的结构重建和稳定，各种各样的脊柱内固定器械发展而来。对于椎体骨髓炎的治疗，脊柱前路内固定，或辅以后路内固定的一期或二期手术被认可为现代的治疗方式。

前路手术及前路固定

前路手术可以行一期单切口的清创、减压、融合和固定术。最初，前路手术只行自体植骨，不行内固定，原因是对在污染的伤口里放入异物存在担心。结果是患者术后被严格制动，卧床时间延长。但是，很多的最新研究认为，在脊柱感染的伤口里放置钛合金内置物没有增加感染持续和复发的风险。同时进行前路清创植骨和前路内固定手术能够允许术后早期活动，减少了长期卧床带来的并发症，比如肺炎、肺栓塞、褥疮和肌肉萎缩。

Dai 等人报道了 22 例胸腰椎骨髓炎的患者经单纯前路手术治疗的结果[1]。患者都施行的前路清创、椎间自体骨植骨、内固定术。随访最少三年，没有一例发生感染残留及复发。术后 4 ~ 10 周，ESR 和 CRP 恢复到正常水平。

研究人员发现，经过前柱重建手术后，患者的后凸畸形改善，平均改善率为 93.1%。6 个月之内，几乎所有的患者都达到了坚固的融合，只有两例患者仍然需要支具固定限制活动。显然，没有一例内固定失效，只有三例出现了明显的植骨块移位。

患者亦获得了显著的功能和神经系统的恢复。18 名患者术后 1 周可以站立和步行。其余还有 3 名患者 4 周内恢复了走路。没有一例出现术后神经功能的恶化。几乎所有的患者术前的神经功能障碍都获得了完全的恢复，只有一例患者的神经功能从术前的 Frankel C 恢复至 Frankel D。

前路手术的优势就是可以一期单切口完成清创、重建、融合、固定。对于身体机能已经受损且伤口愈合能力差的患者，单切口手术可以减少麻醉和手术时间长、出血多、软组织损伤的风险。辅以后方内固定会增加手术固定的节段影响脊柱的活动。也有观点认为，在感染伤口内置入的内置物，其表面会形成一层生物膜，有利于微生物的滋生。这样的话，如果再行后路固定手术，势必增加感染持续或复发的风险。

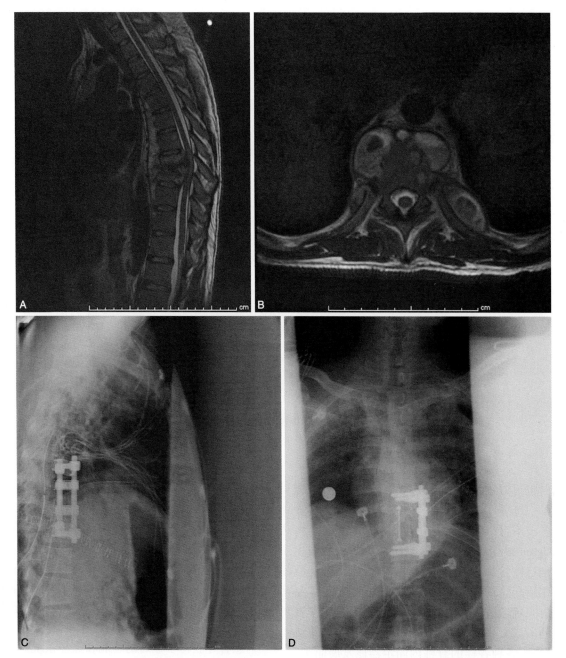

■ 图 47-7　**A,**T2 像 MRI 显示中胸段骨髓炎伴骨破坏、后凸畸形、骨块压迫脊髓。**B,**轴位 T2 像 MRI 显示在病理性骨折附近出现多发椎旁脓肿。**C,**术后侧位 X 线片显示 cage 和内固定达到的稳定性。**D,**术后正位 X 线片显示清创,椎体次全切,cage 植入和内固定

一期前后路联合手术

前后路联合手术较之单纯前路手术在治疗椎体骨髓炎方面有很多优势。环周对椎管进行处理对于那些前方有碎骨块卡压,后方有硬膜外脓肿或椎弓受累的患者来说,可以进行最彻底的神经减压。

Korovessis 等人报道了 24 例骨髓炎的患者经过前路手术清创、椎体次全切、mesh、cage 及自体骨植骨并辅以后路椎弓根钉内固定术治疗的结果[2]。术后平均随访 56 个月,所有的患者均获得感染的治愈。有 3 例

术前功能为 ASIA A 的患者术后仍为 ASIA A,没有改善。对于脊髓不全损伤的患者,按照 Frankel 分级,术后平均改善 1.4 级。6 名神经功能不全损伤的患者经过一年的治疗获得了完全的恢复。11 名术前神经功能正常的患者,在术后 4~6 个月,恢复了完全的神经功能和活动能力。外观疼痛评分也获得了改善。

前后路联合内固定提供了一个理想的结构以避免发生骨结构损伤、脊柱不稳和椎体骨髓炎继发的畸形。在椎体高度丢失的病例中,前方坏死组织清除后行脊柱前柱的重建可以很好地分担负荷、恢复脊柱矢状位

力线。辅以后方固定重建后方张力带可以避免远期的矢状位畸形。

单纯的前路手术对于远期的稳定性并没有把握。有的学者发现，单纯前路手术不辅以后路内固定会造成矢状位力线不良，远期会有后凸畸形的风险。单节段的前方融合可能只适用于单节段的椎体次全切和后方结构完整的病例。但是，对于多节段受累的、明显骨性终板毁损的、胸腰段的病例单纯行前路固定就效果堪虞了。尤其是对于后方张力带丢失的患者，无论是结核侵及脊柱后方椎弓，还是椎板切除造成的医源性不稳定，都需要辅以后方内固定。经过长时间的随访观察，前后路联合内固定确实可以更好地保持脊柱的矢状位力线。

前后路手术同样为脊柱的融合创造了更好的条件。在行前路椎间融合时，对植骨节段加压而不是撑开，更有利于骨性融合。后方的椎弓根内固定很好地限制了脊柱的旋转，有利于脊柱的稳定和融合。

二期前后路手术

椎体骨髓炎的环周处理，可以作为一个单纯的一期手术，或者是二期手术，先行前路清创择期后路固定。分期手术已经广泛应用于各种复杂脊柱疾患的治疗，例如畸形，创伤，肿瘤以及风湿类疾病的治疗。分期手术的优点在于每次的手术时间都不长，手术的出血也不多，特别适用于那些本身健康状况就不佳的患者。两期手术之间应该有一段恢复期，在这段时间里患者也有机会恢复临床和神经功能。而且，二期再做后路内固定手术，也就能在后路内固定置入之前为抗生素治疗赢得时间，减少在置入金属内固定后，其表面形成感染灶的风险。

Dimar 等人报道了 42 例骨髓炎的患者经过一期前路清创植骨，二期后路融合内固定治疗的病例，两次手术平均间隔 14.4 天[3]。很多患者都是急性发病需要手术治疗，但是身体情况不允许做前后路环周的手术。大多数患者有明显营养不良的表现。对于这些患者，Dimar 对他们紧急施行了前路清创植骨手术，清除了感染并保留了前柱的支撑。然后，这些患者需要后伸支具固定，抗生素静脉输液，逐渐改善营养状况并行初期的理疗康复。待患者的一般情况稳定后，再施行二期后路融合固定术。

所有患者的感染都得到了控制，并且没有复发的表现。术前的神经功能障碍也在术后有所改善。在两次手术之间没有患者的病情出现明显的恶化。只是住院时间有 14 到 53 天的延长，平均延长了 24 天。

内固定器械的使用

在脊柱感染的病例使用内固定器械至今仍然存在争议。在非感染的患者中使用内固定材料会造成术后感染率的增加。因此，在一个已知感染的伤口内使用内固定材料自然让人非常担心。在进行复杂脊柱内固定的时候尤其值得担心，因为内固定手术必然需要更大范围的肌肉暴露和软组织损伤。而这类患者大多合并高龄、内科疾病复杂、伤口愈合能力差、易发感染等风险。

在感染部位应用内固定器械导致细菌在内置物周围增殖是令人担心的。使用传统的不锈钢内固定材料时，在内固定表面会出现一层有利于细菌增殖的薄膜。抗生素很难到达这些部位，从而导致感染持续。但是，实验室研究证明较之不锈钢材料，钛材质内固定材料更不易于发生细菌增殖。钛材质内固定材料，特别是在抛光之后，比其他的材料更不利于细菌的黏附。

所以，现今治疗脊柱骨髓炎的时候会更多地使用钛合金材料。这种脊柱内固定材料的进步会带来矢状位力线的保持，增强了稳定性，保护了神经功能，缓解了疼痛。脊柱内固定通过坚固的结构减小了植骨块移位的风险，促进了融合。另外，使用脊柱内固定可以允许患者术后早期活动，避免了长期卧床引起的并发症，并减少了外固定的使用。但是，毕竟对内固定会增加感染风险心存芥蒂，在感染伤口内使用脊柱内固定材料前一定要严格判定使用的指征。

椎体骨髓炎的内固定治疗发展迅速。椎弓根钉棒内固定已经变成了增强后路稳定性的标准术式。近期，发展出了钛材质 cage 用于前柱的支撑的新方法，相比于取自体髂骨或肋骨的方法表现出了很大的优势。钛材质 cage 非常坚固且抗压，可以立即形成稳定的支撑。钛材质 cage 可以制成各种大小和形状，接触面大可分担负荷。而且它们有很好的接触面强度可以避免脱出和移位。更新型的扩张型 cage 在植入后可以纵向延长，调整到合适的强度和高度以维持前柱的力线。钛材质的 cage 被做成笼子状的结构，可以放入植骨块，也有利于愈合过程中的骨长入。

Ruf 等人总结了 88 例椎体骨髓炎的患者经过前路固定 mesh 或 cage 植入的结果[4]。34 例放置了单椎间隙 cage，28 例放置了单椎体 mesh，23 例行双椎体置换，3 例行 3 节段椎体重建。术后后凸角度平均改善了 11.2 度。畸形最小的只比正常差 1.4 度。4 名骨质疏松的患者出现了 cage 移位，其中 3 例需要翻修并辅以后路固定。经过随访，所有的患者最终都达到了坚固的融合，并未出现感染的复发。

Pee 等人回顾了 60 例前路清创、后路固定并分别使用髂骨、钛材质 cage、PEEK 材料 cage 行前柱重建的病例[5]。钛材质 cage、PEEK 材料 cage 中均填充自体骨、异体骨、自体骨异体骨混合物以促进融合。Pee 发现,自体髂骨组的患者较之钛材质 cage、PEEK 材料 cage 组的患者,平均失血量增加 200ml。术后的融合率各组间没有显著性差异,自体髂骨组的下沉率更高,而且下沉发生得更早。他们还发现出现假体下沉的患者比没出现下沉的患者更容易出现疼痛和功能障碍。因此,作者指出使用 cage 能够减少不良并发症的发生,尽管目前还没有证实统计学的显著性差异。但是,所有的患者,无论使用自体髂骨还是 cage,在最终的随访中,术后 ESR 和 CRP 都恢复正常,感染没有复发。

尽管仍然有人对在感染伤口内使用内固定材料表示担心,已经有越来越多的证据表明,使用钛合金内置物是安全的。尤其是对于需要通过内固定获得脊柱重建,保持矢状位力线,达到稳定,并早期活动的椎体骨髓炎病例,强烈建议使用脊柱内固定。

植骨形式

在感染伤口内为促进融合而选择的植骨形式也是值得讨论的。金标准仍然是自体骨植骨,因为它具有理想的生物学特性。新鲜自体组织有血管能够迅速长入以有效阻断微生物传播,减少细菌增殖的风险。因此,在复杂翻修手术中,为了避免感染和假关节形成,往往选择血供好的组织,比如带血管蒂的肋骨或腓骨,尽管制备这样的植骨块需要更长的手术时间。因为取自体骨植骨存在并发症,也有人主张异体骨植骨。尽管异体骨并没有血供,新近的研究表明,对椎体骨髓炎的患者行自体骨植骨同样是安全的,而且能达到有效的融合。

有一种理念是可以用 BMP 来促进融合。重组人类 BMP 是一种合成的骨诱导药物,可以用于提高融合率,这已经在动物实验和临床治疗中得到证实。但是,在感染伤口内使用 BMP 还没有在临床上广泛使用,目前还是禁止使用的。但是,实验室动物实验表明,在急慢性感染伤口内,BMP 仍然具有骨诱导作用。在实验模型中,联合使用 BMP 和抗生素比单纯使用 BMP 会加快愈合。这很可能是继发于 BMP 刺激成骨细胞生成血管内皮生长因子导致的血管增生。也就是说,血管增生不仅带来骨结构的生长,还增加了局部抗生素的浓集,更好地控制感染。

为数不多的报道称在椎体骨髓炎的患者中使用 BMP 可以促进融合。有一部分报道认为,无论是在异体骨还是在钛材质 cage 上应用 BMP 再辅以内固定,都会促进骨性融合而不会再发感染和出现 BMP 使用的并发症。但是,直到现在美国 FDA 还没有批准在脊柱感染的部位应用 BMP,只有一小部分临床前实验和临床依据支持 BMP 会促进脊柱骨髓炎的早期融合。当然,应用 BMP 进行脊柱感染治疗的相关临床实验还在不断进行中。

微创手术

大多时候,药物治疗即可成功治愈脊柱感染。但是,当一定要外科干预的时候,往往需要长切口的开放手术,以达到彻底的清创和重建稳定性。对高龄人群和身体状况欠佳的患者施行手术而产生的并发症一直让人存在担心。脊柱感染的患者在复杂脊柱内固定手术后出现严重并发症的比例高达 47%。如今,微创手术技术已经被公认为治疗各种脊柱疾患的更好方法。这些技术及其相应的器械,已经达到了和切开减压融合手术同样的临床效果,而且更好地保护了软组织。从而显现出诸多优势:出血少,术后疼痛轻,住院时间短,功能恢复快。

胸腔镜脊柱外科

前路椎体骨髓炎手术是直视下手术,切口可直达病灶。胸椎或胸腰段前路开放手术有固定的手术入路,但是这一入路需要开胸,并且有损伤膈肌的风险。严重的并发症都与开胸术有关,包括术后慢性胸痛、呼吸困难。为了解决这一问题,胸腔镜手术技术可以对胸椎疾病进行微创手术。尽管胸腔镜脊柱手术已经被广泛应用于胸椎间盘切除术和交感神经切除术,最近,这项技术已经被引入治疗更加复杂的胸椎疾病,比如,侧弯、创伤、肿瘤、感染。通过多种路径,可以到达胸椎或胸腰段脊柱,进行椎体清创,椎体次全切,椎间 cage 置入,重建脊柱稳定性。

据文献报道,胸腔镜治疗椎体骨髓炎是有局限性的。Muckely 等人报道了 3 例胸椎骨髓炎的患者,在胸腔镜下行椎体次全切,前柱重建和前路内固定治疗的情况[6]。在这 3 名患者中,后凸角度的改善从 6° 到 15° 不等,而且经过最少 22 个月的随访,没有角度丢失的迹象。没有一例复发,也没有一例植骨块或内固定失效。据记录,其中一位患者在术后第一天就下地行走。Amini 等人报道了一例 70 多岁的患者,在 T11/12 椎间盘切除后出现了椎间隙的感染[7]。这位患者在胸腔镜下进行了椎体切除、异体骨植骨、前路内固定术。术后随访一年,这位患者达到了坚固的融合,没有任何复发的迹象。

经皮技术

后路开放手术需要一个正中切口,并把椎旁肌肉从骨结构上剥离。这样的暴露范围可以到达脊柱背侧进行减压,也可以达到操作内固定器械及植骨融合的要求。但是,过多的肌肉剥离和牵拉会造成组织缺血、失神经支配,瘢痕和术后死腔形成,这就增加了失血、感染、慢性疼痛和功能恢复慢等并发症的风险。

如今，经皮技术可以用于很多脊柱手术，包括间盘切除、减压、椎间融合、内固定等。同样，这些微创技术也被用于脊柱感染的治疗。Nagata 等人用经皮切除椎间盘突出的手术方式进行化脓性椎间盘炎的吸引和引流[8]。在局麻下，将直径 5.4mm 的套管针在透视引导下置入病变节段。经过这个通道，特制的镊子和切割器被用来切除感染的间盘和终板，然后切碎取出。清创之后，用大量水经过套管针冲洗。最后，在间盘位置留置负压引流管并移走套管针以保证术后冲洗引流。

Nagata 对 23 名间盘感染的患者施行此类手术。有 53% 的患者通过术中掏出的组织标本确定了病原体。91% 的患者术后立即达到了背痛缓解。3 天内有 43 的患者下地行走，并不伴有疼痛。对所有患者进行了最短两年的随访，只有一例出现了感染复发并进行了二次手术。手术过程中没有出现任何血管神经的损伤。但是，6 名术前就有神经功能障碍的患者中，有三位直到最后也存在下肢广泛的感觉障碍。因此，对于已经出现严重骨性结构缺损、硬膜外脓肿、神经功能障碍的患者，并不推荐这一技术。

对于不稳定型病理性骨折及畸形矫正，已经发现出相应的经皮内固定技术。标准的后路椎弓根钉手术需要大范围切开和剥离肌肉以暴露相应的解剖标记来确定置钉的位置及安装连杆。但是，已经发展出相应的技术，可以在透视下经皮置入空心椎弓根螺钉。有了这项技术，多节段的内固定只需要在相应的位置切开若干个用于置入螺钉的小切口就可以了（图 47-8A ~ E）。在对这些螺钉连杆的时候，只需要再额外切一个

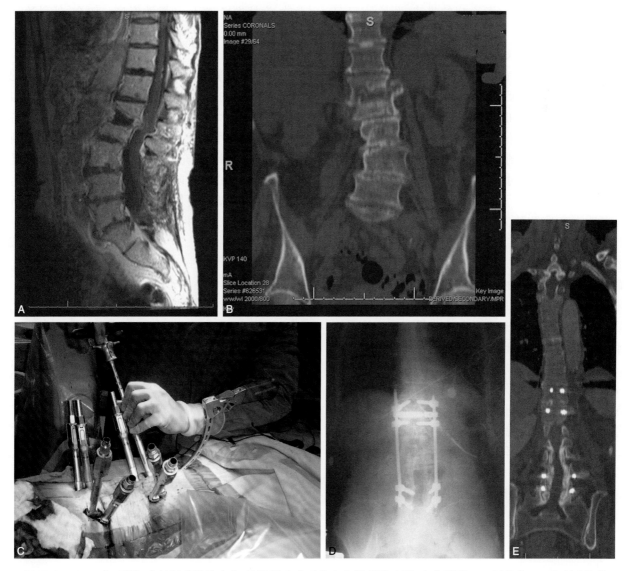

■图 47-8　A，83 岁，男性，分枝杆菌脓肿病史，骨缺损造成不稳定和进展性畸形，疼痛剧烈。B，冠状位 CT 重建可见明显的骨破坏和冠状位畸形。因为患者高龄、并发症严重、营养状况差，所以选择微创经皮脊柱内固定治疗。C，术中经皮植入椎弓根螺钉的情况，安装连杆后拧紧紧固螺母。D，术后正位片显示冠状位畸形得到纠正，内固定结构稳定，横连也是经皮植入。E，术后冠状位 CT 显示冠状位畸形得到纠正

小口用于穿杆就可以了。因为其并发症风险小,经皮内固定技术在后路补充内固定方面具有很大优势,尤其是针对那些已经前期行前路清创重建的患者。

预后

因为早期诊断和很好的药物、外科治疗,脊柱感染的治疗效果和预后越来越好。化脓性骨髓炎的死亡率一度高达25%~71%。死亡率取决于患者的年龄及存在的并发症,经过治疗后的化脓性骨髓炎的死亡率降至5%~16%。91%的患者经过内科治疗或内外科联合治疗而获得了痊愈。相似地,硬膜外脓肿患者的死亡率也有所下降。1926年,Dandy报道了脊柱硬膜外脓肿的死亡率为83%。现在,随着外科技术的发展和抗生素治疗的进步,死亡率已经降至5%~32%。

神经功能的预后取决于治疗干预之前神经损伤的时间和程度。硬膜外脓肿且出现功能障碍的患者在24小时内积极治疗预后较好。Rigamonti等人发现,有神经功能障碍的患者如果在24小时之内接受治疗,预后不良的只占10%,超过24小时才接受治疗的,神经功能预后不良的比例则升至47%。另外,对于全瘫的患者,如果超过36小时,无论在进行怎样的治疗,都不会有任何恢复。

慢性疼痛是骨髓炎相关的潜在长期并发症,导致其发生的因素很多。有些研究发现,经过外科治疗的患者比单纯接受抗生素治疗的患者更少出现慢性背痛。矢状位力线的保持和手术获得的稳定性可能是这些不同出现的原因。但是,36%的单纯接受药物治疗的患者并未出现严重的背痛。这也许是由于不需接受外科治疗的患者往往没有严重的骨性损害,或者是由于炎症反应而造成了自发融合。有35%的患者出现了自发骨性融合,但是这一过程需要6~24个月。畸形也是造成疼痛和远期功能不良的原因。脊柱结核的患者更容易出现畸形,尤其是病灶位于胸椎或胸腰段脊柱的时候,或者是在病灶累及一个椎体或多个椎体的50%以上的时候。但是,经过外科治疗后,治疗的效果非常好。经过前路减压融合术的治疗,94%的患者神经功能恢复正常,5年融合率为92%。

结论

随着相关的报道越来越多,脊柱感染已经成为一个显著的健康问题。它更易发生于高龄的、健康情况较差的人群。所以,脊柱感染是一个多种因素共同作用的结果,而且治疗起来充满挑战。对脊柱感染成功治疗的重要性就在于它与患者的一般状况、神经损伤、功能障碍、慢性残疾息息相关。

脊柱感染包含一个广泛的病理范畴,治疗方法也不应该是一成不变的。一般的原则包括早期诊断,鉴别致病病原体,有针对性的药物治疗和减少并发症。神经功能正常,并且临床情况稳定的患者不需要外科治疗。外科干预的指征包括神经功能障碍,药物治疗无效,脊柱失稳,畸形和慢性疼痛。如今,外科治疗的方式多种多样,从微创技术,到彻底的清创、复杂脊柱重建和内固定技术。

随着影像学诊断、抗生素治疗、外科手术技术的不断发展,我们的治疗方法更加成熟,治疗效果更加满意。随着对此类疾病的理解更加深入,外科治疗,特别是内固定的使用、骨生物学的加入,重新形成了最新的治疗理念。因此,有充分的证据表明,我们已经降低了其并发症和死亡率。随着各个方面的不断发展,达到对脊柱感染的更早更好的治疗,我们一定能够不断进步,获得更满意的治疗效果。

(冯硕　译)

参考文献

1. L.Y. Dai, W.H. Chen, L.S. Jiang, Anterior instrumentation for the treatment of pyogenic vertebral osteomyelitis of thoracic and lumbar spine, Eur. Spine J. 17 (8) (2008) 1027–1034.
2. P. Korovessis, T. Repantis, P. Iliopoulos, A. Hadjipavlou, Beneficial influence of titanium mesh cage on infection healing and spinal reconstruction in hematogenous septic spondylitis: a retrospective analysis of surgical outcome of twenty-five consecutive cases and review of literature, Spine 33 (21) (2008) E759–E767.
3. J.R. Dimar, L.Y. Carreon, S.D. Glassman, M.J. Campbell, M.J. Hartman, J.R. Johnson, Treatment of pyogenic vertebral osteomyelitis with anterior debridement and fusion followed by delayed posterior spinal fusion, Spine 29 (3) (2004) 326–332. discussion 32.
4. M. Ruf, D. Stoltze, H.R. Merk, M. Ames, J. Harms, Treatment of vertebral osteomyelitis by radical debridement and stabilization using titanium mesh cages, Spine 32 (9) (2007) E275–E280.
5. Y.H. Pee, J.D. Park, Y.G. Choi, S.H. Lee, Anterior debridement and fusion followed by posterior pedicle screw fixation in pyogenic spondylodiscitis: autologous iliac bone strut versus cage, J. Neurosurg. Spine 8 (5) (2008) 405–412.
6. T. Muckley, T. Schutz, M.H. Schmidt, M. Potulski, V. Buhren, R. Beisse, The role of thoracoscopic spinal surgery in the management of pyogenic vertebral osteomyelitis, Spine 29 (11) (2004) E227–E233.
7. A. Amini, R. Beisse, M.H. Schmidt, Thoracoscopic debridement and stabilization of pyogenic vertebral osteomyelitis, Surg. Laparosc. Endosc. Percutan. Tech. 17 (4) (2007) 354–357.
8. K. Nagata, T. Ohashi, M. Ariyoshi, K. Sonoda, H. Imoto, A. Inoue, Percutaneous suction aspiration and drainage for pyogenic spondylitis, Spine 23 (14) (1998) 1600–1606.
9. D. Rigamonti, L. Liem, P. Sampath, et al., Spinal epidural abscess: contemporary trends in etiology, evaluation, and management, Surg. Neurol. 52 (2) (1999) 189–196. discussion 97.

第48章　胸椎管狭窄

Josef B. Simon and Eric J. Woodard

> **关　键　点**
>
> - 很多病因能够导致胸椎脊髓症,例如肿瘤、间盘突出以及黄韧带骨化(OLF)和(或)后纵韧带骨化(OPLL)。
> - 文化差异存在于胸椎脊髓症的病因学中。
> - 胸脊髓占据椎管空间的40%,因为这个解剖学上的原因,胸椎的占位病变会导致胸脊髓快速而复杂的受压和损伤。
> - 对于存在胸椎脊髓症症状和体征的患者应采取多种影像学检查来评估。
> - 当存在手术指征时,手术入路由病变的位置和类型来决定。OLF、OPLL或肿瘤的患者很有可能需要行手术减压和融合。环周减压有较高的神经功能恶化的风险。

介绍

　　胸椎管狭窄比起颈椎管狭窄和腰椎管狭窄而言相对少见。正因为如此,对于这个疾病流行病学和临床表现的认知是很有限的。像脊柱其他区域的狭窄一样,胸椎管狭窄的病因很多,包括黄韧带骨化(OLF)(图48-1)和后纵韧带骨化(OPLL)(图48-2和图48-3)、椎间盘突出(图48-4和图48-5)以及脊柱退行性病。其他原因包括肿瘤、小关节囊肿、血管畸形以及骨折。胸椎管狭窄典型表现为三种主要症状的不同组合:背痛、根性症状和髓性症状。

　　对胸椎管狭窄的大部分认识源自于日本医生的经验。OLF是胸椎管狭窄最常见的原因。尽管在白人和北美人中存在OLF引起胸椎脊髓症的个案报道[12],但是亚洲人仍然是最常受累的人群。超过20%的65岁以上亚洲人存在OLF引起的不同程度的胸椎管狭窄[3]。在一项针对265名日本患者的回顾性研究中,Aizawa等人发现胸椎管狭窄的原因中OLF占一半以上[4]。中年男性的发病率高于女性。这种性别倾向的原因现在仍不清楚。相比颈椎管狭窄和腰椎管狭窄的患者,胸椎管狭窄患者更加年轻,但原因同样不明。

　　因为OLF和OPLL在西方人中不常见,大多数欧洲和北美的文献关注于将胸椎间盘疾病作为胸椎管狭窄的首要病因。但比起OLF和OPLL而言,胸椎间盘突出整体上并非胸背痛、胸椎根性症状和髓性症状的常见原因。研究表明胸椎管狭窄最常发生于男性,并常见于40~60岁[4]。

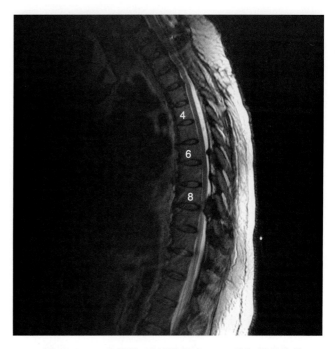

■**图48-1**　61岁男性,进行性截瘫,T8-9黄韧带骨化伴脊髓严重受压。黄韧带骨化更多见于亚洲男性,下胸椎常见

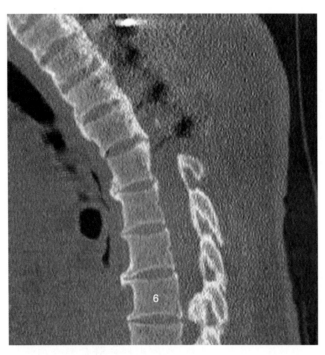

■ 图 48-2　矢状位 CT 平扫显示 56 岁女性上胸椎后纵韧带骨化,延伸至颈胸结合部

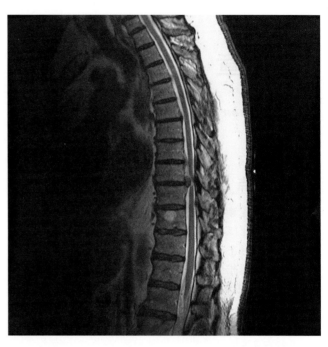

■ 图 48-4　T8-9 胸椎间盘突出,出现脊髓压迫症状以及 T2 像脊髓信号改变

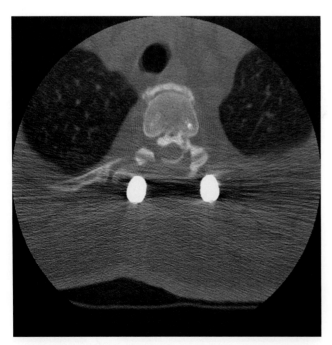

■ 图 48-3　多节段椎板切除、融合、内固定用于脊髓减压及交界区稳定。背侧硬膜广泛骨化

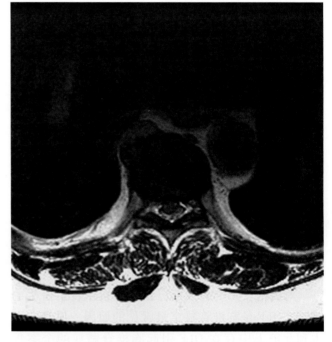

■ 图 48-5　轴位影像显示脊髓在中线处明显受压。这个病灶需要直接行腹侧入路,通过肋横突切除术来切除

病理

胸脊髓解剖上的一些特点使其特别容易受到损伤。和颈椎脊髓占据椎管横截面积约 25% 不同，胸椎占据椎管 40% 的空间。因为这种解剖学上的差异，胸椎占位病变会导致胸脊髓更加快速而复杂的受压和损伤。胸椎后凸也产生相对的"弓弦"效应，使脊髓垂在后纵韧带、椎间盘和椎体表面。这使得脊髓的腹面同这些结构产生的压迫性病变关系紧密。

胸脊髓与腰髓和颈髓相比，血液供应较为纤细。胸髓腹部的灌注来源于主要滋养动脉 Adamkiewicz 动脉。内在的血供来源于中线的脊髓前动脉和两条脊髓后动脉，这些动脉比起脊柱其他节段的相应动脉管径更细。肋间动脉是外在的血供来源，在管径和数量上均小于颈椎及腰椎。血管的排列在 T4 和 T9 间产生了一个相对的分水岭，从而使这个区域容易遭受缺血性损伤。

黄韧带骨化是正常退变过程的一部分，很少造成狭窄。组织学上，正常的黄韧带由大量弹性纤维组成，随着年龄增加及退变，逐渐被胶原纤维、骨组织、软骨以及纤维组织所取代[5]。病理性骨化的特点是这个取代过程过量地进行，导致上述结构过度生长，最终形成椎管和椎间孔狭窄。病理性黄韧带骨化的确切机制还不清楚。现在认为是胸腰结合部高的机械性应力导致了小关节和椎间盘的退变，从而诱发该区域黄韧带的进行性损伤[6]。作为一种机体对反复损伤的反应，韧带出现骨化。这或许能够解释为何黄韧带骨化在下胸椎的发生几率更高。但是这个理论仍然存在问题，因为颈椎和腰椎区域比胸椎活动度更大，然而韧带骨化却更少见[7]。此外，黄韧带骨化也很少延伸至多个节段。内科合并症例如糖尿病、钙代谢异常、甲状旁腺功能减退，以及 Paget 病可能和病理性黄韧带骨化有关，并在其中发挥重要作用[8,9]。日本人中黄韧带骨化发生率高并清楚地显示该病具有遗传病因学。

和黄韧带骨化相关的胸椎脊髓症通常发生在下胸椎[10]。通过流行病学调查，Aizawa 等人发现 T11-12 是最常见的压迫部位，随后是 T10-11 和 T9-10。如果是后纵韧带骨化造成压迫，最常见的部位是 T1-2，其次是 T2-3 和 T3-4[11]。

同黄韧带骨化和后纵韧带骨化一样，单纯的胸椎间盘创伤很少见。胸廓的支撑作用以及矢状位方向排列的胸椎小关节能够减少胸椎间盘所受的应力。这被认为减少了胸椎区域间盘损伤的发生率。因为老化导致的胸椎间盘退变也在发生，常见于 40～60 岁，男性多见。胸椎间盘突出倾向于发生在中线位置或靠近中线旁的位置，下胸椎水平的发生率最高（图 48-6 和图 48-7）[12]。Wood 等人分析了 90 例无症状患者的 MRI 指出，胸椎间盘突出常常无症状[13]。另一项由 Wood 等人进行的研究显示这些突出通常不发生进展[14]。

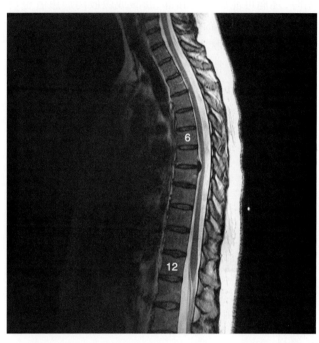

■ 图 48-6 T7-8 左侧间盘突出，主要表现为根性症状，保守治疗无效

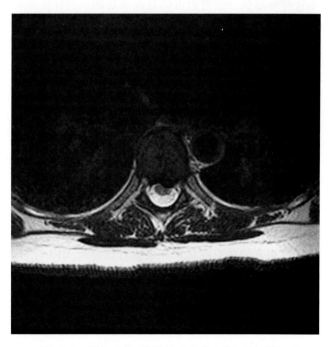

■ 图 48-7 侧方病灶，脊髓轻度移位，适合行经椎弓根或经小关节间盘切除术

临床表现

胸椎管狭窄的临床表现从单纯背痛到明显的脊髓症，表现多样。胸背痛是间盘突出最常见的主诉，患者对疼痛的描述是"疼痛经过胸部"。当下胸椎间盘受累时，疼痛可能放射至腹部、胁腹或腹股沟。患者也可能表现为感觉异常、麻木、肋间神经麻痹、步态不稳以及走路疲乏等症状。当出现脊髓症时，常常表现为躯体和下肢力弱（特别是近端肌肉）、痉挛以及感觉丧失。上肢应该不受累。可能发生膀胱控制异常。因为和腰椎、颈椎管狭窄表现类似，以及胸椎管狭窄不常发生，胸椎脊髓症常常和上述两种疾病混淆，导致诊断延迟。

诊断

胸椎脊髓症患者的体格检查发现同腰椎管狭窄以及颈椎管狭窄的患者类似。表现为下肢无力、反射亢进、感觉减退、括约肌功能异常、腹壁反射消失以及步态不稳。此外，患者的疼痛和感觉减退是按胸椎分布区来分布的。因为胸脊髓受压导致患者完全瘫痪也被记载过[15]。

出现胸椎管狭窄症状的患者常常在 X 线平片上有阳性发现，能够提示病因。破坏性病变例如肿瘤和血管畸形以及一些骨折可以直接观察到。当存在黄韧带骨化时，平片上可以观察到特征性的鸟嘴样骨性高密度影伸入椎管后方[16]。无症状的椎间盘突出在 X 线平片上很难观察，除非是间盘存在大量的钙化[17]。除非存在潜在的代谢异常，实验室检查通常是正常的。

一些研究对比使用 CT 和 MRI 诊断由于韧带骨化造成的胸脊髓受压[18]。CT 和 MRI 在诊断胸脊髓受压中均能发挥作用。CT 平扫提供骨性解剖、韧带骨化程度以及间盘钙化、小关节增生的详细信息。另一方面，MRI 有助于确定脊髓损伤的程度，以及发现小关节囊肿。在黄韧带骨化时，CT 脊髓造影不是必需的，因为它并不比 MRI 提供的信息要多，并且注射造影剂偶尔会加重患者的狭窄症状。如果患者禁忌行 MRI 检查，例如安装起搏器的患者，CT 脊髓造影是一种选择。

治疗

由黄韧带骨化和后纵韧带骨化造成的胸椎脊髓症保守治疗（例如非甾体类抗炎药和理疗）效果不佳。

如果狭窄造成了脊髓症或根性症状通常需要手术减压。黄韧带骨化造成胸椎管狭窄最佳的手术治疗方式在文献中未被阐明。根据压迫的程度，椎板成形术、部分或全椎板切除术、环周减压、减压融合术被推荐使用。支持椎板成形术的医生主要考虑该术式比其他减压方式能减少不稳定的产生[19]。术后预后取决于压迫程度和神经损伤情况。狭窄复发有过记载，因此常规随访是必需的[20]。

后纵韧带骨化造成胸椎管狭窄有多种治疗方式，包括椎板切除术、椎板成形术、后纵韧带切除术、开胸前路减压融合术，以及后路减压融合术[21,22]。最近一个长期研究结果支持前路减压融合术[23]。Fujimura 等人对 33 例后纵韧带骨化造成胸椎脊髓症患者的资料进行了分析，这些患者均接受前路减压融合术，术后随访超过 5 年。结果显示前路减压融合能达到令人满意的长期效果。尽管如此，他们也指出累及多节段的后纵韧带骨化和同时存在的黄韧带骨化术后长期随访的效果不佳。

后路手术为后纵韧带骨化造成的脊髓症提供了另一种治疗选择，特别是同时存在黄韧带骨化时。对于后纵韧带骨化而言，因为脊髓匍匐在后凸的胸椎上，单纯后路减压是不够的。一些术者建议采用单一后路手术行环周减压[24]。但是这种治疗方式并发症发生率高，特别是超过 5 个节段需要减压时。在 Masahiko 等人进行的一项研究中，手术后有 33% 的患者神经状况出现恶化。胸脊髓相对无血管的特质以及硬膜囊和后纵韧带的粘连被认为和这些并发症的发生有关。单纯椎板切除术后神经状况恶化的几率更高，后路减压融合术后该几率却更低[25]。从理论上说，单纯椎板切除不做融合将进一步使脊柱失稳，从而在本已损伤的脊髓上施加额外的应力，导致神经功能进一步下降。Masashi 等人建议，神经功能完整的患者单纯行后纵韧带切除是一种可以接受的治疗方式，但是对于术前就存在脊髓损伤的患者，切除后纵韧带将增加瘫痪风险[26]。

许多胸椎间盘突出的患者是无症状的。当出现症状时，和后纵韧带骨化及黄韧带骨化不同，保守治疗对于大多数椎间盘突出而言就足够了。改变生活习惯、理疗以及非甾体类抗炎药是保守治疗的主要方式。文献提示少于 2% 的胸椎间盘突出患者需要手术治疗[27]。如果 4~6 周的保守治疗失败不能减轻症状，神经损伤出现进展，或者有脊髓症恶化的证据，就需要行外科手术治疗。

胸椎间盘突出患者需要评价几个因素来确定手术

风险和入路。根据间盘突出的位置和性质,可以采用前路、胸腔镜入路、侧方入路以及后路手术,详细的内容本章不做具体讨论。一般来说,前方病灶需要行直接的腹侧入路,例如经胸、经胸腔镜或后外侧入路(例如肋横突切除术、胸腔外手术),以安全切除病灶,避免干扰脊髓,如果必要则需行骨性结构重建。如果考虑行开胸手术,肺功能储备存疑的患者需行肺功能检查。常见于胸椎的间盘钙化[28],会伴有更大程度的硬膜粘连或硬膜钙化。这些信息对于术者决定切除多少间盘,以及是否切除受累硬膜至关重要。一旦进入手术室,必须要确定切除正确节段的椎间盘。矢状位 CT 重建和 MRI 对于确定受累节段很重要,X 线平片和透视是手术室中定位的标准方法。

对于大多数侧方间盘突出,最佳的入路是后方入路,并且通常需要行椎弓根小关节切除术,采用经椎弓根或经小关节技术,而非椎板切除术。一些显著的并发症在单纯后方椎板切除术中被报道[29],包括脊髓挫伤以及症状不改善。胸椎间盘切除术后是否融合仍然存在争议,但总的取决于减压后区域稳定程度的评估。在多节段间盘病变的患者中,或者当间盘病变发生在下胸椎时,切除大量椎体可能是有益的,但这会造成脊柱不稳定,从而需要后续的融合手术。

胸椎管狭窄的其他原因

肿瘤

脊髓髓内髓外肿瘤均能导致胸椎脊髓症,每一个胸椎管狭窄的老年患者都必须要考虑到这种可能的病因。在 Sandalcioglu 等人治疗 78 例髓内肿瘤患者的经验中,他们发现 32% 的肿瘤位于胸椎,包括低级别的神经上皮瘤、室管膜瘤、星形细胞瘤、血管肿瘤以及转移性病变。术后神经状况最重要的预测因子是患者术前的神经功能[30]。和颈椎腰椎髓内肿瘤的患者相比,作者发现胸椎肿瘤病变的患者手术并发症的发生率更高。这反映出胸脊髓区域的脆弱性,这是由于纤细的血供、狭小的椎管解剖以及胸椎后凸造成的。当发现髓内肿瘤时,需要行椎板切除术或椎板成形术来减压并切除肿瘤。

由于相对较大的面积以及胸椎区域的血供,胸椎转移性病变比颈椎和腰椎多见。来源于肺、乳腺、前列腺和胃肠道的癌,以及其他肿瘤,可以转移到胸椎。迄今为止,对于脊髓压迫出现神经症状的髓外肿瘤仍然没有最佳的治疗方式。早些针对单纯椎板切除或椎板切除联合放疗的研究指出手术并没有显示出有益的方面[31-33]。尽管如此,Patchell 等人进行了一项多中心随机研究,他们比较了接受单纯放疗或联合减压手术后放疗的 101 例患者的预后,除了 13 例患者外所有人都患有胸椎肿瘤,结果显示了手术减压的重要性[34]。这项研究患者的中位年龄是 60 岁。作者指出行减压手术联合术后放疗的患者在活动状态、功能、排尿控制、力量以及总体生存方面明显优于单纯行放疗的患者。同时他们的数据也显示椎板切除术并不总是最佳的治疗方式。通过直接的方式处理病灶:前方肿瘤前路切除、后方肿瘤后路切除、侧方肿瘤侧方入路切除或许能获得最好的减压效果(见图 48-6)。

滑膜囊肿

因为滑膜囊肿导致胸椎脊髓症的病例偶尔被报道。Graham 等人个案报道了一例 54 岁女性继发于T11-12 水平囊肿的右下肢无力[35]。通过椎板切除成功切除囊肿,最终患者完全康复。穿刺抽吸用于治疗腰椎滑膜囊肿,在胸椎也被证明是一种有效的治疗方式。

预后

由于缺乏足够的研究,对手术治疗黄韧带骨化导致的胸椎管狭窄长期疗效的理解是有限的。文献中指出一些因素会影响到手术效果,包括减压手术前症状持续时间长[36],存在近端狭窄病灶[37],以及狭窄程度重[38]。另一项针对黄韧带骨化的研究并没有显示出术前症状持续时间和手术效果之间的关系,尽管仅有 24 例患者被评估[39]。如同症状持续时间一样,数据对于术前神经状况、手术效果的影响也不明确。一项由 J. Anamasu 等人进行的 Meta 分析指出更大、更近的研究显示术前神经功能和手术效果之间存在正相关[40]。其他研究强调了胸椎减压手术一些长期并发症,包括晚期后凸畸形的发生以及脊柱退变[41,42]。

间盘突出造成的胸椎管狭窄的治疗在年龄较大、术前状况持续时间较长,以及脊髓症严重程度更大的患者上手术效果差。对非韧带原因造成胸椎管狭窄的患者的研究中对手术减压的长期预后仍然存疑。Palumbo 等人分析了 12 例胸椎管狭窄患者[43]。其中 11 例狭窄是由于脊柱退变造成的。他们的结果显示 12 例患者中有 5 例开始时症状改善,但之后又出现恶化。他们认为这是由于迟发的狭窄、不稳定或者畸形造成的。

结论

尽管胸椎管狭窄相比颈椎和腰椎管狭窄而言相对少见,但对于胸背痛以及出现脊髓症症状或体征的老年患者来说,医生在鉴别诊断时必须考虑到此种可能。具有这种意识能够避免此病的延迟诊断,因为它的表现同腰椎管狭窄类似。大多数存在间盘来源疼痛的患者能够行保守治疗。CT 和 MRI 有助于明确病理情况,选择最佳治疗方式。黄韧带骨化的患者应尽可能地避免行 CT 脊髓造影,因为它能够加重脊髓症。当存在手术指征时,手术入路应根据间盘的位置来决定。黄韧带骨化、后纵韧带骨化以及肿瘤的患者大多数都需要同时行手术减压和融合。

环周减压神经功能恶化的风险高。胸椎转移性病灶导致神经并发症的患者,除放疗外,手术减压对其有益。我们需要进行更大更长期的研究,以更好的阐明术前症状持续时间、神经功能状况,以及减压模式对总体预后的重要性。但由于胸椎管狭窄相对少见,使这项工作变得困难重重。

（郎昭 译）

参考文献

1. R. Van Oostenbrugge, Spinal cord compression caused by unusual location and extension of ossified ligamenta flava in a Caucasian male: a case report and literature review, Spine 24 (1999) 486–488.
2. J. Kruse, Ossification of the ligamentum flavum as a cause of myelopathy in North America: report of three cases, J. Spinal Disord. 13 (1) (2009) 22-25.
3. T. Shiraishi, Thoracic myelopathy due to isolated ossification of the ligamentum flavum, J. Bone Joint Surg. Br. 77 (1995) 131–133.
4. T. Aizawa: Thoracic myelopathy in Japan: epidemiological retrospective study in Miyagi prefecture during 15 years, Tohoku J Exp Med., 210 (3) (2006) 199-208.
5. P.S.P. Ho, Ligamentum flavum: appearance on sagittal and coronal MR images, Radiology 168 (1988) 469–472.
6. M. Payer, Thoracic myelopathy due to enlarged ossified yellow ligaments, J. Neurosurg. Spine 92 (1) (2000) 105-108.
7. N.E. Epstein, Ossification of the yellow ligament and spondylosis and/or ossification of the posterior longitudinal ligament of the thoracic and lumbar spine, J. Spinal Disord. 12 (1999) 250–256.
8. C.L. Vera, Paraplegia due to ossification of the ligamenta flava in x-linked hypophosphatemia: a case report, Spine 22 (1997) 710–715.
9. D. Resnick, Calcification and ossification of the posterior spinal ligaments and tissues, in: D. Resnick, D. Niwayama (Eds.), Diagnosis of bone and joint disorders, ed 2, WB Saunders, Philadelphia, 1988.
10. K. Yonenobu et al: Thoracic myelopathy secondary to ossification of the spinal ligament, J. Neurosurg. 66 (1987) 511-518.
11. T. Aizawa, Thoracic myelopathy in Japan: epidemiological retrospective study in Miyagi pre-

fecture during 15 years.
12. M.A. Rogers, Surgical treatment of the symptomatic herniated thoracic disc, Clin. Orthop. 300 (1994) 70–78.
13. K.B. Wood, Magnetic resonance imaging of the thoracic spine: evaluation of asymptomatic individuals, J. Bone Joint Surg. Am. 77 (1995) 1631–1638.
14. K.B. Wood, The natural history of asymptomatic thoracic disc herniations, Spine 22 (1997) 525–530.
15. M. Takahata, Clinical results and complications of circumferential spinal cord decompression through a single posterior approach for thoracic myelopathy caused by ossification of posterior longitudinal ligament, Spine 33 (11) (2008) 1199–1208.
16. Xiong, et al., CT and MRI characteristics of ossification of the ligamenta flava in the thoracic spine, Eur. Radiol. 11 (2001) 1798–1802.
17. M.A. Rogers, Surgical treatment of the symptomatic herniated thoracic disc, Clin. Orthop. 300 (1994) 70–78.
18. Xiong, et al., CT and MRI characteristics of ossification of the ligamenta flava in the thoracic spine, Eur. Radiol. 11 (2001) 1798–1802.
19. O.S. Okadak, Thoracic myelopathy caused by ossification of the ligamentum flavum: clinico-pathologic study and surgical treatment, Spine 16 (1991) 280–287.
20. K. Yonenobu, Thoracic myelopathy secondary to ossification of the spinal ligament, J. Neurosurg. 66 (1987) 511–518.
21. Y. Fujimura, Long-term follow-up study of anterior decompression and fusion for thoracic myelopathy resulting from ossification of the posterior longitudinal ligament, Spine 22 (3) (1997) 305–311.
22. M. Yamazaki, Clinical results of surgery for thoracic myelopathy caused by ossification of the posterior longitudinal ligament: operative indication of posterior decompression with instrumented fusion, Spine 31 (13) (2006) 1452–1460.
23. M. Takahata, Clinical results and complications of circumfrential spinal cord decompression through a single posterior approach for thoracic myelopathy caused by ossification of posterior longitudinal ligament, Spine 33 (11): 1199–1208
24. M. Yamazaki, Clinical results of surgery for thoracic myelopathy caused by ossification of the posterior longitudinal ligament: operative indication of posterior decompression with instrumented fusion, Spine 31 (13) (2006) 1452–1460.
25. Masashi, Clinical results of surgery for thoracic myelopathy caused by ossification of the posterior longitudinal ligament, operative indication of posterior decompression with instrumented fusion, Spine 31 (13) (2006) 1452–1460.
26. C.B. Stillman, Management of thoracic disc disease, Clin. Neurosurg. 38 (1992) 325–352.
27. P. Severi, Multiple calcified thoracic disc herniations: a case report, Spine 17 (4) (1992) 449–451.
28. C.A. Arce, Thoracic disc herniation: improved diagnosis with computed tomographic scanning and a review of the literature, Surg. Neurol. 23 (1985) 356–361.
29. I.E. Sandalcioglu, T. Gasser, S. Asgari, Functional outcome after surgical treatment of intramedullary spinal cord tumors. Experience with 78 patients. Spinal Cord 43 (2005) 34-41.
30. P.S. Sorensen, Metastatic epidural spinal cord compression: results of treatment and survival, Cancer 65 (1990) 1502–1508.
31. R.F. Young, Treatment of spinal epidural metastases: randomized prospective comparison of laminectomy and radiotherapy, J. Neurosurg. 53 (1980) 741–748.
32. G.F.G. Findley, Adverse effects of the management of malignant spinal cord compression, J. Neurol. Neurosurg. Psych. 47 (1984) 761–768.
33. R.A. Patchell, Direct decompressive surgical resection in the treatment of spinal cord compression caused by metastatic cancer: a randomized trial, Lancet 366 (2005) 643–648.
34. E. Graham, Myelopathy induced by a thoracic intraspinal synovial cyst: case report and review of the literature, Spine 26(17): E392–394.
35. N. Miyakoshi, Factors related to long-term outcome after decompressive surgery for ossification of the ligamentum flavum of the thoracic spine, J. Neurosurg. Spine 99 (2003) 251–256.
36. C.J. Chen, Intramedullary high signal intensity on T2-weighted MR images in cervical spondylitic myelopathy: prediction of prognosis with type of intensity, Radiology 221 (2001) 789–794.
37. K. Shiokawa, Clinical analysis and prognostic study of ossified ligamentum flavum of the thoracic spine, J. Neurosurg. Spine 94 (2001) 221–226.
38. L. Cheng-Chin, Surgical experience with symptomatic thoracic ossification of the ligamentum flavum, J. Neurosurg. Spine 2 (2005) 34–39.
39. J. Inamasu, A review of factors predictive of surgical outcome for ossification of the ligamentum flavum of the thoracic spine, J. Neurosurg. Spine 5 (2006) 133–139.
40. L. Cheng-Chin, Surgical experience with symptomatic thoracic ossification of the ligamentum flavum, J. Neurosurg. Spine 2 (2005) 34–39.
41. M.A. Palumbo, Surgical treatment of thoracic spinal stenosis: a 2- to 9- year follow-up. Spine 26 (5) (2001) 558–566.
42. M.A. Palumbo, Surgical treatment of thoracic spinal stenosis: a 2- to 9- year follow-up. Spine 5 26 (2001) 558–566.

第49章 立体定位放射手术治疗脊柱肿瘤

49

Carmina F. Angeles, Robert E. Lieberson, and Jon Park

关键点

- 射波刀(CyberKnife)系统是一种无框架的立体定位放射手术(SRS)机械。它包含一个安装在工业机器人上的600万伏直线加速器(LINAC),一个可复位的诊察台,正交放置的X线数字摄像机和一个电脑控制的瞄准系统,可以用来治疗脊柱肿瘤。
- 影像介导的脊柱立体定位放射手术其精确度可以达到0.5~1.0mm。
- 脊柱立体定位放射手术系统可以治疗转移癌、硬膜内脊髓外的肿瘤、选择性的脊髓内肿瘤和血管畸形。
- 脊柱失稳和占位造成的严重的或进展性的神经功能障碍是立体定位放射手术的禁忌证,除非先行减压和固定。
- 放射性脊髓病是立体定位放射手术最严重的并发症,但是很少见。

介绍

脊柱立体定位放射手术是一种无创技术,它通过高度瞄准的大量交叉发射光束,可以精确地靶向投射大剂量的放射线。脊柱立体定位放射手术已经被证实可以有效地治疗转移癌、良性硬膜内肿瘤、一部分髓内肿瘤、紧凑的髓内动静脉畸形。它可以用于治疗那些无法进行开放手术的高龄患者和已经发生广泛转移的患者。

临床病例

病例1

MC,女,66岁,外科开放手术禁忌,患脊柱施旺细胞瘤,给予SRS治疗。她最初的症状是慢性咳嗽和体弱。常规实验室检查显示全血细胞减少,流式细胞仪

放射外科是1949年由Lars Leksell和Bjorn Larston在斯德哥尔摩的卡罗林斯卡医学院创立的。他们的第一个系统使用的是中电压X射线,继而使用的是回旋加速器生成的质子束。Leksell的Gamma刀作为一种物美价廉的系统在1967年得到应用。Gamma刀治疗在靶向区域外存在梯度浸润。这一设备包含201个钴元素放射源,嵌入在一个铸铁的桶状结构内,放射集中在一点或一个等中心。治疗时,患者的头固定在一个坚固的框架中,伸入到铸铁的设备中,将病灶的位置置于放射的等中心点。20世纪80年代中期,放射手术成为一种既便利又廉价的治疗方法。Betti和Colombo改良了传统的放射治疗直线加速器系统,发展为框架式的放射手术。尽管Gamma刀和LINAC系统在治疗颅内疾病时都显示出很大优势,但是它们很难被应用于治疗颅外疾病,原因就是它们需要框架基础上的靶向定位。

1991年,Adler在斯坦福大学发明了无框架式的射波刀系统。概念上讲,这种设备可以治疗颅内和颅外的疾病,精确度可到达次毫米量级。自1994年开始使用射波刀以来,在世界范围内已经有180台射波刀治疗了8000例脊柱疾病。像颅内的放射手术一样,脊柱的立体定位放射手术将大剂量的放射线精确地投射到靶向位置,而不伤害邻近的正常组织。相比之下,传统的放射手术则被脊髓的敏感性限制。

检查显示急性淋巴细胞白血病。骨穿的结果验证了这一诊断。2008年12月行化疗后出现下腰痛,自觉右下肢力弱。MRI显示,一个10mm×7mm的硬膜外肿物压迫S1神经根(图49-1)。CT介导下的活检诊断为施旺细胞瘤,但是因为白血病的原因,无法积极治疗这

一肿物。2009年7月,疼痛变得难以忍受,她的腓肠肌肌力4级,S1神经支配区麻木,踝关节屈曲无力。复查MRI显示肿瘤增大。开放手术风险仍然很大,所以在2009年9月,患者接受了射波刀治疗。这一病灶接受的放射剂量为16戈瑞。疼痛明显改善,其他症状在2个月后缓解。

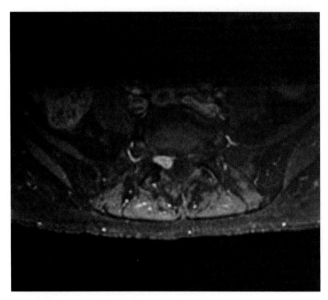

■ 图49-1 钆增强的T1轴位像可见7mm×10mm的硬膜内髓外肿物压迫S1神经根。CT介导活检提示为施旺细胞瘤

病例2

WF,男,68岁,在既往辐照过的部位出现了黑色素瘤脊柱转移灶的复发,接受了SRS治疗。这位患者在1999年背部发现了黑色素瘤病灶,2003年颈部发现了第二个。局部切除后,直到2007年3月之前未有再发。患者当时自觉下腰痛,检查发现在L3椎体发现了4cm×3cm的病灶。因为硬膜外张力大造成了明显的马尾神经压迫。经PET-CT检查,肺、骨、脑内存在高代谢灶。他接受了传统的放射治疗,脑内和腰段脊柱的放射剂量均为37.5戈瑞。2009年9月患者因腰痛加重伴力弱再次返院。他右下肢肌力4级,但是感觉正常。随后的PET-CT及MRI显示L3的病灶有所增大伴多发的新发病灶(图49-2)。传统的放射治疗无效,而因为患者的其他身体问题又不能接受开放的减压手术。所以,L3椎体接受了射波刀放射手术治疗,3次24戈瑞的治疗之后,症状缓解。

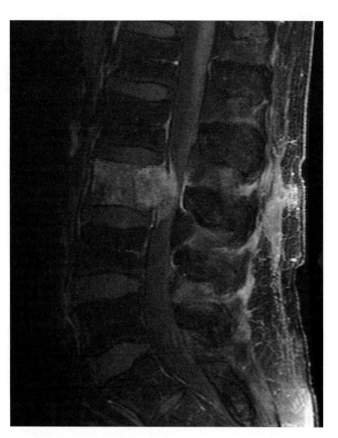

■ 图49-2 T1增强像显示,之前治疗过的L3椎体转移灶增大,压迫硬膜,中央椎管狭窄

放射手术

离子化的放射线会毁损DNA,蛋白和油脂,破坏有丝分裂和导致细胞凋亡。更大的剂量会更有效地破坏肿瘤细胞,也会危及周围的正常组织。传统的放射手术使用少量的宽泛的相对不准确的射线,分很多天给予这些放射剂量治疗疾病。相比之下,立体定位放射手术可以大量地小范围地精确瞄准定位给予放射剂量。更为重要的是,大量的放射剂量可以传导到一个不规则的病灶内,而不会伤害邻近的正常组织。靶向部位的位置和形状由CT或MRI确定,术前使用软件进行设计。当今可以治疗脊柱疾患的放射手术系统包括射波刀、Tomoscan和各种改良的直线加速器。Gamma刀只能用来治疗上颈椎疾病。

射波刀系统是一个完全的无框架、影像介导、放射外科机器人系统,主要包括轻型的6百万伏直线加速器,安装在一个工业机器人上(图49-3)。机械臂有6个方向的自由度,可以以很大的角度向机体的各个部位集中发射射线。治疗过程中,需要实时频繁采集正交 X 线影像,以随时验证位置的准确,随着患者体位的改变自动调整保证发射的位置。

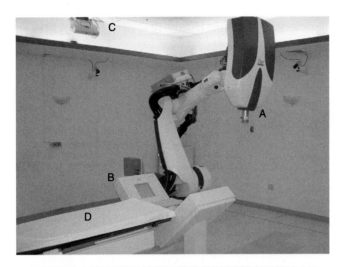

■ 图 49-3　射波刀无框架立体定位放射手术组合。一台为放射手术特殊设计的改良 6MV、X 波段 LINAC 仪安装在一个可灵活操纵的机器臂上(A)。头枕部位有两台正交的高清 X 线摄像机(B)。两台安装在天花板上的 X 线机头正对着摄像机(C)。治疗台是可以移动的,可以对神经轴上的任何一点进行 X 线定位(D)

很多传统的放射治疗系统都发展为可以进行 SRS 治疗的系统。BrainLab Novalis 系统和 TX 系统都是通过安装在地板或天花板的 X 线相机来实时确定患者的体位。相对地,Varian Trilogy 和 Elektra Synergy 系统则是通过固定在 LINAC 操作台上的 CT 来确定位置的。在治疗之前要采集 CT 数据,但并不是每个病例都需要这样做,在治疗期间患者体位的变化也不是都能够调整的。

脊柱放射治疗的指征

脊柱 SRS 的手术指征还在不断发展中(表 49-1 和表 49-2)。最常见的是用于转移癌的治疗(表 49-3)。如果通过病史或影像学检查可以明确诊断,就没必要先行穿刺活检。病灶的最大径线最好小于 5cm、界限清楚、CT 或 MRI 显示清晰。对于大部分肿瘤来说,局部控制率等同于或优于传统放疗,但是并发症一般少于传统的加行开放手术的治疗方式。在一些特殊的病例,脊柱 SRS 更适合治疗一些耐辐射的肿瘤[1]。但是,对于那些已经做过放疗的患者,因为邻近的脊髓已经受到放射线很大程度上的照射,不得不在治疗时减少剂量,使放射手术的效果大打折扣。

表 49-1　脊柱 SRS 适应证

肿瘤对放射高度敏感
术后空腔
放疗后局部照射
手术和(或)照射后复发
无法手术的病灶
病灶位置高危
进展缓慢且微小的神经功能障碍
一般情况差而不能耐受外科手术的患者
拒绝外科手术的患者

表 49-2　脊柱 SRS 禁忌证

脊柱不稳
脊髓或神经根受压致神经功能障碍
邻近的脊髓近期接受过大剂量射线照射
中轴骨广泛转移
硬膜外癌扩散

表 49-3　射波刀放射手术治疗范围

肿瘤
良性
神经纤维瘤,施万细胞瘤,脑膜瘤,成血管细胞瘤,脊索瘤,副神经节瘤,室管膜瘤,表皮样囊肿
恶性/转移癌
乳癌,肾癌,非小细胞肺癌,结肠癌,胃及前列腺转移癌,鳞状细胞癌(喉、食道、肺),骨肉瘤,类癌,多发骨髓瘤,透明细胞癌,腺囊癌,恶性神经鞘瘤,子宫内膜癌,神经内分泌瘤
血管畸形
动静脉畸形(Ⅱ型和Ⅲ型)

脊柱 SRS 技术在很多情况下存在禁忌证。当脊髓或神经根的压迫造成严重的或进展的神经功能障碍的时候,外科手术是最好的治疗方法。尤其是对骨性的或良性的病灶,治疗之后的恢复是很慢的。在存在脊柱失稳的病例中,SRS 只能作为减压和固定或椎体成形术之后的辅助治疗方法。对于那些存在无法通过影像学检查明确的系统性疾病,放射手术在明确诊断前是禁忌施行的。一些体积巨大的肿瘤,应该先行减瘤术,再行 SRS 治疗。

治疗细节

影像介导的系统并不需要严格的固定和有创的框架。取而代之的是给每位患者定制了无创的面具或支架,供在放射治疗或行放射检查的时候佩戴。这些设备提高了舒适度,促进了体位摆放,限制了活动。对于上颈椎的患者,每个人都需要做一个热塑形的面具

（图 49-4A）。对于胸腰椎疾病的患者,需要做一个依体形制作的支具(图 49-4B)。对于颈胸椎疾病的患者,面具和支具都要制备。

脊柱上的骨性标记可以用来定位颈胸腰椎的病灶位置,同样可以用来定位一些位于骨盆、肩胛骨、肋骨头结节、椎旁软组织的病灶。脊柱内固定器械的存在并不会干扰定位的准确性。数字化重建平片也是术前计划的一部分,它可以被用来建立起骨性标记和病灶的位置关系。使用骨性标记定位时,射波刀的精确性可以达到 0.5mm。

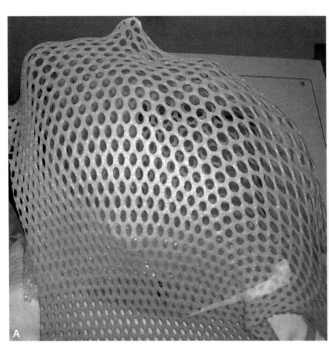

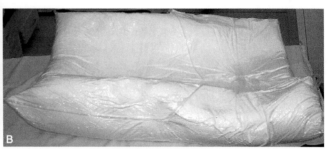

■ 图 49-4   一个热成形面具可以作为患者在进行颈椎射波刀治疗时的固定设备(A)。定制的躯干倒模可以用于胸腰骶病灶的射波刀治疗(B)

对于那些无法通过骨性标记定位病灶的病例,例如严重骨质疏松的患者,可以依据内置物的位置定位病灶。在邻近部位骨组织内的不锈钢螺钉,或是邻近伤口或位于伤口内的"金种子",也可以在影像中用于定位(图 49-5)。定位至少需要三个角度的清晰影像,而且还不能是平行的影像。理想的位置是固定在邻近病灶的骨或坚硬组织里,且在 45 度斜位射片时不会重叠影像。在开始治疗之前,要在 DR 上确定病灶和骨性标记或内置物的位置。使用内置物做标记的准确性要低于骨性标记,这主要取决于内置物的数量和位置[2]。

大多数患者在拍片和治疗时是仰卧位的。制定治疗计划首先需要薄层的 CT 扫描(层厚 1.25mm)。这一 CT 必须能够通过合适的技术显示出病灶的位置(图 49-6),并且能够在 DRRs 上进行定位(图 49-7)。MRIs,PET,3D 血管造影成像也可以作为补充。射波刀的术前设计是通过爱可瑞多层计划系统完成的(图 49-8)。用于立体定位的大量数据图像被传入电脑,通过一个半自动的程序对图像进行一一匹配。利用一个图像显示界面,医生标记出靶向部位和邻近可显像的结构,例如棘突、食道、肾脏等,并将它们建立起 3D 的解剖关系(图 49-9)。外科医生和放射科医生已经制定了治疗和放射剂量的操作表格。放射科医生制定出治疗方案,合适的放射剂量和有效的射线组合。反复的调试和验证这些物理参数直到确定最佳的方案。最理想的方案是,射线能够覆盖靶向结构,靶向结构获得最低的治疗剂量,而邻近结构所受到的辐射能够降到最低。

脊柱 SRS 是一种门诊治疗。治疗的时候,患者的体位应该保证病灶尽量接近直径为 80cm 的成像球管的中心。正交的数字 X 线成像与术前获得的 DRRs 影像相互对比。调整治疗床的位置,确保靶向治疗的定位准确。机械臂将 LINAC 放置到每一个独立的治疗位置,放射一定的剂量。治疗时,通过拍片验证和调整治疗床的位置确保治疗的准确性。这一过程是自动完成的,但是要在放射科治疗师的严密掌控下。

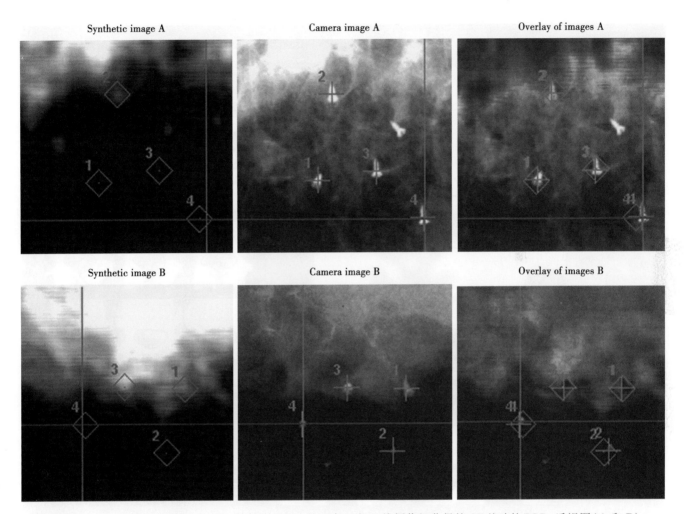

■图 49-5　植入金种子（基准点）。左：与射波刀相连的两台正交 X 线摄像机获得的 CT 基础的 DDRs 透视图（**A** 和 **B**）。中：两台 X 线摄像机获得的实时影像。右：叠加了 DDRs 和实际影像的图像

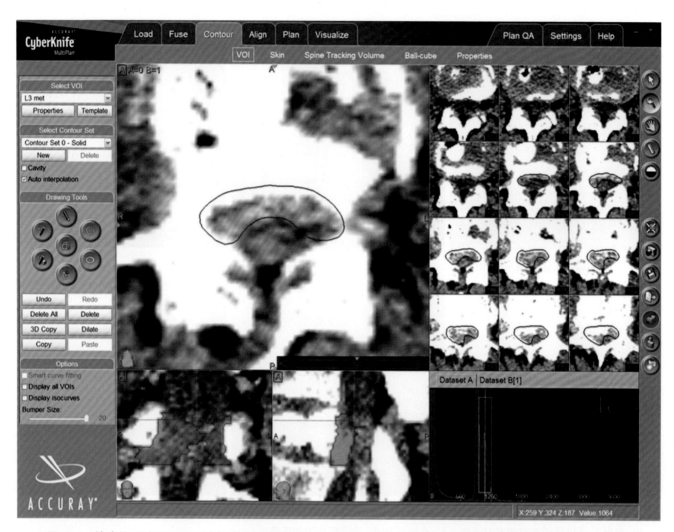

■ 图 49-6   精确的 CT 切面可以用来标明需要治疗的病灶。标出 L3 椎体转移灶在轴位、矢状位、冠状位的边界。硬膜外转移灶用红色标出

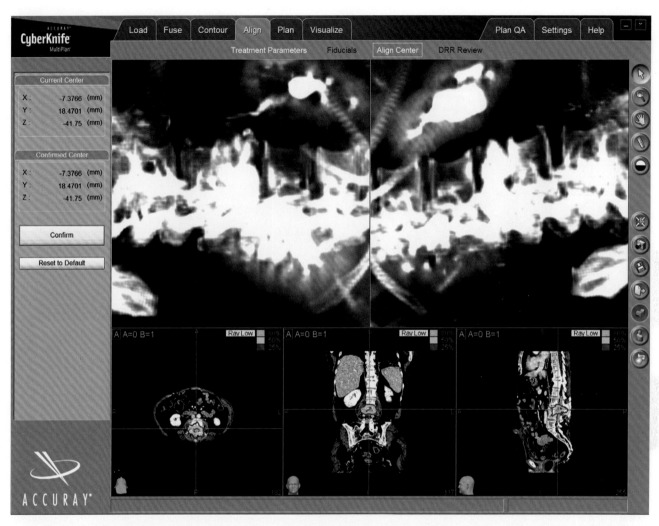

■ 图 49-7　标出 L3 转移灶和脊根的界限在叠加了已经标明等剂量线治疗计划的轴位、矢状位、冠状位影像上。硬膜外转移灶为红色,脊根为蓝色,80% 等剂量线为小绿线

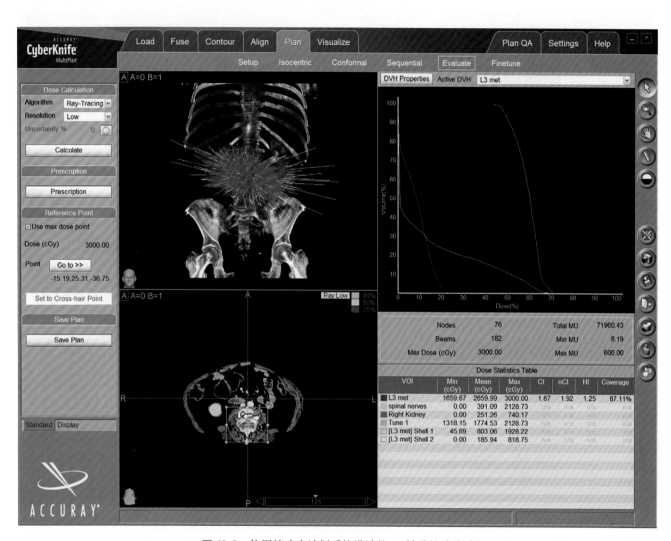

■ 图 49-8　使用精确多计划系统设计的 L3 转移灶治疗计划

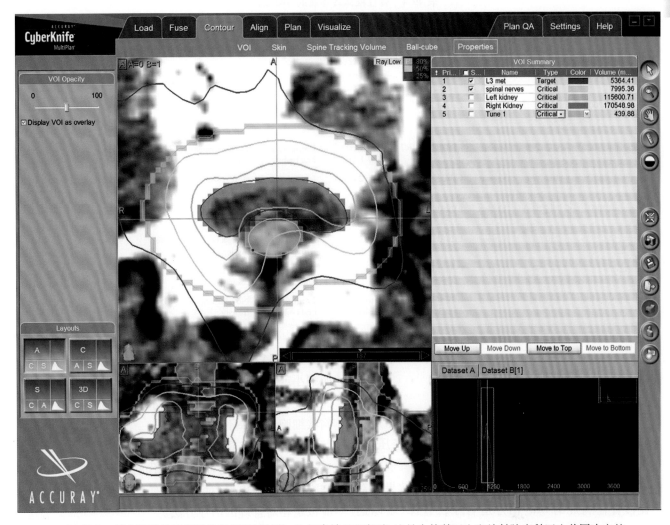

■ **图 49-9**　标出靶病灶和邻近的放射敏感结构,比如脊神经和肾脏,这是由外科医生和放射肿瘤科医生共同决定的

脊柱转移癌的治疗

在高龄患者中,绝大多数病例都是转移癌(见病例 2)。40% 的癌症患者都发生了至少一处的脊柱转移。SRS 是创伤最小的治疗方式,而且,通过限制脊髓的暴露可以比传统的放射治疗施以更大的放射剂量。SRS 治疗需要 1~3 天,传统的放射治疗需要 4~6 周。多发病灶的治疗也是安全的,因为治疗的时间短,对于不同期的病灶治疗也是方便的。SRS 可以作为一个减瘤手术之后的补充治疗,也可以与融合、椎体成形等稳定型手术联合应用。SRS 对于那些预期寿命有限的病例,或者正在接受其他疗法治疗的患者是一种很好的治疗方法。脊柱放射手术对于缓解疼痛是非常有效

的,比如病例 1。据某些文献报道,疼痛缓解率可达到 100%[3]。

对于最适合的照射范围仍然存在争论。有些中心只对 MRI 可见的肿瘤进行放射治疗,同时也有人建议治疗包括椎弓根在内的整个椎体。18% 的治疗失败的病例都是在椎弓根发生了复发[4]。Amdur 等人提倡放射治疗可见的肿瘤边缘外 1cm 的骨质,或者肿瘤边缘外 2cm 的软组织。我们目前只放射治疗 CT 或 MRI 可见的肿瘤范围。目前还没有文献表明哪一种治疗方法更好。放射剂量的建议变化很大,据文献报道,对单一病灶的照射剂量从 8 到 24 戈瑞不等[5]。我们分 1~3 份给予 16~25 戈瑞的照射,剂量取决于肿瘤的类型。77%~100% 的病例都可以得到局部的控制,控制率取决于肿瘤的组织学类型(表 49-4)。

表 49-4　脊柱椎体转移瘤的 SRS 治疗

Site	Lesions / Patients	Tumor Type	Modality	Dose / Fractions	Contouring	Complications	Pain Reduced	Local Control	Overall Survival
Amdur, et al., 2009[11]	25 / 21	Various	LINAC / IMRT	15 Gy / 1	Lesion with margin	No neurological toxicity	43%	95%	25% at 1 year
Wowra, et al., 2009[15]	134 / 102	Various	CyberKnife	15 to 24 Gy / 1	Not specified	No SRS-related neurological deficits	86%	88%	Median survival 1.4 years
Yamada, et al., 2008[14]	103 / 93	Various	LINAC / IMRT	18 to 24 Gy / 1	Entire vertebral body	No neurological toxicity	Not reported	90%	36% at 3 years
Gibbs, et al., 2007[6]	102 / 74	Various	CyberKnife	14 to 25 Gy / 1 to 5	Lesion only	Three cases myelopathy	84%	No symptom progression	46% at 1 year
Chang, et al., 2007[7]	74 / 63	Various	LINAC / IMRT	27 to 30 Gy / 3 to 5	Entire vertebral body	No neurological toxicity	60%	77%	70% at 1 year
Ryu, et al., 2007[16]	230 / 177	Various	LINAC / IMRT	8 to 18 Gy / 1	Entire body with pedicles	1% risk of myelopathy	85%	96%	49% at 1 year
Gerszten, et al., 2005[17].	68 / 50	Breast	CyberKnife	12.5 to 22.5 Gy / 1	Entire vertebral body	No neurological toxicity	96%	100%	Not reported
Milker-Zabel, et al., 2003[18]	19 / 18	Various	LINAC / IMRT or FCRT	24 to 45 / variable	Entire vertebral body	No neurological toxicity	81%	95%	65% at 1 year

硬膜内髓外肿瘤的治疗

很多硬膜内髓外肿瘤是良性的。外科切除是最常见的治疗方法,因为这样可以立即去除神经压迫,获得组织学诊断,治愈疾病。具有相似组织学来源的椎管内病变都可以获得很好的 SRS 治疗效果。对于良性脊柱病灶的 SRS 治疗适合于位置深、难以达到的病灶,导致症状的病灶多发,患者一般状况较差,患者拒绝开放手术的病例。对于高龄患者,开放手术风险大,这类患者的硬膜内髓外肿瘤非常适合于 SRS 治疗。

我院曾经治疗过 110 位患者,共 117 个肿瘤病灶(未公开发表的数据)[6]。56% 的施旺氏细胞瘤(见病例 1)和脑膜瘤经 SRS 治疗后病情获得了稳定,44% 的在影像学上有所缩小。神经纤维瘤的治疗效果不佳,11% 的病例有所增大,80% 的病例神经功能障碍加重。据我们观察,大多数脊髓和神经根症状的患者在 SRS 治疗后症状改善。2 例 SRS 治疗后的患者因为肿瘤增大需要开放手术切除。3 例因为症状不缓解或加重也需要手术。1 例出现了放射性脊髓病。

髓内肿瘤的治疗

我院治疗的 92 例血管网状细胞瘤有 16 例是髓内肿瘤。对其进行了中型的放射手术,剂量为 23Gy。平均随访了 34 个月,16 例中的 15 例血管网状细胞瘤有所缩小或没有增大。基于我们对所有相似的椎管内肿瘤的经验来看,对于伴有严重水肿或囊肿的髓内血管网状细胞瘤效果不佳。

尽管对于室管膜瘤的经验非常有限,一些文献报道表明,SRS 对其是有效的[7]。我们对于 SRS 治疗星形细胞瘤的经验更少,对于那些有严格界线的肿瘤,SRS 应该是相对合理的治疗方法。

髓内脊髓转移瘤很少见。它在中枢神经系统转移瘤中只占 8.5%[8],但是随着高龄人群增多和患者寿命的延长,这种情况出现的频率在增加。Wowra 等人报道 96% 的脊柱转移瘤都可以用 SRS 进行很好的控制,而放射性脊髓病出现的风险小于 1%。

并发症

SRS 治疗失败主要可以分为“边界内失败”和“边界外失败”。“边界内失败”主要包括肿瘤经治疗后再次生长,这主要与放射剂量不足有关。“边界外失败”主要包括在治疗范围的边缘位置再次复发,这主要与影像学检查质量不佳,对肿瘤边缘估计不足,或治疗时体位不准确有关。“远隔失败”主要是指在脊柱其他部位出现新的病灶,发生率约 5%,这主要与潜在的疾病有关,与治疗技术无关。

神经系统并发症依据它们发生的时间不同而分类。一个月内发生的为急性并发症,往往是一过性的。

其往往与水肿有关,可以通过类固醇激素治疗。治疗后 3 ~ 6 个月发生的并发症为亚急性并发症。其往往继发于神经脱髓鞘,预后良好。放射性脊髓病是 SRS 治疗最可怕的并发症,这是一个晚期并发症,大多在 6 个月后发生,往往是不可逆的。在经射波刀治疗脊柱病灶的每一千名患者中,有六例会发生放射性脊髓病(0.6%)[10]。为了避免放射相关的脊髓病,我们应避免照射范围超过 1 立方厘米,单位体积内照射剂量不超过 8 戈瑞。

其他一些不严重的 SRS 并发症包括局部皮肤反应,这偶发于做过后路手术的患者。胃肠道并发症包括恶心、咽炎、食道炎、腹泻。肾脏并发症很少发生,主要发生于胸腰段治疗之后。

结论

椎管内放射手术的成功得益于 SRS 技术的发展。很多脊柱病灶不再需要完全的外科切除。对于脊柱转移病灶或是硬膜内髓外的肿瘤,SRS 技术是一种安全且有效的治疗方式。治疗髓内病灶的早期结果还值得商榷。脊柱 SRS,一种完全无创的治疗方式,尤其适合于高龄患者或伴有多发疾病的患者。

(冯硕 译)

参考文献

1. F.C. Henderson, K. McCool, J. Seigle, W. Jean, W. Harter, G.J. Gagnon, Treatment of chordomas with CyberKnife: Georgetown University experience and treatment recommendations, Neurosurgery 64 (Suppl. 2) (2009) A44–A53.
2. S. Ryu, F. Fang Yin, J. Rock, J. Zhu, A. Chu, E. Kagan, L. Rogers, M. Ajlouni, M. Rosenblum, J.H. Kim, Image-guided and intensity-modulated radiosurgery for patients with spinal metastasis, Cancer 97 (2003) 2013–2018.
3. P.C. Gerszten, S.A. Burton, W.C. Welch, A.M. Brufsky, B.C. Lembersky, C. Ozhasoglu, W.J. Vogel, Single-fraction radiosurgery for the treatment of spinal breast metastases, Cancer 104 (2005) 2244–2254.
4. E.L. Chang, A.S. Shiu, E. Mendel, L.A. Mathews, A. Mahajan, P.K. Allen, J.S. Weinberg, B.W. Brown, X.S. Wang, S.Y. Woo, C. Cleeland, M.H. Maor, L.D. Rhines, Phase I/II study of stereotactic body radiotherapy for spinal metastasis and its pattern of failure, J. Neurosurg. Spine 7 (2007) 151–160.
5. R.J. Amdur, J. Bennett, K. Olivier, A. Wallace, C.G. Morris, C. Liu, W.M. Mendenhall, A prospective phase II study demonstrating the potential value and limitation of radiosurgery for spine metastases, Am. J. Clin. Onc. 32 (2009) 1–6.
6. R.L. Dodd, M.R. Ryu, P. Kamnerdsupaphon, I.C. Gibbs, S.D. Chang, J.R. Adler, CyberKnife radiosurgery for benign intradural extramedullary spinal tumors, Neurosurgery 58 (2006) 674–685.
7. S.I. Ryu, D.H. Kim, S.D. Chang, Stereotactic radiosurgery for hemangiomas and ependymomas of the spinal cord, Neurosurg. Focus 15 (15(5)) (2003) E10.
8. S. Parikh, D.E. Heron, Fractionated radiosurgical management of intramedullary spinal cord metastasis: a case report and review of the literature, Clin. Neurol. Neurosurg. 111 (2009) 858–861.
9. B. Wowra, S. Zausinger, C. Drexler, M. Kufeld, A. Muacevic, M. Staehler, J.C. Tonn, CyberKnife radiosurgery for malignant spinal tumors: characterization of well-suited patients, Spine 33 (2008) 2929–2934.
10. I.C. Gibbs, C. Patil, P.C. Gerszten, J.R. Adler Jr., S.A. Burton, Delayed radiation-induced myelopathy after spinal radiosurgery, Neurosurgery 64 (2009) A67–A72.

第7篇

老年腰椎疾患的手术治疗

第50章　脊柱融合术的作用和老年脊柱：无畸形的狭窄

50

Nelson S. Saldua , Chukwuka Okafor , Eric B. Harris , and Alexander R. Vaccaro

---

关 键 点

- 随着老年人群的数量不断增加，椎管狭窄的发病率在不断增长。
- 因为相比于以往老年人日常生活要求的活动和生活空闲时间活动增加，对于症状性椎管狭窄治疗的积极性更高。
- 这类患者大部分可以保守治疗，一部分患者需要减压手术治疗，只有一小部分患者需要融合。
- 椎管狭窄融合治疗的主要指征是脊柱不稳。在术前出现脊柱不稳或大范围减压术后出现不稳时需要融合治疗。
- 严格筛选的患者，限制融合的使用可以使长期预后良好。

介绍

　　椎管狭窄是指任何导致椎管、神经根管或椎间孔狭窄的情形。狭窄可以出现在同一椎体水平的不同部位，也可出现在不同椎体节段水平的类似部位。椎管狭窄可能与椎间盘突出或者黄韧带折叠出现的突出软组织有关，也与骨性突起有关，比如骨赘或肥厚的关节，或两者均有。

　　椎管狭窄常发生在腰椎，倾向出现在 60~70 岁人群。随着人群平均年龄的增长，患者因症状性椎管狭窄就诊的情形也在增加。这不仅是因为患者生存时间变长，也因为患者在老年时仍保持了较多活动，因此常常出现神经源性跛行症状。此外，全髋和全膝关节成形术这类手术也会使患者在术后很长的生活中保持较多活动。腰椎管狭窄患者常出现症状合并神经源性跛行，诸如大腿后外侧出现疼痛、麻木和感觉异常。这些症状可在患者腰椎向前弯曲时得到缓解，比如趴在助步车或购物车上行走，或骑车。椎管狭窄也可发生在颈椎和胸椎。患者临床表现不尽相同，因此对于治疗选择的决策也不完全相同。

　　症状性椎管狭窄的初始治疗是非手术治疗，包括改善活动、口服药物、硬脑膜外激素注射和物理疗法。

对于非手术治疗无效或效果欠佳的患者，可以考虑手术治疗。手术方式包括单纯减压、减压联合非固定融合、减压联合固定融合，以及最近的减压联合动态稳定系统。新近技术表明脊柱微创入路可以直接改善椎管和神经孔切开面积，微创手术技术也在发展用于脊柱减压和融合。

　　老年患者进行融合手术目前尚有疑问，这是由于他们匮乏的骨密度造成的。当术前出现脊柱显著不稳，或者大范围减压术后可能继发出现脊柱不稳，脊柱关节融合术应成为椎管狭窄手术治疗的一部分。椎管狭窄患者进行脊柱关节融合术的适应证，以及支持和反对融合的争论将在相应章节讨论。关于椎管狭窄脊柱关节融合术的预后和可能并发症也将在随后讨论。

基础知识

　　同其他脊柱节段一样，病因和明确的狭窄节段对于治疗颈椎管狭窄十分重要。颈椎管狭窄可以继发于颈椎间盘突出、后纵韧带骨化、黄韧带赘积、黄韧带骨化、关节增生肥大或者这些病变的组合。

　　颈椎管狭窄十分重要，因为颈椎管直径同脊髓直径比较相对较小。目前一些外科医生推荐手术治疗严重的无症状颈椎管狭窄来预防瘫痪，但另一些医生建议观察随访。

　　颈椎管狭窄的临床症状可以表现为脊髓型颈椎病、神经根型颈椎病或者混合型。继发于椎间盘突出压迫脊髓的颈椎管狭窄患者可能出现脊髓型颈椎病症状，包括手的灵敏降低和步态异常。查体可以出现上运动神经元体征，比如腱反射亢进、Hoffmann 征(+)或者 Babinski 征(+)。相反，如果突出的椎间盘压迫神经根，或者椎间盘高度丢失导致椎间孔横截面积变小，那么患者可能出现特定神经根病变的症状和体征。患者可能出现无力、感觉异常和腱反射消失。

　　影像学上，颈椎管狭窄通常使用一个叫做 Pavlov

383

比值的影像学参数来诊断。Pavlov 比值是指颈椎 X 线片侧位上椎管矢状径和椎体矢状径的比值。Pavlov 比值大于 1 时是正常的,比值小于 0.8 时认为椎管狭窄。如果压迫来自于椎间盘突出或者黄韧带赘积,颈椎 MRI 可以帮助明确压迫的原因。此外,MRI 可以显示任何脊髓受压的证据,比如脊髓周围脑脊液减少,和(或)者脊髓中出现脊髓软化。CT 可以用于诊断骨畸形,比如骨赘或关节肥大。

颈椎管狭窄

病例 1

63 岁女性患者,主因颈部疼痛伴双侧肩部、肩胛部放射,痛 8 年就诊。疼痛主要沿双侧肱二头肌和前臂桡侧放射至双手的拇指和食指。此外,患者还注意到腿逐渐变得无力、平衡丧失、书写能力变差、系扣困难、手持小物体困难。经过改善活动、物理治疗和神经根、触发点注射治疗,患者的症状仍然持续并逐渐加重。

查体颈椎旁和中线肌肉有压痛。患者步态不稳,Romberg 征(+)。由于疼痛,患者活动范围受限,颈部伸展时可出现手臂疼痛、麻木和刺痛感。患者右侧肱二头肌、腕伸肌和手内在肌肌力较左侧降低,但是患者皮肤感觉完整。患者全身腱反射亢进,双侧 Hoff-mann 征(+)。

X 线片见图 50-1,可见颈椎正常前凸消失,严重的椎关节强硬和 C4、C5 椎体前移。矢状位和冠状位 MRI 见图 50-2,可见显著椎管狭窄、椎间盘正常高度丢失和严重脊髓压迫伴脊髓软化。

患者在手术室接受了颈椎前路联合后路减压融合术治疗。在 C4-5、C5-6、C6-7 进行了椎间盘切除和使用移植物、前部平垫进行椎间融合,保留颈椎正常前凸和清除前部病变,后者包括减少 C4-5 椎体前移。后路操作包括 C3 至 C7 椎板切除、螺钉固定(图 50-3)。

患者术后恢复良好,手臂疼痛缓解。在最后一次随访时,患者步态和平衡得到稳定的改善,整体功能较术前得到改善。

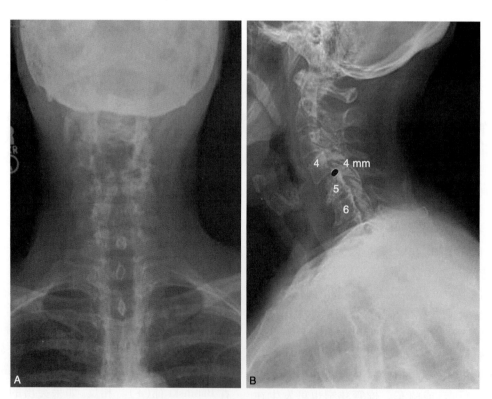

■ **图 50-1**　颈椎前后位和侧位 x-线片可见严重椎关节强硬改变,C4 相对于 C5 前移 4mm

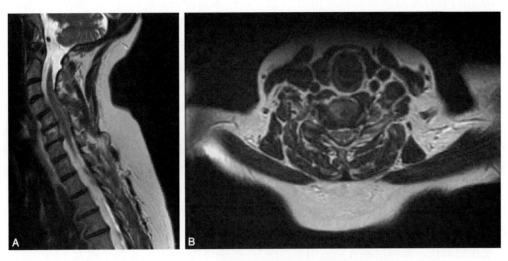

■ 图 50-2　MRI 可见 C3 至 C7 椎管狭窄,脊髓多节段受压,髓内信号改变

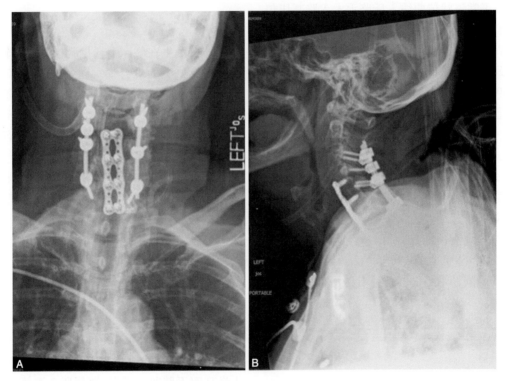

■ 图 50-3　术后颈椎前后位和侧位 X 线片,多节段前路椎间盘切除恢复正常颈椎前凸,后路减压、融合为脊髓提供额外的空间和为融合提供稳定性

临床操作指南

神经根型颈椎病的非手术治疗是成功的,包括改善活动、口服药物和选择性神经根阻滞。手术适应证包括非手术治疗无效和脊髓病进展。脊髓型颈椎病的自然史是症状逐步进展,其中相间神经症状无进展时期。

颈椎管狭窄的病变压迫部位十分重要,它指示了手术的入路。颈椎后外侧中等大小突出椎间盘引起的颈椎管狭窄治疗时最好采用前路入路,这是为了能够充分去除压迫的病变。常采用前路颈椎间盘切除术联合融合术。融合术可使用或不使用固定物,固定物包括前方平板和螺钉。有报道称无器械的前路颈椎间盘切除、融合术(ACDF)有良好的结果。现在,前路颈椎间盘切除不联合融合(ACD)已经很少采用,几乎不会用于多节段病变的颈椎。一项前瞻、随机对照研究表明 ACD 和 ACDF 治疗神经根型颈椎病效果相当[1]。也有研究表明单纯 ACD 可以很好缓解患者颈部和手臂的疼痛,有 76% 患者返回到工作中[2]。但是,有研究表明 3.3% 患者先前脊髓型颈椎病恶化与单纯 ACD 有关[3]。Nandoe Tewarie 等人在对 102 名患者术后长达 18 年的随访回顾性研究表明单纯 ACD 术后症状出现恶化[4]。虽然单纯 ACD 在治疗颈椎脊髓神经根病具有成功性,由于有症状恶化的可能,结合颈椎前路手术难以重修这一问题,这一手术方式不是一个吸引人的选择。

如果压迫的病变继发于黄韧带赘积、关节增生肥大或者其他颈椎后部病变,那么后路手术入路可以让术者直接减压受压的部位。单纯后路入路适用于颈椎排列处于前凸或中立位。颈椎后凸畸形通常需要前路手术恢复颈椎正常矢状位曲线。后路手术入路减压包括椎板切开术、椎板切除术或者椎板成形术。应注意避免切除关节突关节的重要部分,以免导致医源性椎板切除术后颈椎后凸。Raynor 等人的一项尸体研究通过测试 50% 和 70% 关节切除的标本的生物力学数据来比较不稳定的潜在程度。研究结论表明在不进行融合时,推荐关节突关节切除不应超过 50%,以免出现脊椎不稳[5]。在术前屈伸位片上有脊柱过度活动的证据时,单纯颈椎后路减压常常出现椎板切除术后颈椎后凸。出现以下情形时,颈椎后路减压术应考虑联合颈椎融合术:

- 中立平侧位片证实颈椎有后凸。
- 减压需要切除>50% 关节突关节。
- 棘上韧带和棘间韧带不能胜任或有医源性破坏。

胸椎管狭窄

病例 2

一个 58 岁既往没有明显病史的老年女性,主因双下肢无力就诊,右侧较左侧严重,乳头以下感觉减弱。此外,患者诉胸正中区域 5/10 疼痛,尿潴留,轻度便秘和无法承受重量。急诊部记录表明患者一周以前扭伤背部就诊,并诉随后这些症状出现进行性加重。需注意的是,患者几个月前注意到右侧胸部外上四分之一部分有刺激感和可疑的团块感。外院 X 线片显示第六胸椎病理性骨折。患者为求进一步诊断和为进一步行放射学和免疫病理学检查证实乳腺癌胸椎转移来我院就诊。

查体可见患者右侧胸部一大小约 2cm×2cm 紫色

- 术前静态 x 线片或动态屈伸位片显示脊椎不稳。

对于颈椎脊髓多节段受压,椎板成形术是另一个选择。这种术式通过切开受累椎板的一侧,打磨对侧来增加脊髓有效的空间。这样颈椎后部的结构就像门一样被打开,以打磨的一侧为折叶,使用缝线、移植物或平板和螺钉固定打开的椎板。因为脊髓空间的增大,它可以远离椎体。这种治疗方法只用于颈椎曲线保持中立或前凸的患者。对于颈椎后凸的患者,不管后路减压为脊髓提供了多大的空间,脊髓依然悬挂在椎体上。

对于椎管狭窄伴后凸畸形和多节段病变,可能需要颈椎前路联合后路手术。当进行三个或大于三个颈椎椎体次全切除,或四个或大于四个椎间盘切除时,常需要颈椎后路内固定融合。

基础知识

外科医生在临床上遇见胸椎管狭窄较颈椎管狭窄或腰椎管狭窄的机会少。同颈椎管狭窄一样,胸椎管狭窄的定义是椎管直径小于 10mm。压迫病因最常见的是椎间盘突出,大多数是旁中央型椎间盘突出。其他病因也有可能,比如肿瘤。发生于进行性胸椎后凸后的胸椎管狭窄多见于多个邻近阶段不全骨折。

胸椎管狭窄临床表现有些类似于颈椎管狭窄的体征和症状。由于臂丛早已从脊髓发出,所以胸椎管狭窄的患者不会出现颈椎管狭窄患者的手部灵敏问题。他们可以出现胸椎神经根病的体征和症状、下肢上运动神经元功能障碍,或者步态异常。

硬化结节,无液体排出。整个颈椎有压痛。神经学检查发现双下肢肌力减弱,髋屈肌 2/5,股四头肌 4/5,胫骨前肌 1/5,拇长伸肌 1/5,腓肠肌 2.5;上肢肌力 5/5。双侧感觉减弱,存在阵挛,特别是右侧。Babinski 征(−),直肠张力降低。患者生命体征平稳,无发热,实验室检查结果均在正常范围内。

患者脊椎 CT 检查证实 T5、T6 病理性骨折,脊柱多节段可以看见溶骨性病变并骨破坏,病变显著位于 T3 至 T6,向上侵入邻近节段中央管和神经孔(图 50-4)。这些发现提示转移性病变。颈椎 MRI 提示多节段转移性病变,T5、T6 后硬脑膜扩张导致脊髓受压(图 50-5)。

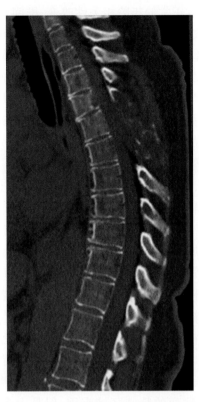

■图50-4　CT扫描显示胸椎多节段溶骨性改变,伴随骨破坏,T3至T6显著,病变侵入临近节段中央管和神经孔。这些提示转移性病变

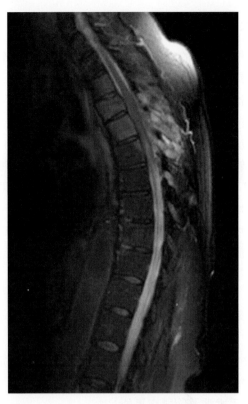

■图50-5　MRI扫描显示胸椎多节段转移性病变,上胸椎显著,T5、T6后硬脑膜扩张压迫脊髓

患者进行了 T3 至 T6 椎板切除术,T2 至 T10 后外侧融合,活检送病理证实转移病变。病理证实是转移性乳腺癌(图 50-6)。患者术后可恢复,没有出现并发症。患者住院康复期间,下肢运动强度已提高到 3/5,并有良好的感觉。膀胱功能没有恢复,留置了导尿管。神经性肠对灌肠剂、双醋苯啶、多库酯钠和番泻叶反应良好。

患者被转移到肿瘤中心寻求进一步评价和转移性乳腺癌治疗。

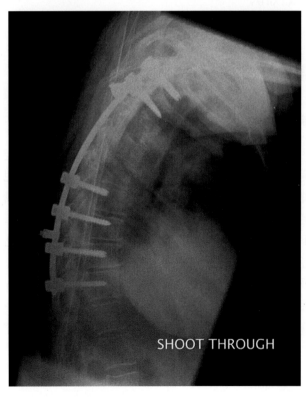

■图50-6　胸椎侧位 X 线片,T3 至 T6 椎板切除术、T2 至 T10 螺钉和螺棒固定融合术后改变

临床操作指南

胸椎管狭窄的手术适应证类似于颈椎管狭窄：非手术治疗无效，脊髓病进展。

胸椎管狭窄的治疗常常只限于单纯减压。手术入路选择前路、后路或经胸廓入路取决于压迫病变的来源。从历史上来看，融合术已经很少运用，因为肋骨和胸骨能够为胸椎提供足够的稳定性。Palumbo 等人描述了 12 名胸椎管狭窄术后患者的回顾性研究结果，这些患者均接受单纯减压术，没有融合手术。尽管大部分患者疼痛、行走和神经功能得到改善，但 5 个患者早期存在症状恶化，因为再发狭窄、畸形/不稳，或者两者都有。笔者提示胸腰交界处行减压术更容易出现不稳[6]。

手术治疗胸椎管狭窄时，出现以下情况应考虑融合术：

- 失去前柱支持，比如严重压缩性或爆裂性骨折，或者肿瘤切除术。
- 减压手术涉及胸腰交界处。
- 术前静态 X 线片或动态屈伸位片提示脊柱不稳。

基础知识

椎管狭窄最常见于腰椎，常见于六、七十岁人群。

腰椎管狭窄

病例 3

一名 90 岁老年男性，诉双侧臀部疼痛恶化、行走耐力下降。患者既往体健，除了行走超过 50 码时出现臀部烧灼痛，伴放射至大腿后外侧。休息后疼痛可以迅速缓解，当患者趴在购物车上行走时不会出现疼痛。下楼梯或斜坡时症状加重，但上楼梯时不会。患者已经在血管外科中心进行了评价，没有发现血管病变。虽然进行了加强核心力量、柔韧性和心血管健康等方面的物理治疗，患者症状仍然持续存在。疼痛治疗中心进行了硬脑膜外激素注射治疗，但没有效果。

作为椎间盘正常的年龄相关性改变，椎间盘髓核水分丢失，导致椎间盘高度丢失。水分的丢失可能导致椎体-椎间盘界面活动的增加，导致同水平关节突关节活动增加。关节突关节这些过度活动可能导致关节突关节病和增生肥大。最后，椎间盘高度的丢失会减少神经孔的横截面积，同时使得黄韧带赘积。所有这些年龄相关性的改变最后导致腰椎管狭窄。

腰椎管狭窄典型表现是神经源性跛行。患者常诉下肢疼痛，当活动时症状加重，患者腰椎处于屈曲位置时症状减轻。进行诸如骑车或趴在购物车上活动时，腰椎管狭窄患者症状减轻，这是因为这些活动时，患者腰椎处于屈曲位置。

腰椎管狭窄影像学检查开始于腰椎平片。X 线片必须仔细检查骨赘、排列不齐、关节肥大或者任何其他可能减少神经有效空间的异常。需要屈伸位平片来判定是否存在不稳。任何术前发现的脊柱不稳需要脊柱融合手术。MRI 对于判定狭窄的特殊位置（旁中央、外侧隐窝、或者神经孔）十分有用。CT 脊髓造影对于定位压迫病变的特殊区域有用，但是大多时候已被 MRI 取代。

查体相对寻常，所有肌群肌力正常，所有皮肤感觉正常。步态稳定，神经学检查没有异常。

影像学检查见图 50-7，可以看见老年性退行性改变，椎间盘高度丢失、大片椎间骨赘复合体、L2 至 L5 关节增生肥大。矢状位和冠状位 MR 见图 50-8，可以看见严重中央管、外侧隐窝和神经孔狭窄，关节突关节液增加，黄韧带弯曲变形。

患者接受了 L2 至 L5 减压、后外侧内固定融合术。术后影像学检查见图 50-9。在随后随访中，患者已经恢复到先前功能水平，跛行症状完全缓解，没有术后疼痛。

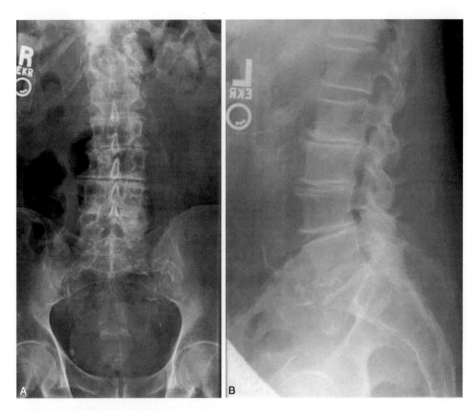

■图 50-7　A,腰椎前后位显示多节段椎关节强硬、退行性脊柱侧凸和轻度侧移。B,侧位片显示多节段严重椎间盘塌陷和前移

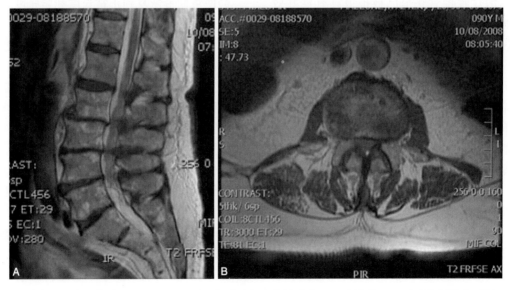

■图 50-8　A,矢状位 MR 显示 L2 至 S1 中到重度中央管狭窄。B,冠状位 MR 显示外侧隐窝、神经孔狭窄,同时伴有关节肥大和宽基底间盘膨出

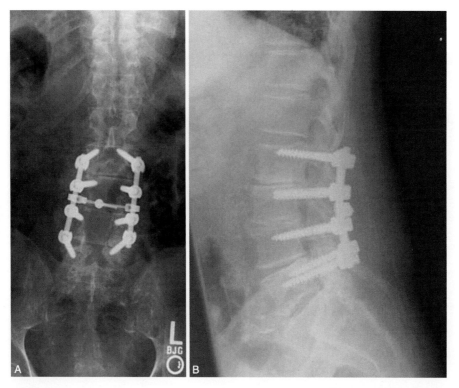

■图 50-9   A,术后前后位平片显示 L2 至 L5 内固定融合,L2 至骶骨广泛椎板切除术。B,术后侧位平片显示腰椎螺钉内固定和腰椎正常前凸恢复

临床操作指南

关于减压是否联合融合的争论一直存在。单纯减压不融合手术治疗腰椎管狭窄已被报道具有良好效果。但是其他一些文献,其中大多数患者存在脊柱不稳,这些文献报道称减压联合融合术能够获得更好的治疗效果。Yone 等人[7]报道了一组患有腰椎管狭窄的 34 名患者,17 名患者 X 线片上存在 Posner 描述的脊柱不稳。10 名患者进行了减压联合融合术,剩下 7 名患者进行了单纯减压术。进行单纯减压手术的患者术后出现明显的 JOA 评分恶化。然而其他报道称单纯减压和减压联合融合手术的临床预后没有明显差异[8,9]。

报道称椎板成形术作为减压融合术的一种替代选择,具有良好的效果[10]。这个操作的技术要求类似于颈椎椎板成形术。

正如脊柱其他部位椎管狭窄一样,腰椎管狭窄手术治疗的成功取决于对神经的充分减压。出现以下情形时应考虑融合术:

- 出现先天的不稳定退行性改变模式,即椎管狭窄伴有旋转和平移畸形导致退行性脊椎滑脱或脊柱侧凸。

- 减压时超过 50% 关节突关节被切除。
- 术前静态 X 线片或动态屈伸位片显示出脊椎不稳。
- 椎间盘正常高度的恢复将引起神经孔面积增大,也会使黄韧带恢复到正常长度和紧张度。
- 先前腰椎减压术后狭窄继续存在。

腰椎减压联合椎体间融合术可以恢复椎间盘空间至正常的高度,这可通过减少黄韧带赘积和恢复神经孔自然的横断面面积来治疗椎管狭窄。椎体间融合术可以采用不同的手术入路:前路(前路腰椎椎体间融合术,ALIF),腹膜后路(极外侧或垂直外侧腰椎椎体间融合术,XLIF/DLIF),或后路(经椎间孔腰椎椎体间融合术,TLIF)。ALIF、XLIF/DLIF 可作为脊柱融合的独立术式,而 TLIF 必须使用后路椎弓根螺钉固定。各种手术入路均有其优点和缺点。ALIF 可以极好地暴露椎间盘,但是常需要专业外科医生把大血管从脊柱上分离开。此外,手术时患者采取仰卧位,如果需要后路减压或(和)内固定时必须翻转患者。XLIF/DLIF 如果需要后路手术时也需要改变体位。TLIF 可以在单独后路入路时实行 360° 融合,不需要血管专科医生和改变体位。这种入路可能需要对神经进行操作,因此存在风险。

总结

　　椎管狭窄主要发生于老年人群，最常累及六七十岁人群的腰椎。随着人口平均年龄的增长和老年人群活动的增加，症状性椎管狭窄的发病率也在逐渐增加。非手术治疗有良好的疗效，但对于部分患者，非手术治疗无效。如果术前或减压术后发现脊柱不稳，椎管狭窄的成功手术治疗依赖于适当部位的减压和脊柱节段融合。

（赵耀　于峥嵘　译）

参考文献

1. J. Hauerberg, et al., Anterior cervical discectomy with or without fusion with ray titanium cage: a prospective randomized clinical study, Spine 33 (5) (2008) 58–64.
2. P.J. Rao, et al., Clinical and functional outcomes of anterior cervical discectomy without fusion, J. Clin. Neurosci. 15 (12) (2008) 1354–1359.
3. H. Bertalanffy, H.R. Eggert, Complications of anterior cervical discectomy without fusion in 450 consecutive patients, Acta Neurochir. (Wien) 99 (1-2) (1989) 41–50.
4. R.D. Nandoe Tewarie, R.H. Bartels, W.C. Peul, Long-term outcome after anterior cervical discectomy without fusion, Eur. Spine J. 16 (9) (2007) 1411–1416.
5. R.B. Raynor, J. Pugh, I. Shapiro, Cervical facetectomy and its effect on spine strength, J. Neurosurg. 63 (2) (1985) 278–282.
6. M.A. Palumbo, et al., Surgical treatment of thoracic spinal stenosis: a 2- to 9-year follow-up, Spine 26 (5) (2001) 558–566.
7. K. Yone, et al., Indication of fusion for lumbar spinal stenosis in elderly patients and its significance, Spine 21 (2) (1996) 242–248.
8. M. Cornefjord, et al., A long-term (4- to 12-year) follow-up study of surgical treatment of lumbar spinal stenosis, Eur. Spine J. 9 (6) (2000) 563–570.
9. D. Grob, T. Humke, J. Dvorak, Degenerative lumbar spinal stenosis: decompression with and without arthrodesis, J. Bone Joint Surg. Am. 77 (7) (1995) 1036–1041.
10. K. Adachi, et al., Spinal canal enlargement procedure by restorative laminoplasty for the treatment of lumbar canal stenosis, Spine J. 3 (6) (2003) 471–478.

第51章 脊柱融合术的作用和老年脊柱：合并畸形的椎管狭窄

51

Barton L. Sachs

关 键 点

- 成人脊柱侧凸合并椎管狭窄是一种进展性疾病，已经显著影响了美国老年人群。
- 由于老年患者年龄相关的一般身体条件和代谢性骨病，使治疗变得复杂。
- 手术治疗的目标是以最小的有创性操作治疗受压迫的神经相关部分，通常是减压术。
- 手术旨在恢复患者矢状位和冠状位平衡。融合不能在邻近的退变节段结束。
- 成人脊柱侧凸分类系统有助于确定最适当的手术类型和解剖节段，以最大化临床和重建预后。

介绍

成人脊柱侧凸是常见的脊柱退行性病变，有时可能致残，其发病率在老年人群中高达60%[1]。成人脊柱侧凸对患者一般健康水平有显著的影响，研究表明美国普通人群中，脊柱侧凸患者相比于正常人群有明显的身心健康差距。甚至与合并额外并发症的患者相比较，成人脊柱侧凸患者在临床健康评估中也较低。除了此病的主观因素外，严重疼痛和致残也会发生在这类人群中[2]。

症状性脊柱畸形合并椎管狭窄的治疗是有争议的。对于现代外科医生来说，治疗老年患者人群最大的挑战是患者的选择，外科医生必须权衡各种各样干预的好处、风险、并发症和持久性。由于有限数量的前瞻结果研究和这一类人群使用的各种各样的干预手段，分析和使用变得十分困难。随着脊柱外科医生越来越多地面对老年人群，必须制定一个合适且实际的治疗计划，同时考虑到影响这一特殊人群的社会和心理因素。

病理变化

脊柱老化类似于身体的退行性进程，生理老化级联反应影响解剖结构并产生进行性变化，如生物力学、生物化学和生理学。病生理学改变影响脊柱的结构和功能，因为脊柱在人类直立姿势中的中心地位，显得相对重要。

退行性成人脊柱侧凸的发生源于巨大不稳定和微小不稳定。腰椎节段不稳和邻近椎体排列平移继发于长期慢性椎间盘疾病和进行性关节突关节无能。椎间盘退行性改变导致椎间盘脱出，纤维环和后纵韧带膨胀，因此引发骨膜下骨赘形成。此外，关节面发生退行性改变导致黄韧带增生、钙化和增厚。这些改变最终导致后方结构前移和平移，导致椎管和神经孔严重狭窄，出现神经源性跛行和神经根病症状。

脊柱畸形中狭窄性退行性疾病的定义

腰椎管狭窄定义为在神经出神经孔之前，椎管狭窄压迫神经元件。狭窄可能局限于单一运动阶段（两个相邻椎体和椎间盘、关节突关节以及支持韧带）或者它可能是更广泛的，跨越两个运动节段或更多。

成人脊柱畸形合并退行性病变可能是椎管狭窄的主要因素。成人退行性脊柱侧凸出现在左右侧的几率相当。成人退行性脊柱侧凸的发展是由于椎间隙不对称狭窄和椎体旋转，继发于椎间盘退变引起的不稳造成的。

成人腰椎侧凸相关的神经压迫常见表现是物理活动相关的放射性疼痛。作为曲线旋转的顶点，在曲线凹面有相关的关节突关节增生肥大和不全脱位。此外，凹侧的坍塌导致相邻椎弓根之间的神经孔狭窄。因此，症状常常出现在大腿和脚的前侧（这是因为压迫腰椎神经根的头部和中部）。下肢后侧的放射性疼痛常见于腰椎曲线的凸侧，疼痛源于骶尾部腰椎神经根和骶神经根受压[2]。

临床表现

老年脊柱退行性改变伴畸形导致出现四个主要临床症状的复合体:

- 神经痛(外周和根性疼痛)
- 背痛
- 生活活动相关限制
- 畸形相关问题

神经痛伴活动相关跛行是神经血流减少所致。医生必须排除腿部疼痛的常见原因,如周围血管疾病、心脏病、动脉硬化性血管疾病和(或)原发性神经疾病。压迫性神经根性痛发生在退行性脊柱侧凸凹侧的一侧,这是因为神经在出神经孔或关节下空隙时直接受压所致。神经牵张根性疼痛发生在凸侧神经根,后者从脊柱侧凸狭窄的坍塌侧穿出。因此,患者可能出现凸侧神经根痛或凹侧神经根痛,抑或两者都有。

背痛可能是由于关节病和椎间盘、关节突关节或其他结构正常的老化所致。其他背痛原因可能是脊柱节段活动异常受限,叫做"机械性疼痛"。另外,背痛可能继发于神经血流减少或(和)神经受压造成的神经根压迫性疼痛。

老年脊柱患者活动相关不适症状涉及生活方式改变。这类患者向医生描述生活正常活动受限。患者可能主诉他/她无法参与跳舞、高尔夫、正常工作、打猎和钓鱼的娱乐活动,或者正常行走和锻炼。

畸形相关问题包括身体外形改变,伴或不伴肋骨压迫骨盆。患者可能出现扭曲,依靠身体一侧多于另一侧。少数时候,患者可能描述气短,这是继发于脊柱侧凸坍塌和胸部周围退行性改变导致肺容量下降。最终且可能最令人害怕的问题是患者出现平衡问题和不稳定,影响患者正常的行走。患者可能出现明显的脊柱畸形以至于他/她无法保持正常平衡,日常生活中需要脊柱矫形工具来行走,比如手杖、步行器等。

成人脊柱侧凸分类

Aebi[3]基于病理病因和畸形初发时间提出了 AO 系统来进行成人脊柱侧凸分类。这个分类将成人脊柱侧凸定义为脊柱骨骼畸形的成人患者,且冠状位平片 Cobb 角大于 10°。Aebi 将成人脊柱侧凸分为四种类型:

- Ⅰ型:原发性退行性脊柱侧凸(de novo 型),多位于胸腰段或腰椎,其发生以椎间盘或(和)关节突关节炎为基础,不对称影响结构,出现背痛症状,通常伴有或不伴椎管狭窄症状(中央或(和)外侧狭窄)(图 51-1 和图 51-2)。
- Ⅱ型:青少年特发性脊柱侧凸,多位于胸椎或(和)腰椎,成年后会发展,常兼有继发性退行性变化和(或)不平衡。

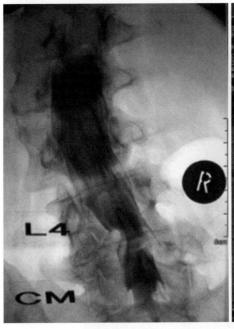
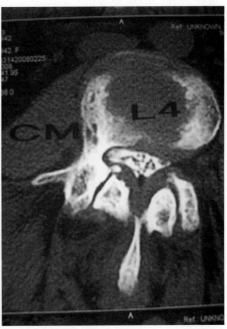

■ **图 51-1**　66 岁老年女性,AO Ⅰ型 de novo 脊柱侧凸。脊髓造影和鞘内 CT 扫描证实了 L4 椎体水平和严重椎管狭窄一致的典型病理改变。注意关节突关节肥大、关节排列不齐、黄韧带增生肥大、硬膜囊受压、椎间盘退行性改变和椎体滑脱

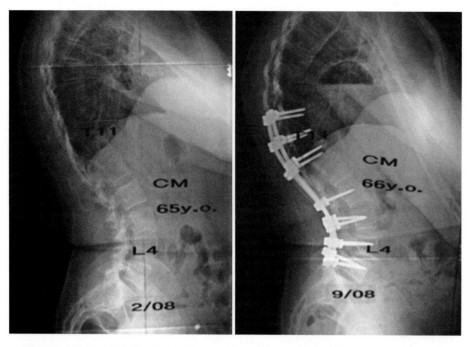

■ 图 51-2 66 岁老年女性,AO Ⅰ 型 de novo 脊柱侧凸。矢状位可见 T10 至 L5 术后融合改变,维持腰椎前凸以保证站立平衡

- Ⅲ型:继发性成人脊柱侧凸:

a) 由骨盆倾斜(例如双下肢不等长或髋关节病变),或者继发于特发性侧凸、先天性侧凸、神经肌肉性侧凸,或腰骶连接处不对称异常病变导致而形成。

b) 由代谢性骨病引起的骨骼改变(最常是骨质疏松伴对称性关节炎疾病和(或)椎体骨折)[3]。

Schwab 等人[4]基于矢状位和冠状位平片参数提出了成人脊柱侧凸三级分类系统。这些影像学标准,包括 X-线片上腰椎前凸、冠状面曲线的顶点位置、脊椎彼此之间相对滑脱和矢状位平衡(图 51-3 至图 51-6)。这个分类系统准确将影像学和临床意义联系在一起,以期给成年患者提出合适的成功治疗建议。疾病进展的速度受曲线幅度、横向移位程度、骨的质量和相关脊髓型颈椎病的严重程度影响。表 51-1 显示了两种分类方法。

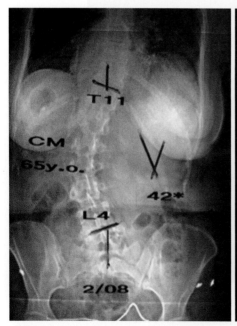
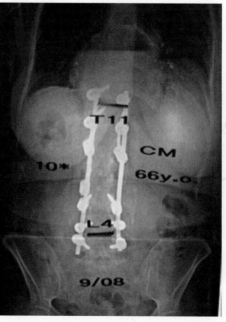

■ 图 51-3 66 岁老年女性,背痛伴根性腰腿痛和神经源性跛行。患者是 AO Ⅰ 型 de novo 脊柱侧凸,也是 Schwab V 型、A+型。在保守治疗失败后,患者进行了脊柱后路多节段减压/椎板切除术和使用融合及节段椎弓根螺钉植入重建稳定。随访评估显示症状缓解显著以及影像学结果改善显著,类似结果也可在图 51-6 可见

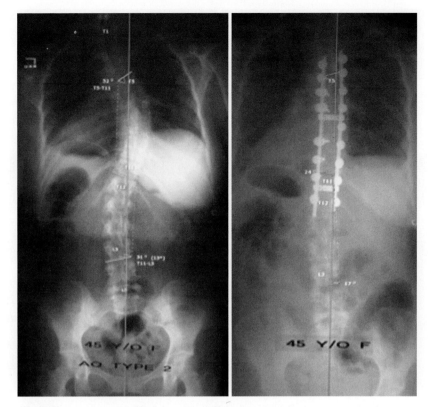

■**图51-4**　45岁女性，AO Ⅱ型成人脊柱侧凸。患者满足 Schwab Ⅱ型，AO 标准。因此，患者接受了节段椎弓根钉内固定、有限的胸椎后路脊柱重建治疗（T3-T12）。患者术后在疼痛和畸形矫正方面得到显著改善

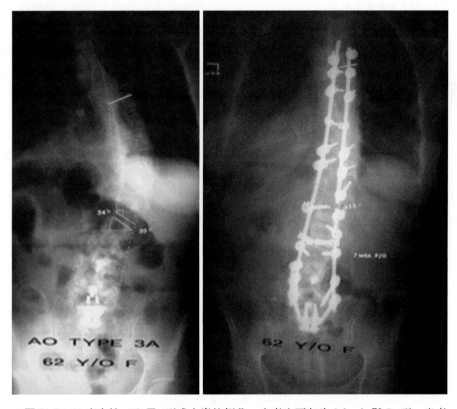

■**图51-5**　62岁女性，AO Ⅲa 型成人脊柱侧凸。患者也可归为 Schwab Ⅳ B+型。患者接受了前路脊柱释放、椎体间融合重建，以及 T4 至骶骨后路多节段椎板切除/神经孔切除、使用椎弓根钉和移植物长节段重建/融合。患者术后临床和影像学恢复良好

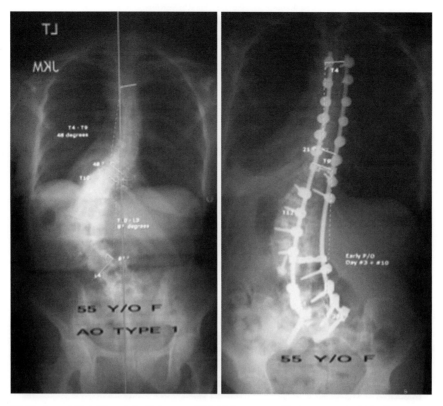

■ **图 51-6**　55 岁女性，AO Ⅰ 型 de novo 脊柱侧凸，SchwabⅣ型，B++。患者接受 T4 至骶骨椎弓根钉内固定进行前后路脊柱重建和排列。同时，患者进行了腰椎后路多节段椎板切除/神经孔切除以缓解神经压迫。患者术后临床和影像学均有良好改善

表 51-1　成人脊柱畸形分类

Aebi-*Eur. Spine J*,2005	Schwab et al. -*Spine*,2006
• Ⅰ型："De novo"型脊柱侧凸 　原发性退行性脊柱侧凸 　椎间盘或(和)关节突关节炎	类型 • Ⅰ型单纯胸弯 • Ⅱ型上主胸弯(T4-T8)
• Ⅱ型：特发性脊柱侧凸 成年后会发展 兼有退行性不平衡	• Ⅲ型下主胸弯(T9-T10) • Ⅳ型胸腰主弯(T11-L1) • Ⅴ型主腰弯(L2-L4)
• Ⅲ型：继发性成人脊柱侧凸 　a）与骨盆倾斜、双下肢不 　　等长或髋关节病变有关 　b）与骨代谢异常引起骨骼 　　改变(最常见的是骨质 　　疏松)有关	腰前凸修正型 • A 重度前凸(>40°) • B 中度前凸(0°~40°) • C 无前凸(Cobb<0°) 滑移修正型 • +最大滑移 1~6mm • ++最大滑移>7mm

非手术或手术治疗的考虑

　　非手术治疗应该成为治疗的初始选择。但是，为了缓解症状，包括物理治疗、类固醇注射治疗、口服药物治疗、饮食营养支持治疗、矫正治疗以及积极肌肉锻炼这些非手术治疗方法很少能够获得令人满意的长期效果，因为基础的病理改变依然存在。

　　老年脊柱疾病患者手术治疗造成的挑战是年轻患者不具有的。较差的骨质、脊柱广泛退行性改变的可能性、矢状位排列改变伴胸椎后凸增加以及腰椎前凸的消失都会影响手术治疗。多种疾病的存在、伤口愈合能力下降以及营养不良等因素都会增加术后并发症的出现。骨质疏松症和骨量减少使得固定的选择变得复杂化。对于骨量较差和骨质疏松患者来说，大量自体髂骨移植是不切实际的。此外，老年人融合手术并发症可能导致邻近节段退变和交界性后凸畸形发展。

治疗目标(见表 51-2)

　　脊柱手术治疗公认和基本的目标包括：
- 减轻疼痛
- 改善神经症状
- 改善活动水平
- 冠状位和矢状位平衡和稳定性得到改善
- 预防进一步畸形
- 身体外形有改善

　　在本质上，这些患者的手术应主要解决的是引起

表 51-2 手术设计目标

- 神经结构减压
- 脊柱节段的稳定
  - 融合
    - 无移植物固定的原位融合
    - 移植物固定融合
  - 矢状位平衡(必要的)
- 畸形矫正
  - 重组/重建
- 减少并发症
- 最大化
  - 功能
  - 生活质量

临床和生活问题的椎管狭窄。畸形的稳定、重组和(或)重建是手术次要考虑的。

手术操作

手术操作包括:

- 单纯减压术(一般为椎板骨切除)
- 固定手术(很少单独进行,常和植入器械一起进行)
- 减压、固定、关节融合术
  - 很少原位单独进行骨手术而没有金属移植物
  - 常有金属移植物
- 重组和重建
  - 减压(直接或间接),植入器械进行固定和融合
- 前路 VS 后路 VS 前后路联合

脊柱畸形手术减压治疗相关预后

Frazier,Lipson,Fossel,Catz 等人[5]在 1997 年报道,在对 90 名术前有脊柱侧凸伴背痛的患者在术后 6 个月和 24 个月进行随访的研究中,结果显示出现滑脱的几率增加,但是患者在术后 6 个月和 24 个月时行走能力有了显著提高。他们的研究数据显示患者对于椎管狭窄术后出现的滑脱小幅度增加耐受良好。这些结果表明对于进行单纯减压的椎管狭窄患者来说,术前脊柱侧弯是不太有利于预后的因素。

退行性腰椎侧凸合并椎管狭窄的手术治疗

有椎管狭窄症状的患者和退行性脊柱侧凸小于20°且没有不稳定性的患者也许可以进行单纯减压治疗。具有大椎体结构和稳定骨赘的男性患者可以承受

两个节段椎板切除术而不融合。另外,退行性脊柱侧凸大于 15°~20°、外侧半脱位或动态不稳的患者应该接受减压融合治疗。Simmons[6]根据他的退行性脊柱侧凸分类类型,分别制订了不同的融合策略。对于减压术后缺乏后方结构的老年骨质疏松患者,螺钉是最适合的固定方法。常常需要延长融合至骶骨,骶骨和骨盆额外的多处固定可以减少移植物的张力,有助于融合的愈合。

借鉴于 Poloumis,Transfeldt 和 Denis[7]发表的文章,可对他们所提出的患者治疗运算方法进行改良(见图51-7)。他们对患者进行了深入研究,通过运算方法来确定治疗,确定哪种方法可以显著提高预后,术后采用SF36、Oswestry 和 VAS 评分来评估。

手术主要考虑脊柱节段是否:

- 稳定(动态 X-线上小于 2mm 移动)
- 不稳定(动态 X-线上大于 2mm 移动)
- 术前出现冠状位或矢状位不稳。

如果脊柱初始是稳定的,那么需要进行减压手术治疗。单纯减压手术应该足够,除非手术时出现医源性不稳。如果造成医源性不稳,那么在主弯侧的选择融合应该超过减压范围。如果术前发现脊柱节段不稳,那么减压同时还应进行主弯侧选择融合治疗。相比而言,如果术前出现冠状位或矢状位不稳,那么应该进行始于胸腰椎的长节段融合以及腰椎区域减压治疗(见图 51-7)。

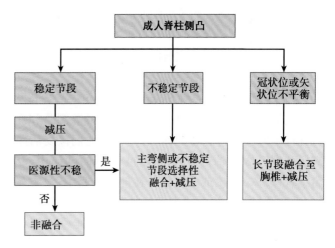

■ 图 51-7 成人脊柱畸形运算法则

成人脊柱畸形合并腰椎侧弯选择融合节段的原则

Kuklo[8]在文献中对手术节段的考虑提出一些观点。Kuklo 指出成人脊柱侧凸患者对矢状位不平衡耐

受差(见图51-8)。手术应该保持患者良好的矢状位排列,术前检查应包括相邻节段病变的评价、退变椎间盘评价以及确定融合节段关节突关节的疼痛诱发注射试验。

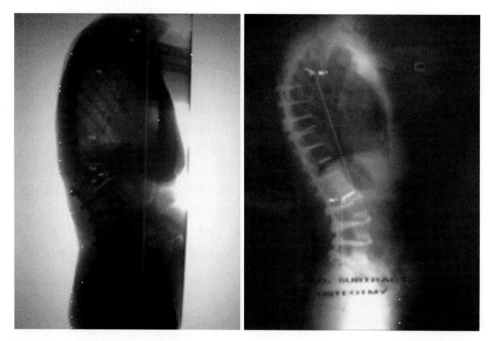

■ **图 51-8**　68 岁女性,在 2005 年接受前路和后路四个脊柱节段融合。没有疼痛缓解间歇期,患者进行性出现脊柱后凸矢状位不平衡,以及 T12 压缩骨折和椎体成角不稳,患者不能站立和直立。患者接受 T12 后路椎弓根切除截骨术、矢状位排列以及延伸融合至 T5。患者术后在临床和影像学上均有显著改善

Kuklo 指出融合不应止于邻近退行性病变节段,此外,他还指出止于 L5 的长节段融合常常导致继发出现退变。最后,Kuklo 指出融合至骶骨会导致并发症的增加和腰骶联合假关节的形成。

椎管狭窄合并脊柱侧凸

1992 年,Simmons 和 Simmons[6] 在 *Spine* 杂志上发表了他们关于 40 名患有椎管狭窄合并腰椎侧凸和症状性神经源性跛行患者的回顾性研究,他们接受后路减压和螺钉固定治疗。在平均 44 个月的随访中,38 名患者(93%)轻度或无疼痛。在他们研究中,没有死亡,没有器械相关失败或者假关节形成的报道。

关于融合的修正和稳定,他们提出椎弓根螺钉系统可以为后方结构去除后所带来的问题提供最有利的解决方法。Simmons 和 Simmons 相信对于大多数患者来说,包含整个脊柱侧凸曲线的长节段融合是必要的,因为常常需要从下胸椎至骶骨的融合。他们认为融合止于椎间盘空隙出现节段是十分重要的(表51-3)。

表 51-3　手术治疗指导和原则

手术适应证
疼痛
● 症状对生活影响的程度
进行性神经缺陷症状
● 腿无力增加
● 感觉异常(非血管源性)
考虑代谢性骨质量
主要考虑(Kuklo- 2006)
融合不要止于退行性病变邻近节段
● 融合至 L5 导致进一步退变
● 融合至骶骨与并发症增加和腰骶联合出假关节有关
Simmons 等人
单纯减压
● 脊柱侧凸<20%
● 不伴有不稳
● 腰椎前弯存在
减压、融合
● 脊柱侧凸 15°~20°
● 外侧半脱位
● 动态不稳
如果进行融合
● 使用椎弓根螺钉植入器械

脊柱侧凸手术并发症的发生率

Weiss 和 Goodall[9]在 2008 年 8 月的 *Scoliosis* 杂志上发表了一份关于脊柱侧凸手术并发症的 2590 篇文献的 meta 分析综述。尽管比率各不相同,脊柱侧凸手术有较高的并发症发生率,11 项不同研究中成人患者平均为 44%(10% ~78%)(表 51-4)。

Guigui 和 Blamoutier[10]于 2005 年在 *French* 杂志上发表了关于骨科手术综述的一篇论著。他们回顾了 12 个月内进行手术治疗的 3311 名脊柱畸形患者,发现手术中或术后短期内 704 名患者(21.3%)出现一种或多种并发症(850 例并发症)。并发症种类有:

- 全身性
- 感染性
- 神经性
- 机械性

老年患者整体并发症发生率较高。失明是严重的并发症,需要特别注意。Myers 和 Stevens 的综述表明失明与手术时间、失血量和术中血压过低有关,也与直接压迫眼睛有关。

表 51-4　手术并发症:发生率和分类

成人脊柱侧凸:11 个研究

- 平均发生率:44%(SD24)(10% ~78%)
- Weiss 和 Goodall:meta 分析综述,*Scoliosis*,2008
- 2590 篇文献,287 例并发症

并发症分类

(Guigui et al.,Revue de Chirurgie Ortho,2005;3311 名脊柱畸形患者,超过 12 个月,704 名患者(21.3%)出现一种或多种并发症)

- 全身
- 感染
- 神经病变
- 机械的

总结

脊柱侧凸是一种渐进性疾病,大多数患者具有明显的腰背疼痛和骨质量减少。因为这两个问题使神经性跛行的管理复杂,减压以及足够的稳定和融合可用于症状性椎管狭窄。应该尝试矫正畸形,但是技术上存在困难并面临巨大风险。手术治疗的目的在于减压症状性椎管狭窄患者的受压神经成分,保持冠状位和矢状位平衡。进行最小有创操作的想法通常只在后路进行,这将涉及减压和稳定脊柱两方面。重要的是融合不应该止于退行性病变邻近节段,且老年患者对于矢状位不平衡的耐受较差。手术医生必须决定融合是否止于 L5,这可能需要再次手术,或者融合至骶骨,这反过来将导致围术期并发症的高风险。

(赵耀　于峥嵘 译)

参考文献

1. A.S. Kanter, A.R. Asthagiri, C.I. Shaffrey, Aging spine: challenges & emerging techniques: chap. 3, Clin. Neurol. 54 (2007) 10–18.
2. J.M. Spivak, Current concepts review: degenerative lumbar spinal stenosis, J. Bone Joint Surg. Am. 80 (1998) 1053–1066.
3. M. Aebi, The adult scoliosis, Eur. Spine J. 14 (2005) 925–948.
4. F. Schwab, J.P. Farcy, K. Bridwell, S. Berven, S. Glassman, J. Harrast, W. Horton, A clinical impact classification of scoliosis in the adult [deformity], Spine 31 (18) (2006) 2109–2114.
5. D.D. Frazier, S.J. Lipson, A.H. Fossel, M.H. Katz, Associations between spinal deformity and outcomes after decompression for spinal stenosis, Spine 22 (17) (1997) 2025–2029.
6. E.D. Simmons, Surgical treatment of patients with lumbar spinal stenosis with associated scoliosis, Clin. Orthop. Relat. Res. (348) (2001) 45–53.
7. A. Ploumis, E.E. Transfeldt, F. Denis, Degenerative lumbar scoliosis associated with spinal stenosis, Spine J. 7 (4) (2007) 428–436.
8. T.R. Kuklo, Principles for selecting fusion levels in adult spinal deformity with particular attention to lumbar curves and double major curves, Spine 31 (19 Suppl.) (2006) S132–S138.
9. R.R. Weiss, D. Goodall, Rate of Complications in Scoliosis Surgery-A Systematic Review of the Pub Med Literature. Scoliosis. 3(9)(2008) 1-18.
10. P. Guigui, A. Blamoutier. Complications of Surgical Treatment of Spinal Deformities: A Prospective Multicentric Study of 3311 Patients. Rev. Chir. Orthop. Reparatrice. Appar. Mot. (Groupe d'Etude de la Scoliose), 91(4)(2005) 314-327.

第52章　案例研究老年脊柱畸形矫正的作用

52

Oheneba Boachie-Adjei and Satyajit Marawar

关　键　点

- 原发性成人脊柱侧凸:脊柱先前整齐,继发于退行性椎间盘疾病、骨质疏松症,或两者均有,出现 De novo 畸形外貌。
- 继发性成人脊柱侧凸:未经治疗的青少年脊柱侧凸由于退行性改变叠加,弯曲在成人时期进行性发展或恶化。
- 胸椎侧凸进展速度 1°/年,胸腰椎 0.5°/年。侧凸进展的因素是 Cobb 角大于 30°、顶椎旋转大于 30%、外侧半脱位和 L5 椎体固定于 S1 上较差。
- 侧凸进展的危险因素是外侧滑脱、高 Harrington 因子(Cobb 角除以组成弧线的椎体数目)和椎间盘指数。
- 手术指征和技术根据患者而不同。相对手术指征:①年轻患者,小于 50 岁,大多数是未经治疗的特发性侧凸进展到大于 50°~60°并出现疼痛及症状。②年龄大于 50 岁的患者,大多数是退行性侧凸或者多种退行性改变导致特发性脊柱侧凸恶化。在这类患者中,手术适用于进展性畸形伴矢状位或冠状位失衡,或者难治性背痛或根性疼痛,伴或不伴椎管狭窄症状。

介绍

成人脊柱侧凸是成人时期出现的一种脊柱畸形。成人脊柱畸形可能是骨骼成熟以后的未治疗的青少年特发性脊柱侧凸,或者可能是成人 De novo 脊柱畸形。因此,成人胸椎或腰椎侧凸可以被分为:

原发性成人脊柱侧凸:脊柱先前整齐,继发于退行性椎间盘疾病、骨质疏松症,或两者均有,出现 De novo 畸形外貌。

继发性成人脊柱侧凸:未经治疗的青少年脊柱侧凸由于退行性改变叠加,弯曲在成人时期进行性发展或恶化(见图 52-1)。

成人脊柱侧凸的发生率随着年龄的增长而增加。在成人中,左侧弯曲和右侧弯曲的几率是相等的。青少年脊柱侧凸主要是外形上的问题,与之不同的是,成人脊柱侧凸主要是在畸形之外,还有疼痛和残疾。随着寿命和老年患者对身体活动和生活质量的期望值升高,寻求外科手术治疗的症状性胸腰椎畸形患者数量也在上涨。

成人退行性畸形常表现为轻度弯曲,很少超过 30°,除非来源于青少年始发的弯曲。症状性腰椎弯曲在特发性患者组倾向大于退行性病变患者组[1]。退行性椎间盘疾病和骨质疏松症是成人始发畸形的主要因素。在这些成人畸形中,椎体结构改变合并外侧关节病常与退行性间盘和关节突关节病有关。成人畸形也可以是椎管狭窄减压或退行性椎间盘疾病脊柱融合后的后遗症。在原发和继发畸形中,退行性改变扮演了重要角色,导致腰椎前凸消失,常进展为胸腰椎后凸。

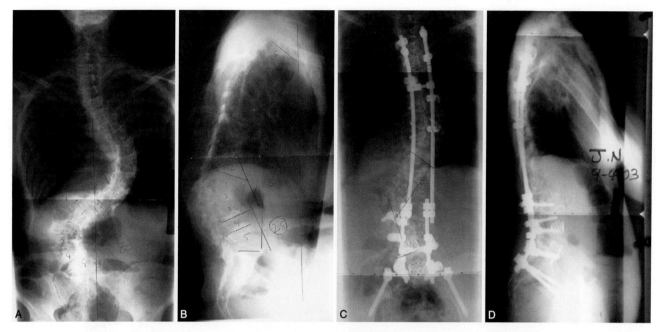

■图52-1　**A,**进行性胸椎和腰椎侧凸的 63 岁老年女性,术前站立前后位 X 线片。**B,**术前站立侧位 X 线片显示矢状位平衡消失、胸腰椎后凸。**C,**前后路胸腰椎、骶骨及骨盆固定术后站立前后位 X 线片。冠状位平衡正常。**D,**术后站立侧位片显示矢状位平衡和正常腰椎前凸恢复

自然病史

特发性侧凸

　　未经治疗的青少年特发性脊柱侧凸已知在骨骼成熟后进展[2-4]。在 Lowa 大学的一个关于青少年脊柱侧凸的长期随访中,Weinstein 等人报道称 68% 患者在成熟后疾病进展。胸椎侧凸一年进展 1°,胸腰椎 0.5°/年。侧凸进展的因素是 Cobb 角大于 30°、顶椎旋转大于 30%、外侧半脱位和 L5 椎体固定于 S1 上较差[4]。

退行性脊柱侧凸

　　Pritchett 和 Bortell 报道了 200 名患者退行性脊柱侧凸的自然史。构成脊柱弯曲弧线的椎体数目是 3～6 个,顶点常位于 L2-L3 之间,68% 是向左侧弯曲。同时,大约一半的患者出现退行性脊柱滑脱,外侧前移更常见(78%)。他们发现,所有曲线的髂嵴间线通过 L5 或 L4-5 间隙和椎体在 Nash-Moe 法评估上存在 2 个或更多旋转,同时曲线也大于 30 度并存在 6 毫米或更多外侧前移[5]。

　　Korovessis 等人对 91 名 De novo 脊柱畸形成人患者进行了 3.7 年的随访。曲线平均大小是 16.5°(10°～36°之间)[6]。侧凸进展的危险因素是外侧滑脱、高 Harrington 因子(Cobb 角除以组成弧线的椎体数目)和椎间盘指数。在一个类似的研究中,Perennou 等人也报道在对患者随访 10～30 年中,73% 患者弧线进展 10°或者更多,平均每年 3°[7]。

影像评估

　　诊断和评估成人脊柱侧凸的影像学方法包括站立位脊柱全长 X 线片、屈伸像、过伸像、CT 和 MRI。评估骨密度可以提供关于骨质疏松症的存在和严重程度的信息。

　　站立位 X 线片包含髋和膝关节,对于评价畸形的程度和评价矢状位及冠状位平衡十分必要。仰卧侧屈位 X 线片在退行性脊柱侧凸中可能没有价值,但是对于评价特发性脊柱侧凸的弧线刚度和柔韧性是有帮助的。其他选择包括牵张像和支点弯曲像[8]。在影像学上应该评价曲线部位、曲线幅度、涉及的脊柱节段、曲线方向和旋转。脊柱前移、最大侧向滑脱、椎间隙的残余高度和骨质疏松性椎体压缩骨折是影响曲线进展的影像学因素。

　　对于成年患者,恢复冠状位和矢状位平衡比畸形矫正更重要。冠状位平衡是指站立位 X 线片上 C7 铅垂线到骶骨终点垂直线(CSVL)的距离。躯干侧移(LTS)测量在腰椎曲线评价时是有用的,它是指畸形顶点处肋骨边缘的水平线中点到 CSVL 的距离(图 52-2)。

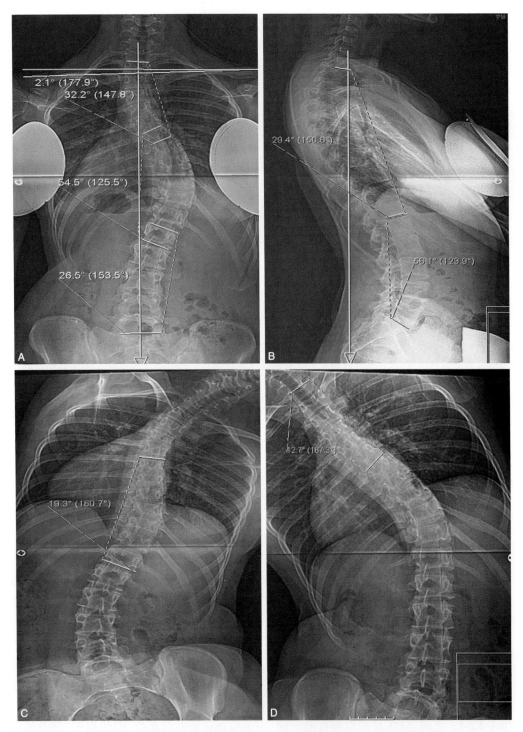

■图 52-2　**A**,单个胸椎侧凸的术前前后位 X 线片。**B**,术前侧位 X 线片,无明显矢状位畸形。**C**,右侧屈身像,中度胸椎曲线柔韧性。**D**,左侧屈身像显示腰椎代偿曲线完整

全身矢状位平衡的评价是必要的,因为这可能是引起成人畸形症状出现的主要原因。在成人脊柱侧凸中,矢状面轮廓可能出现脊柱过度前凸到后凸的不同变化。矢状面垂直轴(SVA)测量可量化全身矢状平衡,是指 C7 铅垂线到腰骶椎间盘后上角的距离。SVA 通常位于胸椎前方,通过腰椎前凸顶点的后方。当 SVA 位于 S1 椎体前方时,矢状位平衡是正值,当位于 S1 椎体后方时是负值。

研究发现,腰椎前凸随着椎间盘退变逐步降低,随后出现骶骨盆旋转,导致垂直骶骨倾斜角和髋关节伸展。在髋关节屈曲挛缩时,这种补偿机制可能会受到影响,导致矢状位失衡恶化。

伴或不伴神经功能缺损的神经根型颈椎病患者，以及神经性跛行患者应进行 MRI 或 CT 扫描评价。MRI 可提供中央管、侧隐窝以及椎间孔狭窄的详细信息。MRI 也可进行椎间盘退变程度评估，有助于明确融合的范围。

CT 冠状面和矢状面重建为严重旋转畸形的患者或存在金属移植物的患者提供了更好的骨细节信息。椎间盘造影术通常不利于成人脊柱侧凸融合节段的确定。

保守治疗的作用

手术干预的一个通常所说的先决条件是保守治疗无效。尽管多个非手术选择被提议可以运用于成人脊柱侧凸，但目前文献中缺乏关于这些治疗方案疗效的证据。

Everett 等人回顾了成人脊柱侧凸非手术治疗的文献。他们的结论是，在成人脊柱畸形的保守治疗中，物理治疗、支具和按摩治疗有 Ⅳ 级证据，同时注射治疗有 Ⅲ 级证据[9]。

目前，大多数外科医生把保守治疗作为首选治疗。保守治疗的目标是缓解疼痛，以及患者可以使用任何安全的保守治疗来获得适当的缓解。至少，这有可能改善患者的锻炼和促进减肥，提高手术疗效。

手术适应证

成人脊柱侧凸患者在接受手术治疗时分为两大类。第一类是年轻患者，小于 50 岁，大多数是未经治疗的特发性侧凸进展到大于 50°～60° 并出现疼痛及症状。手术适应证是慢性、致残性疼痛对保守治疗无效和（或）显著的外观上不可接受的畸形。

第二类是年龄大于 50 岁的患者，大多数是退行性侧凸或者多种退行性改变导致特发性脊柱侧凸恶化。在这类患者中，手术适用于进展性畸形伴矢状位或冠状位失衡，或者难治性背痛或根性疼痛，伴或不伴椎管狭窄症状。尽管肺功能受损也被提议作为手术适应证，但是 Korvess 等人在对成人脊柱侧凸患者和正常人群的 23 年随访研究中，并没有发现两者肺功能有何不同[6]。

手术设计

对于这类人群来说，许多因素影响着手术治疗的决策。对于大多数患者来说，恢复冠状位和矢状位平衡是最重要的。平衡的脊柱定位颅骨的方向，使之位于骨盆上方。这减少了肌肉疲劳和疼痛，提高患者的舒适度，提高外形效果，并减少矢状面或冠状面持续失代偿相关并发症的风险。研究发现成人脊柱侧凸良好的矢状位平衡与患者更好的自我形象评分相关[10]。同时，广泛手术可能需要适当减压和良好的脊柱平衡，患者个体的手术方案需要与患者个人整体健康、医学健康以及手术期望相匹配。不良预后的医学和社会因素包括营养不良[11]、慢性呼吸道疾病[12]、糖尿病[13]、吸烟[14,15]、冠状动脉或脑血管疾病和骨质疏松症[16]。骨质减少需要特别注意，特别是目标是矫正显著的畸形时。节段融合可以创造大的表面区域来传递力，可以预防固定失败。在动物实验中，骨质疏松症经过 2～6 周每日皮下注射甲状旁腺激素后可以加强脊柱融合[17,18]。

如果计划进行前后路融合，那么同一日操作最好分阶段进行，因为营养状态在术后 6～12 周回复到基线水平[19]。如果进行分阶段手术，那么提倡肠外营养治疗，以在第二阶段手术前提高营养状态[20]。

成人脊柱侧凸手术中单独减压治疗的作用

对于精心挑选的退行性脊柱侧凸患者，可以选择没有固定融合的单独减压治疗。如果患者出现神经源性跛行症状和轻微背痛，那么患者接受硬膜外类固醇治疗可能会缓解症状。如果这类患者出现椎间盘空隙塌陷而没有任何椎体前移或外侧移动的证据，那么可以进行单纯减压或者减压联合不固定的原位融合治疗。Frazier 等人评估了 90 名退行性脊柱侧凸患者术前脊柱侧凸和椎管狭窄单纯减压术后临床预后的关系。他们推断术前存在脊柱侧凸与手术背痛改善不佳有关，但是术前脊柱侧凸和单纯减压术后满意度或腿疼和行走能力改善没有关系[21]。

畸形矫正和融合的作用

成人畸形的自然史已在前面讨论过。畸形与症状的关系尚不明确。但是，理解这些分析畸形矫正在成人脊柱侧凸治疗中的作用的文献是重要的。

畸形在临床表现中的作用

早期研究表明，成人脊柱侧凸患者背部疼痛的发生率与相同年龄匹配的对照组大致相同。Kostuik 发现成人脊柱侧凸患者背痛发生率是 60%，与没有脊柱畸形患者相似[22]。在其他研究中，同对照组相比，成人脊柱侧凸患者具有更严重的背痛，特别是侧凸进展大于45°时[23]。在最近的研究中,Weinstein 等人报道称脊柱侧凸患者慢性背痛发生率是 61%,而对照组是35%[24]。Schwab 等人发现成人脊柱侧凸患者疼痛程度与平片上外侧滑脱和 L3、L4 终板的倾斜度有明显的关系[1]。Jackson 等人发现部分腰骶侧凸最能导致疼痛和致残。他们报道称脊柱侧凸大于 40°和后凸大于50°与疼痛有关,旋转畸形与疼痛关系最强[25]。最近 Buttermann 等人分析脊柱侧凸患者 MRI 上发现的退行性椎间盘改变和疼痛之间的关系。在成人脊柱侧凸患者中,他们发现疼痛通常与侧凸顶点或腰骶连接处相对应。他们发现成人脊柱侧凸患者相比于无症状对照组,前者椎间盘退变和终板炎性改变的发生率更高。当同椎间盘退变但不伴畸形的症状性患者比较,成人脊柱侧凸患者近端腰椎(T12-L3)椎间盘退变和终板炎性改变的发生率更高[26]。

在成人畸形原因中骨质疏松症的作用是明确的。骨质疏松性骨折可能导致疼痛,也能够导致畸形。成人脊柱侧凸患者的下肢根性疼痛是退行性改变引起的。神经根压迫通常在侧凸凹面[7,25]。Pritchett 发现200 名成人脊柱侧凸患者中,神经源性跛行的发生率是 72%,下肢神经症状发生率是 45%,最常见的是感觉异常[5]。

成人脊柱侧凸的矢状位和冠状位脊柱平衡可逆向影响。较差的脊柱平衡可以使这些患者功能状态恶化和导致残疾。成人脊柱侧凸的疼痛可能来源于肌肉疲劳,后者是由于畸形和脊柱失衡导致异常的生物力学引起的。Glassman 等人对 298 名已手术或未手术的成人脊柱侧凸患者的脊柱平衡对临床症状的影响进行了研究,他们报道称矢状位正平衡引起更大疼痛、功能差和自我评价差,同时,冠状位平衡大于 4cm 与更大疼痛和功能差有关。此外,症状的严重程度与矢状位失衡的恶化呈线性关系。在位置上,胸椎侧凸比胸腰段或腰椎侧凸有更好的耐受性;但是侧凸曲线的大小与功能状态没有明显关系[27,28]。Ploumis 等人报道,成人腰椎或胸腰段脊柱侧凸患者冠状位失衡大于 5cm 就会影响身体功能和引起中至重度外侧滑脱(大于6mm),后者与躯体疼痛有关,然而,没有发现矢状位平衡与功能密切相关[29]。在另一个研究中,成人脊柱侧凸患者的正矢状位平衡(C7 铅垂线大于 6cm)与较差Oswestry 功能障碍指数(ODI)评分相关,但没有发现ODI 和冠状位失衡的关系。但是这项研究中,没有患者的冠状位失衡大于 4cm[30]。目前发现腰椎前凸和胸腰椎后凸畸形和成人脊柱侧凸患者的自我疼痛评分呈正相关。

除了疼痛和脊柱平衡异常,成人脊柱畸形还可导致显著的身体形象和美观的问题。畸形可以促进身体负面形象,这可导致患者躯体功能和社会互动困难。身体形象是脊柱侧凸患者的一个重要问题[31,32]。成人脊柱侧凸患者的社会心理研究阐明患者社会关系和个人关系的困难是由于参与体育困难、害怕受伤或自我意识引起的[33-35]。针对成人畸形患者,目前已经进行了许多尝试来矫正与健康相关的生活质量(HRQL)和身体形象相关的影像学畸形参数。除了矢状位,其他影像学与成人的 HRQL 和身体形象分数没有关系[1,27,33]。Walter Reed 视觉评分(WRVAS)是患者的畸形评估视觉量表。研究发现,对于成年患者,WRVAS 比影像学更能准确反映畸形对患者身体形象和 HRQL 的影响。Tones 等人报道成人脊柱侧凸患者的 WRVAS 与躯体功能、活力、SF-36v2 一般健康量表和生理功能部分评分呈现出一致的负相关。他们还报道称年长参与者发现自己比年轻参与者的畸形更加严重[26,36]。

这些从患者的角度研究的文献为畸形矫正术患者术后结果研究提供了典型例子。Bridwell 等人在术后1 年和 2 年随访时使用 SRS 22、ODI 和 SF-12 对 56 名成人脊柱侧凸患者的结果进行评估。他们基于这些评分得出手术治疗可以显著改善疼痛、自我形象和功能。他们发现术后改变最大的是自我形象,然后是 SRS 总评分和疼痛评分[37]。

手术技术

后路

后路融合固定是成人畸形矫正最常用的方法。大多数外科医生熟悉和喜欢这个入路和操作。它可以在所有三个平面上进行狭窄部分减压和矫正畸形。通常使用椎弓根螺钉和钩或全部螺钉进行节段固定是首选治疗,因为这可以在畸形矫正中提供一个大的力传导区域[38]。传统的椎板下钢丝、钩和椎弓根螺钉已单独或组合用于畸形矫正和节段固定。全椎弓根螺钉在畸形矫正上越来越受欢迎。尽管一些研究发现椎板下钢丝和钩可以提供相似或更好的冠状面矫形[39,40],但是多个研究发现相比于混合结构,椎弓根螺钉结构可以提供更好的矫形效果、更持久的矫形、更好的矫形旋转,更好的改善肺功能和更少的出血[39,41,42]。此外,椎弓根螺钉提供三柱固定,有更好的抗拔强度[43],并改善保持和提高腰椎前凸的能力[44]。然而,椎弓根螺钉结构明显昂贵[42](图 52-3)。

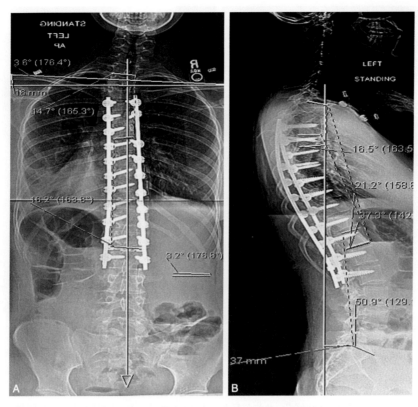

■ 图 52-3　A,脊柱后路椎弓根螺钉结构融合和节段固定术后前后位 X 线片。
B,术后侧位像。正常矢状位排列

前路松解或单独前路手术

　　许多研究表明即使侧凸大于 70°,但对于大多数青少年特发性脊柱侧凸患者而言前路松解不是必需的,特别是当后路松解充分和后路使用全椎弓根螺钉结构固定[45,47]。然而,成人脊柱侧凸是一种病理不同的实体。由于退行性改变的叠加,侧凸变得更加刚性,出现多节段旋转滑脱形成冠状面畸形。此外,胸腰段后凸畸形的出现可能使得单独后路手术恢复矢状位和冠状位平衡变得困难。因此,前路脊柱松解及随后的后路固定融合治疗被提议治疗成人腰椎畸形[48-51]。

　　前路松解通过将前纵韧带松解和椎间盘切除术来协助畸形的矫正。同时,在椎间盘切除后植入椎间结构移植物可改善矢状位排列。此外,前路松解也提供了 360°融合。如最近报道,这些好处的获得是以额外的胸腰段操作或腹膜后操作为代价的,这类患者具有自己的一系列并发症[52]。这就引起对成人侧凸畸形患者进行前路松解必要性的质疑,以及对基于侧凸柔韧性和矢状位平衡严格筛选的患者进行单独后路手术的适用性的质疑。类似于青少年较大侧凸患者使用单独后路手术的成功报道,也有关于使用第三代器械节段

性固定来矫正畸形的报道。早期的报告显示单独后路手术用于柔韧的成人侧凸患者[53]。最近,Kim 等人报道了关于成人脊柱侧凸患者进行或不进行腰椎侧凸前路顶点松解的影像学和功能预后的回顾性对照研究。两组对比发现,外科医生选择 Cobb 角大、柔韧性差的侧凸进行前路操作。在随访过程中,两组在获得的矫形效果、腰椎前凸、胸椎后凸、冠状位平衡和矢状位平衡方面没有显著差异。单独后路手术组的临床结果 SRS-22 更好[54]。使用如极外侧椎间融合等微创技术,可以减少多节段前路手术的发病率和可能增加这类患者对前路手术的可接受性[55]。尽管这个操作已经在一些机构实施来进行成人脊柱侧凸椎间盘切除融合,但在文献中没有报告(图 52-4)。

　　两个主弯或胸腰段侧凸柔韧的患者的另一个选择是使用前路、后路固定部分重叠的混合融合。近年来这已在我们机构进行尝试。这一操作中,前路内固定放置在椎体螺钉轮廓内,使用一个或两个螺杆从下胸椎延伸至 L3 或 L4 水平。进行前路椎间盘切除术和在腰椎区域移植结构移植物或笼子。在此之后,通过螺杆旋转移动同时将螺杆推向前凸来对侧凸的胸腰段部分进行矫形。前路操作通过节段压缩完成,使得侧

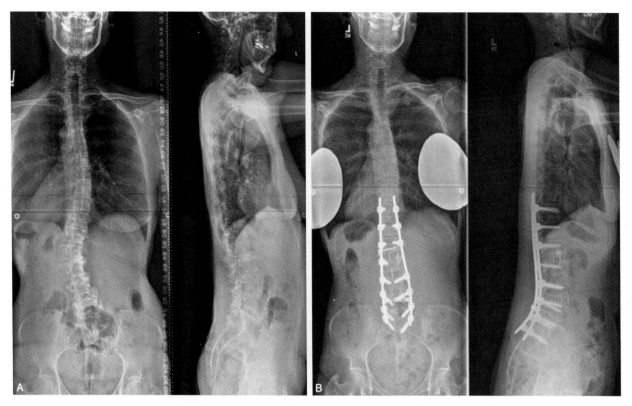

■ **图 52-4**　**A,** 62 岁老年女性,退行性脊柱侧凸,术前前后位及侧位 X 线片。**B,** 微创侧方入路前路椎间融合和后路节段固定术后前后位及侧位 X 线片

凸顶端的近端和远端分离。后路操作只涉及从 L3 或 L4 延伸至 S1 的后路融合,以重叠前路融合的节段。内固定的设计可以省掉邻近脊柱融合节段和不需要固定或融合至骨盆。在 10 例患者的队列研究中,单独后路手术或者传统前、后路手术显示出相似的矫形效果和并发症发生率[56]。

融合长度

因为侧凸僵硬,成人患者出现冠状位和矢状位失衡的可能性高。融合的长度需要考虑侧凸长度、侧凸柔韧性、矢状面和冠状位平衡后仔细做出决定。

腰椎或胸腰椎侧凸患者,理想的构建长度尚不清楚。但是有几个公认的规则。术前明确导致患者疼痛的节段是有帮助的。外侧移动的任何区域的畸形顶点都应包括在内。关于结构应该在哪里结束尚未达成一致。通常,上端固定椎体应该是一个稳定的椎体。结构不应该在后凸的顶点或者冠状位上侧凸的顶点结束。一些早期研究建议避免选择 L1 或 L2 作为近端融合节段,避免延伸至胸椎,避免融合结束在可能出现连接失败的胸腰连接处[57,58]。但是,最近 Kim 等人报道了一个回顾性研究,比较从 T9、T11 或 L1 至 L5 或 S1 固定融合术后翻修手术和近端交界性改变的发生率。他们发现近端交界性后凸发生率显著升高[59]。但是,基于融合近端长度的三组患者在近端交界角或翻修率上没有显著的差异。他们认为在中性和稳定椎体的更远的近端融合节段,无论构造结束在远端胸椎还是近端腰椎都应作为影像学结果,因为翻修率是相同的。

以前有人建议对于筛选的退变性腰椎侧凸病例,可以在脊柱侧凸处融合。Kyu 等人报道称,对于 Cobb 角小和脊柱平衡良好的患者,侧凸内短的融合可能已经足够。他们发现平均 Cobb 校正值和冠状面失衡平均矫正值明显较低,而短融合患者的近端交界性失败发病率较高。早期并发症和远端交界性失败率比长融合患者高。他们报道称两组临床结果 ODI 值无明显差异[60]。

兼有胸椎和腰椎侧凸的患者,其手术目的是通过融合实现全身平衡和缓解疼痛。实现矢状位平衡是最重要的目标,其次是矫正冠状位失衡、旋转畸形、肋骨隆起和外形上的肩不对称。内固定的范围包括整个胸椎侧凸近端,因为成人胸椎畸形倾向于僵硬。对于严重和僵硬畸形的患者,在后路内固定之前需要行前路椎间盘切除、融合手术,以期获得适度的矢状位和冠状位平衡。

延伸融合至骶骨

成人脊柱畸形融合的远端最常位于腰骶连接处附近。外科医生需要回答融合到骶骨的需要是否值得冒并发症的风险,后者已被发现与长融合终止于 S1 有关。目前的文献没有给出明确的答案。一般建议融合至 S1 时,应该考虑 L5-S1 什么时候出现明显退变、L5-S1 椎间盘倾斜度、L5-S1 需要减压的椎管狭窄、L5-S1 先前的减压和 L5-S1 滑脱[61]。然而,长融合至骶骨可能需要手术时间更长、失血更多,以及更可能出现并发症和要求更多额外的手术操作[62,63]。尤其是长节段融合术后 L5-S1 出现假关节的风险已被报道高达 24%[64,65]。Kim 等人报道称增加 L5-S1 假关节风险的因素是胸腰段后凸畸形(T10-L2>20° vs <20°)、髋关节骨关节炎、胸腹入路、术后矢状位正平衡≥5cm、手术年龄>55 岁和不完全骶骨盆固定[64]。此外,有一个小但真实存在的风险是可能出现骶骨不全骨折[66]。

最近有报道比较了成人畸形患者融合至 L5 和融合至 S1 的并发症和预后。Edwards 等人对进行长节段融合从胸椎至 L5 或骶骨的成人畸形患者随访 2 年时间,比较了并发症、影像学参数和功能预后的情况。他们发现矢状位的矫正在融合至骶骨的患者中更好(C7 铅垂线:L5 0.9cm,骶骨 3.2cm,P=0.03),并且在随访过程中,融合至骶骨比融合至 L5 更好地保持了矢状位平衡。在最后随访时,67% 融合至 L5 的患者具有 L5-S1 椎间盘退变加重的影像学证据,这可以解释这类患者矢状位平衡的恶化。然而,融合至骶骨组要求更多手术操作,主要并发症出现的几率更大(L5 22%,骶骨 75%,P=0.02),包括不愈合(L5 4%,骶骨 42%,P=0.006)、临床发病率(L5 0%,骶骨 33%,P=0.001)。两组的 SRS-24 得分显示患者预后和功能情况相似[67]。Cho 等人比较了成人退行性脊柱侧凸患者融合至 L5 和融合至骶骨的结果。他们发现两组手术时间和失血没有显著差异。融合至骶骨的患者的腰椎前凸矫正得更好,然而,矢状位和冠状位平衡的改变在两组没有显著差异。在随访时,58% 融合至 L5 的患者出现 L5-S1 椎间盘退变加重。他们发现术前矢状位失衡(C7 铅垂线大于 5cm)和腰椎过度前凸(前凸小于 30°)的患者融合至 L5 时更可能出现症状性 L5-S1 椎间盘退变[68]。Kuhns 等人对长节段融合至 L5 的患者进行了至少 5 年的随访,对 L5-S1 间盘的发展进行了明确的评估。他们发现 69% 术前 L5-S1 椎间盘正常的患者出现椎间盘退变发展,但因为合并症排除手术或拒绝进一步手术,23% 需要延长融合至骶骨,而另外

19% 有延长融合至骶骨的指征。他们报道称 L5-S1 间盘退变进展的危险因素是长节段融合至上胸椎和具有圆形腰椎融合[69](图 52-5,图 52-6)。

截骨术和脊柱缩短术在成年畸形患者中的作用

对于成人脊柱严重畸形患者,当畸形的柔韧性不能够满足单独进行固定手术的条件时,需要截骨术来获得矢状位和冠状位平衡。更多情况下,截骨术用在矫正矢状位失衡上。较常使用的截骨术是 Smith-Peterson 截骨术(SPO)和经椎弓根截骨术(PSO)。Smith-Peterson 描述该截骨术是后路椎体骨的楔形切除术[70]。通过拉近楔形边缘和椎间盘间隙来获得矫形。旋转轴位于椎间盘间隙的后方。SPO 术可以在矢状位上获得 15° 每节段的矫形效果。然而,前柱的延长增加了血管神经并发症的风险[71-73]。同时,这可能引起前方骨缺损,导致关节融合术困难。

PSO 是椎体沿着椎弓根和后部元件的 V 字形切除,它是 Thomasen 在治疗强直性脊柱炎的后凸畸形时提出的[74]。这种截骨术在椎体前方形成轴。它可以缩短椎体后柱而不延长椎体前柱,减少血管损伤风险。PSO 可以提供更稳定的矫形,因为其可以闭合后路缺口。这种截骨术可以单节段获得 30°~40° 的矫形,有助于高级别固定的矢状位畸形的矫形[78-77]。Kim 等人对 35 名进行 PSO 治疗的患者进行了至少 5 年的随访研究,他们在末次随访时发现 76% 患者的自我形象评分得到提高,66% 患者疼痛评分得到改善,69% 患者功能评分得到改善。保持矢状位垂直轴小于 8cm 的患者持续保持好的 SRS 评分,矢状位垂直轴≥8cm 的患者自我形象评分和功能评分恶化[78]。Cho 等人比较了进行 SPO 和 PSO 治疗患者的临床和影像学预后,他们发现 SPO 术后截骨部位的后凸角平均矫形角度为 10.7°。他们比较了接受 3 个或更多节段 SPO 治疗和单阶段 PSO 治疗的影像学结果,以评价它们是否可行,他们发现尽管两组平均矫形角度接近 30°,但是统计学上显示,3 节段或更多节段 SPO 术后的矢状位平衡改善(5.5±4.5cm)较单阶段 PSO 少(11.2±7.2cm)。同时,多节段 SPO 显示出凹面显著代偿失调。单节段 PSO 的平均失血量显著高于多节段 SPO[79]。Rose 等人分析了 PSO 术后患者的骨盆指数(PI)和胸椎后凸(TK),来预测可以满足矢状位平衡的腰椎前凸(LL),他们发现 PI+LL+TK≤45° 时预测理想矢状位平衡的敏感度是 91%。他们也发现 PSO 术后融合至上胸椎的患者矫形效果优于融合至胸腰段的患者[80](图 52-7)。

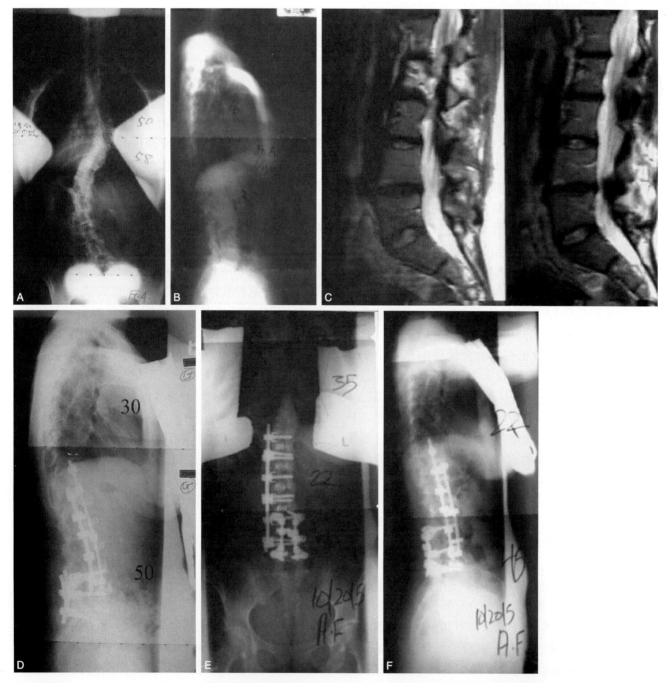

■ **图 52-5**   **A、B**,53 岁老年女性,进展性疼痛性腰椎侧凸,术前前后位和侧位像。侧位像显示腰椎前凸消失。**C**,MRI 显示退行性椎间盘疾病和 L5-S1 正常表现的椎间盘。**D ~ F**,腰椎侧凸前路融合、固定和后路重叠短固定术后前后位及侧位像。注意腰椎前凸恢复

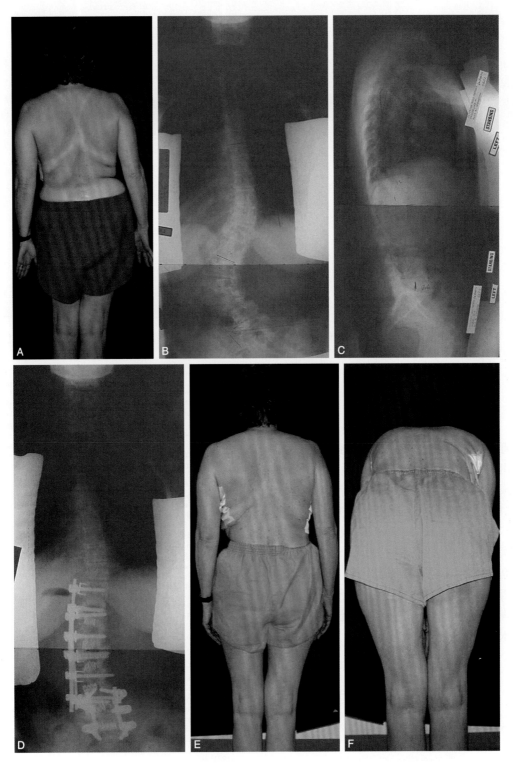

■图 52-6 A ~ F,术前和术后临床影像学显示平衡的矫正和融合

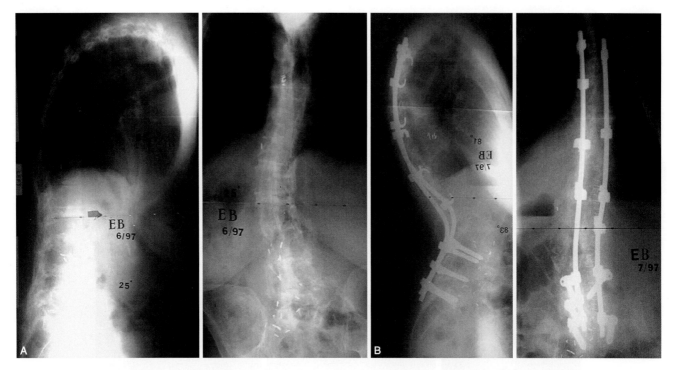

■ 图 52-7   **A**, 56 岁矢状位失衡患者的多节段脊柱操作后的术前前后位和侧位像。**B**, PSO 和固定术恢复矢状位平衡术后的前后位和侧位像

总结

不同于青少年脊柱侧凸，成人脊柱侧凸患者的主要问题是常出现疼痛和失衡，而前者的主要问题是外形。症状性成人脊柱侧凸患者的保守治疗没有长期可靠的好处。对于这类患者，有多种手术治疗的选择，然而，手术必需基于临床表现、矢状位和冠状位平衡、侧凸柔韧性和医疗合并症来制定适合患者个体化的治疗方案。在计划手术时，是否需要前路松解、近端融合的长度以及是否需要截骨术是主要的有待回答和思考的问题。基于现有的文献，恢复矢状位和冠状位平衡是预示良好手术预后的最重要因素。

（赵耀   于峥嵘   译）

参考文献

1. F.J. Schwab, V.A. Smith, M. Biserni, L. Gamez, J.P. Farcy, M. Pagala, Adult scoliosis: a quantitative radiographic and clinical analysis, Spine 27 (4) (2002) 387–392.
2. S.L. Chuah, B.A. Kareem, K. Selvakumar, K.S. Oh, A. Borhan Tan, S. Harwant, The natural history of scoliosis: curve progression of untreated curves of different aetiology, with early (mean 2 year) follow up in surgically treated curves, Med. J. Malaysia 56 (Suppl C) (2001) 37–40.
3. E. Ascani, P. Bartolozzi, C.A. Logroscino, et al., Natural history of untreated idiopathic scoliosis after skeletal maturity, Spine 11 (8) (1986) 784–789.
4. S.L. Weinstein, I.V. Ponseti, Curve progression in idiopathic scoliosis, J. Bone Joint Surg. Am. 65 (4) (1983) 447–455.
5. J.W. Pritchett, D.T. Bortel, Degenerative symptomatic lumbar scoliosis, Spine 18 (6) (1993) 700–703.
6. P. Korovessis, G. Piperos, P. Sidiropoulos, A. Dimas, Adult idiopathic lumbar scoliosis. A formula for prediction of progression and review of the literature, Spine 19 (17) (1994) 1926–1932.
7. D. Perennou, C. Marcelli, C. Herisson, L. Simon, Adult lumbar scoliosis. Epidemiologic aspects in a low-back pain population, Spine 19 (2) (1994) 123–128.
8. K.D. Luk, K.M. Cheung, D.S. Lu, J.C. Leong, Assessment of scoliosis correction in relation to flexibility using the fulcrum bending correction index, Spine 23 (21) (1998) 2303–2307.
9. C.R. Everett, R.K. Patel, A systematic literature review of nonsurgical treatment in adult scoliosis, Spine 32 (Suppl. 19) (2007) S130–S134.
10. Y. Kim, K. Bridwell, L. Lenke, O. Boachie-Adjei, S. Marawar, What radiographic sagittal parameters correlate with improved SRS self-image scores postoperatively in patients with sagittal imbalance? Analysis of 102 lumbar pedicle subtraction osteotomy patients, Spine J. 8 (5), (Suppl. 1) (2008) 29S–30S.
11. J.D. Klein, L.A. Hey, C.S. Yu, et al., Perioperative nutrition and postoperative complications in patients undergoing spinal surgery, Spine 21 (22) (1996) 2676–2682.
12. G.W. Smetana, Preoperative pulmonary evaluation [see comment], N. Engl. J. Med. 340 (12) (1999) 937–944.
13. V.K. Moitra, S.E. Meiler, The diabetic surgical patient, Curr. Opin. Anaesthesiol. 19 (3) (2006) 339–345.
14. M.A. Warner, K.P. Offord, M.E. Warner, R.L. Lennon, M.A. Conover, U. Jansson-Schumacher, Role of preoperative cessation of smoking and other factors in postoperative pulmonary complications: a blinded prospective study of coronary artery bypass patients, Mayo. Clin. Proc. 64 (6) (1989) 609–616.
15. J.M. Mok, J.M. Cloyd, D.S. Bradford, S.S. Hu, V.S. Deviren, A. Jason, B.B. Tay, H. Sigurd, Reoperation after primary fusion for adult spinal deformity: rate, reason, and timing, Spine 34 (8) (2009) 832–839.
16. J.T. Lin, J.M. Lane, Osteoporosis: a review, Clin Orthop (425) (2004) 126–134.
17. P.F. O'Loughlin, M.E. Cunningham, S.V. Bukata, et al., Parathyroid hormone (1-34) augments spinal fusion, fusion mass volume, and fusion mass quality in a rabbit spinal fusion model, Spine 34 (2) (2009) 121–130.
18. Y. Abe, M. Takahata, M. Ito, K. Irie, K. Abumi, A. Minami, Enhancement of graft bone healing by intermittent administration of human parathyroid hormone (1-34) in a rat spinal arthrodesis model, Bone 41 (5) (2007) 775–785.
19. L.G. Lenke, K.H. Bridwell, K. Blanke, C. Baldus, Prospective analysis of nutritional status normalization after spinal reconstructive surgery, Spine 20 (12) (1995) 1359–1367.
20. S.S. Hu, F. Fontaine, B. Kelly, D.S. Bradford, Nutritional depletion in staged spinal reconstructive surgery. The effect of total parenteral nutrition, Spine 23 (12) (1998) 1401–1405.
21. D.D. Frazier, S.J. Lipson, A.H. Fossel, J.N. Katz, Associations between spinal deformity and outcomes after decompression for spinal stenosis, Spine 22 (17) (1997) 2025–2029.
22. J.P. Kostuik, J. Bentivoglio, The incidence of low-back pain in adult scoliosis, Spine 6 (3) (1981) 268–273.
23. J.L. Briard, D. Jegou, J. Cauchoix, Adult lumbar scoliosis, Spine 4 (6) (1979) 526–532.
24. S.L. Weinstein, L.A. Dolan, K.F. Spratt, K.K. Peterson, M.J. Spoonamore, I.V. Ponseti, Health and function of patients with untreated idiopathic scoliosis: a 50-year natural history study, JAMA 289 (5) (2003) 559–567.
25. R.P. Jackson, E.H. Simmons, D. Stripinis, Coronal and sagittal plane spinal deformities correlating with back pain and pulmonary function in adult idiopathic scoliosis, Spine 14 (12) (1989) 1391–1397.
26. G.R. Buttermann, W.J. Mullin, Pain and disability correlated with disc degeneration via magnetic resonance imaging in scoliosis patients, Eur. Spine J. 17 (2) (2008) 240–249.
27. S.D. Glassman, S. Berven, K. Bridwell, W. Horton, J.R. Dimar, Correlation of radiographic

parameters and clinical symptoms in adult scoliosis, Spine 30 (6) (2005) 682–688.

28. S.D. Glassman, K. Bridwell, J.R. Dimar, W. Horton, S. Berven, F. Schwab, The impact of positive sagittal balance in adult spinal deformity, Spine 30 (18) (2005) 2024–2029.

29. A. Ploumis, H. Liu, A.A. Mehbod, E.E. Transfeldt, R.B. Winter, A correlation of radiographic and functional measurements in adult degenerative scoliosis, Spine 34 (15) (2009) 1581–1584.

30. J.T. Mac-Thiong, E. Ensor, A.A. Mehbod, J.H. Perra, et al., Can C7 plumbline and gravity line predict health related quality of life in adult scoliosis?[miscellaneous article], Spine 34 (15) (2009) E519–E527.

31. N. Rumsey, D. Harcourt, Body image and disfigurement: issues and interventions, Body Image 1 (2004) 83–97.

32. M.A. Asher, D.C. Burton, Adolescent idiopathic scoliosis: natural history and long term treatment effects, Scoliosis 1 (1) (2006) 2.

33. S.L. Weinstein, L.A. Dolan, K.F. Spratt, K.K. Peterson, M.J. Spoonamore, I.V. Ponseti, Health and function of patients with untreated idiopathic scoliosis: a 50-year natural history study, JAMA 289 (5) (2003) 559–567.

34. A.J. Danielsson, A.L. Nachemson, Childbearing, curve progression, and sexual function in women 22 years after treatment for adolescent idiopathic scoliosis: a case-control study, Spine 26 (13) (2001) 1449–1456.

35. A.J. Danielsson, I. Wiklund, K. Pehrsson, A.L. Nachemson, Health-related quality of life in patients with adolescent idiopathic scoliosis: a matched follow-up at least 20 years after treatment with brace or surgery, Eur. Spine J. 10 (4) (2001) 278–288.

36. M. Tones, N. Moss, The impact of patient self assessment of deformity on HRQL in adults with scoliosis, Scoliosis 2 (2007) 14.

37. K.H. Bridwell, S. Berven, S. Glassman, et al., Is the SRS-22 instrument responsive to change in adult scoliosis patients having primary spinal deformity surgery? Spine 32 (20) (2007) 2220–2225.

38. D.S. Bradford, B.K. Tay, S.S. Hu, Adult scoliosis: surgical indications, operative management, complications, and outcomes, Spine 24 (24) (1999) 2617–2629.

39. O. Karatoprak, K. Unay, M. Tezer, C. Ozturk, M. Aydogan, C. Mirzanli, Comparative analysis of pedicle screw versus hybrid instrumentation in adolescent idiopathic scoliosis surgery, Int. Orthop. 32 (4) (2008) 523–528.

40. I. Cheng, Y. Kim, M.C. Gupta, et al., Apical sublaminar wires versus pedicle screws–which provides better results for surgical correction of adolescent idiopathic scoliosis? Spine 30 (18) (2005) 2104–2112.

41. Y.J. Kim, L.G. Lenke, S.K. Cho, K.H. Bridwell, B. Sides, K. Blanke, Comparative analysis of pedicle screw versus hook instrumentation in posterior spinal fusion of adolescent idiopathic scoliosis, Spine 29 (18) (2004) 2040–2048.

42. Y.J. Kim, L.G. Lenke, J. Kim, et al., Comparative analysis of pedicle screw versus hybrid instrumentation in posterior spinal fusion of adolescent idiopathic scoliosis, Spine 31 (3) (2006) 291–298.

43. P.W. Hitchon, M.D. Brenton, A.G. Black, et al., In vitro biomechanical comparison of pedicle screws, sublaminar hooks, and sublaminar cables, J Neurosurg 99 (Suppl. 1) 2003) 104–109.

44. J.A. Smith, Adult deformity:management of sagittal plane deformity in revision adult spine surgery, Curr. Opin. Orthop. 12 (3) (2001) 206–215.

45. S.J. Luhmann, L.G. Lenke, Y.J. Kim, K.H. Bridwell, M. Schootman, Thoracic adolescent idiopathic scoliosis curves between 70 degrees and 100 degrees: is anterior release necessary? Spine 30 (18) (2005) 2061–2067.

46. D.C. Burton, A.A. Sama, M.A. Asher, et al., The treatment of large (>70 degrees) thoracic idiopathic scoliosis curves with posterior instrumentation and arthrodesis: when is anterior release indicated? Spine 30 (17) (2005) 1979–1984.

47. V. Arlet, L. Jiang, J. Ouellet, Is there a need for anterior release for 70-90 degrees masculine thoracic curves in adolescent scoliosis? Eur. Spine J. 13 (8) (2004) 740–745.

48. J.A. Byrd 3rd, P.V. Scoles, R.B. Winter, D.S. Bradford, J.E. Lonstein, J.H. Moe, Adult idiopathic scoliosis treated by anterior and posterior spinal fusion, J. Bone Joint Surg. Am. 69 (6) (1987) 843–850.

49. J. Dick, O. Boachie-Adjei, M. Wilson, One-stage versus two-stage anterior and posterior spinal reconstruction in adults. Comparison of outcomes including nutritional status, complications rates, hospital costs, and other factors, Spine 17 (Suppl. 8) (1992) S310–6.

50. S. Swank, J.E. Lonstein, J.H. Moe, R.B. Winter, D.S. Bradford, Surgical treatment of adult scoliosis. A review of two hundred and twenty-two cases, J. Bone Joint Surg. Am. 63 (2) (1981) 268–287.

51. G.S. Shapiro, G.B. Taira, O. Boachie-Adjei, Results of surgical treatment of adult idiopathic scoliosis with low back pain and spinal stenosis: a study of long-term clinical radiographic outcomes, Spine 28 (4) (2003) 358–363.

52. Y.B. Kim, L.G. Lenke, Y.J. Kim, Y.W. Kim, K. Blanke, G. Stobbs, K.H. Bridwell, The morbidity of an anterior thoracolumbar approach: adult spinal deformity patients with greater than five-year follow-up, Spine 34 (8) (2009) 822–826.

53. R.M. Ali, O. Boachie-Adjei, B.A. Rawlins, Functional and radiographic outcomes after surgery for adult scoliosis using third-generation instrumentation techniques, Spine 28 (11) (2003) 1163–1169.

54. Y.B. Kim, L.G. Lenke, Y.J. Kim, Y.W. Kim, K.H. Bridwell, G. Stobbs, Surgical treatment of adult scoliosis: is anterior apical release and fusion necessary for the lumbar curve? Spine 33 (10) (2008) 1125–1132.

55. B.M. Ozgur, H.E. Aryan, L. Pimenta, W.R. Taylor, Extreme Lateral Interbody Fusion (XLIF): a novel surgical technique for anterior lumbar interbody fusion, Spine J. 6 (4) (2006) 435–443.

56. O. Boachie-Adjei, G. Charles, M.E. Cunningham, Partially overlapping limited anterior and posterior instrumentation for adult thoracolumbar and lumbar scoliosis: a description of novel spinal instrumentation, "the hybrid technique,", HSS J 1 (2007) 93–98.

57. Swank ML: Adjacent segment failure above lumbosacral fusions instrumented to L1 or L2.

58. Suk SI, Kim JH, Lee SM: Incidence of proximal adjacent failure in adult lumbar deformity correction.

59. Y.J. Kim, K.H. Bridwell, L.G. Lenke, S. Rhim, Y.W. Kim, Is the T9, T11, or L1 the more reliable proximal level after adult lumbar or lumbosacral instrumented fusion to L5 or S1? Spine 32 (24) (2007) 2653–2661.

60. K.J. Cho, S.I. Suk, S.R. Park, et al., Short fusion versus long fusion for degenerative lumbar scoliosis, Eur Spine J 17 (5) (2008) 650–656.

61. K.H. Bridwell, C.C. Edwards 2nd, L.G. Lenke, The pros and cons to saving the L5-S1 motion segment in a long scoliosis fusion construct, Spine 28 (20) (2003) S234–42.

62. F.J. Schwab, V. Lafage, J.P. Farcy, K.H. Bridwell, S. Glassman, M.R. Shainline, Predicting outcome and complications in the surgical treatment of adult scoliosis, Spine 33 (20) (2008) 2243–2247.

63. J.P. Kostuik, B.B. Hall, Spinal fusions to the sacrum in adults with scoliosis, Spine 8 (5) (1983) 489–500.

64. Y.J. Kim, K.H. Bridwell, L.G. Lenke, S. Rhim, G. Cheh, Pseudarthrosis in long adult spinal deformity instrumentation and fusion to the sacrum: prevalence and risk factor analysis of 144 cases, Spine 31 (20) (2006) 2329–2336.

65. J.K. Weistroffer, J.H. Perra, J.E. Lonstein, et al., Complications in long fusions to the sacrum for adult scoliosis: minimum five-year analysis of fifty patients, Spine 33 (13) (2008) 1478–1483.

66. P. Vavken, P. Krepler, Sacral fractures after multi-segmental lumbosacral fusion: a series of four cases and systematic review of literature, Eur. Spine J. 17 (2008) S285–90.

67. C.C. Edwards 2nd, K.H. Bridwell, A. Patel, A.S. Rinella, A. Berra, L.G. Lenke, Long adult deformity fusions to L5 and the sacrum. A matched cohort analysis, Spine 29 (18) (2004) 1996–2005.

68. K.J. Cho, S.I. Suk, S.R. Park, et al., Arthrodesis to L5 versus S1 in long instrumentation and fusion for degenerative lumbar scoliosis, Eur. Spine J. 18 (4) (2009) 531–537.

69. C.A. Kuhns, K.H. Bridwell, L.G. Lenke, et al., Thoracolumbar deformity arthrodesis stopping at L5: fate of the L5-S1 disc, minimum 5-year follow-up, Spine 32 (24) (2007) 2771–2776.

70. M.N. Smith-Petersen, C.B. Larson, O.E. Aufranc, Osteotomy of the spine for correction of flexion deformity in rheumatoid arthritis, J. Bone Joint Surg. Am. 27 (1945) 1–11.

71. J.C. Adams, Technique, dangers and safeguards in osteotomy of the spine, J Bone Joint Surg Br 34-B (2) (1952) 226–232.

72. C. Weatherley, D. Jaffray, A. Terry, Vascular complications associated with osteotomy in ankylosing spondylitis: a report of two cases, Spine 13 (1) (1988) 43–46.

73. F. Li, H.C. Sagi, B. Liu, H.A. Yuan, Comparative evaluation of single-level closing-wedge vertebral osteotomies for the correction of fixed kyphotic deformity of the lumbar spine: a cadaveric study, Spine 26 (21) (2001) 2385–2391.

74. E. Thomasen, Vertebral osteotomy for correction of kyphosis in ankylosing spondylitis, Clin. Orthop. (194) (1985) 142–152.

75. K.H. Bridwell, S.J. Lewis, L.G. Lenke, C. Baldus, K. Blanke, Pedicle subtraction osteotomy for the treatment of fixed sagittal imbalance, J. Bone Joint Surg. Am. 85-A (3) (2003) 454–463.

76. N. Thiranont, P. Netrawichien, Transpedicular decancellation closed wedge vertebral osteotomy for treatment of fixed flexion deformity of spine in ankylosing spondylitis, Spine 18 (16) (1993) 2517–2522.

77. B.J. van Royen, G.H. Slot, Closing-wedge posterior osteotomy for ankylosing spondylitis. Partial corporectomy and transpedicular fixation in 22 cases, J. Bone Joint Surg. Br. 77 (1) (1995) 117–121.

78. Y.J. Kim, K.H. Bridwell, L.G. Lenke, G. Cheh, C. Baldus, Results of lumbar pedicle subtraction osteotomies for fixed sagittal imbalance: a minimum 5-year follow-up study, Spine 32 (20) (2007) 2189–2197.

79. K.J. Cho, K.H. Bridwell, L.G. Lenke, A. Berra, C. Baldus, Comparison of Smith-Petersen versus pedicle subtraction osteotomy for the correction of fixed sagittal imbalance, Spine 30 (18) (2005) 2030–2037.

80. P.S. Rose, K.H. Bridwell, L.G. Lenke, et al., Role of pelvic incidence, thoracic kyphosis, and patient factors on sagittal plane correction following pedicle subtraction osteotomy, Spine 34 (8) (2009) 785–791.

第53章　老年脊柱侧凸患者的病情评估及并发症的防治

Kirkham B. Wood and Charles S. Carrier

关 键 点

- 老年患者术后功能的改善和年轻患者相当甚至比年轻患者更加明显。
- 手术的第一适应证是缓解疼痛。
- 最重要的手术目标是矢状位平衡的重建。
- 很多老年患者都存在骨质疏松情况,因此经常会应用额外的固定方式(髂骨固定或者钢丝固定)。
- 老年患者并发症发生率值较高,为 30% ~80%。

介绍

脊柱在冠状面上出现侧凸,且角度超过 10°,称之为脊柱侧凸,可以发生在成年人群里,是导致运动功能障碍的一个十分重要的原因,特别是发生在老年人身上时[1,2]。脊柱侧凸畸形主要可以分为以下三种:特发性,在青春期或之前就出现脊柱侧凸,并且持续进展至成年时期;后天获得性,主要因为腰椎退行性改变而导致的后天形成的侧凸;骨质疏松性,继发于多发椎体压缩性骨折的侧凸,较少见。

对于患有脊柱侧凸的青少年,治疗的首要目的是侧凸畸形的矫正和侧凸进展的控制。而对老年侧凸患者,疼痛常常是他们的首要问题[3,4]。相对于年轻时期,老年时期侧凸进展的重要性变得越来越小,主要是因为老年人群脊柱的退行性变、椎间盘的骨化和脊柱的小关节炎都对侧凸起着抑制作用。脊柱失衡,特别是矢状面上的失衡,即使只会导致少许跟体位相关的疼痛,都会使患者失去保持直立的能力[5]。侧凸畸形能引起与年龄相关的椎间盘退变和骨关节炎,因此老年人群的症状主要集中在胸腰段下段及腰椎范围内。

患者评估

临床方面,对老年侧凸患者的评估应该以冠状位及矢状位上平衡的全面评价作为开始。脊柱畸形以外,还有很多原因可以导致患者无法直立:髋关节及膝关节退变、椎管狭窄、腰骶部或胸腰段后凸畸形、躯干肌肌力减弱及平背畸形。平背畸形的出现主要是因为正常腰椎前凸的缺失,可以导致躯干肌力减弱和髋关节无法完全伸直造成的。因此,所有患者都应该进行髋关节活动范围的仔细检查,包括对患者在仰卧位时髋关节伸直功能的评价。对于髋关节已经因为挛缩而僵硬的患者,在考虑进行任何脊柱矫形性手术前,都应进行髋关节挛缩的松解。在某些情况下,在脊柱手术前,髋关节退变性骨关节病可以先进行关节置换术治疗。

影像学方面,患者应该在站立位时进行常规脊柱平片检查,检查应该包括站立位,脊柱全长,脊柱前后位及脊柱侧位,这样不但可以评估脊柱侧凸的角度,还可以评估脊柱冠状位及矢状位上的全长力线。获取患者髋关节及膝关节过伸位的影像学资料十分重要,可以评估真实的脊柱矢状位轮廓。除此以外,脊柱侧弯位及过伸位的平片对于评估脊柱侧凸的活动度十分有帮助,如果考虑手术治疗,这两种平片是选择前路松解术还是后路截骨术的必需依据。

大部分患者都出现疼痛症状,因此 MRI 会经常被应用。MRI 图像可以评估腰骶部椎间盘的情况,而且因为椎管狭窄,很多患者都会出现不同程度的下肢疼痛,而 MRI 图像对评估椎管和椎间孔狭窄程度和发现神经受压的节段很有帮助。MRI 也可以用来评价脊柱最远端的椎间盘,因为如果不存在远端疼痛的话远端可不融合至骶骨(虽然和年轻患者相比,老年患者这种情况更为少见)。MRI 也是排除肿瘤及感染的重要依据。

CT 有助于在准备阶段研究骨解剖。在确定既往脊柱情况及关节融合的质量及范围时,CT 是最好的影像学资料。而且,CT 对于确定椎弓根的尺寸、髂骨的宽度、椎体本身的形态很有帮助。

治疗

脊柱侧凸伴有疼痛的老年患者可以考虑像年轻患者一样,采取非手术的治疗方式。因为大部分存在症状的患者侧凸都位于腰椎或者胸腰段,仅仅让患者了解这个部位的侧凸对他们心脏循环系统和呼吸系统不会有即时的威胁(未治疗的原发胸椎侧凸也一样),可以使大部分患者安心。合适的非甾体类抗炎药、物理治疗和运动性矫形联合应用对治疗能起促进作用。对于物理治疗来说,低强度的有氧运动比剧烈运动疗效更佳。在有水环境内的物理治疗也同样具有疗效。器械矫形对于大部分老年患者都难以耐受,但某些老年患者可能发现使用拐杖对于他(她)们的日常行动很有帮助。

手术

患者如果非手术治疗后症状不缓解,或者脊柱侧凸有不寻常的进展(较前者少见),应该考虑手术治疗。

和年轻患者相比,老年侧凸患者手术的死亡率更高,主要因为他们手术时已经存在肢体运动障碍以及健康情况较年轻患者更差[6-8]。在术前评估中,对患者循环系统及呼吸系统的评估应该更加重视,因为很多患者较长时间的卧床和手术的巨大心理压力都可能对这两个系统造成影响。吸烟患者应该在手术前至少戒烟数周,不但是为了促进骨骼愈合,而且是为了减少肺部及伤口并发症的发生,这些并发症在老年患者中发生率会升高。如果患者存在呼吸系统受累、既往吸烟史或者手术方案涉及膈肌,术前都应该进行肺功能检测。

与之相似的,有心脏病史或者局部缺血病史的患者,术前应该进行压力测试和正规的心功能评估检查。伴有高血压、高脂血症或糖尿病的老年脊柱侧凸患者,围术期推荐应用 β 受体阻滞剂[9]。

老年患者相对的营养不良和败血症、伤口裂开的高发生率已经被很多研究所证明[9]。在手术治疗时期内,应该考虑完全性的肠外营养,因为有研究表明完全肠外营养可以降低营养损耗及术后感染的发生率。

手术技术

对每个准备手术的老年患者,需要考虑众多的因素:矢状位平衡,冠状位力线,继发性的任意节段的椎管或神经根管狭窄,椎间盘退变,椎体向前或向后滑脱,骨质疏松症和各种合并症。

在青年患者中,手术追求的是冠状平面脊柱弯曲率的最大安全矫正,在老年患者中,除追求稳定的关节融合术以外,比矫正 Cobb 角更加关键的是获得最合适的冠状平面和矢状平面的平衡。脊柱的稳定和平衡是老年患者矫形手术的原则性目标,这常常意味着接受较小的侧凸矫正角度。很多研究都强调了,术后影像学资料中,与总体临床术后成效最相关的是脊柱平衡的重建,尤其是在矢状位平面。Glassman 和 Spine Deformity Study Group 的其他成员,在一项 300 位患者的研究中,提出了正常矢状位平衡的恢复是所有脊柱重建手术最关键的目标[5]。C7 的铅垂线在冠状平面上应该位于骶骨的中央,而在侧位片上则应穿过腰骶部的椎间隙。老年患者存在明显的椎间盘退变和椎间隙狭窄,这些都会导致腰椎前凸角的丧失以及矢状位铅垂线的前移。骨质疏松性的椎体压缩性骨折可以加重矢状位失衡,胸腰段的后凸同样也可以[10]。因此,原发性腰椎病变的融合范围可能需要最大程度的向脊柱的上胸段延伸。

随着椎弓根螺钉固定的广泛应用和椎体切除等技术的发展,老年患者的手术大部分都通过后路进行[11]。这甚至包括脊柱前柱的手术,例如后路腰椎椎间融合术(PLIF)和经椎间孔腰椎椎间融合术(TLIF)进行椎间盘切除。在腰骶部连接处下段的两个节段(L4-5,L5-S1),椎间支撑是融合成功所必需的[12-14]。椎间支撑可以减小后路内固定带来的应力,同时在某种程度上避免内固定物脱出。一般来说,尤其对于老年患者,内固定应该用于维持侧凸的矫正,而不应该用于矫正侧凸。

在有既往减压手术史的病例中,椎管内的瘢痕形成可能会使 PLIF 和 TLIF 这类手术方式变得更加困难。腰骶连接部的直接前方入路可以通过腹部正中切口或正中旁切口,牵拉腹腔脏器而实现。同时,L3 至骶骨椎间隙的直视下操作可以通过腹膜后入路实现,这种术式的并发症发生率较低,风险较小。通过这种入路,可以更广泛地切除椎间盘,同时,骨环或塞入骨质融合材料的椎间融合器的直视下植入也得以实现。

为了在矢状位平衡上得到有效的矫形改善,在成人脊柱畸形手术范畴中,截骨术的应用变得越来越广泛。尤其对于老年患者,截骨术已经成为避免前路手术的长时间与并发症发生率的有效方法。Smith-Peterson 截骨术,即通过小关节对椎体双侧后弓进行 V 形切除,可以对每一平面产生中度的矫形效果,但是,如果行多平面的截骨术,其对矢状位平衡的影响是非常显著的。因为通过截骨术矫形后,脊柱后方被铰链式地固定,前方必须保持一定角度的可活动性,所以,必须在保证椎间盘的完整性后才能进行截骨术。换言之，在很多老年患者中，椎间隙严重狭窄，甚至椎体已经融合僵化，这类患者脊柱可能缺乏足够的活动度，矫形能力也会丢失。

经椎弓根截骨术（PSOs）是一种能使每一节段在矢状面矫正角度非常大的截骨术——每一阶段可矫正至少35°。但这种截骨术需要对椎板、椎弓根及椎体后部进行楔形切除，可能会出现大量出血，对此，老年患者可能不能耐受。对既往曾行脊柱融合固定术，尤其是前路手术的患者，PSOs 的效果最好，因为脊柱的铰链固定位于椎体前柱，而既往无融合固定史的患者很难达到与之相同的矫正度数。同样，因为截骨术矫形的成功率取决于前部椎体的坚硬程度，所以很多老年患者都可能有骨质疏松症，可能是截骨术的潜在禁忌证，截骨后残留的椎体如果不足够坚硬，就可能会塌陷，同时会减小矫正的度数。

由于各方面的原因，对于老年患者，通过外科植入物对脊柱胸腰段进行充分固定的效果存在不确定性。老年人脊柱骨质比年轻患者明显要少得多，脊柱本身也更加僵硬。除此以外，很多老年患者都有既往手术史，包括脊柱融合术和减压术，这类既往手术会掩盖固定术的标志性结构，尤其是既往曾行椎管减压术。术中应用X 线透视检查对寻找椎弓根有帮助，尤其在胸段脊柱。

椎弓根钉固定已成为脊柱畸形手术的首选固定方式，包括对老年患者，虽然他们的骨质质量仍然是一个令人担心的因素。椎弓根钉的拔出力量在骨密度正常的患者大概是 1400N，而在骨质疏松的患者可以低至200N[15]。椎弓根钉的固定力量与植入物扭矩相关。因此，为了获得和骨质减少患者椎弓根骨皮质的紧密结合，推荐选择适合螺钉里尺寸最大的。这是术前需要通过 CT 检查评估的原因，CT 可测量椎弓根的内径。对于结合紧密度欠缺的老年患者，外科医师可能通过邻近的椎板钩或椎板下钢丝来加固椎弓根钉。众所周知，对于老年患者，和年轻的脊柱侧凸的青春期患者相比，脊柱的横突非常脆弱，几乎毫无例外地不被推荐作为内固定物如内固定钩的固定点。

然而，在既往脊柱稳定融合的案例中，特别是融合向下延伸至髂骨及骶骨，当椎弓根钉无法使用时，骨钩仍可用于固定术。骨钩植入点可通过小功率骨钻在融合部位创造（一般形成多发的爪状结构），然后和延伸至远端脊柱的棒相连接。

骶骨的固定是一个特别的问题，因为骶骨的骨质减少最严重，同时骶骨融合的失败率（假关节形成）可能是最高的[16,17]。这是对于牵涉到骶骨或髂骨的长节段融合，推荐前方入路和后方入路联合使用的另一个原因：至少，L4-5 和 L5-S1 的融合都需要内固定物的强力支撑。除此以外，由于长节段固定时骶骨发生骨质减少性骨折的风险较高，因此推荐同时行髂骨固定术（图 53-1）[18]。

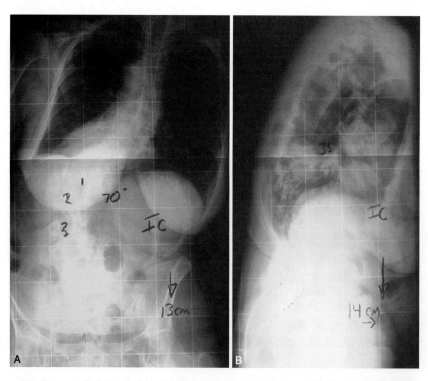

■图53-1　73 岁女性，患有疼痛性脊柱侧凸，骨质疏松症，冠状位及矢状位失衡。A、B 是术前的前后位及侧位片

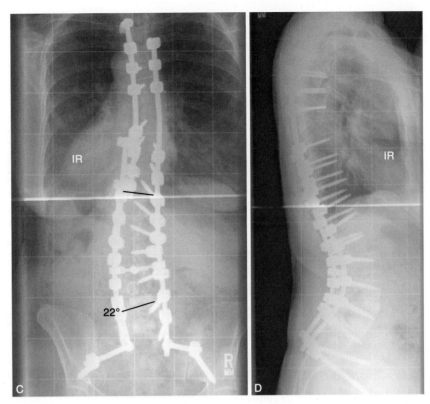

■ 图 53-1（续）　C、D 是术后片子,显示恢复正常冠状位及矢状位力线。C,前后位片显示双侧固定以支撑远端内固定。D,侧位片显示正常的腰椎前凸,下方两个节段可见椎间融合

固定于骶骨的螺钉可以从 S1 的椎弓根进入至骶骨的前方骨皮质或者骶岬,这两个部位的骨质是最致密的。作为另一种选择,骶骨的螺钉可以向侧方偏斜 30 度,进入骶骨翼骨质最厚的部位。无论哪种方法,在骶骨上钻孔以及使骶骨前方骨皮质和螺钉的螺纹紧密连接都是很重要的,螺纹可以显著提高螺钉在椎体内的抓合力[19]。松质骨螺钉优于骨皮质螺钉,因为结合力的变化和螺纹间的骨数量直接相关。

骨质疏松症和脊柱侧凸

脊柱侧凸和骨质疏松症之间的关系已部分被发现[20,21]。关于骨质疏松妇女的两项研究都指出脊柱侧凸的发生率为 35% ~45%[9,22,23]。因为椎间盘退变、小关节超负荷以及侧凸顶端骨骼因骨量减少而压缩的联合作用,这类侧凸中的大部分病例都会有所进展[20,22]。

在行内固定物植入的脊柱畸形矫形手术前,对老年患者骨质进行详细评估是非常重要的。在显著的骨质丢失发生前,通过 X 线片去确定骨质减少的程度是很困难的[24]。准确评估骨质含量的方法包括定量 CT（QCT）、双光子吸收测定法（DPA）,或者双能 X 线法（DXA）。

很多手术技术都被推荐用于提高老年人骨量减少脊柱的内固定强度,包括椎板下钢丝固定、增加固定点数量、椎弓根钉尺寸的增大、相邻未固定椎体的后凸成形术、羟磷灰石包裹的螺钉固定以及可膨胀的螺钉固定。然而,内固定物相关的并发症对老年患者仍然是一个重要问题。在一项研究中,38 名年龄均超过 65 岁的患者进行了 47 项畸形矫形手术,DeWald 和 Stanley[20] 报道了内固定物相关的早期并发症发生率为 13%,而晚期并发症为 11%。早期并发症包括最上方固定椎体和相邻未固定椎体的压缩性骨折,以及椎弓根的骨折。晚期并发症包括椎弓根或髂骨螺钉的松动及其引起的疼痛。38 名患者中的 10 名（26%）发展为固定节段上方交界处的后凸畸形,包括后期的压缩骨折。

并发症

老年患者进行脊柱畸形手术后并发症的发生率会远远高于青少年患者和较年轻患者[18,25,26]。据报道,并发症的发生率范围很大,从 30% 至 80%。

假关节形成的风险已经在前面详细介绍了;其在老年患者要比在年轻群体略高,主要是因为固定充分

性的问题。在胸腰段脊柱手术前路暴露手术视野的过程中可能会出现血管的损伤,然而,和假关节一样,至今仍未发现年龄相关的显著差别。目前已经被证明的,具有统计学意义与年龄相关的并发症是围术期营养物质消耗,因此,在大的脊柱重建手术后,感染风险升高。风险较高的患者应该在术前进行血清白蛋白及前白蛋白水平的检测,如有需要,可在手术开始前重复测定。对进行分期治疗且存在营养不良风险的患者,应该考虑在两个分期之间及之后进行营养的补充,可以通过完全肠外营养,或者是通过更加常用的胃管补充。

矢状位失衡或后凸畸形矫形手术的另一个并发症是内固定节段的近端相邻节段后凸发展。这是一个众所周知的与胸椎后凸过度矫正有关的并发症,即使在较年轻患者也存在同样问题,但这在长节段固定及矫正矢状位失衡的老年患者中变得更加令人忧虑。对长时间的矢状位力线紊乱进行过度的后凸矫形或过度的纠正,由于脊柱尝试恢复长期形成的力线,所以这些操作会对近端未固定节段施加强大的后凸应力,同时伴有疼痛性成角畸形的进展、内固定失败或椎体骨折。仔细地制定近端内固定方案及保留相邻节段的韧带和小关节可以降低这种并发症的发生率。

结果

由于医学检查的发展、手术技术的进步和专业的麻醉培训,大部分老年患者脊柱侧凸重建手术后的疗效得到了很大的提高。Li[2]等人使用 SRS-22、SF-12 和 ODI 为研究方法,报道了年龄超过 65 岁的患者进行手术治疗后,疼痛显著减轻,获得了更好的健康相关的生活质量、自我形象和心理健康,比相同年龄但非手术治疗或单纯观察治疗的对照组获得更好的满意度。事实上,对比进行相似手术的年轻患者,很多老年病例术后报道了具有统计学意义的疼痛缓解和功能改善,大部分都是因为老年患者中术前明显的功能障碍[3,7,8]。然而,在影像学上,尽管疼痛及功能上都有显著改善,但是老年患者获得较好的矫正仍然是一个挑战。

（赵耀　于峥嵘　译）

参考文献

1. S.D. Glassman, G.M. Alegre, Adult spinal deformity in the osteoporotic spine: options and pitfalls, Instr. Course Lect. 52 (2003) 579–588.
2. G. Li, P. Passias, M. Kozanek, E. Fu, S. Wang, Q. Xia, et al., Adult scoliosis in patients over sixty-five years of age: outcomes of operative versus nonoperative treatment at a minimum two-year follow-up, Spine 34 (20) (2009) 2165–2170.
3. S. Takahashi, J. Delecrin, N. Passuti, Surgical treatment of idiopathic scoliosis in adults: an age-related analysis of outcome, Spine 27 (16) (2002) 1742–1748.
4. V. Deviren, S. Berven, F. Kleinstueck, J. Antinnes, J.A. Smith, S.S. Hu, Predictors of flexibility and pain patterns in thoracolumbar and lumbar idiopathic scoliosis, Spine 27 (21) (2002) 2346–2349.
5. S.D. Glassman, S. Berven, K. Bridwell, W. Horton, J.R. Dimar, Correlation of radiographic parameters and clinical symptoms in adult scoliosis, Spine 30 (6) (2005) 682–688.
6. B.E. van Dam, D.S. Bradford, J.E. Lonstein, J.H. Moe, J.W. Ogilvie, R.B. Winter, Adult idiopathic scoliosis treated by posterior spinal fusion and Harrington instrumentation, Spine 12 (1) (1987) 32–36.
7. J.S. Smith, Risk-benefit assessment of surgery for adult scoliosis: an analysis based on patient age, Scoliosis Research Society 44th Annual Meeting and Course Final Program 2009:66–7, September, 2009.
8. B.A. O'Shaughnessy, Is there a difference in outcome between patients under and over age 60 who have long fusions to the sacrum for the primary treatment of adult scoliosis, Scoliosis Research Society 44th Annual Meeting and Course: Final Program 2009:67–8, September, 2009.
9. S.S. Hu, S.H. Berven, Preparing the adult deformity patient for spinal surgery, Spine 31 (19 Suppl) (2006) S126–S131.
10. E.M. Hammerberg, K.B. Wood, Sagittal profile of the elderly, J. Spinal Disord. Tech. 16 (1) (2003) 44–50.
11. P.S. Rose, L.G. Lenke, K.H. Bridwell, D.S. Mulconrey, G.A. Cronen, J.M. Buchowski, et al., Pedicle screw instrumentation for adult idiopathic scoliosis: an improvement over hook/hybrid fixation, Spine 34 (8) (2009) 852–857.
12. I.B. McPhee, C.E. Swanson, The surgical management of degenerative lumbar scoliosis. Posterior instrumentation alone versus two stage surgery, Bull. Hosp. Jt. Dis. 57 (1) (1998) 16–22.
13. K.H. Bridwell, L.G. Lenke, K.W. McEnery, C. Baldus, K. Blanke, Anterior fresh frozen structural allografts in the thoracic and lumbar spine. Do they work if combined with posterior fusion and instrumentation in adult patients with kyphosis or anterior column defects? Spine 20 (12) (1995) 1410–1418.
14. J.P. Kostuik, Treatment of scoliosis in the adult thoracolumbar spine with special reference to fusion to the sacrum, Orthop. Clin. North Am. 19 (2) (1988) 371–381.
15. T.L. Halvorson, L.A. Kelley, K.A. Thomas, T.S. Whitecloud 3rd, S.D. Cook, Effects of bone mineral density on pedicle screw fixation, Spine 19 (21) (1994) 2415–2420.
16. K.R. Eck, K.H. Bridwell, F.F. Ungacta, K.D. Riew, M.A. Lapp, L.G. Lenke, et al., Complications and results of long adult deformity fusions down to L4, L5, and the sacrum, Spine 26 (9) (2001) E182–E192.
17. V.J. Devlin, O. Boachie-Adjei, D.S. Bradford, J.W. Ogilvie, E.E. Transfeldt, Treatment of adult spinal deformity with fusion to the sacrum using CD instrumentation, J. Spinal Disord. 4 (1) (1991) 1–14.
18. S.S.B. Hu, H. Sigurd, D.S. Bradford, Adult spinal deformity, in: J.W. Frymoyer, SWW (Eds.), The adult and pediatric, third ed., spine, Lippincott Williams and Wilkins, Philadelphia, 2004, pp. 465–477.
19. J.P.H. Kostuik, MH, Indications for surgery of the osteoporotic spine, in: J.Y. Margulies, FY, J.C. Farcy, M.G. Neuwirth (Eds.), Lumbosacral and spinopelvic fixation, Lippincott-Raven, Philadelphia, 1996.
20. C.J. DeWald, T. Stanley, Instrumentation-related complications of multilevel fusions for adult spinal deformity patients over age 65: surgical considerations and treatment options in patients with poor bone quality, Spine 31 (Suppl. 19) (2006) S144–S151.
21. S. Jaovisidha, J.K. Kim, D.J. Sartoris, E. Bosch, S. Edelstein, E. Barrett-Connor, et al., Scoliosis in elderly and age-related bone loss: a population-based study, J. Clin. Densitom. 1 (3) (1998) 227–233.
22. D.W. Vanderpool, J.I. James, R. Wynne-Davies, Scoliosis in the elderly, J. Bone Joint Surg. Am. 51 (3) (1969) 446–455.
23. J.H. Healey, J.M. Lane, Structural scoliosis in osteoporotic women, Clin. Orthop. Relat. Res. (195) (1985) 216–223.
24. D.N. Resnick, G, Osteoporosis, bone and joint imaging, WB Saunders, Philadelphia, 1989.
25. S.D. Glassman, C.L. Hamill, K.H. Bridwell, F.J. Schwab, J.R. Dimar, T.G. Lowe, The impact of perioperative complications on clinical outcome in adult deformity surgery, Spine 32 (24) (2007) 2764–2770.
26. T. Faciszewski, R.B. Winter, J.E. Lonstein, F. Denis, L. Johnson, The surgical and medical perioperative complications of anterior spinal fusion surgery in the thoracic and lumbar spine in adults. A review of 1223 procedures, Spine 20 (14) (1995) 1592–1599.

第 54 章 活动性椎管狭窄和下腰痛的微创治疗：棘突间稳定器

54

H. Michael Mayer

关 键 点

- 腰椎运动节段的棘突间撑开会导致不同的生物力学效果：
- 它增加了椎管、关节间隙和椎间孔的尺寸和空间，因此对神经结构可以起到间接的"减压"作用。
- 它减轻了腰椎小关节和椎间盘后部的压力负荷，因此，对因为这些解剖结构负荷过大而导致的下腰部疼痛具有潜在的治疗意义。已经上市的或者目前仍处于临床试验阶段的各种各样的植入物都能提供这些生物力学效果。它们能被分为以下两种类型：
- 非稳定性装置，用于活动性腰椎管狭窄和下腰痛的主要治疗方法（阻止脊柱过伸）。
- 活动性/固定性棘突间稳定装置，例如稳定装置，被用作开放性减压手术的辅助装置，可以替代融合或促进融合（活动性或固定性的内固定装置）。
- 这些装置的特点都是创伤较小（与开放性减压手术或内固定相比），以及其并发症的发生率低，使其适用于老年患者人群。然而，这些装置很可能只有短期的临床疗效，因此选择这类装置很大程度是因为它们的微创性，而不是治疗效果。

介绍：棘突间稳定器如何工作

通过使用棘突间撑开器对椎管进行间接减压已经成为腰椎活动性椎管狭窄的常用治疗方法[1-5]。从第一款上市的植入物（X-stop，Medtronic，Memphis，TN，USA）得到的生物力学数据可以看出，棘突间撑开器可以引起节段的轻微屈曲、减小节段后凸和限制脊柱过伸[6]。因此，椎管和椎间孔的空间和直径都得到扩大[7]。上述的发现都被认为是其最重要的主要疗效，证明了这类装置用于治疗活动性椎管狭窄的正确性。随机对照实验明确了这类装置的疗效，同时证明了棘突间稳定器植入的临床效果优于保守治疗[5]。

体内实验也证明了棘突间撑开器在中立位时引起关节突关节[8,9]、纤维环及髓核后部负荷的显著减小，在脊柱后伸时此效果更加显著[8,10,11]。邻近节段的运动学可能不受影响[6,12]。

"后伸阻止装置"

这些植入物的很多种类目前都在临床上常规使用，或者还处于临床试验阶段。它们的目的在于实现棘突间节段撑开和限制后伸。它们作为活动性退变性腰椎管狭窄的主要治疗方法被推广，主要用作开放性减压手术的辅助装置。主要的治疗目的在于增大椎管及椎间孔的直径，同时降低关节突关节及椎间盘的负荷。

X-Stop（Medtronic）（图 54-1）

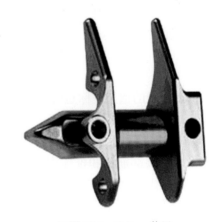

■ 图 54-1 X-Stop 装置

X-Stop 是这类型植入物的代表。X-Stop 的主体由钛金属和聚二醚酮的间隙构成。其同时具备固定的和可调节的两个侧翼，后者会在植入后安装上去[5]。

主要适应证是由活动性退变性腰椎管狭窄引起的神经性跛行伴臀部及下肢的疼痛，这类疼痛在腰椎前屈时可缓解。

手术技术

　　X-Stop 通过后方入路植入。患者术中处于俯卧位。手术过程中,背腰部的筋膜会分离至棘突两侧,椎体周围的肌肉切断后自动回缩,同时棘间韧带会被穿透。然后,术者可以用一个撑开钳撑开棘突,从一侧植入 X-Stop,最后把对侧的侧翼安装到装置上(图 54-2)。

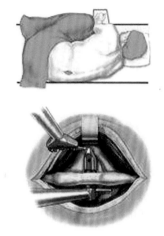

■ 图 54-2　X-Stop 的植入手术技术

疗效

　　一项随机对照实验证明了 X-Stop 对活动性椎管狭窄疗效优于保守治疗[1,5,13]。尽管在最初的报告中提出了 X-Stop 在治疗不超过 I 级的退变性脊柱滑脱同样有效,但是最近的数据未能确认这个结论[14]。

总结

　　虽然 X-Stop 装置的植入宣称是微创手术,但是和现代显微手术下直接减压技术相比,X-Stop 植入需要更大的皮肤切口和范围更大的侧方肌肉分离[15,16]。由于 X-Stop 植入对背腰部筋膜和椎体周围肌肉造成医源性损伤,所以不能用于治疗椎间盘源性及关节源性的下腰痛。此外,双节段或多节段的装置植入需要更大的手术入路。

InSpace(Synthes,Paoli,PA,USA)(图 54-3)

　　为了解决创伤较大的问题,一种新型圆柱状的聚二醚酮棘突间植入物最近出现,这种植入物具有一个钛合金的中央螺钉和四个侧翼,在置入棘突间隙后展开。生物力学测试已经证明了这种植入物可以在不影

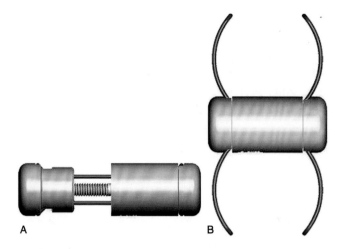

■ 图 54-3　InSpace 植入物。**A**,未展开的侧翼。**B**,展开的侧翼

响手术节段侧弯的情况下减小其后伸[17,18]。循环负荷试验也证明了在 15 000 次负荷循环后,植入物的功能无明显受损,同时解剖结构的完整性也未见破坏[19,20]。因此,InSpace 的效果比得上 X-Stop 的效果。

　　InSpace 的适应证与之前描述的 X-Stop 一样。目前已经有初步的报告提出 InSpace 对治疗间盘源性及关节源性的下腰痛同样有效[21,22]。

手术技术

　　手术可以在局部或者全身麻醉下进行。患者手术时俯卧于在可调节手术台上的平坦软垫上,或者 Wilson 软垫上。通过倾斜手术台的足侧可以实现棘突间隙的被动撑开,直至棘突间隙“开放”至最大(图 54-4)。植入物通过一个侧方经皮通道放置(图 54-5)。通过克氏针对棘间韧带进行穿刺,而棘突间隙的扩大则通过尺寸逐渐增大的钝性牵引器来实现。取出牵引器后,可以在 AP 透视的监控下,通过套筒放置植入物

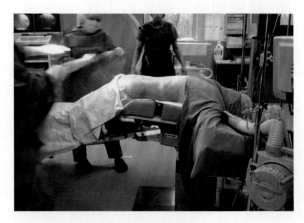

■ 图 54-4　InSpace 植入手术时患者的体位

及展开植入物的侧翼。在侧翼完全展开后，植入物会和其支持物分离，同时应用袖管也被取出，从而把植入物留在特定的位置上（图 54-6）。

疗效

世界上第一例 InSpace 植入手术在 2006 年 3 月 15 日进行。41 位患者的初步疗效显示了 InSpace 植入可以显著地缓解下腰痛患者的疼痛，降低其 Oswestry 残疾指数，对活动性退变性腰椎管狭窄患者同样有效[22]。

总结

和其他所有已经上市的限制后伸的装置相比，InSpace 植入手术的创伤显著降低，术中平均出血小于 5ml；在非复杂病例中，单节段的手术时间通常不超过

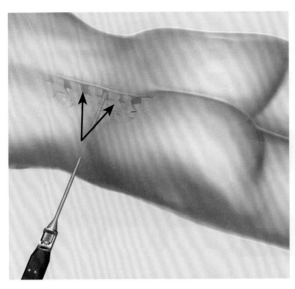

■ 图 54-5　侧方经皮入路

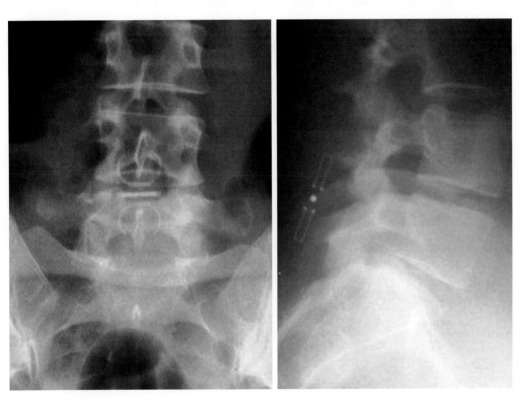

■ 图 54-6　术后前后位及侧位 X 线片显示在正确位置的 InSpace 植入物

15 分钟。到目前为止临床上未发现相关的术中并发症。这种侧方入路手术的其他优势还包括技术易于掌握和无明显的失血，同时，这种手术可以在患者体外进行控制操作。术后的核磁检查未发现任何肌肉损伤或血肿形成的表现。主要的技术限制是 L5-S1 节段或者具有高髂骨的患者，因为从体外穿刺至棘突间隙需要一定的角度。目前，可用的临床数据极其缺乏。目前

这种植入物在美国主要用于动态腰椎管狭窄治疗的前瞻性随机对照 IDE 实验。

其他种类的植入物（图 54-7）

还有其他很多不同种类的植入物，它们都具有同样的生物力学效果。它们中的大部分都通过后方正中切口入路植入。

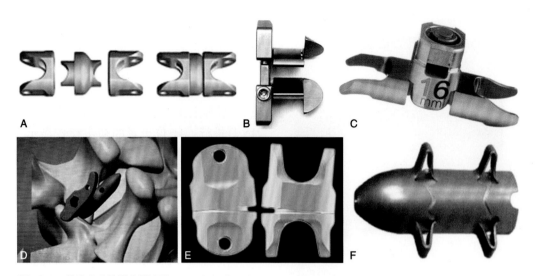

■ 图 54-7　其他"后伸限制装置"。**A,**Flexis(Lindare,Smarden,UK)。**B,**Spinos(Privelop,Neunkirchen,Germany)。**C,**Superion(Vertiflex,San Clemente,CA,USA)。**D,**Retain(Globus Medical,Audubon,PA,USA)。**E,**RODD(Novaspine,Amiens,France)。**F,**Aperius(Medtronic,Minneapolis,MN,USA)

Coflex(Paradigm Spine,New York,NY,USA)(图 54-8)

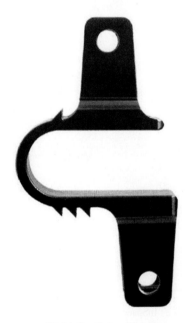

■ 图 54-8　Coflex 植入物

这是一种 U 形的钛合金植入物,其头部及尾部各有一个可弯曲的侧翼。Coflex 是一种活动性的后伸限制装置,其工作原理和弹簧类似:脊柱后伸时对其"U"形施加弹性压力(图 54-9)。Coflex 可用作椎管狭窄开放减压手术的辅助装置,可以降低小关节的负荷以及"使椎管保持在开放状态",同时也可以用于椎间盘切除术后,避免椎间盘承受过度的负荷。因此,Coflex 代表了一种下腰痛治疗的理念,例如,在减压手术后,通过棘突间撑开器,达到一种活动性的稳定,降低小关节及椎间盘的负荷,同时保持椎管有足够的空间。

手术技术

患者的手术体位和开放减压手术的一样(膝胸位或俯卧位)。在完成减压后,手术节段的棘突会被塑造成一种与植入物相吻合的形状(图 54-10)。棘间韧带会被完全切除,而棘上韧带则会从棘突上分离,植入 Coflex 后再把其通过缝线固定在骨骼上。植入物尺寸的选择取决于模板的大小。术者会把植入物压进棘突间,使其尽可能靠前,最后使植入物"U"形的底部和硬脊膜之间仅有 2 ~ 3mm。

疗效

Adelt 等人第一次提出了 Coflex 植入的疗效[23]。在一个超过 200 名椎管狭窄的患者的系列研究中,Coflex 被用作开放减压手术的辅助装置,在平均随访 2 年后,报告指出超过 90% 的患者都觉得非常满意。通过对 429 名患者进行术后 1 年的随访,笔者发现 75% 的患者下腰痛缓解,87% 的患者下肢疼痛缓解,87% 的患者神经源性间歇性跛行好转。当被问到如果处于相同的病情下是否会再次选择 Coflex 植入手术时,93% 的患者都回答"是"。在这一系列研究中,并发症的发生率为 6%。在一个包括 65 名退变性腰椎管狭窄患者的系列研究中,Brussee 也证明了其满意的疗效,74.2% 的患者都极度或中度满意[24]。然而,如果把苏黎世跛行调查(ZCQ)的所有疾病考虑在内,Coflex 的满意疗

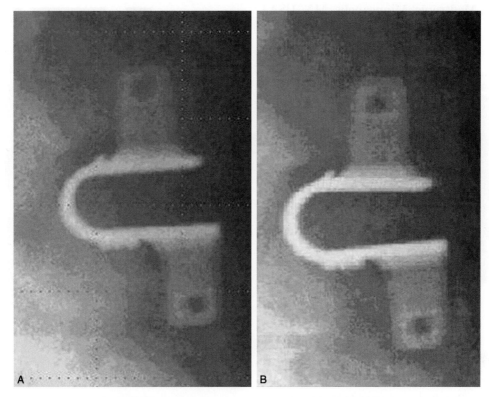

■ 图54-9 Coflex 植入物活动:A,脊柱前屈;B,脊柱后伸

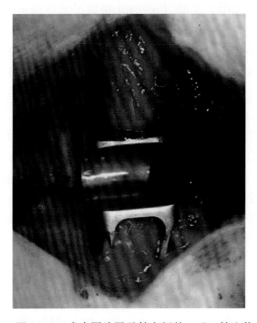

■ 图54-10 术中图片展示棘突间的 Coflex 植入物

效只出现在 30.6% 的患者身上[24]。在一项前瞻性研究中,18 名节段性腰椎不稳的患者进行了 Coflex 植入,和 24 名进行了 PLIF 术的患者进行对比[25],在随访 1 年后,两组患者在 VAS 评分上都显示出显著的提高;然而,在手术节段以上节段的活动范围方面,融合术后的改善程度要显著高于 Coflex 植入术后。学者们总结出

如果可以减小对邻近节段的负荷,Coflex 可以成为融合术外的另一种选择。

总结

对腰椎管狭窄及下腰痛的患者来说,Coflex 植入是开放性减压术后除节段性融合以外的另一种选择。考虑到这些疾病的易患人群年龄较大而且合并症较多,Coflex 装置植入对比融合术的低并发症发生率以及患者的高满意度,都仿佛证明了其可用性。然而,可以证明其可用性的数据仍然缺乏。这种植入物目前正在美国进行 FDA-IDE 试验。

活动性/固定性棘突间稳定器

第二组棘突间撑开器的基本理论是实现棘突间稳定,从而避免融合或作为融合手术的辅助。本文前述的"后伸制止者"不能提供棘突间的稳定性,与之相比,这些植入物既可实现棘突间撑开,同时也可实现增强的动态或静态稳定性。因此,它们几乎专门用于椎管狭窄患者开放减压手术的辅助,或者用作下腰痛病例除腰椎融合外的其他治疗选择。所以,其适应证与大部分后伸制止器并不重叠,Coflex 可能除外。

DIAM 植入物（Medtronic, Minneapolis, MN, USA）（图 54-11）

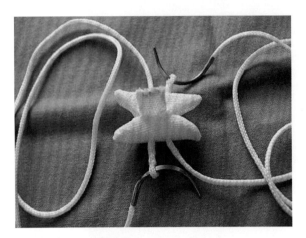

■ 图 54-11　DIAM 植入物

DIAM 是一种柔软的植入物，有一个 H 形的硅树脂核心，外面覆盖一层聚乙烯绝缘外皮（图 54-11）。通过两条人工合成的韧带，它可以固定在棘突上。除棘突间撑开以外，其生物力学效应还包括减震及活动节段的动态减震[26,27]。它的适应证包括椎间盘切除术后患者的平面关节疼痛及合并下腰痛的椎管及椎间孔狭窄[28-30]。该产品主要用作除椎弓根钉坚固固定外的其他选择。

手术技术

该植入物可在棘上韧带切除或未切除的情况下植入。首先切除棘间韧带，在使用撑开手术钳（图 54-12）撑开棘突后通过试模确定植入物的尺寸。通过使用特定的植入物把持器，把有弹性的植入物折叠后置入棘突间的空间。两条带子包绕整个棘突然后固定（图 54-13）。

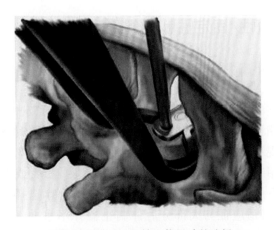

■ 图 54-12　DIAM 植入物尺寸的选择

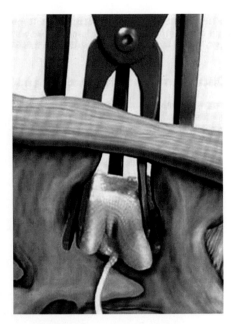

■ 图 54-13　DIAM 植入物的插入

结果

Mariottini 等第一次报道了 DIAM 植入的结果[31]，43 名患者中满意的结果占 97%。2005 年，通过意大利一个多中心实验，Guizzardi 报道了其高满意率及低并发症发生率[32]。在一项对 104 名椎间盘突出、椎间孔及椎管狭窄的患者的多中心研究中，Taylor[28] 等报道了 DIAM 植入后的效果，其随访时间平均为 18.1 个月。在 83.8% 的患者中可见满意的疼痛缓解。

Kim 等把 DIAM 应用在椎间盘突出的患者身上。在患根性疼痛及下腰疼痛的患者中，他们对比了简单椎间盘微切除术及切除术后同时植入 DIAM 的效果[29]。在对患者进行术后平均随访 12 个月后，他们发现两个治疗组的患者症状都有明显改善。然而，DIAM 组和非 DIAM 组在椎间隙高度计 VAS 评分上都无明显差别。

总结

DIAM 是一种能提供稳定性的棘突间植入物，能提供棘突间撑开及拉力吸收。其生物力学特定使其能中和活动节段。虽然与腰椎融合技术相比其对患者创伤较小，但其好的临床数据仍然缺乏，相关的研究证据仍较少。该植入物目前在美国处于 FDA-IDE 试验阶段。

Wallis 植入物（Abbott Spine, Austin, TX, USA）（图 54-14）

Wallis 植入物是由 Senegas 于 20 世纪 80 年代中期发

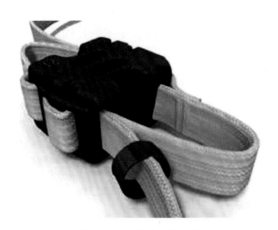

■ 图 54-14　Wallis 植入物

明的[33,34]。其是一种 H 形的棘突间装置,材料是聚醚醚酮,可通过带有不透射线钽标记的达克纶绳带固定在棘突上(图 54-14)。该装置能移植后伸,而其绳带可以限制活动节段的屈曲,主要用于减压手术后增强节段间的稳定性[35]。因此,其适应证包括下腰痛合并椎间盘突出、椎管狭窄、复发性椎间盘突出、退变性椎间盘疾病合并或不合并 Modic Ⅰ 型改变,同时包括融合术后相邻节段的退变性椎间盘疾病[34]。

手术技术

　　患者一般取俯卧位。在行减压手术或椎间盘切除术后,棘上韧带从棘突上被分离同时切除棘间韧带(图 54-15)。在对棘突的表面进行处理后,通过试模确定棘突间装置的尺寸。上棘突的凹面及棘突和椎板间连接部位都会被打磨变平。该装置被插入,其绳带环绕在上下棘突上(图 54-16),穿过一个固定在装置上的夹子,然后,可以通过调节绳带的松紧度实现合适的加压。最后,棘上韧带被重新复位并且固定(图 54-17)。

结果

　　2007 年,Senegas 第一次报道了 241 名患者体内的植入物的生存率,他们在 1987—1995 年接受植入物治疗[34]。在"随后腰椎手术"后生存率是 75.9% ,"植入物取出"的生存率是 81.3% 。

　　总体的二次手术率是 21.1% 。2007 年,Floman 报道了对 37 名在腰椎间盘切除术后行 Wallis 植入物固定的患者的研究[35],其随访时间是 16 个月。适合入组的包括下腰痛的患者及存在大块椎间盘突出的患者。其目的是为了保护腰椎节段免于塌陷,从而防止椎间盘突出复发和(或)椎间盘切除术后出现下腰痛。

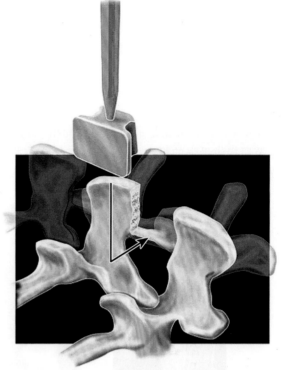

■ 图 54-15　植入 Wallis 前棘突间隙的准备

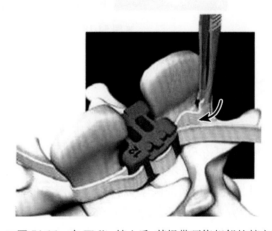

■ 图 54-16　在 Wallis 植入后,其绳带环绕相邻的棘突

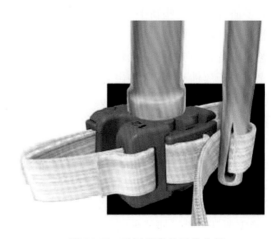

■ 图 54-17　装置绳带的最终收紧

后背及腿部疼痛的 ODI 评分及 VAS 评分都有显著改善。然而,13% 的患者出现椎间盘突出复发。因此笔者总结出以下结论:虽然该植入物对 VAS 及 ODI 评分有着很好的效果,但其可能不能降低椎间盘突出的复发率。

总结

Wallis 植入物可能是最强的棘突间植入物,同时能给节段提供最强的稳定性。同时,它也是手术入路创伤最大的植入物,其创伤不比腰椎融合手术小。它对椎间盘的保护作用仍未被证明,是否能作为其他创伤较小的棘突间装置及融合手术的替代选择仍有待证明。

其他植入物(图 54-18)

在全世界范围内,还有很多处于临床试验阶段的具有稳定特性的棘突间装置,例如 Coflex F(Paradigm Spine,New York)、InSwing(Orthofix,Verona,Italy)和 ISS(Biomet,Dordrecht,Netherlands)。它们或多或少都遵循相似的临床和生物力学原则。

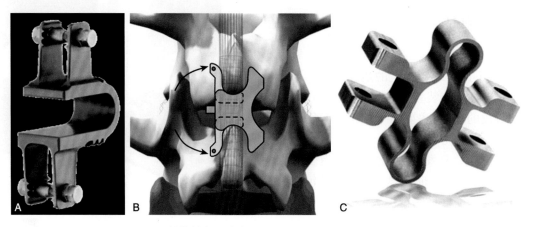

■ 图 54-18 其他棘突间稳定器。**A**,Coflex F。**B**,InSwing。**C**,ISS

结论

棘突间撑开或固定已成为脊柱手术的一个新趋势。随着医疗方法新趋势的增多,我们目前面临着一种情况:植入物及手术概念逐渐增大,但对于大多数植入物,缺乏经验及循证医学资料。这些棘突间临床应用的作用方式及基本原理似乎已经十分清晰。生物力学的研究支持它们预期或已被证明的临床效用。目前存在很多适合应用这些新手术概念的人群。对于后伸制止器,其适用人群主要是存在动态或早期腰椎管狭窄的老年患者,否则他们就比较适合行创伤更大的手术方式例如开放性减压,这些患者至少在短期内能通过微创的棘突间撑开器(例如 Inspace 或 X-Stop)植入而获益。其他人群可能是年轻人群,他们因退变性椎间盘疾病和(或)关节突关节骨关节病而存在椎间盘源性或非椎间盘源性下腰痛,如果保守治疗无效,可能适合进行脊柱融合或全椎间盘置换。

第三类能从稳定性棘突间装置中获益的是以下人群:明确需要开放性减压或椎间盘切除术的患者、因节段性不稳及下腰痛能从融合术中获益的患者。这些患者应用 Coflex、DIAM、Wallis 或 InSwing 等植入物能很好地获益。对比融合手术,在短期结果中可明显看出棘突间装置的明显优势,即较低的并发生发生率及较小的创伤,这降低了其应用的门槛,尤其在一些特殊人群中:有严重合并症、高龄或有融合术禁忌证的患者。

考虑到本章中描述的所有棘突间植入物是对术后短期有较好的临床效果的手术解决方法,创伤的程度及降低二次手术率是最主要的问题。

这些方面在目前的临床试验中都得到强调。对于大多数植入物来说,其实用性、临床效用及临床效用持续的时间都有待明确。同时其适应证及禁忌证也需进一步明确。然而,目前的植入物至少有一部分以后一定会在临床常规治疗中占一席之位。

(张道俭 于峥嵘 译)

参考文献

1. P.A. Anderson, C.B. Tribus, S.H. Kitchel C.A. Hartjen: Treatment of neurogenic claudication by interspinous decompression: application of the X-Stop device in patients with lumbar degenerative spondylolisthesis, J. Neurosurg. Spine 4 (2006) 463–471.
2. K.Y. Hsu, J.F. Zucherman, T.F. Mehalik, D.A. Implicito, M.J. Martin, D.R. Johnson, G.A. Skidmore, P.P. Vessa, J.W. Dwyer, J.C. Cauthen, R.M. Ozuna, Quality of life of lumbar stenosis-treated patients in whom the X-Stop interspinous device was implanted, J. Neurosurg. Spine 5 (2006) 500–507.
3. D.G. Kondrashov, M. Hannibal, K.Y. Hsu, J.F. Zucherman, Interspinous process decompression with the X-Stop device for lumbar spinal stenosis: a 4-year follow-up study, J. Spinal Disord. Tech. 19 (2006) 323–327.

4. C. Lauryssen, Appropriate selection of patients with lumbar spinal stenosis for interspinous process decompression, Neurosurg. Focus 22 (2007) 121–126.

5. J.F. Zucherman, K.Y. Hus, C.A. Hartjen, T.F. Mehalic, D.A. Implicito, M.J. Martin, D.R. Johnson, G.A. Skidmore, P.P. Vessa, J.W. Dwyer, S.T. Puccio, J.C. Cauthen, R.M. Ozuna, A multicenter, prospective randomized controlled trial evaluating the X-Stop interspinous process decompression system for the treatment of neurogenic intermittend claudication, Spine 30 (2005) 1351–1358.

6. D.P. Lindsey, K.E. Swanson, P. Fuchs, K.Y. Hsu, J.F. Zucherman, S.A. Yerby, The effects of an interspinous implant on the kinematics of the instrumented and adjacent levels in the lumbar spine, Spine 28 (2003) 2192–2197.

7. J.C. Richards, S. Majumbar, D.P. Lindsey, G.S. Beaupré, S.A. Yerby, The treatment mechanism of an interspinous process implant for lumbar neurogenic intermittend claudication, Spine 30 (2005) 744–749.

8. M. Siddiqui, M. Nicol, E. Karadimas, F. Smith, D. Wardlaw, The positional magnetic resonance imaging changes in the lumbar spine following insertion of a novel interspinous process distraction device, Spine 30 (2005) 2677–2682.

9. C.M. Wiseman, D.P. Lindsey, A.D. Fredrick, D, S.A. Yerby The effect of an interspinous process implant on facet loading during extension,, Spine 30 (2005) 903–907.

10. M. Siddiqui, E. Karadimas, M. Nicol, F.W. Smith, D. Wardlaw, Influence of X-Stop on neural foramina and spinal canal area in spinal stenosis, Spine 31 (2006) 2958–2962.

11. K.E. Swanson, D.P. Lindsey, K.Y. Hsu, J.F. Zucherman, S.A. Yerby, The effect of an interspinous implant on intervertebral disc pressures, Spine 28 (2003) 26–32.

12. M. Siddiqui, E. Karadimas, M. Nicol, F.W. Smith, D. Wardlaw, Effects of X-Stop device on sagittal lumbar spine kinematics in spinal stenosis, J. Spinal Disord. Tech. 19 (2006) 328–333.

13. C. Idler, J.F. Zucherman, S. Yerby, K.Y. Hsu, M. Hannibal, D. Kondrashov, A novel technique of intra-spinous process injection of PMMA to augment the strength of an interspinous process device such as the X-Stop, Spine 33 (2008) 452–456.

14. O.J. Verhoof, J.L. Bron, F.H. Wapstra, B.J. van Royen, High failure rate of the interspinous distraction device (X-Stop) for the treatment of lumbar spinal stenosis caused by degenerative spondylolisthesis, Eur. Spine J. 17 (2008) 188–192.

15. H.M. Mayer, Microsurgical decompression for acquired central and lateral spinal canal stenosis, in: H.M. Mayer (Ed.), Minimally invasive spine surgery, second ed., Springer-Verlag, Berlin – Heidelberg - New York, 2005.

16. A. McCulloch, Microsurgery for lumbar spinal canal stenosis, in: J.A. McCulloch, P.H. Young (Eds.), Essentials of spinal microsurgery, Lippincott-Raven, Philadelphia, PA, 1998.

17. J. Lim, J. Park, Biomechanical study of InSpace interspinous device, Spine Arthroplasty Society, Annual Meeting 08, Miami Poster 162, 2008.

18. L.I. Voronov, R.M. Havey, S.M. Renner, G. Carandang, C. Abjorson, A.G. Parwadhan, Biomechanics of novel posterior dynamic stabilization device (InSpace), Spine Arthroplasty Society, Annual Meeting 08, Miami Poster 148, 2008.

19. G.A. Goel, V.K. Goel, A. Mehta, D. Dick, A. Khere, C. Abjornson, Cyclic loading does not compromise functionality of interspinous spacer or any damage to the segment, Spine Arthroplasty Society, Annual Meeting 08, Miami Poster 212, 2008.

20. B. Kelly, E. Sander, N. Zufelt, D. DiAngelo, Low endurance testing of a novel spinous process spacer under coupled loading conditions, Spine Arthroplasty Society, Annual Meeting 08, Miami Poster 197, 2008.

21. H.M. Mayer, G. Skidmore, et al., A new percutaneous lateral approach for the insertion of an interspinous spacer, Annual Meeting of the American Academy of Neurological Surgeons (AANS), San Diego, May 2-4, 2009.

22. H.M. Mayer, C. Mehren, C. Siepe, et al: A new interspinous spacer for minimally invasive treatment of dynamic lumbar spinal stenosis and low back pain Annual Meeting of the American Academy of Neurological Surgeons (AANS), San Diego, May 2-4, 2009.

23. D. Adelt, J. Samani, W.K. Kim, M. Eif, G. Lowery, R.J. Chomiak, Coflex interspinous stabilization: clinical and radiographic results from an international multicenter retrospective study, Paradigm Spine J. 1 (2007) 1–4.

24. P. Brussee, J. Hauth, R.D. Donk, A.L.M. Verbeek, R.H.M. Bartels, Self-rated evaluation of outcome of the implantation of interspinous process distraction (X-Stop) for neurogenic claudication, Eur. Spine J. 17 (2) (2008) 200–203.

25. D.S. Kong, E.S. Kim, W. Eoh, One-year outcome evaluation after interspinous implantation for degenerative spinal stenosis with segmental instability, J. Korean Med. Sci. 22 (2007) 330–335.

26. J.F. Schmoelz, T. Nydegger, L. Claes, H.J. Wilke, Dynamic stabilization of the lumbar spine: an in vitro experiment, J. Spinal Disord. Tech. 16 (2003) 418–423.

27. F.M. Phillips, L.I. Voronov, I.N. Gaitanis, G. Carandang, et al., Biomechanics of posterior dynamic stabilization device (DIAM) after facetectomy and discectomy, Spine J. 6 (2006) 714–722.

28. J. Taylor, P. Pupin, S. Delajoux, S. Palmer, Device for intervertebral assisted motion: technique and initial results, Neurosurg. Focus 22 (1) (2007) E6.

29. K.A. Kim, M. McDional, J.H.T. Pik, P. Khoueir, Dynamic intraspinous spacer technology for posterior stabilization: clinical safety, sagittal angulation, and pain outcome at 1-year follow-up evaluation, Neurosurg. Focus 22, 2007.

30. D. Kim, T. Albert: Interspinous process spacers, J. Am.Acad. Orthop. Sur. 15 (2007) 200–207.

31. A. Mariottini, S. Pieri, S. Giachi, et al., Preliminary results of a soft novel lumbar intervertebral prosthesis (DIAM) in the degenerative spinal pathology, Acta Neurochir. Suppl. 92 (2005) 129–131.

32. G. Guizzardi, P. Petrioni, A.P. Fabrizi, et al., The use of DIAM (interspinous stress-breaker device) for the DDD: Italian multicenter experience, Spine Arthroplasty Society Meeting, 2005.

33. J. Senegas, Mechanical supplementation by non-rigid fixation in degenerative intervertebral lumbar segments: the Wallis system, Eur. Spine J. 11 (Suppl. 2) (2002) S164–S169.

34. J. Senegas, J.M. Vital, V. Pointillard, P. Mangione, Long-term survivorship analysis of an interspinous stabilization system, Eur. Spine J. 16 (2007) 1279–1287.

35. Y. Floman, M.A. Millgram, Y. Smorgick, N. Rand, E. Ashkenazi, Failure of the Wallis Interspinous Implant to lower the incidence of recurrent lumbar disc herniations in patients undergoing primary disc excision, J. Spinal Disord. Tech. 20 (2007) 337–341.

第55章 腰椎间盘置换术:适应证与禁忌证

55

Jessica Shellock and Richard D. Guyer

关　键　点

- 腰椎椎间盘置换术(TDR)是一种保留活动性的除腰椎融合术外的另一种治疗方式。
- TDR 已明确的适应证是由单节段椎间盘退变性疾病引起的慢性下腰疼痛,积极保守治疗失败。
- 选择适合的患者对于 TDR 结果最优化非常重要。
- 若要行 TDR 治疗,患者应该无小关节疾病,或病变程度较轻。
- 对于患骨质疏松症、脊柱不稳、严重的脊柱侧凸、病态肥胖及感染的患者,禁忌行 TDR 治疗。

介绍

椎间盘置换术(TDR)20 多年前在欧洲兴起,2000年时,随着 FDA 及 IDE 第一次对 Charite Ⅲ级椎间盘的患者试验行 TDR,TDR 正式传入美国。欧洲文献中长期随访研究的结果证明了 TDR 良好的治疗效果,美国文献的早期研究同样支持这一结果[1-5]。FDA IDE 研究中将 TDR 治疗 Charite 椎间盘的效果与腰椎融合术对比的 5 年随访数据目前已可获得[6]。结果显示在结果评估中(VAS 评估疼痛及 ODI 评分),术后 5 年两个组无明显差异,证明了椎间盘置换术的良好疗效。除此以外,TDR 组的患者在术后 5 年时有较高的全职或兼职就业率和较低的长期残疾率。另外,通过影像学检查测量假体的活动范围,术后 5 年的数据与术后 2年的数据保持一致,证明了手术节段的活动性保持良好。

在写这一章节时,一个近期的系统性综述分析了腰椎间盘置换术与融合术后发生症状性邻近节段疾病(与无症状性邻近节段退变)的发生率,融合术后发生率为 14% ,而间盘置换术后为 1%[7]。这个研究证明了椎间盘置换术的乐观趋势,有理由推断椎间盘置换手术将会成为脊柱外科医师的有效治疗方式,同时在接下来的时间很可能应用得更加广泛。

椎间盘置换的结果受很多因素的影响,包括精细的手术技术及植入物的合理选择。然而,和其他任何手术一样,患者的选择对于手术成功以及得出可重复的结果也非常重要。要最大化地保证患者安全及临床结果,对椎间盘置换术适应证及禁忌证的清楚了解是关键。本章节主要讨论腰椎椎间盘置换术的各种适应证及禁忌证,特别对于老年患者。我们的目的不是对之前 FDA 研究报道的对各种器械适应证及禁忌证的重复描述,我们会从实践的角度对这个话题进行讨论,从内在的患者因素、手术因素、影像学因素及设备的特定因素等考虑一个患者是否适合行椎间盘置换。FDA在之前通过椎间盘置换术的初始研究而设定的严格使用规则也同样是为了使该技术带来的益处最大化而使所有并发症最小化。除此以外,所有参加实验的外科医师都是因为他们具有多年的手术经验而从大医院中被选取出来的。对比其他仍处于锻炼早期的手术医师,这些被选的医师具有强大的学习基础及能力。因此,之前描述的那些严格的纳入或排除标准应该被视为这些外科医师开始人工椎间盘置换学习的第一阶段的主要任务。

当我们把注意力集中在老年脊柱上时,我们必须考虑一些不同的情况。第一种情况是对于生理年龄较大且存在退变性椎间盘的年轻患者,他们会有应用椎间盘置换术的需求。在这种情况下,假体将会发生正常的生理性老化,假体的寿命将会成为最大的挑战。必须意识到将来可能出现假体翻修的需求,同时衡量手术预期的好处及风险。除此以外,类似于椎间盘置换等保留活动性的假体在 20 年后能否依然提供活动性,若可以,还能保留多少活动性? 这些问题应该在更长期的数据得出后得到回答。第二种情况是对于那些考虑进行椎间盘置换的老年患者。这种情况下脊柱外科医师对于其诊断及治疗需要提出一套完全不同的方案。随着年龄增长，存在临床合并症及其他椎间盘置换生理性禁忌证的可能性也逐渐增大。而且，一名符合手术原则的高龄患者接受椎间盘置换术，如果在几年后出现骨质疏松或者严重的骨质流失，将会出现怎么样的结果？这会对假体作用产生影响吗？会显著增加假体塌陷的风险吗？在本章节，我们将努力讨论老年脊柱会遇到的特定挑战。对于保留活动性的新技术，选择在六七十岁仍活动较多且愿意成为受试者的患者越来越多见。

临床病例

病例 1

一名 54 岁女性，主诉 2 年来进行性加重的严重下腰疼痛。她已经进行了主要锻炼核心肌肉力量的物理治疗，同时尝试过硬膜外注射类固醇及各种小关节注射，这些措施都未能缓解她的症状。她否认放射性的下肢疼痛，但自诉下腰疼痛是持续性的，且长时间站立、坐位或行走会加重疼痛。既往数年里她一直口服 NSAIDs，而且由于疼痛加重，最近开始应用麻醉药物。完整的神经检查提示无运动及感觉障碍。在脊柱前屈时，有疼痛及活动受限。她的平片（图 55-1 A 和 B）检查提示正常脊柱曲线，L4-5 和 L5-S1 的椎间隙高度降低。过伸过屈位的平片未见脊柱不稳征象。MRI 的 T2 加权像（图 55-2 A 和 B）提示 L4-5 低信号，而其他腰椎椎间盘正常。对于这个病例，你会和患者讨论选择哪种治疗方式？

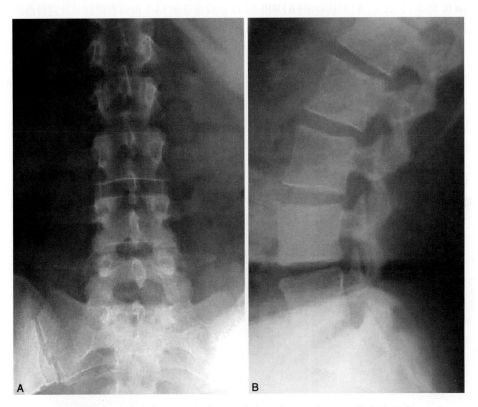

■ 图 55-1　前后位（A）及侧位（B）平片显示 L4-5 和 L5-S1 椎间盘狭窄

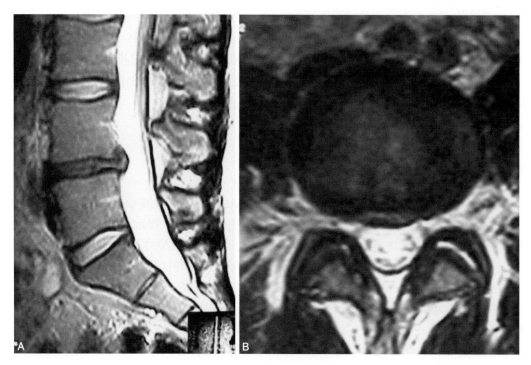

■ 图 55-2　矢状位（A）和横断面（B）MRI 的 T2 加权像显示 L4-5 椎间盘低信号及向后凸出

病例 2

56 岁男性，主诉既往 6 年较轻的下腰疼痛。自诉疼痛会放射到下腰部，右侧较重。医师给他进行了 6 周的物理治疗，但症状无缓解。过去的 6 个月他为了缓解疼痛，一直应用氢可酮，但目前药物已升级到麻醉药物，希望能通过手术治疗缓解疼痛。物理检查无明显异常，他的运动及感觉功能正常。他的平片检查只提示了 L4-5 和 L5-S1 椎间隙的轻度狭窄（图 55-3A 和 B）。MRI 的 T2 加权像提示椎间盘的明显脱水和轻微向后凸出，同时伴有 L4-5 水平的轻度脱水（图 55-4）。在横断面的 MRI 图像，两个水平的关节突关节都正常或只有轻微的退变改变。他询问他是否适合进行椎间盘置换手术。你怎样回答他？

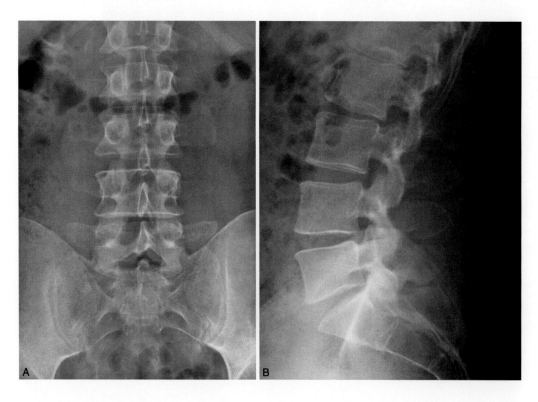

■ 图 55-3　前后位（A）和侧位（B）显示 L4-5 和 L5-S1 椎间隙的轻度狭窄

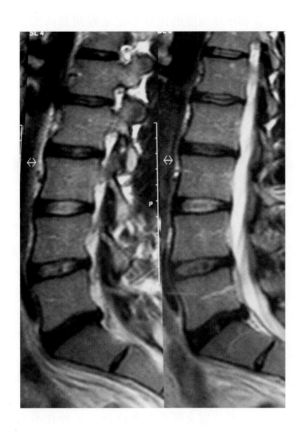

■图 55-4　矢状位 MRI 的 T2 加权像显示 L5-S1 椎间隙的明显脱水和 L4-5 椎间隙的轻度脱水

临床实践指南

适应证

　　FDA IDE 之前的研究中提出的腰椎椎间盘置换明确的适应证是由单节段椎间盘退变性疾病引起的、长期的保守治疗无效的持续性下腰痛。虽然和接受那些非手术治疗方式相比,时间框架本身并不重要,但是保守治疗的试验治疗时间也至少为 6 个月。非手术治疗应联合应用各种抗炎、非麻醉或必要时应用麻醉药物;物理治疗,包括积极活动及监控下活动;脊柱推拿按摩;以及尝试脊柱注射,包括硬膜外注射及关节突关节内注射。进行这些保守治疗的目的在于确保患者不能从任何非手术治疗中获得满意结果。我们知道磁共振不能单独用于推测存在退变表现的椎间盘是否会出现症状[8,9]。在部分病例中,椎间盘造影对于判断患者症状是否由椎间盘引起可能有帮助。椎间盘造影在判断患者是否潜在适合手术的临床工作中的地位尚不明确,而且存在明显的争议。在我们的研究机构中,我们对可能适合行椎间盘置换的患者都应用了椎间盘造影。因为椎间盘造影的结果很大程度依赖于进行这项操作的人员的技术水平,所以手术医师和执

行椎间盘造影的技术人员的固定合作很有必要。在我们看来,一个质量欠佳的 X 线检查还不如根本未行 X 线检查。

　　接受椎间盘置换术的患者骨骼肌必须发育成熟。很多研究都把纳入标准中的年龄范围设定为 18 ~ 60 岁,但实际的适合年龄仅仅是一个参考的数字,更多相关的因素应该考虑在其中,例如需要有合适的椎体尺寸来适应假体以及足够的骨质来支撑植入物,后者经常但不总是与年龄相关。在长期的数据得出之前,笔者相信接受椎间盘置换术的患者年龄应该在 25 岁以上。除非存在其他风险因子,我们建议 40 岁以上的女性患者及 50 岁以上的男性患者均应行骨密度检查。根据 WHO 标准,可接受的骨质是 T 值超过−1.0,意味着不存在骨质减少的证据。部分实际年龄较大的患者生理上保持年轻,仍然可以成为接受椎间盘置换术的合适人群,实际上,在我们考虑“老年脊柱”概念时,这部分的患者非常重要。相反的,部分实际年龄较小的患者可能会存在合并症及较差的骨质,这类患者不能行椎间盘置换术。仔细评估与融合性手术相比保留活动性对患者是否必要也十分重要,特别对于老年人群。我们目前仍然缺乏远期数据来明确证明保留活动性与融合术在预防邻近节段病变上相比具有优势。然而,根据目前得出的资料,我们觉得对于单纯椎间盘源性

疼痛的年轻患者来说,保留活动度是十分合理的。老年患者可能最终不能见到椎间盘置换术的好处,特别是进一步研究提示术后 10 年以上会出现邻近节段病变。

Bertagnoli 和 Kumar 根据残留的椎间盘高度、关节突关节的状态、邻近节段的退变情况和后柱的稳定性,把椎间盘置换术的适应证分成了四组[10]。根据他们对 108 位接受了 ProDisc Ⅱ 型假体植入的患者的临床研究结果,椎间盘置换的最佳适应证是至少存在 4mm 的残留椎间隙高度、无提示关节突关节骨关节炎的影像学改变、无邻近节段的退变及完整的后柱。

当然,有支撑能力、无退变的小关节和后柱稳定对于评估患者是否适合行 TDR 是重要的准入标准。在椎间盘置换的禁忌证中我们将讨论小关节炎的问题,但在进行临床评估时,应该通过直接触诊及询问患者脊柱后伸是否产生疼痛来评估小关节的情况。在影像学上,应该通过平片、CT 扫描及 MRI 上的小关节的表现来评估小关节情况。目前存在一些对小关节病变的分级系统,虽然都未能被广泛认可。第一种,是 Pathria 提出的,根据小关节狭窄的程度分为 0~3 级[11]。"正常"小关节是 0 级,1 级是轻度狭窄,2 级是中度狭窄,3 级是重度狭窄。在这个分级系统中,3 级的患者不适合行椎间盘置换术。Fujiwara 根据小关节在 MRI 上的表现,提出了一个分级系统[12]。在这个分级系统里,0 级同样是"正常"小关节,1 级是中度受压小关节合并小骨赘,2 级是存在软骨下硬化合并中等大小骨赘,3 级是小关节腔不可见合并大骨赘。同样,这个系统里 3 级的患者不适合行椎间盘置换术。

在正常状态下,作用在腰椎的压力负荷小关节传导了 20%,但在退变的情况下,当患者取站立位,传导比例将增加至 50%。如果患者想从保留活动度的手术中获益,关节突关节不能成为疼痛的来源。至于后柱的重要性,在病变的脊柱节段,椎间盘假体不能完全代偿失去的稳定性,对于限制性更少的假体来说也是这样。考虑适合行椎间盘置换的患者不能存在病变节段超过 3mm 的椎体向前滑脱。

对于严重塌陷的椎间隙(例如小于 4mm)来说,术前椎间隙高度和椎间盘置换术后临床结果之间的关系目前尚存在争议。尽管推断 TDR 不适用于严重塌陷的椎间盘,但很少有数据支持或反对这个观点。在我们的研究中,我们设计实验研究在术后 2 年时,术前和术后椎间盘高度及临床结果之间是否存在关联[13]。在 117 名进行了单节段 TDR 的患者中,我们用椎间盘高

度和椎体高度的比值来记录椎间盘高度,从而避免了个人大小和影像学放大效应的不同影响。根据这些比值把患者分成四组(严重塌陷,次严重塌陷,次轻微塌陷,轻微塌陷)。对全部组别,术后平均 VAS 评分对比术前都有了明显改善,但组别之间没有统计学的明显差异。因此我们总结出:术前椎间盘高度和临床结果没有关系。如果椎间盘严重塌陷的患者符合 TDR 严格的入组标准,可以期待经过手术后获得和椎间盘无塌陷患者一样好的临床结果。

除了前述的临床标准外,保证患者充分了解该手术的各种风险和术后的现实预期也同样重要。根据椎间盘置换术的多个 IDE 研究得出的 VAS 和 Oswestry 评分,包括 Charite、ProDisc-L、Maverick、Flexicore 和 Kineflex 研究的数据,80% 接受腰椎 TDR 手术的患者可以实现 50% 疼痛的缓解和 50% 功能的改善。患者必须愿意服从所有由手术加诸他们身上的术后的限制,同时必须愿意参加术后的康复锻炼。

禁忌证

对比定义哪些患者适合于某种技术来说,定义哪些患者不适合一般更为容易。在某种程度上,对于腰椎椎间盘置换术也是如此。近年来,很多注意力都开始转向定义和了解已经明确的 TDR 的禁忌证,这也引起了一些争论。在对他们患者人群的腰椎椎间盘置换禁忌证的流行病学研究中(大学医学中心),Huang 等人报道了 95% 的患者在 10 个手术禁忌证中至少符合 1 个[13]。这个发现最近得到了 Wong 等人的文献支持[14],他们通过分析小关节炎的情况对 100 名行腰椎手术的患者进行恢复性研究,发现所有患者都符合前述的 10 个手术禁忌证中的 1 个或多个。在他们的患者中(一个私人医疗机构),他们发现 97% 的患者存在小关节炎(TDR 的一个禁忌证)紧随其后的是腰椎滑脱(75%)和中央型椎管狭窄(72%)。

为了方便讨论,我们把禁忌证分为两组:绝对禁忌证和相对禁忌证。绝对禁忌证包括骨量减少、骨质疏松症、既往椎间盘感染病史或处于感染状态、病变节段既往曾行融合术、严重的后柱病变、手术节段的不稳、椎体骨折、恶性肿瘤、曲度大于 11°、对金属过敏和会导致临床结果变坏的社会心理状态。另外,因为这完全是一个择期手术,怀孕应该被视为绝对禁忌证。相对禁忌证包括既往腹部手术史及肥胖。为了充分了解禁忌证背后的原因,我们会更细致地讨论其中几项。表 55-1 列出了本章节将会讨论的禁忌证。

表 55-1　TDR 的禁忌证

中央型或侧方型椎管狭窄

关节突关节骨关节病

双侧峡部裂

椎体滑脱

脊柱侧弯角度>5°

骨质疏松症和骨量减少(T 评分<-1.0)

后柱的病变

全身性感染或恶性肿瘤

病理性肥胖

社会心理性异常

骨量减少和骨质疏松症

T 评分在-1.0 ～ -2.5 之间的骨量减少和骨质疏松症(T 评分<-2.5)是腰椎椎间盘置换的绝对禁忌证。在部分的初始 FDA IDE 研究中,T 评分的排除标准仍未如此严格。然而,终板骨折和假体塌陷的早期操作经验引起了排除标准的改革。在术中因任何原因导致的终板骨折,唯一的解决方法是进一步行融合手术。保留活动性的装置应用于骨折的终板,不能保持坚固的固定和提供完好的功能。

虽然正常的骨量不能保证不会发生终板骨折,但是缺乏足够的骨密度会明显增加放置假体过程中出现椎体骨折和术后出现骨折的风险,特别是如果假体不能完美放置。此外,即使假体的放置位置完美,骨量减少的骨骼由于终板结构完整性的不足,有更大的机会发生假体的下沉移位,这需要再次手术修复。

如果患者存在骨质疏松症的任何危险因素,应该行 DEXA 扫描检查。在我们的机构,所有考虑行椎间盘置换术 40 岁以上的女性和 50 岁以上的男性都会术前行 DEXA 扫描,作为术前的常规检查项目。如果结果提示骨量减少或骨质疏松症,我们不会进行椎间盘置换,同时会告知患者的家庭医生,以进行适当的药物治疗。然而,如果 T 评分在-1.1 ～ -1.5 之间,笔者们倾向于基于患者药物治疗,然后复查 DEXA 扫描,评估是否有明显改善,能让患者耐受置换手术。

感染或恶性肿瘤

任何有既往局部或全身感染或椎间盘感染病史的患者都不适合进行 TDR。患恶性肿瘤的患者也是如此。椎间盘置换术是一种改善患者疼痛症状及恢复功能的择期手术。增加患者临床结果变差风险的健康问题都应该视为绝对禁忌证。

关节突关节

评估关节突关节的状态对于判断患者是否适合 TDR 十分关键。这也是讨论椎间盘置换术适应证的最具有争议的领域。"多少是过多"这个问题仍有待解决。在本章节的前部分,我们讨论了所有考虑进行 TDR 的患者应该无或只存在较轻的关节突关节退变。关节突关节可处于退变过程的任一阶段,目前仍没有可靠的被广泛认可的分级系统来把关节退变分成不同阶段。尽管本章节前部分提到了很多作者都试图制定这种分级系统[12,15],但这些分级的临床意义仍不清楚。最终,随着更远期的数据的获得,这个问题可能会变得更加清楚,但是就目前而言,我们只有很多不同的意见和很少的可靠数据。

幸运的是,有一些情况十分明确,应该被视为椎间盘置换的绝对禁忌证。第一种情况是患者在进行单独的关节突关节内注射后疼痛能完全缓解,即使只是短暂的缓解,在这种情况下,关节突关节是疼痛的主要起源地,椎间盘置换明显不能缓解患者的疼痛。即使在不能完全缓解的病例中,只要缓解程度超过 50%,都应认为 TDR 可能不是合适的治疗方法。

脊柱侧凸

很多老年患者最终会出现一定角度的退变性脊柱侧凸,可能有,也可能没有症状。脊柱侧凸角度大于 11°传统上被认为是超出人工椎间盘置换范围的畸形。高年资的作者根据经验提出 5°是更加安全的设置点,因为原本的 11°的标准,一部分病例会出现进展。然而,将来的假体可能可以提供更好的稳定性,轻度侧凸的病例可能不是椎间盘置换的排除标准。问题是这类患者很难把假体放置在一个不会出现早期松动和失败的位置上。

峡部裂和椎体滑脱

双侧峡部裂是全椎间盘置换的绝对禁忌证,这会导致一个向后的不稳定性,这个情况不能被假体所代偿。在 FDA 的研究中,大部分排除标准都是前移大于 3mm。再一次说明,这是一个存在争议的领域。是否真的存在一个前移的绝对数值,大于这个数值,椎间盘置换就禁忌进行呢? 那 Ⅰ 度前移内的逐渐变化有如何呢? 很多脊柱外科医生已经发现在退变节段,因为椎间隙高度的丢失,上椎体有发生轻度后移的倾向。笔者不认为脊柱后移或者相对后移是禁忌证,尤其在极其常见的 L5-S1 节段。最后,问题归结于不稳定。如果在腰椎过伸过屈位平片中(在评估是否适合手术的患者中常规检查),可见超过几毫米的不稳定,患者应该进行融合性手术,而不是椎间盘置换术。

既往腹部手术史

因为 TDR 的标准手术入路至椎间隙是通过前路经腹膜后入路,所以既往的腹部手术史是相对禁忌证,因为患者可能存在粘连,粘连可能会使随后的手术变得困难,同时可能引起并发症。既往腹膜后手术史绝对禁忌证,因为大血管的瘢痕。术前和辅助手术的入路外科医师充分沟通非常关键,同时对入路安全性的最终判断应该由他或她来决定。

肥胖

病理性肥胖(定义为体重指数>40)是腰椎椎间盘置换的绝对禁忌证。对于假体来说,肥胖理论上会导致椎间隙受压增大,可能会引起植入物的塌陷移位或负荷增加,虽然这尚未被证明。此外,对于手术入路来说,一个体型较大的患者,手术进入到达椎间隙会更加困难。因为术中所有血管并发症发生率升高,患者因为体型会导致发病率及死亡率的升高。在肥胖患者中,很多需要的手术器械长度不足。对于因患者体型而存在问题的病例,再次就手术是否能安全完成的问题询问入路外科医师会有帮助。在我们的机构,我们会向肥胖患者说明降低体重的必需性,包括在考虑行TDR 之前行缠绕带手术的可能性。

金属过敏

大部分脊柱椎间盘置换假体都由钴铬钼合金和(或)聚乙烯支撑。所有存在既往对钴铬过敏史的患者都应被认为不适合行全椎间盘置换术。部分脊柱椎间盘置换装置有一个钛涂层,因此钛过敏也应作为禁忌证之一。到目前为止,我们发现了四个病例(3 个腰椎和 1 个颈椎),在这些病例中,患者都出现早期的假体失效和随后的团块效应,从假定的金属超敏反应到多种金属-金属假体。所有患者最终都需要取出假体并行融合性手术。

虽然在骨科领域中,金属过敏已经被发现,特别是对全关节假体来说,但对脊柱植入物的报道很少。据报道,金属-金属轴承释放的金属离子不会产生不利的临床效应,但由此引起的局部软组织团块效应和早期

假体失效的报道有很多。在髋关节文献中报道的金属过敏发生率大概为 1%。虽然在这个领域里需要更多的研究,但从金属-金属脊柱假体有限的数据中可以看出,其发生率也差不多。

解剖和血管考虑

特别是对于老年人群,在进行椎间盘置换手术之前,必须考虑相关血管因素。手术椎间隙水平的腹主动脉的明显钙化,尤其是圆周性钙化,应该作为一个手术禁忌证,因为术中对血管不可避免的牵拉会提高钙化斑脱落栓塞肢体远端的风险。这在 L4-5水平风险更高,因为这个阶段需要最大程度的大动脉牵拉从而充分暴露椎间隙。在手术节段头侧或椎间隙头侧的血管钙化可能不是问题,但仍需要全面地考虑。腰椎的侧位片对发现明显动脉钙化是最好及最可靠的检查方法,同时 CT 扫描能够提供钙化程度最准确的信息。

另外一个可能妨碍椎间盘置换术的解剖考虑是存在于上位腰椎水平的肾脏及肾脏脉管系统的轻微解剖变异。在 L2-3 水平,由于无法移动肾动脉或静脉或肾脏本身,有时可能不能安全地植入人工椎间盘。

社会心理因素

最后,我们必须讨论一下社会心理因素,它是椎间盘置换术的一个潜在禁忌证。在评估患者社会心理状态和预测临床结果之间的关系方面,已经做了很多工作。对于有严重社会心理问题的患者,即使手术完成得非常完美,患者的疼痛也可能得不到缓解。为了客观的发现可能导致手术效果变差的心理危险因素,术前心理扫描(PPS)被推荐使用,即使已经明确身体的病理状态是引起疼痛的原因。这个扫描把很多方面都考虑在内,包括个人和情绪因素、行为和环境因素,甚至包括患者的历史因素。

其中一个会导致较差手术效果的风险因素是通过 MMPI 癔症及疑病评估出的痛觉过敏。很多研究中,对这些测量的评估提示了它与较差脊柱手术效果的关系[16]。其他研究证明了滥用麻醉药物和酗酒的患者也存在脊柱术后较高的失败率。最近,PPS 的使用,特别是在腰椎 TDR 的患者中的使用被报道了。作者发现扫描的结果和临床结果密切相关。在脊柱外科医生怀疑多重社会心理因素可能存在并影响术后结果的病例中,联合应用 PPS 作为术前常规准备非常有帮助。

病例讨论

病例 1

在第一个病例中，患者是一名接受了适当的保守治疗但严重下腰疼痛仍持续的中年女性。她的影像学检查提示是 L4-5 节段的单节段病变。如果她坚持手术治疗，和她讨论在怀疑症状来源的 L4-5 节段行单节段融合术是很合理的。然而，L4-5 节段融合后可能会存在问题，融合后，更多的压力会集中在 L5-S1 节段，可能会导致它比正常情况更快地引起症状。患者也非常适合接受全椎间盘置换，而且考虑到之前所说的问题，对比起融合术，我们可能更支持行 TDR 术。她最终决定接受 TDR，获得了症状的完全缓解（图 55-5A 和 B）。

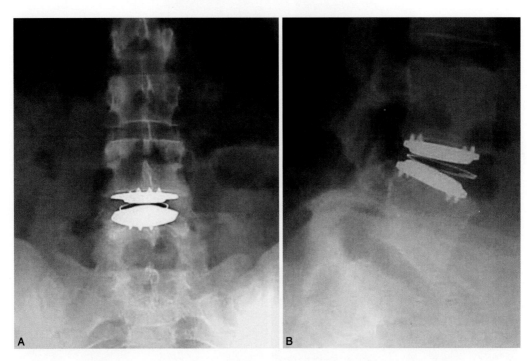

■图 55-5　术后前后位（A）和侧位（B）平片显示 L4-5 间隙的 Charite TDR

病例 2

病例 2 中的男性患者诊断及治疗更具挑战性。他有两个节段的病变可能与症状相关，根据影像学检查，L5-S1 病变最严重。然而，只看影像学检查可能会被误导，但明确怀疑节段的确是引起疼痛的原因及 L4-5 节段病变是否也是促进因子很有帮助。我们利用椎间盘造影术来协助明确诊断（图 55-6）。L5-S1 和 L4-5 节段都再次出现疼痛（分别为 10/10 和 8/10），L3-4 则完全无症状。和他讨论的选择有：两个节段的融合术、包含尾侧节段的融合术及头侧节段的椎间盘置换术。在这里说明一下，两个节段的椎间盘置换术未被 FDA 批准。他决定接受混合治疗，L5-S1 行融合术及 L4-5 行人工椎间盘置换术（图 55-7A 和 B）。在术后 6 周，他能完全中断麻醉药物的使用。

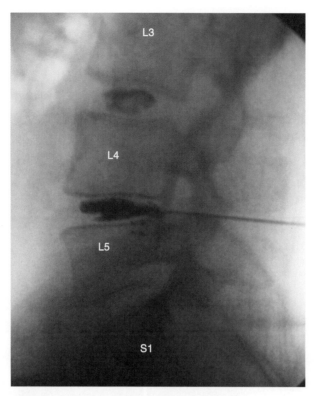

■ 图 55-6　通过进行椎间盘造影评估 L3-S1 的节段。图示
正常的 L3-4 椎间盘和 L4-5 椎间盘的注射

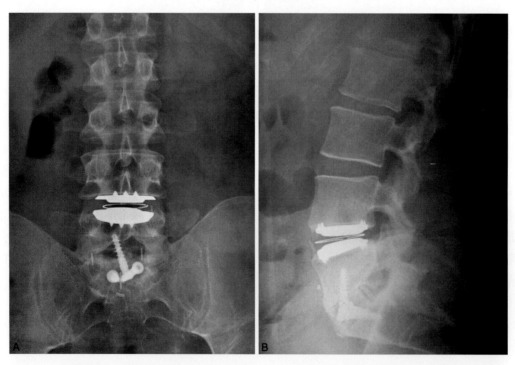

■ 图 55-7　术后前后位（A）和侧位（B）平片显示 L5-S1 的融合术和 L4-5 的 TDR

结论

材料和设计的技术进步及保留活动性的生物力学特性，开启了脊柱手术的新时代。椎间盘置换远远没发展到顶峰，但已经创造了足够的影响，很多到医疗机构就医的患者都希望能接受这种技术治疗。对于能参加这种新技术，我们十分兴奋，但在选择适合椎间盘置换术的患者时必须十分谨慎。严格遵守准入和排除标准对于治疗过程中的任何人都有好处。最重要的是，这保证了患者有最大的机会获得满意的结果和手术成功。满意的结果能够促进这种技术被更广泛地接受和使用。

虽然我国人口老龄化但活动仍较积极，我们的患者的需求已经转向期待恢复功能。实际年龄较大但生理年龄年轻的患者可能适合行椎间盘置换术。年龄单独考虑可能不是一个合适的排除标准，但应该联合我们在本章节里讨论过的各个因素综合考虑。换句话说，"老年脊柱"可能仍然适合这种新技术。实际上，参加 IDE 针对 Charite 人工键盘的研究的患者数据是根据年龄进行分析的，18 到 45 岁之间的患者数据和 46 到 60 岁之间的患者数据进行比较[16]。在随访 2 年时，对比基线，在 ODI 评分、VAS 评分或 SF-36 评分中，两组之间没有明显差异。两组患者的满意度相差不大（分别为 87% 和 85%），在不良反应和二次手术方面也没有明显差异。这证明了一个事实，对准入及排除标准的正确应用，实际年龄较大的患者仍可期盼和年轻人一样的良好术后结果。Bertagnoli 等对年龄大于 60 岁（61～71 岁）的因椎间盘源性下腰痛接受 TDR 的患者进行了前瞻性研究，他们术后 3 个月时在患者满意度和 ODI 评分发现了具有统计学意义的显著提高，而在 24 个月的随访里，这些提高得以保持。虽然作者推荐在这个人群中应慎用 TDR，但是他们的结果提示了，如果患者符合 TDR 的适应证，在对椎管狭窄和骨质量进行仔细评估后，单独的年龄大于 60 岁不应该成为阻止他们接受椎间盘置换术的因素。

目前还存在很多我们仍然不能回答的问题。骨质疏松症的患者接受了 TDR 会发生怎样的改变？假体是否会破坏终板？Wolff 定律是否能保护终板？假体的功能是否如他们生物力学监测一样能维持 40 年？还是 TDR 会发生缓慢的融合化？随着时间累积和椎间盘置换患者的更远期数据收集，这些问题和其他的问题将会得到解答，同时更严密的准入和排除标准将被明确。在那时候之前，我们希望本章节的讨论能为那些正在应用椎间盘置换的或那些对这种技术感兴趣的手术医生提供足够的基础知识，从而为患者提供最好的结果，同时以患者安全作为首要目标。

（张道俭　于峥嵘　译）

参考文献

1. T. David, Long-term results of one-level lumbar arthroplasty: minimum 10-year follow-up of the CHARITÉ artificial disc in 106 patients, Spine 32 (2007) 661–666.
2. J.P. Lemaire, H. Carrier, H. Sariali el, W. Skalli, F. Lavaste, Clinical and radiological outcomes with the Charite artificial disc: a 10-year minimum follow-up, J. Spinal Disord. Tech. 18 (2005) 353–359.
3. P. Tropiano, R.C. Huang, F.P. Girardi, F.P. Cammisa, T. Marnay, Lumbar total disc replacement: seven to eleven-year follow-up, J. Bone Joint Surg. Am. 87 (2005) 490–496.
4. S. Blumenthal, P.C. McAfee, R.D. Guyer, S.H. Hochschuler, F.H. Geisler, R.T. Holt, et al., A prospective, randomized, multicenter Food and Drug Administration investigational device exemptions study of lumbar total disc replacement with the CHARITÉ artificial disc versus lumbar fusion: part I: evaluation of clinical outcomes,, Spine 30 (2005) 1565–1575.
5. J. Zigler, R. Delamarter, J.M. Spivak, R.J. Linovitz, G.O. Danielson, T.T. Haider, et al., Results of the prospective, randomized, multicenter Food and Drug Administration investigational device exemption study of the ProDisc-L total disc replacement versus circumferential fusion for the treatment of 1-level degenerative disc disease, Spine 32 (2007) 1155–1162.
6. R.D. Guyer, P.C. McAfee, R.J. Banco, F.D. Bitan, A. Cappuccino, F.H. Geisler, et al., Prospective, randomized, multicenter Food and Drug Administration investigational device exemption study of lumbar total disc replacement with the CHARITÉ Artificial Disc versus lumbar fusion: five-year follow-up, Spine J., in press.
7. J.S. Harrop, J.A. Youssef, M. Maltenfort, P. Vorwald, P. Jabbour, C.M. Bono, et al., Lumbar adjacent segment degeneration and disease after arthrodesis and total disc arthroplasty, Spine 33 (2008) 1701–1707.
8. S.D. Boden, D.O. Davis, T.S. Dina, N.J. Patronas, S.W. Wiesel, Abnormal magnetic-resonance scans of the lumbar spine in asymptomatic subjects: a prospective investigation, J. Bone Joint Surg. Am. 72 (1990) 403–408.
9. N. Boos, R. Rieder, V. Schade, K.F. Spratt, N. Semmer, M. Aebi, 1995 Volvo Award in clinical sciences. The diagnostic accuracy of magnetic resonance imaging, work perception, and psychosocial factors in identifying symptomatic disc herniations, Spine 20 (1995) 2613–2625.
10. R. Bertagnoli, S. Kumar, Indications for full prosthetic disc arthroplasty: a correlation of clinical outcome against a variety of indications, Eur. Spine J. 11 Suppl 2 (2002) S131–S136.
11. M. Pathria, D.J. Sartoris, D. Resnick, Osteoarthritis of the facet joints: accuracy of oblique radiographic assessment, Radiology 164 (1987) 227–230.
12. A. Fujiwara, K. Tamai, H.S. An, T.H. Lim, H. Yoshida, A. Kurihashi, et al., Orientation and osteoarthritis of the lumbar facet joint, Clin. Orthop. Relat. Res. 385 (2001) 88–94.
13. R.C. Huang, M.R. Lim, F.P. Girardi, F.P. Cammisa, The prevalence of contraindications to total disc replacement in a cohort of lumbar surgical patients, Spine 29 (2004) 2538–2541.
14. D.A. Wong, B. Annesser, T. Birney, R. Lamond, A. Kumar, S. Johnson, et al., Incidence of contraindications to total disc arthroplasty: a retrospective review of 100 consecutive fusion patients with a specific analysis of facet arthrosis, Spine J. 7 (2007) 5–11.
15. A.R. Block, R.J. Gatchel, W.W. Deardorff, R.D. Guyer, The psychology of spine surgery, American Psychological Association, Washington, D.C, 2003.
16. R.D. Guyer, F.H. Geisler, S.L. Blumenthal, P.C. McAfee, B.B. Mullin, Effect of age on clinical and radiographic outcomes and adverse events following 1-level lumbar arthroplasty after a minimum 2-year follow-up, J. Neurosurg. Spine 8 (2008) 101–107.
17. R. Bertagnoli, J.J. Yue, R. Nanieva, A. Fenk-Mayer, D.S. Husted, R.V. Shah, et al., Lumbar total disc arthroplasty in patients older than 60 years of age: a prospective study of the ProDisc prosthesis with 2-year minimum follow-up period, J. Neurosurg. Spine 4 (2006) 85–90.

第56章 动态稳定的作用和老年脊柱

56

Reginald J. Davis

关　键　点
● 后柱活动保留装置的基础理论将在本章被解释。 ● 本节将展示使用于特定临床适应证的装置。

介绍

　　腰椎的后柱动态稳定正处于持续发展状态,其核心是脊柱增加稳定性或脊柱活动控制的概念。这和传统的融合手术相反,融合手术依靠稳固的固定达到稳定目的,但去除了活动性。这些目标都通过手术植入置于后部的装置而实现,通常是在手术节段行减压术后进行。根据不同的设计,这些装置通过作用的解剖区域不一样,能发挥出不同程度的活动控制作用。

　　装置、手术入路、材料及提供的稳定性程度的类别在迅速地增加。动态稳定装置的讨论应该包括:组织的分层,考虑植入的解剖部位,对功能的影响,干预的强度及干预的目标,这些因素相互关联。

装置

　　根据装置植入的解剖位置,可以大概把装置分为三类:棘突间、小关节和椎弓根。这些特定的解剖植入点对应着特定的干预活动目标和各自的适应证。它们的适用范围很广,一系列疾病都可以因此得到治疗。

棘突间装置

　　在治疗脊柱疾病中,棘突及棘突间隙被利用得越来越多。虽然很少有疾病直接影响棘突本身,但是这个部位的植入物能起到明显撑开和稳定的作用。

　　棘突间装置的基本原理有很多。它们使椎间孔撑开而解除神经根的压迫,同时在手术节段减轻椎间盘后部的压力、减轻小关节的负担以及增加稳定性。最重要的是它们的植入通过微创方式,而且容易被取出。

　　这些装置通过手术在棘突之间或在椎板间植入。在这个位置它们能限制后伸、减轻小关节负担、使椎间盘后方纤维环绷紧、使后纵韧带紧张。在脊柱前屈角度更大时或在牵拉负荷下植入,可以加强上述的效果。最终形成的脊柱轻微后凸能增加神经走行空间的整体容积。

X-STOP（Kyphon）

　　X-Stop 是一种由钛合金构成的限制脊柱后伸的装置(图 56-1)。椭圆形的装置和棘突间隙相配,两侧翼能防止装置侧方移位。该装置能通过微创方式从侧方植入,因此能保留棘上韧带,而且能在局麻下植入。在临床试验中,对于腰椎管狭窄,X-Stop 在术后 1～2 年的效果明显优于非手术治疗,其观察到的成功率与文献报道的椎板切除减压手术相似,但术后病态几率明显降低[1,5]。经美国食品药品监督管理局（FDA）批准,X-Stop 目前可用于腰椎管狭窄导致跛行症状的患者,这些患者脊柱前屈位或坐位时症状缓解。

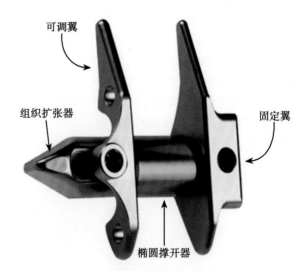

可调翼

组织扩张器

固定翼

椭圆撑开器

■ 图56-1　X-Stop 棘突间撑开装置(Kyphon)

Wallis（Zimmer Spine）

Wallis 装置由聚醚醚酮制成,是一种通过聚对苯二甲酸乙二醇酯(PET)绳带固定在棘突上的棘突间装置(图 56-2)。它能阻止脊柱后伸同时限制脊柱前屈。适应证包括单纯性腰椎椎体间不稳,例如椎间盘突出、Modic Ⅰ型退变性病变、融合术后邻近节段的椎间盘退变性疾病和不用椎板切除术治疗的椎管狭窄。在 OUS 长期随访(13 年)中证明,80% 患者避免了进行关节融合术[4]。目前,Wallis 装置正在进行临床评估,仍未被 FDA 批准使用。

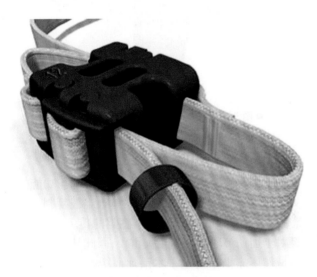

■ **图 56-2**　Wallis 装置 棘突间撑开器(Zimmer Spine)

Diam（Medtronic）

Diam 是一种棘突间稳定器,由聚酯网孔包绕的硅树脂减压器构成,通过聚酯缝线固定(图 56-3)。可以通过小切口植入,引起的软组织创伤很小。它可以限制脊柱后伸并降低椎间盘内压力。适应证包括早期节段退变的恢复、椎间盘切除术后力线不良的矫正和椎管狭窄。Diam 目前正在进行临床评估,未被 FDA 批准使用。

Coflex（Paradigm）

Coflex 由钛合金组成,其主体呈 U 型,和棘突间隙和椎板间隙相吻合(图 56-4)。其作用类似于坚硬的弹簧,动态稳定脊柱后伸。加压固定在上下棘突的侧翼能防止装置侧方移位。适应证包括腰椎管狭窄,邻近节段疾病,复发性髓核脱出(HNP)和引起症状的早期椎间盘退变。在 OUS 研究中可见,在对退变性腰椎管狭窄患者行椎板切除减压术后置入 Coflex,其对比

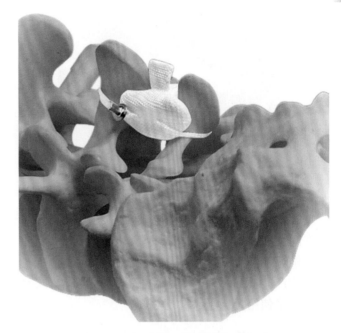

■ **图 56-3**　Diam 棘突间稳定装置(Medronic)

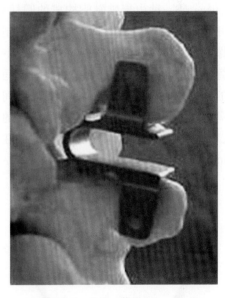

■ **图 56-4**　Coflex 装置(Paradigm)

融合手术创伤较小,而临床效果类似[2]。Coflex 目前正在进行临床评估,未被 FDA 批准使用。

ExtenSure（NuVasive）

ExtenSure 是由聚醚醚酮构成的一种棘突间装置,其固定通过对应解剖结构的外形和缝线固定在棘上韧带实现(图 56-5)。该装置通过扩大中央椎管、侧方间隙和椎间孔,能缓解假性马尾神经症状及神经根性症状,同时可通过降低存在骨关节病的小关节和(或)退变性椎间盘的压力减轻或缓解下腰疼痛,另外可以恢

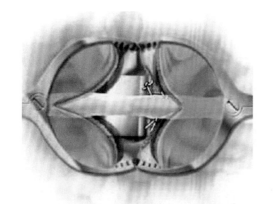

■ 图 56-5   ExtenSure 棘突间撑开器（NuVasive）

复椎间盘高度和椎间孔的大小。其适应证包括中到重度的椎管狭窄，退变性脊柱前移和轻到中度的退变性脊柱侧凸。ExtenSure 目前正在进行临床评估，未被 FDA 批准使用。

In-Space（Synthes）

In-Space 是一种由聚醚醚酮构成的圆柱状装置，通过展开的侧翼固定（图 56-6）。它可以抑制节段性后伸和撑开有症状的棘突间隙，从而恢复椎间孔高度、开放椎管区域、减轻小关节的负担和缓解椎间盘后方纤维环的压力。适应证包括腰椎管狭窄，椎间盘突出伴椎间盘源性的下腰疼痛，由骨关节炎引起的小关节综合征，1 级以下的退变性脊柱滑脱和退变性椎间盘疾病。In-Space 未被 FDA 批准使用。

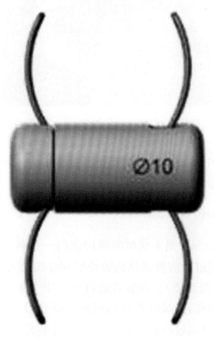

■ 图 56-6   in-Space 装置（Synthes）

Superion（Vertiflex）

Superion 是一种由钛合金构成的具有展开侧翼的棘突间装置（图 56-7）。它适合于用于 1~2 个节段的中度退变性腰椎管狭窄，可经皮植入。Superion 目前在美国进行临床研究，未被 FDA 批准使用。

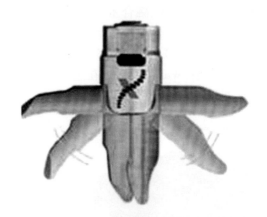

■ 图 56-7   Superion 棘突间装置（Vertiflex）

小关节装置

小关节是一个独一无二的挑战，其解剖与功能的相互关系非常复杂，三维滑液滑膜关节很难被复制。生理状态下，小关节存在痛觉及本体感觉的传入神经，这些神经对于运动节段的功能至关重要，因此其出现的化学及机械性疼痛很难通过手术治疗而缓解。由于运动学方面的复杂性，小关节承担了剪切及滑动的力量，同时轮流承受压力，这些负担对某些节段是特定的。

这些都导致了小关节疾病的复杂性。疼痛性的炎症、骨关节炎、狭窄、不正常负荷和功能性脊柱单位的功能不全都可能由小关节病变引起。克服、定位和手术治疗这些病变并不容易。小关节置换术，是活动性保留的一个快速发展的附属专业，努力通过最符合人体工程学的方式来解决这些问题。

其首要的目的在于缓解疼痛及恢复功能。关节突关节装置设计的基础理论在于使手术干预的强度和疾病的严重程度相对应，同时恢复更多的生理性负荷及旋转的生理中心，以及控制活动节段的活动范围。

出现的技术都是经过深思熟虑设计出来的，都是通过广泛的研究分析而学习及模仿出来的。小关节的装置包括表面修复和部分置换重建关节面及全关节置换。这些装置是为活动节段残留部分的补偿而设计，或者通过全关节置换完全复制生理活动。

Zyre（Quantum Orthopedics）

Zyre 是一种植入性的关节成形装置（图 56-8），通过一个钴铬合金的关节内装置传递带着铬卡环的 PET

材料的绳带。其通过微创方式植入,不需要骨切除,能保持关节囊的完整性,同时可在行或不行减压术的前提下植入。适应证包括小关节的疼痛性退变,经 CMM 治疗失败。其优势包括解剖结构破坏较小及有多重翻修选择。这种技术还处于早期,仅有少量临床数据,未被 FDA 批准使用。

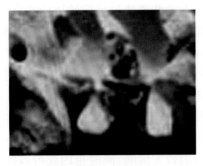

■ 图 56-8　Zyre 棘突间关节成形装置(Quantum Orthopedics)

Fenix(Gerraspine AG)

Fenix 是一种由钴铬合金构成的小关节关节面重建装置,分为上、下部件,通过经椎板锁定螺钉固定(图 56-9)。该装置设计目的在于消除引起疼痛的部分、重建小关节面、保留支撑结构及解剖部位,同时恢复生理性活动。手术时必须切除关节囊及关节内软骨,可同时进行或不进行减压手术。适应证包括明显小关节疾病和关节下狭窄。Fenix 在临床上应用有限,未被 FDA 批准使用。

解剖性小关节置换系统(Facet Solutions)

解剖性小关节置换系统(AFRS)是一种全小关节置换装置,有一个钴铬钼合金构成的关节面,通过传统的椎弓根钉固定(图 56-10)。其设计的目的在于重建小关节的解剖结构及保留或恢复生理性脊柱生物力学。手术植入通过正中切口同时需要全关节切除术。适应证包括小关节骨关节病引起的狭窄及轻度的退变性脊柱滑脱。通过标准的椎弓根钉固定允许不同的翻修选择。AFRS 目前在美国进行临床试验,未被 FDA 批准使用。

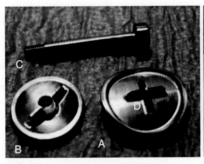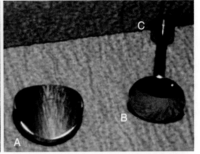

■ 图 56-9　Fenix(Gerraspine AG)

全小关节置换系统(Archus)

全小关节置换系统(TFAS)是一种小关节全关节置换的装置,由钴铬钼合金构成的关节面及钛合金构成的侧臂组装而成(图 56-11)。有配套的头侧球面、尾侧凹面结构,形成"杯中球"的运动限制装置。这些装置通过水泥灌注椎弓根固定钛合金侧臂支撑。原位的装置装配允许根据个人解剖不同进行精确的调节。适应证包括小关节的退变性疾病、小关节不稳定、Ⅰ度以下脊柱滑脱伴神经损伤、L3-4 及 L4-5 的中央型或周围型椎管狭窄。TFAS 目前在美国进行临床评估,未被 FDA 批准使用。

全后方系统(Impliant)

全后方系统(TOPS)由相反方向的钢板及锁定的PCU 组成,其通过多轴椎弓根钉固定在脊柱上(图 56-

■ 图 56-10　解剖性小关节置换系统(Facet Solutions)

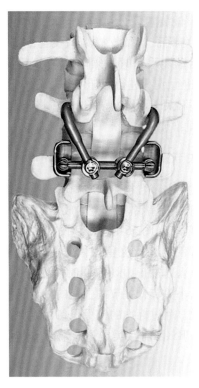

■ 图 56-11　全小关节置换系统（Archus）

12）。整个后方部件被完全置换。通过聚合的控制，各个方向的活动都能恢复并且得到限制。利用和标准后路融合术一样的手术技术，该装置恢复了脊柱的正常生物力学，同时恢复了活动的生理范围。手术通过

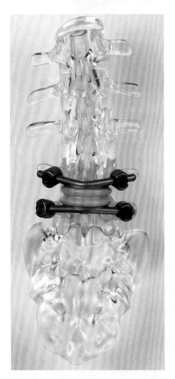

■ 图 56-12　全后方系统（Impliant）

正中切口入路，从侧面置入椎弓根钉，需要进行小关节全切除及后方附件的移除。植入物需要精确的装配。适应证包括中到重度的椎管狭窄。TOPS 目前在美国进行临床评估，未被 FDA 批准使用。

椎弓根动态棒

椎弓根上的装置能最稳定地固定在脊柱上，因此能最好地控制活动性。影响是作用于小关节、后纵韧带及后椎间盘复合体。植入物可通过脊柱的中立位进行减压，导致活动的被动限制，也可通过脊柱的牵拉位置进行负荷，导致更多的动态性负荷共享。这些装置可以单独使用，或者联合减压手术，抑或者作为融合手术的辅助手段。这些装置各自有各自的特点，这导致了控制强度的较大区间，同时也因此可以覆盖大部分潜在的脊柱疾病。其共同目标是在保留解剖结构的前提下，使用灵活的装备及材料来稳定脊柱，缓解后背及腿部疼痛。

N-Hance（Synthes）

N-Hance 是一种较软的后路稳定装置，由一个成对的 PCU 装置组成的领圈及钛合金环和顶帽组成（图 56-13）。这个装置包括一个 6mm 的钛合金棒，提供延长、加压及成角等功能。N-Hance 已被 FDA 批准使用，作为融合术的辅助手段。

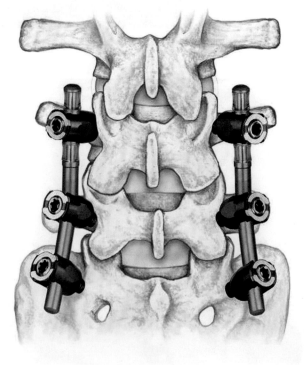

■ 图 56-13　N-Hance（Synthes）

Stabilimax NZ(Applied Spine)

Stabilimax NZ 是一种后路稳定系统,利用双弹簧结构来实现生理性活动参数(图 56-14)。目的在于为脊柱提供最大的稳定性,在恢复生理性活动时减少可能导致疼痛的不正常活动。

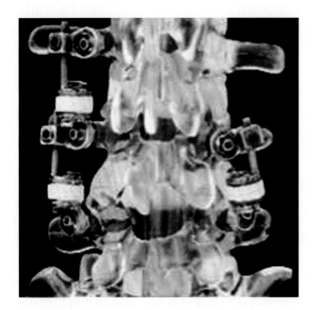

■ **图 56-14**　Stabilimax NZ(Applied Spine)

中央型或周围型椎管狭窄并具有临床症状的患者接受减压治疗后,这种装置能提供脊柱的稳定性。该装置目前在进行临床评估,未被 FDA 批准使用。

Dynesys(Zimmer Spine)

Dynesys 动态性稳定系统是一种后路置入的椎弓根装置(图 56-15),包括钛合金的钉子、插入的 PCU 撑开器及穿过的 PET 绳带。在植入的过程中,绳带在有张力时放置,而撑开器则在加压的情况下置入。该装置被批准作为融合术的辅助手段,在 OUS 的临床前瞻性研究,对于不稳定性腰椎病变,动态中立性装置被证明是安全且有效的。

虽然被批准作为非融合性动态性稳定系统使用,但 Dynesys 目前处于 FDA 讨论阶段。

Dynamic TTL-ROD(Scient'x)

Dynamic TTL-ROD 由一个钛合金的杆和一个插入的减震器组成(图 56-16)。减震器是一系列包裹在内的垫圈。这个结构组成了一个有 2mm 活动范围的后路棒。设计的目的在于通过半刚性的稳定脊柱节段,同时降低骨-钉交界面的压力[3]。Dynamic TTL-ROD 已

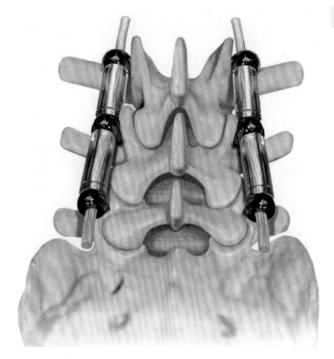

■ **图 56-15**　Dynesys 动态性稳定系统(Zimmer Spine)

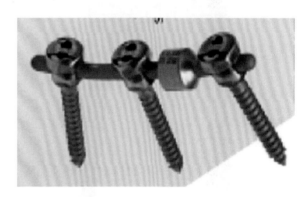

■ **图 56-16**　Dynamic TTL-ROD(Scient'x)

被批准作为融合的辅助手段使用。

CD Horizon Legacy Rod System(Medtronic)

CD Horizon Legacy Rod System 是一个椎弓根后路棒装置(图 56-17)。由标准的多轴椎弓根钉联合一根棒组成。该装置设计的目的在于提供半刚性的固定,为脊柱融合手术的患者复制腰椎正常的压力分配。该装置已被批准作为融合术的辅助手段。

DSS 脊柱稳定系统(Paradigm)

DSS 脊柱稳定系统是一个椎弓根后路装置(图 56-18)。这是一种完全模板型的系统,由钛合金单轴椎弓根钉构成,在螺钉上放置垫圈及圆形的撑开器。这允许了钉钩的多方向活动。钉钩由钛合金构成。其半球形螺钉面允许进一步的多轴植入物。该设计是为

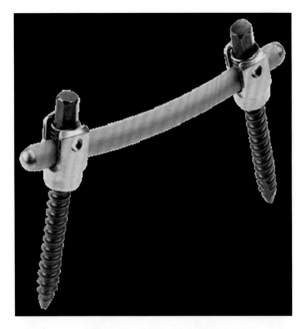

■ 图 56-17   CD Horizon Legacy Rod System（Medtronic）

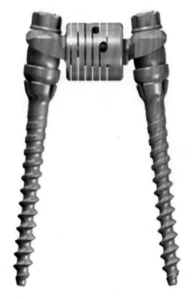

■ 图 56-18   DSS 脊柱稳定系统（Paradigm）

了在全面减少活动范围的前提下，允许生理活动，同时限制中性区域。该装置已被批准作为融合手术的辅助手段。

Dynabolt（VertiFlex）

Dynabolt 是一种椎弓根钉屈曲型后路棒，它允许活动的全部范围并能够经皮置入，可以减小骨-螺钉界面的压力和在活动时通过脊柱分担负荷。该装置已被批准作为融合手术的辅助手段。

临床应用

根据解剖位置，老年脊柱具有独一无二的特征性退变表现。韧带因为炎症从缺水和弹性丢失发展到末期的肥大和钙化。小关节会面临炎症、关节囊失完整、滑液减少及骨质增生的问题。骨骼新陈代谢及结构上的退化，最终导致骨质减少、骨质疏松症及机械性不足。这些退变过程，单独或联合起来，最终导致各种各样的脊柱病变，在严重程度、临床表现、解剖定位和需要的干预程度上都不一样。对于以上各种病变，都可以考虑动态性解决方案。因为这还是一种新技术，并处于发展阶段，很多前述的手术干预方法都是直觉性的，缺乏足够的临床数据。

韧带

轻度的韧带病变，超过简单的炎症，最初可能导致韧带松弛，这种状态会导致轻度的不稳。走行在椎管全长范围内的特定韧带的增厚或屈曲可以导致椎管狭窄。棘突间装置对这些病例可能有临床效用。X-Stop 已被证明对这些患者有好处。动态棒也可以使用，但表现为更积极的解决方案。在这些病例中使用椎弓根固定造成的相关创伤过大。小关节置换会对解剖结构造成更大的破坏，不适用于轻度病变。

中度的韧带松弛可以导致更明显的不稳定。不正常活动，通过增加的中立区域，可以引起背部疼痛，也可能导致更重度的中央型椎管狭窄。手术治疗经常需要直接减压，这样会使稳定性变得更差。在这些病例中可以考虑用棘突间装置治疗，但在大部分病例中可能缺乏有效的影响。在特定的病例中，一些更强力的椎板间装置，例如 Coflex 可能被用到。在患者人群中，动态棒更具有功效。能限制中立区域的椎弓根装置包括 DSS 和 Stabilimax。在进行大范围椎板切除术和部分小关节切除术后，或者存在更严重的不稳，可能需要更坚固的装备。Dynesys、CD Horizon Peek 和 Dynamic TTL 对于大于 I 级的脊柱前移具有足够的坚固程度。

更严重的韧带功能不全可以导致退变性脊柱前移、更严重的中央型椎管狭窄、周围型或关节下狭窄和继发性椎间盘破坏，在这些病例中，可考虑更坚固的椎弓根装置，包括 Dynesys、Isobar 和 PEEK 棒。对于大于 1 度的脊柱滑脱、部分缺损和大于 50% 的小关节切除术后，这些装置的临床效用更好。

小关节

轻度关节囊病变和难治性滑膜炎症可能导致小关节疼痛。小关节关节面重建技术,例如 Zyre 可能有效。

重度关节囊病变和滑膜功能障碍也可能发生并导致明显疼痛和不稳定。滑膜囊肿导致侧方加压、小关节骨质增生伴关节下狭窄和退变性半脱位可以通过小关节重建治疗。在这些病例中可以使用 Fenix 及其他类似技术。

严重小关节疾病会导致更严重的狭窄及小关节病变。这可能需要小关节置换。可应用的技术包括 TFAS、小关节解决和 Tops。

椎管

中度的腰椎管狭窄,除了外合并韧带屈曲的轻度狭窄,都需要手术减压治疗。其合并的轻度不稳定可以通过椎板间装备例如 Coflex 和 Vertiflex 治疗。

中重度狭窄合并更严重的不稳定可能需要通过坚固的椎弓根装置治疗,例如 Dynesys、PEEK 棒和 Isobar。

骨质减少

对于任何装置植入,骨质量都是首要考虑因素。骨质减少和骨质疏松症是大部分装置使用的禁忌证。

动态性稳定技术对比传统的固定技术,一般都能降低骨-螺钉界面的压力,这可能形成一个更适合于骨质量较差病例的稳定结构。

总结

老年脊柱适应性差、耐受力差,对病理状态的适应性更差。因此,这需要对手术入路进行更详细的考虑,同时需要更大范围的选择以及对手术技术的合理选择。

腰椎后路动态稳定装置为各种挑战性的临床情况提供了合理的解决方案。在大部分病例中,对特定的病理情况,都缺乏足够的临床数据来评估装置的合适程度及效果。目前需要可靠的临床试验来支持哪些是临床实用的。只有通过患者试验及医师的经验,才能进一步明确这些装置的合理使用和适应证。同样,能够特异性评估脊柱病变动态节段诊断技术的进一步发展,才能正确指导相关技术的选择。

（王诗军 于峥嵘 译）

参考文献

1. Anderson, et al., J. Neurosurg. 4 (6) (2006 Jun) 463–471.
2. S.C. Park, et al., J. Korean. Neurosurg. Soc. 46 (4) (2009 Oct) 292–299.
3. T.M. Stoll, et al., Eur. Spine J. (11 Suppl 2) (2002 Oct) S170–S178.
4. Neurosurg. Rev. 32 (3) (2009 Jul) 335–341. discussion 341–2.
5. Zucherman, et al., Eur. Spine J. 13 (1) (2004 Feb) 22–31.
6. Spine 30 (12) (2005 Jun 15) 1351–1358, 2004.

第57章 老年脊柱的椎弓根螺钉固定 57

Hajeer Sabet and Frank M. Phillips

关 键 点

- 当为老年患者行脊柱重建手术时,必须要考虑到骨质疏松骨的脆性、脊柱的稳定性以及内植物可能失败的机制。
- 增加椎弓根钉的长度和(或)直径可以作为增加椎弓根固定强度的第一选择。
- 攻丝之后的椎弓根固定可以增加螺钉的置入力矩以及把持力。
- 螺钉的三角形置入可以增加重建结构总体的把持力并且可以增加抵抗垂直于椎弓根钉负荷的能力。
- 在螺钉周围的椎体中注入骨水泥可以增加螺钉2~3倍的把持力。

介绍

随着人口平均寿命的延长,骨质疏松患者的人口基数也越来越大,所以现如今脊柱外科医生必须要考虑骨质疏松对脊柱相关疾病处理的影响。年老的患者如今更渴望能保持活跃,并且不愿意接受随着年龄增长而出现残疾和畸形这一事实。患者对生活质量的高要求以及现在相关医学技术的发展,导致更多患脊柱疾病的老年患者选择手术治疗。脊柱外科医生不仅需要处理骨质疏松引起的脊柱骨折及骨折引起的神经损伤和畸形,而且在进行脊柱手术时也要考虑骨质疏松对手术的影响;治疗不仅仅局限于手术,还要对患者的骨质疏松进行合理的处理。

老年患者重建手术越来越大,疏松的骨质能否承受脊柱内固定物也是医生需要考虑的。脊柱内固定物的选择必须要考虑骨质的脆性、脊柱的稳定性以及内固定物失败的可能机制。由于骨质疏松的严重程度会影响医生的手术方式,所以术前必须进行骨质疏松评估。

后路内固定是压缩骨折及其神经损伤后最常用的手术方式,因为这种情况下脊柱前柱通常是完整的,并且一般也没有明显的不稳定,所以后路内固定一般足够。仅仅为老年患者矫正畸形而进行的手术非常富有挑战性,并且适应证狭窄。一般情况下后路内固定手术可以用来矫正脊柱畸形,但是如果畸形力量超过内植物—骨面的稳定性,后路重建就会失败。

在现今临床实践中,大部分的后路内固定术包括椎弓根钉内固定。骨质疏松脊柱的薄弱点就在内植物-骨接触面。大部分的固定失败包括螺钉松动和拔出,会导致融合的失败、复发性或新发的畸形。后路胸腰椎融合失败据研究与骨密度相关(BMD)[1-3]。周期性的屈伸负荷导致的螺钉拔出或通过相邻椎间盘的切割与BMD直接相关,并可以在骨质疏松脊柱生理负荷状态下发生。在一项生物力学研究中,Soshi和他的同事[2]得出结论表明,椎弓根螺钉固定手术应避免在BMD低于$0.3g/m^2$的患者中实行。

在椎弓根螺钉置入时,手术医师可能会认识到骨质疏松骨由于嵌入螺钉时低的扭动力矩所导致的弱的螺钉把持力。嵌入力矩不仅与BMD和螺钉的拔出力相关,并且也预示着早期螺钉的置入失败[4-6]。如果在手术中意识到弱的螺钉把持力,手术医师应该采取措施挽救,而不是仅仅以达到固定为目的。

骨质疏松脊柱的椎弓根螺钉固定

螺钉放置

手术医师应该考虑增加螺钉的直径和长度来提高椎弓根钉的把持力(表57-1)。增加椎弓根钉长度增加了螺钉的拔出力,尽管这种作用在骨质疏松骨中并不是十分显著[7,8]。在脊柱外科中双皮质螺钉的使用受限,因为有血管损伤的风险。但是,在骶骨中双皮质螺钉能很安全地应用并且增加拔出力[9,10]。术中不能很好地测量前侧椎体皮质的位置,影响了长臂螺钉的安

表 57-1　椎弓根螺钉的尺寸关系		
螺钉尺寸	6.0	5.0
螺钉外径(mm)	6.0	5.0
螺钉内径(mm)	4.8	3.8
攻丝最小直径(mm)	4.75	3.75

全应用,因为螺钉超出前侧椎体会容易导致血管损伤。在骶骨,双侧皮质穿透可通过螺钉外展而安全完成,血管损伤的风险小。增加螺钉的直径会增加螺钉的拔出力[7,11-13]。但是螺钉通过的椎弓根体积限制了螺钉的直径。在骨质疏松骨的脊柱,当螺钉直径超过了椎弓根直径的 70%,则会有产生椎弓根骨折的风险[14]。

将椎弓根钉朝邻近终板的坚硬的软骨下骨方向置入会增加螺钉的拔出力[15,16]。在骶骨,最优的螺钉把持力通过向前朝向椎间盘或通过骶岬置入螺钉来获得[17-19]。

另外一种增加骨质疏松骨螺钉稳定性的方式是通过增加脊柱的固定节段来分散力量。但是这种方式的优点必须要与增加固定节段手术的风险和发病率以及增加固定节段后潜在的远期后果相权衡。手术医生可以通过使用椎板钩来增加椎弓根钉的稳定性,这种方式很适合骨质疏松的脊柱,因为这种方式主要依赖于未受影响的皮质板层骨[1,20]。生物力学研究结果支持利用椎板钩的应用来增加椎弓根钉系统的刚性和拔出力[21,22]。

椎弓根钉通过外展形成三角效果可明显地增加固定装置的总体拔出力,并且提供更大的抵抗垂直于椎弓根钉负荷的能力(图 57-1)[23]。椎弓根钉形成的三角效应能增加单钉 143% 的拔出力[23]。双侧内聚形成的三角效应使螺钉能把持住螺钉间的所有骨,而不仅仅是每个螺钉钉头的少量骨。Ruland 和他的同事们[23]指出,三角形的螺钉置入也会因通过椎弓根钉头平面的椎体横行骨折而失败。Kilincer 和他的同事们[24]指出,螺钉内聚超过 60° 则不再有生物力学优势。

螺钉形成三角的能力受局部骨解剖的影响。在椎弓根自身内聚且直径较大的水平(例如 L5),可以很好地使螺钉内聚。小直径或畸形的椎弓根,方向越朝前(例如 T12),放置内聚螺钉越具有挑战性。

椎弓根钉小直径攻丝

骨质疏松的骨,骨-螺钉之间固定的丢失是固定失败最常见的模式。骨-内植物接触面的准备技术对获取最优的把持力十分重要。通常在置入螺钉前,钉道先攻丝。在骨质疏松骨,建议使用小于椎弓钉直径的攻丝以保留骨松质,从而通过在椎弓根钉头旁压实来

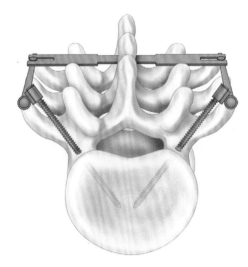

■ 图 57-1　使用横梁后椎弓根钉三角。(引自 P. Richard, M. D. Schlenk, M. D. Todd Stewart, et al, The biomechanics of iatrogenic spinal destabilization and implant failure, NeurosurgFocus 15(3), 2003)

增加稳定性。Carmouche 和同事们[25]做了一项尸体实验来比较等直径攻丝、小直径攻丝、不攻丝三种技术的拔出力。得出的结论为等直径攻丝相较小直径攻丝、不攻丝技术减小了拔出力。Kuklo 和同事们[26]报道使用小于胸椎螺钉直径 1mm 的攻丝相较等直径的攻丝能增加 93% 的嵌入力矩。Halvorson 等在一具尸体模型中发现螺钉嵌入技术在正常骨量(BMD>1g/cm²)骨中不影响拔出力[27]。相反,在骨质疏松骨中直径小于螺钉直径 1mm 的攻丝有明显的好处[27,28]。

横梁

横梁,也被称作是"交叉连接",用来连接并且增加两侧钉棒结构的刚性(图 57-2)。横梁不直接影响钉-骨接触面,但是它通过增加整个系统的稳定性以减少微动来间接帮助固定。生物力学研究在一个不稳定

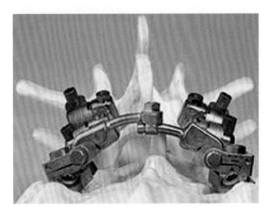

■ 图 57-2　铰链式横梁

的爆裂骨折模型中证实了横梁能增加旋转和侧向稳定性。已有研究报道了使用一个和两个横梁的附加稳定效果[29]。横梁对屈伸、侧向屈曲或拉伸应力没有作用。应用于脊柱矫形的长节段固定也被用来进行横梁测试实验。Kuklo 和同事们[30]在长节段钉棒固定系统中证实,横梁能显著地增加轴向旋转稳定性,当使用第二个横梁时作用增强(增加约 15%)。在长节段固定系统中,横梁的位置并不明显地影响稳定性。

横梁的弊端包括断裂[31]和植入物突出,因为它是钉棒系统中最背侧放置的外植物。背侧横梁突出可导致局部不适,有时会导致局部黏液囊的形成。除此之外,横梁理论上可能增加植入物的拥挤,因此减少有效的融合骨接触面。

骨水泥

骨-钉接触面可通过注入聚甲基丙烯酸甲酯(PM-MA)骨水泥到椎弓根钉周围而增加稳定性。通过椎弓根而向椎体注入 PMMA 显示能增加 2～3 倍的拔出力[2,8]。增加向椎弓根注入的 PMMA 量并不能明显地增加拔出力[32]。这项技术可能的风险包括骨水泥外渗出椎体,并有可能渗入椎管或神经根孔。其他骨水泥如羟磷灰石、磷酸钙、碳酸磷灰石骨水泥也被证明可以增强钉-骨接触面并增加椎弓根钉的拔出力[13,33,34]。Moore 和同事们[33]报道,在拔出力实验中,PMMA 和磷酸钙骨水泥失败的模式不同。80%(30 例中 25 例)的 PMMA 增强的模型中,椎弓根骨折发生在与椎体连接附近。作为对比,80%(30 例中 24 例)的磷酸钙模型在骨水泥和螺钉接触面发生松动。一项椎弓根钉加强的活体动物实验显示,注射的碳酸钙骨水泥能明显增强椎弓根钉即时的拔出力,即使骨水泥被完全吸收,仍能维持这种作用[35]。有趣的是,Kiner 和同事们[36]最近的一项生物力学研究报道,较大直径的椎弓根钉较骨水泥增强固定更能增加该装置的刚性。骨水泥增强固定被用于骨质疏松的患者,或通过内固定后能获得较理想的临床结果且较低固定失败率的脊柱转移瘤患者[37-39]。

膨胀螺钉

最近设计出一种可以通过一定大小的椎弓根的膨胀螺钉,通过后螺钉在椎体松质骨原位膨胀来增强固定。这些螺钉与墙壁上所用的膨胀螺钉相似。该螺钉能在钉头增加骨接触面,而不需较大直径的椎弓根直径和螺钉长度。这种螺钉可能对骨质疏松患者特别有效。

现在有各种各样的膨胀螺钉可供选择。有一种设计,椎弓根钉是空心钉,来容纳膨胀钉。螺钉的尾端 2/3 有两个沿长轴互相垂直的劈裂,当膨胀时钉尾可膨胀为四部分。膨胀钉(小直径钉)放置于椎弓根钉的核心。当膨胀钉前进到椎弓根钉的劈裂部分,它将使椎弓根钉劈裂部分打开,产生鱼鳍样结构。回撤膨胀螺钉使鱼鳍样结构弹回,从而允许螺钉的移除(图57-3)。

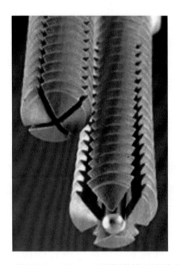

■ 图 57-3　Biomet 可膨胀椎弓根钉

Ngu 和同事们[40]测量了膨胀螺钉的最大负荷力。膨胀螺钉的拔出力(391N)明显大于普通螺钉(145N),增加了约 170%。在这项研究中也发现,骨水泥增强固定有更大的拔出力(599N,或增加了 284%)。Cook 和同伴们[41]发现,膨胀螺钉相较传统螺钉拔出力增加了约 50%。

一项临床试验显示,接受膨胀螺钉治疗的 145 名患者中,其中 21 名骨质疏松。在这 21 人中,18 人(86%)固定十分坚固,20 人(95%)在随后 2～5 年保持螺钉完整。在所有病例中,3% 的患者发生断钉,骨质疏松患者发生断钉的比例(5%)更高(1/21 例,5/97 螺钉)。破损的膨胀螺钉较难移除。螺钉断裂最常发生于钉头水平。

总结

随着现今人口的老龄化,脊柱外科手术医生必须清楚骨质疏松的影响。脊柱外科手术的风险-获益比必须通过手术医师和患者共同来仔细地权衡。手术医师必须清楚脊柱内固定融合技术在骨质疏松脊柱中的局限性,并且需要考虑各种固定方式来减少固定失败率。

(王诗军　于峥嵘　译)

参考文献

1. J.D. Coe, K.E. Warden, M.A. Herzig, Influence of bone mineral density on the fixation of thoracolumbar implants. A comparative study of transpedicular screws, laminar hooks, and spinous process wires, Spine 15 (1990) 902–907.
2. S. Soshi, R. Shiba, H. Kondo, et al., An experimental study on transpedicular screw fixation in relation to osteoporosis of the lumbar spine, Spine 16 (1991) 1335–1341.
3. M. Yamagata, H. Kitahara, S. Minami, et al., Mechanical stability of the pedicle screw fixation systems for the lumbar spine, Spine 17 (1992) S51–S54.
4. W.W. Lu, Q. Zhu, A.D. Holmes, et al., Loosening of sacral screw fixation under in vitro fatigue loading, J. Orthop. Res. 18 (2000) 808–814.
5. K. Okuyama, K. Sato, E. Abe, et al., Stability of transpedicle screwing for the osteoporotic spine. An in vitro study of the mechanical stability, Spine 18 (1993) 2240–2245.
6. T.A. Zdeblick, D.N. Kunz, M.E. Cooke, et al., Pedicle screw pullout strength. Correlation with insertional torque, Spine 18 (1993) 1673–1676.
7. D.W. Polly Jr., J.R. Orchowski, R.G. Ellenbogen, Revision pedicle screws. Bigger, longer shims—what is best? Spine 23 (1998) 1374–1379.
8. M.R. Zindrick, L.L. Wiltse, E.H. Widell, et al., A biomechanical study of intrapedicular screw fixation in the lumbosacral spine, Clin. Orthop Relat Res. 203. (1986) 99–112.
9. D.H. McCord, B.W. Cunningham, Y. Shono, et al., Biomechanical analysis of lumbosacral fixation, Spine (17 (Suppl)) (1992) S235–S243.
10. S. Mirkovic, J.J. Abitol, J. Steinman, et al., Anatomic consideration for sacral screw placement, Spine (16 (Suppl)) (1991) S289–S294.
11. R.F. McLain, T.O. McKinley, S.A. Yerby, et al., The effect of bone quality on pedicle screw loading in axial instability. A synthetic model, Spine 22 (1997) 1454–1460.
12. A.G. Brantley, J.K. Mayfield, J.B. Koeneman, et al., The effects of pedicle screw fit. An in vitro study, Spine 19 (1994) 1752–1758.
13. S.A. Yerby, E. Toh, R.F. McLain, et al., Revision of failed pedicle screws using hydroxyapatite cement. A biomechanical analysis, Spine 23 (1998) 1657–1661.
14. T. Hirano, K. Hasegawa, T. Washio, et al., Fracture risk during pedicle screw insertion in osteoporotic spine, J. Spinal Disord. 11 (1998) 493–497.
15. A.G. Hadjipavlou, C.L. Nicodemus, F.A. al-Hamdan, J.W. Simmons, M.H. Pope, Correlation of bone equivalent mineral density to pull-out resistance of triangulated pedicle screw construct, J. Spinal Disord. 10 (1) (1997) 12–19.
16. T. Lowe, M. O'Brien, D. Smith, Central and juxta-endplate vertebral body screw placement: a biomechanical analysis in a human cadaveric model, Spine 27 (4) (2002) 369–373.
17. P.A. Robertson, L.D. Plank, Pedicle screw placement at the sacrum: anatomical characterization and limitations at S1, J. Spinal Disord. 12 (3) (1999) 227–233.
18. W.W. Lu, Q. Zhu, A.D. Holmes, K.D. Luk, S. Shong, J.C. Leong, Loosening of sacral screw fixation under in vitro fatigue loading, J. Orthop. Res. 18 (5) (2000) 808–814.
19. R.A. Lehman Jr., T.R. Kuklo, P.J. Belmont Jr., R.C. Andersen, D.W. Polly Jr., Advantage of pedicle screw fixation directed into the apex of the sacral promontory over bicortical fixation: a biomechanical analysis, Spine 27 (8) (2002) 806–811. 98 (Suppl) (2003) 50–55.
20. M. Chiba, R.F. McLain, S.A. Yerby, et al., Short-segment pedicle instrumentation. Biomechanical analysis of supplemental hook fixation, Spine 21 (1996) 288–294.
21. K. Hasegawa, H.E. Takahashi, S. Uchiyama, et al., An experimental study of a combination method using a pedicle screw and laminar hook for the osteoporotic spine, Spine 22 (1997) 958–962. discussion 963.
22. A.S. Hilibrand, D.C. Moore, G.P. Graziano, The role of pediculolaminar fixation in compromised pedicle bone, Spine 21 (1996) 445–451.
23. C.M. Ruland, P.C. McAfee, K.E. Warden, et al., Triangulation of pedicular instrumentation. A biomechanical analysis, Spine 16 (Suppl. 6) (1991) S270–S276.
24. C. Kilincer, S Inceoglu, M.J. Sohn, et al., Effects of angle and laminectomy on triangulated pedicle screws. J. Clin. Neurosci. 14 (12) (2007) 1186–1191.
25. J.J. Carmouche, R.W. Molinari, T. Gerlinger, J. Devine, T. Patience, Effects of pilot hole preparation technique on pedicle screw fixation in different regions of the osteoporotic thoracic and lumbar spine, J. Neurosurg. Spine 3 (5) (2005 Nov.) 364–370.
26. T.R. Kuklo, R.A. Lehman, Jr. Effect of various tapping diameters on insertion of thoracic pedicle screws: a biomechanical analysis. Spine 28 (18): 2066–2071..
27. T.L. Halvorson, L.A. Kelley, K.A. Thomas, et al., Effects of bone mineral density on pedicle screw fixation, Spine 19 (21) (1994) 2415–2420.
28. F.M. Pfeiffer, D.L. Abernathie, D.E. Smith, A comparison of pullout strength for pedicle screws of different designs: a study using tapped and untapped pilot holes, Spine 31 (23) (2006 Nov 1) E867–E870.
29. J.C. Dick, T.A. Zdeblick, B.D. Bartel, et al., Mechanical evaluation of cross-link designs in rigid pedicle screw systems, Spine 22 (1997) 370–375.
30. T.R. Kuklo, A.E. Dmitriev, M.J. Cardoso, R.A. Lehman Jr., M. Erickson, N.W. Gill, Biomechanical contribution of transverse connectors to segmental stability following long segment instrumentation with thoracic pedicle screws, Spine 33 (15) (2008 Jul 1) E482–E487.
31. K.R. Eck, K.H. Bridwell, F.F. Ungacta, K.D. Riew, M.A. Lapp, L.G. Lenke, C. Baldus, K. Blanke, Complications and results of long adult deformity fusions down to l4, l5, and the sacrum, Spine 26 (9) (2001 May 1) E182–E192.
32. B.M. Frankel, S. D'Agostino, C. Wang, A biomechanical cadaveric analysis of polymethylmethacrylate-augmented pedicle screw fixation, J. Neurosurg. Spine 7 (1) (2007 Jul) 47–53.
33. D.C. Moore, R.S. Maitra, L.A. Farjo, et al., Restoration of pedicle screw fixation with an in situ setting calcium phosphate cement, Spine 22 (1997) 1696–1705.
34. J.C. Lotz, S.S. Hu, D.F. Chiu, et al., Carbonated apatite cement augmentation of pedicle screw fixation in the lumbar spine, Spine 22 (1997) 2716–2723.
35. X. Yi, Y. Wang, H. Lu, C. Li, T. Zhu, Augmentation of pedicle screw fixation strength using an injectable calcium sulfate cement: an in vivo study, Spine 33 (23) (2008 Nov 1) 2503–2509.
36. D.W. Kiner, C.D. Wybo, W. Sterba, Y.N. Yeni, S.W. Bartol, R. Vaidya, Biomechanical analysis of different techniques in revision spinal instrumentation: larger diameter screws versus cement augmentation, Spine 33 (24) (2008) 2618–2622.
37. P.I. Wuisman, M. Van Dijk, H. Staal, et al., Augmentation of (pedicle) screws with calcium apatite cement in patients with severe progressive osteoporotic spinal deformities: An innovative technique, Eur. Spine J. 9 (2000) 528–533.
38. J.S. Jang, S.H. Lee, C.H. Rhee, Polymethylmethacrylate-augmented screw fixation for stabilization in metastatic spinal tumors. Technical note, J. Neurosurg. 96 (2002) 131–134.
39. M.C. Chang, C.L. Liu, T.H. Chen, Polymethylmethacrylate augmentation of pedicle screw for osteoporotic spinal surgery: a novel technique, Spine 33 (10) (2008 May 1) E317–E324.
40. B.B. Ngu, S.M. Belkoff, D.E. Gelb, S. Ludwig, A biomechanical comparison of sacral pedicle screw salvage techniques, Spine 31 (6) (March 15, 2006) E166–E168.
41. S.D. Cook, J. Barbera, M. Rubi, S.L. Salkeld, T.S. Whitecloud, Lumbosacral fixation using expandable pedicle screws. an alternative in reoperation and osteoporosis, Spine J. 1 (2) (2001 Mar-Apr) 109–114.

第58章 生物材料在老年脊柱中的作用

58

David A. Essig , *Christopher P. Miller* , *and Jonathan N. Grauer*

关 键 点

- 现今治疗退变性脊柱的生物材料选择。
- 骨形态发生蛋白(BMPs)在退变性脊柱治疗中的作用。
- 骨移植替代物的特性。
- 老年脊柱中其他可能应用的生物材料。

介绍

现今美国有 3600 万人年龄超过 65 岁。这一数字预计在 2030 年前将会增加到 7100 万(将近 20%)[1]。随着人口年龄的增加,年龄相关的疾病也会相应地增加,例如脊柱退行性病变。老年人相较以前生活方式更加活跃,因此这一人群对健康的需求将会随着时间而增加。但是,退行性脊柱疾病的治疗对外科医师具有很大的挑战。不仅需要脊柱外科医生清楚了解脊柱病理,而且这类患者通常有严重的合并症而影响治疗方式[2,3]。因此,患者、患者家庭和医师必须仔细权衡手术额外的风险和手术后减少畸形和疼痛而提高生活质量的获益。

脊柱融合在这个人群中通常用来解决退变、畸形或稳定压缩节段。尽管固定物常用于最初的稳定,但是相邻节段间桥接骨会形成牢固的连接,最终融合。

目前,自体髂骨移植在各年龄段仍然是脊柱融合的金标准材料。因为自体髂骨移植是唯一能为关节融合提供所有要点的方式:骨引导基质、骨诱导蛋白和成骨细胞,所以它是最优选择。但是该方式也有明显的不足:可提供骨量有限;获取自体骨可能导致并发症,例如感染、骨折或顽固性疼痛[4,5]。对于老年人群来说,这些问题尤其重要,因为他们的合并症会导致更长的恢复时间,且无论哪种手术后都可能会有更多的并发症。所以,现在做了相当多的工作来寻找补充甚至替代髂骨移植的方式,以期减少手术并发症并且保证治疗效果。

现已有一些文献研究生物制剂在老年患者中的应用。获得成果主要集中在并发症和融合成功率。尽管信息量很小,直观感觉老年患者是骨移植替代材料使用的理想人群,因为髂骨质量较差并且有较高的移植相关并发症发生率。尽管这类生物制剂的作用仍未完全了解,但是他们能在老年人群中作为令人兴奋的附属或替代治疗。这一章主要讨论这些能促进脊柱融合的生物材料,以及其在老年患者中的应用。

骨形态发生蛋白

骨形态发生蛋白(BMPs),转换生长因子-β 亚家族成员,自从 1960 年代由 Marshall Urist[6] 发现以来渐渐被人们熟知[7]。它们通过与未分化间叶细胞细胞膜相结合来诱导骨形成。尽管现已经发现了 12 种 BMPs,但可能只有几种能用于临床。

两种 BMP 分子已被批准用于临床。重组人骨发生蛋白-2(rhBMP-2)已被批准,它与胶原海绵一起放入 cage 来治疗退行性脊柱疾病。重组人骨发生蛋白-7(rhBMP-7),现在正人道主义免税,能用于比较有挑战性的脊柱后外侧融合病例中。

一项前瞻性随机试验比较了用 rhBMP-2 和胶原海绵放入 cage 与自体髂骨移植前路椎体间融合术,通过影像学判断,BMP 组有 94.5% 融合率而对照组有 88.7% 的融合率[8]。更重要的是,5.9% 的自体髂骨移植患者发生了自体骨移植相关的不良事件,在末次随访中 32% 的患者有供区持续性疼痛。后背、腿、神经疼痛评分在两组中得到了相似的改善。但是,这类手术很少使用,因为相较后路手术,老年患者前路手术并发症发生率和恢复时间均增加。

因为有限的愈合面积、分离力和需要融合的横突间的巨大间隙,用 BMP 行后路腰椎融合术有很大的挑战性。此外,有研究显示后路手术需要膨胀剂。最近一项回顾性研究比较了用 rhBMP-2 和髂骨嵴自体骨移植行后路手术,2 年随访显示两种方式融合体积相当[9]。BMP 组不愈合率为 6.6%,而对照组不愈合率为 11.1%。运用膨胀剂后(局部骨、自体移植骨、去矿物质骨基质和陶瓷骨)未发现明显的不同。研究结果显示,当腰椎退变性滑脱行非内固定物后路融合时,rhBMP-7 和自体髂骨移植效果相当[10]。

Glassman 和同事们[11]最近报道了在老年患者(大于 60 岁)中 rhBMP-2 与可吸收胶原海绵(ACS)合用比较自体骨移植的效果。通过行后外侧腰椎融合术的 102 名患者的 2 年随访,来比较自体髂骨移植和 rhBMP-2/ACS 患者的临床、影像学、经济学结果。他们未发现 rhBMP-2 增加并发症发生率(8 人/50 人)。实际上,自体骨移植患者围术期并发症发生率增加(23 人/50 人)。这些并发症包括供区感染、心脏问题、疼痛、尿路感染和神经损伤。除此之外,他们发现 rhBMP-2 对于两组患者在影像学上能明显提高融合,并且在疾病相关的生活质量上也能得到相似的提高。

尽管 BMPs 在脊柱融合中能提供明显的好处,但是它们也有相关的并发症[12]。可能的并发症包括异位骨形成、血肿和血凝块形成、骨吸收和移植骨塌陷、抗体形成和可能的致癌性。尽管其中一些并发症与剂量和个体相关,但是现在考虑许多并发症的形成是因为剂量使用超出适应证范围,所以这些药物的使用应该谨慎。除此之外,使用的效费比仍然需要阐明。

其他骨移植替代物

其他许多可能的骨移植替代物也被单用或与局部的骨合用来减少髂骨移植的并发症。其中一些替代物包括同种异体骨、去矿物质骨基质(DBM)和合成材料例如陶瓷骨。这些骨移植替代物不能满足所有促进骨形成的条件,他们在一些特殊临床情况中的效用正在研究。不管选用什么物质,局部和系统的环境应该利于形成新骨,必须有足够的血供、机械稳定性和少的生长抑制因子(例如尼古丁、感染)。

同种异体骨移植

同种异体骨为新骨形成提供骨诱导支架。现有各种各样的同种异体骨来使用。同种异体骨成功的使用十分依赖于放置的位置。当结构性同种异体骨放置于前柱时,不管是在颈椎还是在胸腰椎,都能提供很高的融合率[13,14]。然而,当非结构同种异体移植骨放置于压力下时,如在后脊椎,其融合的速度比自体移植物慢,当单独使用时可导致关节融合率较低[15,16]。

安德森和同事们[17]最近的一项研究评估了老年患者使用粉碎的同种异体股骨头移植,伴或不伴内固定。该研究在这些患者中均未行自体骨移植。根据影像学判断,单独同种异体骨移植成功率为 68%,而与内固定合用成功率为 81%。除此之外,94 人中有 15 人行翻修手术,当用同种异体骨移植时,翻修成功率与之前所见相当。该项研究显示,同种异体骨与内固定合用于后外侧入路融合术预后更好。但是更重要的是,这项研究特别评估了同种异体骨技术在老年人群中的使用。

脱矿骨基质

去矿物质骨基质是通过同种异体骨脱钙产生的胶原和非胶原蛋白。许多产品可供使用,由于它们的适应证不明,他们的效果很少有文献报道。除此之外,研究也质疑了不同种类产品间和同种产品不同个体间的效果差异[18,19]。

很少有随机对照试验来评估 DBMs 的使用。在一项研究中,77 位患者行 1,2 或 3 个前路非内固定椎间盘切除椎体融合术,固定材料分别为冰冻结构性同种异体骨移植与 DBM 合用或自体髂骨移植单用[20]。最少随访 1 年,融合率分别是 54% 和 74%。尽管是这种相对简单的融合环境,仍能发现 DBMs 较低的融合率。

相反,在另一项 50 名患者的研究中,患者接受放置 DBM 和羟基磷灰石的钛合金 cage 后融合率为 96%[21]。作者用内固定固定和自体骨移植行环周融合,但是无对照组进行比较。但是,他们只用 DBM 行前路手术。同样,在这项研究中也只用 DBM 行脊柱前柱手术,此处相对更易融合。这项研究是将 DBM 用于移植替代材料来减少前路融合手术自体髂骨移植需要量很好的例子。

不幸的是,现在并没有研究主要来评估 DBM 用于老年人的效果。但是考虑到不同 DBM 产品间组成和诱导骨形成能力较大的差异性,其能否在老年患者中行这类研究值得怀疑。

合成材料(陶瓷骨)

合成材料被更多地作为骨移植材料。它们主要用来提供骨诱导支架,并且经常用作局部或髂骨嵴的骨移植填充剂。同样,由于这类的商品的适应证没有其他商品严格,例如 BPMs,这类研究变量通常控制不严,致使该类产品效果更难阐述。

这些陶瓷骨的固有缺点是相对脆弱易碎。当陶瓷骨在前柱中应用时,必须用内固定将其保护以避免明显的压力直到其成为长出的新骨的一部分[13]。像同种异体骨一样,在张力条件下陶瓷骨较自体骨效果差[22]。其他生物活性的物质,例如局部自体骨移植、DBMs 或骨诱导生长因子,可以与陶瓷骨引导基质组成复合物来增加骨形成量[23,24]。

骨髓提取物

自体骨髓是脊柱融合成骨细胞和骨诱导蛋白的另一来源。最主要的优点是自体骨髓提取技术相较髂骨嵴移植并发症明显减少。但是它必须和骨引导基质合用。其主要的限制是普通肝素处理的骨髓只有中度的成骨能力。据估计,即使是在健康的成人每 50 000 个有核骨髓细胞中只有 1 个有能力分化为成骨细胞[25]。除此之外,能分裂的骨髓细胞随着年龄明显减少,这会限制其在老年人群中的应用[26]。

最近一项后外侧内固定研究显示了其与自体骨移植相似的融合率[27]。自体骨移植和 DBM 均可与骨髓提取物的成骨成分合用来帮助融合。在一项骨量减少模型的研究中发现,骨髓提取物和自体髂骨合用能增加融合率[28]。最近研究表明,在椎弓根钉固定过程中从椎体抽吸骨髓是成骨细胞非常好的来源,在一系列抽吸后只有轻度的减少[29]。但是,老年患者标本的细胞性减少。

老年脊柱中其他可能应用的生物材料

在椎体压缩骨折中椎体强化

对老年人特发的椎体压缩骨折是骨质疏松脆性骨折最常见的类型,常发生于低能量损伤,例如站立时摔倒。尽管很多压缩骨折没有症状,但这些损伤后果可能十分严重,导致活动能力下降、慢性背痛、抑郁和生活独立性下降。治疗的主要目标包括疼痛控制和治疗,手术或非手术,以使患者尽快恢复正常活动来避免长期制动后遗症和肌肉萎缩。

椎体压缩骨折的手术方式包括椎体成形术和椎体后凸成形术,用或不用球囊来抬升终板然后在塌陷的椎体中注入骨水泥。两种操作短期能提供疼痛和畸形控制,长期能提升活动能力并防止复发性疼痛[30]。

最近一项 meta 分析[30]比较了椎体后凸成形术和椎体成形术,发现两种技术都能显著改善疼痛和功能。相较于保守治疗,它能改善功能,但是不能改善疼痛。

两种技术相比较,meta 分析显示椎体后凸成形术能更好地改善后凸角度和椎体的高度,并且有更少的骨水泥外渗和肺栓塞发生率。这项研究得出结论,椎体后凸成形术在治疗保守治疗难治的压缩骨折方面优于椎体成形术。但是该项研究基于Ⅲ级数据,因为并没有随机对照试验来评估这些治疗[30]。

传统的聚甲基丙烯酸甲酯(PMMA)骨水泥的最新的替代物正在评估中。现今的骨水泥有很多的缺陷,包括很强的聚合散热反应可能导致周围组织损伤,缺乏生物利用度和骨引导性,有毒并且随着时间推移极少被吸收[31,32]。正在研制的新型骨水泥可用来解决这些问题。一项最新体外的评估两种新型变体的研究显示,它们和传统的骨水泥有相似的材料特性(可注射、不透辐射、单轴抗压力和双轴弯曲模量),并且在系列压缩试验中表现更好[33]。

这类骨水泥替代物的临床试验结果各异。一项使用磷酸钙的椎体后凸成形术研究显示能改善疼痛和畸形预后,但是对屈、拉伸和剪切力抵抗较差,这些会导致影像学上校正的丢失[34]。最终作者推荐常规使用这种骨水泥来代替传统的 PMMA。

未来骨水泥技术的进步是能开发出一种物质,短期能改善疼痛和畸形校正,长期允许骨愈合和骨水泥的骨替代。未来的研究必须来发展基础材料科学和临床效果,直到骨水泥替代物被广泛接受。

非融合应用:直接解决椎间盘退变

很多老年脊柱中下腰痛被认为是椎间盘病变的结果。许多研究试图阐明可能在下腰痛起作用的椎间盘的解剖改变。研究表明在椎间盘中细胞密度和软骨特异性的细胞基质产生减少[35]。因此导致椎间盘水合性降低,并由此产生椎间盘的生物力学性质的改变。尽管椎间盘内细胞数量减少,但其在维持基质蛋白平衡上起到整合的作用。随着年龄的增长,细胞数量的减少认为与凋亡和坏死相关。最近研究主要集中在诱导和增加这些细胞[36]。细胞移植为椎间盘退变的治疗提供希望。提议的其他治疗包括向椎间盘中注射生物材料来增加髓核量。

但是,这些技术从临床的角度来看仍处于早期。这些技术大部分只在退变早期过程中得到评估。当退变进展到更晚期时,例如这里考虑的人群,这项技术可能不适用。

总结

在老年患者中行脊柱手术有非常大的挑战,因为进展的脊柱疾病和合并症会使治疗选择复杂化。自提髂骨移植一直以来是各年龄段治疗的金标准,因为它是唯一满足成骨细胞、骨诱导生长因子和骨引导基质条件的移植材料。不幸的是,获取自体骨的过程会导致患者额外的创伤,这会导致明显的术后并发症,尤其是在老年人中。骨移植材料的发展为自体髂骨移植脊柱融合术提供令人兴奋的且有更少并发症的选择,可以单独使用或和骨移植材料联合使用。

在老年患者中生物材料的应用能减少获取 ICBG 所导致的并发症,并且能保证成功的融合。许多种类的生物材料现在可供使用,包括各种人重组生长因子信号蛋白(rhBMPs)、去矿物质骨基质和人工合成陶瓷骨。这些技术的未来目标是将这些和其他生物材料合用来重建和刺激自体骨形成系统。非融合技术替代物也有相似的进展,例如老年患者椎体压缩骨折的治疗。新型骨水泥正在研究以替代 PMMA 骨水泥,并且很可能在未来治疗椎体压缩骨折中起到越来越重要的作用。除此之外,生物材料另外的作用是帮助恢复椎间盘的健康。这可能通过软骨细胞的移植或 BMP 的使用来完成。这可以避免引起脊柱退变性疾病的串联发展。

由于这些移植替代物的持续发展,在老年患者中应用的评估越来越重要,因为这些患者是最可能的退变性、年龄相关性脊柱手术的接受者。但是无论这些新技术怎样应用,手术的成功仍然依赖于获取坚固融合的几项基本原则:合适的患者选择、移植环境最优化和最合适的移植材料的选择、脊柱融合床的准备并在骨形成过程中维持合适的生物力学稳定性。

(王诗军 于峥嵘 译)

参考文献

1. Federal Interagency Forum on Aging-Related Statistics. Older Americans update 2006: key indicators of well-being, In: Federal Interagency Forum on Aging-Related Statistics, U.S. Government Printing Office, Washington, DC, 2006.
2. J.M. Cloyd, F.L. Acosta Jr., C.P. Ames, Complications and outcomes of lumbar spine surgery in elderly people: a review of the literature, J. Am. Geriatr. Soc. 56–7 (2008) 1318–1327.
3. R.A. Hart, M.A. Prendergast, Spine surgery for lumbar degenerative disease in elderly and osteoporotic patients, Instr. Course Lect. 56 (2007) 257–272.
4. A.R. Gupta, N.R. Shah, T.C. Patel, Perioperative and long-term complications of iliac crest bone graft harvest for spinal surgery: a quantitative review of the literature, Int. Med. 8 (2001) 163–166.
5. J.C. Steinmann, H.N. Herkowitz, Pseudarthrosis of the spine, Clin. Orthop. Relat. Res. 284 (1992) 80–90.
6. M.R. Urist, Bone: Formation by autoinduction, Science 150 (1965) 893–899.
7. E. Carlisle, J.S. Fischgrund, Bone morphogenetic proteins for spinal fusion, Spine J. 5–6 (Suppl) (2005) 240S–249S.
8. J.K. Burkus, M.F. Gornet, C.A. Dickman, T.A. Zdeblick, Anterior lumbar interbody fusion using rhBMP-2 with tapered interbody cages, J. Spinal Disord. Tech. 15–5 (2002) 337–349.
9. S.D. Glassman, L. Carreon, M. Djurasovic, M.J. Campbell, R.M. Puno, J.R. Johnson, J.R. Dimar, Posterolateral lumbar spine fusion with INFUSE bone graft, Spine J. 7–1 (2007) 44–49.
10. J.F. Brandoff, J.S. Silber, A.R. Vaccaro, Contemporary alternatives to synthetic bone grafts for spine surgery, Am. J. Orthop. 37–8 (2008) 410–414.
11. S.D. Glassman, L.Y. Carreon, M. Djurasovic, M.J. Campbell, R.M. Puno, J.R. Johnson, J.R. Dimar, RhBMP-2 versus iliac crest bone graft for lumbar spine fusion: a randomized, controlled trial in patients over sixty years of age, Spine (Phila Pa 1976) 33–26 (2008) 2843–2849.
12. D. Benglis, M.Y. Wang, A.D. Levi, A comprehensive review of the safety profile of bone morphogenetic protein in spine surgery, Neurosurgery 62–5 (Suppl 2), 2008. ONS423-31; discussion ONS31.
13. K.M. Malloy, A.S. Hilibrand, Autograft versus allograft in degenerative cervical disease, Clin. Orthop. Relat. Res. 394 (2002) 27–38.
14. A.R. Vaccaro, K. Chiba, J.G. Heller, T. Patel, J.S. Thalgott, E. Truumees, J.S. Fischgrund, M.R. Craig, S.C. Berta, J.C. Wang, Bone grafting alternatives in spinal surgery, Spine J. 2–3 (2002) 206–215.
15. S.S. Jorgenson, T.G. Lowe, J. France, J. Sabin, A prospective analysis of autograft versus allograft in posterolateral lumbar fusion in the same patient. A minimum of 1-year follow-up in 144 patients, Spine (Phila Pa 1976) 19–18 (1994) 2048–2053.
16. P.J. Nugent, E.G. Dawson, Intertransverse process lumbar arthrodesis with allogeneic fresh-frozen bone graft, Clin. Orthop. Relat. Res. 287 (1993) 107–111.
17. T. Andersen, F.B. Christensen, B. Niedermann, P. Helmig, K. Hoy, E.S. Hansen, C. Bunger, Impact of instrumentation in lumbar spinal fusion in elderly patients, Acta Orthop. (2009) 445–450.
18. H.W. Bae, L. Zhao, L.E. Kanim, P. Wong, R.B. Delamarter, E.G. Dawson, Intervariability and intravariability of bone morphogenetic proteins in commercially available demineralized bone matrix products, Spine (Phila Pa 1976) 31-12 (2006) 1299–1306. discussion 307–8.
19. B. Peterson, P.G. Whang, R. Iglesias, J.C. Wang, J.R. Lieberman, Osteoinductivity of commercially available demineralized bone matrix. Preparations in a spine fusion model, J. Bone Joint Surg. Am. 86-A-10 (2004) 2243–2250.
20. H.S. An, J.M. Simpson, J.M. Glover, J. Stephany, Comparison between allograft plus demineralized bone matrix versus autograft in anterior cervical fusion. A prospective multicenter study, Spine (Phila Pa 1976) 20–20 (1995) 2211–2216.
21. J.S. Thalgott, J.M. Giuffre, Z. Klezl, M. Timlin, Anterior lumbar interbody fusion with titanium mesh cages, coralline hydroxyapatite, and demineralized bone matrix as part of a circumferential fusion, Spine J. 2–1 (2002) 63–69.
22. R.W. Bucholz, A. Carlton, R.E. Holmes, Hydroxyapatite and tricalcium phosphate bone graft substitutes, Orthop. Clin. North Am. 18–2 (1987) 323–334.
23. C.J. Damien, J.R. Parsons, A.B. Prewett, F. Huismans, E.C. Shors, R.E. Holmes, Effect of demineralized bone matrix on bone growth within a porous HA material: a histologic and histometric study, J. Biomater. Appl. 9–3 (1995) 275–288.
24. R.E. Kania, A. Meunier, M. Hamadouche, L. Sedel, H. Petite, Addition of fibrin sealant to ceramic promotes bone repair: long-term study in rabbit femoral defect model, J. Biomed. Mater. Res. 43–1 (1998) 38–45.
25. R.G. Burwell, The function of bone marrow in the incorporation of a bone graft, Clin. Orthop. Relat. Res. 200 (1985) 125–141.
26. G.F. Muschler, H. Nitto, C.A. Boehm, K.A. Easley, Age- and gender-related changes in the cellularity of human bone marrow and the prevalence of osteoblastic progenitors, J. Orthop. Res. 19–1 (2001) 117–125.
27. K.H. Bridwell, P.A. Anderson, S.D. Boden, A.R. Vaccaro, J.C. Wang, What's new in spine surgery, J. Bone Joint Surg Am. 90–7 (2008) 1609–1619.
28. L.J. Curylo, B. Johnstone, C.A. Petersilge, J.A. Janicki, J.U. Yoo, Augmentation of spinal arthrodesis with autologous bone marrow in a rabbit posterolateral spine fusion model, Spine (Phila Pa 1976) 24-5 (1999) 434–438. discussion 8–9.
29. R.F. McLain, C.A. Boehm, C. Rufo-Smith, G.F. Muschler, Transpedicular aspiration of osteoprogenitor cells from the vertebral body: progenitor cell concentrations affected by serial aspiration, Spine J. 9–12 (2009) 995–1002.
30. R.S. Taylor, R.J. Taylor, P. Fritzell, Balloon kyphoplasty and vertebroplasty for vertebral compression fractures: a comparative systematic review of efficacy and safety, Spine (Phila Pa 1976) 31–23 (2006) 2747–2755.
31. G. Lewis, Injectable bone cements for use in vertebroplasty and kyphoplasty: state-of-the-art review, J. Biomed. Mater. Res. B. Appl. Biomater. 76–2 (2006) 456–468.
32. G. Lewis, Properties of acrylic bone cement: state of the art review, J. Biomed. Mater. Res. 38–2 (1997) 155–182.
33. G. Lewis, M.R. Towler, D. Boyd, M.J. German, A.W. Wren, O.M. Clarkin, A. Yates, Evaluation of two novel aluminum-free, zinc-based glass polyalkenoate cements as alternatives to PMMA bone cement for use in vertebroplasty and balloon kyphoplasty, J. Mater. Sci. Mater. Med., 2009.
34. T.R. Blattert, L. Jestaedt, A. Weckbach, Suitability of a calcium phosphate cement in osteoporotic vertebral body fracture augmentation: a controlled, randomized, clinical trial of balloon kyphoplasty comparing calcium phosphate versus polymethylmethacrylate, Spine (Phila Pa 1976) 34–2 (2009) 108–114.
35. C. Hohaus, T.M. Ganey, Y. Minkus, H.J. Meisel, Cell transplantation in lumbar spine disc degeneration disease, Eur. Spine J. 4 (17 Suppl) (2008) 492–503.
36. L.M. Boyd, A.J. Carter, Injectable biomaterials and vertebral endplate treatment for repair and regeneration of the intervertebral disc, Eur. Spine J. 3 (15 Suppl) (2006) S414–S421.

第59章 腰椎管狭窄减压的微创手术技术

59

Zachary A. Smith, *Farbod Asgarzadie*, *and Larry T. Khoo*

关 键 点

- 腰椎管狭窄症经典的治疗方式为减压术,例如椎板切开术、椎板切除术、椎间孔切开术,这些术式有较好的术后神经预后。但是由于治疗人群主要是老年患者,围术期和手术后并发症,例如伤口感染、深静脉血栓形成和血栓相关事件,并不少见。
- 传统的广泛减压技术和它们附属的肌肉韧带损伤与较大比例患者的术后不稳、复发狭窄和进行性的背痛相关。
- 微创手术技术组织暴露和损伤较少,因此可以避免稳定的肌肉韧带组织骨复合体的损伤。
- 微创脊柱手术(minimally invasive spinal surgery, MISS)减压技术的围术期并发症发生率较传统开放性手术低,但是有相似的1至2年的神经预后和效果。初步长期随访资料显示进行性的轴向背痛、复发性狭窄症状和延迟的影像学不稳发生率也较低。
- 新的棘突间和关节突关节间稳定装置可有效的垂直减压(例如由于关节突关节在隐窝处和椎间孔水平的半脱位引起的神经嵌顿),相较传统手术而不需要过度的切除骨成分。

介绍

遭受腰椎管狭窄症(lumbar spinal stenosis, LSS)的老年患者,简单的步行动作也会导致难以忍受的疼痛。尽管几乎所有脊柱外科手术医师对标准的开放后路椎板切除术均熟知,但是LSS的这种传统手术治疗会带来明显的术后疼痛和功能障碍。由于术后患者因疼痛而活动受限,这些患者可能遭受围术期的后遗症,包括深静脉血栓形成、肺不张、肺炎、胃炎、肠梗阻、肺栓塞、泌尿系感染和肾盂肾炎。由于LSS患者均是老年和虚弱患者,手术这把双刃剑对他们影响尤其严重。因此手术医师现在越来越多地采用损伤更小的治疗方式来减压以减小医源性损伤。

微创椎间孔减压术和间盘切除术在椎间盘突出症的治疗中得到了越来越多的手术医师的青睐。微创的内镜下间盘切除术因为其小的切口、轻微的组织分离和良好的视野而越来越有吸引力。该项技术和开放性椎间盘切除术症状缓解效果相当,但是手术期间失血量、术后疼痛、住院时间和麻醉药物的使用明显减少。微创技术的发展使其安全有效地应用于LSS的治疗。单侧入路微创内镜下椎管狭窄双侧减压已被用于治疗LSS,与开放手术相比能明显地减少手术失血量、住院时间和麻醉药物的使用[1]。这一章将讲述LSS的病理生理学,讲解LSS微创治疗的原理、适应证和手术技术,并展示我们4年的预后资料。

病理生理学

腰椎管狭窄症的临床本质几乎为所有治疗老年患者的医师所熟知。从病理生理学的角度来看,腰椎管狭窄症是由一系列的退变过程例如黄韧带增厚、先天性椎管狭窄、椎间盘膨出或突出和小关节增生,导致的神经压迫[2-4]。最近在影像学技术方面的空前进步,使大多数的这些改变和神经压迫在水平切面上很明显[2,5]。因此,这些病理生理改变被认为是引起腰椎管狭窄的原因。这些患者,病史的必要条件是下腰痛和近端腿痛,且站起和行走时加重,坐位和前屈时减轻。这一现象产生的原因是神经的直接受压还是继发性的神经根缺血,仍然不清楚。然而由于人口老龄化,神经性跛行、类人猿姿势和下腰痛这些症状越来越常见。事实上,现在腰椎管狭窄症是超过65岁的人脊柱手术最常见的原因[6-9]。在老年患者中的高发病率使脊柱椎管狭窄症的手术治疗特别困难,因为这些患者较差的基础状态使手术风险明显增加。

治疗方式和指南

腰椎管狭窄症的传统治疗方式通常是开放性切除

脊柱后侧组成部分,如棘间韧带、棘突、双侧椎板、部分关节突关节和关节囊、黄韧带。除此之外,还需广泛的肌肉切开和分离以获得良好的手术视野。这种经典的椎板减压、内侧关节突关节切除和椎间孔切开术已被使用几十年,并获得了不同程度的成功[8-11]。这种后侧骨骼和肌肉复合体的广泛切开和损伤可导致明显的医源性疼痛、功能障碍和并发症。正中线棘上和棘间韧带的丢失会使屈曲不稳,因此会导致晚期脊柱不稳风险增加[12,13]。广泛的椎板切除会导致术中失血增多,并且由于广泛切除和肌肉分离使术后疼痛和虚弱时间增加。这样的医源性损伤可导致椎旁肌去神经萎缩,这可能与"背部手术失败综合征"和慢性疼痛的发病率升高相关[14,15]。由于腰椎管狭窄症患者通常是老年人,并且基础状态差,这种延迟恢复通常会导致显著的并发症发病率。深静脉血栓、肺栓塞、肺不张、肺炎、尿路感染、肠梗阻和止痛药的依赖是其中一些潜在的破坏性并发症。

保守治疗是初始治疗的合理建议,显著比例的患者难免会出现狭窄症状逐渐加重,最终需要手术治疗。在缅因州腰椎研究组,Atlas 和同事们[16]用 10 年时间前瞻性的随访了 97 名患者。其中,56 名患者进行手术治疗,41 名保守治疗。根据患者的满意度评价工具,10 年时 54% 手术治疗的患者显示改善,而非手术的为 42% 显示改善。相比之下,来自缅因州腰椎研究组 4 年的数据表明,70% 的手术治疗患者有明显改善,非手术组的为 52%[6]。患者满意度的减少表明,手术的获益可能随着时间而不稳定,因为 LSS 通常是一种慢性进行性疾病。Hurri 和他的同事们[7]在 1998 年报道了其纵向 12 年的 75 例腰椎管狭窄症的研究。他们的功能障碍在很多年内使用 Oswestry 功能指数进行评分,结果显示手术治疗与保守治疗之间并没有明显的差异。通过广泛的文献回顾,特纳从他的 meta 分析得出的结论是约 64% 的手术治疗患者在随访期中期(3~6 年)有一个好的结果。不过,他也指出,随后的临床进展和复发狭窄症状是非常常见的,因此反映的是潜在疾病过程中的慢性退行性性质[13]。因此,虽然手术治疗似乎对 LSS 的自然史有积极的作用,但是有临床进展和复发可能的。此外,几类人群被认为特别容易出现症状复发,包括之前有腰椎滑脱症、脊柱侧弯、前路椎板切除术,并在屈伸 X 线片上存在节段运动的患者[17,18]。根据 AANS/CNS 建立的脊柱和外周神经疾病的指南,建议需要减压的腰椎管狭窄症合并退变性脊柱滑脱的患者行手术治疗。此外,广泛减压导致关节突关节的破坏也与不良预后相关[19]。鉴于这些考虑,不明显破坏关节突关节和肌肉附着的微创治疗的需求明显。

手术原理

在过去的 20 年里,无数的外科医生的工作目标是减少手术的并发症发生率。治疗 LSS 的理想的手术是在神经成分充分减压的同时尽量减少损伤后部肌肉、韧带和骨复合体。因为病理变化通常集中在层间空间里,所以局部的椎板切开术是 LSS 外科手术演变的第一步。由于保留了大部分椎板、棘突和棘突间韧带复合,椎板切开术有助于保持脊椎的生物力学完整性。Aryanpur 和 Ducker[20]报道,开放式多节段椎板切开术术后 2 年结果随访时,有 79%~85% 的优良率。由于手术显微镜在脊柱外科医生中使用越来越频繁,单侧显微镜下半椎板切开术可减少对侧肌肉的损伤。该手术的主要步骤是单侧多裂肌牵开、患侧减压,通过中线骨和韧带结构下进行显微对侧减压。McCulloch[21]和 Young 和同事们[22]行这种微观椎板切开术,报道显示了 9 个月的随访期间 80%~95% 的改善率。尽管现今治疗方式逐渐朝微创切除后侧骨成分方向发展,症状改善效果与开放性大手术相当[23]。事实上,现今唯一一关联影像学与临床预后的研究显示,患者对手术结果(例如,Oswestry 功能评分和行走能力)的满意度比术后 CT 上显示的减压程度更重要[5]。

在过去十年中,显微可视化技术已取得了显著的进步。因此,内窥镜辅助手术已广泛用于治疗脊柱疾病,包括椎间盘突出症、肿瘤和骨折。对于腰椎,过去 5 年中显微辅助的椎间盘切除术(MEDs)已成功用于治疗椎间盘突出。MED 手术因其皮肤切口小、轻微的组织剥离、优异的视野,并且与开放手术效果相当,具有巨大的吸引力。该显微椎板切开术(MEDL)减压技术从而发展成为单侧半椎板切开术(如前所述)和 MED 技术综合体。该 MEDL 技术与开放性手术骨减压量相当,这一结论最初在一系列尸体研究中被证实[24]。研究结果显示其临床效果良好、并发症率低和术后功能恢复快速[1]。单侧入路的双侧微创减压,因而成为了现代外科治疗 LSS 的下一个合乎逻辑的方式。

脊柱微创减压技术的适应证

LSS 接受显微内镜下的减压手术的选择标准与开放式椎板切除减压术或椎板切开术的标准相同。正如前文所述,这些患者必须有腰痛及与其相关的神经性跛行。因为 MEDL 技术能够减压中央管、侧隐窝及同侧神经孔的近端部分,所以因椎间孔狭窄或椎间盘突出引起的神经根症状都能用 MEDL 很好的解决。当神经压迫的证据存在时,MEDL 最好在患侧进行以提供最大的术野暴露。双侧根性症状的患者应行双侧 MEDL 手术或开放式减压治疗。同样,极外侧椎间盘突出并椎管狭窄的患者,必须通过双侧入路的 MED 技术或开放手术治疗。

　　LSS 合并腰椎滑脱症、畸形或严重的退变性椎间盘疾病的患者可以行微创经椎间孔椎体融合术和经皮后外侧内固定[19]。有严重腰椎滑脱或严重畸形、感染、肿瘤、蛛网膜炎,假性脑膜膨出,或脑脊液瘘管形成等症状一般不适合做 MEDL。行动态前屈、后伸、侧向弯曲的 X 线片,增强 MRI、CT 和同位素扫描进行彻底的临床和影像学评估,可以排除这些情况。与现今狭窄相同节段的既往手术史也是相对禁忌。因为这些病例患者硬膜外存在的明显瘢痕和致密粘连可使 MEDL 技术难以实施,硬膜囊损伤的风险增加。然而,既往行有限量的减压、关节突关节面复合体保存完整,并且在钆增强的 MRI 上硬膜外瘢痕显示较小的患者,MEDL 手术可以用来成功地重复减压。该手术只能由已经实施了一定简单病例的手术医师来进行。除此之外,施行该类手术的患者术前应被充分告知手术风险明显增加,并且可能转为开放性手术。

手术技术

　　经过适当的术前评估和体检,患者被推入有吸入麻醉诱导、静脉麻醉维持和动脉导管监测的手术室。局部或单纯静脉麻醉通常是不够的,因为 MEDL 需要患者静止的时间较长。Foley 导尿管在大多数情况下应使用。诱导后,避免使用神经肌肉麻痹剂,以更好地在减压过程中评估神经根的情况。这将提供术中反馈以及使患者在手术结束时更快速地苏醒。因为 MEDL 手术失血量小,在手术中应避免输液过多,因为其往往会导致老年患者的心肺并发症。总之,术前和术中外科医生和麻醉师进行充分的沟通,澄清手术的本质十分重要。这将十分有助于减少沟通失误以及随之而来的并发症。

　　患者在可透射线的威尔逊架和杰克逊床上变成俯卧位。尤其需要注意受压点、眼睛和四肢适量的垫料保护。将 C 形臂对准手术野来获得实时的侧位 X 线片。理想情况下,它应该被无菌布料包裹和放置好,使得它可以很容易地摆动和移出,而无需中断操作的流畅度。手术外科医生通常站在 C 形臂和视频监视器的对面。然而,在视频监视器和 C 形臂显示器的最终布置可以变化,以实现最佳操作(图 59-1)。如果需要,可以使用肌电图(EMG)监测运动神经根反应。

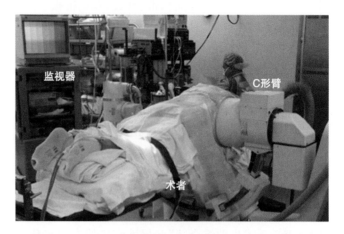

■ 图 59-1　MEDL 手术典型工作装置图。患者位于俯卧位。C 形臂被放入,以允许在术行侧位透视。视频监视器放置在术者对面,以方便术者术中观察

　　在位于患者侧方的斯氏针的透视引导下,切口的大致水平位于大约离中线 2.54 ~ 3.81cm 的入路侧。标记此切口,以便于准备减压脊椎的椎板小关节交界处的定位(图 59-2A)。在标记线的中央行一个小切

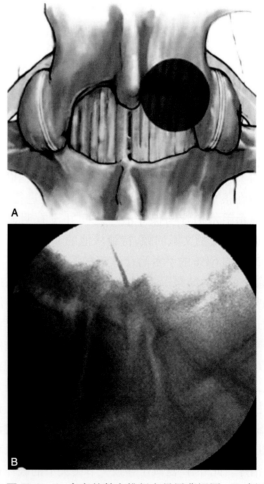

■ 图 59-2　A,高亮的棘突椎板交界层背视图。B,侧面透视图像显示经皮斯氏针位置

口,然后将斯坦曼针插入到内侧关节突关节面的内缘。特别要注意的是在侧方开始该项操作以避免损伤硬膜。用 X 线来确定针的放置位置,以确保良好的工作轨迹(图 59-2B)。虽然我们不经常这样做,正位 X 线图像可以保证良好的针的定位。根据我们的微创椎管狭窄减压术的早期经验,我们在减压对侧前先减压同侧侧隐窝。过去的 4 年中,我们将方式改变为对侧减压,该方式之前已描述过[25]。一旦导丝停靠在棘突椎板交界,在斯氏针上下行一总长度约 2.5cm 的皮肤切口。通过斯氏针使用 METRX (Medtronic, Sofamor-Danek , Memphis , Tenn.)显微系统扩张器逐级扩张(图 59-3),轻轻扩开腰部肌肉和腰背筋膜。45°角是最合适的,以确保棘突椎板交界的最佳视野,并保证由椎板前面向对侧的侧隐窝和椎间孔钻孔的轨迹(图 59-4)。18mm 的最终工作通道通过扩张器置入,与固定到床侧栏的 METRX 牵开器的弹性臂连接。然后行工作通道位置的最终透视确认,放置足够深度(通常为 5~6cm)的 18mm 的工作通道后移去扩张器。然后将内窥镜连接到管状牵开器上,或在后续步骤中使用手术显微镜。

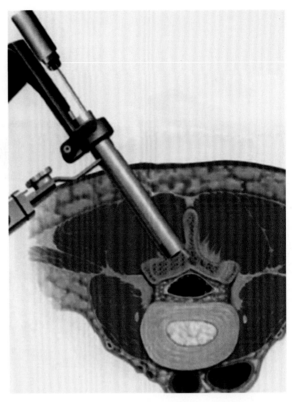

■ 图 59-4　内侧成角的牵开器保证了棘突椎板交界处的最佳视野,帮助由椎板前缘向对侧侧隐窝和椎间孔的正确轨道的钻探

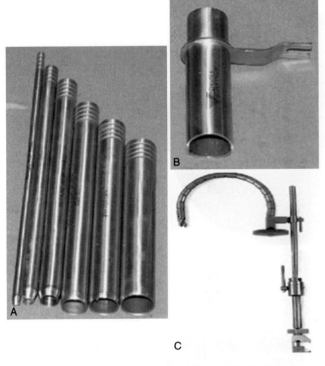

■ 图 59-3　METRX (Medtronic Sofamor Danek, Memphis, Tenn.)。设备装置。**A,** 系列软组织扩张器。**B,** 牵开器附着的 18mm 工作通道。**C,** 灵活床式牵开器的臂

用带长尖的 Bovie 烧灼器来除去剩余的覆盖椎板和棘突椎板交界处的肌肉和软组织。长的高速磨钻(如 AM-8 , Midas Rex)钻出对侧椎板的松质骨和深层皮质骨,保留下方黄韧带,并用它作为硬膜囊的保护层。这种"椎板内钻探"由侧方钻入对侧侧隐窝和椎间孔。Kerrison 咬骨钳可用于除去剩余的椎板边缘和对侧的内侧关节突。经过充分的对侧骨性减压,可以用向上成角的刮匙和 Kerrison 咬骨钳去除黄韧带。

现在注意力集中于同侧侧隐窝和椎间孔。管状牵开器向同侧椎板关节突关节面交界处成角,开始钻探使椎板和内侧关节突关节复合体变薄(图 59-5)。随着骨边缘清晰可见,小直刮匙用来刮除相邻椎板下缘和内侧关节突关节面复合体的内侧缘。然后在椎板和关节突下使用小角度的内镜刮匙(图 59-6A 和 B)进行暴露。应在透视下确认妥善安置刮匙。覆盖的黄韧带和硬脊膜的分离对预防意外的硬膜损伤和脑脊液漏很重要。硬膜外和黄韧带边缘的小血管出血由长嘴内镜下双极电烧控制。用一个小角度的 Kerrison 咬骨钳行椎板切开术(见图 59-6A 到 D)。经过充分的钻孔,内镜下 Kerrison 咬骨钳继续用于去除椎板和内侧关节突。应在 Kerrison 咬骨钳使用之前频繁的用小角度刮匙清扫,以游离相关的韧带和神经根。双侧半椎板切开术、内侧关节突切除术和椎间孔切除术在这种方式下完成(图 59-7)。

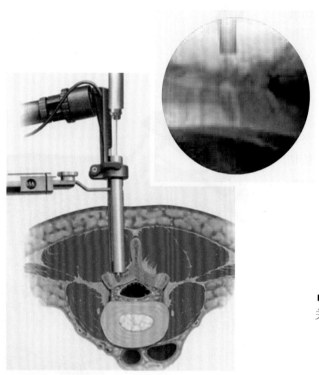

■图59-5　管状牵开器角度指向同侧椎板-关节突内侧交界处

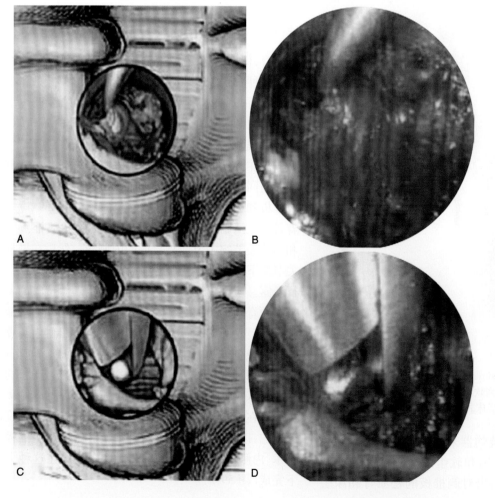

■图59-6　MEDL技术通过工作通道在内镜指导下利用减压标准技术:A,一个小角度的刮匙是用来定确定椎板的边缘,并活动黄韧带。B,通过这个动作的内窥镜术中视图。C,内镜Kerrison咬骨钳的使用,开始椎板切开术和减压。D,用于椎板切开术的Kerrison咬骨钳术中视图

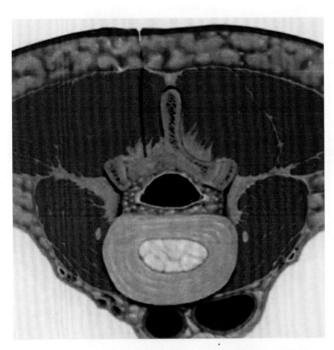

■ 图 59-7　已完成双侧半椎板切除、内侧关节突关节切除和椎间孔切除

当出现同侧的椎间盘膨出或突出时，挡开神经根，硬膜外静脉用双极烧灼凝固并从间隙中游离椎间盘。然后用一种特殊的内窥镜刀和标准间盘切除行纤维环切除术，然后进行内部减压。

在多个相邻节段狭窄的情况下，扩张器和管状牵开器的初始位置应该在狭窄节段的中间。例如在 L3-L4 和 L4-L5 均狭窄的患者中，工作通道应位于 L4 椎板水平，然后向尾侧摆动减压 L4-L5 节段，并且向头侧摆动减压 L3-L4 节段。如果患者的脊柱节段之间的垂直距离较大，则需切开腰背筋膜并上下转移工作通道。图 59-8 展示了通过单个切口使工作通道移位来进行多个节段减压。图 59-9 展示了通过 MEDL 为典型腰椎管狭窄症病例行典型的减压。

当有椎间融合适应证时，用钻头去除上关节突的内侧面并露出椎弓根的上、内侧面和直到椎间盘上缘的相邻椎间孔。凝固和分离椎间孔下静脉需要在椎间盘上缘水平的出口和穿支间相距 10～12mm，允许进行彻底椎间盘切除术，并使用一个椎间融合器且在双平面的透视下行椎间融合术（Traxis MIS TLIF set，Abbot Spine，or Concorde Cage，Depuy Spine）（图 59-10）。双侧经皮椎弓根螺钉和连接棒（Pathfinder，Abbott Spine））在压力下放置来锁定椎间融合器，并尽量减少融合器迁移的风险[26]。微创经椎间孔腰椎椎间融合的详细讨论超出了本文的范围。

硬膜囊和神经根检查后，由双极电凝和轻柔填塞

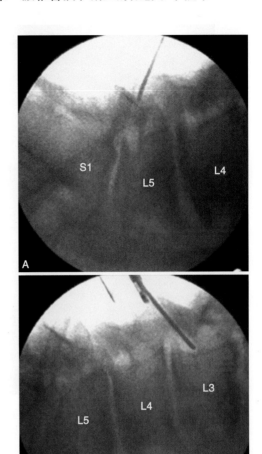

■ 图 59-8　术中透视图像表明，长节段减压可以用一个单切口，通过倾斜工作通道来实现

凝血酶浸泡过的明胶海绵获得止血。术中可给予单剂量的头孢唑啉（Ancef）或万古霉素，在外科医生的指示下给予第二次。该区域用含抗杆菌抗生素的乳酸林格氏液充分浸泡。一小块浸泡有甲泼尼龙（Solumedrol）的明胶海绵轻轻地放置于椎板椎间孔切除术缺陷处。如果没有硬膜撕裂的迹象，采用硬膜外吗啡或类似的混合止痛是合理的。这些药物可以帮助减少术后疼痛，并允许更快速的恢复和下床活动。管状牵开器和内窥镜然后被移除。因为损伤通常是相当小的，需要缝合的伤口也非常小，没有必要放置引流。一根 0 号可吸收薇乔缝合线是用来 8 字缝合关闭腰背筋膜。布比卡因［Marcaine（0.25%）］在关闭前用来注入皮肤边缘。2-0 薇乔缝合线用于关闭皮下层。4-0 薇乔线用来对齐皮缘，避免皮肤内翻。无论是免缝胶条或多抹棒可以涂抹于皮肤上。DERMABOND 很有吸引力，因为它使皮肤边缘紧密相贴 7～10 天，并提供一个防水屏障。因此患者术后几乎可以立即淋浴。

当发生脑脊液漏时，直接修复硬膜极其困难，因为

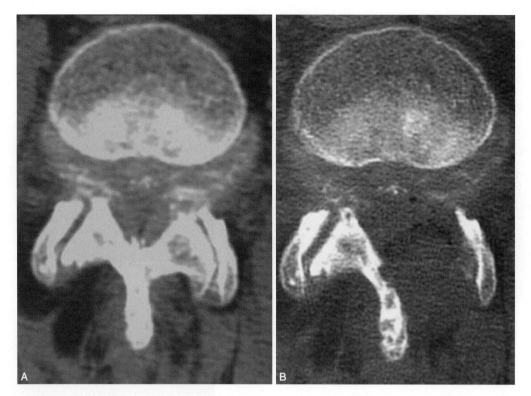

■ **图 59-9**　病例显示一个 57 岁的男性,主要表现为 16 个月的神经性跛行和左侧 L5 神经根性症状典型案例。**A,** CT 脊髓造影显示关节突及黄韧带肥厚引起的显著的 L4-L5 狭窄。**B,** 术后 CT 显示 MEDL 获得的减压程度

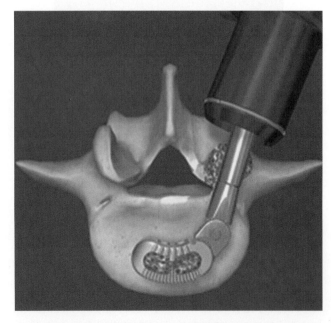

■ **图 59-10**　插图显示通过牵引器管插入椎间垫片

内窥镜操作的空间太小。幸运的是,内窥镜下发生的大多数硬膜撕裂通常也很小。因此我们一般不采用腰椎引流。纤维蛋白胶、脂肪或肌肉移植物通常用来填塞硬膜损伤。对于较大的脑脊液漏,如果有专门仪器可通过内窥镜管则可以尝试直接修复。Castro-Viejo

型针持和长镊子在这方面特别有用。

术后管理

患者从麻醉中醒来,并进入麻醉恢复室恢复。对于单节段 MEDL 手术,术后可很快离开回病房,术前外科医生与麻醉师沟通很重要。应避免长效吸入和静脉内制剂以允许患者术后迅速觉醒。此外,用短效肌松药行初始诱导将能更好地监测神经根功能,患者手术后更快拔管。

应让患者手术后早期下床走动。导尿管、动脉导管和不必要的静脉输液通道应尽早去除。由有经验的物理治疗师早期评估和治疗对开始恢复和康复过程十分重要。由于大多数 LSS 患者术前行走能力有限,应鼓励按术前水平进行行走。行或未行 TLIF 和椎弓根螺钉固定的 MEDL 术后,为了患者的舒适,我们通常不使用刚性的外部矫形器固定,而是采用紧身腰带或类似的支具。根据术前使用止痛药的级别,术后一般最大限度地减少止痛药物的使用。在非融合的病例中我们通常采用强大的非甾体抗炎药(例如,塞来昔布,罗非昔布)联合肌肉松弛剂(如环苯扎林、巴氯芬、舒筋灵)。口服止痛药物,如氢可酮/对乙酰氨基酚和羟

考酮/对乙酰氨基酚主要用于基础止痛。MEDL 与切开减压患者比较,MEDL 后 LSS 患者麻醉用药的使用明显较少[1]。

当患者能自行走动并口服止痛药能控制疼痛,患者则可出院。对于轻度到中度的术前症状和步态限制的患者,可以术后 24 ~ 48 个小时出院。对于术前有长期严重的症状和步态功能障碍的患者,需要出院前住院康复治疗以改善他们的功能状态。出院前重要的是要询问患者的家庭生活情况,以确保出院后适当的支持和安全。我们经常建议患者参加躯干稳定和有氧调节课程。

临床预后和并发症

我们首批 48 位 MEDL 患者的结果在这里呈现,用于在临床随访中可能出现问题的指导。如同所有的手术操作,MEDL 治疗的结果将因患者人群和手术医生的患者选择标准而异。此外,随着外科医生手术例数的增加,手术时间、术中出血量、并发症发生率和术后住院时间通常会明显改善。

患者平均年龄为 64.5 岁。男女比例为 3 : 2。患者的临床表现分为四种临床类别:背痛,腿部疼痛,步态和行走距离受限以及泌尿功能障碍。既往行融合手术,有腰椎不稳,严重畸形,脊柱滑脱/重度腰椎滑脱症,感染,肿瘤以及马尾综合征的患者被排除在 MEDL 研究组外。所有患者疼痛在其下腰部,80% 患者有某种程度的放射性腿痛,约 96% 患者行走能力明显受限,约 16% 的患者有排尿障碍的症状。手术前,所有MEDL 患者在 MRI 或 CT 脊髓造影中显示压迫性中央管狭窄伴或不伴侧隐窝狭窄。32 例单中心的相似年龄和症状、相同性别的行开放性椎板切除的 LSS 患者用于作为对照。

28 例患者行单节段手术,20 名患者用一个切口行两个节段的手术。总的来说,48 位患者总共行了 68 个节段的减压手术。通常情况下,手术入路侧是临床症状最严重的一侧。单节段 MEDL 手术时间平均为 55 分钟。每节段平均失血量在 MEDL 组为 25ml,在开放手术组为193ml。MEDL 组没有患者需行术中或术后输血。

硬膜损伤率和脑脊液漏是 4% ,而之前高达16%[1]。根据我们微创狭窄减压术的早期经验,我们在解压对侧前先解压同侧侧隐窝。我们认为,对侧钻孔时这种做法实际上可能增加了硬膜损伤的风险,因为暴露了无保护的硬膜。随着之前描述和发表的技术[25],硬膜在对侧钻孔时完全被保护。没有任何 MEDL手术相关的神经损伤,而到今天为止没有出现过医源

性或迟发型脊柱不稳而需要融合的病例。

MEDL 和开放手术的患者的平均术后住院时间长度分别为 36 小时和明显更长的 94 小时。术后住院时间的长度往往受术后合并症出现问题的影响,通常为老年患者。最初手术的 48 例 LSS 患者,32 位患者可获得术后 4 年的预后。在 6 个月时报道显示所有患者行走耐久性增加,在 80% 的患者中平均维持时间为 38个月。报道显示 4 年时 78% 患者感到满意,88% 患者症状得到改善。总体而言,ODI 评分如下:术前为 46分,1 年时为 20 分,2 年时为 21 分,3 年时为 26 分。SF-36 评分从术前平均 2.2 分,到 1 年时 3.1 分,2 年时 2.9 分,3 年时 2.8 分。

新兴技术

虽然本章主要侧重于 LSS 的直接减压技术,后路腰椎成形设备可以无需直接减压而缓解症状。最简单的后路腰椎成形设备是那些棘突撑开或封锁装置。这些装置包括 X-STOP(Saint Francis Medical, Alameda,Calif.),Wallis 系统(Abbott Spine, Austin, Tex.),Diam装置(Medtronics, Memphis, Tenn.)和 COFLEX 系统(Paradigm Spine, New York, N. Y.)(图 59-11)。这些

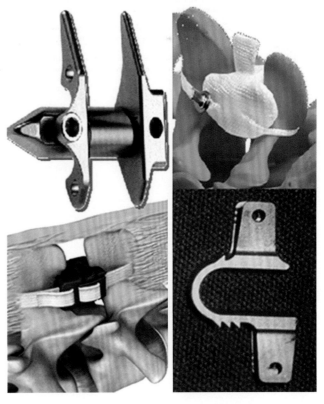

■ 图 59-11　棘突间的装置。左上顺时针方向分别为:X-Stop, Diam, Coflex, Wallis

设备被放置在棘突的基底之间,并在特定的运动节段为功能性中柱提供轻度分离或阻滞。置入的结果是,脊柱神经根孔和侧隐窝的容积和高度得以维持和(或)略有增加。Zucherman 和同事们[27]报道了 191 例患者,其中 X-STOP 组 100 例和对照组 91 例。每次随访,X-STOP 患者在苏黎世跛行问卷的每个方面结果明显更好。在 2 年中,X-STOP 患者相比基线平均症状严重程度评分提高了 45.4%,而对照组为 7.4%;X-STOP 组在物理功能方面的平均改善为 44.3%,对照组为 -0.4%。在 X-STOP 组 73.1% 的患者对治疗满意,对照组为 35.9%。

此外,尸体生物力学和有限元模型的研究证明了运动节段刚性的增加,推测为中柱增强的结果,同时降低在后部椎间盘和纤维环上以及关节突关节本身的应力和负载。因此,多个研究小组报道了使用棘突间装置治疗不合并椎管狭窄的退行性机械疼痛的好处[28]。

(王诗军　于峥嵘 译)

参考文献

1. L. Khoo, R. Fessler, Microendoscopic decompressive laminotomy for the treatment of lumbar stenosis, Neurosurgery 5 (Suppl. 5) (2002) S146–S154.
2. P. Guigui, E. Barre, M. Benoist, A. Deburge, Radiologic and computed tomography image evaluation of bone regrowth after wide surgical decompression for lumbar stenosis, Spine 24 (1999) 281–289.
3. T.J. Kleeman, A.C. Hiscoe, E.E. Berg, Patient outcomes after minimally destabilizing lumbar stenosis decompression: the Port-Hole technique, Spine 25 (2000) 865–870.
4. A.C. Simotas, F.J. Dorey, K.K. Hansraj, F. Cammisa, Nonoperative treatment for lumbar spinal stenosis: clinical and outcome results and a 3-year survivorship analysis, Spine 25 (2000) 197–204.
5. A. Herno, T. Saari, O. Suomalainen, Airaksinen, The degree of decompressive relief and its relation to clinical outcome in patients undergoing surgery for lumbar spinal stenosis, Spine 24 (1999) 1010–1014.
6. S.J. Atlas, R.B. Keller, D. Robson, R.A. Deyo, D.E. Singer, Surgical and nonsurgical management of lumbar spinal stenosis: four-year outcomes from the Maine Lumbar Spine Study, Spine 25 (2000) 556–562.
7. H. Hurri, P. Slatis, K. Soini, et al., Lumbar spinal stenosis: assessment of long-term outcome 12 years after operative and conservative management, J. Spin. Dis. 11 (1998) 110–115.
8. J.N. Katz, G. Stucki, S.J. Lipson, et al., Predictors of surgical outcome in degenerative lumbar spinal stenosis, Spine 21 (1999) 2229–2233.
9. F. Postacchini, Spine update: surgical management of lumbar spinal stenosis, Spine 24 (1999) 1043–1047.
10. L.D. Herron, C. Mangelsdorf, Lumbar stenosis: results of surgical treatment, J. Spinal Disord. 4 (1991) 26–33.
11. P.L. Sanderson, P.L.R. Wood, Surgery for lumbar spinal stenosis in old people, J. Bone Joint Surg. Br. 75 (1993) 393–397.
12. R.Y.C. Tsai, R.S. Yang, R.S. Bray, Microscopic laminotomies for degenerative lumbar spinal stenosis, J. Spin. Dis. 11 (1998) 389–394.
13. G.F. Tuite, J.D. Stern, S.E. Doran, et al., Outcome after laminectomy for lumbar spinal stenosis, part I: clinical correlations, J. Neurosurg. 81 (1994) 699–706.
14. D.H. See, G.H. Kraft, Electromyography in paraspinal muscles following surgery for root compression, Arch. Phys. Med. Rehab. 56 (1975) 80–83.
15. T. Sihvonen, A. Herno, L. Paljarva, et al., Local denervation atrophy of paraspinal muscles in postoperative failed back syndrome, Spine 18 (1993) 575–581.
16. S. Atlas, B. Keller, Y. Wu, R. Deyo, D. Singer, Long-term outcomes of surgical and nonsurgical management of lumbar spinal stenosis: 8-10 year results from the Maine Lumbar Spine Study, Spine 30 (2005) 936–943.
17. A. Caputy, A. Luessenhop, Long-term evaluation of decompressive surgery for degenerative lumbar stenosis, J. Neurosurg. 77 (1992) 669–676.
18. J. Katz, S. Lipson, R. Lew, et al., Lumbar laminectomy alone or with instrumented or non-instrumented arthrodesis in degenerative lumbar spinal stenosis. Patient selection, costs, and surgical outcomes, Spine 22 (1997) 1123–1131.
19. D. Resnick, T. Choudhri, A. Dailey, et al., Guidelines for the performance of fusion procedures for degenerative disease of the lumbar spine. Part 9: fusion in patients with stenosis and spondylolisthesis, J. Neurosurg. Spine 2 (2005) 679–685.
20. J. Aryanpur, T. Ducker, Multilevel lumbar laminotomies: an alternative to laminectomy in the treatment of lumbar stenosis, Neurosurgery 26 (1990) 429–433.
21. J.A. McCulloch, Microsurgical spinal laminotomies, in: J.W. Frymoyer (Ed.), The adult spine: principles and practice, Raven Press, Ltd., New York, 1991.
22. S. Young, R. Veerapen, S.A. O'Laire, Relief of lumbar canal stenosis using multilevel subarticular fenestrations as an alternative to wide laminectomy: preliminary report, Neurosurgery 23 (5) (1988) 628–633.
23. J.A. Turner, M. Ersek, L. Herron, J. Haselkorn, R. Deyo, Surgery for lumbar spinal stenosis, attempted meta-analysis of the literature, Spine 17 (1992) 1–8.
24. B.H. Guiot, L.T. Khoo, R.G. Fessler, A Minimally invasive technique for decompression of the lumbar spine, Spine 27 (4) (2002) 432–438.
25. S. Palmer, R. Turner, R. Palmer, Bilateral decompression of lumbar stenosis involving a unilateral approach with microscope and tubular retractor system, J. Neurosurg. Spine 97 (2002) 213–217.
26. R. McCaffert, L. Khoo, M. Perez-Cruet, Percutaneous pedicle screw fixation of the lumbar spine using the pathfinder system, in: M. Perez-Cruet, L. Khoo, R. Fessler (Eds.), An anatomic approach to minimally invasive spine surgery, QMP, St. Louis, 2006, pp. 599–614.
27. J.F. Zucherman, K.Y. Hsu, C.A. Hartjen, et al., A multicenter, prospective, randomized trial evaluating the X STOP interspinous process decompression system for the treatment of neurogenic intermittent claudication: two-year follow-up results, Spine 30 (12) (2005) 1351–1358.
28. J. Senegas, Mechanical supplementation by non-rigid fixation in degenerative intervertebral lumbar segments: the Wallis system, Eur. Spine J. 11 (2) (2002) S164–S169.

第 60 章　脊柱侧凸的微创治疗

Choll W. Kim, *Kamshad Raiszadeh*, *and Steven R. Garfin*

关　键　点

- 脊柱侧凸的微创治疗技术相对较新。
- 椎体侧方直接植骨融合术是矫正畸形的有效方法。
- 可以从 T10 到骨盆行经皮椎弓根螺钉内固定术。
- 狭窄可以不通过椎板切除而间接减压进行治疗。
- 内镜下经椎间孔减压术是一种有前景的技术,用于治疗在脊柱侧凸凹侧因椎间孔狭窄而引起的神经根病变。

介绍

脊柱退变可以各种不同的方式发生。当椎间盘退变并且失去它的高度,脊柱前柱将会发生缩短。在大多数情况下,椎间隙的塌陷对称发生,导致腰椎前凸丢失和加重胸椎后凸畸形。然而,椎间盘可能不对称性塌陷,这可导致脊柱侧凸。当其发生于多个节段时,可能发展为退行性脊柱侧凸,往往同时在冠状面和矢状面导致姿势失衡[1]。

退行性脊柱侧凸和青少年特发性脊柱侧凸的解剖特点差异显著。儿童所发展成的脊柱侧凸的特点是椎体的显著旋转,而大多数成人退行性脊柱侧凸很少发生旋转。此外,成人脊柱侧凸退变曲线易发生在腰椎,而不是在胸椎。这可能是由于腰椎的更大的活动性,其椎间盘更易发生有临床表现的退变。

老年脊柱侧凸的治疗与发育未成熟的脊柱侧凸治疗明显不同。主要区别在于成人脊柱缺乏活动性、骨量减少和骨质疏松的存在、曲线的位置、曲线幅度、减压的必要性,以及由于合并症老年患者身体的脆弱性。治疗的目标也不同。青少年特发性脊柱侧凸,关注更多的是畸形,而疼痛的关注较少。成人退行性脊柱侧凸的症状相较于畸形,更多地与疼痛相关(包括腰部疼痛和神经疼痛)。

随着我国人口的老龄化,退行性脊柱侧凸的患病率将随之而增加。该类手术的并发症发生率很高[2]。这些并发症的风险随年龄增大及合并症而增加。微创外科手术的目标是降低后正中线及胸腹入路的软组织损伤。本章主要讨论手术治疗的主要指征,脊柱侧凸微创治疗的方式,脊柱侧凸微创治疗的禁忌,以及 MIS 治疗潜在的隐患。

脊柱微创手术的基本知识

后路椎旁肌为脊柱提供动态稳定性[3]。许多研究调查了这些肌肉的解剖、组织学和影像学性质,为了了解其与脊柱病变相关的病理变化,如慢性腰痛、椎间盘突出、脊柱侧凸和退行性腰椎后凸畸形。矛盾的是,一些用于治疗这些疾病的手术实际上破坏了这些肌肉,反过来可能会导致基本功能障碍、各种疼痛综合征,或二者均有。微创脊柱外科技术力争对这些肌肉创伤最小,从而保持其功能。功能解剖研究表明,多裂肌在所有其他腰肌和很多下肢肌肉中脱颖而出,它是对抗屈曲从而稳定腰椎的一个最极端的例子。此功能结构由术中激光衍射和定量结构测量阐明,其表现出:①一个非常巨大的生理横截面积以至于大于任何一个其他腰椎肌肉;②在长度-张力曲线上升部分肌小节唯一的长度范围[4]。大生理截面积和相对较短的纤维表明,多裂肌的结构特点是在一个形变较短的范围内产生很大的力。这种设计使多裂肌的功能是稳定脊柱,而不是为脊柱提供运动力。作为稳定剂,当身体产生各种动作而需要持久的屈曲(如组装线工作)或伸直(如站立),在整个脊柱保持最佳合力。

临床实践指南

成人脊柱侧凸手术治疗的主要原因是疼痛。疼痛可发生在几个方面。首先,神经性跛行的疼痛随着退行性病变的发展而加重。它因脊柱对线不齐而加剧。侧屈和前屈减少了椎管的空间。与相同程度退变的对线良好的脊柱相比,其狭窄程度更严重。如果有严重的非对称性椎间盘塌陷,凹侧的神经根孔将封闭,这反过来又可以导致神经根性疼痛。

461

疼痛也可能由于椎间盘和关节突关节的退变性关节炎产生。疼痛也可能因为在髋、膝关节处关节运动节段间骨与骨之间的运动摩擦而产生，与退变性关节炎类似。此外，排列不齐会造成局部应力增加。最后，姿势失调可导致疲劳相关的肌肉疼痛。就像在平背综合征，早期肌肉疲劳和疼痛可能是因为患者试图弥补冠状和（或）矢状面失衡。青少年脊柱侧凸相反，对曲线的进展的担忧较少。狭窄、神经根病变和早期肌肉疲劳所带来的疼痛驱使手术决策。没有疼痛的成人退行性脊柱侧凸畸形进行手术矫正是十分罕见的。

内镜下经椎间孔单侧神经根病变减压

偶尔地，退行性脊柱侧凸患者主诉为腿部疼痛，而只有轻微的背部疼痛。在大多数情况下，疼痛是由于椎间孔狭窄。传统上，半椎板切除术和椎间孔切开术是其治疗方式。然而，当必须切除更多的骨和多裂肌的活性被破坏时，有由于稳定性的丢失而畸形恶化的风险。一个椎间孔外的通过威尔茨型旁正中入路的方法已被成功应用。这种微创技术的改良方式利用管状牵开器扩张软组织，并尽量减少回缩压力。虽然这仍在全身麻醉下施行，但神经根孔可轻易达到。但是由于入路成角，运用显微镜手术仍具有很大的挑战性。

内窥镜技术为治疗提供了另一种途径，可以使用局麻进行手术[5]。这对有明显合并症而行全麻有风险的患者有利。此外，该内窥镜技术允许更侧方的入路，能更深地进入神经孔（图 60-1）。

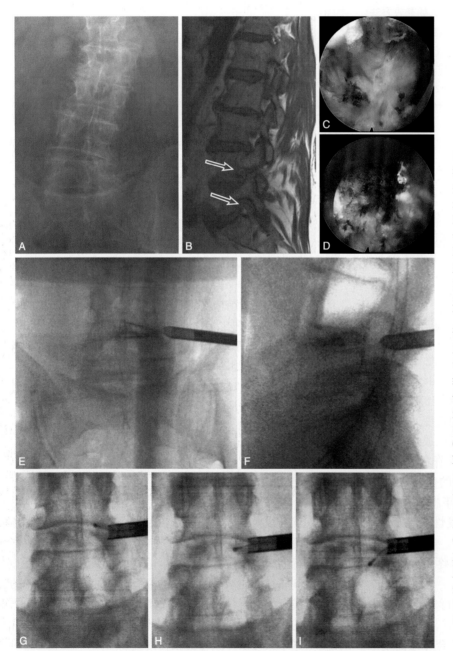

■图 60-1　内镜下椎间孔减压。直径 7mm 的内窥镜套管被放置在病变节段椎间孔外。双极探头（Ellman International，Inc.，Oceanside，N. Y.）、钬激光（Trimedyne，Inc.，Irvine，Calif.）和机械环钻（Joimax，Inc.，Campbell，Calif.）的联合使用来松解椎间孔韧带、关节突关节囊的上缘和黄韧带的侧缘，因为其与关节囊汇合。机械环钻在透视引导下去除上关节突的上边缘。少量韧带的松解和骨切除使神经根出口减压。成角的双极探针伸入椎管来手动确认是否充分减压。A，前后位 X 线片显示椎间盘不对称性塌陷使左侧 L4 和 L5 神经根孔狭窄。B，左旁矢状位 T1 加权 MR 显示左侧 L4 和 L5 神经根孔变窄。（空心箭头）C，关节突关节囊椎间孔下图像。D，使用环钻半环形去除上关节突的内窥镜图像。粗糙的松质骨为视场上极圆顶。E，术中前后位 C 臂图像显示的内窥镜套管停靠在左侧 L4 神经孔的开口处。F，术中侧方 C 臂图像显示的内窥镜套管停靠在左侧 L4 神经孔的开口处。术中前后位图象显示角度的内窥镜探针穿过神经孔的上（G），中（H），和下（I）面。探头无阻力通过神经孔证明减压充分

前侧入路直接椎体间融合术矫正畸形

畸形矫正的有效方法是直接外侧植骨融合（DLIF）术（图60-2 至图60-5）。这个技术被 Ozgur 和同事们[6]用 XLIF 系统（Nuvasive，San Diego，Calif.）描述得最好。该技术的关键特征是使椎间衬垫沿椎体终板的最强部分分布，即皮质边缘或骨突环。纤维环插入该位置，椎体的皮质作为垂直支撑。因为椎间衬垫由侧方放入，植入物应放入超过椎间盘的边缘，以确保植入物完全支撑在终板最强的部分。如果从前方或前外侧放入，椎间衬垫会进入椎管或神经孔。此外，DLIF

技术保留了前纵韧带。据推测，通过保持该结构的完整性，脊柱以该结构为枢轴点来纠正椎间盘的非对称性塌陷。

椎间融合技术的比较表明，直接外侧植骨技术比前路椎间融合术（ALIF）、经椎间孔腰椎椎体间融合术（TLIF）或无椎间融合的后外侧融合术允许更大的畸形矫正。各治疗组的 X 线片比较显示，DLIF 局部矫正的 Cobb 角是其他治疗方法（图60-6）的 2~4 倍。该技术的主要缺点是入路相关的神经根刺激，3.4% 的患者发生[7]。

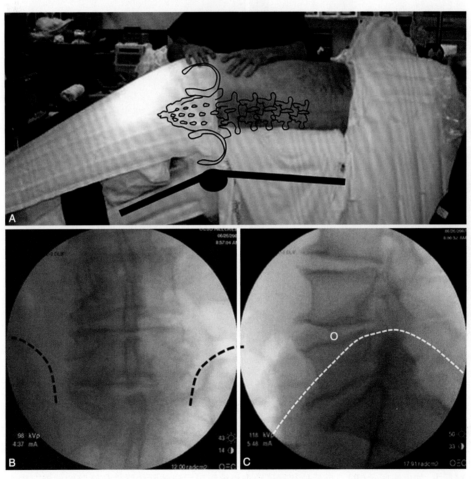

■图60-2　直接侧方椎间融合（DLIF）的侧躺体位。DLIF 手术安全实施的一个重要步骤是正确的患者体位。患者被放置在一个可透射线的折叠手术床上。在髂嵴水平髋部外侧放置软垫支撑（A）。在手术台上的折叠在同一个区域（黑色椭圆形）。患者使用粘辊或可塑性装置固定在手术床中。无菌巾被放置在髋（大粗隆表面）及肩部下方。髋和膝都以约45度弯曲处于舒适的位置。横向枕头放在两腿之间。捆绑带轻柔地放在脚踝上来保持这个姿势。患者必须充分固定在手术台上，以使手术台可以旋转，确保手术目标位点相对于地面是横向的。这最好是通过使用在手术台下的与地面相平的 C 形臂来实现。然后手术台进行旋转直到获得理想的前后位图像（B）。大多数退行性脊柱侧凸患者脊柱有轻度的转动，使尾侧椎体和头侧椎体不能同时在一张 X 线片上都呈现很好的前后位。在这种情况下，尾侧椎体通常被用作参考节段。每一阶段都需这一过程来调整节段间的旋转畸形。侧位片用于定位椎间隙的中部（C）。在 L4-L5，神经根可以在这个位置。在这种情况下，最初的扩张器应针对更前方，然后向后拉至椎间盘的中点。这使得扩张器进入神经根前方的腰大肌并向后推以创建肌肉袖套使神经根和肌肉分离。髂嵴可妨碍椎间孔镜进入 L4-L5 椎间隙（虚线）。在手术前，应确定髂嵴能否由患者在手术台上侧弯从而减少阻挡非常重要，如 A 中所述

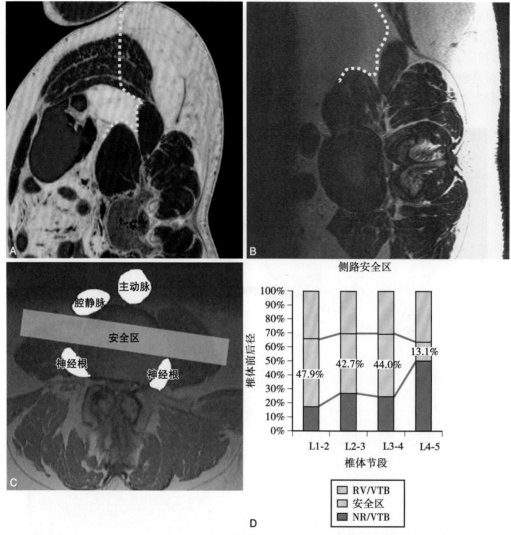

■图 60-3　直接侧腹膜后经腰大肌入路。皮肤切口是在侧位 C 形臂辅助下切开。使用成角的梅奥剪刀轻柔钝性分离。由侧腹壁肌肉的肌纤维间进入 (A)。术中碰到的许多感觉神经可以直接推出手术入路。应谨慎地进入腹膜后间隙,柔和地分开腹横筋膜,其在年轻的患者中可能很厚。用手指剥离来打开腹膜后的潜在空间。一旦进入腹膜后间隙,手指也应立即伸入内腹壁后方,如虚线所示 (B)。前后位往复运动来松解腹膜后脂肪网状附件与腹壁的粘连。横突的前端被用作初始标志。在 L4-L5,髂腰韧带及髂肌的前方可触及。手指钝性剥离进一步越过前方的腰大肌,其是非常轻柔和精巧的动作。应小心以避免脆弱肌纤维不当的牵拉。初始扩张器然后沿着手指向下并在腰肌的表面上轻轻停靠。初始扩张器与手指保持接触以使尖端安全的通过腹膜后间隙,以确保其不戳中腹部结构,例如肠或输尿管。使用 C 形臂,初始扩张器的尖端位于椎间盘的中心和腰大肌,轻轻地用前后往复扭转运动进入。由于腰肌是软的,不会造成阻力。通过自由运行和触发肌电图神经生理监测用来确认神经根并不在最初的扩张器的路径上。神经根前方和下腔静脉后方是经腰大肌入路的安全区域 (C)。这个安全区的界限在 L4-L5 节段相比头侧节段突然缩小 (D)

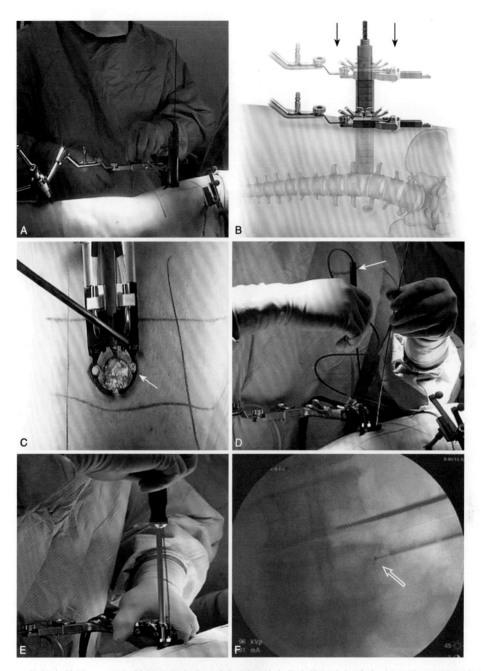

■图 60-4　椎间盘暴露。一旦初始扩张器安全地穿过腰肌并定位在椎间盘间隙中,插入导丝至椎间盘以保持扩张器的位置。然后用较大的管状扩张器进行逐级扩张。在每个步骤中,神经生理监测用来避免神经根损伤。最终扩张器后,可扩张管状牵开器(**A** 和 **B**)使用前后往复运动(Medtronic Spine,Memphis,Tenn)滑下来。腰肌的细纤维经常被发现在椎间隙中(**C**)。这些纤维应该只有 1 ~ 2mm 厚,并且可以用吸引头或潘菲尔德 4 探针推至一边。牵开器的刀片包含骨固定螺钉的插槽,可以用来置入神经监测探针(NIM,Medtronic,Memphis,Tenn.)到骨表面(白色箭头 **D**)。骨固定螺钉经过牵开器(**E**)的槽插入。骨螺钉最好紧临椎间盘(**F**)。插入骨螺钉之前,神经监测探针的圆头(空心箭头,**F**)是用来确保骨表面无神经结构

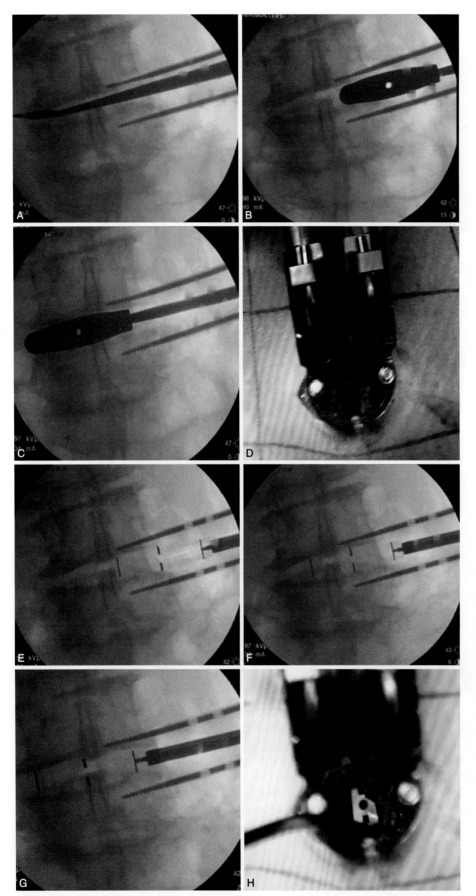

■**图 60-5**　直接侧方椎间盘切除术。该 DLIF 椎间盘切除术的一个关键组成部分是对侧纤维环的松解。这可以通过 Cobb 型骨膜玻璃器完成（**A**）。用木槌，骨膜剥离器被轻轻敲击直到它穿过纤维环。尽管骨膜剥离器尖端可能穿过侧方椎体线 1cm，但是现在未观察到已知的临床后遗症。一旦椎间盘次全切、终板准备和对侧纤维环松解完成，平滑试验用来扩张椎间盘间隙（**B** 至 **D**）。适当大小的椎间装置夯实到位。使用宽椎间衬垫倚靠在椎体侧缘，可见明显的复位和椎间盘高度恢复（**E** 到 **G**）。专用牵开器在插入椎间间隔物之前（**D**）和之后（**H**）为手术提供了最佳视野

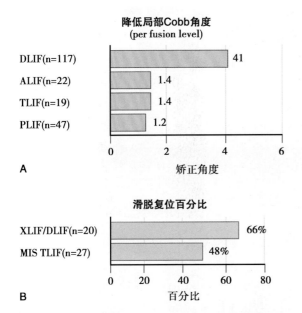

降低局部Cobb角度
(per fusion level)

DLIF(n=117) ──── 41
ALIF(n=22) ── 1.4
TLIF(n=19) ── 1.4
PLIF(n=47) ── 1.2

矫正角度

A

滑脱复位百分比

XLIF/DLIF(n=20) ──── 66%
MIS TLIF(n=27) ── 48%

百分比

B

■ 图 60-6　使用 DLIF 技术畸形矫正。一项比较了各种融合技术的回顾性影像学研究显示,DLIF 技术对退行性脊柱侧凸 Cobb 角恢复(**A**)和腰椎滑脱复位(**B**)的优越性

单独后路微创技术

最常见的微创后路手术是微创经椎间孔腰椎椎体间融合术(MIS TLIF)。利用旁正中入路,可以行需要最大矫正的单侧关节突关节切除术[8]。椎间融合融合率高,并为畸形矫正提供额外所需的软组织释放。如果有一个大的椎间盘突出、关节突囊肿和(或)严重狭窄需要直接减压,MIS TLIF 特别有吸引力。

一个关键的限制是很难放置一个足够大的椎间融合器来恢复椎间隙高度。此外,每个节段需要一个单独分离。其中修复多于三个节段的情况下,这种技术十分费时和费力。

经皮椎弓根螺钉固定术

椎弓根螺钉和棒多节段固定仍然是微创治疗退行性脊柱侧凸最大的挑战之一。与开放手术相反,经皮棒不能降低到椎弓根螺钉的钉头,也不能进行旋转动作。将连接杆带入螺丝的方法依赖于螺钉的延长袖套,延长袖套可以引导杆进入钉头然后用螺母拧紧(图 60-7)。最大的挑战位于腰骶交界处,由于 L4 和 S1 之间的前凸角度,腰骶交界处有较大的弯曲(见图 60-7H)。必须格外小心对齐螺钉头。骨质疏松骨、对位不齐会导致拧紧的过程中螺钉拔出。插入螺钉之前用骨水泥注入椎弓根会大大提高固定强度[9]。

微创髂骨固定术

当进行长节段固定时采用髂骨螺钉可提高在 L5-S1 的融合率。后路畸形矫正的一项重要技术是以微创的方式插入髂骨螺钉[10]。后内侧壁髂后上棘(PSIS)离 S1 螺钉约 2cm 处为髂螺钉插入点,因此螺钉的钉头可以对齐使得杆可以通过 S1 螺钉和髂螺钉钉头(图 60-8)。需要精心注意杆的位置高低,以确保其不用承受过度的压力。

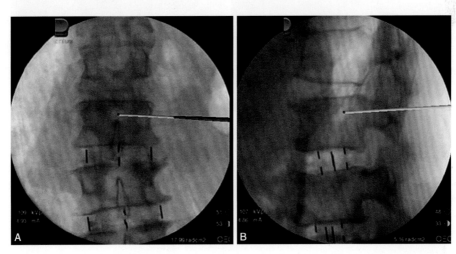

■ 图 60-7　MIS 椎弓根螺钉内固定。术中细致的前后位(**A**)和侧位(**B**)影像对经皮或迷你开放技术椎弓根钉进入椎弓根是必需的

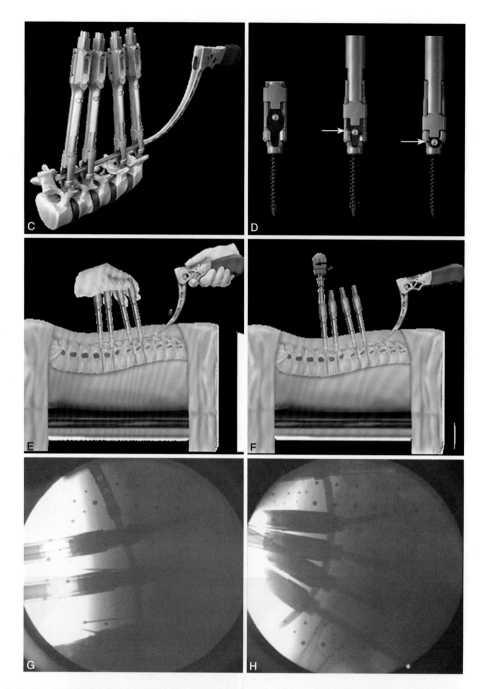

■ 图 60-7（续）　必须用套筒引导连接杆插入多个节段的椎弓根钉头（**C, E**）。套管的设计应提供一个相对大的开口，以简化控制棒插入和减少连接杆向下至椎弓根螺钉头的复位（**D, F**）。螺杆插入的深度应采用侧位 C 形臂仔细监测，以避免台阶而使连接杆复位困难（**G**）。必须小心弯棒，特别是穿越腰骶交界处时，因为那里前凸（**H**）突然增加。骨盆固定可以通过一个小的外科入路即紧邻 L5-S1 曝露处（MIS 骨盆螺钉在 H 以＊标记）来实现

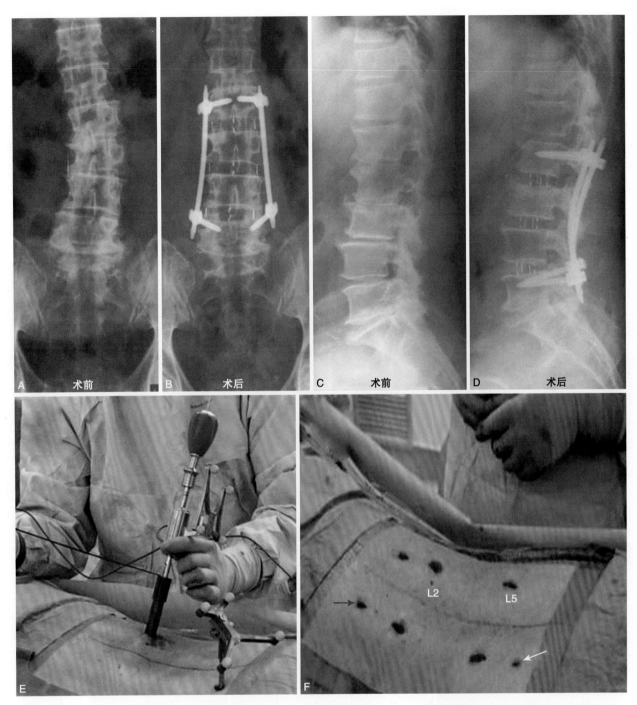

■ 图 60-8　案例 1：L2-L5 退变性脊柱侧凸伴椎管狭窄。一位 72 岁的男性，持续性背部疼痛和神经性跛行的站立前后位（A）和侧位（C）X 线片。患者拒绝手术是因为害怕传统开放手术的术中风险。其医疗问题包括高血压和轻度慢性阻塞性肺疾病。患者 2 年前接受了血管成形术。一期在 1 天内行 L2-L3、L3-L4 和 L4-L5 侧前方直接植骨融合以进行手术治疗。手术失血量大约 50ml，手术时间 127 分钟。患者再次摆体位，非节段性后路内固定通过 18mm 的经皮切口进行。杆是通过近端截口（F，蓝色箭头）插入。导航参照系经皮置于左髂后上棘（F，白色箭头）。减压是通过畸形矫正和椎间隙高度恢复间接实现。不进行椎板切除术。患者术后第 1 天走动且腿疼明显缓解。他在术后第 3 天出院。在手术后 1 年，他的视觉模拟评分是 2~3 分，他的步行能力是 3.2km

病例学习

　　微创脊柱侧凸手术主要依赖三项主要的技术：①DLIF/XLIF；②后路微创 TLIF 术；③经皮椎弓根螺钉固定术。联合使用这些技术，可以治疗 T10 到骨盆的胸腰椎畸形。最常见的和最直接的问题是从 L2 到 L5 的退变性脊柱侧凸伴随背部疼痛和神经性跛行（图 60-8）。采用侧方椎体间入路，大部分狭窄可通过纠正 Cobb 角和重建椎间隙的高度加以解决。在这样做时，在一些病例中可不需后路椎板切除术而达到间接减压。

　　在一些 L5 从骶骨上倾斜的病例，L5-S1 融合可以使用 MIS TLIF 术来实现（参见图 60-9）。L5-S1 融合一种新的和有前途的利用经骶骨固定装置方式（图 60-10）。可以使用 L5-S1 外科走廊来暴露后上棘（PSIS）内侧壁来作为椎弓根钉的进针点，来增加该装置的额外稳定性。这使得骨盆螺杆的钉头和 S1 螺钉对齐，而可以使用单个螺钉固定（见图 60-9 和图 60-10）。

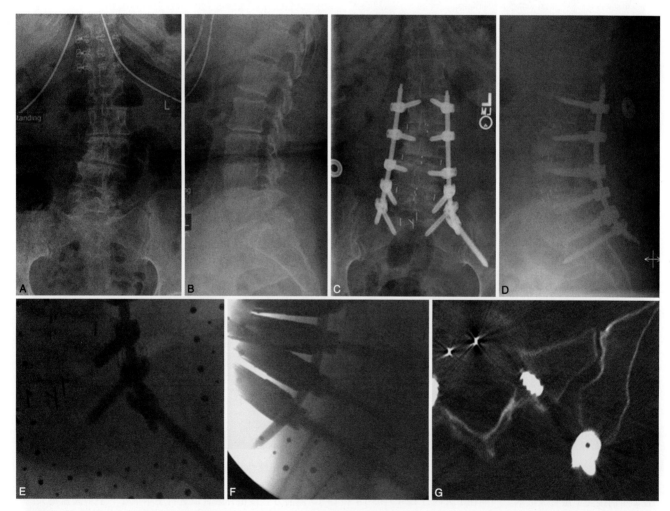

■ **图 60-9**　案例 2：L2-S1 退行性脊柱侧凸。一位背痛、左后外侧腿痛、右前大腿痛和长久站立或行走后神经性跛行的 69 岁女性站立位的前后位（**A**）和侧位（**B**）X 线片。受不断恶化的双侧腿部疼痛影响，她行走能力不足 100 尺，其左侧比右侧更糟糕。两期手术对其治疗。在第 1 天，在 L2-L3，L3-L4 和 L4-L5 行 DLIF。估计失血量为 75ml，其耐受良好。手术时间为 142 分钟。两天后，她接受了二期的治疗：左侧 L5-S1 的 MIS TLIF 术，左髂螺钉小切口固定，并在双侧 L2，L3，L4，L5，和 S1（**C,D**）行经皮椎弓根螺钉固定。使用螺钉套筒（**E,F**）经皮插入连接杆。减压通过畸形复位和矫正间接实现。除了那些在 L5-S1 的 MIS TLIF 中行的减压，不行椎板切除术。髂骨螺钉插在髂后上棘内侧面距 S1 椎弓根螺钉约 2cm 处，使得螺钉底座对齐来接受单杆连接（**E** 至 **G**）。估计失血量为 275ml，总手术时间为 387 分钟。她在二期术后第 1 天下地，术后第 4 天出院回家。她的腿疼得到了良好的解决，残存轻度至中度背痛（VAS 4-5）

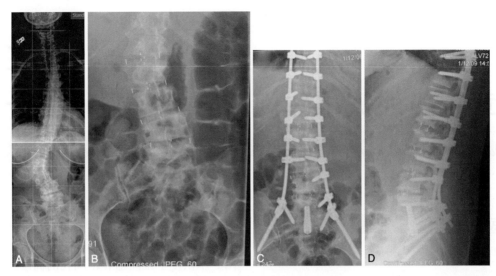

■图60-10　案例3：T10-骨盆重建。一位47岁女性血清阴性脊柱关节病患者的站立前后位(**A**)脊柱侧凸 X 线片，其主诉为恶化的背部疼痛及由于在髂嵴第12肋骨撞击引起的右腰部疼痛。18个月以前 X 线片显示只有轻度畸形。一期 DLIF 后冠状序列有显著的改善(**B**)。两天后，她接受了后路重建：L5-S1 经骶骨融合、小切口双侧髂螺钉固定、小切口双侧 T10-L1 椎弓根螺钉固定，并经皮双侧 L2-L3 及单侧 L4-L5(**C**,**D**)椎弓根螺钉固定。暴露椎弓根螺钉的小切口用来暴露小关节和 T10-L1 去皮质和骨移植的后侧部分。长的预弯螺钉通过近端小切口，并通过各螺钉套筒进入钉头。二期手术的过程十分耗时并且困难。总手术时间为9小时17分钟，估计失血量575ml。术后第2天下地，第7天出院

结论和讨论

　　主要的手术指征是疼痛。成人退行性脊柱侧凸相关的痛苦是由冠状面和矢状面失衡导致的早期肌肉疲劳、椎管狭窄、神经根病变和关节突关节关节病联合引起的。因为大多数有症状的退行性脊柱侧凸的患者是老年人，努力减少手术并发症的发病率是必要的。微创技术，力求减少失血和相关体液失衡、全身应激反应以及止痛药的应用，上述情况老年患者耐受不良，且其破坏为术后早期活动和康复提供动态稳定性的肌肉肌腱复合体。

　　微创技术很大程度上依赖于椎体间融合。这是最宽松的融合环境，并且不需要破坏肌肉肌腱复合物。这与后外侧融合相反，后外侧融合需要从上关节突和横突的外侧面剥离椎旁肌肌腱附着。采用椎间融合技术可前路松解和矫正不对称椎间盘高度丢失，帮助更好的畸形矫正。

　　治疗脊柱侧凸的 MIS 技术仍然在改变。该技术仍然充满挑战。学习曲线非常长，而且当前可用的器械十分有限。术中成像导致手术小组成员暴露于大量辐射中。今后的工作应集中在改进多节段螺钉快速、准确插入。此技术必须与符合不同曲线和腰骶联合处突然前凸的连接杆系统合用。这个问题的关键点在于需要将螺丝对齐，以使其在棒拧紧时不被拔出。

（孙浩林　于峥嵘　译）

参考文献

1. A. Ploumis, E.E. Transfledt, F. Denis, Degenerative lumbar scoliosis associated with spinal stenosis, Spine J. 7 (2007) 428–436.
2. K.J. Cho, S.I. Suk, S.R. Park, J.H. Kim, S.S. Kim, W.K. Choi, K.Y. Lee, S.R. Lee, Complications in posterior fusion and instrumentation for degenerative lumbar scoliosis, Spine (Phila Pa 1976) 32 (2007) 2232–2237.
3. N. Bogduk, J.E. Macintosh, M.J. Pearcy, A universal model of the lumbar back muscles in the upright position, Spine (Phila Pa 1976) 17 (1992) 897–913.
4. S.R. Ward, C.W. Kim, C.M. Eng, L.J. Gottschalk, A. Tomiya, S.R. Garfin, R.L. Lieber, Architectural analysis and intraoperative measurements demonstrate the unique design of the multifidus muscle for lumbar spine stability, J. Bone Joint Surg. Am. 91 (2009) 176–185.
5. A.T. Yeung, C.A. Yeung, In-vivo endoscopic visualization of patho-anatomy in painful degenerative conditions of the lumbar spine, Surg. Technol. Int. 15 (2006) 243–256.
6. B.M. Ozgur, H.E. Aryan, L. Pimenta, W.R. Taylor, Extreme lateral interbody fusion (XLIF): a novel surgical technique for anterior lumbar interbody fusion, Spine J. 6 (2006) 435–443.
7. R.Q. Knight, P. Schwaegler, D. Hanscom, J. Roh, Direct lateral lumbar interbody fusion for degenerative conditions: early complication profile, J. Spinal Disord. Tech. 22 (2009) 34–37.
8. J.D. Schwender, L.T. Holly, D.P. Rouben, K.T. Foley, Minimally invasive transforaminal lumbar interbody fusion (TLIF): technical feasibility and initial results, J. Spinal Disord. Tech. 18 (Suppl.) (2005) S1–S6.
9. D.J. Burval, R.F. McLain, R. Milks, S. Inceoglu, Primary pedicle screw augmentation in osteoporotic lumbar vertebrae: biomechanical analysis of pedicle fixation strength, Spine (Phila Pa 1976) 32 (2007) 1077–1083.
10. M.Y. Wang, S.C. Ludwig, D.G. Anderson, P.V. Mummaneni, Percutaneous iliac screw placement: description of a new minimally invasive technique, Neurosurg. Focus 25 (2008) E17.

第 61 章　极外侧椎体间融合术

Luiz Pimenta ,Etevaldo Coutinho ,Jose Carlos Sauri Barraza ,and Leonardo Oliveira

关　键　点

- 患者需采取合适体位
- 从腹膜后入路
- 经腰大肌入路
- 准备椎间隙
- 置入植入物

介绍

在过去的几十年里,老年人群体对于运动和生活质量的要求不断提高。越来越多患有成人退变性脊柱侧弯的老年患者愿意接受外科手术治疗[1]。成人脊柱侧弯的患病率随着年龄增加而增长:45 岁的患病率为 4%,59 岁的为 6%,大于 60 岁的患者则为 15%[2]。

成人脊柱侧弯的是指骨骼成熟的人由于椎间盘和椎间关节的不对称退行性变而出现脊柱冠状面上 Cobb 角大于等于 10°的后天性畸形。该病不仅表现为严重的腰背痛或者腿痛,也同样引起复杂的外科后果[3]。

在考虑行手术治疗之前,应尽可能尝试所有非手术治疗。通常情况下,手术治疗的目的有两个:第一个目的是解除神经压迫相关因素,防止出现椎管狭窄的症状;第二个目的是当出现脊柱不稳定时,在冠状位和矢状位上增加脊柱的平衡性和稳定性[4]。目前,有多种多样的手术方式如前路,后路,或者二者联合,均可达到融合的目的,但是所有的方式都存在显著的手术并发症[5]。新的植入物改善了外观和矫正,获得了较好的效果,然而,对于老年患者来说,这些手术存在较高的并发症发生率,并且大部分患者骨质条件较差,因此并不适合于老年患者[6]。

对于治疗成人脊柱侧弯,极外侧椎体间融合术(extreme lateral interbody fusion,XLIF)相比于传统的手术方式可能更具有临床优势[7]。这种手术方式创伤较小,通过双侧纤维环松解,椎间隙插入较大的植入物,以及韧带整复术的效果,使终板处于水平位置。XLIF 术恢复了椎间盘和椎间孔的高度,间接解除了神经压迫的因素,同时,通过前路椎间融合提高了脊柱的稳定性,避免了侧弯的进展。

适应证和禁忌证

除了 L5-S1 节段不能从外侧入路,XLIF 术治疗成人脊柱侧弯的适应证与传统手术方式的适应证相同。

临床研究

在一个较大的患者群体里,对 23 例患者进行了为期 3 年的随访。平均年龄为 66 岁(患者年龄范围,39 ~ 88 岁)。T10 到 L5 范围内,有 3 ~ 7 个节段的节段接受了治疗。其中的 3 例需要侧方钢板固定(图 61-1)。

这些手术在没有严重并发症出现的情况下,平均手术时间为 121 分钟,出血量小于 50ml。平均住院时间为 40 小时。一例患者(占 4%)在 3 年的随访后出现假关节,该比例与美国食品和药物管理局(Food and Drug Administration,FDA)的融合标准一致。3 例患者(占 12%)在六个月的随访时发现融合器下沉,但均无任何症状。

疼痛视觉模拟评分(Visual Analogue Scale,VAS)得到改善,从术前平均 8.1 分降至术后 3 年随访期的 3.3 分。Oswestry 评分从术前的平均 47.8 分改善至术后三年的 22.8 分。冠状位和矢状位同时获得改善,术前 Cobb 角平均为 16°,3 年随访期为 7.4°,术前脊柱前凸角平均为 37.8°,3 年随访期为 48°。术前平均 Cobb 角不大,因为在我们的早期入组选择中,并未选择治疗侧弯较大的患者。最近,通过 XLIF 术,我们可以治疗侧弯达到 90°的患者,同样获得非常好的临床效果(图 61-2)。

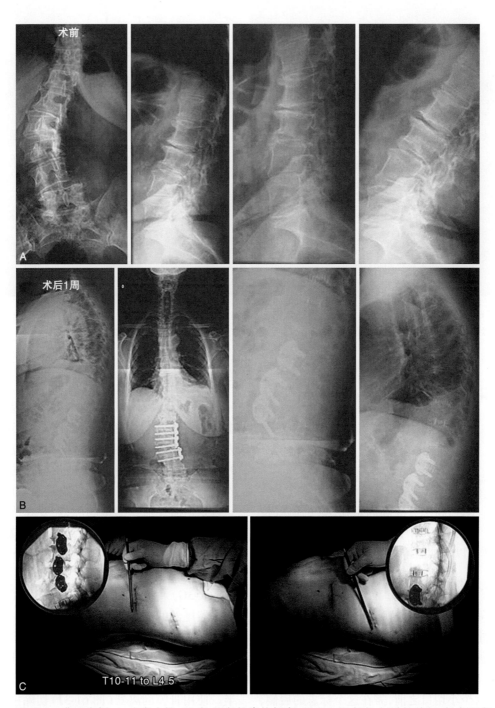

■ **图 61-1**　典型病例:**A,**患者女性,62 岁,退行性脊柱侧弯,腰和右腿疼痛,间歇性跛行,行走距离不超过 100 米。**B,**术后 1 周,可以看到通过 XLIF 术,患者冠状位平衡得到改善。**C,**通过两个小切开完成七个节段的手术

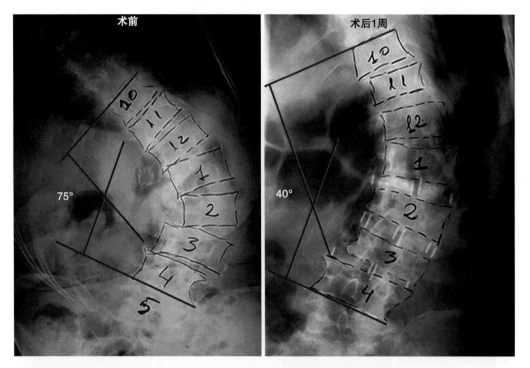

■图 61-2　典型病例:女性,83,退行性脊柱侧弯,腰背和双腿疼痛,间歇性跛行,不能行走,甚至卧床也会剧烈疼痛。术后一周患者可持续行走。腰椎前后位平片显示冠状位修复后改善

术前评估和计划

手术操作

患者体位

对于 XLIF 术,需将患者准确固定在 90°的侧卧位(图 61-3A),这更利于从凹侧入路。手术台和(或)患者应屈曲,这样可以增加髂嵴和胸腔之间的距离。

切口和腹膜后入路

手术节段间盘的中间位置可通过克氏针和 X 线来定位标记(图 61-3B)。标记处需切开一个小切口,插入防止损伤的组织扩张器和可张开的牵开器(MaXcess,NuVasive,Inc.,San Diego,Calif.),以此作为手术入口。在切开这个小切口之前,需在这个标志的后侧,先切开一个切口,以便将手指伸入腹膜后间隙探查,清扫并打开这一间隙,确保侧方所有附在腹膜上的结构已经被分离,从而提供一个安全的外侧入路(图 61-3C)。

经腰大肌入路

辨别出腹膜后间隙之后,手指上提至侧面皮肤标志处的下方,在手指直接接触的位置打开一个切口,作为扩张器的入口(图 61-3D)。此时,位于腹膜后间隙的手指保护着扩张器,安全地从切口的入口处一直进入到腰大肌。然后将扩张器跨过腰大肌的表面放置,一直到达需要治疗的椎间隙,需要在透视下定位。用扩张器轻柔地将腰大肌纤维分离直到暴露椎间盘(图61-3E)。通过神经视觉肌电图(EMG)监测系统(NuVasive,Inc.)评估前行的扩张器与腰神经根的距离(图 61-3G)。将一个可张开的牵开器(MaXcess)置于扩张器尾部的前方(图 61-3F 和 H)。

在直接照明视野下,使用标准手术器械完成椎间盘全切术(图 61-3I)。后纤维环和前纤维环均被完整保留。纤维环切开的手术窗口置于椎间隙的前外侧半。使用骨膜剥离器(图 61-3J)切除椎间盘和对侧纤维环,这样才有机会插入一个较长的植入物(图 61-3K),这个植入物将紧贴双侧骨突环的外侧缘,使得终板支持作用最大化,并能恢复高度以及修复不平衡的韧带。进一步止血,不需要留置引流管(61-3L)。

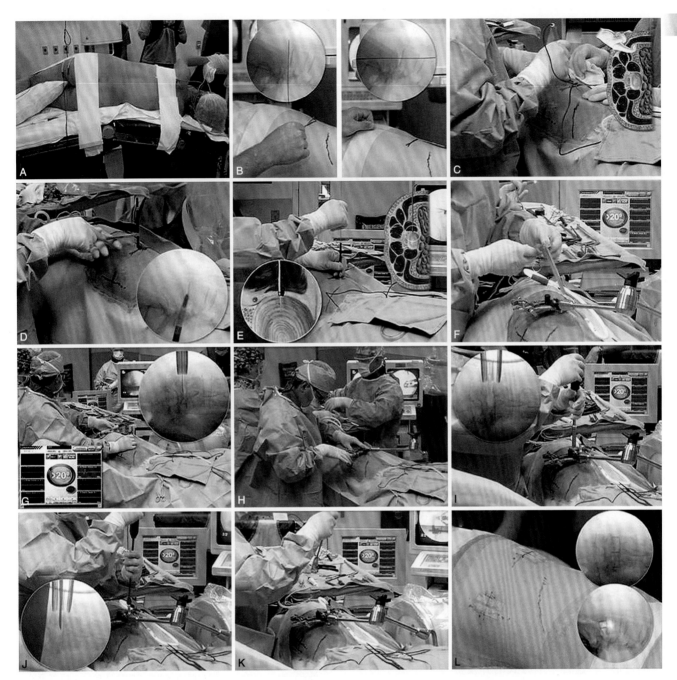

■图 61-3　XLIF 术。**A**,患者体位。**B**,椎体定位。**C**,经腹膜入路。**D,E**,经腰大肌入路。**F**,置入 Maxcess。**G**,可视化神经肌电图系统。**H**,Maxcess 固定。**I**,椎间盘切除。**J**,准备终板。**K**,插入植入物。**L**,手术伤口

术后护理

　　鼓励患者术后当天下地活动,这样利于帮助他们康复和肌肉功能的恢复。术后疼痛往往较为轻微,患者可以只住院 1 天就出院。

并发症及其预防

　　在一些成人畸形手术的病例组中,出现并发症的概率很高,部分病例发病率和死亡率增加[8]。相比之下,由于我们的手术具有了微创的特点,我们的结果表现为并发症发生率相对较低。我们术后观察到轻微并发症,比如手术的一侧髋关节弯曲时出现压痛,较少情况下,手术一侧下肢出现感觉障碍。有可能出现疼痛性感觉障碍和运动障碍,但较为罕见。在这些病例中,均被建议行 CT 扫描以除外腰大肌血肿。如果发现血肿,置入引流管会改善症状。

　　在长期随访后发现,在一些病例中出现了植入物的下沉,这在之前的结果中已经提过了(图 61-4)。

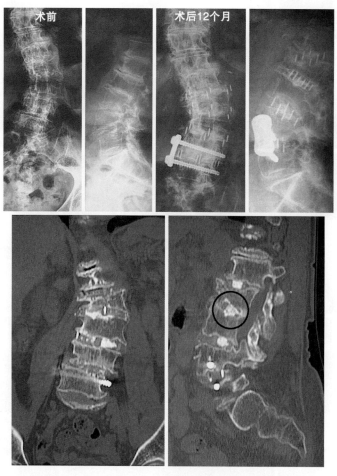

■ 图 61-4 典型病例:女性,84 岁,退行性脊柱侧弯。术后 12 个月,CT 平扫,尽管存在植入物的下沉,但明确证实了融合。术后疗效持久

结论

成人脊柱侧弯的治疗与青少年特发性脊柱侧弯不同[9]。最重要的是要缓解腰腿痛,以及通过融合阻止侧弯的进展[10]。这种手术方式的并发症发生率低于传统的手术方式。植入物下沉是单独行 XLIF 术时最常见的并发症,但是根据我们的经验,这对最终的结果没有临床危害。我们成功地通过侧面微创方式,单独应用融合器实现了融合,达到了缓解疼痛、间接解除神经结构压迫、恢复椎间盘高度和阻止侧弯继续进展的目的。

本文表明,应用微创的方式同样可以获得良好的手术效果以及较低的并发症发生率。

(孙浩林 于峥嵘 译)

参考文献

1. F. Schwab, A. Dubey, L. Gamez, et al., Adult scoliosis: prevalence, SF-36, and nutritional parameters in an elderly volunteer population, Spine 30 (2005) 1082–1085.
2. Y. Floman, Degenerative scoliosis: indications for surgery and results, Journal of Bone and Joint Surgery-British Volume, 88-B (Suppl.) 4–5.
3. M. Aebi, The adult scoliosis, Eur. Spine J. 14 (2005) 925–948.
4. A. Ploumis, E.E. Transfledt, F. Denis, Degenerative lumbar scoliosis associated with spinal stenosis, Spine J. 7 (4) (2007 Jul-Aug) 428–436.
5. M.C. Gupta, Degenerative scoliosis options for surgical management, Orthop. Clin. N. Am. 34 (2003) 269–279.
6. C.B. Tribus, Degenerative lumbar scoliosis: evaluation and management, J. Am. Acad. Orthop. Surg. 11 (2003) 174–183.
7. B.M. Ozgur, H.E. Aryan, L. Pimenta, W.R. Taylor, Extreme Lateral Interbody Fusion (XLIF): a novel surgical technique for anterior lumbar interbody fusion, The Spine Journal 6 (2006) 435–443.
8. D.S. Bradford, B.K. Tay, S.S. Hu, Adult scoliosis: surgical indications, operative management, complications, and outcomes, Spine 24 (1999) 2617–2629.
9. H.R. Weiss, Adolescent idiopathic scoliosis (AIS)—an indication for surgery? A systematic review of the literature, Disabil. Rehabil. 30 (10) (2008) 799–807.
10. S.D. Daffner, A. Vaccaro, Adult degenerative lumbar scoliosis, Am. J. Orthop. 2 (2003) 77–82.

第62章　老年脊柱的骨盆固定

62

Joseph M. Morreale ,*Ravi Ramachandran* ,*Jonathan N. Grauer* ,*and Peter G. Whang*

关 键 点

- 腰骶融合术中行骶髂融合可以减少术后假关节的发生率。
- 内固定物超出腰骶支点会增加结构的僵硬度。
- 植入物进入骨盆的外展角度越大,其固定和把持力越强。
- 重度骨质疏松患者需植入多根螺钉来固定髂骨。
- 全螺纹螺杆可以获得最大皮质骨把持,防止松动和固定失效。

介绍

髂腰固定是一项重要的辅助技术,对于手术治疗受多种因素影响的老年脊柱有益,包括未经治疗的特发性或退行性脊柱侧弯,矢状位畸形如脊柱后凸或平背综合征,严重的脊椎滑脱,骶骨骨折、肿瘤、感染需行骶骨切除术,多节段腰椎固定术后远端椎管狭窄。事实证明,该区域特殊的生物力学和生物学特征使获得成功的融合更加困难。因此,联合骨盆内固定置入术在许多情况下极其有价值,因为其帮助恢复脊柱平衡以及为腰骶关节增加巨大的稳定性。在一些含有复杂结构的病例中,这些结构逐渐增加的刚度也可以促进骨的形成,否则,将很容易导致骨折愈合不良。

骨盆的牢固固定最早于20世纪70年代应用Luque内固定物完成,该内固定是一根远端弯曲的棒,可以进入髂嵴。10年以后,出现了Galveston方法,该方法应用矫形棒插入髂骨和脊柱的后上方,位于骨盆内外侧骨板之间,指向坐骨切迹,从而提供更牢固的固定。然而,这些早期的系统仍然导致了相对较高的假关节的发生率,从6%到41%不等[1]。

由于利用了植入物设计和模块的新技术,髂骨螺钉改善了这些初始的手术方式。这些螺钉不仅更坚硬,他们的拔出力比标准Galveston棒大三倍[2]。考虑到它们有优秀的生物力学特性,可以预料,和其他类型的腰骶固定材料相比,髂骨螺钉的使用可能会降低出现假关节的风险。然而,妥善放置内固定要求掌握骨盆复杂的解剖知识,这是为了避免皮质损坏穿过回肠或者穿破髋臼[3]。此外,外科医生还必须考虑螺钉的位置,其目的是为了调整钉棒以及确保有充足的软组织覆盖,防止钉棒过于突出,否则,将会导致患者出现不适[4]。

案例分析

临床案例1——退行性脊柱侧弯

女性,69岁,主诉严重轴向下腰痛,放射至大腿前侧,伴胸腰段脊柱侧弯。该患者之前由于诊断为青少年特发性脊柱侧弯而使用Milwaukee矫形器治疗直到骨骼成熟,但从未接受脊柱手术。尽管接受了多种保守治疗,包括物理治疗、止痛药物以及一系列脊柱内注射,但患者觉得她的症状和畸形均恶化。她有显著的治疗骨质疏松症的药物史以及30年的吸烟史。

体格检查可见明显的胸段和腰段脊椎的突起和前弯,侧弯顶椎触痛。然而,她的双肩和双髋等高,运动、感觉功能正常,下肢也未表现出肌紧张。

脊柱侧弯正侧位片显示T5-T11胸椎向右侧弯,T11-L4腰椎向左弯,其角度分别为58°和67°(图62-1)。然而,整体上看,其冠状位和矢状位序列似乎相当平衡。通过这些片子和几年前的片子对比可以证实其疾病确实有进展。除了畸形,脊柱全长MRI未发现椎管内异常或者神经受压。

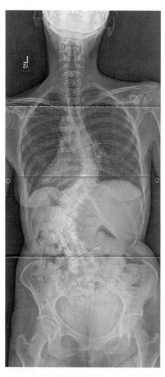

■ **图 62-1**　后前位脊柱侧弯 X 线片显示胸椎和腰椎侧弯角度分别为 58°和 67°

临床案例 2——病理性骨折

男性,59 岁,首发症状为轴向下腰疼痛 1 月,偶尔伴下肢症状出现间歇性跛行。该患者有结直肠癌病史,已行多次手术和化疗。目前,患者的疼痛症状不断加重,需要服用大剂量麻醉药来缓解疼痛。其既往史包括轻度高血压,其余未见明显特殊。

体格检查发现腰椎活动范围受限,腰椎触诊广泛压痛。未见明显神经功能缺损,腱反射正常,双下肢直腿抬高试验阴性。

影像学检查包括腰椎平片,显示 L3 和 L4 椎体骨折(图 62-2)。随后进行了 CT 扫描,证实骨折类型为爆裂性骨折,同时发现椎体高度降低、脊柱后凸、骨折碎片后移压迫椎管,狭窄程度接近 25%。MRI 检查提示这些节段中有一块较大的软组织块突入硬膜外隙,导致明显的椎管狭窄,硬膜囊几乎闭塞。

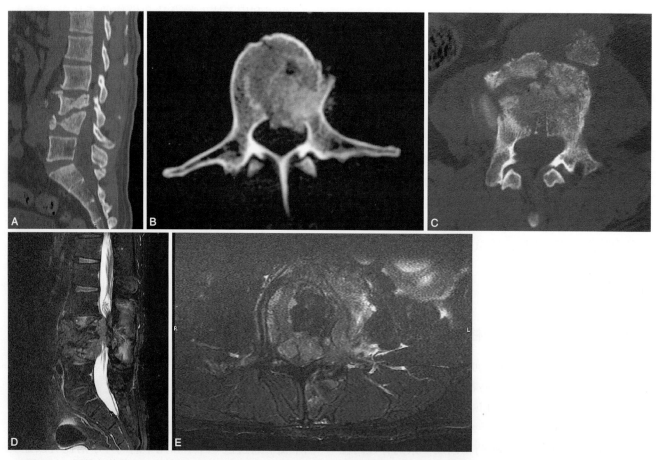

■ **图 62-2**　腰椎矢状位(**A**)和轴位(**B,C**)CT 图像显示 L3 和 L4 椎体爆裂性骨折,椎体高度减少,脊柱后凸,骨折碎片后移进入椎管。矢状位(**D**)和轴位(**E**)MRI T2 加权图像证实硬脊膜前方的巨大团块引起严重的椎管狭窄和硬膜囊受压

基础医学和生物力学研究

安全有效地置入髂骨内固定物,需要熟悉掌握腰骶椎和骨盆的骨组织、软组织解剖结构。骶骨是由5个椎体融合而成,作为脊柱功能的基础,通过骶髂关节与双侧髂骨后部连接。由于内固定需插入组成骨盆环外侧界的髂翼中,因此有必要考虑许多不同的参数,比如髂窝的长径、髂骨内外侧缘的宽度以及骨皮质的厚度。髂窝的最长径为髂后上棘与髂前下棘之间的连线,其长度男性平均约为141mm,女性约为129mm。

同样,对于男性来说,髂嵴的宽度应该允许置入8mm的螺钉,对于女性来说,则为6~7mm的植入物。男性和女性平均髂骨骨皮质厚度分别为5.2mm和4.7mm。

McCord和他的同事对腰骶固定的十个不同的方法进行对比,两个承受最大负荷直至破损的内固定,均获得了牢固的把持力。根据这一体外试验数据,腰骶轴点这一概念正式被提出,它位于包含骨和韧带的中柱与L5-S1椎间隙的交界处(图62-3)。根据这一范例,由前向后延伸到该轴点的骨盆植入物增加了内固定的整体刚度,因为生物力学合力向量是由正向力向悬臂弯曲处传导。

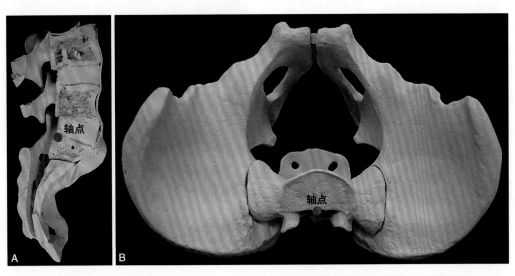

■ 图62-3 骨盆矢状位(A)和轴位(B)的切面观显示腰骶轴点(红点)的位置是沿着L5-S1椎间隙的后方

为了将骶盆固定进行分类,指定了三个特殊的区域(图62-4)[7]。区域1指定是S1椎体,区域2包括骶骨翼以及S2椎体与尾椎之间的区域,区域3表示双侧的髂翼。一般来说,螺钉的位置越靠近骨盆环外侧,其提供的稳定度越强(也就是从区域1到区域3)。植入物的位置位于区域3比位于区域1或者区域2更能对抗源于腰骶关节的弯曲力矩所产生的拔出力。

在合并骨质疏松症的患者中应用内固定可能会引起特殊的问题,因为内固定更容易受到各种因素的影响而导致松动或固定失败,尤其是因外伤或者需矫形而承受极大压力或者张力的患者。因此,在这些病例中,使用更长的内固定穿过整个髂骨块将皮质骨固定到髋臼的上方可能效果更好,这样可以对抗更大的力量[2]。对于骨质疏松患者,另一个被采用过的方法是在每一个髂嵴中分别同时置入两根螺钉。然而,坚强的髂骨固定会导致骨盆适应这一变化后出现应力遮挡,由此而引起这些患者出现应力性骨折[8]。

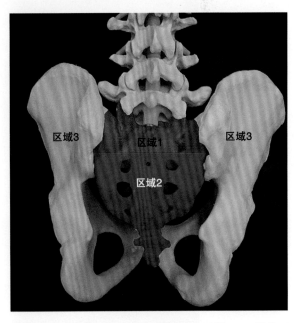

■ 图62-4 图解骶盆固定的区域划分。区域1,S1椎体;区域2,S2和尾骨之间的区域,包括骶骨翼;区域3,髂骨翼

临床治疗指南

很遗憾,目前还没有前瞻性随机对照临床试验来特别阐述老年患者群体应用腰椎骨盆固定的安全性和有效性。因此,尚未正式确立该手术方式的严格适应证,而且,还没有确切的临床实践指南来指导该类患者的治疗。

临床病例:治疗以及未来的挑战

上述两个临床病例较早表现出了后侧脊柱结构受累,均采用了骨盆植入物治疗。第一例脊柱侧弯患者接受了分期环形状手术,包括从 L2-S1 前路的松解和椎体融合,随后行 T5 到髂骨关节后路内固定融合术,并植入自体骨(图 62-5)。第二例患者 L3 和 L4 椎体病理性骨折,对这两个节段进行了后路减压,对 L1 到骨盆运动节段行内固定融合,同时进行局部以及髂嵴的自体植骨(图 62-6)。这两例患者的手术决策中均包含了骨盆的固定,因为这些延长固定的结构有可能使得末端的螺钉受到极大的力量,从而引起断钉、断棒或者螺钉松动,尤其是在这些怀疑合并骨质疏松症的患者中。因此,增加骨盆植入物的目的是增大内固定

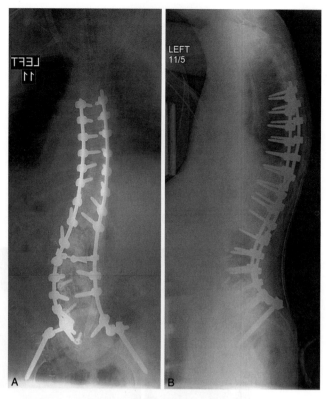

■图 62-5　环形内固定联合骨盆内固定术后后前位(A)和侧位(B)X 线片

的刚度以及创造一个更加稳定的平衡结构,通过这样的方式将有望降低假关节的发生率。

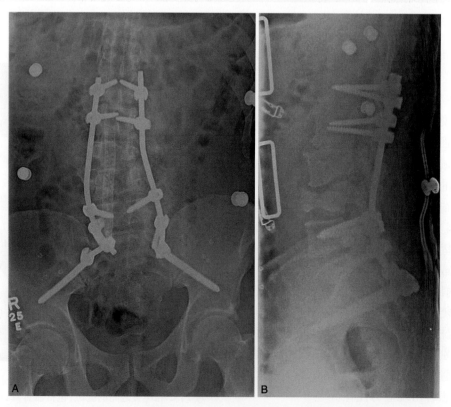

■图 62-6　术后后前位(A)和侧位(B)X 线片显示腰椎后侧结构通过髂骨螺钉增强了稳定性

置入骨盆螺钉时,利用 Leksell 咬骨钳或者骨锥移除一部分髂后上棘有助于将螺钉的头端充分埋入骨头中,希望通过这个方式将螺钉突出的部分减到最小。将探针插入到松质骨孔中,定位于髂骨的内外骨板之间,朝着坐骨切迹的方向(图 62-7)。当探针触及骨皮质后,用攻锥建立通道为内固定做准备。在大部分患者中,髂翼的外形尺寸应能够容纳相对较大的植入物(即直径达 7.5mm,长度至少达到 80mm)。骨盆螺钉

最终的位置应该由术中正侧位和斜位平片或者透视来评估,确保螺钉完全位于髂骨内且未侵犯其余邻近的结构,比如髋关节(图 62-8)。

在将来,科技的进步将会产生更牢固的植入物,这些植入物是直径更小,更容易连接相邻腰骶关节的内固定。由于置入髂骨螺钉存在挑战性,这种手术更适合在整合了先进的三维显像模式的新型手术导航系统的协助下进行。

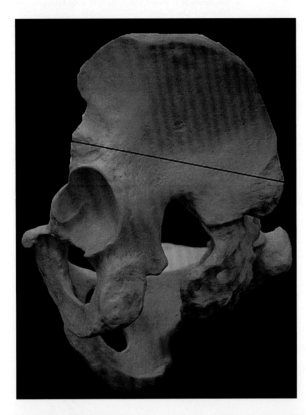

■图 62-7　骨盆侧面观描绘置入螺钉最理想的通道

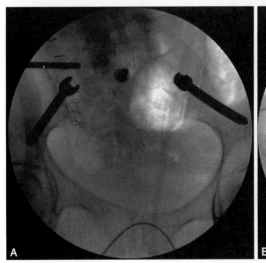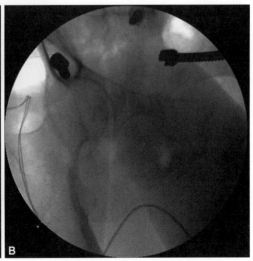

■图 62-8　术中应用正位(A)和斜位(B)透视图像来显示髂骨钉,确保植入物未穿破皮质骨且未侵犯髋臼

结论

骨盆固定是增强脊柱后侧融合结构刚度的一种有效方法。通过髂骨螺钉获得安全的锚定作用,这些植入物可以为中轴骨提供较强的稳定性,可能会因此成为合并骨质疏松症患者必不可少的治疗措施,因为这类患者经过复杂的脊柱重建手术后存在更大的融合失败以及其他术后并发症的风险。

（孙浩林　于峥嵘 译）

参考文献

1. A. Moshirfar, F.F. Rand, P.D. Sponseller, S.J. Parazin, A.J. Khanna, K.M. Kebaish, J.T. Stinson, L.H. Riley, Pelvic fixation in spine surgery: Historical overview, indications, biomechanical relevance, and current techniques, J. Bone Joint Surg. Am. 87 (2005) 89–106.
2. R.M. Schwend, R. Sluyters, J. Najdzionek, The pylon concept of pelvic anchorage for spinal instrumentation in the human cadaver, Spine 28 (2003) 542–547.
3. T.A. Schildhauer, P. McCulloch, J.R. Chapman, F.A. Mann, Anatomic and radiographic considerations for placement of transiliac screws in lumbopelvic fixation, J. Spinal Disord. Tech. 15 (2002) 199–205.
4. N.K. Acharya, B. Bijukachhe, R.J. Kumar, V.K. Menon, Ilio-lumbar fixation—the Amrita technique, J. Spinal Disord. Tech. 21 (2008) 493–499.
5. D.H. McCord, B.W. Cunningham, Y. Shono, J.J. Myers, P.C. McAfee, Biomechanical analysis of lumbosacral fixation, Spine 17 (Suppl. 8) (1992) S235–S243.
6. E.R. Santos, M.K. Rosner, J.H. Perra, D.W. Polly, Spinopelvic fixation in deformity: a review, Neurosurg. Clin. N. Am. 18 (2007) 373–384.
7. M.F. O'Brien, Sacropelvic fixation in spinal deformity, in: R.L. DeWald (Ed.), Spinal deformities: the comprehensive text, Thieme, New York, 2003, pp. 601–614.
8. K.B. Wood, M.J. Schendel, J.W. Ogilvie, J. Braun, M.C. Major, J.R. Malcom, Effect of sacral and iliac instrumentation on strains in the pelvis: a biomechanical study, Spine 21 (1996) 1185–1191.

第63章 椎间盘内的生物产品:有症状的椎间盘退行性疾病可能的微创治疗?

63

Rajeev K. Patel

关 键 点

- 通过细胞组织替代、固有细胞的基因修饰以及两者的联合来进行生物学修复已经被成功应用于多种组织,比如骨和软骨。
- 应用这些治疗方式来治疗有症状的椎间盘退行性变尚处于发展初期,目前主要用于体外实验研究或动物实验研究。
- 尝试通过基因疗法或者组织工程学疗法等生物学手段治疗有症状的椎间盘退行性变有着巨大的发展空间,同时也存在显著的缺陷。
- 从不断尝试中获得的知识经验可应用于治疗合并椎间盘结构性损伤的下腰痛。

介绍

随着应用于修复、维持和改善受损组织和器官的以细胞为基础的生物替代治疗的发展,发展新的方式来治疗患者已经成为前沿热点。随着年龄增长以及日常生活活动,在各种各样或大或小的创伤作用下,椎间盘遭受了广泛的退行性改变(图63-1)。个体差异表现为在年轻的个体中出现老龄化的椎间盘,反之亦然。普遍接受的观点是人群中无症状的椎间盘退行性变的发病率和患病率非常高。因此,区分正常的老化和有症状的病理性退行性变非常困难,而且不能通过简单识别影像学上最异常的椎间盘来评估(图63-2)。目前,椎间盘造影仍然是辨别引起生理性疼痛的结构受累椎间盘的最佳临床检查(图63-3)。"椎间盘源性下腰痛"通常指的是椎间盘退行性疾病相关疼痛。

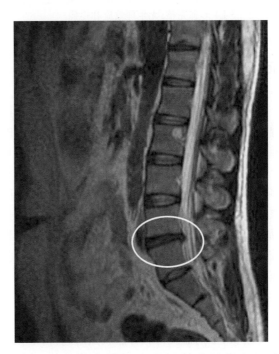

■图63-2 矢状位MRI T2加权像证实节段性椎间盘干燥,L4-L5节段膨出

将近期关于椎间盘退行性变发生发展的分子机制的发现联系起来,对于最终成功地发展生物疗法治疗椎间盘性下腰痛至关重要。

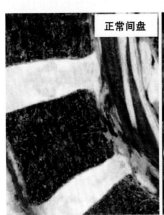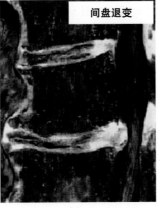

正常间盘　　间盘退变

■图63-1 退变椎间盘和正常椎间盘肉眼观病理解剖学证据

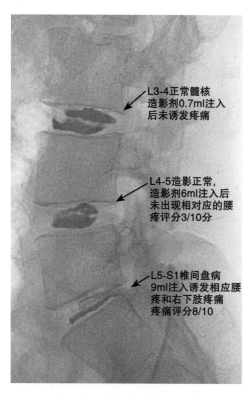

L3-4正常髓核
造影剂0.7ml注入
后未诱发疼痛

L4-5造影正常，
造影剂6ml注入后
未出现相应的腰
疼评分3/10分

L5-S1椎间盘病
9ml注入诱发相应腰
疼和右下肢疼痛
疼痛评分8/10

■ 图63-3　诱导刺激性腰椎间盘造影显示 L5-S1 椎间盘结构受累的裂隙，与通过诱导压力引出的疼痛一致。邻近的 L4-L5 和 L3-L4 形态完整，无生理效应和疼痛

椎间盘功能解剖学

　　椎间盘可传导来自体重和肌肉活动的负荷，同时为脊柱提供活动度。椎间盘包括三个高度特化的结构：终板、纤维环以及髓核。位于椎间盘和相邻椎体间的上下两侧软骨板在垂直面上封闭了椎间盘。纤维环由多层平行的胶原纤维组成，其内穿插着弹性纤维。髓核被纤维环包绕，呈凝胶状，包含多种无序的胶原纤维，周围围绕着弹性纤维和包含高度含水的蛋白聚糖的胶冻状物质。髓核中高度含水的蛋白聚糖是维持渗透压必不可少的条件，因此，对于椎间盘的承重能力有重大影响。

　　需要注意的是，椎间盘是一个无血管的结构。随着年龄增长，椎间盘发育和骨骼成熟的进行，退化进程开始影响椎间盘的形态进而影响其功能。Kirkaldy Willis 提出的关于脊柱节段性变性的理论模型被广泛接受[1]。在这个模型中，退化的椎间盘的髓核以水分和蛋白聚糖物质的减少为特点，这导致了胶状外观和流体力学特性的损失。髓核的退行性改变不太明显，但可导致不规则排列的胶原纤维和弹性纤维网变得更加紊乱。纤维软骨组织替代髓核的胶状结构会引起脊柱

灵活性降低，并因此常出现裂纹和裂口。高达50%的细胞表现出坏死的征象，其中的一些出现细胞凋亡的标志，造成了椎间盘细胞的减少[2]。尽管对这些退化的标志有广泛的共识，但是在退变期间椎间盘内部是否会出现血管再生和（或）神经再分布依然是争论的热点问题[3]。尽管有研究表明椎间盘内部会出现血管再生并可能伴随神经再分布，但完全不清楚是在退化的哪一个阶段发生[3]。阐明这一问题非常重要，因为新血管形成和神经再分布之间的相互影响对于椎间盘退变引起的痛觉至关重要。对于有症状的椎间盘退行性疾病生物治疗的可能性来说，这个问题的答案也许是最终的限速步骤。

椎间盘退行性疾病的病因

　　椎间盘退行性疾病一个多种病因引起的复杂进程。营养因素、机械负荷、以及基因均有可能对椎间盘产生病理性影响。在这些因素当中，营养和废弃产物的清除有可能对最终实现椎间盘生物产品的应用起到特殊的作用。细胞营养供应不足被认为是导致退行性椎间盘疾病的主要原因。椎间盘细胞面临着一个危险的处境：必须依靠"脆弱"的营养供应来维持巨大的细胞外基质，而该营养供应很容易被干扰，因为椎间盘是没有血管分布的，其营养主要靠弥散的方式获得。

　　因为椎间盘的外形特殊，营养需从椎体的毛细血管网开始弥散，经过终板和椎间盘基质到达位于椎间盘中心的细胞。随着退化过程不断进展，原始的软骨终板出现钙化，导致了营养供应更加受限。由于受到扩散距离的限制，葡萄糖和氧气供应受限，清除代谢废物比如乳酸的功能严重受损。相关测量显示，氧浓度分布在中心区域很低，随着靠近椎间盘表面而增加，乳酸则表现为相反的浓度分布。乳酸堆积导致椎间盘处于较低的 pH 环境。低氧浓度和酸性 PH 环境对椎间盘细胞的合成活性以及蛋白聚糖的合成速率造成不利影响。该毒性环境有可能导致蛋白聚糖物质的减少，并因此引起退行性椎间盘疾病。这个不适宜的环境可能导致细胞死亡的增加，从而导致椎间盘细胞数量的减少[4]。椎间盘营养供应不足最终的结果是极少数残留的细胞需要承担维持大量基质的任务。不幸的是，一旦细胞密度跌落至低于最小阈值，基质退变发展为不可逆的可能性将成为现实。

生物治疗策略

　　椎间盘退行性变的生物治疗几乎没有被应用于修

复或者治疗疼痛、恶化的椎间盘以及恢复生物学功能。迄今为止,椎间盘生物治疗被分为四种方式:

1. 直接注射生物活性因子(图 63-4)。

2. 体内残余椎间盘细胞基因表达的修饰(直接基因治疗)(图 63-5)。

3. 作为经过体外培养和细胞修饰的自体移植物的补充(图 63-6)。

4. 以干细胞为基础的基因治疗(图 63-7)。

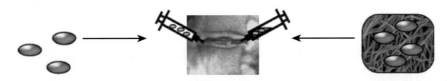

■ 图 63-4　椎间盘内注射未经修饰的生物活性因子-用来促进药剂缓释如细胞基质

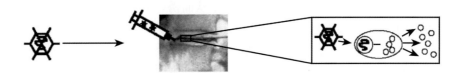

■ 图 63-5　残留椎间盘细胞经过基因修饰后在体内表达(直接基因疗法),利用病毒载体,引起转化和持续性表达活性蛋白 Z

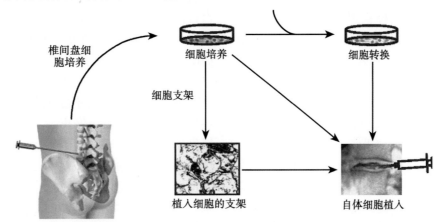

■ 图 63-6　体外培养和修饰的细胞进行自体自体移植作为补充。培养的细胞在移植之前在体内经过基因改造(间接基因疗法),种植到支架上,或简单地直接植入

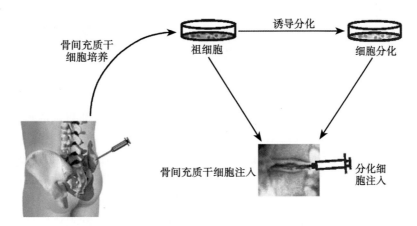

■ 图 63-7　基于干细胞的基因疗法。间充质干细胞可培养成祖细胞,两者任何一个直接注入椎间盘基质或者在体外经行分化成椎间盘细胞后注入

这些应用旨在为椎间盘持续分泌生物活性物质，这有可能促进再生或者保持现状。这些活性因子各自的特性是根据我们对椎间盘退变的不同阶段中活跃的分子机制的理解来定义的。各种方法的应用主要取决于目前我们对椎间盘细胞生物学的知识、椎间盘退行性变的病情以及潜在的安全问题。

椎间盘注射"未修饰的"生物活性因子

经皮椎间盘注射是将活性生物因子注入椎间盘细胞最直接的方式（见图 63-3）。可能有益的因子主要是蛋白类如生长因子、细胞因子或者合成代谢酶类。尽管这些能直接应用的因子已经被多次用于体外，但少有研究表明在体内尝试该方式。已经有报道大鼠腰椎间盘注射成骨蛋白-1（osteogenic protein-1，OP-1）后获得满意效果。直接注射此生长因子的结果是显著增加了蛋白聚糖的合成以及修复了椎间盘的高度，并在注射后 24 周发现该高度已经稳定[5,6]。更多的研究表明注射 OP-1 后，通过抑制家兔椎间盘退行性病变模型中疼痛相关的行为来获得生理效应[7,8]。随后，Chubinskaya 和他的同事[9]证明了在大鼠模型中行椎间盘注射可获得对抗异化作用的效应，这是通过聚蛋白聚糖酶、基质金属蛋白酶-13（Matrix Metalloproteinase-13，MMP-13）、P 物质、肿瘤坏死因子 α（Tumor necrosis factor-α，TNF-α）以及白介素-1β（Interleukin-1β，IL-1β）的免疫染色减少来证实的。由于 P 物质是一种与炎症反应及疼痛相关的神经肽，上文提到的该有害蛋白水平的减少支持前文关于疼痛相关行为受到生理性抑制的阐述[7,9]。此外，Miyamoto 和他的合作者[10]表明椎间盘注射 OP-1 修复了椎间盘退行性病变家兔模型的椎间盘生物力学性能。他们不仅报道了单纯注射 OP-1 能够显著修复椎间盘高度，而且报道了经过治疗的椎间盘表现出更高的黏性和弹性系数，这是由于髓核中蛋白聚糖含量增加以及髓核和纤维化中胶原含量的增加。Kawakami 和他的合作者[11]解决了关于 OP-1 治疗可能引起硬膜外间隙异位骨形成的担忧。他们证实在大鼠模型中给予硬膜外注射 OP-1 后没有宏观证据证明异位骨形成，没有运动性麻痹，没有行为改变也没有运动刺激。上述研究说明直接注射的可行性，尽管这个技术有可能受限于许多仍然健康且能够对生物活性剂产生反应的椎间盘细胞。综合上下文关于在退化进程中人类椎间盘细胞生存能力和合成能力降低的描述，该技术未来的发展方向是与其他生物活性剂协同作用，也许最适合在由于适度的椎盘退变而表现为椎间盘性下腰痛的年轻患者群体获得成功。

与注射一种生物活性酶或者生长因子相反，Klein 和 colleagues[12]公布了一项临床试验研究：直接注射已知能诱导蛋白聚糖合成的基质成分和辅助成分的混合物。该溶液物包括氨基葡萄糖、硫酸软骨素、高渗葡萄糖以及二甲亚砜，将该溶液注射入 30 例疼痛表现与诱导性腰椎间盘造影一致的患者中。这些患者在平均 13 个月的随访中反应良好，残疾评分和疼痛视觉模拟评分均下降。作者们提出，良好的效果来自于多种成分的联合应用，从而导致了基质的多重补充，这是通过增加蛋白聚糖合成以及通过同时诱导产生多种生长因子从而诱导椎间盘修复来实现的。这个方法也许会被证明比注射单一生物活性因子更具优势。可以想象，注入的基质成分能够调节和改善椎间盘环境，使得椎间盘细胞即使在退化的椎间盘里也能够对生长因子的合成分泌作出反应，继续维持细胞环境。然而，这个实验研究未能明确注射成分是否能够被装入严重椎间盘退行性变疾病的椎间盘中，从而能够明确椎间盘细胞保持久的获益效果。在提出任何治疗性的结论之前，尚需要进一步的病例对照研究。

这些注射技术的常见担忧是当最初的注射材料弥散到椎间盘细胞而不断消耗或者消失后，前文所述的短期效应可能会停止。为了能够持续为椎间盘提供生物活性因子，应用药物缓释系统可持续不断产生特选的生物物质或者含有该成分的物质，有建议用于生长因子的使用，这样也许能够获得满意效果[13]。鉴于这些数据，可以认为，生长因子和基质补充的联合治疗也是改善椎间盘退变性疾病的治疗方式。因为正常的椎间盘细胞要求达到一定的密度，因此会出现前文所述的一些限制性因素，但是通过应用该技术于不同程度的退行性变可以使得这些限制因素得以部分解决。

基因治疗方式

通过基因修饰的椎间盘细胞产生目的基因产物可获得能够持续产生椎间盘基质的有益制剂。随着分子遗传学的发展，将遗传因子（DNA）插入细胞中的技术几乎能够应用到任何类型的靶细胞中。这些遗传因子通常包含能够编码目的产物的基因和调控目的基因表达的调控因子。通常情况，有两种方式可以用来实现目的基因在靶位点的表达。直接方式，即在体内，基因治疗要求直接将目的基因转入位于原位点的固有细胞（见图 63-4），相反，间接方式，即在体外，基因治疗要求移除靶细胞，将目的基因转入体外的转化细胞并将转化细胞植入体内（见图 63-5）[14]。提取的目的遗传物质通常是纯粹未经修饰的 DNA,它可以通过载体进行优化。病毒载体是非常有效的遗传物质转运体,它们可以进入哺乳动物细胞,掌控 DNA 的复制和蛋白质的表达。为了进行基因治疗,若干个工程病毒可供使用,它们的本身的病毒基因组被移除或者灭活,此外,经过改良从而失去了复制或者表现致病力的能力。有趣的是,这些病毒将转运 DNA 整合到宿主基因组的能力、它们侵袭分裂细胞或非分裂细胞的能力以及它们的感染效率各不相同。鉴于椎间盘及其细胞的特点,所选择的病毒需要能够有效地感染非分裂的、休眠细胞。此外,椎间盘内部细胞密度低可能会阻碍足够多的椎间盘细胞被感染。另一方面,无血管分布以及独立的椎间盘可能会提供有利环境来获得高浓度的已被注入病毒载体,从而引起更高效的感染过程,同时也能够降低针对病毒蛋白的免疫反应的危险性。

研究表明,在众多病毒种类中,腺病毒载体能够有效改造椎间盘细胞。腺病毒主要的缺点在于该载体应用于体内后会激活人体固有免疫和适应性免疫。为了消除这种潜在的致命的并发症,Lattermann 和他的同事[15]最近实验了腺病毒相关(adeno-associated viral,AAV)载体在退行性椎间盘疾病中的应用。作者们证实,AAV 可以在体外转导人椎间盘细胞以及在家兔体内转到其椎间盘细胞。尽管 AAV 引起体液免疫应答,但在预处理的动物中观察到了明显的转基因表达[15]。这些发现提示 AAV 可能为将来选择腺病毒载体提供了一个有价值而且安全的备选。尽管前文的研究提出了通过导入病毒载体进入目标椎间盘细胞从而进行直接基因治疗的可行性,但基因的传递和基因产物的表达相关的问题仍然需要探讨。Nishida 和其合作者[14]公布了其中的一项初步研究,通过携带 TGF-b1 基因的腺病毒载体将外源性治疗基因转入体内,用来改造家兔椎间盘细胞。研究者发现在被转染的椎间盘中 TGF-b1 和蛋白聚糖产物显著增加,这提示了直接基因疗法治疗椎间盘退行性变的可行性[14]。LIM 矿化蛋白(Lim mineralization protein,LMP)是另一种可能有用的遗传因子,已有研究表明其在体外能够通过增加椎间盘细胞骨形成蛋白(bone morphogenetic troteins,BMP)和蛋白聚糖来影响退化的椎间盘细胞基质[16]。在体内实验中,接受注射的家兔椎间盘的合成代谢细胞因子 BMP-2 和 BMP-7 的 mRNA 表达增加,同时增加的还有蛋白聚糖 mRNA 产物[16]。这些数据提示 LMP-1 同样是一个有用的因子,它可以应用于椎间盘退变的基因疗法中。Sox9 是负责 II 型胶原合成的基因转录

因子,将其转入人退变椎间盘可引起 II 型胶原表达水平提高[17]。将携带 Sox9 的腺病毒载体注入受伤的家兔椎间盘可保存其组织学外观如同正常椎间盘,然而,受外伤影响的椎间盘表现出已知的典型退行性改变[17]。因此,在体内,蛋白聚糖产物和 II 型胶原产品的增加似乎都能阻止椎间盘退变,这提供了多种可能的基因治疗选择。虽然单独一个基因产物的增加似乎也能够改造椎间盘细胞,但相关基因产物的联合应用的结果可能具有协同效应以及增强生理效应。事实上,Moon 和他的合作者[18]已经报道了,联合转入转化生长因子 Beta-1(TGF-β1)、胰岛素样生长因子-1(IGF-1)以及 BMP-2 的结果表现为蛋白质合成的增加,这证实了前文提到的这些因子在蛋白质合成上具有协调作用。

一种截然不同的方式也许可以成为潜在的取代利用同化反应因子诱导椎间盘细胞产生基质成分产物的备选方案:利用抗异化反应因子。抑制分解代谢可以降低各自基质成分的分解,从而使得基质成分能够维持或者增加,同时不需要迫使椎间盘细胞有较高的合成速率。Wallach 和他的同事[19]最近公布了一项体外研究,利用一个腺病毒载体将编码金属蛋白酶组织抑制因子-1(for tissue inhibitor of metalloproteinase,TIMP-1)的基因转入从人体退变椎间盘中分离出来对的椎间盘细胞。TIMP-1 的基因传递增加了椎间盘细胞培养物中蛋白聚糖的成分,提示了抗异化作用方式可能是退行性椎间盘疾病的基因疗法中有发展潜力的治疗方式。

前文提到的基因治疗方式报道的结果听起来前途无量。尽管有很明显的潜力,现实情况却是该方式应用于人类椎间盘将充满挑战,这是因为严重退变的椎间盘内部微环境并非是最好的微环境,甚至成为毒性微环境。退变椎间盘中残留的受累椎间盘细胞是否能在更长的时间里产生合理的数量的基因诱导的生长因子仍然受到质疑。此外,有人会争论认为,即使获得了各种基因产物,残留的饥饿细胞不可能有合理反应以及产生更好的基质的能力。

自体移植经过培养、改良的细胞

可以通过被分离、培养以及改良后的离体细胞来补充残留的基质,通过这样的方式可以治疗退变的椎间盘。自体细胞是最理想的选择,因为它们可以避免出现免疫并发症。能够与组织兼容自体细胞需要被分离,然后在体外增殖,最后置入有症状的椎间盘。一旦这些细胞被分离出来并在体外进行培养,可以采用间

接基因疗法,通过对回收细胞进行基因修饰和(或)通过组织工程学在生物活性物质上培养细胞,最后植入有症状的退变椎间盘(见图63-5)。这些技术联合应用可能会通过改善细胞的生存或者加强移植细胞的生物合成活动来提高效率。体外培养细胞进行基因修饰在技术上与前文提到和讨论过的方法类似。这一部分的焦点在于椎间盘细胞的培养以及合适的移植物的产生。

由于各种原因,从椎间盘组织中获取合适的以及数量充足的靶细胞极其困难。如果要分离髓核细胞,即最普通的靶细胞,要求打开纤维环才能进入。这几乎将肯定导致纤维环的损伤。除了难以接近,退变椎间盘中极低的细胞密度将使获取足够可用的细胞来进行成功的体外培养的过程变得更加复杂。因此,只有有限的可能性在不引起已经受影响的椎间盘出现进一步损伤或加速其退化的情况下,从椎间盘获得足够的细胞来采取一个以椎间盘细胞为基础的治疗方法。从突出的椎间盘获取材料也许是一种能够帮助分离足够细胞进行体外培养的方式。然而外科手术后在同一个椎间盘引入细胞或者植入物可能存在争议,这是由于对于大部分表现为神经根性症状的患者来说,微创椎间盘切除术已经表现出满意的疗效。尽管如此,微创椎间盘切除术后,手术节段可能出现直接损伤或者退化过程加速,这使得该节段倾向于出现术后椎间盘源性下腰痛。这个增加的风险也许能证明通过细胞移植来预防术后畸形和(或)慢性椎间盘源性下腰痛是正确的。另一个可能的临床应用是利用基于细胞的治疗方式,预防与融合节段相邻的节段出现加速退化。部分与融合部位邻近的节段遭受机械应力,这是一个已知的问题。这种情况会引起退行性椎间盘疾病进程的加速,最终会出现与融合节段邻近的节段出现椎间盘源性下腰痛(图63-8)。融合过程中摘除的椎间盘材料可以作为治疗邻近椎间盘的细胞来源。然而,这意味着仅仅因为将来会出现退化这种可能性,就对无症状、非退化的椎间盘进行干预,这仍然是存在质疑的。因此,就目前来说,自体椎间盘细胞移植仅限于一些临床案例,但其在这些有限的案例中可能会被证明是一种绝佳的方式。

通过自体细胞支持退变椎间盘最直接的方式是将来自体内并经过扩增的椎间盘细胞混悬液注入椎间盘中[20]。一种为后来的移植进入退变椎间盘,准备自体椎间盘细胞的方法是在三维培养系统进行培养,这些培养的细胞是随后进行的植入退变椎间盘的细胞。最开始的实验由Maldonado和他的同事[21]证实,在三维结

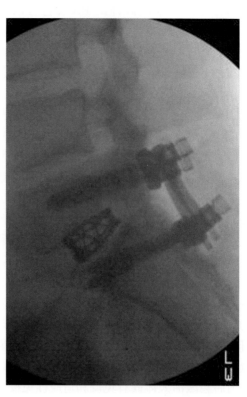

■ 图63-8　侧位X线片显示相邻节段椎间盘高度减小,L5-S1后路内固定融合术后L4-L5退行性改变

构中培养椎间盘细胞保留了其固有表型,也证明了合成的基质成分与从那些固有椎间盘观察到的基质类似。从那以后,多种多样的手术技术被用于为三维结构提供椎间盘细胞[22]。实验方法的可行性已被测试,这是通过动物实验在其体内进行测试。Gruber和他的合作者[23],利用了一个沙鼠模型,应用自体椎间盘细胞,通过常规单层培养进行扩增,并种植到三维支架以及椎间盘中创造的一个空腔。直到33周后也没观察到巨细胞反应。同时细胞表现为正常的形态。此外,细胞周围基质也没有观察到异常,这提示了在培养期间适合移植细胞的生存。从他们的资料当中,研究者推断,自体椎间盘细胞移植可以获得成功,尽管存在技术上的挑战。然而,由于在支架中种植后立即进行移植,椎间盘细胞在遇到椎间盘不利的环境之前没有时间合成足够多的基质。在移植前在三维系统中培养椎间盘细胞,也许会因此提高其在退变椎间盘的不利环境中的生存机会。Sato和其合作者[24]通过应用非免疫原性的去端肽胶原支架来种植和培养纤维环细胞来评估这一方法。与单分子层生长的细胞相比,这个过程表明Ⅱ型胶原mRNA的表达增加,堆积了更多Ⅱ型胶原和蛋白聚糖。种植了纤维环细胞的去端肽胶原支架被同种异体移植到经激光椎间盘切除术切除髓核的受体家兔缺损中。与髓核摘除的对照组相比,移植的结

果显著防止了椎间盘间隙狭窄。组织学分析同样表明，同种异体移植细胞能够在受体椎间盘组织存活、增殖以及产生透明样基质。尽管家兔模型不能充分模拟人体椎间盘中植入的椎间盘细胞所承受的机械力，但可以想到的是，被自身基质围绕的细胞可能更为成功地抵抗机械力。尽管如此，另一个没被目前研究探讨的问题是细胞被植入退变的椎间盘后，会经历一个急性的营养短缺。考虑到原始椎间盘细胞的营养供应几乎不够充足，那么追加的细胞是否能够在较长的时间跨度里存活？这一问题很可能需要通过提供给椎间盘一个持续性结构改良来解决。

移植间充质干细胞

成人间充质干细胞（mesenchymal stem cells, MSCs）是未分化的多能干细胞，主要存在于若干组织，比如骨骼肌、骨髓、滑膜以及皮肤[25,26]。间充质干细胞具有高度可塑性并且有多向分化的巨大潜能。到目前为止，生长因子中的 BMP 家族成员已被用于诱导间充质干细胞分化为软骨细胞[27]。然而，由于 BMPs 并非是诱导软骨分化唯一的因子，其表达需要仔细计时并调节到阻止骨结构的生长。为了克服该问题，信号转导和转录因子，比如 Sox 家族成员以及唯一诱导软骨分化的 Brachyury 因子，已经被检测，同时表现出令人鼓舞的结果[28,29]。已有发现 MSCs 和椎间盘细胞联合培养也许足以诱导一个椎间盘细胞样表型的 MSCs[30,31]。尽管这些数据来源于体外实验，但 MSCs 注射入椎间盘后同样在体内分化可能性是存在的。除了与椎间盘细胞联合培养，在三维培养系统中培养间充质干细胞足以诱导髓核样表型[32]。将胶原凝胶嵌入样间充质干细胞植入经人为造成退变的家兔椎间盘，结果显示保存了核和环状结构，防止髓核蛋白聚糖减少，以及增加了椎间盘高度[33,34]。植入的细胞可存活，同时能够表达髓核细胞典型的遗传标记。注入骨来源的 MSC 混悬液进入家兔椎间盘以及注射凝胶嵌入样 MSCs 进入大鼠尾骨椎间盘后均可出现类似的结果[35,36]。

间充质干细胞的利用为椎间盘退变的生物治疗提供了一个新的、令人振奋的方式，到目前为止，结果令人鼓舞。相对而言比较容易获得自体间充质干细胞，这克服了传统方式中的主要难题。MSCs 高度的拓展性以及获取相比相对的简便性使得这个方法非常引人注目。然而，还需要持续的、深入的研究来评估新合成的基质的结构，这涉及生物力学特性。同时也需要在脊柱承受机械负荷的情况证明其价值。

结论

人类步态的力学机制给椎间盘造成了恒定的和多维的负荷。随着脊柱节段退变而出现的椎间盘渐进性结构变化不是良性的。椎间盘的功能要求一个机械稳定的结构和高度特化的基质来给予脊柱所需的灵活性和机械强度。已知的成人椎间盘无血管分布限制了营养的供应的弥散，因此给通过其细胞成分来持续维持椎间盘基质带来了巨大挑战。前文提到的机械应力和营养的不足最终造成了一个毒性环境，导致了基质细胞结构的渐进性破坏和同时存在的大量基质消耗。这些特点以及退变期间的改变限定和制约了用于生物修复退变椎间盘以及治愈患者的技术的应用。这也许预示着临床应用椎间盘生物制剂来修复结构受累的椎间盘还有很长的路要走。近期的研究着眼于多种生物学方法来维持和改善结构受累椎间盘，这提供了新的导向去研究这些新的治疗方式令人兴奋的潜能。要求进一步的包括体内和体外的基础医学和临床实验研究来缩小科学潜力和临床实际间的距离。

（孙浩林　于峥嵘　译）

参考文献

1. W.H. Kirkaldy-Willis, J.H. Wedge K. Yong-Hing et al., Pathology and pathogenesis of lumbar spondylosis and stenosis, Spine 3(4) (1978) 319–328.
2. H.E. Gruber, E.N. Hanley Jr., Analysis of aging and degeneration of the human intervertebral disc. Comparison of surgical specimens with normal controls, Spine 23 (1998) 751–757.
3. W.E. Johnson, H. Evans, J. Menage, S.M. Eisenstein, A. El Haj, S. Roberts, Immunohistochemical detection of Schwann cells in innervated and vascularized human intervertebral discs, Spine 26 (2001) 2550–2557.
4. H.A. Horner, J.P. Urban, 2001 Volvo Award Winner in basic science studies: effect of nutrient supply on the viability of cells from the nucleus pulposus of the intervertebral disc, Spine 26 (2001) 2543–2549.
5. H.S. An, E.J. Thonar, K. Masuda, Biological repair of intervertebral disc, Spine 28 (2003) S86–S92.
6. K. Masuda, Y. Imai, M. Okuma, et al., Osteogenic protein-1 injection into a degenerated disc induces the restoration of disc height and structural changes in the rabbit anular puncture, Spine 31 (7) (2006 Apr 1) 742–754.
7. H.S. An, K. Takegami, H. Kamada, C.M. Nguyen, E.J. Thonar, K. Singh, G.B. Andersson, K. Masuda, Intradiscal administration of osteogenic protein-1 increases intervertebral disc height and proteoglycan content in the nucleus pulposus in normal adolescent rabbits, Spine 30 (2005) 25–31. discussion 31–22.
8. M. Kawakami, T. Masumoto, H. Hashizume, et al., Osteogenic protein-1 inhibits degeneration and pain-related behavior induced by chronically compressed nucleus pulposus in the rat, Spine 30 (17) (2005 Sep 1) 1933–1939.
9. S. Chubinskaya, M. Kawakami, L. Rappoport, et al., Anti-catabolic effect of OP-1 in chronically compressed intervertebral discs, J. Orthop. Res. Apr. 25 (4) (2007) 517–530.
10. K. Miyamoto, K. Masuda, J.G. Kim, et al., Intradiscal injections of osteogenic protein-1 restore the viscoelastic properties of degenerated intervertebral discs, Spine J. 6 (6) (2006 Nov-Dec) 692–703.
11. M. Kawakami, H. Hashizume, T. Matsumoto, et al., Safety of epidural administration of osteogenic protein-1: behavioral and macroscopic observation, Spine 32 (13) (2007 Jun 1) 1388–1393.
12. R.G. Klein, B.C. Eek, C.W. O'Neill, et al., Biochemical injection treatment for discogenic low back pain: a pilot study, Spine J. 3 (3) (2003) 220–226.
13. K. Masuda, T.R. Oegema Jr., H.S. An, Growth factors and treatment of intervertbral disc degneration, Spine 29 (2004) 2757–2769.
14. K. Nishida, L.G. Gilbertson, P.D. Robbins, C.H. Evans, J.D. Kang, Potential applications of gene therapy to the treatment of intervertebral disc disorders, Clin. Orthop. Relat. Res. 379 (Suppl) (2000) S234–S241.
15. C. Lattermann, W.M. Oxner, X. Xiao, et al., The adeno associated viral vector as a strategy for intradiscal gene transfer in immune competent and pre-exposed rabbits, Spine 30 (2005) 497–504.
16. S.T. Yoon, J.S. Park, K.S. Kim, et al., LMP-1 upregulates intervertebral disc cell production of proteoglycans and BMPs in vitro and in vivo, Spine 29 (2004) 2603–2611.

17. R. Paul, R.C. Haydon, H. Cheng, A. Ishikawa, N. Nenadovich, W. Jiang, L. Zhou, B. Breyer, T. Feng, P. Gupta, T.C. He, F.M. Phillips, Potential use of Sox9 gene therapy for intervertebral degenerative disc disease, Spine 28 (2003) 755–763.

18. S.H. Moon, K. Nishida, L. Gilbertson, et al., Biologic response of human intervertebral disc cell to gene therapy cocktail, In: International Society for the study of the Lumber Spine (ISSLS), San Francisco, CA, 2001.

19. C.J. Wallach, S. Sobajima, Y. Watanabe, J.S. Kim, H.I. Georgescu, P. Robbins, L.G. Gilbertson, J.D. Kang, Gene transfer of the catabolic inhibitor TIMP-1 increases measured proteoglycans in cells from degenerated human intervertebral discs, Spine 28 (2003) 2331–2337.

20. T.M. Ganey, H.J. Meisel, A potential role for cell-based therapeutics in the treatment of intervertebral disc herniation, Eur. Spine J. 11 (Suppl 2) (2002) S206–S214.

21. B.A. Maldonado, T.R. Oegema Jr., Initial characterization of the metabolism of intervertebral disc cells encapsulated in microspheres, J. Orthop. Res. 10 (1992) 677–690.

22. H.E. Gruber, E.N. Hanley Jr., Recent advances in disc cell biology, Spine 28 (2003) 186–193.

23. H.E. Gruber, T.L. Johnson, K. Leslie, J.A. Ingram, D. Martin, G. Hoelscher, D. Banks, L. Phieffer, G. Coldham, E.N. Hanley Jr., Autologous intervertebral disc cell implantation: a model using Psammomys obesus, the sand rat, Spine 27 (2002) 1626–1633.

24. M. Sato, T. Asazuma, M. Ishihara, T. Kikuchi, M. Kikuchi, K. Fujikawa, An experimental study of the regeneration of the intervertebral disc with an allograft of cultured annulus fibrosus cells using a tissue-engineering method, Spine 28 (2003) 548–553.

25. P. Bianco, P. Gehron Robey, Marrow stromal stem cells, J. Clin. Invest. 105 (2000) 1663–1668.

26. P. Bianco, M. Riminucci, S. Gronthos, P.G. Robey, Bone marrow stromal stem cells: nature, biology, and potential applications, Stem Cells 19 (2001) 180–192.

27. J.M. Mason, A.S. Breitbart, M. Barcia, D. Porti, R.G. Pergolizzi, D.A. Grande, Cartilage and bone regeneration using gene-enhanced tissue engineering, Clin. Orthop. Relat. Res. 379 (Suppl) (2000) S171–S178.

28. H. Akiyama, M.C. Chaboissier, J.F. Martin, A. Schedl, B. de Crombrugghe, The transcription factor Sox9 has essential roles in successive steps of the chondrocyte differentiation pathway and is required for expression of Sox5 and Sox6, Genes. Dev. 16 (2002) 2813–2828.

29. A. Hoffmann, S. Czichos, C. Kaps, D. Bachner, H. Mayer, B.G. Kurkalli, Y. Zilberman, G. Turgeman, G. Pelled, G. Gross, D. Gazit, The T-box transcription factor Brachyury mediates cartilage development in mesenchymal stem cell line C3H10T1/2, J. Cell Sci. 115 (2002) 769–781.

30. S. Kim, C. Le Visage, K. Tateno, A. Sieber, J. Kostuik, K. Leong, Interaction of human mesenchymal stem cells with disc cells: changes in biosynthesis of extracellular matrix, Spine J. 2 (2002) 107S.

31. S.M. Richardson, R.V. Walker, S. Parker, N.P. Rhodes, J.A. Hunt, A.J. Freemont, J.A. Hoyland, Intervertebral disc cell mediated mesenchymal stem cell differentiation, Stem Cells 24 (2005) 707–716.

32. M.V. Risbud, M.W. Izzo, Cs Adams, et al., Mesenchymal stem cells respond to their microenvironment in vitro to assume nucleus pulposus-like phenotype, 2003. 30th Annual meeting: International Society for the Study of the Lumber Spine (ISSLS), vancourer, canada.

33. D. Sakai, J. Mochida, T. Iwashina, A. Hiyama, H. Omi, M. Imai, T. Nakai, K. Ando, T. Hotta, Regenerative effects of transplanting mesenchymal stem cells embedded in atelocollagen to the degenerated intervertebral disc, Biomaterials 27 (2006) 335–345.

34. D. Sakai, J. Mochida, T. Iwashina, T. Watanabe, T. Nakai, K. Ando, T. Hotta, Differentiation of mesenchymal stem cells transplanted to a rabbit degenerative disc model: potential and limitations for stem cell therapy in disc regeneration, Spine 30 (2005) 2379–2387.

35. G. Crevensten, A.J. Walsh, D. Ananthakrishnan, et al., Intervertebral disc cell therapy for regeneration: mesenchymal stem cell implantation in rat intervertebral discs, Ann. Biomed. Eng. 32 (2004) 430–434.

36. Y.G. Zhang, X. Guo, P. Xu, et al., Bone mesenchymal stem cells transplanted into rabbit intervertebral discs can increase proteoglycans, Clin. Orthop. Relat. Res. 430 (2005) 219–226.

第8篇

老年脊柱的未来

第64章　脊柱内镜技术在老年脊柱疼痛治疗中的应用

64

Anthony T. Yeung , Christopher A. Yeung , and Christopher Meredith

关　键　点

- 经椎间孔入路避免了常规入路剥离多裂肌的相关并发症。
- 经椎间孔入路可以清晰地在内镜视野下进行椎间盘内及硬膜外减压。
- 经椎间孔入路对支配椎间盘及脊柱后方肌肉的神经进行去神经化治疗常见的慢性腰痛。
- 熟悉椎间孔正常及病理状态下的解剖变异在治疗慢性腰痛综合征中至关重要。很多经常进行常规开放手术的医生却对此知之甚少。
- 包括双极射频及激光在内的特制微型外科器械是脊柱内镜外科的重要组成部分。

介绍

随着脊柱应力由脊柱前方转移至关节突关节,椎间盘开始发生退变,纤维环出现裂隙,脊柱的老年化逐步开始。它是椎间盘源性疼痛或轴性疼痛产生的原因,也会造成节段性不稳而最终导致脊柱畸形。当出现疼痛症状且保守治疗无效时,可选择椎间盘切除术及脊柱融合术。尽管 SPORT(Spine Patient Outcomes Research Trial)证实了椎间盘切除术的有效性,但脊柱融合术的长期成本有效性却仍被质疑。常规的脊柱外科治疗方法包含很多种不同的技术,被用于治疗椎间盘退变性疾病引发的疼痛,如椎间盘突出症、腰椎滑脱症、中央椎管狭窄及神经根管狭窄症。然而,手术治疗后却常因"腰椎术后失败综合征"需要进行相关的补救措施而影响其疗效。新型微创技术的诞生为脊柱退变疼痛的患者提供了更多更有效的早期微创治疗选择。本章基于笔者 20 年应用经皮椎间孔内镜外科技术(YESS,杨氏技术)的经验,着重介绍"脊柱内镜手术治疗脊柱外科疼痛"的理念。

杨氏技术并非仅仅通过治疗性注射来"屏蔽"疼痛,它可以从根本上去除引发疼痛的始动因素。该技术通过"选择性"去除退变的髓核组织、修复撕裂的纤维环、神经根减压、消融引起椎间盘源性或轴性疼痛的神经及炎性组织并去除突出的椎间盘组织达到椎间盘减压的目的。当熟练掌握该技术后,对一些峡部裂滑脱及腰椎退变性滑脱的患者也可采用该方法进行治疗。本章也通过笔者治疗的一些病例来说明采用微创的手术方法相对于常规开式其手术并发症发生率更低。读者如果想了解有关该微创方法的更多信息,可以参考文章后的参考文献目录[2-15]。

传统的治疗脊柱退变的方法包括开放减压、固定及融合技术。在美国过去的几十年中,脊柱融合术在手术方法中所占比例不断上升。1990 年至 2001 年,腰椎融合术增加了 220%[16]。Tosteson 等人[17]的一项近期研究分析了 SPORT 的数据后发现即便对于退变性滑脱手术(需要进行减压和融合)在 2 年后看来也并非经济划算。这些数据的重要性在于它着力于更好地明确腰部及坐骨神经痛的来源、早期治疗方法及研究神经根孔内复杂的神经支配(图 64-1A-C)。而这个被 MacNab 描述为"隐藏区域"的位置,正是在治疗椎间盘源性和关节突关节疼痛时有效进行间孔减压及间孔内神经消融的关键所在。这也许会对旨在寻求减少医疗开支的医疗改革产生影响,毕竟在美国每年腰痛的治疗花费就会超过 1000 亿美元,而其中大部分都用于支付非手术治疗费用,如理疗、疼痛介入治疗及非处方药。当然脊柱融合术的比例也需要有所降低。如果我们不是仅仅停留在讨论脊柱内镜治疗方法的有效性及经济性,而是着手建立一个脊柱内镜的亚专科来培养更多的人才的话,这一目标的实现将指日可待。

要想理解慢性、外科可治疗的腰痛,首先要知道常见的腰痛机制。在尸体标本上,椎间孔内的神经显微解剖揭示出一张源自脊髓由神经构成的网络,在即将离开椎间孔成为脊神经前,它们分出了背侧及腹侧分

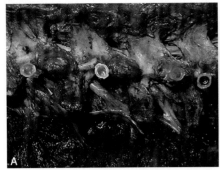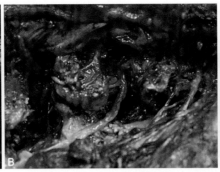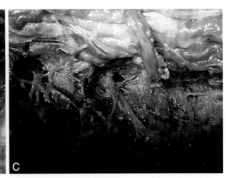

■**图64-1**   **A,**新鲜尸体标本显示脊柱背侧及椎间孔、椎间盘、脊神经、关节突及正常的左侧腰 2-骶 1 椎间孔。蓝色标记:通过椎间孔将针头插入到椎间盘的后外侧区域。图示腰 4/5 水平的分叉神经。通过使用环锯、激光或内镜下高速磨钻取出上关节突腹侧骨质后可到达硬膜外间隙。已经从横突上剥离了所有的软组织,包括支配脊柱后方的脊神经后支。覆盖出口根的横突间韧带也已被移除。**B,**关节突神经支配及横突、棘间韧带与椎间孔内出口根的关系。在右侧腰 3/4 出口根附近可见分叉神经在椎间盘后外侧穿过椎间孔。分叉神经是正常脊神经(多为出口根)有髓鞘的分支,内镜下经常可以在椎间孔附近观察到。当术中受到刺激或被切断,可以出现类似脊神经被切断后的感觉障碍表现。因其太过细小,常常无法被术中肌电图记录或导致患者产生不适的主诉。内镜下操作时,如果分叉神经直径超过 1mm,则应小心不要对其造成损伤。损伤后痛觉过敏可以马上出现,也有可能延迟发生,治疗上可以选择经椎间孔硬膜外腔封闭或联合交感神经封闭术。分叉神经在腰椎核磁上不易发现,但却可以造成坐骨神经痛。在腰 3 横突的头侧也标记出了脊神经后支的内外侧分支。脊神经后支发出内侧支穿过横突后支配该椎间盘水平上下方的关节突关节。当外侧支受到激惹后可引发支配肌肉痉挛。**C,**腰 3、腰 4、腰 5 关节突的脊神经后支支配。脊神经后支由脊神经发出,随后分为内侧支、中间支及外侧支分别支配关节突关节及脊柱后方的肌肉。棘突间韧带被切除便于显露脊神经后支。术中多在横突间韧带的腹侧可以发现,当它受到刺激时可连带引发出口根及背根神经节出现激惹。目前对脊神经后支研究不多,但其与Ⅳ级或Ⅴ级极外侧纤维环撕裂导致的严重慢性轴性腰痛可能相关,椎间盘突出和纤维环撕裂导致的腰痛可以用脊神经后支受到刺激来解释,而不仅仅只是脊神经根的受压。选择性内镜下椎间盘切除术及电热纤维环成形术可以减轻轴性疼痛及坐骨神经痛。注意椎间盘内电热疗法(IDET)是无法到达这些神经的。内镜下脊神经分支切断术在治疗严重慢性腰痛中疗效满意

支。其与支配椎间盘的窦椎神经亦存在交通支。当纤维环撕裂局部出现炎症反应时,新生的血管及神经组织可引起疼痛症状,而这种变化是通过我们现有的影像学检查无法发现的。我们总是习惯于看到神经根的走行,却往往忽略了常见的分叉神经或脊神经后支及其内外侧支。这个由脊神经后支构成的神经网在很大程度上与慢性椎间盘源性及轴性疼痛相关,这种疼痛保守治疗效果不佳。核磁与 CT 检查均无法看到这些神经,但是在尸体标本上,通过内镜可以看到这些结构并进行精准的定位(图 64-1B,C)。采用如椎间盘造影、选择性神经根封闭、经椎间孔硬膜外激素封闭、关节支及内侧支封闭以及交感神经阻滞等方法明确诊断后制定相应的治疗方案。目前诸如 Caragee 等的研究,主要关注了椎间盘造影的风险和难度,而不是椎间盘造影的适应证及其临床应用。这些研究给那些既熟悉脊柱病理解剖又擅长操作脊柱内镜的医生带来一定的负面影响。实际上,这种能力可以为他们在治疗脊柱疾患方面提供更多的微创选择,而非仅仅选择脊柱融合术。

政治及医疗社会经济的压力产生了越来越多的争议,尤其是一些所谓的"专家"总是将一己之言当做"治疗标准",使得这些方法面临医疗法律及保险范围方面的问题。

外科医生可以依据这些诊断及治疗性手段提供的信息,选择性针对疼痛来源进行精准定位及制订治疗方案。

适应证及禁忌证

目前这项技术公认的适应证为位于椎间孔及椎间孔外的椎间盘突出。但技术熟练以后,各种不同大小及类型的椎间盘突出均可采用这一技术进行治疗。适应证的选择与操作者的熟练程度及经验密切相关,也和突出位置的解剖学关系和器械能否到达有关,同时术前要通过局部封闭注射(椎间盘造影疼痛诱发试验、椎间孔神经根造影、治疗性椎间孔封闭或选择性神经根封闭术)及影像学资料来确定疼痛性质及位置。较小的间盘突出合并坐骨神经痛、椎间盘突出后腰部疼痛以及纤维环撕裂引发的腰痛由于外科手术风险收益比较低以往多作为手术的相对禁忌证,但它们是经椎间孔内镜技术的适应证。禁忌证是相对的,取决于经皮路径的局部病理解剖状态及操作者的临床经验。通过内镜技术也能清楚地看到椎间孔内病变的慢性炎性肉芽组织,而这些病理变化在术前影像学资料中很

难看到。

器械说明

内镜系统的设计对于外科医生来说非常重要,内镜技术下顺利完成减压术依赖于内镜的设计、有效的外科手术器械及设计者对器械功能的不断改进。并非

所有的内镜设计都是适合的,手术操作技术及内镜系统的仍在不断改进之中。本章着重讨论了经椎间孔的"由内及外"的 YESS 技术(图 64-2)以及该方法使用的器械及操作技术。除了必要的手术器械,特殊设计的套管可以显露要处理的病变结构并避免造成神经及硬膜囊的损伤。其他微创技术也在不断发展,本章也介绍了基于杨氏技术改进后的其他一些内镜技术。

应用椎间孔镜技术进行选择性间盘摘除的部分设备(示意图)

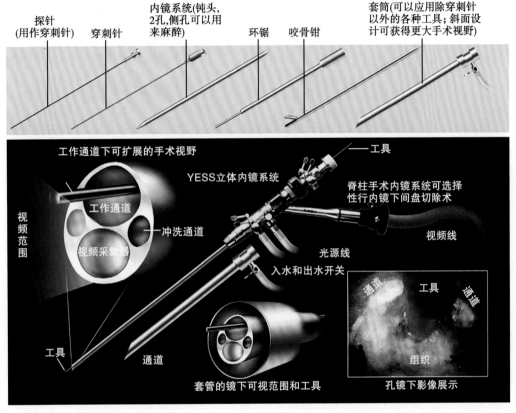

■ **图 64-2**　Richard Wolf YESS 多通道操作内镜。脊柱内镜系统设计包括:工作通道,为了使视野更加清晰的多通道冲洗装置,为了保护一些敏感结构如脊神经而设计的逐层扩张套筒(便于进入到操作部位)

背景及临床预后

同行评议文献分析总结了经椎间孔入路内镜(Kambin 最早使用的是"关节镜"一词)下腰椎间盘切除术的结果,如 1993[3] 年的 Mayer 和 Brock[19] 以及后来的 Hermantin 的前瞻随机性研究,这些研究结果显示内镜下治疗临床效果不但拥有更低的手术并发症和更快的术后康复,而且临床效果与开放手术相似(表 64-1)。杨氏技术最初是 Yeung 跟随 Kambin 学习时,在 Kambin 技术的基础上进行了改进发展而来。手术主要针对门诊患者,使用镇静药物在局麻下即可完成。

表 64-1　微创椎间盘切除术与内镜下椎间盘切除术比较[*]

Ⅱ~Ⅲ级证据等级	临床预后	
	1 组:关节镜下显微间盘切除术	2 组:微创椎间盘切除
满意	97%	93%
非常满意	73%	67%
功能丧失	27 天	49 天
使用镇痛药	7 天	25 天
住院日	0 天	1 天

[*] 6 名患者随机,每组 30 人

大多数患者在术后 1 小时后即可离院。结果显示术后患者镇痛药物的使用也明显减少了,一般在 1~6 周内即可重返工作岗位,甚至几天后就重返工作岗位的患者也不少见。长期随访结果显示复发率(6%)及术后椎板减压综合征发生率均比较低,同时患者满意度有明显的提高。Mroganstern[21] 是 Yeung 的学生之一,他在完成了 70 例患者的治疗曲线后认为,YESS 技术可应用于不同类型的椎间盘突出,通过 MacNab 及改良 MacNab 评分表评价患者优良率达 90%。截至 2008 年,内镜技术治疗各种类型的椎间盘突出症文献报道结果如表所示(表 64-2)。

表 64-2　微创椎间盘切除术与内镜下椎间盘切除术结果比较

作　者	患者数	治疗类型(适应证)	平均年龄	平均随访时间	MacNab 结果(优/良)[§]
Mayer(1993)	20	包容性突出,单纯性小突出	NR	NR	80%
Kambin(1999)	60	小的突出,包容性或非包容性突出	NR	NR	97%
Yeung(2000)	500	所有患者组	42 25~69	NR	86%
Lew/Mehalic(2001)	49	极外侧椎间盘突出	NR	NR	85%
Yeung(2001)	307	所有类型椎间盘突出/所有患者组	NR 18~72	NR	84%
Tsou/Yeung(2002)	219	椎间盘突出合并神经功能损害	NR	NR	93%
Ruetten(2005)	463	所有类型椎间盘突出	NR	NR	81%
Choi/Lee	41	椎间孔外型椎间盘突出	58.7 32~74	34.1 NR	92%
Ruetten(2008)	178	所有类型椎间盘突出	43 20~68	NR 1~24 mo	82%
Hoogland(2008)	262	复发性椎间盘突出	NR	NR	86%

[*] 最初为 Kambin 所命名;后来指经椎间孔入路内镜下椎间盘切除术。

[§] MacNab 标准:良-偶发疼痛或下肢痛,不影响正常工作和娱乐;优-无痛,活动无限制

本章所述的 YESS 技术在治疗脊柱退变性疼痛中也有着广泛的应用。严格选择适应证的患者经过治疗后的随访结果也在国内及国际脊柱会议中进行了报告。超过 3000 例患者采用标准化的评判工具如 VAS、ODI、SF2 及 MacNab 标准进行评价的 1 至 10 年的随访资料,目前正在校对,随后进行同行评议分析后发表。

经椎间孔内镜技术不同于常规的后路手术,它沿着最长肌和腰肌之间的安全界面进行通道扩张,从而避免损伤正常解剖结构。采用"由内及外技术"可以轻易到达包括中央型、旁中央型、韧带下方及椎间孔外的突出椎间盘组织(图 64-3)。内镜下当位于椎间孔内或旁中央的突出组织被移除后,很容易看到行走根的外侧缘(图 64-4)。在老年脊柱病患中,椎间盘突出的首发症状往往始于纤维环撕裂而引发的反复的腰痛及坐骨神经疼痛。对这种无法自愈的纤维环撕裂的研究和治疗为椎间盘内电热疗法提供了依据,这些研究也解释了单纯透视引导下各种治疗方法为何总是有一定不足的原因。通过内镜下可以更好地辨识纤维环表面的增生肉芽及髓核组织(图 64-5A),因此在进行电热纤维环成形术过程中可以确定纤维环的撕裂位置。首先必须将这些突出的髓核组织予以去除,在 70 度角视野的内镜下使用双极对纤维环进行烧灼,最终确认纤维环撕裂口已经皱缩闭合(图 64-5B)。

内镜下椎间孔成形术多用于治疗较为严重的脊柱退变及椎间孔狭窄,如中央管及椎间孔狭窄症,对于间盘高度较高的患者,还可以通过侧隐窝及腹侧关节突减压获得"由内及外"的通道到达位于硬膜外间隙较为隐蔽位置的突出椎间盘组织。椎间孔成形术使用的套管可以显露上位关节突的腹侧,更好地观察关节囊并确认关节突关节的下方(图 64-6A),然后使用磨钻或环钻进行磨除(图 64-6B)。腰椎退变性滑脱多和椎间盘突出相关,峡部裂性滑脱可由于神经腋部及上关节突关节下方隐窝处卡压出现坐骨神经痛(图 64-6C),内镜下椎间孔减压术对这类患者也是有效的。

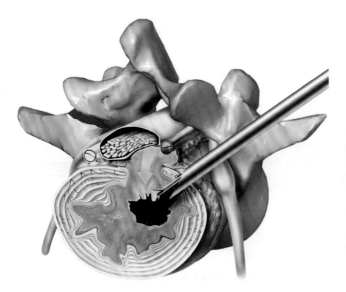

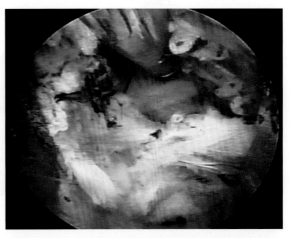

■图 64-3　"由内及外技术"内镜下椎间盘减压。图示单侧入路选择性内镜下椎间盘切除术。首先置入头端为斜面的套筒后,使用内镜下专用的微型咬骨钳进行直视下间盘内碎片组织清除。随后采用特制的带铰链的咬骨钳和直的或可弯曲的刮刀从纤维环破裂处取出软性的突出髓核组织

■图 64-4　切除椎间孔内突出的椎间盘后显示行走根。靛胭脂染料将退变组织染成蓝色,有助于操作者咬除突出的、不易发现以及松软的退变间盘组织,这些组织有可能成为日后复发性椎间盘突出的病因。减压后的走行神经清晰可见表明减压充分。当镜下已经明确切除了突出的间盘组织,术后没有必要再行 CT 或核磁检查进一步确认。当术中致压物被取出的一刻,患者可以明确告诉者下肢疼痛消失了,避免了需要传统的循证医学证据进行双盲、随机对照研究来验证选择性内镜下椎间盘切除术或任何可视化内镜技术的疗效

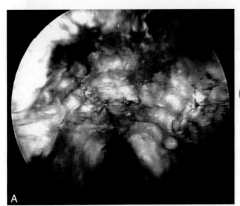

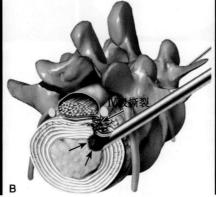

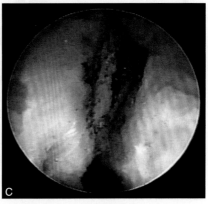

■图 64-5　内镜下电热纤维环成形术治疗纤维环撕裂。A,痛性纤维环撕裂在内镜下通过染色-椎间盘造影确认存在Ⅳ级的纤维环撕裂,间盘组织嵌入到纤维环内。这些嵌入组织阻碍纤维环的自愈。在进行电热纤维环成形之前,必须将这些髓核组织从纤维环上完全切除。这也说明了为什么 IDET 针对这种情况是无能为力的。通过选择性内镜下椎间盘切除术移除退变的椎间盘组织以及嵌入到纤维环内的髓核组织后进行纤维环成形术。纤维环撕裂可以在大小、位置及类型上存在差异。一个或者两个部位的后方或后外侧的撕裂,只要纤维环的厚度仍有 20%～25% 得以保留,进行电热纤维环成形后其长期随访结果满意。更多或更广泛的纤维环撕裂也能愈合,但存在再次撕裂的可能。椎间盘染色-造影疼痛诱发试验可以诊断痛性纤维环撕裂并可通过内镜下得以印证。造影诱发疼痛,组织染色有助于辨别撕裂的位置。在撕裂的纤维环附近常常也能看到瘢痕及炎性组织,直视下闭合纤维环撕裂口是电热纤维环成形术治疗因纤维环撕裂引发疼痛的主要机制。B,图示选择性内镜下椎间盘切除术及电热纤维环成形术治疗Ⅳ级纤维环撕裂。C,在套筒 70° 的视野下,使用双极射频对Ⅲ～Ⅳ级的纤维环撕裂进行烧灼。这种撕裂预后满意,因为术后撕裂口完全闭合,同时还有 20%～24% 的纤维环保持完好

内镜下椎间孔成形术

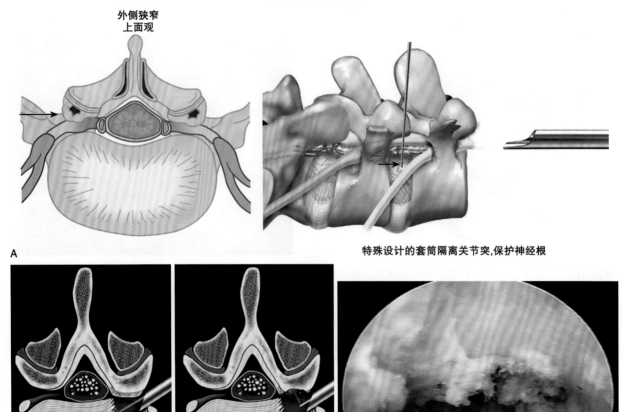

外侧狭窄
上面观

A

特殊设计的套筒隔离关节突,保护神经根

B

C

■ **图 64-6** **A,** 内镜下椎间孔减压。较严重的退变可以导致椎间孔狭窄及骨赘形成造成神经受压。特殊设计的套筒可以放置在关节突下方进行椎间孔减压。从套筒侧壁发出的激光将关节囊从关节突上进行剥离;随后使用环钻或高速磨钻对关节突腹侧进行减压扩大椎间孔便于进入到硬膜外间隙。沿着出口根进入到硬膜外间隙内对出口根的腋部进行减压直至可见到行走根的外侧缘或椎间孔内出现脂肪组织。**B,**椎间孔减压可以独立作为一个手术进行操作,也可以配合椎间盘减压术一并完成。该处图示钬激光的应用。侧壁发射钇铝石榴石激光用于术中将关节囊从关节突腹侧进行剥离。随后使用环钻、内镜下克氏咬骨钳、高速磨钻或骨锉扩大椎间孔。**C,**图示对侧隐窝内的出口根进行减压。使用高速磨钻剥离关节囊并磨除 4mm 的上关节突腹侧的骨质后完成对出口根在侧隐窝处的减压

这类患者的特点是术前经过椎间孔诊断治疗性注射后症状都有短暂的缓解。使用这一技术也能使患者避免进行腰椎融合术。合并有侧隐窝狭窄及复发性椎间盘突出的腰椎术后失败综合征的患者通过该技术治疗效果满意。当腰椎的负重力线后移到关节突关节,则会形成小关节滑膜炎及关节突囊肿。这些囊肿可能会对神经造成挤压。有时用靛胭脂对椎间盘内组织进行染色后或行椎间盘切除术时,在内镜下会发现这些蒂状的囊肿(图 64-7)。退变性及峡部裂滑脱的患者(图 64-8A～D)也可以采用内镜下注射的方法进行治疗。通过诊断及治疗性的注射来对疼痛来源进行分类。椎间盘注射诱发试验阳性、神经根造影及诊断性注射等方法都可以提供病变部位的相关信息,在此基础上进行椎间孔减压后术后疗效与诊断性治疗效果相似。

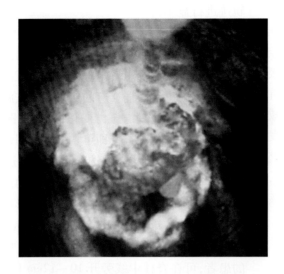

■ **图 64-7**　图示蒂状关节突关节滑膜囊肿。因为囊肿大小不一,所以不易在核磁影像上发现,而多在椎间孔手术中偶然发现。它不总是在关节突关节附近,有时它会出现在关节的内侧或外侧。图示的囊肿位于椎间孔内并被血管网包裹,造成了出口根的压迫。一般情况下在关节囊附近的白色的结构多为关节囊囊肿

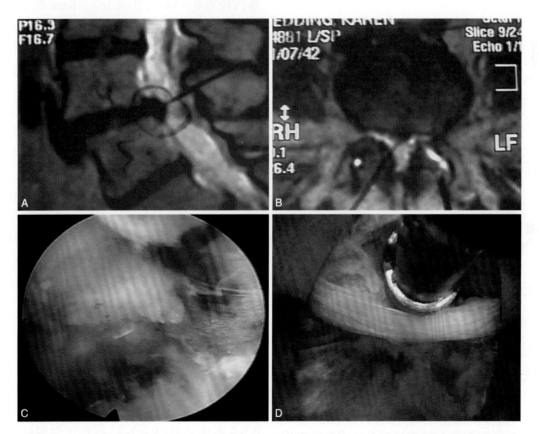

■ **图 64-8**　如果疼痛来源确定为椎间盘或椎间孔,可以通过内镜下手术来治疗峡部裂性或退变性滑脱。**A,**矢状位核磁显示退变性滑脱造成椎间盘突出导致中央管狭窄。可以通过内镜下摘除突出的椎间盘组织,但有可能使滑脱进一步加重。**B,**核磁显示椎间孔狭窄引发坐骨神经痛。这名患者有右侧坐骨神经痛的主诉,左侧没有症状。术前右侧椎间孔封闭效果良好。**C,**椎间孔成形术中发现出口根被下位椎体上关节突尖部卡压。**D,**椎间孔内可见分叉神经,有可能引起患者坐骨神经痛。在进行了椎间孔减压后症状消失

临床应用及评价

内镜下减压术其临床应用及评价类似于常规经椎管手术方式。腰椎术后失败综合征的患者,既往曾经历了一次或多次的脊柱手术后,却仍然继续忍受着腰痛或坐骨神经痛。腰椎术后失败综合征可能是由于首次治疗对疼痛产生机制认识不足、首次手术椎间盘减压不充分、复发性椎间盘突出或原有疾病的进一步发展(如腰椎滑脱或小关节关节炎)导致的。本章提到的内镜下治疗方法均可用于上述各种情况下的治疗,避免了行长节段的脊柱融合术。术前评价要结合核磁、CT 及或椎间盘造影结果综合分析。

操作方法

麻醉

操作在手术室进行。使用 0.5% 或 1% 的利多卡因进行局部麻醉,麻醉师可辅以芬太尼或咪达唑仑。有些医生和麻醉师更加青睐全麻,虽然全麻更容易进行术中管理,但由于出口根可能存在解剖变异(如分叉神经根),大大增加了术中神经损伤的风险,因为患者术中对疼痛的反应可以使手术更加安全地进行。

体位

推荐使用俯卧位。操作者可以拥有更好的方向感,使用双侧通道在椎间盘内进行操作时也更加方便。该方法可以提供更好的视野便于操作弯曲的刀头和一些体积较大的工具。

步骤

操作步骤及技术方法按照笔者常用的方法进行描述。在每次操作前,椎间盘造影均是必不可少的。疼痛诱发试验可以对明确疼痛来源提供有价值的帮助。椎间盘造影不仅可以搞清引发疼痛的间盘所在,同时也可以注入 10% 靛胭脂对髓核组织及纤维环缺损进行染色,便于术中区分正常和退变组织。位于硬膜外游离的或在纤维环撕裂处的椎间盘组织均可被染色,便于手术切除。非离子碘帕醇 300 造影剂多与靛胭脂以 10:1 的比例混合后用于透视下显影,正常椎间盘内,髓核会显示出卵圆形或中间分层的影像。造影剂不会渗入到正常不具通透性的纤维环胶原层中,因此不显影的纤维环部分代表是正常的纤维环组织。在退变的椎间盘中,纤维环裂隙、裂缝、撕裂及移位的髓核组织均会被造影剂填充,甚至可以沿着椎间盘突出的轨迹进行显影。

通过一个延长管将注射器与穿刺针相连,术者观察患者在注射过程中对疼痛的反应。通过手部感受到的注射压力大小及患者术中反应来确定间盘内容积与压力变化与患者疼痛反应的相关性。文献中推荐使用传感器记录椎间盘内压力变化,但外科医生在进行椎间盘造影的过程中很快即可掌握术中阳性发现与病理变化之间的关系,从而挑选合适的患者进行内镜下手术。术前椎间盘造影对主诉不够清楚的患者来说便于进一步明确腰痛性质。术中椎间盘造影则可以标注突出间盘组织的轮廓,便于术者最终在内镜下进行切除。

手术入路选取后外侧入路,对于体重在 70~80kg 的患者,可在脊柱中线旁开 10~12cm 作为进针点,选取内径为 6~7mm,外径为 7~8mm 的套管。它使用 2.8、3.1 及 4.0mm 的工作通道为手术提供清晰的视野,也能通过这一通道到达椎间孔、硬膜外、关节突关节腹侧及椎弓根和椎体等结构。通过联合使用环锯、Kerrison 咬骨钳、高速磨钻、带关节的抓取器、可弯曲的垂体钳以及各种不同的激光传导系统可以实现在不破坏脊柱后方结构的基础上消融神经、扩大神经根孔、去除关节突及神经根孔骨赘、行椎管内结构减压。椎间孔减压术可以治疗很多不同的病理变化。它在老年脊柱患者中潜在的应用可以说是无限的,因为这一技术可以在门诊就进行很多不同脊柱疾患的微创治疗,而以往只能通过开放大手术或者镇痛药物来完成。椎间盘内镜技术的出现为那些不愿接受开放大手术而又不想仅仅靠吃镇痛药维持的脊柱疾病患者提供了绝佳的选择。

术后护理

术后佩戴腰围可以让患者感觉腰部更加舒服。在移除工作通道前,常规使用 80mg 甲基强的松龙及 0.5% 布比卡因(1~2ml)可提供即刻的术后镇痛效果;目前没有因使用皮质激素导致术后感染发生的病例。术后患者在 4~6 周内应注意避免弯腰、提重物及腰部扭动,让纤维环有充分的时间愈合,减少髓核组织沿着原有的纤维环裂口或手术工作通道再次突出的可能。术后如无特殊情况,无需进行理疗。术后 6 周时间内,需要教导患者根据疼痛程度来选择适当的活动量。

并发症及预防

　　根据笔者的经验,并发症或神经损伤的风险大概为 1% 或更低。该技术也存在着与其他手术类似的并发症,如感染、神经损伤、硬膜囊撕裂、出血及瘢痕形成。最常见的术后并发症如一过性痛觉过敏其发生率约 5%~15%。其发生机制仍不明了,大量椎间孔解剖研究表明,此处存在复杂的神经网络,即便是再小心的操作也难免会对这里的神经造成激惹。造成这种痛觉过敏原因可能是神经功能恢复的表现、在出口根背根神经节附近操作或出口根附近存在小的椎间盘突出,症状一般会持续几天到几周不等。在纤维环组织中也可能存在一些变异的神经纤维,如分叉神经或一些并非来自行走根或出口根但长入到炎性组织内的神经纤维。这些变异的神经虽不会导致长期感觉障碍,却会在短期内出现痛觉过敏的症状。术中对纤维环进行钝性扩张可以减少其发生率,但依然难以避免这一并发症的出现,即便是对术中没有任何不良事件发生或术后肌电图及感觉诱发电位结果显示并无神经激惹的患者而言。有时候这种症状非常轻微,以至于很多医生不将其报为“并发症”。严重一些的痛觉过敏症状有点类似复杂区域疼痛综合征(译者注:难治性神经病理性疼痛疾病之一,发生机制不明,目前认为其产生和持续是多种因素共同作用的结果,症状包括区域性疼痛、感觉改变、温度异常、皮肤颜色改变等),但症状要轻一些,同时也没有皮肤的改变。治疗可以选用经椎间孔硬膜外、交感神经封闭,也可以超适应证使用普瑞巴林 150mg/d,或加巴喷丁最多时可用到每日 1800~3200mg。加巴喷丁被美国食品药品管理局批准用于带状疱疹后遗神经痛的治疗,用于腰椎术后疼痛的治疗也有效。虽然交感神经在椎间盘内的神经支配机制仍不明了,但封闭交感神经干却可以收到意想不到的疗效,尤其是在术后出现痛觉过敏早期治疗效果更佳。

　　在患者清醒镇静及局麻条件下,提高操作者辨认正常及病理性结构的能力可以有效地降低并发症发生率。采用“由内及外技术”为外科大夫提供了更多回旋余地来设计手术步骤,如果只是依靠影像学资料选用直达突出部位的方法,往往会由于术中局部出血、视野模糊或突出物翻转移位等原因而给操作者来个“下马威”。当视野不清时,操作者要考虑暂时将工具留在椎间盘内或从操作区域暂时退回到椎间盘内。一些经验丰富的操作者会在条件允许时选用全麻。在局麻下,整个手术过程患者除了在椎间盘造影诱发试验及术者触碰到出口根时,一般不会感到明显的不适。使用 0.5% 的利多卡因既能做到术中良好的疼痛管理,也能在神经根被触及时使患者感受到疼痛出现。神经根有可能和纤维环及髓核组织存在粘连,此时患者的疼痛反应非常有助于术者判断是否进行下一步操作。

优缺点

　　神经交通支、分叉神经及异常的神经解剖变异可能是引发疼痛的原因,而这些病理改变在影像学上很难发现,这也是很多患者虽然影像学看起来差不多,但有些人却存在疼痛症状的原因。内镜直视下看到背侧及椎间孔内的病理变化可以为外科治疗提供更多的选择。当脊柱退变产生疼痛症状,对引发疼痛的这些神经进行消融不失为一种理想的治疗方式,它避免了像脊柱融合术等传统手术的诸多并发症。当然,这些正常和异常的神经变异也为内镜下的手术操作带来风险。术中对这些神经的激惹或损伤大多数情况下是难以避免的,但是这些风险的发生与患者治疗后的疼痛缓解比起来还是微不足道的。

结论与讨论

　　总之,内镜下后外侧入路椎间盘切除术及神经根孔减压术可以通过微创通道到达椎间盘及硬膜外腔,并在直视下完成操作,避免了对脊柱后方肌肉组织的破坏。不仅如此,通过这一方法还可以清晰地观察到传统后方入路看不到的椎间孔内及椎间盘内部的病理变化。炎性反应在疼痛产生机制中扮演着重要角色。这些可能的疼痛机制与术中的病理变化有助于我们更好地揭示引起椎间盘突出的退变进程,而且我们的外科治疗理念也在不断鼓励患者选择早期干预治疗的过程中得以发展进步。在完成了经椎间孔椎间盘切除及减压后,可以对包括行走根、出口根、腋部、硬膜外在内的区域进行直视观察或探查。如果有间接证据表明已经到达了引发疼痛的病变结构时,则并不需要在镜下看到所有的周边结构。比如切除中央型椎间盘突出时,只需从椎间盘内部看到纤维环和纤维环的撕裂口即可。患者在清醒镇静条件下接受手术时,会告诉操作者他的下肢疼痛症状消失了。脊柱后柱及关节突关节神经支配方面的研究使内镜下神经消融技术治疗腰部轴性疼痛成为可能。

　　早期明确疼痛发生机制并使用微创方法进行治疗是这一领域医疗改革的重点,它不仅可以大大降低因镇痛药物广泛使用带来的医疗花费,同时也避免了如脊柱融合术等手术方式对脊柱正常结构的破坏。发展任何有助于外科医生提高操作熟练程度(如外科操作训练模拟器)或术前、术中对影像的判别能力的技术方法也是医疗改革中的重要组成部分。

(任大江　李放　译)

参考文献

1. J.N. Weinstein, T.D. Tosteson, J.D. Lurie, A.N. Tosteson, B. Hanscom, J.S. Skinner, et al., Surgical vs nonoperative treatment for lumbar disc herniation: the Spine Patient Outcomes Research Trial (SPORT): a randomized trial, JAMA 296 (2006) 2441–2450.

2. F.U. Hermantin, T. Peters, L. Quartararo, P. Kambin, A prospective, randomized study comparing the results of open discectomy with those of video-assisted arthroscopic microdiscectomy, Journal of Bone and Joint Surgery 81A (1999) 958–965.

3. A.T. Yeung, Minimally invasive disc surgery with the Yeung Endoscopic Spine System (YESS), Surg. Technol. Int. VIII (2000) 267–277.

4. A.T. Yeung, P.M. Tsou, Posterolateral endoscopic excision for lumbar disc herniation: surgical technique, outcome, and complications in 307 consecutive cases, Spine 27 (2002) 722–731.

5. P.M. Tsou, A.T. Yeung, Transforaminal endoscopic decompression for radiculopathy secondary to intra-canal non-contained lumbar disc herniations: outcome and technique, Spine J. 2 (2002) 41–48.

6. A.T. Yeung, C.A. Yeung, Advances in endoscopic disc and spine surgery: foraminal approach, Surg. Technol. Int. XI (2003) 253–261.

7. P.M. Tsou, C.A. Yeung, A.T. Yeung, "Selective endoscopic discectomy" and thermal annuloplasty for chronic lumbar discogenic pain: a minimal access visualized intradiscal procedure", Spine J. 2 (2004) 563–574.

8. A.T. Yeung, M.H. Savitz, L.T. Khoo, et al., Complications of minimally invasive spinal procedures and surgery Part IV: percutaneous and intradiscal techniques, in: A.R. Vacarro, J.J. Regan, A.H. Crawford (Eds.), Complications of pediatric and adult spinal surgery, Marcel Dekker, New York, 2004, pp. 547–571.

9. A.T. Yeung, C.A. Yeung, Percutaneous foraminal surgery: the YESS technique, in: D. Kim, R. Fessler, J. Regan (Eds.), Endoscopic spine surgery and instrumentation, Thieme, New York, 2005.

10. A.T. Yeung, C.A. Yeung, In vivo endoscopic visualization of patho-anatomy in painful degenerative conditions of the lumbar spine, Surg. Technol. Int. XV (2006) 243–256.

11. A.T. Yeung, C.A. Yeung, Microtherapy in low back pain, in: H.M. Mayer (Ed.), Minimally invasive spine surgery, second ed., Springer Verlag, Berlin Heidelberg, 2006, pp. 267–277.

12. C. Kauffman, C.A. Yeung, A.T. Yeung, Percutaneous lumbar surgery, in: Rothman Simeone, H.N. Herkowitz, S.R. Garfin, F.J. Eismont, G.R. Bell, M.D. Balderston (Eds.), The spine, 5th edition, Elsevier/ Mosby Saunders, Philadelphia, 2006.

13. A.T. Yeung, Incorporating adjunctive minimally invasive surgical technologies in endoscopic foraminal surgery: one surgeon's experience with endoscopic treatment of painful degenerative conditions of the lumbar spine, SAS J. 2007.

14. A.T. Yeung, C.A. Yeung, Minimally invasive techniques in the management of lumbar disc herniation, Orthop. Clin. North Am. 38 (3) (2007) 363–372.

15. A. Yeung, C.A. Yeung, Arthroscopic lumbar discectomy, in: advanced reconstruction: spine, American Academy of Orthopedic surgeon publication, Chicago, Illinois Publication Project 2009 (in Press)

16. B.I. Martin, S.K. Mirza, B.A. Comstock, et al., Reoperation rates following lumbar spine surgery and the influence of spinal fusion procedures, Spine 32 (3) (2007) 382–387.

17. A.N.A. Tosteson, J.D. Lurie, T.D. Tosteson, et al., Surgical treatment of spinal stenosis with and without degenerative spondylolisthesis, Annals of Internal Medicine 149 (12) (2008) 845–854.

18. E.J. Carragee, Is Lumbar discography a determinate of discogenic low back: Provocative discography reconsidered: current Pain and Headache Reports 4 (2007) 301–308

19. H.M. Mayer, M. Brock, Percutaneous endoscopic lumbar discectomy (PELD), Neurosurg Rev 16 (2) (1993) 115–120.

20. P. Kambin, Nass, Arthroscopic Microdiscectomy, Spine Journal 3 (Suppl. 3) (2003) 60S–64S. (Review).

21. P.M. Tsou, A.T. Yeung, Transforaminal endoscopic decompression for radiculopathy secondary to intracanal noncontained lumbar disc herniations: outcome and technique, Spine Journal 2 (1) (2002) 41–48.

22. P. Kambin, Arthroscopic microdiskectomy, Mt Sinai J Med 58 (2) (1991) 159–164

第65章 内镜下脊神经后支切断术治疗慢性非间盘源性下腰痛

Anthony T. Yeung, Yinggang Zheng, and Christopher A. Yeung

65

关 键 点

- 脊神经后支发出内侧支、中间支和外侧支支配关节突关节和关节周围组织。
- 脊神经后支内侧支,绕关节突外缘走行于本椎及下位椎横突根部表面,跨越横突的部位行经于狭小的骨纤维管道内,支配两个节段的关节突关节。
- 内镜下脊神经后支切断术的疗效优于经皮脊神经后支射频消融术。
- 内镜下脊神经后支内侧支、中间支和外侧支的消融可在直视下进行并确认。
- 前瞻性非随机研究的结果表明内镜下脊神经后支切断术治疗慢性小关节来源腰背痛是一种安全有效的技术。

介绍

脊柱退变及老化引起腰痛的传统治疗方法涉及多种技术。当考虑手术治疗时,椎间盘切除术、椎板切除术及融合术是最常见的治疗方法。髓核摘除术作为最常见的治疗腰腿痛的手术方式,可以引起腰痛加重,尤其是在合并有脊柱不稳定时。髓核摘除术可引起慢性腰痛。随着脊柱的老化,退变的自然进展可导致腰椎间盘突出、小关节骨性关节炎、椎管狭窄,甚至腰椎滑脱,上述因素都可能是腰痛产生的原因。用于纠正上述病理因素外科治疗的成本,由于手术医生选择不同的手术方式而不同。融合术作为一种治疗腰痛的传统术式,因为费用较高及并发症较多,选择应较为谨慎。手术失败会造成腰椎手术失败综合征(failed back surgery syndrome,FBSS),目前尚缺乏有效的挽救措施。Katz[1]近期的研究发现,美国每年用于腰痛的治疗费用预计达 1000 亿美元。这种估算甚至没有考虑到由于腰痛引起的其他经济损失。然而,在美国,用以缓解腰痛的腰椎手术量持续稳定地上升,部分是由于外科技术和内固定的发展引起。Hazard[2]美国腰椎手术的数

量由 1994 年的 300 413 台上升到 2000 年的 393 948 台。尽管这其中大部分手术能有效地缓解腰痛,但具体的比率并不清楚。有些研究认为,仅仅 60% 的手术是成功的[3,4]。这些数据,连同脊柱效果研究试验的数据(Spine Outcomes Research Trial,SPORT)[5],说明尽管大多数的脊柱手术是有效的,作为单节段融合的主要适应证,退变滑脱术后 2 年的结果同样受到质疑。在进行最终的融合手术和关节置换之前,使用微创的方法寻找关节突关节来源疼痛的产生原因,并进行微创处理,可以节省费用,但需要选择合理的适应证及准确的定位诊断,使之成为一种可行的方法。

在第 64 章讲述了 YESS 技术所利用的椎间孔镜入路,通过此微创入路不仅可以解除来自椎间盘和椎间孔的压迫,也可以消融痛性纤维,消除椎间盘、纤维环和椎间孔的致痛化学因子。假设能够消融支配椎间盘和关节突关节的主要感觉神经,就有可能缓解引起炎症及疼痛的病理状态。上述技术进一步应用于靶向地破坏支配关节突脊神经背支的分支,正是本节的主要内容。

腰椎峡部裂、小关节骨性关节炎、峡部裂性或退变性脊柱滑脱,可能同时伴有椎管狭窄,通常需要行减压、动态固定或融合手术。Weinstein[5]最近的研究发现,分析来自 SPORT 的数据后认为,当术后超过两年,退变性滑脱的手术(减压融合)并不是成本有效的一种治疗方法。上述结果强调,应选择更特异的诊断方法更好地评估腰痛患者,比如,间盘造影、选择性神经根封闭、椎间孔硬膜外封闭,以及小关节与脊神经背支内侧支阻滞。上述检查所获得的信息能够让外科医生更准确地选择手术干预的方法并判断疗效。如果预计手术效果不佳,在疾病早期仍有一些方法能够针对疼痛产生原因进行处理。本节主要讲述内镜下脊神经背支内侧支、中间支、外侧支的切断术,我们称之为"内镜下脊神经背根切断术"。

本节所描述的内镜技术可应用于源自小关节复合体的所有疼痛疾患。

手术适应证及禁忌证

内镜下脊神经背支切断术在技术上能够实现,我们初步研究发现,在超过3年的随访中,大多数患者仍旧有效,它适用于以下引起腰痛的疾病。

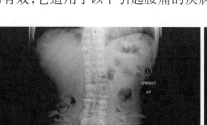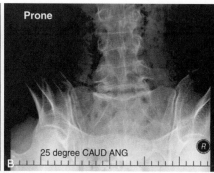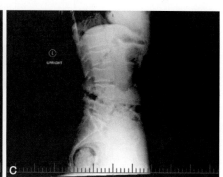

■ **图 65-1** 一个腰椎单节段关节炎患者,伴有慢性、不缓解的腰疼

2. 腰痛主要源于小关节的退变,通常伴有轻微臀部及大腿疼痛,疼痛大约90%位于腰部,仅约10%位于下肢。

3. 非手术治疗无效的小关节陈旧损伤引起的亚急性及慢性腰痛。

4. 融合邻近节段退变导致椎间隙变窄、小关节退变而引起的腰痛,但不伴有椎间不稳定。

5. 上述患者应行诊断性和治疗性内侧支封闭,并可达到80%的疼痛缓解。

相对适应证

以下患者行脊神经背侧支切断,可能仅获得部分缓解:

1. 腰痛伴轻微臀部疼痛和腿痛:腰痛占大约50%~80%,腿痛占20%~50%,说明腰痛即来自小关节也来自椎间盘。

2. 小关节来源腰痛占50%,腿痛占50%。患者同时行内侧支封闭和椎间孔硬膜外封闭可获得明显的缓解。患者强烈要求通过微创的方法持久的缓解腰痛,且能耐受间断的根性疼痛。

3. 患者腰痛占40%~50%,腿痛占50%~60%,合并需要减压及融合的椎管狭窄及不稳定,但患者的内科合并症并不允许或者患者本人并不接受开放手术。脊神经背支切断术可以通过微创的方法使患者获得满意的疼痛缓解,提高生活质量,并减少疼痛药物摄

绝对适应证

适合行选择性的内镜下脊神经后支切断术的患者包括以下几种:

1. 腰痛仅来源于腰椎小关节,多不伴有腿痛。这些患者影像学上往往出现椎间隙狭窄,但椎间盘并不是疼痛的主要来源。这些患者并非操劳过度,但疼痛明显地影响到日常生活(图65-1A~C)。

入剂量。这些需要融合手术治疗的患者,不应对内镜下脊神经背支切断术存在过高的期望值。

4. 不伴有假关节及严重畸形,仅以腰痛为主要表现的FBSS患者,且内侧支封闭有效的患者。

5. 轻度且稳定的滑脱患者,且疼痛来源于小关节。

6. 上述患者行内侧支封闭,若疼痛缓解达到50%~80%,行内镜下脊神经背支切断术预期疼痛缓解较为理想。

相对禁忌证

存在腰骶神经根压迫,造成腿痛大于腰痛的患者:

1. 多节段椎间盘退变,间盘造影诱发试验典型,考虑椎间盘源性腰痛,且内侧支封闭症状缓解不明显的患者。

2. 明确的节段不稳定。

3. 融合术失败导致假关节形成。

4. FBSS患者腿痛大于腰痛,且无明确原因。

5. 存在多个引起腰痛的疾病,比如严重得多节段椎管狭窄,包括椎间孔狭窄伴侧凸,内侧支封闭效果不佳的患者。

6. 骶髂关节功能紊乱。

7. 严重骨质疏松,尤其是伴有椎体压缩骨折的患者。

8. 严重抑郁、纤维肌痛、类风湿性关节炎、强直性

脊柱炎等自身免疫性疾病的患者。

9. 药物依赖的患者。

10. 存在心理问题及纠缠于官司的患者。

11. 内侧支封闭无效的患者。

最初从内镜下脊神经背支切断术获益的患者，腰痛若存在一定程度复发，可能是由于垂直应力转移到小关节引起，比如退变性脊柱侧凸。这些患者通常能获得 2～3 年的缓解期。然而，脊柱疼痛原因较多，多种解剖结构均可造成疼痛。某些疾病，比如椎间孔内存在发育异常的神经，用目前常用的影像学技术很难发现，这种情况往往可以通过内镜发现。如果疼痛涉及某种结构，需要选择可靠的诊断技术验证疼痛的来源。64 章中已经讲述了内镜下可仔细检查椎间孔结构，并在行椎间孔手术中及时发现异常的结构及神经，从而判断疼痛的来源。已知的可以造成疼痛的脊柱结构包括但不限于：椎体，椎间盘，神经根，小关节，韧带，肌肉，骶髂关节等。椎板切除术后综合征可能会影响到上述结构，除了复发的椎间盘突出和侧隐窝狭窄，多不需要手术治疗。脊神经背支关节支切断术的禁忌证为不涉及小关节的疼痛。规范的神经阻滞和封闭技术，能够鉴别来自小关节的疼痛，并认为小关节来源的疼痛可占到腰痛的 40%[7]。

小关节来源的疼痛常为中重度疼痛，不伴有放射性的根性疼痛，脊柱过伸时加重，受累节段的小关节部位存在一定压痛。由于内侧支主要支配关节突关节的感觉，所以患者的选择更多地依赖对内侧支封闭的反应，而非小关节的封闭。尽管 X 线、CT、MRI 也可以观察到退变性的椎间盘、腰椎滑脱、小关节突退变等病理改变，有助于判断疼痛的是否源自小关节，但手术选择与否及手术效果主要依靠内侧支封闭的效果。封闭药物加入小剂量的激素（甲强龙）和长效的局麻药物（0.5% 布比卡因）以达到长期有效的腰痛缓解，有助于判断内镜下脊神经背支切断术的临床效果，并作出临床决策。前瞻性的研究始于 2006 年，内侧支封闭后缓解达 50% 的患者才可入组。有研究认为当内侧支封闭后疼痛缓解达到 80%～90% 患者行内镜下脊神经背支切断才能获得最佳的效果。

由于去神经化的疗效可能并不确定，所以其禁忌证是相对的。对合并多种或非特异来源的疼痛，比如肌筋膜综合征，骶髂关节疼痛，或其他源自软组织的疼痛，这些患者不存在神经根的压迫，即便是有些患者的疼痛部分源于小关节，但整体的治疗效果不佳。因此，包括这些合并有小关节来源疼痛的患者，也属于相对禁忌证。然而，如果患者能够理解，疼痛缓解仅仅局限于小关节，通常会获得比较满意的结果。文献中关于小关节去神经化治疗有效的定义为疼痛缓解时间达到 6 月至 1 年[8,9]。这是因为目前去神经化常用的射频技术对神经的去除并不完全。然而，内镜下脊神经背支切断术能够获得长期的疼痛缓解，主要是由于医生可以在镜下看到并确认神经的处理，尤其是内侧支的位置相对恒定。研究发现，射频治疗失败的患者，行内镜下脊神经背支切断术仍可获得较好的效果。这些患者选择内镜下脊神经背支切断术应特别谨慎，因为我们认为失败并非技术本身，而是病例选择的问题。Yeung 教授 2006 年发起了前瞻性病例研究，在目前的持续随访中发现，大多数纳入本研究的患者，术后三年内疼痛获得持续的缓解。由于老年脊柱退变患者疼痛因素较为复杂，尤其是诊断性封闭获得部分缓解的患者不能完全预见内镜下脊神经背支切断术的治疗效果。每一次封闭的效果应进行个体化的评估。若患者表现为一过性的疼痛缓解，则应进行其他试验性封闭。由于中风、心肌缺血、血栓性静脉炎的患者无法停用抗凝药物的患者行开放手术并发症较多，出血风险较大，常作为手术禁忌证。然而，微创的腔镜创口更容易控制出血，使得抗凝治疗的患者成为这种手术的相对禁忌证。

手术器械

内镜下脊神经背支切断术使用 YESS 系统（Yeung 内镜系统）。设计的外套管长度允许内镜卡在液体调节器时，横突和脊神经背支正处于焦距的位置（图 65-2）。内镜系统包含两种形态的套管，一种为平开口的标准圆形套管，另一种为旁侧斜开口，可弯曲的双极射频电极及侧方激光可透过并进行组织消融和切割（图 65-3）。直向及侧方激光，加上两种类型的射频电极用于组织消融和切割，用上述方法可以有效地剥离骨膜及覆盖脊神经背支的纤维组织。

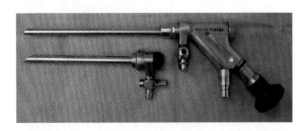

■ **图 65-2**　Yeung 脊柱内镜系统（YESS）工作镜和套管

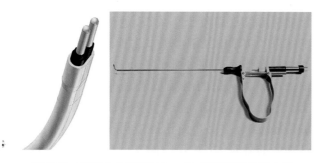

■图 65-3　可弯曲的射频刀头。左:用来切断分离小的组织的刀头(1.5 ~ 2mm 间距);右:标准的 Ellman Triggerflex 射频刀头(Eliquence, Inc)

临床试验的背景及结果

射频应用于脊神经后支内侧支消融治疗关节突来源的疼痛已经很多年了。有研究报道,大多数的患者仅仅获得了短期的缓解[8,9]。临床研究认为,疼痛的复发可能跟神经纤维的再生造成小关节神经再支配有关。处于这种假设,疼痛复发患者常常重复进行射频消融治疗。然而,找到内侧支的精确位置,不仅对神经的射频消融非常重要,而且在我们的研究发现,内侧支往往埋于厚达数毫米的纤维管道内。盲目的,即便是精心放置的细小线状电极,也可能无法彻底的消融神经。为克服上述问题,可以通过调整针的位置,多位点消融,选择更粗的穿刺针等,以提高射频治疗的效果和技巧[10]。为进一步提高射频治疗的效果,ATY 在 2005年借助了微创内镜技术,使用了 FDA 批准用于椎间孔的 Vertebris 3.1mm 脊柱内窥镜系统。在 YESS 系统下的射频治疗,可弯曲双极射频刀头及钇铝柘榴石激光(YAG)是进行组织消融和热疗的两个重要的外科工具。有研究报道,与射频治疗相比,经皮激光内侧支切断可获得更好及持久的效果[8,9]。在内镜下行选择性脊神经背支切断,射频和激光比较得出的结果也是相似的。2006 年,Derby 和 Lee[10]报道了一种更有效的消融方法,在动物模型上运用双针电极行腰椎小关节支切断术,这种方法优于传统的经皮技术。文献也支持多位点射频消融,其效果优于单一的射频消融。2006 年4 月,周林球医生在第 19 届国际椎间盘内治疗大会上报道了对脊神经背支进行冷冻疗法。他的研究纳入了2630 例来自中国的患者,使用冷冻技术处理脊神经背支,以缓解慢性肌肉痉挛及上腰椎引起的疼痛。他的文章"脊神经背支与腰痛"中发现,解剖分离 L1 及 L2脊神经背支向 L2 尾侧延伸支配 2 ~ 3 个脊柱节段。在2006 年 3 月 ATY 发起了一项多中心的研究[11]。

ATY 发起的这项前瞻性非随机对照研究,试图证明在内镜下能够直视背侧支,尤其是背支的内侧支,并在镜下鉴别中间支和外侧支,进一步证明在内镜下行内侧支切断较传统治疗手段能够产生更佳的治疗效果。此项试验性研究,纳入了 2006 年 3 月以后连续的 50 例患者,并于 2007 年 1 月在瑞士苏黎世举办的第 25 届经皮内镜下脊柱手术及辅助技术国际年会上首次报道。纳入标准为老年腰椎退变性疾病导致小关节疼痛或术后小关节介导的疼痛(表 65-1)。研究者主要关注了内镜下骨纤维管道内的内侧支,并尝试在可视的条件下对其进行消融。研究证实大多数患者腰痛经内镜下脊神经后支切断术可以获得满意的缓解。本研究没有并发症发生。当内侧支追溯至后支,则应打开横突间韧带,在消融的过程会有出血,并出现一定的疼痛,并能观察到腰部肌肉快速地收缩。有些患者出现一过性疼痛和轻度麻木,但并未有加重病例。最终,90%(45/50)患者存在超过 6 个月的症状缓解期。仅仅 5 例患者在术后6 月时出现复发。扩大消融至脊神经后支或探针及套管不经意的进入横突间韧带深面可能引起出血及一过性感觉障碍。术中可以使用靛蓝染料以助于外科医师在寻找神经时能够位于韧带的浅层。

因此我们认为,并不需要常规行后支消融,即便此操作可能更好地缓解腰痛,但背根神经节附近的消融可能造成不能预见和接受的并发症。本研究以表格的形式统计描述 VAS 及 ODI 评分。VAS 评分由 6.2 分减小至 2.5 分,ODI 评分由 48 分降至 28分;90% 的患者在术后 6 月随访时获得持续的缓解(表 65-2)。本研究仍在进一步的随访和分析中,最近对患者的数据分析发现进一步证实了先前研究的结果。经过严格的适应证筛选,超过 90% 的患者获得了满意的恢复,并未出现并发症。这些数据及患者的满意度鼓励作者来介绍这样一种新的微创腔镜下的外科技术。

表 65-1　内镜下选择性脊神经后支切断术研究中的病例纳入标准

研究纳入标准:内镜下内侧支和后支切断术
• MRI 存在小关节骨关节炎的征象
• 保守治疗无效及效果不佳
• 内侧支阻滞能够缓解 50% 以上的疼痛
• 无社会及心理问题,无法律诉讼在身
• 不涉及工伤保险及赔偿等事宜
• 髓核摘除术后腰痛加重患者

表 65-2　前瞻性非随机研究的结果

前瞻性非随机初步研究
方法： 内镜下内侧支及后支切断术 • 50 例患者 • 2～9 个月随访 • VAS 评分 • Oswestry 评分 早期结果 • 45/50（90%）效果满意，缓解期大于 6 个月 • 平均 VAS 评分：6.2～2.5 • 平均 Oswestry 评分：48～28

临床表现及诊断评估

患者主诉为慢性腰痛，应行 X 线、MRI 及 CT 扫描评估。病史采集中应注意排除非小关节来源的腰痛。与患者沟通并签署知情同意书，使患者了解内镜下脊神经后支切断术的目的及预期效果，给患者建议的手术是一种保守治疗或传统开放减压固定手术的替代微创手术治疗方法。

手术技术

麻醉

手术可在局麻或麻醉下监护（monitored anesthetic care，MAC）下进行，一般不需要全麻。多数患者可使用芬太尼及咪达唑仑进行镇静，但一些麻醉师选用异丙酚，主要是因为手术过程较短，若局部给予 0.5% 的布比卡因和肾上腺素，手术部位即可达到舒适无痛。

实际上，这种技术在老年人群中的应用是没有太多限制的，尤其是此技术可通过门诊治疗和微创治疗往往需要开放手术或严格药物控制的慢性腰痛患者。

体位

患者取俯卧位，减少腰椎生理前凸，使腰部平行于地面。减少腰椎生理前凸的目的在于当手术通道抵达横突时尽可能避免手术器械不慎进入横突间韧带深面而刺激或损伤背根神经节及出口神经根而引起相应症状。

手术步骤

首先，以穿刺针置于关节突外侧的横突基底部，穿刺针经过多裂肌和最长肌肌间隙（Wiltse 入路）。碘帕醇注射液 300 单位混合 10% 靛蓝胭脂红注射入肌间隙内，以助于外科医生在内镜下判断组织平面。靛蓝胭脂红用于标记组织间隙，同时可以标记横突及横突间韧带的层面。有时可观察到染料泄露至小关节囊或椎间孔，当存在间孔韧带延伸至椎间孔时，甚至能够标记到脊神经背支。顺穿刺针插入导管，最终插入内镜使其停靠在横突基底部（图 65-4）。首先定位的是背支分出的内侧支（图 65-5）。内侧支并非总能发现，因其受纤维软组织的保护。然而，当发现有神经跨过横突，并能在直视下切断的往往是外侧支。改良的一种技术可通过摆动钝性剥离器，建立多裂肌和最长肌间的组织间隙，便于观察到位于横突头侧缘的背支外侧分支（图 65-6）。若未找到神经分支，应剥离邻近关节突外侧横突表面的所有软组织至骨膜。尤其是横突头侧边缘的软组织。在最初入组的 50 例患者，当寻找内侧支时，其为主要位于横突基底的神经。中间支及外侧支则在直视下寻找。通过摇摆的手法，容易发现中间支及外侧支。入组 100 例患者后，随着经验的积累，医生可以沿着多裂肌和最长肌肌间隙广泛的剥离，并能找到多节段的外侧支进行消融，有时也可根据外侧支而找寻背支。然而，操作中仍应避免进入横突间韧带深面，以防刺激出口神经根及椎间孔内背根神经节。尸体研究发现了关于小关节复杂神经支配的解剖特点，尤其是腰 3 头侧（图 65-7）。这些发现说明，脊神经背支尾侧，受累节段以下存在吻合支（图 65-8），这就为处理受累节段小关节头侧的脊神经背支能够一定程度上缓解疼痛提供了解剖学依据。然而，研究者并未推荐常规的背支消融术，消融致病节段背支的分支即可达到较好的效果，神经瘤和神经损伤的风险可以明显地降低。

脊神经背支内侧支较外侧支及中间支更难找到，它可能埋行与增厚的骨膜和关节囊内，从软组织至皮质骨的消融可以确保内侧支被消融。钇铝柘榴石激光（Trimedyne，Inc.，Santa Ana，CA）能够穿过肥厚的胶原纤维组织进行有效的消融。如果改良此项操作以显露多裂肌和最长肌肌间隙，更像是使用 Wiltse 入路显露横突以植入椎弓根螺钉。这种情况很容易观察到中间支和外侧支。此书描述了脊神经背支的解剖及其在横突部位的分支（见图 65-4）。

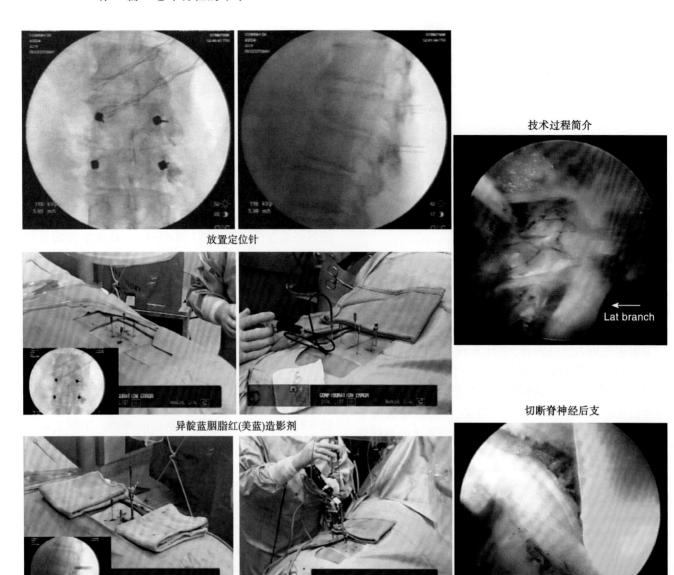

技术过程简介

放置定位针

异靛蓝胭脂红(美蓝)造影剂

Lat branch

切断脊神经后支

插入套管　　　　　　内镜下射频

■ 图 65-4　内镜下选择性后支切断术的手术步骤

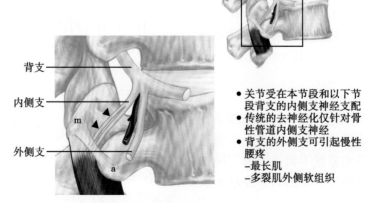

背支

内侧支

m

外侧支

a

• 关节受在本节段和以下节段背支的内侧支神经支配
• 传统的去神经化仅针对骨性管道内侧支神经
• 背支的外侧支可引起慢性腰疼
　–最长肌
　–多裂肌外侧软组织

■ 图 65-5　腰神经后支内侧支解剖

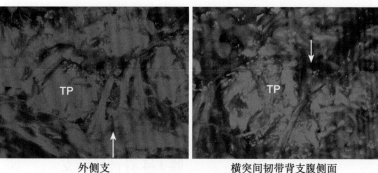

外侧支　　　　　　　　　　横突间韧带背支腹侧面
内侧支从横突上剥离

■ 图 65-6　腰神经后支外侧支的定位及其与横突的关系

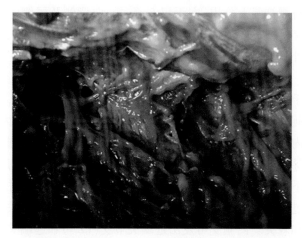

■ 图 65-7　腰神经后支尸体解剖及其分支与横突的关系

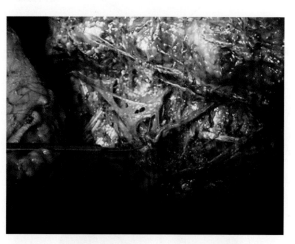

■ 图 65-8　后支通过神经丛与灰交通支连接并共同支配椎间盘,同时也向尾侧 1-2 节段发出分支,这就可以说明为何椎间盘源性的疼痛可以引起腰痛

术后处理

可以根据患者的医保情况决定是否住院或在门诊手术,门诊手术患者可在术后即可出院返家,入院手术的患者在观察一晚后可于第二天出院。术后并无针对后支切断术的特殊处理,也可以直接恢复到术前的正常活动水平。

优点及不足

内镜可视下神经消融比传统的经皮盲切技术更加可靠和有效。精确的消融内侧支可消除小关节来源的疼痛,选择性消融支配最长肌的外侧支则可缓解椎旁肌肉的痉挛。由于最长肌的支配是多节段的,外侧支也是多节段支配的,所以消融外侧支临床上并不会造成不良的后果。由于此种治疗是一种新技术,由于缺乏经过训练的外科医师及设备条件的限制而造成的技术无法开展,则是目前主要的不足。

并发症及预防

很少见的情况下会出现一过性感觉障碍,尤其是在操作中不慎穿透横突间韧带或在消融过程中出现疼痛的患者中。虽然在消融外侧支时会引起肌肉的抽动,但患者此时并无疼痛。操作始终保持在横突间韧带背侧,则可避免出口神经根或椎间孔内神经的损伤,使用靛蓝胭脂红燃料则有助于外科医生守住这个底线。不进行背支消融,则可以减少神经瘤形成和刺激变异神经的风险,比如在第 64 章所提及的位于椎间孔内的叉状神经和自主神经。

讨论及结论

内镜下内侧支消融,同时选择性地行外侧支消融,能有效地缓解小关节突来源的慢性腰痛,可能减少或避免使用融合手术缓解慢性腰痛(图 65-9,框 65-1)。

与融合术相比,在短期内这种治疗的性价比更高。对于此技术能否减少日益增长的针对老年腰痛患者融合手术趋势,目前仍需要大规模的长期随访和观察。内镜下脊神经后支切断术能够给那些不需要开放手术但常规保守治疗方法又无效的患者提供一种治疗的选择。理解选择性内镜下切断术及其相关的腰神经后支的外科解剖,对于此技术的应用非常重要,并在此作简要讲述。

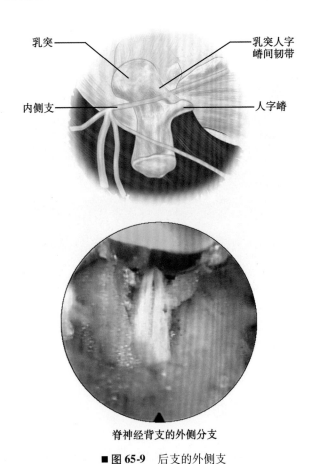

■ 图 65-9   后支的外侧支

腰神经后支的解剖

腰椎脊神经共有 5 对(图 65-10),在中央椎管内,脊神经由腹侧及背侧的神经根构成。腹侧的神经根起自脊髓前角,背侧的神经根起自脊髓后角,背根在离开脊髓与前根交汇前,局部膨大而形成背根神经节。背根神经节主要包含着背根感觉神经纤维的细胞体。背根神经节位于根袖内,常常占据椎间孔的内上部分。腹侧神经根及背侧神经根纤维在椎间孔内汇集而形成脊神经。自椎间孔离开椎管后,脊神经分为较粗大的前支支配下肢,较为细小的后支支配小关节,背部肌肉及韧带。

腰 1-4 脊神经后支

根据尸体解剖的发现,Bogduk 详细地描述了腰神经后支的解剖特点[10]。腰 1-4 腰神经后支几乎于直角自腰神经上分出,主干仅 5mm 长,向背侧及尾侧走行穿过横突间隙,位于横突间肌深面,最终分为内侧支、外侧支和中间支。

内侧支向背侧及尾侧朝向邻近横突的上边缘走行于横突根部与上关节突形成的骨沟内。在此区域,内侧支被覆盖横突和关节突的结缔组织束缚于骨沟内。内侧支继续向尾侧走行。在关节突关节尾侧,内侧支穿乳突和附突间改向内侧,并走行于乳突-附突韧带下,穿过此骨纤维管道后,内侧支行向内侧及尾侧并跨过椎板,位于多裂肌深面,同时发出关节支支配小关节和棘突。内侧支可发出近端关节支(PZN)和远端关节支(DZN)。PZN 自尾侧向上支配近侧的小关节,DZN 自头侧向尾侧支配远侧的小关节。最终,内侧支自肌肉深面进入并支配多裂肌。

外侧支(LB)跨过邻近下位的横突,向外侧及尾侧走行,并穿过腰部髂肋肌。腰 1-腰 3 外侧支穿腰背筋膜成为皮神经,其中腰 3 外侧支跨越髂嵴并向远侧分布。腰 4 外侧支始终走行于肌间。中间支(IMB)向背侧及尾侧走行并支配胸最长肌。中间支存在节段间的交通支并连接成攀。

腰 5 神经后支

腰 5 神经后支较腰 1-腰 4 神经后支长,其行经骶骨翼上缘,潜行于骶骨翼与骶 1 上关节突外缘形成的通道内,并分成内侧支和中间支,但无外侧支。内侧支向内侧弧形经过腰骶关节突尾侧进入并支配多裂肌。中间支支配胸最长肌,并与骶 1 神经后支相交通。切断腰神经后支的分支,由于其复杂的神经支配,对疼痛的缓解,超出了手术切断的神经节段,但需要关注较粗大神经的部分切断可能会产生感觉障碍及神经瘤。然而,即便这项技术可能并未达到理想的疼痛缓解,但并未出现加重的患者。

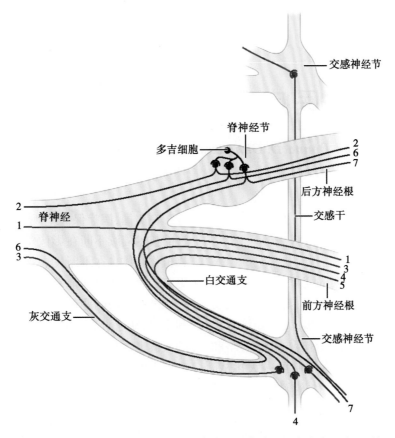

■ 图 65-10　脊神经间的交通支。交感神经和脊神经间存在交通支,也就是大家常说的灰白交通支。灰交通支将交感神经纤维传递入脊神经,白交通支则传递脊神经纤维进入交感神经。每一个脊神经自灰交通支接纳来自交感干的交感神经纤维,然而,白交通支并不并非与所有脊神经相交通。灰交通支连接脊神经交感干和自主神经纤维并复杂地支配椎间盘及脊椎后方结构。老年脊柱引起腰痛可能涉及的并不仅仅是脊神经,更可能是自主神经系统

（张志成　李放　译）

参考文献

1. J.N. Katz, Lumbar disc disorders and low-back pain: socioeconomic factors and consequences, J. Bone Joint. Surg. Am. 88 (Suppl 2) (2006) 21–24.
2. R.G. Hazard, Failed back surgery syndrome: surgical and nonsurgical approaches, Clin. Orthop. Relat. Res. 443 (2006) 228–232.
3. B.I. Martin, S.K. Mirza, B.A. Comstock, et al., Reoperation rates following lumbar spine surgery and the influence of spinal fusion procedures, Spine 32 (3) (2007) 382–387.
4. B.K. Weir, G.A. Jacobs, Reoperation rate following lumbar discectomy. An analysis of 662 lumbar discectomies, Spine 5 (4) (1980) 366–370.
5. J.N. Weinstein, T.D. Tosteson, J.D. Lurie, Tosteson An, B. Hanscom, J.S. Skinner, et al., Surgical vs nonoperative treatment for lumbar disc herniation: the Spine Patient Outcomes Research Trial (SPORT): a randomized trial, JAMA 296 (2006) 2441–2450.
6. A.T. Yeung, Endoscopic medial branch and dorsal ramus rhizotomy for chronic axial back pain: a pilot study, International 25th Jubilee Course on Percutaneus Endoscopic Spine Surgery and Complementary Techniques. Zurich, Switzerland. January 24-25, 2007.
7. S. Datta, M. Lee, F.J. Falco, D.A. Bryce, S.M. Hayek, Systematic assessment of diagnostic accuracy and therapeutic utility of lumbar facet joint interventions, Pain Physician. 12 (2) (2009) 437–460.
8. K. Iwatsuki, T. Yoshimine, K. Awazu, Alternative denervation using laser irradiation in lumbar facet syndrome, Lasers Surg. Med. 39 (3) (2007) 225–229.
9. Kantha Sri. Lumbar facet joint denervation by laser thermo-coagulation. 18th International Intradiscal Therapy Society Meeting May 25-28, 2005, San Diego, CA.
10. R. Derby, C.H. Lee, The efficacy of a two needle electrode technique in percutaneous radiofrequency rhizotomy: An investigational laboratory study in an animal model, Pain Physician. 9 (3) (2006) 207–213.
11. Linqiu Zhou, Carson D. Schneck, Zhenhai Shao. The spinal dorsal ramus and low back pain. Presented at the 19th Annual Meeting of International Intradiscal Therapy Society. Phoenix, AZ. Apr. 5-9, 2006.
12. N. Bogduk, A.S. Wilson, W. Tynan, The human lumbar dorsal rami, J. Anat. 134 (1982) 383–397.

第 66 章　脊柱医疗保健的经济学

66

Stephen H. Hochschuler and Donna D. Ohnmeiss

介绍

近年来医疗行业发生了很大的变化，并且这种变化趋势还会继续。伴随着在影像诊断、新药物以及新的外科技术等领域出现的惊人的进步，关于经济费用及人口的挑战也随之出现。不管医疗保健中的经济和政治问题，人口老龄化确实是现在面临的一大挑战。首个婴儿潮的一代人正在进入 60 岁，他们也即将成为医疗保险人口的一部分，这将大大增加需要高质量医疗保健的老年人的数量。在这一章节中，笔者将概述影响医疗保健的经济问题、当前面临的挑战，以及这些问题是如何影响老年人的脊柱保健领域的。

关于经济和医疗的概述

2008 年，美国经历了巨大的经济变化和挑战。在金融世界的大腕，如雷曼兄弟、美林、贝尔斯登、富国银行、美国国际集团和花旗银行等都出现严重暴跌。美国工业的带头公司，如通用、福特、克莱斯勒，以及其他如电路城，正面临彻底失败。这些财政问题的不确定性席卷全球，许多公司都寻求联邦政府的救助和支持。政府选择了给予这些大公司数十亿美元的救助以及经济刺激计划，以防止经济的大崩溃。支持保护这些大型企业，同时通过改建高速公路和其他投资项目来提供更多就业机会，以此来增加金融系统的信心，让人感到有足够的信心花钱来推动经济复苏。但是这也是一个有点困惑的问题，因为现在的问题主要是信贷投放过多没有足够的积蓄，政府希望在短期内通过刺激消费而改变这种经济衰退的现状。如果在几年内这种状况不改变，会出现什么样的情况。在个人层面，数百万人失去了他们的退休金，并且失去了工作，导致无家可归，甚至失去了使用医疗保险的权利。

在美国，医疗保健呈现两极分化的情况。一些先进的技术陆续不断在影像学和诊断学领域出现，同时移植物假体也在不断发展，同时互联网的广泛使用使更多的患者比以前能获得更多的知识。然而，我们医疗保健系统的问题包括存在很多无保险者（由于缺乏利用率，缺乏承受能力，一些即使能承担得起保险费用的人群也选择了不支付保险），由于失业或疾病正在变成无保险者的工人，一些有保险但医疗要求被保险机构否决的工人，还有日益增高的医疗费用，逐渐减低的医疗赔偿，医疗相关诉讼的缺乏，不必要的程序过程，以及质量不高的评估和反馈系统。最近几年，关于医疗费用，也出现了一些新名词，如"医疗止赎"和"医疗破产"。

由医疗保健所消耗的资源总量目前持续快速增长，已经远远超过通货膨胀的步伐。2007 年的预计花费为 22 万亿美元，到 2017 年预计将上升至 43 万亿美元[1]。届时，医疗保健的花费将占国民生产总值的19.5%。而奇怪的是哪些美国人正在使用医疗保险资金。在 2004 年美国花费在医疗保健方面的资金比其他任何国家都要多，但是在患病率方面，美国男性仅排名 23 名，而女性则 25 名[2]。18 至 64 岁之间的大约有20% 的美国人没有医疗保险[3]。在这个年龄阶段且有劳动能力的人群中，平均的医疗保险费用从 1999 年到2008 年增长了 115%[4]。这个人群中问题之一就是保险和工作是相互挂钩的，如果有人失去工作，也失去了相应的医疗保险。并且这个人群中的许多人也觉得他们有保险，一旦健康出现问题，他们往往被拒绝承保的治疗。

另一方面，保险公司难以与应对在新开发的药物和内植物上的日益增高的成本，以及用于一个手术或一个治疗过程中可能潜在的附加技术的花费。但是，他们也有责任去满足其投资者的需求，以保持具有持续产生有竞争力的利润。互联网已经极大地帮助患者

512

了解各种与健康有关的情况及潜在的治疗方案。然而,互联网就像直接面向消费者的营销一样,使患者对他们的医疗保险公司提出更多的要求,如提供详细的处方用药,以及一些本来不需要的要求。

在华盛顿,竞争有效性的概念被认为是解决不断上升医疗成本一个方案。虽然表面上看这个概念是无可辩驳的,但有很多人担心,政府做出这个决定时,并没有征求医生和患者的意见,就直接增加成本效益及医疗保健定量配给,虽然这些政策在加拿大和英格兰执行的效果还不错。

要解决四千七百万人没有保险的问题,并且改革医疗保险,一种可行的方法是由政府发起一个项目来资助健康储蓄账户(HSAs)。这将使患者获得购买医疗保险的资源,就像购买汽车,消费者可以对比分析不用的流程、保险公司及移植物假体等,从而选择自己所需要的。承保人所提出的保险偿还措施,将在 HAS 的方案中执行,而不会是保险公司自己提出的随意的治疗意见。另外,这样一个体系是被患者们备受追捧的。

在过去几年里医疗保健的其他领域也发生了翻天覆地的变化。FDA 在检测食品、药物和医疗器械安全方面的公信度已大大降低;美国联邦调查局和其他联邦机构已经调查无标签产品的使用和推广;企业和医生之间的财务利益关系也等到更多的关注;并且这些年来医生们已经慢慢体会到有义务去实行更为合理保守的药物,以避免过度医疗引起的法律纠纷。

关于脊柱医疗的概述

脊柱医疗也没有逃离医疗保健所面临的挑战。Guyer 认为在脊柱疾病医疗领域出现的这种现象源于出现的诸多新的器械装置和治疗方法[5]。像之前提到的那样,在医生和医药生产商之间存在一个问题。随着医疗保健市场变得更有竞争力,脊柱医疗公司寻找新的方法来改进和销售产品。与此同时,不断下降的赔偿保险导致医生寻找其他收入途径。这引起了公司与外科医生顾问联手设计出一些新的内植物。公司提供工程专业知识,同时外科医生提供医疗专业知识以明确需要什么类型的装置以及哪些设计最为实用。不幸的是,一些企业和外科医生滥用了这种富有成效的合作,把它变成一种使用某些产品来获得报酬的不道德的做法。这就造成了公司和医生之间合作的减少,科研和教育资金的减少,向公众披露财务关系和调查,并阻止给予医生的一些不当费用。一些机构,像美国先进医疗技术协会(Advanmed),在不断完善的公司和

医生之间的合作准则。另外一些人则建议禁止公司和从业医生或组织之间的任何合作关系,但这种严厉的措施无疑会对科研和新产品开发产生了严重的不利影响。

在美国,每年因为腰部疼痛要花费数十亿美元的医疗费用,但是在这个领域的研究支持却非常少。最终,因为没有企业公司的支持,腰痛的研究和教育处于一个严重受限的不利阶段。

老年人群腰痛

60 岁以上的人群比例的增加将影响脊柱医疗领域。过去的重点一直是在年轻患者,其中大多数腰痛的原因是因为椎间盘突出和椎间盘退变。据多种文献报道,因为疼痛性脊柱疾病需要治疗的人群,平均年龄已在 40 多岁。随着婴儿潮出生这一代人慢慢步入医疗保健群体后,脊椎医疗保健的主要对象也随之发生变化。他们的疾病主要表现为椎管狭窄,骨质疏松性脊柱骨折以及脊柱退行性侧弯。每个人都应该记得这一代人的一些特点,他们一般都希望能恢复得活动良好,并且要求高质量的服务。目前针对老年患者,已经设计实施了一些外科干预措施。近年来,内植物如棘突间装置已经引入,并且继续改进开发。骨质疏松性骨折一般使用椎体后凸成形术或椎体成形术进行治疗。我们可能要更多关注 50～60 岁之间或 60 岁以上人群的以恢复正常活动能力为目的的脊柱微创治疗。

目前,从传统的脊柱融合术发展到动态固定技术的趋势异常明显。Singh 等人预测,到 2010 年,47.9%的脊柱内固定市场将会被关节置换装置占据,估计费用大约在 21.8 亿美元左右[6]。

值得注意的是,脊柱医疗市场并不一定遵循经济学的传统模式,而是根据供求变化决定医疗装置的价格。一个典型的例子就是利伯曼应用椎弓根螺钉的情况[7]。从 1900 年到 2000 年,椎弓根钉棒系统的基本设计改变不大,但其价格却从 135 美元到 160 美元,再到 225 美元,最后到 700 美元。这种价格的持续增长并不是因为技术开发或制造成本,而是根据市场需求所决定。按照 Hochschuler 所提到的,伴随着新技术如计算机的出现,如果产品没有明显的技术改进,那么时间和竞争会推动价格降低。但是,在椎弓根钉的应用市场,正如我们看到的,这些年来生产制造椎弓根钉棒系统的公司越来越多,但其价格却不降反升。

另一个经常被讨论的话题是脊柱外科手术的成本效益。不幸的是,这方面的研究报道很少。但是,仅有

的几篇报道中认为,脊柱外科手术和其他的常规手术一样。其中评估成本效益的一个策略将其手术操作过程和常规手术相比较。Polly 等人回顾了 11 篇不同的脊柱融合研究中 SF-36 评分,以全髋关节置换、全膝关节置换术和颈动脉搭桥手术为对照,比较 SF-36 评分每单位变化的花费成本。分析发现脊柱融合手术比搭桥类手术具有更好的成本效益,类似于全膝关节置换术,但低于全髋关节置换术。但是,需要指出的是,所分析的 11 篇脊柱融合研究中有 9 篇是基于美国试验用医疗器械的豁免制度(IDE)研究。由于在大多数试验中所采用的严格的患者选择标准,可能会或多或少影响研究结果。此外,这些研究中具体的手术操作中不允许使用复合骨融合器、适应证以外的骨融合器,或者额外附加的植入物,如腰椎前路钢板、"门挡"螺钉和前路融合器等。植入物使用的限制可能降低 IDE 试验中融合手术的费用[8]。另一项研究调查了椎管减压的成本效益,作者发现与全髋关节置换术相比较,减压术的成本效益增加了 50%,其中的原因可能是因为减压术中未使用植入物。

随着脊柱外科的发展,一个争论的话题就是使用 BMP 来提高融合率。虽然这种材料可以提高融合率,但是它的费用成本值得关注。一个研究发现使用 BMP 的手术费用要更高,但是由于未来对髂骨供区疼痛护理的医疗成本降低,以及考虑脊柱融合手术不适用 BMP 而造成的较高的假关节形成率,随着时间的推移,BMP 使用的成本效益会更好[9]。

由于在脊柱外科的发展趋势已经从融合发展为动态固定,对医疗成本的关注也随之转移到这个领域。椎间盘置换术(TDR)虽然可以减轻疼痛并保留手术节段的活动性,但是其费用问题也逐渐受到关注。Guyer 等人建立了一个成本效益模型,通过术后 24 个月的随访比较了 TDR 的手术费用和治疗费用,对照组为使用 BMP 和 cages 的 ALIF、使用自体髂骨的 ALIF、使用自体髂骨和椎弓根螺钉的 PLIF[10]。结果表明 TDR 组的手术费用和随访期间的费用,要明显少于其他的融合组。Patel 等同样比较了 TDR 和融合术的费用,他们回顾分析了单阶段 TLIF、环状融合、单纯 ALIF 以及 TDR 的住院费用,结果发现 TDR 组的住院总费用要远远少于其他三组融合组[11]。如何在融合术中不适用 BMP,TLIF、TLIF 的费用和 TDR 相差无几。Levin 等也报道单节段的 TDR 的住院费用要低于环状融合术[12],但是他们发现在两节段的处理上,两种方法的费用没有显著的差异。

在瑞士,TDR 的评估被认为是未来脊柱植入物评估的一个预测因子。瑞士政府要求所有的 TDR 手术均要进行国家登记注册,从收集到的数据来决定使用 TDR 的保险费用。早期的注册数据已经发表[13],分析了 427 名患者的前瞻性数据,结果发现疼痛评分、生活质量及药物使用均得到明显的改善。关于手术并发症和(或)初次住院时间,单节段病例是 3.9%,两节段病例是 8.6%;而再次住院时,单节段病例是 3.1%,两节段病例是 1.4%。最后作者得出结论 TDR 手术至少从短期效果来是一个安全而有效的治疗措施,但是这个研究更重要的意义在于建立了一个评估新方法的模型。用这种登记注册制度有助于更好地关注 IDE 试验和个体研究,普及其研究结果更大范围的应用。同时,由于获得了大量的受试者的数据,相对于那些小样本研究来说,这种研究可以更快地鉴定并发症的发生。

目前腰椎相对于颈椎来说,受到了更多的关注。但是,也有很多颈部疼痛的患者需要治疗。随着人口老龄化,相关的颈椎退行性疾病的问题也在不断增加。Patil 在分析颈椎疾病的手术情况是发现,从 1990 年到 2000 年,颈椎疾病的手术量增加了一倍[14]。在这段时间里,患者的年龄和并发症的数量增加了,但是死亡率和住院时间减少了。在过去十年里,颈椎手术的费用增加了 48%,超过了 20 亿美元。

最近在脊柱医疗保健领域出现了很多令人兴奋的发展和进步。脊柱融合材料的选择已经从以前的患者自体髂骨发展到了 BMP 或其他的融合材料。更令人兴奋的是腰椎和颈椎全椎间盘置换的发展,动态固定装置的设计有很多种,脊柱微创手术的发展也非常迅速。但是,这些新技术的费用由谁来支付呢? 哪些患者适合采用昂贵的治疗方案? 哪些患者更适合较为便宜的治疗方案?

在美国,一年关于腰痛的治疗费用大概在 1000 亿到 2000 亿美元之间[15]。其中大部分用于患者的失业补偿,同时小于 5% 的患者所花费的费用占总费用的 75%;另一大块费用主要用于手术植入物,2003 年报道达到 25 亿美元。

关于腰痛的治疗费用中有一部分不确定的费用,只要是由于失去工作能力而造成的保险赔偿。Ekman 等人报道因腰痛失业的花费占到腰痛全部社会花费的 84%[16]。这些数据表明减少腰痛总费用的一个方法就是使腰痛患者在允许情况下尽可能地保留工作,同时在腰痛治愈后尽快地使其重返工作岗位。

骨质疏松

骨质疏松症是老年腰痛患者一个主要的伴随疾

病。据估计,55% 的美国人,大约四千四百万人,年龄均大于 50 岁,都伴有骨质疏松或骨量减少[17]。2005年,关于骨质疏松疾病所花费的费用估计在 190 亿美元,预测到 2025 年将达到 253 亿美元。虽然这些费用不是全部用于老年人的脊柱骨折,但是用于骨质疏松的也占一定的比例。此外,伴有骨质疏松的老年脊柱疾病的新型固定技术也正在不断发展。

薪资

随着政府对降低成本的重视,急需解决不断上升的医疗费用问题。目前关于降低成本的一个办法就是降低医生的薪资。过去 10 年的数据显示医院的收入增加了 18%,脊柱内固定公司的收入增加了 154%,而脊柱外科医生的薪资收入却降低了 30%。但是,解决这个问题的关键不仅仅是更多的美元,还有处理医疗事故过程中法律的介入。此外,保险公司也需要改变政策或推出新产品以帮助降低医疗成本,或者是发展单人政务系统。

医疗旅游

最近几年出现的一个问题是医疗旅游。很多网站都提供高折扣的医疗服务,附加诱人的国外旅行。虽然有些患者可能觉得对于没有医疗保险或者是医疗保险不包括的那些费用较高的治疗项目,能获得一个折扣是不错的选择,但是这个体系还有待于进一步的考证。许多问题已经出现,例如如何保证患者能享受高质量的医疗服务?患者是否可以使用来源于异体组织的高质量植入物?如果出现并发症,如何处理?如果患者在海外旅行时死亡如何处理?如果患者旅行结束回到美国后出现并发症,如何让处理和赔付?美国是否可以在这个领域公平竞争?在许多提供医疗打包旅行服务的国家,都是由政府提供医疗保健费用的,这有助于降低医疗成本。此外,在这些国家,医生、临床部、医院或制造商等不需要支付医疗事故等相关的费用,这也大大地减少了医疗费用。

成本效应

基于成本效益来评估治疗的观念是非常有可取之处的,并且相对比较简单,但是由于健康医疗保险账号(HIPAA)和缺乏任何评估费用的数据采集系统,这样

的研究在美国开展非常困难。研究人员无法获得完整的患者病例。一位外科医生可以知道他(她)所在医学中心产生的费用,以及所在医院的手术费用,但是无法知道在这些机构之外进行的治疗措施所产生的费用。这些费用用于院外的一些治疗和服务,如理疗、推拿、药物、镇痛和部分二次手术等。此外,医生们也无法知道患者因为腰痛产生的残疾救济金的间接费用。然而所有的这些对决定一个治疗措施真正的成本效益是非常有用的。这些困难伴随着的各种各样治疗措施和内植物的使用而产生,也使得详细的成本分析变得非常困难。即使此类研究项目能够完成,可能也会受到一些人的批评和异议,因为他们认为由于无法得到患者可靠的所有数据资料会产生上述提到的各种问题,从而影响研究的结果。

目前在脊柱外科领域有一些成本效益研究。在脊柱患者治疗效果研究试验(SPORT)研究中,比较了腰椎管狭窄症的非手术治疗和单纯减压术或减压融合术的成本效益[18]。基于单位质量调整寿命年龄(QALY)费用成本的两年随访资料,作者认为脊柱手术所产生的经济价值绝不逊色于其他健康相关的治疗措施。

由于治疗措施和其他治疗相关项目的快速发展,成本效益的计算变得更加复杂。例如前路腰椎融合的成本效益。最简单的方法是使用一个股骨异体骨环和一个骨移植添加物,这种方法和使用填充 BMP 的椎间融合器、前路钢板及术中神经电生理检测的方法相比,成本花费大大降低。而后一手术方法所产生的任何附加费用是不是也会带来相应的更好的效益呢?到目前为止,没有研究结果来回答这个问题,但是它们的成本花费和单节段 ALIF 相比却有数千美元的差价。虽然有生物力学和法律学诸多因素支持脊柱外科领域应用很多的内植物,但是目前并没有临床数据证明这些治疗措施有益。和其他事情一样,问题的关键在于不能简单地把各种治疗方法分为有益或无益,最合适的还是根据不同患者的情况和需求决定使用哪种内植物和治疗措施。对于那些风险因素较多和存在解剖变异的患者,可能采用更为昂贵的内植物是有益的,但对于简单的病例则不需要。

未来趋势或展望

正如前面所提到的,根据医学经验来决定治疗措施,正在转变为以循证基础和成本效益来决定治疗措施。虽然这种方法看上去非常适用,但也存在

一些潜在的缺点,例如缺乏严谨的研究,无法收集全面的成本数据,由政府官员制定而忽略医生和患者的建议。

医疗工作者一直不愿意接受完全基于循证和成本效益的治疗措施。从多年临床实践中积累的经验对于医生们来讲是非常重要的。但是,就像住院医师培训和问责制度,同行评议也是非常有用的。医生与行业的所有重要关系都需要薪资透明化。没有人愿意看到为经销商或工程师设计的新型内植物无人使用。关于每小时的出诊费用,除了正在接受救助支持的领域,没有其他组织能够和政府或美国先进医疗技术协会授权的专业机构达成一致意见。如果这能在医学领域被接受,笔者认为也适用于华尔街高管,律师,会计师等。

最后,脊柱医疗领域毫无疑问已经发生了很多的变化。如果允许医疗行业随意的发展,将会导致严重的后果,因此需要制定强硬的措施。解决医生和患者的各种利益,并保证各种方案目标结果的公开性和透明度,是我们共同的目标。

（高杰　李放　译）

参考文献

1. S. Keehan, A. Sisko, C. Truffer, et al., Health spending projections through 2017: the baby-boom generation is coming to Medicare, Health Affairs 27 (2008) w145–w155.
2. National Center for Health Statistics: Health, United States, 2008, Hyattsville, MD, 2009.
3. Centers for Disease Control: Early release of selected estimates based on data from the 2007 national health interview survey, June, 2008.
4. Employee health benefits: 2008 annual survey. In: The Henry J. Kaiser Family Foundation 1-8, 2008.
5. R.D. Guyer, The paradox in medicine today: exciting technology and economic challenges, Spine J. 8 (2008) 279–285.
6. K. Singh, A.R. Vaccaro, T.J. Albert, Assessing the potential impact of total disc arthroplasty on surgeon practice patterns in North America, Spine J. 4 (2004) 195S–201S.
7. I.H. Lieberman, Disc bulge bubble: spine economics 101, Spine J. 4 (2004) 609–613.
8. D.W. Polly, S.D. Glassman, J.D. Schwender, et al., SF-36 PCS benefit-cost ratio of lumbar fusion comparison to other surgical interventions: a thought experiment, Spine 32 (2007) S20–26.
9. S.J. Ackerman, M.S. Mafilios, D.W. Polly, Economic evaluation of bone morphogenetic protein versus autogenous iliac crest bone graft in single-level anterior lumbar fusion: an evidence-based modeling approach, Spine 27 (2002) S94–99.
10. R.D. Guyer, S.G. Tromanhauser, J.J. Regan, An economic model of one-level lumbar arthroplasty versus fusion, Spine J. 7 (2007) 558–562.
11. V.V. Patel, S. Estes, E.M. Lindley, E. Burger, Lumbar spinal fusion versus anterior lumbar disc replacement: the financial implications, J. Spinal Disord. Tech. 21 (2008) 473–476.
12. D.A. Levin, J.A. Bendo, M. Quirno, et al., Comparative charge analysis of one- and two-level lumbar total disc arthroplasty versus circumferential lumbar fusion, Spine 32 (2007) 2905–2909.
13. E. Schluessmann, P. Diel, E. Aghayev, et al., SWISSspine: a nationwide registry for health technology assessment of lumbar disc prostheses, Eur. Spine J. 2009.
14. P.G. Patil, D.A. Turner, R. Pietrobon, National trends in surgical procedures for degenerative cervical spine disease: 1990-2000, Neurosurgery 57 (2005) 753–758.
15. J.N. Katz, Lumbar disc disorders and low-back pain: socioeconomic factors and consequences, J. Bone Joint Surg. Am. 88 (Suppl. 2) (2006) 21–24.
16. M. Ekman, O. Johnell, L. Lidgren, The economic cost of low back pain in Sweden in 2001, Acta Orthop. 76 (2005) 275–284.
17. National Osteoporosis Foundation: Fast facts, http://www.nof.org/osteoporosis/disease facts.htm. Accessed February 17, 2010.
18. A.N. Tosteson, J.S. Skinner, T.D. Tosteson, et al., The cost effectiveness of surgical versus nonoperative treatment for lumbar disc herniation over two years: evidence from the Spine Patient Outcomes Research Trial (SPORT), Spine 33 (2008) 2108–2115.

第 67 章 微/纳米技术和老年脊柱学

67

Lisa A. Ferrara

介绍

在美国,到 2000 年,大约 20% 的美国人的年龄超过 65 岁,12% 超过 85 岁。随着人口老龄化,由于肌肉骨骼疾病的发病率,更多的老年人需要骨科的治疗。目前,25% 的骨科患者年龄在 65 岁以上。美国人口普查局预测,到 2030 年,65 岁以上人口数量将增加一倍,从 3300 万发展到 6500 万,而年轻人的数量将保持不变。医生将面临一个庞大的特殊人群,他们患有老年痴呆、瘫痪、行动不稳、大小便失禁、失眠、肌肉骨骼退行性疾病以及医源性疾病。

老龄化会引起一系列影响肌肉骨骼系统健康的问题,尤其表现在人体脊柱方面。一个人的骨密度在 18 岁至 20 岁之间达到最高值。从 25 岁来开始,随着年龄的增长,肌肉容积和力量开始下降。无论男性还是女性,伴随激素水平的降低,骨密度和肌力也随之下降。随着年龄的增长,肌肉骨骼系统出现退行性改变,表现为软组织的纤维化、硬化和萎缩,骨量丢失,关节退变,由于蛋白多糖减少和胶原蛋白类型改变引起的组织脱水(如椎间盘的变化)[10]。对于老年人脊柱,纤维化和硬化降低了椎间盘的渗透性,使其丧失了获得养分、排出废物的能力。椎间盘的水分丧失会引发一系列的退行性改变,导致椎间盘高度的降低、小关节的退变以及神经受压引起的疼痛。退行性改变继续发展,表现为椎间盘的钙化,最终导致脊柱负荷模式的改变,从而引起患者的疼痛和神经受压症状。

因此,老年人可患有多种形式的脊柱退行性疾病,比如骨质疏松、退变性椎间盘疾病,小关节紊乱、颈椎病和椎管狭窄等,都表现为疼痛和运动功能的丧失。然而,人们在晚年对更长的寿命和更好的运动能力的向往,就对脊柱和肌肉骨骼系统提出更高的要求。在过去十年里,骨科内植物和脊柱关节成形术装置的快速发展,维护了长期的关节运动。

由于人类预期寿命在全世界范围内不断提高,同时婴儿潮一代人也进入了老龄化,这就需要发展更好的医疗保健水平。随着新的医疗技术和医疗环境的不断发展,医学微创技术也在不断进步,尤其在骨科和神经外科领域出现了新一代的医学技术。智能技术或"智能系统"是用于定义能够模仿人智能水平的系统。医学装置的智能系统具有自动感应能力,一旦植入体内后可以根据人体内环境的变化而做出相应反应。智能技术采用智能微传感器来感测 pH、化学、应力、压力和温度的微小变化;智能材料针对特殊的刺激会发生相应的变化;微电子机械技术可以在细胞水平做出感应;纳米电子机械技术则可以感应分子水平的变化。

在老年人脊柱领域,感应体内变化并可以操纵细胞和分子的技术能力,为人类衰老疾病和肌肉骨骼系统疾病提供了一个有前途的诊疗方法。智能材料具有修复和重组人类组织的能力,同时作为工程学材料和支架,可以被新生组织所取代,这就为解决植入物和组织的使用寿命提供了一个新的方案。这种新型材料具有仿生力学的非线性感应能力。智能生物传感器及相应的工具可以帮助提高外科技术水平和患者的治疗效果。在脊柱内植物和外科手术器械中加入微/纳米技术,可以提高手术精确度,提供微创的显微外科精密切割技术,控制细胞和亚细胞结构变化,发展基因工程的临床应用,感应组织靶标反馈信息,以及在内植物的应用治疗过程中提供给医生实时持续的生物反馈信息。多孔的智能材料可以作为生物分子筛,可以释放可植入性药物,控制不同组织的生长以及预防疾病的发生。最后,纳米尺寸的分子钳可以操作分子变化来改变疾病的病程。

这些技术可以在临床上应用于老年人脊柱疾病的多个领域,如髓核再生和置换技术、神经再生、药物的局部释放(如控制骨骼生长的 BMP)、抗生素的释放、镇痛药的长效稳定释放以及检测内植物的使用寿命。髓核再生技术是基于一种半透膜,它可以使特殊的细胞和体液因子穿透间盘组织,从而刺激营养髓核的再生过程。髓核再生技术不仅仅要解决诱导再生的体液刺激因素,同时还要解决物理屏障以及目前知之甚少的复杂的突触连接神经系统的问题。随着电子刺激网格在定向神经生长领域中的使用,可以利用微/纳米电子机械技术(MEMS/NEMS)和聚合物技术来制造出利于神经生长的涂层。

脊柱病因学[12,13,21]

椎间盘退行性疾病和和先天性疾病

老化过程中由于关节和软组织的正常磨损,导致了退行性疾病的产生。脊柱老化最终表现为椎间盘的水分丧失、小关节的退变、骨刺的形成以及一系列的退变性机械化学改变,从而引起疼痛和神经症状,但是机体的组织愈合能力仍然是存在的,只是随着老化过程愈合能力较差。

在美国,55 岁以上人群中 80% 患有关节炎,一般由创伤、免疫功能紊乱和遗传因素引起[1,12]。症状主要表现为炎症、关节疼痛以及关节面进行性退变,最终引起关节表面解剖结构的变化以及关节水肿。这就表明由于软骨磨损引起的关节机械性不稳定是关节自由磨损的主要原因。磨损碎片会引起炎症反应,从而诱发骨增生以及骨刺的形成,最终影响关节的活动。类风湿性关节炎是一种进行性发展的破坏性严重的关节炎,引起关节内组织异常肿胀增生,最终导致关节功能丧失和畸形。

骨刺的产生表明存在力学环境的改变,骨刺一般发生在关节炎累及的区域,如软骨变性的椎间盘或关节间隙等。骨刺的形成是机体试图阻止关节炎关节活动和应对退变的过程,但是往往会造成神经根周围的撞击。

强直性脊柱炎是一种慢性的遗传性疾病,主要特点是进行性脊柱炎症,早期表现为骶髂关节炎,后期发展为纤维环和周围组织的硬化,以及小关节的关节炎[5,6]。最终导致脊柱节段性运动的丧失以及脊柱"强直"。

椎管狭窄

椎管狭窄是一类由于椎管或神经根孔狭窄引起神经、脊髓受压的疾病。它可以发生在脊柱的任何节段,但一般多发于腰椎和颈椎。腰椎管狭窄相关的症状主要表现为臀部和下肢的疼痛、无力或麻木等,一般短距离行走即可引起症状加重,而坐位、弯腰和卧床时则症状减轻。颈椎管狭窄也表现为肩部和四肢的类似症状,还有精细动作和平衡的紊乱。椎管狭窄的治疗措施包括药物治疗,如非甾体类消炎药用来消炎镇痛,镇痛药用来缓解疼痛。还有镇痛的保守治疗方法如激素封闭(硬膜外类固醇激素注射),可以消肿,治疗急性疼痛。糖尿病相关的周围血管疾病和糖尿病性神经病变或多发性神经根病,会引起与椎管狭窄类似的神经源性跛行,同时引起疼痛和神经受压症状。

骨质疏松

骨质疏松是由于钙沉积减少引起的骨量和骨密度的降低,它会引起椎体强度的明显减弱[1]。骨量减少的后期往往会出现骨质疏松,这会降低脊柱的机械完整性。椎体骨小梁结构的丧失引起椎体变形,然后导致压缩骨折,从而引起脊柱后凸畸形。骨强度减弱可能导致自发性骨折的发生,患者自身体重即可引起椎体的压缩骨折,从而导致神经受压。

脊柱畸形(脊柱侧弯,脊柱后凸)

脊柱侧弯、脊柱后凸和矢状不平衡是老年脊柱退行性改变的常见畸形。脊柱侧弯是一种累及冠状位、矢状位和轴位的三维畸形。脊柱后凸会引起脊柱矢状位失衡,形成影响矢状面的退行性弯曲。腰椎侧弯畸形可以分为特发性合并退变性侧弯,以及单纯的退行性侧弯,后者一般开始于 40 岁或更大时,由骨质疏松和(或)年龄相关的退行性椎间盘变化所引起。这些畸形的特征取决于它们弯曲发生的位置(即胸椎,腰椎或胸腰椎),也可以同时出现两种畸形。治疗措施往往是矫形后的坚强固定和融合。目前,含有 BMP 的楔形网笼可以提供前柱的支撑,并且提高矫形后的融合率。但是,这个手术方法需要坚强的内固定材料,由于老年人脊柱的骨完整性欠佳,容易造成固定的早期失效。

脊柱肿瘤

脊柱肿瘤发病率较低。医生们关注的是肿瘤的原因,既往是否有肿瘤病史以及镇痛。如果患者有原发的乳腺癌或肺癌,则非常有可能发生肿瘤的脊柱转移。脊柱肿瘤可发生在任何人,即使既往没有肿瘤病史,不过幸好不是所有的脊柱肿瘤都是恶性的。

上述仅仅是少数与老年人脊柱肿瘤相关的脊柱发病原因。目前对于这些疾病的治疗措施包括保守和手术治疗。然而,保守治疗不能解决患者长期的疼痛和不适,手术治疗虽然可以提供一个直接的治疗,并明确病理诊断,但是创伤更大,并且对于患者生存率和生活质量只是一个短期的效果。

纳米医学和老年脊柱学

生物纳米技术是生物学和纳米技术的结合(分子水平),将焊接的纳米结构材料和电子系统融合到活体的生物环境中,用于诊断和治疗。而生物微米技术是将纤维结构材料(细胞水平)和电子系统融合到活体环境中。这些技术的临床应用称为纳米医学。微/纳米电子机械技术系统(MEMS/NEMS)是在细胞或分子水平执行生物学任务的微系统,也被称为"智能技术"。将微/纳米生物技术应用于发展微/纳米医学装置,将会引起医学的变革,从而改变组织再生潜能,恢复运动能力,提高脊柱内植物的使用寿命以及提高老年人的生活和活动质量等。

药物释放疗法[7,19]

在过去的几十年中,给药技术已经有了重要的进步,但是仍然面临相当大的挑战。在药物释放有效性方面,很多因素都构成了挑战,例如:在更长的时间内持续释放治疗药物;为减少全体毒性以恒定的速率向患病的微环境局部释放;提高给药的简便性;增加患者的依从性;最小化副作用的风险;减少了住院天数以及独立应用等。注射或摄取的药物在初次给药后达到较高的血药浓度,然后血药浓度呈指数样衰减。血药浓度快速的增高会导致中毒,而药物疗效也会随着药物浓度的下降而降低。控制药物持续释放以维持血药浓度,是目前一个最佳的给药方式。目前,大部分的药物控释系统都是经过皮肤或皮下给药的,可以保证药物释放的稳定性。一些疾病如骨质疏松和关节炎,其治疗可以通过植入体内的装置缓慢给药。这些装置能够保证药物持续释放到生理部位。可植入式药物控释系统的优点是由于模拟免疫系统的生理性释放反馈模式,大大降低了药物治疗的副作用。

微/纳米工程释放装置有助于改进给药方式。曾经注射使用的大量药物经过新型的纳米装置处理后,都可以直接吸入或口服,这就提高患者的依从性。然而,维持血药浓度的问题依然存在。所以,各种各样的微加工装置,例如微粒、微针、微芯片、纳米多孔膜以及微型泵等都已经被用于药物释放系统,以便可以长期的植入体内。在本质上,这类似于免疫系统的作用机制。MEMS 和 NEMS 为目前药物释放的方法提供了一个新的选择。这个技术的应用可以简化药物的应用,并且减轻了因为注射方式给药引起的疼痛。精确而重复排列的微针被设计安装在可再生的管状列阵上,它可以穿透组织局部释放药物,同时因为足够小不会引起疼痛和明显的组织损伤(图 67-1)。人类神经对于微/纳米针不敏感,所用对于老年患者较为脆弱的皮肤,可以使用微针列阵技术释放药物。使用可植入纳米通道针给药,可以提高对药代动力学的控制和优化,维持药效较长稳定状态,减少血药浓度的波动和常规给药方式所带来的毒性风险。由于微针技术的可再现性,药物的释放率可以被准确地预测。最后,这个系统可以被遥感工具所控制,一个小的药物释放"芯片"可以直接植入到病灶区域,并监测化学环境,根据其变化来释放药物,从而对患病组织起到诊断工具和治疗措施的作用。

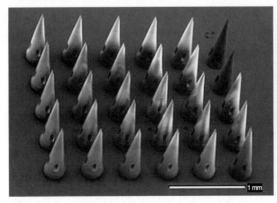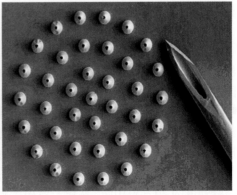

■图 67-1　空心微针列阵的显微镜影像,如图示其行长度大约有 1000 微米,另一旁为目前使用的注射药物和疫苗的标准皮下注射针头。(图像来源于 Google 图片,微针。来源于 Mark Prausnitz,Georgia Tech's School of Chemical and Biomolecular Engineering)

纳米孔技术已经被用于发展纳米多孔膜。纳米多孔膜一旦被植入体内,可以保持生物学、热力学、化学和机械学的稳定,是一种理想的药物释放系统和分子筛。这种膜作为一种理想的生物分子筛,它具有均匀一致的孔径和很薄的厚度,同时由于这种膜还具有控制弥散和持续释放的能力,因此它非常适合用于药物释放系统。同时孔径、孔长和孔密度严格控制以后,也可以作为一种理想的扩散膜。药物储存库也可以安装到这个装置上,就可以持续地向组织释放[7,19]。

微/纳米智能聚合物技术

有很多种类型的智能聚合物,它们都可以根据环境刺激(如pH、温度、压力、应力),完成从亲水性到疏水性的急剧相变。智能聚合物或刺激感应聚合物应用在很多领域,如药物释放和药物靶向系统、生物检测器、生物传感器和人工肌肉等。智能聚合物是一种大分子,可以快速地从亲水状态向疏水状态转换;同时它也是一个热力学系统,可以根据特定参数(如压力、温度和pH)的变化完成状态转换[8,15-18,20]。此外,还有蛋白聚合物,它可以黏合周围组织或者作为一种瘢痕组织膜。本身具有电活性的聚合物,它们性质的变化完全依赖于刺激的变化。还有一种聚合物,可以根据力学性质(如应变率)变化而反应,它们以人体关节假体或缓震器的形式被应用于肌肉骨骼系统。老化会引起关节的退变,使其失去了高效的缓震功能,而在脊柱中椎间盘起着缓震器的作用,以维持正常的脊柱活动。这类聚合物在经受快速应变率时,会表现出刚性反应;而在经受慢性应变率时,则在较大的弹性区间表现为较大的变形。最后,其他材料表面的智能聚合物涂层的自然状态可以从疏水性向亲水性切换。当处于疏水状态是,表面黏附蛋白和细胞,并形成一定的图案;当处于亲水状态时,这些黏附的蛋白就被释放。这种技术可以应用于人类组织工程,像椎间盘或网状骨,为周围组织提供黏附或屏障功能。

纳米涂层

随着脊柱关节成形术内植物的问世,长期固定中内植物与周围骨界面的黏附性是值得关注的课题。生物相容性热喷涂涂层,像钛粒子喷涂和羟基磷灰石涂层(HA),是提高内植物与周围骨界面黏附的传统方法,可以促进界面的骨整合。HA涂层的厚度一般为$50\sim70\mu m$,平均表面粗糙度为$7.5\sim9.5\mu m$,多孔率为$1\%\sim10\%$,黏合强度为$20\sim30MPa$。钛粉一般用于喷涂,厚度在$350\sim600\mu m$之间,平均表面粗糙度为$30\mu m$,多孔率为$15\%\sim40\%$,黏合强度为$25MPa$。但

是,多孔性和厚度的范围的局限性仍然影响骨整合。

和应用于关节假体的传统生物热喷涂涂层相比,纳米涂层或纳米热喷涂涂层更加均匀和坚固,具有增强的机械特性。纳米结构涂层还有一些其他的特性,例如具有更好的耐磨性、更好的黏合性、更好的防脱层能力、更强的韧性和更好的可塑性[4,9]。这些材料在牙科领域已经被广泛使用,能够促进界面处的成骨细胞增殖和骨形成。使用纳米结构技术所带来的进展,可以提高骨界面上内植物的牢固性,也可以提高内植物在老年脊柱低免疫力或骨质疏松骨中的使用寿命。

生物传感器和生物芯片

虽然由退变性椎间盘引起的神经炎症和疼痛的病理机制尚不清楚,但是化学分析技术可以鉴定参与退变过程并引起疼痛的生物标志物。临床研究表明椎间盘的纤维环和髓核细胞均表达细胞因子,如神经生长因子(NGF)和脑源性神经营养因子(BDNF),它们会影响和提高退变椎间盘的神经分布和疼痛。像Trk-A和Trk-B这些癌基因标志物的表达,表明神经营养因子在椎间盘细胞的生物学过程中自分泌作用。另外,还有一些细胞因子参与椎间盘的退变和突出过程,例如IL-1和TNF-α是作为椎间盘退变的致病因子。

化学标志物是病理学领域中存在细胞膜和体液中的大分子。鉴定退变性标志物,可以用于脊柱退行性疾病的早期诊断和治疗,以便于促进组织愈合和治愈疾病。生物传感器可以检测和靶向特殊的疾病相关分子和蛋白。目前蛋白检测的办法是标记法,相对来说比较耗时,同时要求蛋白必须是较高浓度。可植入的微米生物传感器则有很多便利优点,可以实时分析微小剂量,缩短检测时间,为患者提供治疗方案。用于诊断的悬臂梁生物传感器,已经成为一个很有前景的检测生物分子相互作用的工具,它比传统的方法要更为精确(图67-2)。微/纳米悬臂梁装置可以用于物理、化学和生物的传感器,来检测悬臂弯曲和振动频率的变化。它相当于一个跳水板的小型模拟物,可以在微米或纳米水平进行上下有节律的运动。这种机械运动可以被一个光学或压阻读取检测系统所检测到,所以,吸附在微悬臂梁上的分子就可以引起微悬臂梁震动频率的改变,并使其发生偏移。而固定在悬臂梁表面的生物分子就可以将表面应力传递到读取系统。如果表面应力受到分子聚集变化的影响,或者是某个疾病相关分子被吸附在其表面,读取系统都会反映出相应的变化,并且可以在早期检测到小剂量的疾病相关分子,以便于成功的治疗。使用悬臂梁技术同样可以监测震动频率、黏度、密度和流速的变化[2]。

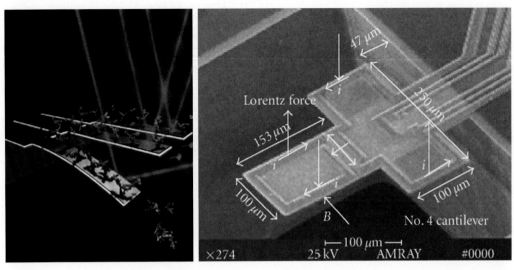

■ **图67-2** NEMS 压阻悬臂梁结构制造成癌症检测系统或者用来检测在活组织或体液中的分子变化。右侧图像显示真实的多维的悬臂梁式检测系统。（左图来自 http://www.eurekalert.org/features/doe/2001-10/drnl-cm061802.phpe。右图来自 Li X, Yu H, Gan X, Xiaoyuan X, Pengcheng X, Jungang L, Liu M, and Yongxiang L: Integrated NEMS/MEMS resonant cantilevers for ultrasensitive biological detection, ed 2 Journal of Sensors (637734): 1-9, 2009）

生物芯片（Biochips 或 Lab-on-a-chip）（图67-3）[3] 是一种微流体装置，可以快速地进行实验室检测和流体分析，它的微通道小于单个细胞，有较大的表面积体积比，可以使液体铺开单层样流动。Lab-on-a-chip 表示单个或多个试验过程的标定以芯片形成进行。患者血液样本的传统检测方法是检测其中疾病相关的生物化学变化，往往耗时 1~2 周才能获得诊断结果。而生物芯片技术可以在数秒内对小剂量的血液样本进行连续的多次重复的分析，而且可以提供多种信息。这样做的话，就可以对退行性疾病进行早期检测。

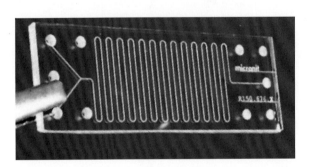

■ **图67-3** Lab-on-a-chip 概念的举例，它可以重复性抽取小剂量的血液样本，并且可以准确地远程传递信息

疾病相关分子的早期检测可以指导老年脊柱退行性疾病的早期治疗，有可能会阻止或逆转疾病的进程。退变的过程开始于椎间盘的退变和脱水，最终表现为椎间隙高度的丢失，小关节的增生肥大，以及退变（包括骨质疏松）引起的骨性畸形。如果能及早发现疾病，退变的过程被中断，疾病进程也将终止。

微/纳米技术在老年脊柱疾病中的应用前景

本章节中所讨论的微/纳米技术的发展，为延长老年患者寿命和提高生活质量，提供了一个新的技术手段。微/纳米医学有可能会改变未来医学和患者护理的前景。微/纳米医学的相关领域有：①具有释放药物到靶向细胞通路的治疗给药系统；②开发用于组织再生的新型生物材料与组织工程材料；③用于诊断监测和治疗的生物传感器和生物芯片。对于患有退行性脊柱疾病的老年患者来说，微/纳米医学可以通过分子水平的纳米处理、基因治疗、局部给药和开发具有骨诱导性和骨传导性的微/纳米支架等，来治愈骨质疏松，同时也可以再生骨组织。生物传感器和生物芯片不仅仅可以诊断脊柱的退行性疾病，还可以治疗早期检测到的引起退变的病因，从而避免了最终的脊柱融合治疗，使老年患者免于融合术带来的诸多问题。

（高杰 李放 译）

参考文献

1. http://www.spineuniverse.com/displayarticle.php/article65.html. Accessed February 17, 2010.
2. http://www.azonano.com/details.asp?ArticleID=1927. Accessed February 17, 2010.
3. http://en.wikipedia.org/wiki/Lab-on-a-chip. Accessed February 17, 2010.
4. P. Bansal, N.P. Padture, A. Vasiliev, Improved interfacial mechanical properties of Al2O3-13wt% TiO2 Plasma-sprayed coatings derived from nanocrystalline powders, Acta Materialia. 51 (2003) 2959.

5. E. Benzel, L. Ferrara, S. Roy, et al., Biomaterials and implantable devices: discoveries in the spine surgery arena, Clin. Neurosurg. 49 (2002) 209–225.

6. E. Benzel, L. Ferrara, S. Roy, A. Fleischman, Micromachines in spine surgery, Spine 15 (29) (2004) 6–601.

7. T. Desai, S. Bhatia, Therapeutic micro/nano technology, Springer, 2006.

8. I.Y. Galaev, B. Mattiasson, 'Smart' polymers and what they could do in biotechnology and medicine, Trends Biotechnol. 17 (1999) 335–340.

9. M. Gell, Development and implementation of plasma sprayed nanostructured ceramic coatings, Surface and Coatings Technology 48 (2001) 146–147.

10. B.H. Guiot, R.G. Fessler, Molecular biology of degenerative disc disease, Neurosurgery 47 (2000) 1034–1040.

11. X. Li, H. Yu, X. Gan, X. Xiaoyuan, X. Pengcheng, L. Jungang, M. Liu, L. Yongxiang, Integrated NEMS/MEMS resonant cantilevers for ultrasensitive biological detection, J. Sensors (637734) (2009) 1–9.

12. Millenium Research Group: US markets for spinal implants, 2006, 5413, 2006.

13. C.A. Niosi, T.R. Oxland, Degenerative mechanics of the lumbar spine, Spine J. 4 (202S) (2004) 208S.

14. C.J. Oosterbos, A.I. Rahmy, A.J. Tonino, Hydroxyapatite coated hip prosthesis followed up for 5 years, Int. Orthop. 25 (2001) 17–21.

15. N.A. Peppas, P. Bures, W. Leobandung, et al., Hydrogels in pharmaceutical formulations, Eur. J. Pharm. Biopharm. 50 (2000) 27–46.

16. N.A. Peppas, K.B. Keys, M. Torres-Lugo, et al., Poly(ethylene glycol)-containing hydrogels in drug delivery, J. Control. Release 62 (1999) 81–87.

17. N.A. Peppas, J.J. Sahlin, Hydrogels as mucoadhesive and bioadhesive materials: a review, Biomaterials 17 (1996) 1553–1561.

18. N.A. Peppas, K.M. Wood, J.O. Blanchette, Hydrogels for oral delivery of therapeutic proteins, Expert Opin. Biol. Ther. 4 (2004) 881–887.

19. D.E. Resiner, Bionanotechnology; global prospects, CRC Press, 2008.

20. K.E. Uhrich, S.M. Cannizzaro, R.S. Langer, et al., Polymeric systems for controlled drug release, Chem. Rev. 99 (1999) 3181–3198.

21. A. White, M. Panjabi, Clinical biomechanics of the spine, ed 2. J.B. Lippincott Company, Philadelphia, 1978.

第 68 章　导向腰椎椎间融合

Ali Aragbi

介绍

　　腰椎椎体融合技术越来越普遍,这种技术可以增加融合率,恢复椎间盘和椎间孔高度,改善脊柱前凸[1]。腰椎前柱入路手术可降低假关节的发生率,恢复患者的矢状位序列平衡[2]。最近的研究结果显示:单独通过后路融合技术,可导致损伤节段椎间盘高度丢失及后凸畸形[3],为了减少这种不良的结果,需要进入脊柱前柱,以达到椎间融合。传统进入椎体前部的手术入路是使用前方腹膜后切口,称之为前方腰椎椎间融合术（ALIF）,术中外科医师需要分离、牵开大血管,交感神经丛和输尿管。这种手术入路常导致很大的外科手术创伤,术后并发症的发生率很高。所以,为避免发生严重的并发症,这种手术大多需要有经验的普外科医师或血管外科医师参与。

　　患者位于侧卧位,从侧方腹膜后入路进入腰椎前

方的技术越来越普及。这种进入椎体前方的手术入路,几乎没有损伤腹膜或大血管的风险,比起标准的ALIF 手术,它降低了外科手术上的风险。自 1973 年以来,就有类似的、进入腰椎前方进行腰椎融合的腹膜后入路手术的文献报道,1997、1998 年开始,Rosenthal等和 McAfee 等分别报道:前方腹膜后微创手术入路进行前方腰椎融合。早期的结果显示这些改变后的侧方入路手术,首先在第 5 腰椎的前方融合上是安全、有效的。

　　导向腰椎椎间融合技术是一项新的腹膜后入路手术技术,患者处于俯卧位,通过一个弧形手术入路从脊柱侧方进入。患者保持俯卧位时,采用脊柱侧方入路有很多优点,远远超过类似的、侧方后腹膜入路及传统的 ALIF 技术。首先,这种技术可以增加后路固定,而不必跨越无菌区域,不必在术中翻转患者,也不必进行一系列的外科手术。这降低了环周融合（也称 360 度融合）的手术时间,直接减少麻醉时间以及患者、外科医师及医院的费用。

适应证及禁忌证

　　脊柱融合手术的适应证包括:椎间盘源性疼痛,节段性脊柱不稳,渐进性退变性脊柱侧凸,有症状的椎体滑脱,术后假关节,椎间盘炎,椎管狭窄,椎间盘退变性疾病,腰椎骨折等,均可使用侧方经腰大肌入路手术。

　　禁忌证包括:全身感染,骨质疏松症,明显的并存疾病,退变性脊柱滑脱在 3 级或 3 级以上,双侧腹膜后瘢痕。

　　此外,GLIF 技术可用于在之前的、前方或后方脊柱手术后有明显瘢痕的患者的再次手术。

设备说明

　　GLIF 技术的核心是 ARC 导入系统,它是一个弧

523

形,带光源的,一个撑开系统,带有撑开臂(图 68-1)。椎间盘手术时,这个设备通过连续扩张进入椎间隙,然后撑开臂撑开,可直视关键的手术部位。这个设备的近端及远端是稳定的,可以防止手术通道在术中移动。此外,在 ARC 导入系统中,GLIF 技术可使用专门的设备有效处理椎间隙,以利于放置内置物。

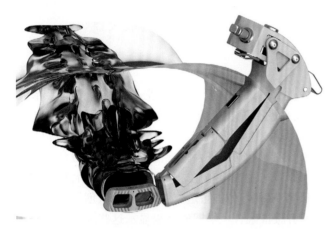

■ 图 68-1　可伸缩的 ARC 导入系统顶靠在病变腰椎

科学实验/临床效果的背景

Bergey 和 Regan 一个研究中报道:从 1996 年到 2003 年,28 名患者,早期的结果显示:侧方内窥镜经腰大肌手术入路对于腰椎来说是安全、微创的方法,可首先用于第 5 腰椎前方融合。他们的研究显示:有大腿或腹股沟区的麻木或疼痛的风险,但他们报道这种症状是暂时的。28 名患者中,8 名患者出现大腿或腹股沟区的麻木或疼痛;6 名患者出现因钝性分离造成的腹膜后小穿孔,没有肠道损伤,2 例患者改用微切口侧方入路手术。他们研究结论为:这个手术成功地将经皮椎弓根内固定技术与微创环周融合手术结合起来[4]。

最近,极外侧椎间融合技术(extreme lateral interbody fusion XLIF)已经开始使用,而且有好的临床效果。Pimenta 报道一个研究来评估 XLIF 技术,这种技术用于固定腰椎退变性脊柱侧凸,结果显示:经腰大肌侧方入路手术并发症发病率较低,不需要使用内窥镜,避免前路手术的风险,也避免后路进入椎管的风险。通过一项 80 名患者的连续研究,Pimenta 发现经腰大肌入路手术是安全的、可反复使用的微创技术,能重建矢状面平衡,矫正退变性脊柱侧凸,避免前路手术的潜在风险,术后恢复加快[5]。

Wright 报道同样的研究结果,这项研究报道:在华盛顿大学,有 10 名患者采用 XLIF 技术。他报道:这种

手术可以完成全椎间盘切除,恢复椎间盘和椎间孔高度,可完成 L1 到 L5 间接的椎管减压。没有血管、内脏、神经损伤的并发症。10 人中 9 人手术当天可以行走,术后一天出院。一年影像学随访都看到融合征象。此外,这个研究显示,只需要少量麻醉。并发症有:10 人中 3 人有短暂疼痛伴臀部屈曲畸形,6 周后都缓解。在他的研究中,通过比较超过 300 磅的患者和少于 300 磅的患者,发现这种手术通道基本保持相同的长度,在预后、手术时间和出血量上没有差别。Hence 指出:这种手术技术众多的优势之一是特别适用于肥胖患者,而这些患者采用前路或后路手术都很困难。

临床表现及评估

这项技术是崭新的,尚处于开始应用阶段。在本文发表时,只有少量植入物用这种技术植入。迄今为止,还没有外科并发症发生,随访数据正在收集以用于更好的临床评估。

手术技术

一个合适的体位及扩张器最初放置的位置是 GLIF 技术成功所必需的。为使这个设备使用合适的通道,可使用自主研发的、带刻度的引导器(calibrated Introducer),反复、确实地指导手术器械进入手术部位(图 68-2)。

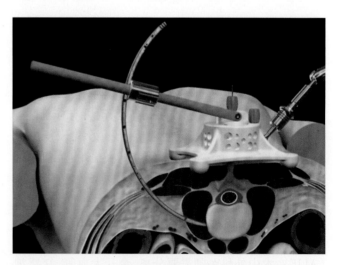

■ 图 68-2　带刻度的引导器放置最初的扩张器

患者俯卧于手术台,侧位透视定位手术节段。带刻度的引导器置于患者背部中线,手术节段正上方,用手术台固定臂固定。调整带刻度的引导器,使导针尖顶在手术椎间盘侧方的后 1/3 处,随后确定弧形手术

入路的旋转轴。扩张器（Dilator）1 连接于带刻度的引导器的旋转臂（旋转轴中心位于已确定）上，旋转扩张器 1，直至其远端头部触及患者的皮肤。在这个位置上，做一个 4cm 横向手术切口，切开患者的皮肤和筋膜。一个手指通过皮下组织进入腹膜后空隙，从前面分开腹膜，确定腰大肌或横突尖的前部。

以术者手指为指导，扩张器 1 沿着带刻度的导向器前伸，经过腹膜后间隙，通过腰大肌，直到目的椎体的环形外壁。在这个步骤及随后的扩张手术过程中，始终使用标准的神经电生理检测，以保证安全地在这些神经结构周围放置扩张器。使用侧位和前后位透视来证实扩张器放置位置是否合适。导丝通过扩张器 1 的套管进入椎间盘，后将扩张器 1 插入椎间盘间隙 3~4cm 或到中线。此时，透视来证实扩张器的最终位置。拔出导丝和带刻度的引导器。扩张器 1 置入椎间盘间隙，后建立一个通往手术部位的固定通道，以方便随后进入的设备。

按顺序使用扩张器 2、扩张器 3 扩张，推开软组织，通过腹膜后间隙及腰大肌准备手术入口。ARC 传入器（ARC Portal）通过扩张器 3 放入，轻柔操作直至整个设备紧密抵住脊柱侧壁稍靠前方的位置（图 68-3）。整个过程，需要使用前后位透视来确定设备的放置位置和手术通道。最终放入这个设备后，需要使用手术台固定臂来固定位置。缩在 ARC 传入器中的前方尖锥伸入椎间盘间隙，明确将 ARC 传入器远端固定在脊柱上，然后，可移除扩张器。

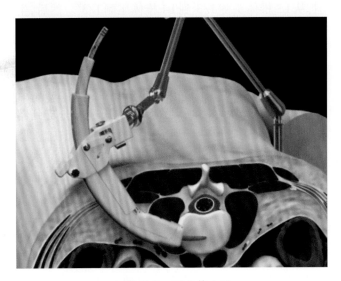

■ 图 68-3　ARC 传入器

使用斜向扳手撑开 ARC 传入器的撑开臂，显露手术部位（图 68-4）。直视下明确解剖部位，准备手术通道，以便处理椎间盘和放入内置物。ARC 传入器的远端部分可以使用标准神经电位监测设备。用 Penfield 剥离器或手术分离器来隔绝和推开撑开器边缘剩余的组织。必要时，使用双极电凝，准备好椎间盘手术视野。连接在 ARC 传入器上的后柄可伸到椎间盘间隙，按照后柄引导器（posterior tang guide）装配，以保证工作区位于椎间盘间隙内、在前方尖锥和后柄之间。

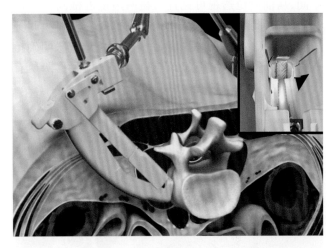

■ 图 68-4　可伸缩的 ARC 传入系统

使用专门的器械，通过 ARC 传入器，充分清理椎间盘间隙。采用合适的纤维环切开刀、纤维环钻孔器和一系列弯曲的垂体咬骨钳清除外周的纤维环和椎间盘髓核。用专门的骨凿、Cobb 剥离器、刮匙、骨挫清理终板的软骨组织及另一侧的纤维环。改用带辅助电动旋转刀片（shaver blades）和旋转分离器（rotating distractor）的旋转制动器（rotating actuator）清理椎间盘间隙（图 68-5）。参照电动旋转刀片和旋转分离器装置的大小，决定下一步使用植入物试模（implant trials）的大小。

椎间盘间隙充分清理干净后，植入物试模来决定

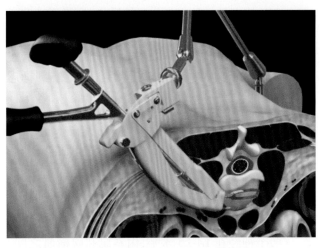

■ 图 68-5　通过 ARC 传入器，充分清理椎间盘间隙

植入物合适的高度和范围的大小。GLIF 系统提供一系列的植入物规格:长的,高的,带前凸角的。前后位透视证实植入物试模的位置。植入物连在冲击插入器(Impacting Inserter)上,其内部凹槽填满移植材料。冲击插入器和植入物通过 ARC 传入器进入椎间盘间隙(图68-6)。理想的植入物的位置应位于椎间盘间隙中间,从前后位透视可见置入物两边抵近椎间盘的两边。侧位影像中,植入物理想的位置应在椎间盘间隙中间前 1/3 的位置。使用前后位和侧位透视来明确植入物的位置。后收紧 ARC 传入器撑开臂,并移除所有设备。

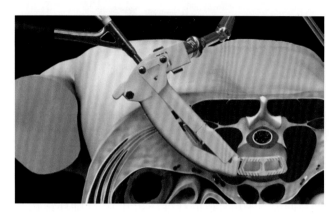

■ 图 68-6　通过 ARC 传入器使用冲击插入器放置植入物

术后护理

融合发生前需要谨慎使用影像学随访。要根据患者骨的质量,术前不稳的程度,辅助固定的选择,术中的变化以及外科医师偏好来选择术后是否使用支具。

并发症及如何避免

GLIF 技术是一种患者位于俯卧位时,弧形入路进入腰椎的手术技术,可在以下解剖范围内运用:头侧为 12 肋和膈肌,其次为竖棘肌和腹斜肌;前方为腹膜,主动脉,腔静脉;尾端为髂嵴(山脊状)。这个解剖标志窗口内包括有深筋膜,腹膜脂肪,脊髓神经丛,各个横穿的神经。下面分析回顾总结 GLIF 技术会遇到的手术技巧和解剖预警区域。

从皮肤解剖到腹膜后间隙可从肌肉间隙进入。Mayer 描述一个钝性的、肌肉间隙入路,这个入路中,每层肌肉(外斜肌、内斜肌、腹横肌)都顺着肌肉纤维的走行被解剖开。小心保护髂腹下神经、髂腹股沟神经,这两个神经在 L4-L5 水平,内斜肌和腹横肌之间,偶尔穿越手术区域[7]。

侧位腹膜后入路的主要缺点是要穿越腰大肌,因为腰大肌沿着脊柱侧方覆盖在脊柱上。此外,腰大肌有很多神经毗邻,同时也穿越腰大肌区域,主要有生殖股神经和脊髓交感神经丛。腰大肌是腰椎的稳定因素之一,像长绳稳定船的桅杆一样,运动时,比如举重物,采用压缩负荷、两边同时运动[8]。这样,保留腰大肌的功能有益于维持脊柱的稳定。

关于入路的方位,Bergey 认为左侧入路手术比右侧入路好,因为容易解剖到脊柱上的主动脉,而对侧解剖则容易撕破下腔静脉。Bergey 在他的研究中认为:侧方经腰大肌入路比标准前方经腹膜入路的优势是更容易进入腰椎前方(L1-L4),而经前方手术,由于大血管所处的位置,常常变得很复杂。当微创外侧入路的适应证扩大到治疗冠状面畸形时,其他一些因素会起重要的作用。在这种弯曲的凹陷侧,可集中一点,最小化切口的数量,以便进入多个节段。然而,从凹陷侧进入椎间盘,需要完成更多的操作才能进入椎间盘。一旦从凹陷侧环形切开,理论上能达到最大的松解和最佳的矫形。

Bergey 的研究显示有 30% 的患者发生短暂的腹股沟疼痛,这些症状与生殖股神经的皮肤分布区相一致。结果,Bergey 推荐手术通道位于腰大肌前方 1/3 处,可避免神经根的损伤。直视并保护生殖股神经可以避免大腿前方永久性的感觉异常[2]。生殖股神经来源于 L1、L2 神经根,在腰大肌前方,沿腰大肌腹侧表面下降。Moro 等人报道生殖股神经通过腰大肌的范围,从 L3 椎体头侧 1/3 到 L4 椎体尾侧 1/3[9]。然后,生殖股神经从腰大肌表面下降,一般在腹膜下,分成生殖支和股支。生殖支向外穿出腰大肌,穿过腹横筋膜或通过内腹环。然后沿着精索背侧下降至阴囊,在男性支配提睾肌。在女性伴随圆韧带终止于末端。生殖股神经的股支沿着髂外动脉下降,并发出一些分支到髂外动脉,通过腹股沟韧带下方到达大腿,支配在髋、膝之间,大腿前方的皮肤[2]。Moro 指出,当在较低的水平撕裂腰大肌时,生殖股神经损伤的风险增加。然而,还是有很多报道,成功避免了这种症状,而没有出现严重的问题[9]。

Moro 使用尸体研究腰丛解剖,明确阐明腹膜后腔镜手术的腰大肌安全区域。从防腐的尸体中取出腰椎,从 L1-L5,每个标本都要从椎体头侧 1/3,尾侧 1/3 被平行于椎间盘切开。腰丛和神经根的分布及相关关系用计算机图像分析。Moro 的研究报道,安全区域可能在 L2-L3 或更高,因为生殖股神经常出现在 L3 椎体头侧 1/3 和 L4-L5 之间。如果不考虑损伤生殖股神经,安全区域应在 L4-L5 及以上部位。Moro 建议在 L2-L3 及以下穿越腰大肌时,可以从椎体腹侧边缘开始,因为神经没有在椎体腹侧表面。因为腰丛和神经根完全包裹在腰大肌内部,术者可以在腰大肌和椎体间安全分离以保护神经(向后牵拉)。Moro 随后阐述向前牵拉腰大肌的方法,也可以到达椎体侧面;可是,按照现在的研究表明这是一个危险的区域,这里有腰丛和神经根位于椎体中部及背侧。此外,在 L5-S1 水平,有 L4 神经根、L5 神经根,股神经,和闭孔神经位于腰大肌和腰方肌之间。因此,这些神经组织必须使用腔镜检查和保护或者考虑改变成经腹膜手术入路[9]。

GLIF 的优点及缺点

- 优点
1. 侧方手术入路可以增加后方固定和后方减压而不用翻动患者,可以减少手术时间,麻醉,减少出血,有助于降低花费。
2. 直接横穿前柱放置内置物,增加椎体环支撑而不用激烈改变体位。
3. 可以使用大的内置物,携带大量的骨移植物。
4. 保护/避免干扰大血管。
5. 腹膜后入路减少腹膜损伤的发生。
6. 保护脊柱的天然稳定结构:
   ○ 前纵韧带
   ○ 后纵韧带
   ○ 后方结构(小关节/椎板)
7. 通过撑开臂,可以直视,使手术医师很容易确定解剖部位,确实保护软组织及神经。
8. 为矫形手术提供一种可选择的方法。
- 缺点
1. 需要使用盲法扩张器技术确定最初的弧形轨迹,尽管可以使用神经电生理检测。
2. 新手术技术的学习需要一个过程。

术中神经功能监测,有益于避免损伤穿出的神经根,尤其在 L4-L5 水平,这里 L3 神经根横穿椎间盘间隙,如果手术入路在腰大肌 1/2 处的前方,则有损伤 L3 神经根风险[2]。Peloza 证实使用电诱发肌电图(EMG)监测系统,在脊柱后外侧手术入路时,可避免神经损伤。电引发肌电图(EMG)监测系统依靠发生一个电脉冲,它可引起附近的神经去极化,这在相应的肌节产生一个肌肉收缩。这些脉冲可以使用外周的 EMG 电极测到。Peloza 使用有黏性的 EMG 表面电极,用在患者大腿,使用 EMG 监视与脊柱水平相关的肌节:股内侧肌对应 L2-L4,胫骨前肌对应 L4-L5,骨二头肌对应 L5-S1,中部腓肠肌对应 S1-S2。Peloza 推断这个系统能帮助脊柱外科医师在微创腰椎椎间手术中,安全进入椎间盘间隙[10]。

结论及讨论

以前发表的文献表明:外侧腹膜后经腰大肌手术入路进入脊柱,是安全的、微创的方法,可到达腰椎前方。早期的结果显示较低的并发症发病率,很少有严重并发症,良好的融合率,极少的麻醉量,肥胖者与非肥胖者的手术预后没有不同。XLIF 的研究结果与 GLIF 技术类似,说明肥胖者与非肥胖者的外科通道是基本一致的,这使得该技术更容易用在肥胖患者身上,而对他们来说,无论使用前路或后路手术都很困难。数据提示侧方入路进入腰椎在 L2 以下到 L5 之间是最合适的,L2 以上有输尿管和肾动脉损伤的风险,L5 以下采用经腹膜入路似乎是更容易的手术入路,因为这个水平不用牵开大的血管,这个入路也低于血管分叉。

与经腰大肌手术入路相关的、最明显的并发症是腹股沟/大腿的疼痛,这与生殖股神经的损伤有关,或者开始暴露脊柱时腹膜穿孔及损伤出口处神经根/腰丛。然而,生殖股神经被干扰症状似乎很短暂,大都报道 6 周后缓解。如果遇到上次手术造成的瘢痕组织,或其他无法预见的并发症,像任何外科手术一样,也会有一些补救方法,在这种情况下,手术将改成小切口。这种少见的脊柱侧方入路手术需要长期的学习,推荐在实验室实习训练。

已发表的文章认为左侧入路对外科医师来讲比较好,因为这种手术入路更容易直接解剖到脊柱上的主动脉,而对侧解剖,则容易撕裂腔静脉,文献反复强调患者应采用正确体位,准确找到切口的位置。认真摆放患者体位和定位切口位置将有助于手术的顺利进行,因为重新定位手术入路常常难以处理。这种手术通道的设备和技术,相比传统的牺牲肌肉的技术,已经构建起一种理想的肌肉分离技术。需要小心处理腰大肌,因为在肌肉内部和周围的区域有容易损伤部位。文献显示从腰大肌前方 1/3 仔细分离肌肉是最理想的,术中神经检测有益处,可选择使用。术后治疗可考虑使用支具 3 个月。

(杨滔 李放 译)

参考文献

1. M.P. Steinmetz, D.K. Resnick, Use of a ventral cervical retractor system for minimal access transforaminal lumbar interbody fusion: technical case report, Operative Neurosurgery 60 (2) (2007) E175–E176.
2. D.L. Bergey, A.T. Villavicencio, T. Goldstein, J.J. Regan, Endoscopic lateral transpsoas approach to the lumbar spine, Spine 29 (15) (2004) 1681–1688.
3. A. Olinger, U. Hildebrandt, W. Mutschler, M.D. Menger, First clinical experience with an endoscopic retroperitoneal approach for anterior fusion of lumbar spine fractures from levels T12 to L5, Surg. Endosc. 13 (1999) 1215–1219.
4. D. Bergey, J. Regan, Lateral endoscopic transpsoas spinal fusion: review of technique and clinical outcomes in a consecutive series, Spine J. 3 (5) (2003) S166.
5. L. Pimenta, R. Diaz, F. Phillips, F. Bellera, F. Vigna, M. Da Silva, XLIF: 90 degrees, minimally invasive surgical technique to treatment lumbar degenerative scoliosis in adults: clinical and radiological results in a 15 months follow-up study, Minimally Invasive and Reconstructive Spine Department at Santa Rita Hospital World Spine III Interdisciplinay Congress in Spine Care Meeting, Rio Janeiro, Brazil, 2005.
6. N.M. Wright, XLIF: the first 10 patients at Washington University, Washington University School of Medicine. St. Louis, Missouri World Spine III, Rio de Jinero, Brazil, (Sep 2005).
7. M.H. Mayer, A new microsurgical technique for minmally invasive anterior lumbar interbody fusion, Spine 22 (6) (1997) 691–699.
8. P.L. Santaguida, S.M. McGill, The psoas major muscle: a three dimensional geometric study, J. Biomech 28 (3) (1995) 339–345.
9. T. Moro, S.I. Kikuchi, S.I. Konno, H. Yaginuma, An anatomic study of the lumbar plexus with respect to retroperitoneal endoscopic surgery, Spine 28 (5) (2003) 423–428.
10. J. Peloza, Validation of neurophysiological monitoring of posterolateral approach to the spine via discogram procedure, 9th International Meeting on Advanced Spine Techniques, Center for Spine Care, Dallas, Texas, 2002.

第69章　激光及臭氧减压术

James J. Yue and David A. Essig

关　键　点

- 阐述机械性疼痛和放射痛可能的病因。
- 阐述激光椎间盘减压术的原理。
- 阐述激光椎间盘减压术的作用。
- 阐述臭氧化学髓核溶解术可能的作用机制。
- 阐述臭氧化学髓核溶解术的作用。

介绍

腰痛是临床最常见的主诉之一。西方国家大约80%的人口,在他们一生中,都至少遭受到一段时间腰痛。疼痛常以根性疼痛或姿势性疼痛为特点。尽管根性疼痛常常被认为是腰椎间盘突出,但腰痛的病因尚不清楚。可能的发病机制包括机械性和炎症性机制,如纤维环变形,刺激脊髓神经根的疼痛部位,缺血,淤血,前列腺素和细胞介导免疫反应[1]。各种各样的外科手术被用于治疗腰痛。这些既包括减少运动也有脊柱融合术。虽然这些方法短期疗效满意,但它们也与长期的并发症相关,包括:椎间盘突出复发,术后瘢痕及邻近运动节段疾病。因此,微创治疗方法逐步发展起来。激光减压术和臭氧髓核溶解术是其中比较有前途的两种手术方法。

激光减压术

Peter Choy 和 David Asher 在 1986 年,首次使用激光能量来气化消除椎间盘组织。他们最初的结果不尽如人意,但随后的研究显示多达 80% 的患者预后优良[2]。虽然有不同能量的激光被应用,但大多数都是在每个椎间盘内使用大约 1200J 的脉冲激光。其治疗原则是基于椎间盘功能近似一个封闭液压系统的假说。因为外层有无弹性的纤维环限制,所以椎间盘内含水量增加可以提高椎间盘的压力。来自激光的能量气化椎间盘内物质,以便降低椎间盘内压力。此外,这种能量被认为可能通过使蛋白质变性和复性来造成椎间盘内结构的不可逆改变并改善其水化的能力。

激光能量可以影响椎间盘的生物力学性质。实验显示在激光能量和椎间盘硬度之间呈负相关。如果椎间盘内部的压力减小,椎间盘周围的压力会增加,所以僵硬的椎间盘的结果是高度下降。这种生物力学改变持续的时间可以显示激光作用的效果。在随访 12 周的动物研究中,从影像学和 MRI 可以看到高能激光可以导致椎间盘高度的下降[3]。

在经皮激光减压术中,采用何种最适合的激光种类上有明显的争论。退变椎间盘性质的光学分析和临床中使用的激光显示出 Ho:YAG 激光器的波长能提供最高的吸收率(83% 在 2060nm 波长)。CO_2激光器也被发现在体外烧灼椎间盘有最好的效果[3]。无论选择哪种激光,必须在髓核中达到 100℃ 才能达到有影响的治疗。重要的一点是这个温度只能限于髓核,要避免损伤椎体终板,否则可能引起无菌性的椎间盘炎,这在动物模型中有报道。已报道的临床并发症包括:椎间盘炎,椎体骨髓炎,腰痛恶化,经皮探针失败需要手术减压。总的来说,并发症的发生率在 0.5% 左右[2]。

在选择烧灼髓核降低椎间盘内压力的激光能量的大小方面,存在明显的争论,手术适应证局限于包含的椎间盘突出。患者有挤压的椎间盘突出,椎间盘脱出游离,椎间狭窄,椎体畸形,或患者有严重的神经系统症状,需要排除在治疗外[4]。尽管经皮激光椎间盘减压术缺乏随机对照试验,一些观察性研究显示出肯定性证据支持这种技术。这些研究显示样本含量至少为50 名患者、一年内、平均缓解率为 72%。文献综述显示短期和长期的缓解证据为 Ⅱ-2 级,Grade 1C 强推荐[4]。

臭氧化学髓核溶解术

化学髓核溶解术或化学融合术最初为人们熟知是大约40年前的木瓜凝乳蛋白酶。然而,因为有些文献报道除外过敏反应外,有严重的神经系统并发症,最终被放弃。最近使用经皮注入氧-臭氧混合物作为化学髓核溶解术重新普及起来。这项技术的原理是基于疼痛是由机械性的压力产生的,及疼痛是由神经根、神经节周围炎症产生的[1]。突出的椎间盘被认为通过自身免疫反应和通过诱发细胞因子释放而引起疼痛。氧-臭氧混合物被认为不仅可以通过化学髓核溶解术,而且通过与类固醇相似的抗炎的作用,来达到治疗效果。公认的 O_2-O_3 气的作用机制包括提高氧合作用改善组织缺氧,抑制蛋白酶,释放抑制免疫力的细胞因子,通过破坏水分子使椎间盘脱水。

手术入路与其他经皮椎间盘技术相同。使用 CT 导向,穿刺针通过脊柱旁入路插入椎间盘中心。氧-臭氧混合物注入椎间盘和椎间孔间隙。一个最近的研究显示:2900 名患者使用这种方法治疗,采用 VAS 评分,85% 的患者达到好的结果,没有神经系统和感染并发症出现[5]。此外,一项随机对照研究,对比椎间孔激素注射和采用氧-臭氧局部麻醉注射,结果显示 6 个月时,注射氧-臭氧比注射激素更有效[6]。

结论

虽然经皮激光椎间盘减压术和氧-臭氧化学髓核溶解术是令人兴奋的新的技术,但比较其他介入技术,还缺乏关于他们治疗效果的前瞻性的数据资料。迄今为止,研究结果还没有显示出任何能超过腰椎椎间盘切除术的优势。此外,存在一些特殊的需要排除的情况,包括:椎间盘游离,脱出,严重的神经功能障碍,这些特殊的患者能否受益尚不肯定。目前还不清楚这些治疗方式是提供一个姑息性的治疗还是治愈间盘源性腰痛和神经根性疼痛。这些微创技术是否会偏移未来的手术技术? 希望将来有更多研究来阐明这种技术的合适的临床背景和它们长期的结果。

（杨滔　李放　译）

参考文献

1. C. Andreula, M. Muto, M. Leonardi, Interventional spinal procedures, Eur. J. Radiol. 50 (2) (2004) 112–119.
2. V. Singh, R. Derby, Percutaneous lumbar disc decompression, Pain Physician 9 (2) (2006) 139–146.
3. B. Schenk, P.A. Brouwer, M.A. van Buchem, Experimental basis of percutaneous laser disc decompression (PLDD): a review of literature, Lasers Med. Sci. 21 (4) (2006) 245–249.
4. V. Singh, et al., Percutaneous lumbar laser disc decompression: a systematic review of current evidence, Pain Physician 12 (3) (2009) 573–588.
5. M. Muto, et al., Low back pain and sciatica: treatment with intradiscal-intraforaminal O(2)-O (3) injection: our experience, Radiol. Med. 113 (5) (2008) 695–706.
6. M. Gallucci, et al., Sciatica: treatment with intradiscal and intraforaminal injections of steroid and oxygen-ozone versus steroid only, Radiology 242 (3) (2007) 907–913.
7. J.N. Gibson, G. Waddell, Surgical interventions for lumbar disc prolapse: updated Cochrane Review, Spine 32 (16) (2007) 1735–1747.

第70章 脊柱内固定的生物化学：短期和长期考量

70

Shawn Hermenau , Anne Prewett , and Ravi Ramachandran

关 键 点

- 材料的生物相容性直接依赖于宿主组织的反应。组织反应受多种因素影响，包括内植物材料、大小、形状、植入部位以及植入时间等。
- 内植物带来的生物材料释放可能产生局部或全身性不良影响。这些影响包括局部或全身毒性、遗传突变、致癌作用和致敏性都是内植物材料的生物反应。
- 目前临床应用的大多数金属均具有安全的生物性能，但也有一些不良生物反应被报道。
- 聚合物和水凝胶是新兴的内植物领域，不良生物反应最小。
- 骨移植材料可根据不同作用分为几类。这些材料均可作为内植物安全用于临床。

历史背景

早在 1892 年，William Aruthnot Lane 医生已开始采用钢板来固定胫骨骨折（图 70-1）。他成功治疗了大量患者，但最终发现随着时间的推移，钢板会发生腐蚀。然而幸运的是（他自己并不知道），铁锈作为假膜（氧化层）避免了钢板进一步腐蚀而导致内固定失效。如果他使用了其他非类似的金属有可能不会形成氧化层，那么在金属与组织之间会发生严重的电离反应，导致金属腐蚀及炎症反应。虽然金属内固定已广泛应用于患者，但这主要得益于应用金属内植物固定骨折已成为一种实用的操作常规[1]。

内植物的使用在骨科界并非新事物。几个世纪以来，我们使用生物材料来治疗患者并学到了内植物的特性以及机体对内植物的反应，并在探索过程中积累了现今使用的大量安全的生物材料。这里的"安全"指的是内植物的生物相容性。

生物相容性，或者说生物材料成功用于临床，主要取决于宿主组织对内植物的反应。影响生物相容性的

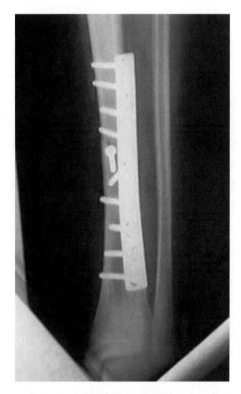

■ **图 70-1** 采用金属内植物的胫骨内固定板

因素包括宿主区位置、内植物功能和大小、植入时间等。另外还需要注意的是内植物植入宿主区后的溶解度及其在体内的弥散，这些弥散可能是局部或全身的，对机体无影响、有轻微影响或造成致命损害。

本章回顾了骨科临床主要的内植物材料的生物学特性及其可能产生的组织反应。本章将分为金属、聚合物、水凝胶和生物制品进行阐述。

生物材料的组织反应

内植物材料的生物相容性直接与其引起的机体组织反应相关。这些反应具有时间相关性，并且能够通过两种不同又相互关联的方法进行研究：首先是材料的整体性质，其次是材料的表面理化性

质,两种性质均影响着生物材料的生物相容性和使用寿命(表 70-1)。

表 70-1　常见的组织-内植物反应

内植物-组织反应	结局
毒性反应	组织坏死
生物内植物——光滑表面	内植物无黏合包裹
生物内植物——多孔表面	组织长入孔内形成机械结合
生物活性	组织形成界面融合(生物活性固定)
内植物弥散	内植物吸收并被软组织和骨替代

整体性质是指材料能够模拟所要替代组织的特性。材料设计的目的是保证内植物功能的最优化:耐磨性、强度以及弹性模量。理想的材料应能够长期在体内不弥散,同时无超敏反应性或致癌性。

材料的表面理化或生化特性与内植物和机体相容性直接相关,对内植物的早期成功植入或生物相容性更重要。材料表面生化效应主要体现在细胞附着内植物时的蛋白吸附和调节上。

组织对内植物的生化反应遵循一定的规律。首先,在宿主植入区出现组织损伤和血液相互作用。在此阶段,内植物周围形成一层水合层。此阶段非常重要,因其决定了在后续的融合阶段哪些蛋白质、分子甚至细胞能够附着在内植物周围。几小时后,内植物周围覆盖了来自细胞外基质的蛋白质,这标志着进入第二阶段。第三阶段可能发生在植入后的几分钟到几天,其标志是细胞附着在材料表面。细胞黏附是通过早期吸附的蛋白前体介导的,细胞间蛋白吸附发生后,紧接着在材料表面就出现细胞介导的变化。表面蛋白的富集(Vroman 效应)可以介导细胞吸附从而将内植物整合成特殊的生物组织。最后阶段可能需要数天(可降解缝合线),数月(生物可吸收材料),或数年(人工椎间盘置换)取决于内植物材料性质及临床需要。不良反应可能发生在整个融合过程中。血凝块、纤维包膜或异物吞噬巨细胞的形成可能会造成免疫系统增强的长期的刺激。

金属

目前骨科临床应用较多的金属合金有 316L 不锈钢、钴铬合金、钛合金和钽金属(表 70-2)。一般情况下,金属常用于承重或载荷内植物,诸如接骨板、针、棒和螺钉等。虽然金属的生物相容性良好,但仍有一些值得关注的问题。已有文献报道金属内植物存在腐蚀、过敏反应,遗传毒性和致癌性等问题。

表 70-2　相关金属的特性

特点	不锈钢 316L	钴铬	钛	钽
硬度	中	高	低	低
强度	中	中	高	高
耐腐蚀性	低	中	高	高
生物相容性	低	中	高	高

金属类型

钛金属

虽然钛金属具有良好的耐热和耐腐蚀性,但难以制成需要的形状。此外,钛与空气能产生强烈化学反应,再加上其他原因其造价非常高。钛常用于对材料重量和耐高温性要求极高的航天领域,也因其极强的耐腐蚀性和耐久性而应用于军事领域。钛金属同样因其生物惰性而应用于生物医学领域,例如假肢和内植物。

纯钛和钛合金常用于制造骨科内植物如人工间盘置换假体、钉棒和接骨板等。目前已有几种钛合金应用于临床。最常用的是钛-6Al-4V,由钛铝(6%)和钒(4%)混合而成。这些合金与不锈钢和钴铬合金相比具有高耐腐蚀性。在钛及其合金表面可产生氧化层(TiO_2)以保护金属避免进一步腐蚀并提高了金属的生物相容性。

这些合金材料被归为具有生物惰性的生物材料或简称生物惰性材料,在其植入人体后仍保持性质不变。人体能够识别出这些外来材料并且试图通过纤维组织来孤立它们。但这些材料不会产生任何副作用且都能够很好耐受。此外,钛合金不诱导过敏反应,不像不锈钢和钴铬合金含有镍金属,在其周围组织产生镍过敏反应。钛合金还具有合适的机械性能,诸如强度、弯曲强度以及抗疲劳性。其他特性如密度和弹性模量等使其成为理想的内植物材料。钛合金密度显著低于其他金属材料,这样可使制造的内植物较同样大小的不锈钢或钴铬合金要轻得多。与其他金属相比,钛合金还具有较低的弹性模量,与骨骼的弹性模量更接近,这也是理想的生物材料所需要的特性。这也意味着宿主区保留的骨骼不易萎缩或再吸收。

钛合金的另一项临床优势是其相关的散射远低于其他金属，这样可以在将来更好地做影像学检查。钛合金无磁性，患者可以安全进行 MRI 检查。

钴铬

钴铬合金主要成分是钴、铬、钼和镍。铬合金加入一些铬和钼是为了增加金属的耐腐蚀性。钴铬合金是临床应用的第一种合金，首先在 20 世纪 30 年代应用于牙科，从那时起其被证实为临床有效的生物材料。

钴铬作为内植物的主要成分，如前所述，需要具有良好的生物相容性，作为元素植入人体后应无副作用。作为必需的元素，人体具有不同的分解利用方式。这些元素均具有一定阈值，低于此阈值将不会发生不良反应。

钴矿石都含有镍，完全分离是不可能的。相关标准规定镍的含量不能超过 0.1%，大于 0.1% 必须声明。钴铬合金中镍含量小于 0.1% 可认为不含镍。在标准的钴铬内植物植入体内后，第一周镍的释放将达到 $0.00003\text{mg}/\text{cm}^2$（$0.03\,\mu\text{g}/\text{cm}^2$），此后不断下降。如果拿日常饮食作比较的话，该含量约为 $0.19\sim0.90\text{mg}$（$190\sim900\,\mu\text{g}$），几乎不可能出现毒性和过敏反应。

不锈钢（316L）

不锈钢的成分有不同比例的铁、铬、镍、钼和碳。骨科临床应用最多的是不锈钢 316L。316L 的含义被 ATSG 规定如下：300 系列代表奥氏体钢（晶体结构），L 代表不锈钢碳含量低于 0.03%，这将减少致敏作用和碳化铬沉淀，后者是由于焊接时的高温产生晶界处产生的沉淀物。这些沉淀作用能够在晶粒边界增加腐蚀而削弱材料。不锈钢经过一氧化氮化学处理后会形成一个惰化的氧化层，以提高不锈钢的耐腐蚀性。

不锈钢具有高强度，以及优于其他内植物材料的韧性。不锈钢虽然在美国已不流行，但在全世界仍是应用最广泛的金属材料。在美国应用减少的主要原因是钛合金和钴铬合金具有更好的强度、耐腐蚀性和机械性能。另外，不锈钢的生物相容性也低于其他金属，很多研究均报道由较高镍含量所引起的过敏反应。

钽金属

钽金属是一种灰色、较重的坚硬金属。当纯度较高时，钽的韧性使其可以制成细金属丝用来做灯丝。钽在 150℃ 以下几乎是化学免疫的，仅对氢氟酸、氟离子酸溶液和游离三氧化硫有反应。高温时钽变得活跃。钽用于制造多种合金以利用其高熔点、高强度和良好延展性的特点。钽容易形成氧化物，最稳定的是五氧化二钽。钽具有高强度和耐腐蚀性，同时具有优良的生物相容性。钽被用于制作骨小梁金属（Zimmer）。骨小梁金属的结构类似松质骨，其物理特性和机械强度比其他任何材料都接近骨骼。由于其独特的高孔隙率、骨小梁结构有利于骨的形成，实现了骨组织快速长入和坚强黏附。

腐蚀

人体内大部分体液均与海水有相似的氯化物含量（20g/L）和 pH（7.4），因此骨科临床使用的金属内植物都是那些在海水中最耐腐蚀的金属。腐蚀，简单地说就是在水中金属离子的溶出量。当金属内植物植入体内后，人体内生成电化学细胞对金属进行溶解，随着时间的推移金属离子的溶解在体液内达到平衡（图 70-2）。

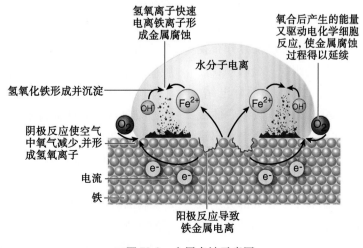

■ **图 70-2**　金属点蚀示意图

一般在金属植入体内后有三种腐蚀类型,包括:①电偶腐蚀;②裂隙或点蚀;③微动腐蚀。电偶腐蚀是指在两种不同金属接触面或电化学溶解而产生的腐蚀。点蚀是使金属产生小孔或缺损的局部腐蚀(图70-3)。点蚀的起因是局部小面积缺氧。缺氧区域成为阳极,其余处成为阴极,从而导致局部的点蚀。腐蚀向深处发展穿透金属,产生的离子很少弥散,从而进一步加剧了缺氧。点蚀的发生机理和裂隙腐蚀相类似。最后是微动腐蚀,就如ASM手册中关于疲劳和断裂所规定的,"两种材料接触面之间由于振动或其他力量产生的负荷或微小振幅运动而产生的特殊磨损过程"。这种相对小的导致金属表面的机械磨损和材料转移,紧接着磨损碎屑和新暴露的金属表面产生新的氧化。这些碎屑作为额外的磨损材料导致更严重的磨损并循环下去。

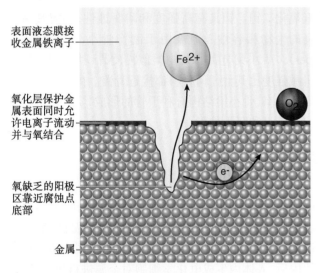

表面液态膜接收金属铁离子

氧化层保护金属表面同时允许电离子流动并与氧结合

氧缺乏的阳极区靠近腐蚀点底部

金属

■ 图70-3　金属内植物周围的电化学细胞

金属在体液中的分布

假体装置在体内形成了微量元素或合金的供应池,当腐蚀、溶解和磨损发生时,这些元素就会分布在假体周围组织甚至离宿主区较远的组织。金属颗粒能够出现在局部组织中,如关节囊、肌肉、局部淋巴结、肝、脾和胰腺。研究发现在植入人工关节假体后体液中出现了金属离子。钴和铬在植入人体后2.5年出现轻微升高。另一篇尸检研究报道金属颗粒多集中分布在肝脾和腹主动脉旁淋巴结附近。而大的金属碎屑则出现在了人工关节置换失败的患者中。在大部分尸检研究中,肝脾中金属颗粒浓度较低,且在其周围组织学检查中并没有发现毒副作用[2]。

动物研究表明进入机体的镍、钴或钼可以在相对短时间内快速转运并通过尿液排出。铬不能快速排出并且能够在组织和红细胞内蓄积。六价钴常转变为三价钴并与细胞相关联,因此也能在体内蓄积。

遗传突变

分布在体内的金属颗粒可能对机体产生有害作用。一些早期研究报道生物材料可能是导致机体较远组织遗传突变的主要原因。遗传突变或遗传毒性,是指DNA突变后产生异常蛋白,从而导致细胞或组织功能障碍。遗传毒性或遗传突变可作为材料是否存在潜在致癌性的一个指标。2003年一篇文献报道了钴铬合金和钛合金内植物可能存在的遗传突变,结果发现无论在细菌实验还是哺乳动物细胞实验均未发现遗传突变的证据。虽然没有足够证据表明这些内植物没有遗传突变或致癌性,但如果钴铬或钛合金内植物用于癌症患者(下一节),那结果可能就变得相反了。

致癌性

虽然已经证实接受金属内植物的患者体内存在金属离子的局部和全身性累积,但这些毒性作用的相互关系仍然不确定。恶性病变与骨科内植物浓度的相互关系已得到关注,相关的潜在病例也已报道。国际癌症研究机构推断植入体内的钛、钴铬和不锈钢金属均不直接对人体具有致癌性。

动物实验提供了足够的证据证实钴、镍和包含66%~67%镍、13%~16%铬以及7%铁的镍合金具有致癌性。这也说明动物实验没有足够证据证实铬、不锈钢、钛和钛合金具有致癌性。

没有足够证据表明金属内植物和金属假体对人体有致癌性,虽然有许多病例报道和小样本研究对此表示质疑。其中一项最大样本的病例研究报道,35例接受骨内植物的患者在宿主区骨或软组织内出现了恶性肿瘤。来自6个国家的14项队列研究统计了接受人工全膝或全髋关节置换术患者癌症的发病率。一项研究结果显示癌症总发病率轻度升高,其余研究均显示总发生率降低。4项研究提示一些特殊肿瘤发病率风险升高,包括霍奇金病、非霍奇金淋巴瘤、白血病和肾细胞癌。但是其余研究的结果与此并不一致。另外有2项病例对照研究在美国进行,其中一项研究的病例是软组织肉瘤和其他肿瘤包括淋巴瘤和白血病。这些研究未能确立因果关系。大多数研究并未排除混杂因素,如接受免疫抑制治疗、淋巴瘤的类风湿性关节炎以及镇痛药物治疗肾癌。大多数研究的随访时间过短,不能有效评估需长年暴露才发病的恶性肿瘤。文献报道在体内金属异物部位共有 23 例肉瘤,23 例癌症,7 例脑癌,金属异物主要是子弹和弹片。

过敏反应

1966 年 Foussereau 和 Laugier 首次报道金属内植物的过敏反应。他们报道了一例患者患湿疹与体内镍金属有关。此后有关金属过敏反应的文献越来越多,包括不锈钢、铬钴合金和少数的钛合金。虽然有据可查,这些金属过敏反应仍然无法预测,并且对其与金属内植物的关系知之甚少。

金属过敏反应的发病率在 10% ~ 15%。引起过敏反应的金属有镍、铍、钴、铬以及极少数的钛和钽金属。镍是最常见的致敏原,过敏反应发生率可达 14%。镍和钴存在交叉反应。在植入金属假体的患者中,金属过敏反应发生率为 25%,而在假体失败患者中高达 60%。目前还不确定是过敏反应导致假体失败,还是假体失败后的磨损碎屑导致了过敏反应。

目前已知皮肤接触与吞噬金属颗粒是导致过敏症状的原因,如荨麻疹、湿疹、红肿和瘙痒等。合金的降解物可能使身体过敏,并产生类似症状。临床已证实内植物与临床过敏症状存在时间相关性。内植物相关的过敏反应是典型的细胞介导的过敏反应(Ⅳ型迟发型超敏反应)。

因腐蚀和机械磨损产生的金属退变产物在组织内与蛋白质结合形成金属蛋白聚合物。这些聚合物成为抗原,激活 T 细胞,最终导致 T 细胞介导的免疫反应。T 细胞释放的细胞因子,包括 IL-3、粒细胞-巨噬细胞集落刺激因子、α-干扰素和 TNF-β,继而巨噬细胞的活化和聚集,后者直接参与了这些迟发型超敏反应。

临床上假体周围免疫反应包括血管炎、纤维化、肌肉坏死、骨溶解和金属沉着病。这些级联反应可能导致内植物的机械失败或不稳定而被整合到生物系统内,并最终导致生物材料的移除。应去除达到治疗目的的内植物,以减轻患者的相关症状。

虽然骨科内植物过敏反应并不常见,但不幸的是缺乏预测指标以预防其发生。目前尚无证据支持需对接受金属内植物患者进行常规的金属过敏试验或皮试。对那些具有时间相关性的皮肤症状和金属内植物,应考虑皮试过敏试验。只有更多的研究更好的解释迟发型和体液免疫超敏反应在金属内植物患者中的作用,过敏反应的风险才能最小。

聚合物

介绍

人工聚合物在内植物材料中占据越来越重要的地位。它们具有众多优点,包括可透视性和弹性。虽然已大量用于临床,但其磨损和退化特性反映了其作为内植物的合理性。接下来的章节概述了用于椎间盘置换、融合的主要聚合物以及可吸收棘突间的假体。

超高分子量聚乙烯(UHMWPE)

超高分子量聚乙烯(UHMWPE)是脊柱外科医生最熟悉临床数据最长的聚合物。该材料由超长链分子组成,其分子量可达几百万。超长链的作用是有效地将负荷传递至主链,从而形成非常坚硬的材料。UHMWPE 具有很高的耐腐蚀性和低摩擦系数,并且具有自润滑性和耐磨性。

CHARITE 人工椎间盘假体自 20 世纪 80 年代就开始使用。该假体由两块金属终板和 UHMWPE 中心间盘组成。目前临床上仍采用这种设计,仍使用 UHMWPE 材料,包括 Synthes ProDisc-C、Cercitech PCM、LDR Spine Mobi-C,Aesculap AG Activ-C 和 Depuy Spine Discover。

聚醚醚酮(PEEK)

聚醚醚酮(PEEK)是一种有机的热塑性塑料。PEEK 分子含有亚苯基环并通过氧桥连接。该材料目前尚无不良反应报道,可单独或与碳纤维增强材料联用。该材料属于芳香醚酮类,包括了其他几种在脊柱外科上应用的聚合物。

PEEK 最早应用是在 1990 年,AcroMed 公司将其作为脊柱 cage 使用。该聚合物其中一个优势就是可透视性,能够在体内进行融合的影像学评估。目前 PEEK 最多用于制作颈椎和腰椎的 cage,包括 Zimmer Spine 的 BAK Vista 可透视椎间融合系统,Surgicraft 的 STALIF 腰椎前路融合 cage,Scient'x 的 CC 椎间融合 cage,Depuy Spine 的 OCELOT Stackable Cage 系统和 Nubac 的椎间盘置换装置。

最近关于 PEEK cage 的研究试图通过整合羟乙基磷灰石(40% β-磷酸三钙/60% 羟乙基磷灰石)或 rh-BMP-2 来加速融合。目前关于该材料的更深入研究正在进行中,以期应用于后路动态稳定装置、棘突间减压系统、后路钉棒系统和全椎间盘置换装置。

PLA 和 PGA

脊柱外科的生物可吸收装置由 α-聚酯或聚(α-羟基)酸构成,包括聚乳酸(PLA)和聚乙醇酸(PGA)。PLA 基于乳酸单体,而 PGA 基于乙醇酸单体。这两种材料在体内能够完全且安全地降解,用于脊柱椎间间隔器。

可吸收生物聚合物较金属的优势包括避免术后 X 线片伪影以及弹性模量更接近骨骼以及减少应力遮挡。由于内植物最终会被吸收,因此可避免内植物腐蚀和弥散。该材料与金属相比劣势是初始强度不够以及可能存在与分解产物相关的炎症反应。

内植物性能与失败

内植物与机体的反应主要是材料磨损、降解和氧化的结果。接下来的章节讨论了聚合物内植物的理论和实际上的并发症。

UHMWPE

根据脊柱外科应用 UHMWPE 材料的较少经验,大多数体内研究数据均集中在 CHARITE 人工间盘的回顾研究上。另外一些研究是关于 ProDisc-L 假体的。两种内植物均包含 UHMWPE。有关其他材料的磨损数据多来自于实验室数据。全髋和全膝关节置换几十年的经验证实,UHMWPE 磨损颗粒能够通过巨噬细胞介导的无菌性骨溶解导致假体失败。脊柱外科也发现了类似的并发症。在特定的人工椎间盘置换假体设计中观察到了骨溶解,包括 CHARITE 假体。微粒负荷和由此产生的假体周围炎症反应的报道与在全髋关节置换中观察到的成正比。

由于顽固性疼痛和(或)小关节退变而行再次手术回收的 CHARITE 假体内芯常表现为单边的磨损模式。内芯的圆顶就是典型的磨损表现,而内芯光滑的圆边则是由撞击引发的塑料变性、磨损和破裂的直接证据。ProDisc-L 和 Prodisc-C 也出现了类似的变化。

除了撞击,人工聚酯椎间盘假体内芯周边损伤也与放射后的氧化有关。对 CHARITE 假体内芯的观察发现,术后 10 年以上内芯周边发生了明显的氧化。内芯圆顶未被氧化是由于受到了金属终板的保护。

UHMWPE 磨损的最终结局是磨屑和随后的无菌性松动。无菌性松动的生物学特性已被广泛研究并在有关髋/膝关节置换的文献中有所描述。针对 UHMWPE 的细胞学反应细胞主要包括巨细胞和巨噬细胞。反应强弱直接归因于碎屑的体积。这些细胞的作用是探测、发现并吞噬所有的异物。在此过程中,这些细胞释放化学信使,包括细胞因子和其他的炎症介质。最终形成了异物肉芽肿反应。巨噬细胞相互融合形成了巨细胞从而隔离了异物。破骨细胞是由细胞因子 IL-1β、IL-6、IL-8、PGE2 和 TNF-α 激活。溶骨反应则被推断是破骨反应和巨噬细胞和巨细胞介导的骨吸收反应的产物。

PEEK

PEEK cage 的理论并发症和金属内植物类似。这些并发症包括沉降、磨损、产生碎片和破裂。磨屑已在假体周围的活检中证实,而目前无证据证实磨损颗粒周围存在炎症反应。体内和体外实验已证实 PEEK 颗粒对脊髓无毒副作用。

PEEK 的全身性、肌内和皮内的毒性提示 PEEK 并无副作用。PEEK 也没有致敏性或基因毒性。广泛的体外实验显示 PEEK 在成纤维细胞、巨噬细胞以及成骨细胞中并未显示出细胞毒性、免疫应答或遗传毒性。

PLA 和 PGA

α-聚酯通过水解反应降解,该过程释放出单体,然后渗入正常细胞中。乳酸由 PLA 产生而乙醇酸则来自于 PGA。乳酸最终在柠檬酸循环中分解,而乙醇酸可随尿液中排出体内。降解速度主要基于内植物和聚合物的固有特性,包括分子量、结晶度、孔隙率以及其他局部因素包括血管和负荷条件等。

随着内植物开始降解产生碎片,机体去除颗粒的异物反应也同时开始。降解的速度和炎症反应、滑膜炎甚至补体激活程度均有关。PLA 降解速度较慢,PGA 降解速度相对较快。PLA 在植入体内后 143 周才出现异物反应,而 PGA 最早可在 3~6 周即可出现异物反应。这种炎症反应导致并发症的发生,包括无菌窦道形成、滑膜炎、肥厚性纤维包裹和骨溶解等等。

水凝胶

合成水凝胶

合成聚合物具有低毒性特点并在医学上应用已达 60 多年。这些聚合物包括丙烯腈、聚酰胺、聚乙烯、聚甲基丙烯酸甲酯、聚四氟乙烯、聚氨酯和聚硅氧烷。由这些聚合物制成的产品已被作为骨与组织替代物或药物载体,广泛应用于几乎所有的医学学科,尤其是心脏外科、骨科、眼科、妇科和整形外科。合成聚合物也可用于局部装置以及支架或其他内植物的表面涂层。

由于是合成的聚合物,这些疏水性聚合物一般都含有一些残留的杂质,如单体、降解产物、稳定剂、催化剂和溶剂等。此外,这些杂质还可能少量地转移至受体区。杂质很难完全清除,并且随着时间的推移还会迁移至周围组织中。

水凝胶是指不溶于水的并能够吸收大量水分的亲水性聚合物。通过对水及周围介质的吸收,水凝胶能够增加体积和重量,因此在一定程度上被称为"凝固的水"。与经典的水凝胶相比,合成水凝胶具有作为生物材料的几个重要优点。

水凝胶通常是可渗透水的溶质,因此可通过简单的萃取除去水溶性杂质。由于水凝胶主要由水组成,他们具有高度的生物相容性并能够减少激活炎症反应的可能。相对于传统的疏水性聚合物,亲水性聚合物纤维化和包裹的可能性就减小了。这样水凝胶就显示出了较低的组织黏附性,使其可作为优良的黏附屏障材料。水凝胶还具有相对于周围组织较低的摩擦系数。水凝胶含水越多其摩擦性就越低。

疏水性聚合物变性后蛋白质和脂类可沉着其表面。细胞黏附蛋白经常以这种方式变性并导致细胞黏附和纤维化。水凝胶由于其高含水量,能够避免脂类和细胞黏附和蔓延。因此水凝胶能够对血小板和其他血栓细胞具有低黏附性。

水凝胶能够渗透水和小分子量水溶性物质。水凝胶中的水是自由水,能够作为通道以使分子在聚合物内形成一定规模。同时聚合物网也能够形成屏障以抵抗大分子和细胞、细菌和病毒的入侵。

Ivalon 是最早广泛应用的水凝胶。该材料由聚乙烯醇和甲醛或戊二醛交联而成,干燥时很坚硬,遇水膨胀后变得柔软坚韧。该材料被广泛应用于肛门直肠重建、隆胸、中耳鼓室成形术和骨科手术。随着时间延长,其抗拉强度减弱且有变脆倾向,因此该材料临床使用受限。

Wichterle 和 Lim 早在 20 世纪 50 年代就发现了合成水凝胶作为生物材料的特点。水凝胶由甲基丙烯酸羟乙酯(HEMA)与二甘醇双酯和甲基丙烯酸交联而成,在 20 世纪中叶进行动物实验之后用于隐形眼镜的研制。该材料后来作为移植材料用于重建、整形、眼科、胸科、骨科和普外科,还用于药物载体。共价交联的多聚 HEMA 具有非常好的化学和热稳定性,且具有抗酶耐降解性。该材料被迅速应用于隐形眼镜行业,无论是单纯聚合物(HEMA),还是各种共聚物,如聚

HEMA 和聚乙烯醇。此外,这两种材料具有耐降解性,得益于碳-碳化学键的稳定性。缺乏碳-碳结构的聚合物如聚酰胺、聚酯和聚氨酯作为医用水凝胶也得到广泛应用。虽然它们的体内稳定性不如碳-碳结构聚合物那样稳定,它们也能够在体内稳定维持 1 年以上,并无质量或机械性能的丢失。目前医学上应用最广泛的水凝胶产品有表面涂层的支架和导管、创伤和烧伤敷料以及药物控释型载体。

水解水凝胶——历史与发展

合成水凝胶的最后一类是 HPANs,这类家族属于热塑性水凝胶,由丙烯酸多聚合物组成。HPAN 聚合物以相分离和结晶形成的形式合成水凝胶,可导致物理交联。HPAN 聚合物由部分水解的聚丙烯腈(PAN)组成,其形成仅需一个简单的化学反应(水解)来完成,且无单体、交联剂、催化剂或其他有毒残留物。

HPAN 水凝胶属于水凝胶家族主要基于 PAN 的部分水解作用,一般称之为 HPANs(水解的 PANs)。第一代 HPANs 是在捷克共和国斯洛伐克科学院高分子化学研究所研制成功,已有大量文献描述其合成、组成和特性。这些材料具有高生物相容性,并被用于制作隐形眼镜和骨科内植物。

另外 HPAN 相对于其他水凝胶还具有如下优点:

- 机械强度,即使在富含水时:HPAN 水凝胶富含水时与组织具有相似的弹性和拉伸强度,这些组织包括角膜、玻璃体、软骨和椎间盘髓核等。这些材料抗撕裂性强。HPAN 与其他含水量相同的水凝胶相比,具有更高强度以及更耐机械损害的特性。
- 与其他水凝胶相比,HPAN 能够使水溶性化合物透过。这些分子的最大值(渗透阈值)可通过调节水凝胶含水量来控制。分子量小于渗透阈值的分子(药物、营养物、代谢物、盐类和气体)均可利用水凝胶来弥散或通过液压流来转运。HPAN 在最大含水量时可转运分子量高达 100 000Da 的分子。高含水量 HPAN 对软骨和类似组织也有极高的渗透性。

生物制品

骨移植

骨移植是填充骨缺损以达到融合目的或骨折所必需的治疗手段。自体骨移植是最理想的骨移植,是其他类似移植材料的金标准。理想的骨移植替代材料应具有成骨性、生物相容性和可吸收性,能提供结构支

撑,经济且利于临床应用。

骨移植正常的宿主反应分为几个阶段。首先,任何异物植入体内均会产生出血和炎症反应,紧接着血管长入,使周围的成骨前体细胞和成骨细胞浸润至移植物。成骨细胞附着在移植物边缘并开始成骨塑形。这个阶段需要数周到数月,取决于移植类型,最终将移植物与受区组织完全融合。

骨移植物及其替代品是根据骨传导、骨诱导、成骨或联合性质来分离的。成骨是指材料引出成骨细胞直接在宿主区产生新骨的能力。骨诱导性是指材料刺激干细胞分化为成骨细胞的能力。骨传导材料是指那些能够提供多孔支架来支撑新骨形成的能力。此外,有些材料具有上述多种能力称为复合材料(表70-3)。

表70-3 骨移植

骨移植家族	描述	分类
骨传导	为骨形成提供支持结构或支架	磷酸钙、陶瓷、人工聚合物、生物活性玻璃、自体移植
骨诱导	诱导细胞分化和新骨生成	BMP、脱钙骨基质
成骨作用	提供有成骨潜能的干细胞直接形成新骨	骨髓抽吸
联合作用	以上联合	自体移植

骨传导是指材料能够促进新骨在其表面和内部三维结构生长的作用。有骨传导作用的骨移植材料目前已上市,且不同材料的化学成分、结构和吸收率均有很大差异。了解每种材料的特点以及特殊用途有助于协助手术成功。表70-3列举了这些材料以及基本特性。

BMP或骨形态发生蛋白是非常有潜力的成骨物质,能够提高愈合率因而在骨科应用广泛,但这也是争议的焦点。Infuse(美敦力)或rHBMP-2获得了大量的临床结果来证实其骨生成和提高愈合率的能力。该产品在高危脊柱融合患者当中应用前景广泛。这些适应证表明其适用范围较窄,应局限用于此类患者。最近美国FDA通告称rHBMP在用于颈椎手术时出现了危及生命的严重并发症。该机构在过去4年里收到了38篇关于该材料用于颈椎融合术相关的并发症,因此未批准其临床应用。这些并发症包括颈部和咽喉肿胀,导致气道和(或)神经受压。一些文献还报道有吞咽、呼吸和言语困难等。NASS和AANS均发表声明建议医生不要在颈椎手术中使用BMP。

总结

生物材料的生物相容性直接依赖于宿主组织的反应。影响这种反应的因素有植入部位、内植物的功能和大小以及植入时间等。内植物植入宿主的意外结果是内植物植入宿主区后的溶解并弥散至体内其他组织。这些弥散可能是局部或全身的,对机体无影响、有轻微影响或造成致命损害。

目前临床应用的金属(钛、钴铬和不锈钢316L)通常具有良好的生物学特性,被认为是安全的内植物。接触镍金属可能出现过敏反应。目前没有很好的筛选试验来确定哪些患者在植入金属后会出现严重的免疫反应。腐蚀是金属生物相容性的另一个重要特点,可能在金属过敏反应中起一定作用,其本身也可导致内植物的机械失败。

塑料复合物是新生的研究领域,已经有聚合物安全地用于骨科手术。这些聚合物具有很多优点,包括可透视性和弹性。虽然大多数材料均用作内植物,但其磨损和退化特性反映了其作为内植物的合理性。

生物制品如骨移植常常是生物内植物或具有良好的生物相容性。不同的骨移植物是依据材料的能力分为刺激骨生成、诱导宿主组织骨形成、或作为宿主成骨的支架。为了手术成功,有必要了解这些材料的适应证以及特殊用途。

(张阳第   李放 译)

参考文献

1. M. Rang, The story of orthopaedics, Saunders Publishing Philadelphia, 2000.
2. J.M. Anderson, et al., Foreign body reaction to biomaterials, Sem Immunology 20 (2008) 86–100.
3. C.G. Lewis, et al., Metal carcinogenesis in total arthoplasty, Clin. Orthop. 329S (1996) S264–S268.
4. J.A. Disegi, et al., Stainless steel in bone surgery, Injury 31 (2000) S-D2–6.
5. American Society for Testing and Materials, Handbook.
6. F.W. Sunderman, et al., Cobalt, chromium, and nickel concentrations in body fluids of patients with porous-coated knee or hip prostheses, J. Ortho. Research. 7 (1989) 307–315.
7. R.M. Urban, et al., Dissemination of wear particles to the liver, spleen, and abdominal lymph nodes of patients with hip or knee replacement, J. Bone Joint Surg. 82-A (4) (2000) 457–477.
8. A. Katzer, et al., In vitro toxicity and mutagenicity of CoCrMo and Ti6Al wear particles, Toxicology 190 (2003) 145–154.
9. International Agency for Research on Cancer, Surgical implants and other foreign bodies, IARC Monographs on the Evaluation of Carcinogenic Risks to Humans 74, 1999.
10. N. Hallab, et al., Metal sensitivity in patients with orthopaedic implants, J. Bone Joint Surg 83-A (3) (2001) 428–436.
11. S.M. Kurtz, et al., The clinical performance of UHMWPE in the spine, in: S.M. Kurtz (Ed.), Ultra-high molecular weight polyethylene in total joint replacement and medical devices, Academic Press, , 2009.
12. E. Ingham, J. Fisher, Biological reactions to wear debris in total joint replacement, Inst. Mech. Eng. 214 (1) (2000) 21–37.
13. S.M. Kurtz, J.N. Devin, PEEK Biomaterials in trauma, orthopaedic, and surgical implants, Biomaterials 28 (32) (2007) 4845–4869.
14. W.J. Ciccone et al., Bioabsorbable implants in orthopaedics: new developments and clinical applications, JAAOS 9 (5) (2001) 280–288.
15. D.J. Hak, The use of osteoconductive bone graft substitutes in orthopaedic trauma, JAAOS Vol. 15 (9) (2007) 525–536.
16. Electrochemical Corrosion. http://www.chem1.com/acad/webtext/elchem/ec7.html. Accessed February 18, 2010.